Jacqueline Fawcett

Konzeptuelle Modelle der Pflege im Überblick

Aus dem Amerikanischen von Irmela Erckenbrecht

2., überarbeitete Auflage

Verlag Hans Huber
Bern · Göttingen · Toronto · Seattle

Die Originalausgabe erschien 1995 unter dem Titel «Analysis and Evaluation of Conceptual Models of Nursing» bei F.A. Davis Company, Philadelphia.

Die Deutsche Bibliothek – CIP-Einheitsaufnahme

Fawcett, Jacqueline:
Konzeptuelle Modelle der Pflege im Überblick / Jacqueline Fawcett.
Aus dem Amerikan. von Irmela Eckenbrecht. – 2., überarb. Aufl. –
Bern ; Göttingen ; Toronto ; Seattle : Huber, 1998
  (Huber Programmbereich Pflege)
  Einheitssacht.: Analysis and evaluation of conceptual models of
  nursing <dt.>
  ISBN 3-456-83109-9

© 1998 Verlag Hans Huber, Bern
Druck: Hubert & Co., Göttingen
Printed in Germany

Inhalt

Anmerkungen zur Neuauflage

Die erste Auflage dieses Buches erschien 1996 unter dem knappen Titel *Pflege-modelle im Überblick*. In der zweiten Auflage heißt es nun, wesentlich umständlicher, *Konzeptuelle Modelle der Pflege im Überblick*. Warum diese Änderung?

Die erste Auflage war nicht nur binnen kurzer Zeit vergriffen, sie hat erfreulicherweise auch eine lebhafte Diskussion über den Stand und die Wissenschaftlichkeit der Pflegewissenschaft in Deutschland ausgelöst[1]. Einige der dabei vorgetragenen Argumente konnten wir für die Überarbeitung berücksichtigen; anderes mußte trotz berechtigter Einwände stehenbleiben, da wir natürlich nicht in die Rechte der Autorin eingreifen dürfen. Das betrifft insbesondere die Grundanlage des Werkes. *Analysis and Evaluation of Conceptual Models in Nursing* war schon bei seinem ersten Erscheinen 1984[2] als eines von zwei Büchern konzipiert; das andere, *Analysis and Evaluation of Nursing Theories*, wird 1999 auf Deutsch erscheinen. Fawcett versuchte sich die gewaltige Aufgabe, die in Jahrzehnten aufgehäufte pflegewissenschaftliche Literatur der USA zu systematisieren, dadurch zu erleichtern, daß sie die Theorien über Pflege ganz grob in zwei Gruppen teilte:

– Für einige ältere Theorien stehen eher abstrakte Fragen wie: «Was ist überhaupt Pflege? Gibt es einen besonderen Gegenstandsbereich für eine Wissenschaft der Pflege?» u.ä. im Vordergrund.

– Neuere Theorien sind tendenziell eher an stringenten Erklärungsmustern für konkrete Probleme interessiert.

Die Theorien der zweiten Gruppe nannte Fawcett schlicht *theories*, diejenigen der ersten Gruppe *conceptual models*. Der letztere Ausdruck, der auch im Englischen holprig klingt, bedarf der Rechtfertigung. Warum benutzt Fawcett nicht das als Ausdruck für «Grundsatz-Theorie, Theorie hinter den Einzel-Theorien» so beliebte «Paradigma», das sie selbst als Synonym anführt?

Der Begriff *paradigm*, «Paradigma» ist mit einer bestimmten Theorie der Wissenschaft verbunden. In den 50er Jahren kam Thomas Kuhn[3] zu der Überzeugung, die übliche Vorstellung vom allmählichen Fortschritt der Wissenschaft

---

1 Vgl. Wilfried Schnepp: Perspektiven der Pflegewissenschaft, *Pflege* 2/1997, S. 96–101; Ulrike Greb: Das Metaparadigma der Pflege, *Dr. med. Mabuse* 109, 1997, S. 60–65 und 110, 1997, S. 62–65 sowie die sich daran anschließende Leserbrief-Kontroverse in *Mabuse* 110 und 111.
2 Die Übersetzung beruht auf der dritten englischsprachigen Auflage von 1995.
3 *Die Struktur wissenschaftlicher Revolutionen*, Ffm 1973.

durch Integration neuer Einzelfakten und Widerlegung von Hypothesen sei be-
stenfalls eine freundliche Illusion. Im «Normalfall» arbeiten, so Kuhn, Wissenschaftler eine in Grundzügen bereits feststehende Groß-Theorie lediglich weiter
aus, wenden sie auf Phänomene an, die besonders gut zu ihr passen usw. Diese
Groß-Theorie nennt er «Paradigma» - ein gezielt mehrdeutiger Ausdruck, dessen
wörtliche Bedeutung «Beispiel» Kuhns Ansicht ausdrückt, daß für den Erfolg einer Theorie nicht ihre logische Qualität entscheidend sei, sondern daß sie nur in
irgendeinem für die Wissenschaftler einer Epoche problematischen Bereich evi-
dent «funktionieren» müsse. Niemand, der die wissenschaftliche Praxis kennt,
wird sich dem Charme dieses Modells entziehen können; als ernstgemeinte Wissenschaftstheorie läßt es sich jedoch nicht wirklich durchhalten. Auch wenn Wissenschaft oft als beziehungsloses Dahinwursteln verschiedener Schulen erscheinen mag, das nur gelegentlich vom Blitz einer exemplarischen Problemlösung er-
hellt wird, gibt es doch ein gemeinsames Grundverständnis von Wissenschaftlern,
das über das jeweilige «Paradigma» hinausgeht. Newton und Einstein mögen für
verschiedene Paradigmata der Physik stehen, zwischen denen es keinen glatten
«Fortschritt» gibt, über einige Dinge wären sie sich dennoch einig geworden: daß
sie beide «Naturwissenschaftler» seien, daß ihr Gegenstandsbereich demnach
«die Natur» sei, deren Phänomene es auf möglichst wenige möglichst grundlegende «Gesetze» zu bringen gelte, daß diese Gesetze in mathematischer Sprache
zu formulieren und im Experiment zu bestätigen seien usw. Es gibt also noch ein
gemeinsames Selbstverständnis «hinter» den Paradigmata, das man auch «Metaparadigma» nennen kann. Nun bedeutet das nicht, daß das «Metaparadigma» die
endgültige, eigentliche, wahrste Theorie eines Fachbereiches wäre. Es beinhaltet
eher gewisse von allen Beteiligten geteilte vage Grundeinstellungen und vor allem Grundfragen, deren Beantwortung als gemeinsame Aufgabe angesehen wird.

   Fawcett, deren Aufgabe nicht Wissenschaftstheorie, sondern die übersichtliche
Darstellung eines unübersichtlichen Fachbereiches ist, folgt Kuhns Paradigma-
These nicht. Die in diesem Band vorgestellten Pflegetheorien «Paradigmata» zu
nennen, wäre nicht nur ein Beispiel für die unsägliche Inflation dieses Begriffs
(allenfalls kann man vielleicht sagen, daß sich «Pflege» insgesamt zum neuen Paradigma eines künftigen Umgangs mit Kranken entwickeln könnte); es ist auch
keineswegs Fawcetts Absicht zu behaupten, diese Theorien hätten im Grunde
kaum Berührungspunkte miteinander oder die jeweils jüngere würde die ältere
vom Sockel stoßen. Wohl aber teilt sie Kuhns Ansicht von Wissenschaft als wesentlich sozialem Geschehen, das von der Orientierung an einem Metaparadigma
lose zusammengehalten wird. Daher benutzt sie ihre Vorstellung vom «Metaparadigma der Pflege» als Ordnungskriterium für das Buch. Jede Pflegetheorie, die
von anderen Wissenschaftlern, die sich als PflegetheoretikerInnen verstehen,

ernstgenommen werden will, muß zumindest irgendwelche Aussagen machen über «Person, Umwelt, Gesundheit und Pflege». Ein Gutteil der Diskussion um dieses Buch beruht nun auf dem Mißverständnis (ob schon bei Fawcett oder bei ihren KritikerInnen, sei hier einmal dahingestellt), das Metaparadigma sei mehr als der kleinste gemeinsame Nenner der PflegewissenschaftlerInnen, sei selbst «etwas», gar so etwas wie das «Wesen» der Pflege. Es ist aber ein Unterschied, ob ich sage, daß niemand ein Ding ohne Lenkrad als Auto akzeptieren würde, oder, daß das Lenkrad das Wesen des Autos sei. Aus dem Metaparadigma ist für die Frage, was Pflege oder Pflegewissenschaft sei, herzlich wenig zu gewinnen; das ist aber auch gar nicht sein Sinn. Natürlich kann und muß (da solche Begriffe immer auch Ideologien transportieren) um die Formulierung des Metaparadigmas gestritten werden; man glaube aber bitte nicht, daß mit seiner «richtigen» Formulierung schon wirkliche Theoriearbeit geleistet sei.

Es kann darüber spekuliert werden, ob dieses Mißverständnis, das ich «metaphysischer Kurzschluß» nennen möchte, in der deutschen Diskussion um Fawcett eher aufgrund der hierzulande tief verwurzelten Liebe zur Eigentlichkeit so beherrschend wurde oder weil die junge deutsche Pflegewissenschaft teilweise noch um Fragen kreist wie: «Wer bin ich? Gibt es mich überhaupt? Habe ich ein Recht, neben den anderen Wissenschaften zu existieren?» Mehrfach wurde in dieser Diskussion die Ansicht geäußert, die Pflegewissenschaft müsse zunächst ihre wissenschaftstheoretischen Hausaufgaben machen, um von den etablierten Wissenschaften anerkannt zu werde. Ersteres ist ein ehrenwerter Vorsatz, letzteres eine ziemlich absurde Hoffnung. Je gefestigter und selbstsicherer eine Disziplin ist, desto weniger schert sie sich um wissenschaftstheoretische Fragen. Das beste Beispiel dafür ist die Medizin, während nicht zufällig die Underdogs des universitären Kanons, die Sozialwissenschaften, am eifrigsten über ihren Wissenschaftsstatus nachdenken (auch dort kann aber keineswegs von einer etablierten, allgemein akzeptierten Wissenschaftssprache die Rede sein). Ich habe große Zweifel, ob es die gegenwärtigen Ressourcen der deutschen Pflegewissenschaft erlauben, vorrangig über derartige Grundsatzfragen nachzudenken.

Statt dessen wäre etwas mehr angelsächsischer Pragmatismus bei der Rezeption, Beurteilung und Entwicklung von Pflegetheorien angebracht. Also, um die Dinge, die klar sind, auch klar zu sagen:

1. Es gibt eine Reihe von Themen, über die sich eine Theorie, die Pflegetheorie heißen will, Gedanken machen sollte; das ist nicht die Super-Theorie, sondern nur ein Pflichtenheft. Je nach ihrer Position zu den Themen Person, Umwelt, Gesundheit, Pflege (natürlich auch anderen) lassen sich Pflegetheorien unterscheiden und gruppieren.

2. Es ist völlig in Ordnung, daß es verschiedene Niveaus von Theorien gibt, ohne daß damit eine Wertung verbunden wäre. Das Allgemeinste ist nicht das Wertvollste: allgemeingültigere Theorien sind zwangsläufig zugleich abstrakter, konkrete zugleich beschränkter. Wie man diese Theorieniveaus benennt, spielt keine große Rolle, solange man sie unterscheiden kann und weiß, worüber man Aussagen machen kann.

3. Theoriebildung ist wichtig, aber nicht alles. Auch Aussagen auf Ebenen «unterhalb» dessen, was wir Theorie nennen würden, sind für eine Wissenschaft unverzichtbar.

Hier muß ich nun einen gravierenden Fehler eingestehen, der uns bei der ersten Auflage dieses Buches unterlaufen ist und an dem nicht die Übersetzerin, sondern allein der Verlag die Schuld trägt: die Verkürzung des Titels zu *Pflegemodelle im Überblick*. Was immer man unter «Pflegemodellen» verstehen will, sie gehören, als etwas eher Vorläufiges und den beobachteten Phänomenen Nahes, natürlich in den Bereich «unterhalb» der Theorien. In diesem Buch (im Unterschied zum zweiten) ist dagegen gerade von Theorien «höheren» Niveaus, abstrakteren Theorien, die Rede. Wir bedauern die Verwirrung, die wir damit offenbar bei einigen LeserInnen angerichtet haben, und hoffen, daß wir sie durch die Korrektur des Fehlers nicht noch verstärken.

Wir (Übersetzerin, Lektor, Programmberaterinnen und alle, die wir fragen konnten) haben lange über einen neuen Titel nachgedacht. «Paradigmata» verbietet sich aus den genannten Gründen; auch Titel wie «Pflegetheorien 1», «Allgemeine Theorien der Pflege», «Rahmenmodelle der Pflege» oder «Grundsatztheorien der Pflege» hätten sich mutwillig über das hinweggesetzt, was Fawcett sagen wollte. Letztlich müssen wir es akzeptieren, daß sie sich für eine eigene Wortschöpfung entschieden hat; Hauptsache, man versteht, was sie damit bezweckt.

Auch die Übersetzung dieses Neologismus mit einem deutschen Neologismus, «konzeptuelle Modelle», war nicht zu ändern. «Begriffsmodelle» wäre nicht richtig, weil *concepts* keine «Begriffe» sind. In der Alltagssprache bedeutet «Begriff» *weniger* als *concept*, nämlich etwas Ähnliches wie «Wort» oder zumindest eine Einzelvorstellung (während *concepts* sehr komplex sein können, eher wie «Konzeptionen») ; in der philosophischen Sprache wiederum bedeutet «Begriff» *zuviel*, dort transportiert es die Hoffnung, das «Wesen» einer Sache in den «Griff» bekommen zu können - eben jener metaphysische Kurzschluß, den wir vermeiden wollen. Fawcetts Frage, «how the concepts are empirically observed or measured» gäbe keinen Sinn, wenn man *concept* mit «Begriff» übersetzte: einen Begriff unmittelbar empirisch überprüfen zu wollen wäre für die deutsche Denktradition eine Herabwürdigung. Hier würde ebenso der philosophische Hintergrund verschoben wie bei der Übersetzung von *mind* mit «Geist». Wie kurz die Übersetzung mit «Begriff» greifen würde, zeigt sich besonders deutlich bei explizit ganzheitlichen Ansätzen wie dem von M. Rogers, die z.B. Prävention als *negative concept* und Förderung von Gesundheit als *positive concept* beschreibt und selbst ausdrücklich zwischen *fundamental concepts* und *significant terms* unterscheidet. Aber auch bei den anderen von Fawcett diskutierten Ansätzen läßt sich *concept* vielfach nicht mit «Begriff» übersetzen, bedeutet, je nach Kontext, eher «Komponente», «Vorstellung» oder «Konzeption». Die Übersetzung «Konzept» - als Pendant zu der Übersetzung «konzeptuelle Modelle» und zu längst eingeführten Begriffen wie «Selbstkonzept» und «Konzeptualisierung», die in Fawcetts Werk ja auch eine große Rolle spielen - war der Versuch, eine einheitliche Übersetzung für alle Bedeutungen finden, in der Hoffnung, sie möge sich im Zusammenhang des Texts mit dem jeweils gemeinten Inhalt füllen und so einen Eindruck davon vermitteln, welch breitgefächerte Vorstellung Fawcett selbst mit *concept* verbindet. Schließlich dürfen wir bei der Suche nach einer adäquaten Übersetzung nicht nur ein oder zwei Stellen herausgreifen und fragen, was dort im Deutschen korrekt wäre, sondern müssen auch versuchen, der Autorin gerecht zu werden - und das heißt, auch ihre Eigen- und Besonderheiten zu wahren. Wir haben die Kritik aber insofern aufgegriffen, als wir in der Neuauflage die einheitliche Übersetzung auflösten und *concept* nun je nach Sinnzusammenhang differenziert mit einer deutschen Entsprechung verbanden. Wie so oft, zeigt sich auch hier, daß es *die* richtige Übersetzung eines Ausdrucks nicht gibt. Übersetzen ist kein mechanisches Abbilden, sondern ein kreatives Nachschaffen; deshalb werden wir es auch weiterhin qualifizierten Übersetzerinnen und Übersetzern und nicht den Computern überlassen. Gleichermaßen ist es nicht sinnvoll, von einem Buch erwarten zu wollen, daß es «richtig» sei; auch Lesen ist ein kreativer Prozeß, in dessen Verlauf Sie feststellen werden, was Sie von einem Ansatz wie dem vorliegenden profitieren können und wo er der Ergänzung bedarf.[4]

Dr. Klaus Reinhardt
Verlag Hans Huber

---

4 Eine sicherlich interessante alternative Sichtweise desselben Themas findet sich in Afaf Meleis: *Theoretical Nursing: Development and Progress*, Philadelphia ³1997, das 1999 auf Deutsch erscheinen wird.

Vorwort

Wie die vorausgegangenen beiden Ausgaben wendet sich auch die dritte, gründlich überarbeitete Auflage des vorliegenden Buches an alle sich mit der Krankenpflege befassendenen Personen, die sich für die Weiterentwicklung des pflegerischen Wissens sowie die Nutzung dieses Wissens für Forschung, Ausbildung, Organisation und Praxis der Krankenpflege interessieren. In dem Versuch, die in der Pflegeliteratur bis heute herrschende Verwirrung über die Vielzahl unterschiedlicher theoretischer Ansätze zu klären, werden die wichtigsten *konzeptuellen Pflegemodelle* sowie die von diesen Modellen abgeleiteten Theorien vorgestellt und ausführlich erörtert.

Der Umfang der seit der ersten Auflage dieses Buches erschienenen Literatur zum Thema belegt die zentrale Bedeutung der Modelle für alle pflegerischen Aktivitäten. Auf zahlreichen Konferenzen, nicht nur in den USA, sondern auch in vielen anderen Ländern der Welt, wurde in den letzten Jahren über konzeptuelle Pflegemodelle und Pflegetheorien debattiert.

Die Weiterentwicklung der fachlichen Diskussion spiegelt sich auch in der Überarbeitung des Buches wider. In Kapitel 1 werden die verschiedenen, hierarchisch strukturierten Komponenten des pflegerischen Wissens vorgestellt. Die Betonung liegt dabei auf den Unterschieden zwischen den einzelnen Komponenten (Metaparadigma, Philosophien, konzeptuelle Modelle, Theorien und empirische Indikatoren). Der Abschnitt über die jeweilige Weltsicht wurde absichtlich knapper gefaßt und auf das Wesentliche reduziert. Dagegen wurde der richtungsweisenden Funktion konzeptueller Modelle für die Forschung, Ausbildung, Organisation und Praxis in der Krankenpflege ein deutlich größeres Feld eingeräumt.

Kapitel 2 bietet ein gründlich überarbeitetes Schema für die Analyse und Evaluation konzeptueller Pflegemodelle. Neue Erkenntnisse über die hierarchische Struktur pflegerischen Wissens sind in dieses Schema eingeflossen. Der Abschnitt über die kulturelle Kongruenz und Signifikanz konzeptueller Modelle basiert auf einem vertieften Verständnis für verschiedene Methoden bei der Beurteilung der Glaubwürdigkeit konzeptueller Pflegemodelle. Angewendet werden sowohl formelle als auch informelle Methoden der Evaluation.

Die Kapitel 3 bis 9 stellen systematische Analysen und Evaluationen der Arbeiten von Dorothy Johnson, Imogene King, Myra Levine, Betty Neuman, Dorothea Orem, Martha Rogers und Callista Roy dar. Jedes einzelne Kapitel wurde so umgeschrieben, daß es dem revidierten Schema für die Analyse und Evaluation konzeptueller Modelle ebenso gerecht wird wie den neuesten Fortschreibungen der jeweiligen Pflegemodelle. Ein besonderes Merkmal dieser Kapitel stellt die Diskussion erfolgreicher Strategien zur Umsetzung der Modelle in die klinische Praxis dar. Auch die aus den Modellen abgeleiteten Theorien werden vorgestellt und analysiert. Darüber hinaus findet sich im Anschluß an jedes Kapitel eine umfassende Übersicht über die bis heute veröffentlichte Literatur zu den jeweiligen Modellen und ihre Bedeutung für die Forschung, Ausbildung, Organisation und Praxis in der Krankenpflege.

Besondere Sorgfalt wurde darauf verwandt, die jeweiligen Pflegemodelle so darzustellen, wie sie von ihren Autorinnen ursprünglich entwickelt wurden. Sekundärquellen und bloße Interpretationen der jeweiligen theoretischen Ansätze wurden daher zugunsten von Originalzitaten der Autorinnen eher vernachlässigt. Die zahlreichen Originalzitate spiegeln nicht nur den theoretischen Standort der Autorinnen wider, sondern vermitteln auch einen direkten Eindruck von ihrem persönlichen Schreibstil zur Zeit der Veröffentlichung. Interessierten Leserinnen und Lesern wird ausdrücklich empfohlen, zusätzlich die in der Bibliographie aufgeführten Originalwerke der Autorinnen zu studieren.

Selbstverständlich konnten im vorliegenden Buch nicht alle aktuellen Ansätze in der Pflegewissenschaft berücksichtigt werden. Bei den hier beschriebenen Autorinnen handelt es sich meiner Meinung nach zwar um die wichtigsten Repräsentantinnen der zeitgenössischen Pflegeliteratur, doch mag es Leserinnen und Leser geben, die sich zusätzlich auch noch für andere Modelle interessieren. Sie seien auf das in Kapitel 2 erläuterte Schema für die Analyse und Evaluation verwiesen, das sich natürlich auch auf alle anderen Modelle anwenden läßt. Ausführlichere Hinweise finden sich darüber hinaus in meinem Buch *Analysis and Evaluation of Nursing Theories* (Fawcett, 1993). Ich hoffe, daß ich durch beide Bücher möglichst viele Leserinnen und Leser zum eigenständigen Studium konzeptueller Modelle und deren praktischer Umsetzung ermutigen kann.

Auch Kapitel 10 wurde vollständig überarbeitet. Die Diskussion konzentriert sich jetzt auf die richtungsweisende Funktion konzeptueller Modelle in der Pflegepraxis sowie die wichtigsten Aspekte bei der Umsetzung dieser Modelle in pflegerische Aktivitäten.

Am Beginn jedes Kapitels steht eine Liste von Schlüsselbegriffen, die im weiteren Verlauf des Kapitels erklärt und erörtert werden. Am Ende jedes Kapitels findet sich eine umfassende Bibliographie aller relevanten Literatur, die mit Hilfe traditioneller und computergestützter Recherchen zu ermitteln war. Angesichts der sehr großen Anzahl von Literaturangaben war die Form der kommentierten Bibliographie leider nicht mehr realisierbar. Statt dessen wurden die Literaturhinweise in relevante Abschnitte unterteilt. In den Kapiteln 3 bis 9 sind dies die Abschnitte «Primärliteratur», «Stellungnahmen», «Forschung», «Dissertationen»,

«Magisterarbeiten», «Pflegeausbildung», «Pflegeorganisation» und «Pflege-praxis». Die Angaben zu Dissertationen und Magisterarbeiten beschränken sich auf die mit Hilfe von *Dissertation Abstracts International* und *Master's Abstracts International* ermittelbaren Werke. Alle Bücher, Aufsätze, Zeitschriftenartikel und Abstracts wurden sorgfältig auf ihre direkte Relevanz für das jeweilige Thema überprüft. In den Bibliographien spiegelt sich eine große Bandbreite von Meinungen wider, die nicht immer mit den in diesem Buch vertretenen Positionen übereinstimmen. So enthalten z.b. einige Texte Interpretationen und kritische Stellungnahmen zu einzelnen Pflegemodellen, die ich weder für richtig noch für angemessen halte. Sie wurden jedoch bewußt aufgenommen, um den Leserinnen und Leser die Gelegenheit zu geben, sich über die aktuelle wissenschaftliche Debatte zu informieren und eigene Urteile herauszubilden. Meinen Studentinnen und Studenten, meinen Kolleginnen und Kollegen, aber auch den Autorinnen selbst und allen anderen, die mir bei der Literatursuche behilflich waren, bin ich zu großem Dank verpflichtet.

Die meisten Kapitel enthalten Tabellen und Abbildungen, die bestimmte Aspekte hervorheben, zusammenfassen oder vertiefen. Besondere Erwähnung verdienen die Tabellen in den Kapiteln 3 bis 9, die sich auf die Struktur des Pflegeprozesses aus der Sicht des jeweiligen konzeptuellen Modells beziehen. In Kapitel 1 findet sich eine neue Abbildung zur hierarchischen Struktur des pflegerischen Wissens, in Kapitel 10 eine Abbildung zur Umsetzung dieser Struktur in die Pflegepraxis sowie eine weitere Abbildung zum Prozeß der perspektivischen Transformation. Kapitel 4, 6 und 9 enthalten Abbildungen, die von den jeweiligen Autorinnen entwickelt wurden, um die Komponenten ihres konzeptuellen Modells zu illustrieren.

Der Anhang wurde dahingehend erweitert, daß er nun nicht nur eine Liste von entsprechenden Audio- und Videoproduktionen sowie deren Bezugsquellen, sondern auch Hinweise für die computergestützte Literatursuche und eine Liste von Vereinigungen enthält, die sich für bestimmte Pflegemodelle engagieren.

Es wird empfohlen, die Kapitel 1 und 2 zuerst zu lesen. Sie liefern die Grundlage für das Verständnis der konzeptuellen Modelle, ihren Platz in der hierarchischen Struktur des pflegerischen Wissens und ihre systematische Analyse und Evaluation. Kapitel 10 kann jederzeit gelesen werden. Besonders relevant ist es für praktisch arbeitende Pflegekräfte, die sich für Strategien der Umsetzung von Pflegemodellen in die pflegerische Praxis interessieren.

Die Arbeit an der dritten Auflage war eine anstrengende, aber zugleich auch sehr anregende und interessante Erfahrung. An dem Entstehungsprozeß waren zahlreiche Menschen beteiligt. Vor allem bin ich Dorothy Johnson, Imogene King, Myra Levine, Betty Neuman, Dorothea Orem, Martha Rogers und Callista

Roy zu großem Dank verpflichtet. Durch ihr unermüdliches Streben nach einer ständigen Verfeinerung und Vertiefung pflegewissenschaftlicher Erkenntnisse haben sie diese Neuauflage überhaupt erst möglich gemacht. Der mündliche und briefliche Gedankenaustausch mit diesen Pionierinnen der Pflegetheorie hat mich sehr bereichert. Seitdem ich weiß, welche Hindernisse sie zu überwinden hatten, um ihre Visionen mit uns teilen zu können, sind sie in meiner Wertschätzung noch weiter gestiegen.

Mein Dank gilt auch meinen Studentinnen und Studenten sowie meinen Kolleginnen und Kollegen an der University of Pennsylvania und allen anderen Universitäten, an denen ich als Gastdozentin oder Gastreferentin wirken durfte, für die stetige Unterstützung, intellektuelle Herausforderung und konstruktive Kritik.

Große Dankbarkeit gebührt auch meinem Mann, John S. Fawcett. Seine vorbehaltlose Liebe und Unterstützung und sein geduldiges Verständnis an all den Tagen im Sommer 1993, die ich am Computer verbrachte, haben mir sehr geholfen, und seine Pläne für Kinobesuche und Picknickausflüge verschafften mir die nötigen Pausen vom Schreiben. Captain Linda J. Lee, Captain Douglas K. Lee, Clara E. Lee und Rachel M. Lee vom Schoner *Heritage* ein herzliches Dankeschön für die entspannende und zugleich aufregende Segeltour entlang der Küste von Maine. Fern von Post und Telefon konnte ich das Manuskript erfolgreich zum Abschluß bringen.

Schließlich danke ich Robert G. Martone, Ruth DeGeorge, Herbert J. Powell Jr. und Marianne Fithian vom Verlag F. A. Davis für ihre Unterstützung und die Zeit, die sie damit verbrachten, mit mir über Inhalt und Form der Neuauflage zu diskutieren.

Jacqueline Fawcett

Kapitel 1

Konzeptuelle Modelle in der Pflegewissenschaft

Dieses Kapitel schafft die Grundlage für alle folgenden Erörterungen. Es definiert konzeptuelle Modelle und beschreibt ihren Platz im hierarchisch strukturierten Pflegewissen. Auch die anderen Komponenten dieser hierarchischen Struktur – Metaparadigma, Philosophien, Theorien und empirische Indikatoren – werden definiert und zu den Modellen in Beziehung gesetzt. Ein besonderes Augenmerk gilt der Unterscheidung zwischen konzeptuellen Modellen und Theorien sowie der Notwendigkeit, beide Komponenten auf unterschiedliche Weise zu nutzen. Das Kapitel schließt mit einer Diskussion der konzeptuell-theoretisch-empirischen Systeme pflegerischen Wissens, die für die Pflegewissenschaft, aber auch für die Pflegepraxis maßgeblich sind.

Die für dieses Kapitel relevanten Schlüsselbegriffe werden im folgenden aufgelistet. Jeder Begriff wird im Laufe des Kapitels definiert und ausführlich erklärt.

Schlüsselbegriffe

Konzeptuelle Modelle
Begriffe
Annahmen

Metaparadigma
Person
Umwelt
Gesundheit
Pflege

Philosophie

Weltbild
Reaktives Weltbild
Reziprok-interaktives Weltbild
Simultan-aktives Weltbild

Konzeptuelle Modelle

Konzeptuelle Modelle gibt es, seitdem die Menschheit begonnen hat, über sich selbst und ihre Umwelt nachzudenken. Sie begegnen uns in allen Lebensbereichen und wissenschaftlichen Disziplinen. Ja, alles, was ein Mensch sieht, hört, liest oder sonstwie erfährt, wird durch die kognitive Linse irgendeines konzeptuellen Bezugsrahmens gefiltert (Lachman, 1993). Unter einem konzeptuellen Modell verstehen wir eine Reihe abstrakter, allgemeiner Vorstellungen, ergänzt durch inhaltliche Annahmen, die diesen Vorstellungen eine bedeutsame Form verleihen (Lippitt, 1973; Nye & Berardo, 1981).

Konzepte fassen geistige Vorstellungen von Phänomenen in einem Begriff zusammen. Die einem konzeptuellen Modell zugrundeliegenden Begriffe sind so abstrakt und allgemein, daß sie weder in der realen Welt direkt beobachtet noch auf eine bestimmte Person, Gruppe oder Situation beschränkt werden können. Das «adaptive System» (Roy & Andrews, 1991) ist ein Beispiel für einen solchen Begriff. Er kann sich auf die unterschiedlichsten Systeme beziehen, also z. B. auf Personen, Familien, Gruppen, größere Gemeinwesen oder gar die Gesellschaft als Ganzes.

Annahmen sind inhaltliche Aussagen, die einzelne Konzepte miteinander verbinden. Auch sie sind so abstrakt und allgemein, daß sie der direkten empirischen Beobachtung oder Überprüfung nicht zugänglich sind. Auch in den Fällen, in denen sie der Spezifikation und Definition bestimmter Begriffe dienen, sagen sie nichts darüber aus, wie diese Konzepte empirisch beobachtet oder überprüft werden können. So wird z. B. das Adaptationsniveau als «ein sich ständig verändernder Punkt» definiert, «an dem eine bestimmte Person fähig ist, in einer bestimmten Situation adaptiv zu reagieren» (Roy & Andrews, 1991, S. 4).

Andere Annahmen beschreiben auf sehr allgemeine Weise die Beziehungen zwischen verschiedenen Konzepten. Als Beispiel kann die Aussage gelten, daß

Veränderungen bei den Umweltstimuli auch Veränderungen beim Adaptationsniveau nach sich ziehen (Roy & Andrews, 1991).

Die Begriffe und Annahmen bzw. Aussagen konzeptueller Modelle werden häufig mit Hilfe ganz bestimmter Termini formuliert. Während das eine Modell z. B.
die Termini«Stimuli» und «Adaptationsniveau» benutzt (Roy & Andrews, 1991),
stehen in einem anderen die Termini «Resonanz», «Helizität» und «Integralität»
im Vordergrund (Rogers, 1990). In aller Regel ist die jeweilige Bedeutung des Terminus mit dem besonderen Schwerpunkt des konzeptuellen Modells verbunden.
Der gleiche oder ähnliche Terminus kann daher in verschiedenen konzeptuellen
Modellen unterschiedliche Bedeutungen haben. So wird z. B. der Terminus «Adaptation» in dem einen Modell als eine Reaktion auf Stimuli definiert (Roy &
Andrews, 1990), während er in einem anderen für den Prozeß steht, der schließlich
zur Kongruenz von Person und Umwelt führt (Levine, 1991).

Die besondere Terminologie eines Modells sollte nicht als Jargon abgetan werden. Sie ist vielmehr das Resultat beträchtlicher Gedankenarbeit über die Frage,
wie sich die besondere Perspektive eines Modells anderen Menschen vermitteln
läßt (Biley, 1990). Darüber hinaus hat, wie Akinsanya (1989) ausführte, «jede
Wissenschaft spezifische Termini, Konzepte und Prinzipien, die für die Fortentwicklung ihres Wissensstands wesentlich sind. Ihr Verständnis ist in allen Disziplinen – und daher auch in der Pflegewissenschaft – eine unerläßliche Vorbedin-
gung für die kritische Prüfung ihres Beitrags zur Weiterentwicklung des fachlichen Wissens und dessen Umsetzung in die Praxis» (S. II).

Konzeptuelle Modelle entstehen durch empirische Beobachtungen und intuitive Erkenntnisse und/oder durch kreative Ableitungen aus bereits bestehenden
Vorstellungen verschiedener Forschungsbereiche. Durch Induktion gewonnen
werden sie, wenn man dabei von spezifischen Beobachtungen auf Verallgemei-
nerungen schließt, durch Deduktion dagegen, wenn spezifische Situationen als
Beispiele für allgemeinere Erkenntnisse angesehen werden. So ist z. B. ein großer
Teil des Selbstpflegemodells von Orem induktiv aus Beobachtungen über
«gleichbleibende Elemente und Beziehungen in praktischen Pflegesituationen»
erarbeitet worden (Orem & Taylor, 1986, S. 38). Im Gegensatz dazu steht der deduktive Charakter des von Levine «aus Erkenntnissen aus allen Wissensbereichen, die zur Entwicklung des Pflegeprozesses beitragen» (Levine, 1969, S. VIII),
entwickelten Konservationsmodells.

Funktionen konzeptueller Modelle

Ein konzeptuelles Modell bietet einen unverkennbaren Bezugsrahmen und «ein
kohärentes, in sich vereinheitlichtes Denken über ... Ereignisse und Prozesse»

(Frank, 1968, S. 45). Seinen Anhängerinnen und Anhängern bietet es eine Orientierung darüber, wie sie die für ihre Disziplin relevanten Phänomene beobachten und interpretieren sollen. Jedes konzeptuelle Modell bietet daher eine einzigartige Perspektive, die auf unsere Wahrnehmungen grundlegende Auswirkungen hat. Die besondere Perspektive jedes einzelnen Modells stellt eine Annäherung an die Realität bzw. eine Simplifizierung dar, die nur die Begriffe mit einschließt, welche die jeweilige Autorin als relevant und hilfreich erachtet (Lippitt, 1973; Reilly, 1975). Es werden also immer nur bestimmte Aspekte der für eine Disziplin interessanten Phänomene berücksichtigt, andere dagegen ignoriert. So konzentriert sich z. B. Neumans (1989) Systemmodell auf die Vermeidung schädlicher Konsequenzen von Streßfaktoren, während Orems (1991) Selbstpflegemodell darauf abzielt, die Befähigung zur Selbstpflege zu fördern. Der Aspekt der Selbstpflege spielt in Neumans Modell keine Rolle, und bei Orem werden die Auswirkungen von Streßfaktoren nicht berücksichtigt.

Konzeptuelle Modelle bieten ihren Anhängerinnen und Anhängern systematische Strukturen und Begründungen für ihre wissenschaftliche und praktische Arbeit (Eckberg & Hill, 1979). Innerhalb dieses Rahmens sind konzeptuelle Modelle richtungsweisend für die Suche nach relevanten Fragestellungen und praktischen Lösungen. Gleichzeitig bieten sie allgemeine Kriterien für die Beantwortung der Frage, ob ein bestimmtes Problem gelöst werden konnte oder nicht. Das Adaptationsmodell von Roy z. B. konzentriert sich auf die Anpassung des einzelnen an seine Umweltstimuli und geht davon aus, daß die Veränderung der wichtigsten Stimuli auch die Adaptation verändern kann (Roy & Andrews, 1991). Eine relevante Fragestellung wäre also in diesem Zusammenhang: Welches sind die wichtigsten Stimuli in einer bestimmten Situation? Nachdem diese Frage beantwortet ist, würden sich die Anhängerinnen und Anhänger des Adaptationsmodells auf die verschiedenen Möglichkeiten konzentrieren, die relevanten Stimuli positiv zu verändern. Um zu beurteilen, ob das konkrete Problem gelöst worden ist, würden sie anschließend nach Hinweisen auf veränderte Adaptationsmuster suchen.

Darüber hinaus bieten konzeptuelle Modelle in der Pflege explizit «philosophische und pragmatische Orientierungen für die direkte Pflege an den Patientinnen und Patienten – einen Dienst, den in dieser Form nur Pflegekräfte leisten können und der sich von der Arbeit anderer Fachleute im Gesundheitswesen grundlegend unterscheidet» (Johnson, 1987, S. 195). Konzeptuelle Pflegemodelle geben jedoch nicht nur Pflegekräften, sondern auch der allgemeinen Öffentlichkeit grundlegende Orientierung. Sie benennen Zweck und Umfang der Pflege und liefern die Basis für eine objektive Beurteilung ihrer Wirkung. «Konzeptuelle Modelle machen Pflegekräften und Gesellschaft die Aufgaben und Grenzen unseres Berufes deutlich. Sie erlauben es, die Bereiche der Verantwortung und Zuständigkeit abzustecken, und erlauben sowohl der einzelnen Pflegekraft als auch dem gesamten Berufsstand, Leistungen und Ergebnisse zu dokumentieren» (Johnson, 1987, S. 196–197).

Die historische Entwicklung konzeptueller Pflegemodelle

Konzeptuelle Modelle sind in der Pflege nichts Neues. Es gibt sie spätestens, seit Florence Nightingale (1859) erstmals ihre Vorstellungen über die Krankenpflege niederlegte. Allerdings erfüllten die meisten frühen Konstrukte nicht die formalen Kriterien ausgearbeiteter Modelle. Es blieb der *Nursing Development Conference Group* (1973, 1979) sowie Johnson (1974), Riehl und Roy (1974, 1980) und Reilly (1975) vorbehalten, verschiedene Entwicklungen explizit als konzeptuelle Modelle zu bezeichnen.

Peterson (1977) und Hall (1979) verbanden die Verbreitung konzeptueller Modelle mit dem Interesse, die Pflegewissenschaft als eigenständige Disziplin zu etablieren und durch fundierte Pflegetheorien zu untermauern. In ihrer historischen Untersuchung über die Entwicklung der Pflegewissenschaft kam Meleis (1991) zu einem ähnlichen Schluß. Leserinnen und Leser, die sich für den historischen Aspekt interessieren, seien auf ihre ausgezeichnete Arbeit verwiesen, da ein umfassender geschichtlicher Überblick im Rahmen dieses Buches nicht möglich ist.

Derzeit werden die Werke mehrerer Pflegetheoretikerinnen als konzeptuelle Modelle anerkannt. Zu den bekanntesten gehören Johnsons Verhaltenssystemmodell, Kings allgemeines Systemmodell, Levines Konservationsmodell, Neumans Systemmodell, Orems Selbstpflegemodell, Rogers Theorie vom einheitlichen Menschen und Roys Adaptationsmodell (Johnson, 1980, 1990; King, 1971, 1990; Levine, 1969, 1991; Neuman, 1989; Neuman & Young, 1972; Orem, 1971, 1991; Rogers, 1970, 1990; Roy, 1976; Roy & Andrews, 1991).

Die Entwicklung konzeptueller Modelle stellte für die Pflegewissenschaft einen bedeutenden Fortschritt dar. Reillys (1975) Kommentar unterstreicht diese Tatsache:

Wir alle haben ein persönliches Bild von der Krankenpflege. Dieses Bild beeinflußt unsere Interpretation der vorliegenden Daten, unsere Entscheidungen und unsere Handlungen. Aber wie soll sich eine Disziplin fortentwickeln, wenn es so viele persönliche Bilder wie Mitglieder gibt? Die Befürworterinnen und Befürworter konzeptueller Modelle wollen uns diese persönlichen Bilder bewußt machen, damit wir nach Gemeinsamkeiten suchen und schließlich ein für möglichst viele gültiges, wohldurchdachtes Konzept entwickeln können. (S. 567)

Auch Johnson (1987) betont, daß alle Pflegekräfte ihre Aktivitäten in einem bestimmten Bezugsrahmen sehen, gleichzeitig aber implizite, unbewußt angewandte Bezugsrahmen auch durchaus nachteilig sein können:

> Es ist wichtig, sich klarzumachen, daß jede Pflegekraft tagtäglich irgendeine Art von implizitem Rahmen anwendet. Schließlich können wir gar nicht beobachten, beschreiben oder handeln, ohne auf vorgeformte geistige Bilder oder Vorstellungen zurückzugreifen. Leider neigen solche durch praktische Erfahrung entwickelten und durch eine Vielzahl von äußeren Faktoren beeinflußten Bilder oder Vorstellungen dazu, zusammenhanglos und unvollständig zu sein. Außerdem sind sie meist sehr stark von den in der Medizin herrschenden Denkstrukturen bestimmt, wobei leicht übersehen wird, daß Medizin und Pflege durchaus unterschiedliche sozialen Aufträge zu erfüllen haben. (S. 195)

In diesem Sinne sind konzeptuelle Pflegemodelle also als formalisierte Darstellungen der persönlichen Bilder und Vorstellungen einiger Pflegekräfte zu verstehen. Die Befürworterinnen und Befürworter dieser Modelle behaupten, daß ihr Einsatz die Kommunikation unter den Pflegekräften verbessern und darüber hinaus einen systematischen Ansatz zur Forschung, Ausbildung, Organisation und Praxis in der Krankenpflege ermöglichen kann.

Das Metaparadigma

Nachdem wir nun die konzeptuellen Modelle definiert und ihre Funktionen in der Pflegewissenschaft und -praxis umrissen haben, können wir sie in die hierarchisch gegliederte Struktur des aktuellen Pflegewissens einordnen. Wie in Abbildung 1.1 zu sehen, bilden konzeptuelle Modelle die dritte Komponente in dieser Struktur; die erste Komponente ist das *Metaparadigma*.

Metaparadigmen werden aus globalen Begriffen gebildet, welche die für eine Disziplin interessanten Phänomene benennen und gleichzeitig globale Aussagen über die Beziehungen zwischen diesen Phänomenen treffen (Kuhn, 1977). In der hierarchischen Struktur des pflegerischen Wissens stellt das Metaparadigma die abstrakteste Komponente dar. Es «fungiert als eine Art begrenzende Einheit, als Rahmen, innerhalb dessen sich die untergeordneten, beschränkteren ... Strukturen entwickeln können» (Eckberg & Hill, 1979, S. 927).

Die Begriffe und Annahmen eines Metaparadigmas sind zugegebenermaßen äußerst global und bieten keine Orientierung für konkrete Aktivitäten, etwa in der Pflegeforschung oder in der klinischen Pflegepraxis. Dies ist aber auch nicht anders zu erwarten, repräsentiert das Metaparadigma doch «den breitesten Konsens innerhalb einer Disziplin. Es beschreibt die allgemeinen Parameter eines Wissenschaftszweiges und bietet damit eine allererste, grundlegende Arbeitsgrundlage»

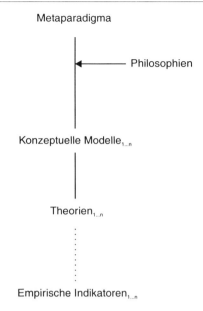

Abbildung1.1: Hierarchische Struktur des aktuellen Pflegewissens

(Hardy, 1978, S. 38). Seine Funktion besteht darin, die wissenschaftlichen und sozialen Aufgaben einer Disziplin zusammenzufassen und einzugrenzen (Kim, 1989). Diese Funktion spiegelt sich auch in den folgenden vier Anforderungen wider, die an ein Metaparadigma zu stellen sind (Fawcett, 1992):

1. Das Metaparadigma muß *einen Geltungsbereich benennen, der sich von den Geltungsbereichen anderer Disziplinen grundlegend unterscheidet.* Diese Anforderung wird nur dann erfüllt, wenn die mit dem Metaparadigma verbundenen Begriffe und Annahmen eine einzigartige Perspektive für Forschung und Praxis bieten.

2. Das Metaparadigma muß *in knapper Form alle für die Disziplin relevanten Phänomene umfassen.* Diese Anforderung kann nur dann als erfüllt gelten, wenn die mit dem Metaparadigma verbundenen Begriffe und Thesen global sind und keine überflüssigen Informationen enthalten.

3. Das Metaparadigma muß *perspektivneutral sein.* Diese Anforderung gilt als erfüllt, wenn die mit dem Metaparadigma verbundenen Begriffe und Annahmen keine spezifische Perspektive repräsentieren bzw. kein bestimmtes Modell favorisieren.

4. Das Metaparadigma muß *internationale Gültigkeit besitzen*. Diese vierte Anforderung, die aus der dritten logisch resultiert, wird nur dann erfüllt, wenn die
mit dem Metaparadigma verbundenen Begriffe und Annahmen keine nationalen, kulturellen oder ethnischen Wertvorstellungen widerspiegeln.

Das Metaparadigma der Krankenpflege

Die für die Krankenpflege relevanten Phänomene sind durch vier zentrale Begriffe charakterisiert: *Person, Umwelt, Gesundheit* und *Pflege*. Der Begriff *Person*
bezeichnet die Rezipientinnen und Rezipienten der Pflege, also Individuen, Familien, Gemeinwesen oder andere Gruppen. Der Begriff *Umwelt* bezieht sich auf
alle wichtigen Bezugspersonen und die objektiven Lebensumstände der Person.
Aber auch die unmittelbare Umgebung, in der die Pflege stattfindet – die Wohnung der Person, eine ambulante oder klinische Einrichtung, die Gesellschaft als
Ganzes – wird unter diesem Begriff gefaßt. Unter *Gesundheit* verstehen wir den
jeweiligen gesundheitlichen Status der Person – von völligem Wohlbefinden bis
zur unheilbaren Erkrankung. Der Begriff *Pflege* bezeichnet in diesem Zusammenhang alle Aktivitäten, die im Interesse der Person von Pflegekräften ergriffen werden, sowie die Ziele und Ergebnisse dieser Aktivitäten. Sie sind Bestandteil des
systematischen Pflegeprozesses mit den Komponenten «Diagnose», «Planung»,
«Intervention» und «Evaluation».

Die Beziehungen zwischen den vier Begriffen lassen sich mit vier Aussagen
beschreiben (Donaldson & Crowley, 1978; Gortner, 1980). Die erste Aussage
verbindet Person und Gesundheit: *Pflege ist mit den Prinzipien und Gesetzen befaßt, die für den Lebensprozeß, das Wohlergehen und die optimale Funktion kranker wie gesunder Menschen von Bedeutung sind.*

Die zweite Aussage betont die Wechselbeziehung zwischen Person und Umwelt: *Pflege ist mit den Mustern menschlichen Verhaltens in Wechselbeziehung
zur Umgebung befaßt, und zwar sowohl unter normalen Lebensumständen als
auch in kritischen Situationen.*

Die dritte Aussage verbindet Gesundheit und Pflege: *Pflege ist mit den pflegerischen Aktivitäten oder Prozessen befaßt, durch die sich positive Veränderungen
im Gesundheitszustand herbeiführen lassen.*

Die vierte Aussage verbindet die Begriffe Person, Umwelt und Gesundheit:
*Pflege ist mit der körperlichen Unversehrtheit und dem Wohlbefinden von Men-
schen befaßt, die in einer ständigen Wechselbeziehung zu ihrer Umwelt stehen.*

Die hier dargestellte Version des Metaparadigmas stellt eine Erweiterung und
Fortentwicklung der ursprünglichen, vor mehreren Jahren veröffentlichten Fassung dar (Fawcett, 1984 b).

Die vier mit dem Metaparadigma verbundenen Begriffe werden im allgemeinen als die zentralen Begriffe der Pflege angesehen (Flaskerud & Halloran, 1980; Jennings, 1987; Wagner, 1986). Sie stellen eine Modifikation der Begriffe der von der *National League for Nursing* genehmigten Baccalaureat-Programme dar. Ursprünglich lauteten sie *Patient, Gesellschaft, Gesundheit* und *Pflege* (Yura & Torres, 1975). *Patient* wurde durch den geschlechtsneutralen Begriff *Person* ersetzt, *Gesellschaft* durch den umfassenderen Begriff *Umwelt* (Fawcett, 1978). Für die zentrale Bedeutung der vier Begriffe spricht auch ihr erfolgreicher Einsatz als Schema für die Analyse konzeptueller Pflegemodelle und Pflegetheorien (Fawcett, 1989, 1993; Fitzpatrick & Whall, 1989; Marriner-Tomey, 1994).

Durch die mit dem Metaparadigma verbundenen Aussagen entsteht eine spezifische Perspektive, die dazu beiträgt, die Pflege von anderen Disziplinen im Gesundheitsbereich abzugrenzen. Die ersten drei Aussagen stehen für immer wiederkehrende Themen, die in den Schriften Florence Nightingales und vieler anderer Pflegewissenschaftlerinnen und Klinikerinnen des 19. und 20. Jahrhunderts zum Ausdruck kommen. Donaldson und Crowley (1978) stellten fest, daß «diese Themen Grenzen eines Geltungsbereichs für die systematische Erforschung und Theorieentwicklung festlegen und der Pflegewissenschaft damit schärfere Konturen verleihen» (S. 113). Die vierte Aussage ergebe sich «aus dem praktischen Ziel der Pflege, die Umwelt im Sinne der Gesundheit zu optimieren» (S. 119).

Insgesamt umreißen die vier Begriffe und die vier Grundaussagen den spezifischen Schwerpunkt der Pflege. Alle relevanten Phänomene werden in knapper Form angesprochen. Darüber hinaus sind die Begriffe und Aussagen perspektivneutral, da sie kein bestimmtes Modell favorisieren. Sie sind außerdem international gültig und nicht durch die Wertvorstellungen eines Landes oder einer bestimmten Kultur geprägt.

Alternative Begriffe

Die im vorigen Abschnitt vorgestellte Version des Metaparadigmas für die Krankenpflege sollte nicht als endgültige Feststellung über alle für die Pflege relevanten Phänomene verstanden werden. Im Gegenteil: Im Zuge der Weiterentwicklung der Pflegewissenschaft ist mit Modifikationen zu rechnen. Solche Modifikationen sollten allerdings die vier bereits angeführten Anforderungen an Metaparadigmen erfüllen. Bei den bisher vorgebrachten Vorschlägen für alternative Begriffe und Annahmen ist dies nicht der Fall.

So wurde z. B. vorgeschlagen, *Person* durch *Klient* zu ersetzen (Newman, 1983). Dieser Begriff ist jedoch Ausdruck einer ganz bestimmten Sicht vom Menschen und kann daher nicht als perspektivneutral gelten. Bisher wird nur in zwei konzeptuellen Modellen von «Klienten» gesprochen (King, 1990; Neuman, 1989). Die vorgeschlagene Modifikation erfüllt folglich nicht die dritte Anforderung an ein Metaparadigma.

In einem anderen Vorschlag wurde der Ausschluß des Begriffes *Pflege* angeregt (Conway, 1985; 1989). Conway war der Meinung, der Begriff *Pflege* führe, da er sowohl für den Berufsstand als auch für die wissenschaftliche Disziplin stünde, zu einer Tautologie. Ähnlich argumentierte Meleis (1991): «Es wäre der typische Fall einer Tautologie, die Krankenpflege erst durch verschiedene Begriffe zu definieren und dann als einen dieser Begriffe die Krankenpflege aufzuführen» (S. 101). Kolcaba und Kolcaba (1991) hielten dagegen, daß der Begriff *Pflege* als Sammelbegriff für alle pflegerischen Handlungen und Aktivitäten zu verstehen ist und daher keine Tautologie bestünde.

Conway (1985) bot über ihre Kritik hinaus keinen alternativen Begriff an, mit dem sich pflegerische Handlungen und Aktivitäten bezeichnen ließen. Ihr Vorschlag, den Begriff *Pflege* aus dem Metaparadigma herauszunehmen, würde daher zur Folge haben, daß nicht alle für die Disziplin relevanten Phänomene berücksichtigt würden. Außerdem lieferte Conway keine Legitimation für eine wissenschaftliche Disziplin, die sich mit den Begriffen *Person, Umwelt* und *Gesundheit* befaßt. Ihr Vorschlag erfüllt daher weder die erste noch die zweite Anforderung an ein Metaparadigma.

In zahlreichen Abhandlungen wird *Pflege* ausdrücklich als eigenständiges, für die Disziplin relevantes Phänomen genannt. So bezeichnete z. B. Kim (1987) *Pflege* als zentrales Merkmal des *praktischen Bereichs* und wesentliche Komponente des *Klienten-Pflegekraft-Bereichs*. Auch Barnum (1994) wies darauf hin, daß *pflegerische Handlungen* in den meisten Pflegetheorien eine zentrale Rolle spielen. King (1984) wies auf die Bedeutung des Begriffes *Pflege* in der Ausbildung hin. All dies legt nahe, daß der Begriff *Pflege* als ein für die Disziplin relevantes Phänomen gelten muß und daher auch einen festen Bestandteil des Metaparadigmas bilden sollte.

Eine potentielle Modifikation stellt auch der Ausschluß des Begriffes *Umwelt* dar. So führte z. B. Barnum (1994) *Umwelt* nicht in ihrer Liste zentraler Merkmale der Pflege auf. Gleichzeitig führte sie aus, «daß eine umfassende Pflegetheorie nicht nur den Inhalt und den Prozeß der Pflege, sondern auch ihren Kontext berücksichtigen muß und unter Kontext die unmittelbare Umwelt zu verstehen ist, in der die pflegerische Handlung stattfindet» (S. 21). Barnums Sichtweise ist daher etwas unklar. Sollte sie beabsichtigt haben, den Begriff *Umwelt* auszuschließen, ließe sich diese Modifikation nicht mit der zweiten Anforderung an das Metaparadigma in Einklang bringen.

Eine andere potentielle Modifikation wäre der Ausschluß des Begriffes *Gesundheit*. Kim (1987) benannte vier Bereiche pflegerischen Wissens: den *Klientenbereich*, der die Entwicklung, die Probleme und pflegerischen Erfahrungen des Klienten umfaßt; den *Klienten-Pflegekraft-Bereich*, der sich auf die Interaktion zwischen Klient und Pflegekraft im Laufe des Pflegeprozesses konzentriert; den *Praxisbereich*, der sich auf die kognitiven, verhaltensbezogenen und sozialen Aspekte pflegerischer Handlungen bezieht; und schließlich den *Umweltbereich*, dem die äußeren Lebensumstände und die unmittelbare Umgebung des Klienten zuzurechnen sind.

Hinshaw (1987) wies darauf hin, daß Kims Konstrukt ohne den Begriff *Gesundheit* auskommt, und fragte: «Ist Gesundheit ein Strang, der alle anderen … Bereiche durchzieht, und deshalb nicht als eigenständiger Bereich anzusehen?» (S. 112). Kim (persönliche Mitteilung vom 31. Oktober 1986) deutete an, daß der *Klientenbereich* auch den Begriff *Gesundheit* umfassen könnte.

Kims mangelnde Berücksichtigung des Begriffes *Gesundheit* läßt in ihren sonst so informativen Ausführungen eine deutliche Lücke entstehen. Die zweite Anforderung an das Metaparadigma wird von ihrem Vorschlag nicht erfüllt.

Zwei weitere potentielle Modifikationen betreffen die Aufnahme zusätzlicher Begriffe. So führt z. B. Meleis (1991) sieben zentrale Begriffe auf – *Pflege Klient, Transition, Interaktion, Pflegeprozeß, Umwelt, Pflegetherapeutik* und *Gesundheit* –, die sie folgendermaßen erläutert:

> Die Pflegekraft interagiert *(Interaktion)* mit einem Menschen *(Pflegeklient)*, dessen konkrete Gesundheits- bzw. Krankheitsstituation einen integralen Bestandteil seines soziokulturellen Kontexts bildet *(Umwelt)* und der sich in einem Wandel befindet oder einen Wandel antizipiert *(Transition)*; die Interaktion zwischen Pflegekraft und Klient wird durch einen Zweck strukturiert *(Pflegeprozeß,* Problemlösung oder ganzheitliche Diagnostik), wobei die Pflegekraft bestimmte Maßnahmen ergreift *(Pflegetherapeutik),* um die Gesundheit des Klienten *(Gesundheit)* zu verbessern oder wiederherzustellen. (S. 101)

Die zusätzlichen Begriffe *Pflegeprozeß, Pflegetherapeutik* und *Interaktion* sind jedoch im Grunde überflüssig und widersprechen dem Prinzip der möglichst knappen Formulierung, da sich alle drei unter einem einzigen Begriff, nämlich *Pflege,* subsumieren lassen. Darüber hinaus ist der Begriff Transition von einer spezifischen Sicht des menschlichen Lebens geprägt. Meleis' Vorschlag ist daher zwar sehr lobenswert, kann aber sowohl der zweiten als auch der dritten Anforderung an das Metaparadigma nicht gerecht werden.

In ihrer Untersuchung über eine repräsentative Auswahl der von der *National League for Nursing* genehmigten Pflegeausbildungsprogramme führte King (1984) neun Begriffe auf: *Mensch, Gesundheit, Umwelt, soziale Systeme, Rolle, Wahrnehmungen, zwischenmenschliche Beziehungen, Pflege* und *Gott*. Allerdings stellte sie fest, daß nicht alle Ausbildungsprogramme diese neun Begriffe berücksichtigten. Die größte Rolle spielten die Begriffe *Mensch, Gesundheit, Rolle* und *soziale Systeme*.

Diese Kombination von Begriffen erfüllt jedoch nicht die zuvor aufgeführten Anforderungen an das Metaparadigma. Zum einen lassen die Begriffe *Rolle* und *soziale Systeme* einen starken soziologischen Einfluß erkennen. Zweitens führt der Ausschluß der Begriffe *Umwelt* und *Pflege* zu einer bedeutenden Verengung des Geltungsbereiches. Und drittens verwischt die dadurch entstehende neue Gewichtung die Grenze zwischen Pflege und Sozialarbeit (Ben-Sira, 1987). Kings Vorschlag vermag also weder die erste noch die zweite oder dritte Anforderung an das Metaparadigma zu erfüllen.

Es sind jedoch auch Modifikationen vorgeschlagen worden, die vom Ansatz her sehr viel radikaler sind als eine bloße Umbenennung, Hinzufügung oder Auslassung bestimmter Begriffe. So forderten z. B. Newman et al. (1991), die vier Begriffe durch eine einzige Aussage zu ersetzen, die Aufgabe und Geltungsbereich der Pflege ausreichend zusammenfassen könne. Als eine solche Aussage schlugen sie vor: «Pflege ist das Studium der Fürsorge in der menschlichen Gesundheitserfahrung» (S. 2). In einer späteren Veröffentlichung argumentierten sie, «das Prinzip der menschlichen Fürsorge sei in der Pflege so dominant, daß man es nur mit dem Thema der menschlichen Gesundheitserfahrung kombinieren müsse, um eine ausreichende Beschreibung der Disziplin zu erhalten» (Newman et al., 1992, S. VII).

Trotz aller anderslautenden Behauptungen der Autorinnen stellt ihre Aussage jedoch nur einen möglichen Bezugsrahmen für die Begriffe *Pflege* und *Gesundheit* dar. Ja, sie selbst gehen am Schluß ihrer Ausführungen (Newman et al., 1991) sogar soweit zu behaupten, die Fürsorge («caring») in der menschlichen Gesundheitserfahrung ließe sich nur im Rahmen einer einheitlich-transformativen Perspektive umfassend realisieren.

Obgleich die Autorinnen ihren Vorschlag mit dem Argument unterstützen, in einer einzigen Aussage «alle Begriffe [integriert zu haben], die gemeinhin auf metaparadigmatischer Ebene mit der Pflege in Verbindung gebracht werden» (S. 3), findet der Begriff *Umwelt* in ihrer Formulierung keinen Niederschlag. In dem Versuch, ihre Position zu klären, stellten Newman et al. (1992) etwas später fest: «Wir halten den Begriff *Umwelt* für inhärent und mit der menschlichen Gesundheitserfahrung untrennbar verbunden» (S. VII). Trotz dieser Klärung kann ihr Vorschlag weder die zweite noch die dritte Anforderung an das Metaparadigma erfüllen, weil er weder alle relevanten Phänomene umfaßt noch als perspektivneutral gelten kann.

Malloch et al. (1992) haben eine modifizierte Form der Aussage von Newman et al. (1991) vorgeschlagen: «Pflege ist das Studium und die Praxis der Fürsorge in Kontexten der menschlichen Gesundheitserfahrung» (S. VI). Mit ihrer Modifikation wollten sie zum einen die ursprüngliche Aussage um den Aspekt der Pflegepraxis erweitern und zum zweiten den Begriff *Umwelt* durch den Begriff *Kontexte* integrieren. Umwelt, so meinten sie, schließe «Kultur, Gesellschaft und Ökologie» mit ein, sei aber nicht darauf beschränkt (S. VI). Darüber hinaus argumentierten sie, der Begriff *Fürsorge* würde den mit dem Metaparadigma verbundenen Begriffen *Person, Umwelt, Gesundheit* und *Pflege* erst die nötige Einheit verleihen. Offenbar verstehen sie *Fürsorge* nicht als spezifische Perspektive der Pflege. Obgleich ihr Vorschlag umfassender ist als der von Neuman et al. (1991), kann er, da nicht perspektivneutral, die dritte Anforderung nicht erfüllen.

Ein weiterer Vorschlag plädiert dafür, die vier mit dem Metaparadigma verbundenen Begriffe durch *menschliche Fürsorge, Umweltkontexte* und *Wohlbefinden (Gesundheit)* zu ersetzen und gleichzeitig die Fürsorge als zentrales Merkmal der Pflege festzuschreiben. Leininger (1990) bezeichnete die «menschliche Fürsorge als zentrales Phänomen und wesentlichen Kern der Pflege» (S. 19). Ähnlich argumentierte Watson (1990), die «menschliche Fürsorge muß explizit in das Metaparadigma aufgenommen werden» (S. 21). Noch zugespitzter formulierte Leininger (1991 a): «Fürsorge macht das Wesen der Pflege aus und muß als ihr zentraler, beherrschender und alle Bemühungen einender Schwerpunkt der Pflege gelten» (S. 35). Aufgrund dieser Position lehnte Leininger (1988, 1991 c) die Begriffe *Person* und *Pflege* grundsätzlich ab:

> Die Autorin verwirft die Vorstellung, mit Hilfe der Begriffe Pflege und Person die Pflege erklären zu können. Erstens kann man das Phänomen, das man untersuchen will, nicht durch sich selbst erklären. Zweitens reicht der Begriff Person nicht aus, da er nicht berücksichtigt, daß auch Gruppen, Familien, soziale Institutionen, ja, ganze Kulturen Rezipienten von Pflege sind (1988, S. 154). Die Begriffe Pflege und Person sind unzureichend. Der Begriff Person ist viel zu beschränkt, und logischerweise kann man die Pflege nicht durch Pflege erklären. Es ist nicht nur überflüssig, sondern auch ein Widerspruch, das Phänomen, das man studiert, durch sich selbst erklären zu wollen. (1991 c, S. 152)

In einer anderen Veröffentlichung lehnte Leininger (1991 a) nicht nur den Begriff *Person,* sondern auch die Begriffe *Umwelt* und *Gesundheit* ab:

> Vom anthropologischen Standpunkt aus wirft der Begriff Person, soll er transkulturell zum Einsatz kommen, ernsthafte Probleme auf. Viele nichtwestliche Kulturen glauben nicht an die Vorstellung von der individuellen Person, ja, in manchen Fällen steht die Familie oder die soziale Institution so stark im Vordergrund, daß es für diese Vorstellung gar keine sprachliche Entsprechung gibt. Außerdem ist die Umwelt für die Pflege zwar sehr wichtig, stellt aber gewiß keinen ausgerechnet für die Pflege charakteristischen Einflußfaktor dar, und es gibt nur wenige Pflegekräfte, die über entsprechende Kenntnisse verfügen oder bereit sind, die unüberschaubare Anzahl weltweit wirksamer Umwelteinflüsse zu studieren. Außer der Gesundheit sind also alle Begriffe problematisch. Aber selbst die Gesundheit ist nicht nur

für die Pflege relevant. Auch wenn die Pflege bei der Erhaltung und Wiedererlangung von Gesundheit eine große Rolle spielt – zahlreiche andere Disziplinen sind ebenfalls damit beschäftigt. (S. 39 f.)

Leininger ist offenbar entgangen, daß bereits in einer früheren Diskussion des Begriffes *Person* darauf hingewiesen wurde, daß es sich auf alle Rezipientinnen und Rezipienten von Pflege bezieht, seien es Individuen, Familien, andere Arten von Gruppen, Gemeinwesen oder gar die Gesellschaft als Ganze (Fawcett, 1984 a). Leininger (1991 a) erkennt darüber hinaus nicht an, daß der Begriff *Umwelt* einbezogen wurde, um den Begriff *Person* in einen Kontext zu stellen und damit anzuzeigen, daß Rezipientinnen und Rezipienten pflegerischer Handlungen von anderen Menschen umgeben sind, mit ihnen agieren und somit einer sozialen Struktur angehören (Fawcett, 1984 a). Aber auch ihren eigenen, früher veröffentlichten Standpunkt, daß «die Fürsorge für das Metaparadigma zentrale Bedeutung haben sollte, unterstützt von den Begriffen Gesundheit und Umweltkontexte» (Leininger, 1988, S. 154), sowie ihre Aussage, daß «sich die Begriffe Person, Umwelt, Gesundheit und Pflege schon in allernächster Zukunft nicht mehr aufrechterhalten lassen werden, sondern menschliche Fürsorge, Umweltkontexte und Wohlbefinden in der Pflegeforschung und -theorie im Mittelpunkt stehen werden» (Leininger, 1991b, S. 406), läßt sie unberücksichtigt. Und sie erkennt nicht an, daß der Begriff *Pflege* keine Tautologie schafft, sondern dazu dient, alle pflegerischen Handlungen und Aktivitäten, die im Interesse einer Person, einer Familie, des Gemeinwesens oder gar der Gesellschaft als ganzer unternommen werden, unter einem Oberbegriff zusammenzufassen (Fawcett, 1984 a).

Sowohl Leininger als auch Watson ist darüber hinaus entgangen, daß der Begriff *Fürsorge* zwar in einigen, aber längst nicht in allen Konzeptualisierungen eine Rolle spielt (Morse et al., 1990) und deshalb nicht als übergreifender oder gar für die gesamte Disziplin relevanter Begriff gelten kann. In dem Begriff *Fürsorge* klingt eine spezifische Auffassung von Pflege an (Eriksson, 1989). Und wie Swanson (1991) betonte, mag es zwar «charakteristische Verhaltensmuster geben, die man als universellen Ausdruck pflegerischer Fürsorge interpretieren kann, doch ... ist die Fürsorge als Phänomen nicht nur auf die Pflege beschränkt» (S. 165). Außerdem sind fürsorgliche Verhaltensweisen möglicherweise nicht über nationale und kulturelle Grenzen hinweg verallgemeinerbar (Mandelbaum, 1991). Und schließlich argumentierte Rogers (1992): «Fürsorge als solche charakterisiert Pflegekräfte nicht mehr als Mitglieder anderer Berufszweige. Jeder muß fürsorglich handeln» (S. 33).

Zusammenfassend läßt sich feststellen, daß Leininger in ihren Ausführungen zur Widersprüchlichkeit neigt und nicht erkennt, daß sich ihre Vorstellungen ohne Probleme in die bereits etablierten Begriffe *Person, Umwelt, Gesundheit* und *Pflege* integrieren lassen. Um es noch konkreter zu sagen: *Person* bezieht sich auf Individuen ebenso wie auf Gruppen und Kollektive, *Umwelt* wird als Kontext verstanden, unter *Gesundheit* werden alle denkbaren Zustände von völligem Wohlergehen bis unheilbarer Erkrankung zusammengefaßt, und *Pflege* kann sich durchaus an dem Prinzip der menschlichen Fürsorge ausrichten. Leiningers Vorschlag erfüllt daher weder die erste, noch die dritte oder vierte Anforderung an das Metaparadigma.

Metaparadigma und konzeptuelle Modelle

Die meisten wissenschaftlichen Disziplinen haben ein einzelnes Metaparadigma, aber mehrere konzeptuelle Modelle (in Abb. 1.1 angedeutet durch die Notierung 1...n). Die Modelle sind vom Metaparadigma abgeleitet und beinhalten daher die meisten globalen Begriffe und Aussagen in restriktiverer, wenn auch immer noch abstrakter Form. Jedes konzeptuelle Modell bietet also eine unterschiedliche Interpretation der mit dem Metaparadigma verbundenen Begriffe. Obgleich die Anhängerinnen und Anhänger verschiedener Modelle das gleiche Phänomen betrachten, «sehen sie in manchen Bereichen unterschiedliche Dinge und stellen zwischen ihnen unterschiedliche Beziehungen fest» (Kuhn, 1970, S. 150). Die Akzeptanz mehrerer konzeptueller Modelle resultiert aus der Erkenntnis, daß unterschiedliche Perspektiven für eine Disziplin bereichernd und wertvoll sind (Moore, 1990; Nagle & Mitchell, 1991). In der Pflege kennen wir mindestens sieben verschiedene konzeptuelle Modelle; für die Familiensoziologie haben Nye und Berardo (1981) 16 verschiedene, aus dem gleichen Metaparadigma abgeleitete konzeptuelle Modelle aufgeführt.

Wie in anderen Disziplinen auch stellen die konzeptuellen Pflegemodelle verschiedene Paradigmen dar, die vom spezifischen Metaparadigma der Pflege abgeleitet wurden. Es kann daher nicht überraschen, daß die vier mit dem Metaparadigma verbundenen Begriffe von den Modellen jeweils unterschiedlich definiert und auf unterschiedliche Weise zueinander in Beziehung gesetzt werden.

So wird z. B. der Begriff *Person* allgemein als bio-psycho-soziales Wesen verstanden, aber auf höchst unterschiedliche Weise definiert: als adaptives System (Roy & Andrews, 1991), als Verhaltenssystem (Johnson, 1990), als Agent der Selbstpflege (Orem, 1991) oder als Energiefeld (Rogers, 1990). *Umwelt* wird allgemein als Kombination von internen Strukturen und externen Einflüssen gesehen, wobei die Familie, andere Gruppen und die Gesellschaft als Ganze ebenso berücksichtigt werden wie die konkreten Lebensumstände. Doch auch hier gibt es unterschiedliche Definitionen. Gilt die Umwelt dem einen Modell als Quelle von Streßfaktoren (Neuman, 1989), sieht ein anderes sie als Quelle von Ressourcen an (Rogers, 1990). *Gesundheit* wird einmal als Kontinuum mit den gegensätzlichen Polen Adaptation und Maladaptation (Roy & Andrews, 1991), ein anderes Mal als Dichotomie von Verhaltensstabilität und -instabilität (Johnson, 1990) verstanden; einem dritten Modell gilt sie als Wert, der erst durch die jeweilige kulturelle Gruppe benannt wird (Rogers, 1990). Auch der Begriff *Pflege* wird zunächst unterschiedlich definiert, anschließend werden Ziele für das pflegerische Handeln und den Pflegeprozeß spezifiziert. Die Ziele ergeben sich meist aus der modellspezifischen Definition von Gesundheit. So kann es z. B. ein Ziel der Pflege sein, Menschen dabei zu helfen, ihre Systemstabilität zu erreichen, zu erhalten oder wiederzuerlangen (Neuman, 1989).

Der allen Modellen gemeinsame Pflegeprozeß besteht aus den Komponenten *Pflegediagnose, Pflegeplanung, Intervention* und *Evaluation*. Dennoch gibt es von Modell zu Modell unterschiedliche Ausgestaltungen. In den späteren Kapiteln dieses Buches soll auf diesen Aspekt noch ausführlich eingegangen werden.

Philosophien

Die *Philosophie* bildet die zweite Komponente in der hierarchischen Struktur des Pflegewissens (Abb. 1.1). Sie kann als Gesamtheit der Überzeugungen und Wertvorstellungen definiert werden (Kim, 1989; Seaver & Cartwright, 1977). Konkreter: Philosophien sind Aussagen darüber, was man in bezug auf die für die Disziplin relevanten Phänomene für wahr hält (Christens & Kenney, 1990) und wie man sich die Weiterentwicklung des Wissens über diese Phänomene vorstellt. Als Beispiel kann die Aussage von Roy (1988, S. 32) gelten: «Das Individuum ... verhält sich zielgerichtet, nicht als Folge von Ursache und Wirkung» (Roy, 1988, S. 32).

Philosophien beinhalten ethische Aussagen über das wünschenswerte Verhalten der Mitglieder einer Disziplin, ontologische Aussagen über das Wesen des Menschen und die Ziele der Disziplin sowie epistemische Aussagen über die Weiterentwicklung des fachlichen Wissens (Salsberry, 1991).

Ethische Aussagen über die Pflege sind in der vorherrschenden kollektiven Philosophie des Humanismus zusammengefaßt (Gortner, 1990), bei der «humanistische (moralische) Wertvorstellungen der Fürsorge, der Förderung individuellen Wohlbefindens und der Achtung individueller Rechte im Vordergrund stehen» (Fry, 1981, S. 5). Ontologische und epistemische Aussagen über die Pflege finden sich in drei konkurrierenden Weltbildern, die als *reaktiv, reziprok-interaktiv* und *simultan-aktiv* bezeichnet werden können (Fawcett, 1993). Zur genaueren Charakterisierung der Weltbilder können die folgenden Begriffspole herangezogen werden: mechanistisch/organisch (Ackoff, 1974; Reese & Overton, 1970), statisch/dynamisch (Hall, 1981, 1983; Thomae, 1979; Wells & Stryker, 1988), totalitär/simultan (Parse, 1987) sowie partikulär-deterministisch/interaktiv-integrativ/einheitlich-transform ativ (Newman, 1992). Die unterschiedlichen Weltbilder führen zu differierenden Auffassungen der mit dem Metaparadigma verbundenen Begriffe und ihrer Wechselbeziehungen (Altman & Rogoff, 1987) sowie der Art und Weise, wie Wissen generiert und überprüft werden soll.

Weltbilder

Das *reaktive* Weltbild (Tab. 1.1) besitzt mechanistische, statische, totalitäre und partikulär-deterministische Elemente. Der Mensch wird als Summe eigenständiger biologischer, psychischer, sozialer und spiritueller Teile gesehen. Er wird nicht von sich aus initiativ, sondern reagiert auf externe Umweltreize. Das menschliche Verhalten gilt diesem Weltbild als lineare Kette von Ursachen und Wirkungen bzw. Reizen und Reaktionen. Zu Veränderungen kommt es nur, wenn die betreffende Person ihre Verhaltensweisen modifizieren muß, um ihr Überleben zu sichern. Stabilität wird daher als positiver Wert geschätzt. Bedrohungen dieser Stabilität lassen sich jedoch vorhersagen bzw. kontrollieren, wenn man alle Stimuli kennt, die eine Veränderung erzwingen würden. Wissen wird durch die Analyse quantifizierbarer Phänomene generiert, die sich problemlos isolieren, definieren und durch objektive Instrumente messen lassen.

Das *reziprok-interaktive* Weltbild (Tab. 1.2) stellt eine Synthese organischer, simultaner, totalitärer, dynamischer, statischer und interaktiv-integrativer Elemente dar. Der Mensch gilt als ganzheitliches, interagierendes Wesen, das sich nicht auf einzelne Teile reduzieren läßt. Der Mensch ist von seinem Wesen her aktiv, Mensch und Umwelt interagieren auf reziproke Weise. Während des gesamten Lebens kommt es zu Veränderungen, die als Ergebnis multipler individueller und

Tabelle 1.1: Das reaktive Weltbild

Menschen sind bio-psycho-spirituelle Wesen.
Menschen reagieren linear und kausal auf externe Umweltreize.
Veränderung tritt nur auf, wenn sie für die Sicherung des Überlebens nötig ist. Sie ist die Folge vorhersagbarer und kontrollierbarer Bedingungen.
Nur objektive Phänomene, die sich problemlos isolieren, definieren, beobachten und messen lassen, werden zur Untersuchung herangezogen.

Aus: Fawcett (1993)

Tabelle 1.2: Das reziprok-interaktive Weltbild

Menschen sind ganzheitliche Wesen.
Teile werden nur im Kontext des Ganzen gehen.
Menschen sind von ihrem Wesen her aktiv.
Die Interaktion zwischen Mensch und Umwelt ist reziprok.
Die Realität ist multidimensional, vom Kontext abhängig und stets relativ.
Veränderung ist das Ergebnis multipler Faktoren.
Veränderung ist probabilistisch, kann kontinuierlich auftreten oder nur dem Überleben dienen.
Sowohl objektive als auch subjektive Phänomene werden zur Untersuchung herangezogen; es werden quantitative und qualitative Methoden eingesetzt.
Der methodische Schwerpunkt liegt auf empirischer Beobachtung in kontrollierten Situationen sowie der statistischen Datenanalyse.

Aus: Fawcett (1993)

Tabelle 1.3: Das simultan-aktive Weltbild

Menschen sind ganzheitliche, selbstbestimmte Wesen, die durch Verhaltensmuster gekennzeichnet sind.
Die Interaktion zwischen Mensch und Umwelt ist ein wechselseitiger, rhythmischer Prozeß.
Menschen verändern sich kontinuierlich.
Veränderungen sind nicht vorhersagbar, doch auf zunehmend organisierte und komplexe Verhaltensmuster ausgerichtet.
Persönliches Wissen und die Erkenntnis von Mustern stehen bei der Untersuchung im Vordergrund.

Aus: Fawcett (1993)

umweltbedingter Faktoren gesehen werden. Während in manchen Lebensphasen kontinuierliche Veränderungen im Vordergrund stehen, herrscht in anderen Stabilität vor; Veränderungen treten nur dann auf, wenn es dem Überleben dienlich ist. Die Wahrscheinlichkeit von Veränderungen läßt sich nur schätzen. Die Genese von Wissen stützt sich sowohl auf objektive Phänomene als auch auf subjektive Erfahrungen und wird mit Hilfe quantitativer und qualitativer Methoden erzielt. Dabei werden multiple Dimensionen der Erfahrung berücksichtigt, der Kontext der Interaktion zwischen Person und Umwelt einbezogen und das Ergebnis der Bemühungen um eine Erweiterung des Wissens zu Zeit und Ort in Bezug gesetzt. Die Betonung liegt auf der empirischen Beobachtung in methodisch kontrollierten Situationen, und die Daten werden mit Hilfe statistischer Methoden analysiert. Das *simultan-aktive* Weltbild (Tab. 1.3) vereint organische, simultane, dynamische und einheitlich-transformative Elemente. Der Mensch gilt als ganzheitliches, selbstbestimmtes Energiefeld. Er ist weit mehr als die Summe einzelner Aspekte und durch ganz bestimmte, individuelle Verhaltensmuster gekennzeichnet. Die Interaktion zwischen Mensch und Umwelt ist ein wechselseitiger, rhythmischer Prozeß. Veränderungen treten, während sich der Mensch weiterentwickelt, kontinuierlich auf, sind aber unvorhersagbar. Auch wenn verschiedene Phasen der Organisation und Desorganisation auftreten können, sind diese Veränderungen auf eine zunehmende Organisation von Verhaltensmustern ausgerichtet. Bei der Genese von Wissen steht das persönliche Wachstum durch die Erkenntnis von Mustern im Vordergrund. Zur Untersuchung werden subjektive Phänomene – die inneren Erfahrungen, Gefühle, Wertvorstellungen, Gedanken und Entscheidungen der betreffenden Person – herangezogen.

Wissenschaftliche Ansätze

Ontologische Aussagen über die Pflege spiegeln sich auch in verschiedenen Ansätzen wider, die sich auf Theorien aus verwandten wissenschaftlichen Disziplinen stützen. Dazu gehören vor allem entwicklungstheoretische, systemische und interaktive Ansätze (Johnson, 1974; Reilly, 1975; Riehl & Roy, 1980). Weitere in der Pflegeliteratur erwähnte Ansätze sind der bedürfnis- und ergebnisorientierte Ansatz (Meleis, 1991), die Kategorien Klient, Interaktion, Pflegetherapeutik (Meleis, 1991), der humanistische und Energiefeldansatz (Marriner-Tomey, 1989) sowie das Klassifikationsschema aus Intervention, Substitution, Konservation, Erhaltung und Verbesserung (Barnum, 1994).

Die Ansätze stellen «verschiedene Perspektiven beim Verständnis von Patientinnen und Patienten dar; sie erfordern nicht nur unterschiedliche Formen der Praxis zur Erlangung unterschiedlicher Ziele, sondern weisen auch auf unterschiedliche Phänomene hin, legen unterschiedliche Fragen nahe und führen schließlich zu unterschiedlichen Wissenskomplexen» (Johnson, 1974, S. 376). Jeder Ansatz widmet sich also bestimmten Phänomenen und stellt besondere Fragen zum Verhältnis von Pflegekraft und pflegebedürftiger Person. Folglich führt jeder Ansatz zu anderen Wissenskomplexen über die Person, die Umwelt, die Gesundheit und die Pflege.

Der entwicklungstheoretische Ansatz

Der entwicklungstheoretische Ansatz, der seinen Ursprung in der Psychologie hat, betont Prozesse des Wachstums, der Entwicklung und der Reife. Der Schwerpunkt liegt auf der Identifikation tatsächlicher oder potentieller Entwicklungsprobleme sowie der Ausarbeitung von Interventionsstrategien, die einem maximalen Wachstum und einer optimalen Entwicklung von Mensch und Umwelt förderlich sind.

Das Hauptaugenmerk des entwicklungspsychologischen Ansatzes liegt auf der Veränderung, wobei angenommen wird, «daß es zwischen dem jeweiligen Zustand eines Systems zu verschiedenen Zeiten erkennbare Unterschiede gibt, daß das Aufeinanderfolgen verschiedener Zustände nahelegt, daß sich das System fortentwickelt, und daß es geordnete Prozesse gibt, die erklären, wie das System vom gegenwärtigen Zustand zum nächsten voranschreitet» (Chin, 1980, S. 30). Dem entwicklungstheoretischen Ansatz geht es also darum, die Richtung der Entwicklung zu erkunden, die jeweiligen Zustände zu beschreiben, die Art und Weise der Fortentwicklung zu untersuchen und die dabei wirksamen Kräfte und Potentiale zu analysieren.

Der entwicklungstheoretische Ansatz postuliert, daß Veränderungen eine bestimmte Ausrichtung haben, die fraglichen Individuen, Gruppen, Situationen und Ereignisse sich also in einer bestimmten Richtung fortentwickeln. Chin (1980) beschreibt verschiedene Bedeutungen des Begriffs *Richtung*: «a) ein Ziel oder Endstadium (entwickelt, reif); b) der Prozeß des Werdens (entwickeln, reifen); c) das Erreichte in Relation zu einem Ziel oder Endstadium (fortgeschrittene Entwicklung, größere Reife)» (S. 31).

Hinter den zu beschreibenden Zuständen verbergen sich die verschiedenen Entwicklungstadien einer Person (oder einer Gruppe) über einen längeren Zeitraum. Sie werden auch häufig als Phasen oder Ebenen bezeichnet und lassen sich quantitativ und qualitativ voneinander unterscheiden. Wie Chin (1980) betonte, können die Verschiebungen sowohl aus kleinen, kaum wahrnehmbaren Schritten als auch aus plötzlichen, umwälzenden Veränderungen bestehen.

Nach Chin (1980) kann die Fortentwicklung auf sehr unterschiedliche Art und Weise vor sich gehen. Zum einen kann man einen einzigen linearen Entwicklungsstrang unterstellen, so daß es «zu einer kontinuierlichen Weiterentwicklung kommt, auf das eine durchgearbeitete Stadium das nächste folgt und auch keine Rückfälle zu erwarten sind» (S. 31). Zum zweiten kann der Entwicklungsverlauf die Form einer Spirale annehmen, so daß zwar keine Rückkehr zum früheren Problem auftritt, das gleiche Problem jedoch auf höherer Ebene erneut bearbeitet wird. Zum dritten sind «Zyklen immer wiederkehrender Phasen» vorstellbar, «ohne daß den einzelnen Stadien dabei irgendeine chronologische Priorität zukäme» (S. 32). Zum vierten kann der Entwicklungsprozeß aber auch als «ständiges Verzweigen in immer differenziertere Formen und Prozesse» verstanden werden, «wobei im Zuge der Spezialisierung jeder Zweig an Autonomie und Bedeutung gewinnt» (S. 32).

Der entwicklungstheoretische Ansatz postuliert die Existenz von Kräften, die Chin (1980) als «kausale, Entwicklung und Wachstum produzierende Faktoren» definierte (S. 32). Diese Kräfte können in der Person liegen, durch Bewältigungs-

Tabelle 1.4: Stichworte zum entwicklungstheoretischen Ansatz

Wachstum, Entwicklung, Reifung
Veränderung in eine bestimmte Richtung
Erkennbare Stadien der Entwicklung
Verschiedene Formen der Fortentwicklung
Kräfte
Potentiale

reaktionen auf neue Situationen und Umweltfaktoren freigesetzt werden oder als interne Spannungen innerhalb der Person zu einem Ausbruch führen, der Wachstum und Entwicklung möglich macht.

Der entwicklungstheoretische Ansatz postuliert darüber hinaus, daß jeder Mensch ein natürliches Potential zur Veränderung besitzt. Dieses Potential kann offen oder latent vorhanden sein und durch innere Zustände oder Umweltbedingungen aktualisiert werden. Die Charakteristika des entwicklungstheoretischen Ansatzes sind stichwortartig in Tabelle 1.4 aufgeführt.

Der systemische Ansatz

Der systemische Ansatz hat seinen Ursprung in der Biologie und Physik und behandelt alle Phänomene so, «als existierte zwischen den relevanten Teilen und Elementen eine bestimmte Form der Organisation, Interaktion, wechselseitigen Abhängigkeit und Integration» (Chin, 1980, S. 24). Die Betonung liegt auf der Identifikation tatsächlicher oder potentieller Probleme bei der Funktion von Systemen sowie der Ausarbeitung von Interventionsstrategien, die einer effizienten und effektiven Funktion der Systeme förderlich sind. Dem systemischen Ansatz geht es also darum, Systeme zu beschreiben und die Beziehungen zwischen ihren Teilen zu analysieren. Im Gegensatz zum entwicklungstheoretischen Ansatz spielt die Veränderung im systemischen Ansatz eine untergeordnete Rolle.

Das Hauptaugenmerk des systemischen Ansatzes liegt auf dem System und seiner Umwelt. Hall und Fagen (1968) definierten das System als «eine Gruppe von Objekten sowie die Beziehungen zwischen diesen Objekten und ihren Attributen» (S. 83). Umwelt definierten sie als «die Gruppe aller Objekte, die durch eine Veränderung ihrer Attribute Auswirkungen auf das System haben, sowie alle Objekte, deren Attribute durch das Verhalten des Systems verändert werden» (S. 83). Bei der Betrachtung eines bestimmten Phänomens hängt die Bestimmung der Grenze zwischen System und Umwelt ganz von der jeweiligen Situation ab. Ein System kann eine einzelne Person sein, deren Körperorgane als Teile des Systems und deren Familie als Umwelt gesehen werden. Aber auch eine Gemeinde kann ein System bilden; die in der Gemeinde lebenden Familien sind dann die Teile und der Staat die Umwelt dieses Systems.

Systeme können offen oder geschlossen sein. Ein offenes System «erhält sich selbst durch ständigen Zu- und Abfluß an Energie und Aufbau und Abriß seiner Komponenten, während ein geschlossenes System von seiner Umwelt isoliert ist» (Bertalanffy, 1968, S. 39). In einem Prozeß, den man als «negative Entropie» bezeichnet, importieren offene Systeme darüber hinaus ständig Energie, so daß das System immer differenzierter, komplexer und geordneter werden kann. Umgekehrt kann es in geschlossenen Systemen zur Entropie, also zu wachsender Unordnung kommen.

Nach Bertalanffy (1968) sind alle lebenden Organismen offene Systeme. Obgleich es in der Natur eigentlich keine geschlossenen Systeme geben kann, ist es manchmal zweckmäßig, ein System so zu betrachten, als gebe es keine Interaktion mit seiner Umwelt (Chin, 1980); dabei muß jedoch stets berücksichtigt werden, daß es sich um eine künstliche Konstruktion handelt.

Wichtige Stichworte des systemischen Ansatzes sind: *Grenze, Spannung, Streß, Belastung, Konflikt, Gleichgewicht, statischer Zustand* und *Feedback*. Der Begriff *Grenze* bezeichnet die Demarkationslinie zwischen einem System und seiner Umwelt. Beim Ziehen einer solchen Grenze müssen alle relevanten Teile des Systems berücksichtigt werden. Man kann sich die Grenze als «geschlossenen Kreis um ausgewählte Variablen» vorstellen, wobei «über die Kreislinie hinweg der Energieaustausch deutlich geringer ist als innerhalb des geschlossenen Kreises» (Chin, 1980, S. 24). Grenzlinien können mehr oder weniger durchlässig sein. Je größer die Durchlässigkeit, desto größer der Energieaustausch zwischen dem System und seiner Umwelt.

Die Begriffe *Spannung, Streß, Belastung* und *Konflikt* beziehen sich auf die Kräfte, welche die Struktur des Systems verändern können. Wie Chin (1980) erklärte, können Unterschiede bei den einzelnen Teilen des Systems sowie das Bedürfnis, sich an äußere Störungen anzupassen, zu Spannungen innerhalb des Systems führen. Spannungen, die aus der strukturellen Anordnung des Systems entstehen, werden als «Streß» oder «Belastung» bezeichnet. Zu Konflikten kommt es, wenn sich zwischen mindestens zwei Komponenten des Systems Spannung akkumuliert. Durch die Lösung des Konflikts kommt es zu Veränderungen.

Allgemein geht man davon aus, daß sich Systeme tendenziell auf ein *Gleichgewicht* zwischen internen und externen Kräften zubewegen. Nach Chin (1980) «sprechen wir von Gleichgewicht, wenn wir uns die Balance als festen Punkt oder feste Ebene denken. Ist die Balance zwischen den einzelnen Teilen des Systems

Tabelle 1.5: Stichworte zum systemischen Ansatz

Integration von Teilen
System
Umwelt
Offene und geschlossene Systeme
Grenze
Spannung, Streß, Belastung, Konflikt
Gleichgewicht und Fließgleichgewicht
Feedback

nicht von einem festen Punkt oder einer festen Ebene abhängig, sprechen wir von einem Fließgleichgewicht» (S. 25). Bertalanffy (1968) bezeichnete das *Fließgleichgewicht* («steady state»), manchmal auch «dynamisches Gleichgewicht» genannt, als charakteristisch für lebendige, offene Systeme. Der Zustand werde durch einen kontinuierlichen Energiefluß innerhalb des Systems sowie zwischen dem System und seiner Umwelt aufrechterhalten. Der Energiefluß zwischen einem System und seiner Umwelt wird *Feedback* genannt.

> Systeme werden von ihrer Umwelt beeinflußt *(Input)* und üben auf ihre Umwelt Einfluß aus *(Output)*. Beim *Output* werden Informationen über den Zustand des Systems gesammelt. Diese Informationen werden dann als *Input* in das System zurückgegeben, leiten und steuern seine Funktion. (Chin, 1980, S. 27)

Bei offenen Systemen, die mit ihrer Umwelt interagieren, ist also jedwede Veränderung im System mit einer Veränderung in der Umwelt verbunden – und umgekehrt. Die wichtigsten Stichworte zum systemischen Ansatzes sind in Tabelle 1.5 aufgeführt.

Der interaktive Ansatz

Der interaktive Ansatz hat seinen Ursprung in der Soziologie und befaßt sich hauptsächlich mit den sozialen Handlungen und Beziehungen der Menschen untereinander. Sein Schwerpunkt liegt denn auch auf der Identifikation tatsächlicher und potentieller Probleme in zwischenmenschlichen Beziehungen und der Ausarbeitung von Interventionsstrategien, die einer optimalen Sozialisation förderlich sind.

Der interaktive Ansatz leitet sich primär vom symbolischen Interaktionismus her. Dieser sieht den Menschen als «soziales Wesen, das Situationen und auch sich selbst ständig definiert und klassifiziert und sich dann für bestimmte Verhaltensmöglichkeiten entscheidet» (Benoliel, 1977, S. 110). Die wichtigste Funktion des sozialen Lebens wird darin gesehen, dem Menschen «Sprache, Selbstkonzept und die Fähigkeit zur Übernahme verschiedener Rollen sowie andere wesentliche

Fertigkeiten zu vermitteln» (Heiss, 1976, S. 467). Die wichtigsten Stichworte des interaktiven Ansatzes sind: *Perzeption, Kommunikation, Rolle* und *Selbstkonzept*.

Die Wahrnehmung von anderen Menschen, Umweltreizen, Situationen und Ereignissen – also die bewußte Erfahrung von Phänomenen – hängt von den Bedeutungen oder Definitionen ab, die diesen Phänomenen zugeschrieben werden. Diese Bedeutungen oder Definitionen entscheiden darüber, wie sich die Person in einer bestimmten Situation verhält. Wer mit dem interaktiven Ansatz arbeitet, wird also zunächst versuchen, Näheres über die Wahrnehmung oder Perzeption der Person zu erkunden. Heiss (1981) erklärte:

> Die Frage, ob sich ein anderer Mensch tatsächlich freundlich oder grausam verhält, ist häufig von völlig untergeordneter Bedeutung. Die Frage, ob wir ihn als freundlich oder grausam definieren, ist sehr viel wichtiger, weil wir – unabhängig von den Tatsachen – aufgrund dieser Überzeugung handeln werden. (S. 3)

Auch die Perzeption entsteht jedoch nicht aus sich heraus, sondern durch die soziale Interaktion mit anderen Menschen. Die Person mag die Definitionen anderer vollständig übernehmen, modifizieren oder ablehnen – auf jeden Fall wird sie von anderen beeinflußt. Dies ist vor allem dann der Fall, wenn diese anderen für sie große Bedeutung haben.

Während der sozialen Interaktionen findet Kommunikation statt, und zwar meist über die Sprache, «ein System signifikanter Symbole» (Heiss, 1981, S. 5). Kommunikation ist daher stets mit dem Transfer willkürlicher Bedeutungen und Definitionen von einer Person zur anderen verbunden. Sie ist auch notwendig, um herauszufinden, wie der andere eine bestimmte Situation wahrnimmt und interpretiert.

Kommunikation ist auch wichtig für das Erlernen von Rollen. Diese sind mit «Verhaltensvorschriften verbunden. Sie stehen für unsere Vorstellungen davon, wie bestimmte Menschen sich zu verschiedenen Kategorien anderer Menschen verhalten sollten» (Heiss, 1981, S. 65). Jede Person hat zahlreiche verschiedene Rollen, und jede dieser Rollen hat ihr eigenes Verhaltensrepertoire. Wir übernehmen die mit einer bestimmten Rolle verbundenen Verhaltensweisen, wenn wir mit den Mitteln der zwischenmenschlichen Kommunikation zu der Schlußfolgerung kommen, daß diese Rolle in einer bestimmten Situation erforderlich ist.

Die Fähigkeit, verschiedene Rollen zu übernehmen und sie entsprechend selbst gesteckter und gesellschaftlich gesetzter Ansprüche auch adäquat auszufüllen, beeinflußt das Selbstkonzept der Person. «Zum Selbstkonzept gehören alle Gedanken und Gefühle des Individuums über sich selbst» (Heiss, 1981, S. 83). Einen wichtigen Aspekt bildet dabei die Selbstevaluation – «unsere Einschätzung davon, wie gut wir das, wofür wir uns halten, ausfüllen und leisten können» (Heiss, 1981, S. 83).

Ein besonders wichtiges Merkmal des interaktiven Ansatzes ist, daß er die Per-

Tabelle 1.6: Stichworte zum interaktiven Ansatz

Soziale Handlungen und Beziehungen
Perzeption
Kommunikation
Soziale Rolle
Selbstkonzept

son als aktiven Teil der Interaktion beschreibt. Anstatt bestimmte Vorstellungen passiv zu akzeptieren, evaluiert sie die Mitteilungen anderer und setzt sich auf der Basis ihrer Perzeption der relevanten Faktoren in einer bestimmten Situation aktiv Ziele, an denen sie ihr Verhalten ausrichtet. Die wichtigsten Stichworte des interaktiven Ansatzes sind in Tabelle 1.6 aufgeführt.

Andere Ansätze

In den letzten Jahren sind in der Pflegewissenschaft einige andere Ansätze entwickelt worden, über die allerdings bisher noch nicht viele Veröffentlichungen vorliegen. Ihre Grundzüge werden im folgenden zusammengefaßt, die wichtigsten Stichworte sind in Tabelle 1.7 aufgeführt.

Bedürfnis- und ergebnisorientierter Ansatz. Bei dem von Meleis (1991) entwickelten bedürfnisorientierten Ansatz stehen die hierarchisch aufgeschlüsselten Bedürfnisse von Patientinnen und Patienten und deren Berücksichtigung durch die Pflegekräfte im Mittelpunkt. Können die eigenen Bedürfnisse nicht mehr erfüllt werden, wird Pflege notwendig. Die Funktion der Pflegekräfte besteht darin, den Patientinnen und Patienten bei der Erfüllung ihrer Bedürfnisse zu helfen. Der Ansatz reduziert den Menschen auf eine Reihe von Bedürfnissen und die Pflege auf eine Reihe von Hilfestellungen. Die Pflegekräfte gelten als die letztendlichen Entscheidungsträger. Der ergebnisorientierte Ansatz wurde von Meleis (1991) nicht sehr ausführlich beschrieben. Der Schwerpunkt liegt auf den Ergebnissen pflegerischer Handlungen, also den Veränderungen beim Zustand der Patientinnen und Patienten.

Klient, Interaktion und Pflegetherapeutik. In diesem ebenfalls von Meleis (1991) entwickelten Ansatz stehen drei Kategorien im Vordergrund: Klient, Interaktion und Pflegetherapeutik. Die erste Kategorie bezieht sich auf die besondere Situation des Klienten aus pflegerischer Sicht. Für die zweite ist die Beziehung zwischen Klient und Umwelt relevant. Die dritte beschreibt, was Pflegekräfte tun und unter welchen Umständen sie handeln sollten.

Humanistischer und Energiefeldansatz. Der von Marriner-Tomey (1989) formulierte humanistische Ansatz begreift die Pflege als Kunst und Wissenschaft.

Tabelle 1.7: Stichworte zu anderen Ansätzen in der Pflegewissenschaft

Ansatz	Stichworte
Bedürfnisorientiert –	Pflege hat die Funktion, Patientinnen und Patienten bei der Erfüllung ihrer Bedürfnisse zu helfen
Ergebnisorientiert –	Durch pflegerische Handlungen werden Veränderungen im Zustand der Patientinnen und Patienten herbeigeführt
Klientenzentriert –	Die besondere Situation der Klienten wird aus pflegerischer Sicht umfassend gewürdigt
Interaktionszentriert –	Die Beziehung zwischen Klient und Umwelt steht im Mittelpunkt
Pflegetherapeutik –	Sie beschreibt, was Pflegekräfte unter welchen Umständen tun sollten
Humanistischer Ansatz –	Sieht die Pflege als Kunst und Wissenschaft
Energiefeldansatz –	Macht sich das Konzept der Energie zunutze
Intervention –	Manipulation ausgewählter Variablen, um Veränderungen zu bewirken
Substitution –	Ausgleich verlorengegangener oder beeinträchtigter Fähigkeiten
Konservation –	Bewahrung vorteilhafter Aspekte
Unterstützung –	Hilfestellung beim besseren Umgang mit gesundheitlichen Beeinträchtigungen
Verbesserung –	Optimierung der Lebensqualität nach einer Erkrankung

In ihre Kategorie des Energiefelds ist ein spezifischer Energiebegriff eingeflossen. Allerdings hat Marriner-Tomey diesen Ansatz in der dritten Auflage ihres Buches (1994) weder beibehalten noch ausdrücklich modifiziert oder verworfen.

Intervention, Substitution, Konservation, Unterstützung und Verbesserung. Barnum (1994) entwickelte ein eigenständiges Klassifikationsschema, das auf dem «Wesen der pflegerischen Handlung in Beziehung zum Patienten» (S. 211) beruht. Die Kategorie der Intervention betont die professionellen Handlungen und Entscheidungen von Pflegekräften, wobei die Patientinnen und Patienten eher als Objekt gesehen werden denn als aktive Subjekte des Pflegeprozesses. Die Pflegekräfte bestimmen, welche Maßnahmen notwendig sind, und manipulieren ausgewählte Variablen, um Veränderungen herbeizuführen.

Durch Substitution werden Fähigkeiten der Patientinnen und Patienten, die durch die Erkrankung verlorengegangen sind, ausgeglichen. Die Initiative geht hierbei von den Patientinnen und Patienten aus, die mit Hilfe ihrer Willenskraft die größtmögliche Kontrolle wiedergewinnen. Die Konservation dagegen ist auf die Bewahrung nützlicher, durch Krankheit aber tatsächlich oder potentiell bedrohter Aspekte in der Situation von Patientinnen oder Patienten ausgerichtet.

Hier handeln wiederum die Pflegekräfte, die jedoch flexibel auf die Situation ihrer Patientinnen und Patienten zu reagieren haben.

Bei der Unterstützung geht es darum, den Patientinnen und Patienten dabei zu helfen, mit gesundheitlichen Beeinträchtigungen besser umzugehen und psychische wie physiologische Bewältigungsstrategien zu entwickeln. Die Verbesserung zielt auf eine optimale Lebensqualität nach einer Erkrankung.

Konzeptuelle Modelle, Philosophien und das Metaparadigma

Wie in Abbildung 1.1 zu sehen ist, folgen Philosophien nicht direkt aus dem Metaparadigma einer Disziplin und gehen auch den konzeptuellen Modellen nicht direkt voraus. Vielmehr werden durch das Metaparadigma einer Disziplin erst die Phänomene benannt, über die philosophische Aussagen getroffen werden. In dem jeweiligen Schwerpunkt und dem Inhalt der einzelnen konzeptuellen Modelle spiegeln sich dann die entsprechenden philosophischen Grundsätze wider. Der philosophische Grundsatz, daß alle Menschen gleich sind, würde sich z. B. in einem konzeptuellen Modell wiederfinden, das Pflegekraft und Patient als gleichberechtigte Teilnehmer des Pflegeprozesses begreift (Kershaw, 1990).

Theorien

Die nächste Komponente in der hierarchischen Struktur des Pflegewissens bilden die einzelnen Theorien (Abb. 1.1). Theorien sind weniger abstrakt als die konzeptuellen Modelle, die ihnen zugrunde liegen, doch immer noch abstrakter als die empirischen Indikatoren. Theorien bestehen aus relativ spezifischen Begriffen und Aussagen, die bestimmte Phänomene berücksichtigen und in einen geordneten Rahmen stellen (Barnum, 1994).

Theorien variieren im Grad ihrer Konkretheit, d. h., die jeweiligen Begriffe und Aussagen sind in unterschiedlichem Ausmaß konkret spezifiziert. Eher allgemeine Theorien bestehen aus abstrakten Begriffen und Aussagen, die nicht empirisch generiert oder überprüft werden können. Sie entstehen durch umsichtige Neubewertung bereits existierender Vorstellungen oder kreative intellektuelle Sprünge, die über das bereits Existierende weit hinausgehen. Beispiele für allgemeine Theorien in der Pflegewissenschaft sind Leiningers Theorie der Vielfalt und Universalität der Pflege (1991 a), Newmans Theorie der Gesundheit als sich ständig erweiterndes Bewußtsein (1986) und Parses Theorie des menschlichen Wachstums (1981, 1992).

Die Tatsache, daß allgemeine Theorien weniger abstrakt sind als konzeptuelle

Modelle, zeigt Parses Theorie, die teilweise von Rogers' (1970) konzeptuellem Modell abgeleitet ist. Rogers' Modell stellt einen Bezugsrahmen für die gesamte Pflege vor, während Parses Theorie sich auf den Bereich der menschlichen Erfahrung von Gesundheit beschränkt. Wie bei allen allgemeinen Theorien, sind Parses Begriffe («menschliches Wachstum», «Bedeutung», «Rhythmizität» und «Kotranszendenz») eher abstrakt. Ähnliches gilt für ihre Aussagen, z. B.: «Bedeutung multidimensional zu strukturieren, heißt, Realität durch die Versprachlichung von Werten und Bildern neu zu erschaffen» (Parse, 1981, S. 69).

Konkretere Theorien umfassen eine begrenzte Anzahl von Begriffen und beziehen sich auf einen begrenzten Ausschnitt der realen Welt. Ihre Konzepte und Aussagen sind daher auch empirisch nachprüfbar. Beispiele für konkretere Theorien sind Orlandos Theorie des abwägenden Pflegeprozesses (1961), Peplaus Theorie der zwischenmenschlichen Beziehungen (1952, 1992) sowie Watsons Theorie der menschlichen Fürsorge (1985).

Die Besonderheiten der Begriffe und Aussagen von konkreteren Theorien illustriert Orlandos Theorie, die sich mit den Auswirkungen einer bestimmten Art des Pflegeprozesses auf das Verhalten von Patientinnen und Patienten beschäftigt. Zu den spezifschen Konzepten gehören das Patientenverhalten mit den Dimensionen «Bedürfnis nach Hilfe» und «Verbesserung»; die Reaktion der Pflegekraft mit den Dimensionen «Perzeption», «Gedanken» und «Gefühle»; sowie die pflegerische Handlung mit den Dimensionen «automatischer Pflegeprozeß» und «abwägender Pflegeprozeß». Die Theorie enthält Aussagen über die Definition der einzelnen Begriffe und deren Dimensionen sowie über die Verbindungen zwischen all diesen Kategorien.

Die definitorischen Aussagen umfassen relativ präzise Bestimmungen der jeweiligen Begriffe, aber auch Angaben darüber, wie sie konkret gemessen werden können. So wird z. B. der Begriff der pflegerischen Handlung als «beobachtbares Verhalten der Pflegekraft, also alles, was die Pflegekraft verbal oder nonverbal mitteilt» (Orlando, 1961, S. 60), definiert. Operational kann das Konzept definiert werden als die Menge all der an eine Patientin bzw. einen Patienten gerichteten Unterweisungen, Vorschläge, Anweisungen, Erklärungen, Informationen, Bitten und Fragen, die sich durch Niederschriften oder Bandaufnahmen sämtlicher Kontakte dokumentieren lassen (Orlando, 1961, 1972).

Zusätzliche relationale Aussagen spezifizieren empirisch überprüfbare Verbindungen zwischen den einzelnen Konzepten. So beschreibt z. B. Orlando die Verbindung zwischen pflegerischer Aktivität und Patientenverhalten: «Durch Beobachtungen, die der Pflegekraft mitgeteilt und gemeinsam ergründet werden, kann ermittelt werden, ob ein Bedürfnis nach Hilfe besteht und wie es erfüllt werden kann, oder ob der Patient zur Zeit nicht hilfebedürftig ist» (Orlando, 1961, S. 36).

Spezifische, entliehene und gemeinsame Pflegetheorien

Da jede Theorie nur einen begrenzten Aspekt der Realität erfaßt, sind viele Theorien nötig, um allen für eine Disziplin relevanten Phänomenen gerecht zu werden. Jedes konzeptuelle Modell wird daher durch mehrere allgemeine oder konkretere Theorien spezifiziert (in Abb. 1.1 angezeigt durch die Notierung 1...n). Einige dieser Theorien sind für die Pflege spezifisch, andere wurden verwandten wissenschaftlichen Disziplinen entliehen.

Die von Leininger, Newman, Orlando, Parse, Peplau und Watson entwickelten Ansätze gehören zur wachsenden Anzahl spezifischer Pflegetheorien. In die gleiche Kategorie fallen auch Kings (1990) Zielerreichungstheorie und Orems (1991) Selbstpflegetheorie, die in späteren Kapiteln dieses Buches ausführlich erörtert werden.

Andere Theorien, wie z. B. die Streß-, die Bewältigungs- oder die Erwartungskompetenztheorie wurden anderen Disziplinen entliehen. Leider werden diese Theorien manchmal in der Pflege eingesetzt, ohne ihre Gültigkeit für den pflegerischen Kontext zu hinterfragen. Das Bewußtsein für die Notwendigkeit, entliehene Theorien auf ihre Verwendbarkeit zu überprüfen, wächst jedoch zusehends. So kann die Arbeit von Lowery et al. (1987) als herausragendes Beispiel dafür dienen, was geschehen kann, wenn eine Theorie – in diesem Fall eine aus der Psychologie entliehene – im realen Kontext des pflegerischen Umgangs mit akuten und chronischen Erkrankungen überprüft wird. Lowery et al. kommen zu dem Schluß, daß eine grundlegende Aussage der Attributionstheorie – nämlich daß Menschen sämtliche beobachtbaren Ereignisse auf irgendwelche zugrundeliegenden Ursachen zurückführen, um so den Sinn ihres Lebens zu bestimmen – sich bei Untersuchungen von Patientinnen und Patienten mit Arthritis, Diabetes, Hypertonie und Myokardinfarkt nicht bestätigen ließ. Die Attributionstheorie kann daher nicht als gemeinsame Theorie gelten, d. h. eine Theorie, die von einer anderen Disziplin entliehen wurde, sich aber in für die Pflege relevanten Situationen als empirisch adäquat erwies.

Weitere Forschungsarbeiten müßten bestimmen, ob eine Modifikation der Attributionstheorie für pflegerische Situationen sinnvoll ist oder eine völlig neue Theorie benötigt wird. Ein Beispiel für eine entliehene Theorie, die sich zu einer gemeinsamen Theorie zu entwickeln scheint, ist die Theorie der Kompetenzerwartung. Diese ursprünglich aus der Sozialpsychologie kommende Theorie läßt sich offenbar erfolgreich auf den pflegerischen Kontext übertragen (Froman & Owen, 1990; Hickey, Owen & Froman, 1992).

Manchmal wird behauptet, daß es nur wenige oder möglicherweise überhaupt keine spezifischen Pflegetheorien gibt. Vieles spricht jedoch dafür, daß der scheinbare Mangel an eigenständigen Pflegetheorien darauf zurückzuführen ist, daß manche Wissenschaftlerinnen und Wissenschaftler es versäumt haben, die theoretischen Komponenten ihrer Arbeiten explizit zu benennen und als Pflegetheorien auszuweisen. Es ist daher sinnvoll, die Vorstellungen, die von Pflegekräften in Büchern, Monographien und Zeitschriftenartikeln vorgebracht werden, sorgfältig auf die Existenz von Begriffen und Aussagen zu überprüfen, die für eine Theorie sprechen könnten. Die Komponenten einer Theorie lassen sich durch die Technik der Theorieformalisierung, auch theoretische Substruktion genannt, identifizieren. Interessierte Leserinnen und Leser werden auf eine ausführliche Darstellung dieser Technik bei Hinshaw (1979) sowie Fawcett und Downs (1992) verwiesen.

Unterschiede zwischen konzeptuellen Modellen und Theorien

Im vorliegenden Buch wird immer wieder betont, daß es sich bei einem konzeptuellen Modell und einer Theorie um zwei verschiedene Dinge handelt. Es scheint sinnvoll, darauf an dieser Stelle etwas ausführlicher einzugehen, da über diese beiden Komponenten der hierarchisch gegliederten Struktur des Pflegewissens und ihre Unterscheidung in vielen Köpfen noch immer beachtliche Verwirrung herrscht. Die hier erläuterten Überlegungen zur Unterscheidung beider Komponenten und der Bedeutung konzeptueller Modelle stehen in Übereinstimmung mit früheren Werken von Rogers (1970), Johnson (1974) und Reilly (1975) (Pflegewissenschaft), Reese und Overton (1970) (Entwicklungspsychologie) sowie Nye und Berardo (1966) (Soziologie).

Obgleich manche Autorinnen und Autoren die Unterscheidung zwischen konzeptuellen Modellen und Theorien als rein semantisches Problem empfinden (z. B. Flaskerud & Halloran, 1980; Meleis, 1991), sollte die Frage nicht so leicht abgetan werden. Eine Unterscheidung ist allein schon durch die unterschiedlichen Einsatzmöglichkeiten von konzeptuellen Modellen und Theorien sinnvoll. Wer nach Orientierung sucht, muß wissen, ob es sich bei seinem Ausgangspunkt um ein konzeptuelles Modell oder eine Theorie handelt. Wie Abbildung 1.1 deutlich zu machen versucht, unterscheiden sich konzeptuelle Modelle und Theorien vor allem durch ihren jeweiligen Abstraktionsgrad.

Ein konzeptuelles Modell ist ein abstraktes, allgemeines Konstrukt aus Begriffen und Annahmen. Eine Theorie dagegen hat mit relativ spezifischen, konkreten Begriffen und Aussagen zu tun. Konzeptuelle Modelle sind allgemeine Richtlinien, die durch relevante und logisch kongruente Theorien weiter spezifiziert werden müssen, ehe es zu praktischen Überlegungen kommen kann.

Die Unterscheidung aufgrund des jeweiligen Abstraktionsgrads wirft die Frage auf, wie allgemein ein Werk sein muß, um als konzeptuelles Modell gelten zu können. Um die Problematik letztendlich willkürlicher Grenzen zu vermeiden, sollten weitere Kriterien zur Unterscheidung herangezogen werden. So kann es z. B. hilfreich sein, nach der Intention des jeweiligen Werks zu fragen.

Liegt sein Ziel darin, einen eigenen Wissensfundus für die gesamte Disziplin der Pflegewissenschaft zu artikulieren, handelt es sich mit großer Wahrscheinlichkeit um ein konzeptuelles Modell. Da dies die explizite Intention von Autorinnen wie Johnson (1980), King (1971), Levine (1969), Neuman (Neuman & Young, 1972), Orem (1971), Rogers (1970) und Roy (1976) war, werden ihre Arbeiten als konzeptuelle Modelle klassifiziert.

Besteht das Ziel jedoch darin, einen Aspekt eines konzeptuellen Modells weiterzuentwickeln, handelt es sich höchstwahrscheinlich um eine allgemeine Theorie. So nahmen sich z. B. sowohl Newman (1986) als auch Parse (1981, 1992) vor, der Begriff der Gesundheit aus der Perspektive des von Rogers (1970) formulierten konzeptuellen Modells weiterzuentwickeln. An diesen Beispielen wird deutlich, wie irreführend es sein kann, wenn bestimmte Pflegewissenschaftlerinnen (z. B. Barnum, 1994; Kim, 1983; Marriner-Tomey, 1994) konzeptuelle Modelle und allgemeine Theorien mehr oder weniger als Synonyme betrachten.

Besteht das erklärte Ziel eines Gedankengebäudes darin, Phänomene zu beschreiben, zu erklären oder vorherzusagen, handelt es sich mit einiger Wahrscheinlichkeit um eine konkretere Theorie. Peplaus (1952, 1992) Theorie der zwischenmenschlichen Beziehungen z. B. stellt eine Beschreibung und Klassifikation verschiedener Phasen in der Beziehung zwischen Pflegekraft und Patienten dar. Peplau hatte nicht die Absicht, die gesamte pflegewissenschaftliche Disziplin anzusprechen, sondern hat bewußt einen bestimmten Aspekt herausgegriffen. Folglich läßt sich ihre Theorie als konkretere Theorie klassifizieren.

Zusammenfassend läßt sich feststellen: Eine abstrakte, allgemeine und umfassende Diskussion des Metaparadigmas der Pflege ist als konzeptuelles Modell anzusehen. Bei einer eher spezifischen, konkreten und auf eine begrenztere Bandbreite von Phänomenen bezogenen Erörterung dagegen handelt es sich mit großer Wahrscheinlichkeit um eine allgemeine oder konkretere Theorie.

Ein weiteres Kriterium für die Unterscheidung zwischen konzeptuellen Modellen und Theorien ist die Anzahl der Ebenen, die berücksichtigt werden müssen, ehe sich die dargelegten Vorstellungen in bestimmten pflegerischen Situationen praktisch umsetzen lassen. Werden z. B. physiologische Bedürfnisse als ein Parameter der pflegerischen Diagnose bezeichnet, ohne daß die Unterschiede zwischen normalen und pathologischen Funktionen des Körpers in konkrete Begriffe gefaßt werden, handelt es sich aller Wahrscheinlichkeit nach um ein konzeptuelles Modell. Es ist nicht direkt in der klinischen Praxis anwendbar. Mit diesem Modell muß erst eine Theorie über die normalen und pathologischen Funktionen des Körpers verknüpft werden, so daß Urteile über die physiologischen Funktionen von Körpersystemen möglich sind. Finden sich aber z. B. detaillierte Beschreibungen von Verhaltensweisen oder Erläuterungen darüber, wie bestimmte Faktoren Verhaltensweisen beeinflussen können, handelt es sich höchstwahrscheinlich um eine konkretere Theorie. In einem solchen Fall können die Überlegungen direkt in die klinische Praxis umgesetzt werden.

Das Kriterium läßt sich durch die Anzahl von Schritten, die notwendig sind, ehe es zu einer empirischen Überprüfung kommen kann, noch konkreter fassen (Reilly, 1975). Ein konzeptuelles Modell läßt sich nicht direkt überprüfen, weil seine Konzepte und Aussagen nicht empirisch meßbar sind. Es müssen erst spezifischere und konkretere Begriffe und Aussagen abgeleitet, also eine konkretere Theorie formuliert werden. Diese neuen Konzepte müssen dann so definiert werden, daß sie überprüft werden können, d. h., es sind konkrete, von der Theorie abgeleitete Hypothesen notwendig. Es sind also vier Schritte nötig, ehe sich ein konzeptuelles Modell überprüfen läßt: Als erstes muß das konzeptuelle Modell formuliert werden; zweitens muß eine Theorie von diesem Modell abgeleitet werden; drittens müssen Instrumente und Verfahren benannt werden, mit deren Hilfe sich die Konzeptionen dieser Theorie messen lassen; in einem vierten Schritt schließlich werden empirisch überprüfbare Hypothesen spezifiziert. Im Gegensatz dazu sind für die empirische Überprüfung einer konkreteren Theorie nur drei Schritte nötig: Als erstes muß die Theorie formuliert werden; zweitens müssen Instrumente und Verfahren zur Messung benannt werden; und drittens braucht man empirisch überprüfbare Hypothesen.

Eine mangelnde Unterscheidung zwischen konzeptuellen Modellen und Theorien kann zu beachtlichen Mißverständnissen und unangemessenen Erwartungen führen. Wird ein konzeptuelles Modell irrtümlicherweise als Theorie bezeichnet, wird sofort erwartet, daß es sich empirisch überprüfen und klinisch umsetzen läßt. Werden diese Erwartungen dann nicht erfüllt, wird das Modell häufig als inadäquat abgetan. Ähnliches gilt, wenn eine Theorie fälschlicherweise als konzeptuelles Modell bezeichnet wird, weil von einem Modell umfassende Aussagen erwartet werden. Kann die Theorie dies nicht leisten, gerät sie rasch ins Kreuzfeuer ungerechtfertigter Kritik.

Die Bedeutung, die konzeptuellen Modellen im vorliegenden Buch beigemessen wird, sollte allerdings nicht mit ihrer Bedeutung in der wissenschaftlichen Literatur gleichgesetzt werden. Letztere bezieht sich vorzugsweise auf überprüfbare Theorien. Rudner (1966) z. B. definierte das hinter einer Theorie stehende konzeptuelle Modell als «eine alternative Interpretation des gleichen Kalküls, von dem die Theorie selbst eine Interpretation darstellt» (S. 24). Diese Art von Modell besteht aus Ideen oder Diagrammen, die Neulingen naturgemäß vertrauter sind als die Begriffe und Aussagen der Theorie. Das Modell wird daher als heuristischer Kunstgriff gesehen, der das Verständnis der Theorie erleichtern kann. Rudner illustriert dies mit Hilfe einer Analogie: Der Fluß des Wassers durch Röhren kann als Modell für eine Theorie über die Führung von Strom durch elektrische Drähte dienen. Diese Art von Modellen finden sich in letzter Zeit häufiger in Berichten über die Pflegeforschung. So bezeichneten z. B. Hawkes und Holm (1993) ihr Diagramm über die Beziehungen zwischen den einzelnen Begriffen ihrer Theorie über körperliche Freizeitaktivitäten als Modell.

Empirische Indikatoren

Die Genese und Überprüfung konkreterer Theorien wird durch den Einsatz empirischer Indikatoren erreicht, welche die fünfte und letzte Komponente in der hierarchischen Struktur des Pflegewissens darstellen (siehe Abb. 1.1). Empirische Indikatoren können als die spezifischsten Platzhalter konkreter Theoriebegriffe angesehen werden. Sie stehen für die Instrumente, experimentellen Bedingungen und Verfahren, mit deren Hilfe sich die Begriffe einer Theorie beobachten oder messen lassen. So gilt z. B. der Beziehungsfragebogen (Forchuk & Brown, 1989) als empirischer Indikator für den Begriff der Beziehung zwischen Pflegekraft und Patient in Peplaus (1952) Theorie der zwischenmenschlichen Beziehungen. Der Fragebogen mißt die Entwicklung dieser Beziehung im Verlauf der vier von Peplau beschriebenen Phasen: Orientierung, Identifikation, Exploitation und Resolution.

Konzeptuelle Modelle, empirische Indikatoren, Theorien, Philosophien und das Metaparadigma

Empirische Indikatoren sind durch die operationale Definition der einzelnen Konzepte direkt mit den Theorien verbunden. Wie in Abbildung 1.1 dargestellt, gibt es keine direkte Verbindung zwischen empirischen Indikatoren und konzeptuellen Modellen, Philosophien oder Metaparadigmen. Folglich können diese höhergeordneten Komponenten auch keiner empirischen Überprüfung unterworfen werden. Die Glaubwürdigkeit eines konzeptuellen Modells wird vielmehr indirekt durch die empirische Überprüfung der von ihr abgeleiteten Theorien bestimmt. Philosophien dagegen können weder direkt noch indirekt empirisch überprüft werden, weil sie Aussagen über Überzeugungen und Wertvorstellungen darstellen. Sie sollten sich allerdings auf der Basis von Logik und wissenschaftlichem Dialog legitimieren können (Salsbery, 1991). Ähnliches gilt für das Metaparadigma, das in der wissenschaftlichen Debatte über die für die Disziplin relevanten Phänomene verteidigt werden muß.

Konzeptuell-theoretisch-empirische Systeme des Pflegewissens

In der Pflegewissenschaft werden konzeptuelle Modelle inzwischen als Grundlagen für die Entwicklung von Forschungsprojekten, Lehrplänen, Verwaltungssystemen und klinischen Verfahren eingesetzt. Sie können in diesen Zusammenhängen richtungsweisend sein, weil sie eine Reihe von Aussagen darüber enthalten, welche Prozesse für den fraglichen Bereich ausschlaggebend sind, und sich außerdem explizit zu epistemischen und methodologischen Normen äußern (Laudan, 1981).

Zur praktischen Anwendung kommt es vor allem dann, wenn sich ein konzeptuelles Modell mit relevanten Theorien und empirischen Indikatoren verbindet, um ein konzeptuell-theoretisch-empirisches System des Pflegewissens zu bilden. Gegenwärtig sind viele der Theorien, die es sich zum Ziel gesetzt haben, die Begriffe und Aussagen eines bestimmten Pflegemodells weiterzuentwickeln, von verwandten Disziplinen – vor allem von der Psychologie, Soziologie, Biologie, Physik und Chemie – entliehen. Werden entliehene Theorien mit konzeptuellen Pflegemodellen verknüpft, muß besondere Vorsicht walten, damit die logische Kongruenz gewahrt bleibt. Whall (1980) diskutierte als erste eingehend die vielfältigen Elemente, die bei der Kongruenz zwischen konzeptuellen Pflegemodellen und entliehenen Theorien zu beachten sind. Sie plädierte dafür, sowohl die konzeptuellen Modelle als auch die Theorien auf ihre Einstellung zu Ganzheitlichkeit und Linearität zu prüfen. Ganzheitlichkeit ist ein wesentliches Charakteristikum sowohl des reziprok-interaktiven als auch des simultan-aktiven Weltbildes, während Linearität als zentrales Merkmal des reaktiven Weltbildes gelten kann. (Diese drei für konzeptuelle Pflegemodelle relevanten Weltbilder wurden in einem früheren Abschnitt dieses Kapitels ausführlich dargestellt.) Whalls Ausführungen legen nahe, daß eine Theorie, die mit dem fraglichen konzeptuellen Modell in diesem Punkt nicht kongruent ist, zugunsten einer anderen verworfen oder neu formuliert werden sollte. Da das konzeptuelle Modell den abstrakteren Ausgangspunkt darstellt, muß die Theorie – nicht das Modell – verändert werden, um die Kongruenz zu wahren.

Beispiele für die Konstruktion logisch kongruenter konzeptuell-theoretisch-empirischer Systeme mit Hilfe umformulierter, entliehener Theorien finden sich bei Fitzpatrick et al. (1982), Whall (1986) und McFarlane (1988). Vor allem, wenn eine entliehene Theorie mit einem konzeptuellen Pflegemodell oder eine spezifische Pflegetheorie, die nicht direkt vom fraglichen konzeptuellen Modell abgeleitet wurde, mit diesem Modell verknüpft werden soll, muß große Sorgfalt walten.

Die Instrumente und Verfahren, die zur Überprüfung der Begriffe einer Theorie herangezogen werden, müssen nicht nur gültige empirische Indikatoren dieser Begriffe sein, sondern auch mit dem übergeordneten konzeptuellen Modell in logischer Übereinstimmung stehen. Da die meisten Instrumente, die heute von Pflegekräften eingesetzt werden, von anderen Disziplinen entliehen sind, muß man hier mit äußerster Vorsicht arbeiten, um sicherzustellen, daß die gewählten Instrumente tatsächlich die Intention des konzeptuellen Modells repräsentieren. Direkt von bestimmten konzeptuellen Pflegemodellen abgeleitete Instrumente werden in späteren Kapiteln vorgestellt.

Die folgende Diskussion konzentriert sich auf allgemeine Überlegungen bei der Konstruktion konzeptuell-theoretisch-empirischer Systeme in den Bereichen Forschung, Ausbildung, Verwaltung und Praxis in der Krankenpflege. Die späteren Kapitel dokumentieren den Einsatz konzeptueller Pflegemodelle, verwandter Theorien und empirischer Indikatoren in verschiedenen pflegerischen Situationen.

Pflegeforschung

Die Funktion der Pflegeforschung besteht darin, Pflegetheorien zu entwickeln oder zu überprüfen. Alle Forschungsbemühungen sind von konzeptuellen Modellen geleitet, die als Forschungstraditionen fungieren. Laudan (1981) erklärte die Beziehungen zwischen konzeptuellen Modellen als Forschungstraditionen, Theorien und empirischen Indikatoren folgendermaßen:

> Forschungstraditionen sind nicht direkt überprüfbar, weil ihre Ontologien zu allgemein sind, um spezifische Voraussagen treffen können – aber auch weil es sich bei ihren methodologischen Komponenten, also ihren Regeln oder Normen, nicht um offen überprüfbare Behauptungen über Tatsachen handelt. Mit jeder aktiven Forschungstradition ist eine Familie von Theorien verbunden ... Diese Theorien ... teilen die Ontologie der ursprünglichen Forschungstradition und können mit Hilfe ihrer methodologischen Normen überprüft und bewertet werden. (S. 151)

Wird ein konzeptuelles Modell in der Forschung als richtungsweisend eingesetzt, wird der im Metaparadigma enthaltene Begriff *Person* zum Studienobjekt. *Um-*

welt wird zur relevanten Umgebung des Subjekts sowie zu der zur Verfügung stehenden Forschungsinfrastruktur. *Gesundheit* bezieht sich auf den Zustand des Subjekts zwischen den Polen Wohlbefinden und Krankheit und *Pflege* schließlich auf die zu erforschenden Pflegeprozesse. Ein vollständig entwickeltes konzeptuelles Modell begründet eine Forschungstradition, die zu allen der sechs folgenden Bereiche Stellung nimmt:

1. zu untersuchendes Phänomen

2. zu untersuchende Probleme und Intentionen der Forschung

3. Subjekte, über die Daten gewonnen werden, und die Umgebung, in der diese Daten gesammelt werden

4. Forschungsaufbau, Instrumente und Verfahren

5. Methoden zur Reduktion und Analyse der gesammelten Daten

6. Beitrag der Forschung zur Fortentwicklung des Fachwissens (Laudan, 1981; Schlotfeldt, 1975).

Ein konzeptuelles Modell stellt also die Konzepte bereit, von denen spezifische Variablen für die Forschung sowie allgemeine Aussagen und spezifische Hypothesen abgeleitet werden können. Darüber hinaus ist das konzeptuelle Modelle bei der Auswahl adäquater empirischer Indikatoren richtungsweisend. Inhalt der jeweiligen Untersuchung können ein Begriff oder die Verbindungen zwischen zwei oder mehr Konzepten ydes Modells sein. Aus anderen Disziplinen entliehene Theorien können mit dem konzeptuellen Modell verknüpft werden, um die empirische Gültigkeit der Theorie im pflegerischen Kontext zu überprüfen. Eine Untersuchung kann auch die Genese oder Überprüfung einer spezifischen Pflegetheorie zum Inhalt haben.

Die Ergebnisse der Forschung, die auf expliziten konzeptuell-theoretisch-empirischen Systemen basieren, werden natürlich dazu herangezogen, die empirische Gültigkeit der Theorie zu bewerten. Diese Ergebnisse bieten auch indirekte Hinweise auf das konzeptuelle Modell und bieten die Möglichkeit, seine Glaubwürdigkeit einzuschätzen. In der Pflegeforschung sollte also nicht nur die empirische Gültigkeit der Theorie, sondern auch die Glaubwürdigkeit des dahinterstehenden Modells berücksichtigt werden. Weitere Ausführungen zur Einschätzung der Glaubwürdigkeit eines Modells finden sich in Kapitel 2.

Pflegeausbildung

In der Pflegeausbildung bietet das konzeptuelle Modell den grundlegenden Rahmen für den Inhalt des Curriculums sowie die Lehr- und Lernaktivitäten. Der Begriff *Person* wird zum Lernenden, der Begriff *Umwelt* zur Lernumgebung. *Gesundheit* bezieht sich auf den Zustand der Lernenden zwischen den Polen Wohlbefinden und Krankheit und *Pflege* schließlich auf die Ziele und Ergebnisse der Ausbildung. Ein vollständig entwickeltes konzeptuelles Modell begründet daher einen ganz bestimmten Ansatz der Pflegeausbildung und nimmt zu den folgenden vier Bereichen Stellung:

1. Schwerpunkt des Curriculums und Zweck der Pflegeausbildung

2. Wesen und Aufbau des Inhalts

3. Äußerer Rahmen der Pflegeausbildung und Auswahl der Lernenden

4. Lehr- und Lernstrategien

Wird ein konzeptuelles Modell für die Konstruktion eines Curriculums eingesetzt, muß es durch Theorien zur Pflegeausbildung und zum Lehr- und Lernprozeß konkretisiert werden (Fawcett, 1985). Darüber hinaus müssen angemessene empirische Indikatoren über den tatsächlichen Lehrstoff, praktische Ausbildungsteile und die jeweilige Zuweisung der Lernenden vorhanden sein. Das daraus resultierende konzeptuell-theoretisch-empirische System läßt sich dann sowohl auf die Kranken als auch auf die Lernenden und Lehrenden anwenden.

Pflegeadministration

In der Pflegeadministration bieten konzeptuelle Pflegemodelle eine systematische Grundlage für die Einschätzung administrativer Strukturen, die Beobachtung administrativer Situationen und die Interpretation von Ereignissen im administrativen Zusammenhang (Fawcett et al., 1989). Der Begriff *Person* kann sich auf das gesamte Pflegepersonal einer klinischen Einrichtung, das Personal einer pflegerischen Fachrichtung oder das Personal einer Station beziehen. *Umwelt* wird zum relevanten Milieu des betroffenen Personals. *Gesundheit* bezieht sich auf den Zustand des Personals zwischen den Polen Wohlbefinden und Krankheit. *Pflege* schließlich umfaßt die Managementstrategien und Verwaltungsrichtlinien, die von der Pflegeleitung in Verbindung mit dem Personal und der Einrichtung angewandt werden.

Ein vollständig entwickeltes konzeptuelles Modell begründet daher einen ganz bestimmten Ansatz zur Administration pflegerischer Dienste und nimmt zu den folgenden drei Bereichen Stellung:

1. Schwerpunkt der Pflege in der klinischen Einrichtung und Zweck des Pflegedienstes

2. Charakteristika des Pflegepersonals und äußere Bedingungen der pflegerischen Praxis

3. Managementstrategien und administrative Richtlinien

Soll das konzeptuelle Modell erfolgreich eingesetzt werden, muß es mit Theorien über Organisation und Management aus der Pflegewissenschaft und verwandten wissenschaftlichen Disziplinen verbunden sein. Darüber hinaus müssen empirische Indikatoren vorliegen, z. B. in Form spezifischer Managementstrategien und administrativer Richtlinien. Die daraus resultierende konzeptuell-theoretisch-empirische Struktur läßt sich dann sowohl auf die Patientinnen und Patienten als auch auf das Pflegepersonal und die Pflegeleitung anwenden.

Klinische Pflegepraxis

Konzeptuelle Modelle bieten darüber hinaus allgemeine Richtlinien für die Pflegepraxis. Ein vollständig entwickeltes konzeptuelles Modell begründet stets einen ganz bestimmten Ansatz für diese Praxis. In diesem Zusammenhang kommen die zum Metaparadigma der Pflege gehörigen Begriffe in ihrer ursprünglichen Bedeutung zur Anwendung. Ein konzeptuelles Modell nimmt zu den folgenden vier Punkten Stellung:

1. Zweck der Pflegepraxis und allgemeine Charakteristika klinischer Probleme

2. Umgebungen pflegerischen Handelns sowie allgemeine Charakteristika der Rezipientinnen und Rezipienten pflegerischer Aktivitäten

3. Pflegeprozeß und dazugehörige Methoden, z. B. Parameter für die Pflegediagnose, Strategien für die Pflegeplanung, Typologie pflegerischer Interventionen und Kriterien für die Evaluation der Ergebnisse

4. Beitrag der Pflegepraxis zum Wohlbefinden der Rezipientinnen und Rezipienten pflegerischer Aktivitäten.

Konzeptuelle Modelle sind daher für alle Aspekte der klinischen Praxis und alle Komponenten des Pflegeprozesses richtungsweisend. Die Spezifika der Pflegediagnose, Pflegeplanung, Intervention und Evaluation müssen jedoch von entsprechenden Theorien konkretisiert werden. Obgleich das konzeptuelle Modell z. B. Anhaltspunkte für die Suche nach bestimmten Kategorien von Problemen bei der Adaptation geben kann, braucht man Adaptationstheorien, um die Probleme von Patientinnen und Patienten in konkreten Situationen tatsächlich beschreiben, erklären und einschätzen zu können. Ein vollständiges konzeptuell-theoretisch-empirisches System entsteht, wenn zusätzlich relevante empirische Indikatoren benannt werden. Dazu gehören z. B. Standards für die Pflegepraxis, ein System für die Klassifikation von Patientinnen und Patienten, Maßnahmen zur Qualitätssicherung sowie ein klinisches Informationssystem.

Zusammenfassung

In diesem Kapitel wurden die einzelnen Komponenten des hierarchisch strukturierten Pflegewissens definiert und in ihrer Funktion erläutert. Darüber hinaus wurden die Unterschiede zwischen konzeptuellen Modellen und Theorien herausgearbeitet und die Entstehung konzeptuell-theoretisch-empirischer Systeme beschrieben. Die Unterschiede zwischen konzeptuellen Modellen und Theorien machen differenzierte Schemata zu ihrer Analyse und Evaluation erforderlich. Im folgenden Kapitel soll ein Schema für die Analyse und Evaluation konzeptueller Pflegemodelle erarbeitet werden. Ein entsprechendes Schema für die Analyse und Evaluation von Pflegetheorien findet sich in meinem Buch *Analysis and Evaluation of Nursing Theories* (Fawcett, 1993).

Zitierte Literatur

Ackoff, R.L. (1974). *Redesigning the future: A systems approach to societal problems.* New York: John Wiley & Sons.

Akinsanya, J.A. (1989). Introduction. *Recent Advances in Nursing, 24,* I-II.

Altman, I. & Rogoff, B. (1987). World views in psychology: Trait, interactional perspectives. In D. Stokols & I. Altman (Eds.), *Handbook of environmental psychology* (pp. 7–40). New York: John Wiley & Sons.

Barnum. B.J.S. (1994). *Nursing theory: Analysis, application, evaluation* (4th ed.). Philadelphia: JB Lippincott.

Benoliel, J.Q. (1977). The interaction between theory and research. *Nursing Outlook, 25,* 108–113.

Ben-Sira, Z. (1987). Social work in health care: Needs, challenges and implications for structuring practice. *Social Work in Health Care, 13,* 79–100.

Bertalanffy, L. (1968). *General system theory.* New York: George Braziller.

Biley, F. (1990). Wordly wise. *Nursing (London), 4,*(24), 37.

Chin, R. (1980). The utility of systems models and developmental models for practitioners. In J.P. Riehl & C. Roy, *Conceptual models for nursing practice* (2nd ed., pp.21–37). New York: Appleton-Century-Crofts.

Christensen, P.J., & Kenney, J.W. (Eds.) (1990). *Nursing process: Application of conceptual models* (3rd ed.). St. Louis: CV Mosby.

Conway, M.E. (1985). Toward greater specificity in defining nursing's metaparadigm. *Advances in Nursing Science, 7*(4), 73–81.

Conway, M.E. (1989, April). *Nursing's metaparadigm: Current perspectives.* Paper presented at the Spring Doctoral Forum, Medical College of Georgia School of Nursing, Augusta.

Donaldson, S.K. & Crowley, D.M. (1978). The discipline of nursing. *Nursing Outlook, 26,* 113–120.

Eckberg, D.L., & Hill, L., Jr. (1979). The paradigm concept and sociology: A critical review. *American Sociological Review, 44,* 925–937.

Eriksson, K. (1989). Caring paradigms. A study of the origins and the development of caring paradigms among nursing students. *Scandinavian Journal of Caring Sciences, 3,* 169–176.

Fawcett, J. (1978). The „what" of Theory development. In *theory development: What, why, how?* (pp. 17–33). New York: National League for Nursing.

Fawcett, J. (1984a). *Analysis and evaluation of conceptual models of nursing.* Philadelphia: FA Davis.

Fawcett, J. (1984b). The metaparadigm of nursing. Current status and future refinements. *Image: The Journal of Nursing Scholarship, 16,* 84–87.

Fawcett, J. (1985). Theory: Basis for the study and practice of nursing education. *Journal of Nursing Education, 24,* 226–229.

Fawcett, J. (1989). *Analysis and evaluation of conceptual models of nursing* (2nd ed.). Philadelphia: FA Davis.

Fawcett, J. (1992). The metaparadigm of nursing: International in scope and substance. In K. Krause & P. Astedt-Kurki (Eds.), *International perspectives on nursing: A joint effort to explore nursing internationally* (Serie A 3/92, pp.13–21). Tampere, Finland: Tampere University Department of Nursing.

Fawcett, J. (1993). *Analysis and evaluation of nursing theory.* Philadelphia: FA Davis.

Fawcett, J., Botter, M.L., Burrit, J., Crossley, J.D. & Frink, B.B. (1989). Conceptual models of nursing and organization of theories. In B. Henry, C. Arndt, M. Di Vinzenti & A. Marriner-Tomey (Eds.), *Dimensions of nursing administration: Theory, research, education, practice* (pp. 143–154). Boston: Blackwell Scientific Publications.

Fawcett, J. & Downs, F.S. (1992). *The relationship of theory and research* (2nd ed.). Philadelphia: FA Davis.

Fitzpatrick, J.J., Whall, A.L., Johnston, R.L. & Floyd, J.A. (1982). *Nursing models and their psychatric mental health applications.* Bowie, MD: Brady.

Flaskerud, J.H. & Halloran, E.J. (1980). Areas of agreement in nursing theory development. *Advances in Nursing Science, 3*(1), 1–7.

Forchuk, C. & Brown, B. (1989). Establishing a nurse-client relationship. *Journal of Psychosocial Nursing and Mental Health Services, 27*(2), 30–34.

Frank, L. K. (1968). Science as a communication process. *Main Currents in Modern Thought, 25*, 45–50.

Froman, R. D. & Owen, S. V. (1990). Mothers' and nurses' perceptions of infant care skills. *Research in Nursing and Health, 13*, 247– 253.

Fry, S. (1981). Accountability in research: The relationship of scientific and humanistic values. *Advances in Nursing Science, 4*(1), 1–13.

Gortner, S. R. (1990). Nursing science in transition. *Nursing in Nesearch, 29*, 180–183.

Gortner, S. R. (1980). Nursing values and science: Toward a science philosophy. *Image: Journal of Nursing Scholarship, 22*, 101– 105.

Hall, B. A. (1981). The change paradigm in nursing: Growth versus persistence. *Advances in Nursing Science, 3*(4), 1–6.

Hall, B. A. (1983). Toward an understanding of stability in nursing phenomena. *Advances in Nursing Science 5*(3) 15–20.

Hall K. V. (1979). Current trends in the use of conceptual frameworks in nursing education. *Journal of Nursing Education, 18*(4), 26–29.

Hall, A. D. & Fagen, R. E. (1968). Definition of system. In W. Buckley (Ed.), *Modern systems research for the behavioral scientist* (pp. 81–92). Chicago: Aldine.

Hardy, M. E. (1978). Perspectives on nursing theory. *Advances in Nursing Science, 1*(1), 37–48.

Hawkes, J. M. & Holm, K. (1993). Gender differences in exercise determinants. *Nursing Research, 42*, 166–172.

Heiss, J. (1976). *Family roles and interaction* (2nd ed.). Chicago: Rand McNally.

Heiss, J. (1981). *The social psychology of interaction.* Englewood Cliffs, NJ: Prentice-Hall.

Hickey, M. L., Owen, S. V. & Froman, R. D. (1992). Instrument development: Cardiac diet and exercise self-efficacy. *Nursing Research, 41*, 347–351.

Hinshaw, A. S. (1979). Theoretical substruction: An assessment process. *Western Journal of Nursing Research, 1*, 319–324.

Hinshaw, A. S. (1987). Response to „Structuring the nursing knowledge system: A typology of four domains." *Scholarly Inquiry for Nursing Practice, 1*, 111–114.

Jennings, B. M. (1987). Nursing theory development: Successes and challenges. *Journal of Advanced Nursing, 12*, 63–69.

Johnson, D. E. (1974). Development of theory: A requisite for nursing as a primary health profession. *Nursing Research, 23*, 372–377.

Johnson, D. E. (1980). The behavioral system model for nursing. In J. P. Riehl & C. Roy, *Conceptual modells for nursing practice* (2nd ed., pp. 207–216). New York: Appleton-Century-Crofts.

Johnson, D. E. (1987). Evaluating conceptual model for use in critical care nursing practice. (Guest editorial). *Dimensions of Critical Care Nursing, 6*, 195–197.

Johnson, D. E. (1990). The behavioral system model for nursing. In M. E. Parker (Ed.), *Nursing theories in practice* (pp. 23–32). New York: National League for Nursing.

Kershaw, B. (1990). Nursing models as philosophies of care. *Nursing Practice, 4*(1), 25–27.

Kim, H. S. (1983). *The nature of theoretical thinking in nursing.* Norwalk, CT: Appleton-Century-Crofts.

Kim, H. S. (1987). Structuring the nursing knowledge system: A typology of four domains. *Scholarly Inquiry for Nursing Practice, 1*, 99–110.

Kim, H. S. (1989). Theoretical thinking in nursing: Problems and prospects. *Recent Advances in Nursing, 24*, 106–122.

King, I. M. (1971). *Toward a theory for nursing: General concepts of human behavior.* New York: John Wiley & Sons.

King, I. M. (1981). *A theory for nursing: Systems, concepts, process.* New York: John Wiley & Sons.

King, I. M. (1984). Philosophy of nursing education: A national survey. *Western Journal of Nursing Research, 6,* 387–406.

King, I. M. (1990). King's conceptual framework and theory of goal attainment. In M. E. Parker (Ed.), *Nursing theories in practice* (pp. 73–84). New York: National League for Nursing.

Kolcaba, K. Y. & Kolcaba R. J. (1991). *In defense of metaparadigm for nursing.* Unpublished manuscript.

Kuhn, T. S. (1970). *The structure of scientific revolutions* (2nd ed.). Chicago: University of Chicago Press.

Kuhn, T. S. (1977). Second thoughts on paradigms. In F. Suppe (Ed.), *The structure of scientific theories* (2nd ed., pp. 459–517). Chicago: University of Chicago Press.

Lachman, V. D. (1993, June). *Communication skills for effective interpersonal relations.* Concurrent session presented at the American Nephrology Nurses Association 24th National Symposium, Orlando, FL.

Laudan, L. (1981). A problem-solving approach to scientific progress. In I. Hacking (Ed.), *Scientific revolutions* (pp. 144–155). Fair Lawn, NJ: Oxford University Press.

Leininger, M. M. (1988). Leininger's theory of nursing: Cultural care diversity and universality. *Nursing Science Quarterly, 1,* 152– 160.

Leininger, M. M. (1990). Historic and epistemologic dimensions of care and caring with future directions. In J. S. Stevenson & T. Tripp-Raimer (Eds.), *Knowledge about care and caring: State of the art and future developments* (pp. 19–31). Kansas City, MO: American Academy of Nursing.

Leininger, M. M. (1991 a). The theory of culture care diversity and universality. In M. M. Leininger (Ed.), *Culture care diversity and universality: A theory of nursing* (pp. 5–65). New York: National League for Nursing.

Leininger, M. M. (1991 b). Looking to the future of nursing and the relevancy of culture care theory. In M. M. Leininger (Ed.), *Culture care diversity and universality: A theory of nursing* (pp. 319–418). New York: National League for Nursing.

Leininger, M. M. (1991 c). Letter to the editor: Reflections on an international theory of nursing. *International Nursing Review, 38,* 152.

Levine, M. E. (1969). *Introduction to clinical nursing.* Philadelphia: FA Davis.

Levine, M. E. (1991). The conservation principles: A model for health. In K. M. Schaefer & J. B. Pond (Eds.), *Levine's conservation model: A framework for nursing practice* (pp. 1–11). Philadelphia: FA Davis.

Lippitt, G. L. (1973). *Visualizing change: Model building and the change process.* Fairfax, VA: NTL Learning Resources.

Lowery, B. J., Jacobsen, B. S. & McCauly, K. (1987). On the prevalence of causal search in illness situations. *Nursing Research, 36,* 88–93.

Malloch, K., Martinez, R., Nelson, L., Predeger, B., Speakman, L., Steinbinder, A. & Tracy, J. (1992). To the editor (Letter). *Advances in Nursing Science, 15*(2), VI, VII.

Mandelbaum, J. (1991). Why there cannot be an international theory of nursing. *International Nursing Review, 38,* 48, 53–55.

Marriner-Tomey, A. (1994). *Nursing theorists and their work* (3rd ed.). St. Louis: Mosby-Year Book.

McFarlane, A.J. (1988). A nursing reformulation of Bowen's family theory. *Archives of Psychiatric Nursing, 2,* 319–324.

Meleis, A.I. (1991). *Theoretical nursing: Development and progress* (2nd ed.). Philadelphia: JB Lippincott.

Moore, S. (1990). Thoughts on the discipline of nursing as we approach the year 2000. *Journal of Advanced Nursing, 15,* 825– 828.

Morse, J.M., Solberg, S.M., Neander, W.L., Bottorff, J.L. & Johnson, J.L. (1990). Concepts of caring and caring as a concept. *Advances in Nursing Science, 13*(1), 1–14.

Nagle, L.M. & Mitchell G.J. (1991). Theoretic diversity: Evolving paradigmatic issues in research and practice. *Advances in Nursing Science, 14*(1), 17–25.

Neuman, B. (1989). *The Neuman systems model* (2nd ed.). Norwalk, CT: Appelton & Lange.

Neuman, B. & Young, R.J. (1972). A model for teaching total person approach to patient problems. *Nursing Research, 21,* 294– 269.

Newman, M.A. (1983). The continuing revolution: A history of nursing science. In N.L. Chaska (Ed.), *The nursing profession: A time to speak* (pp. 385–393). New York: McGraw-Hill.

Newman, M.A. (1986). *Health as expanding consciousness.* St. Louis: CV Mosby.

Newman, M.A. (1992). Prevailing paradigms in nursing. *Nursing Outlook, 40,* 10–13, 32.

Newman, M.A., Sime, A.M. & Corcoran-Perry, S.A. (1991). The focus of the discipline of nursing. *Advances in Nursing Science, 14*(1), 1–6.

Newman, M.A., Sime, A.M. & Corcoran-Perry, S.A. (1992). Authors' reply (Letter to the editor). *Advances in Nursing Science, 14*(3), VI–VII.

Nightingale, F. (1859). *Notes on nursing: What it is, and what it is not.* London: Harrison. Reprinted 1946. Philadelphia: JB Lippincott.

Nursing Development Conference Group. (1973). *Concept formalization in nursing: Process and product.* Boston: Little, Brown.

Nursing Development Conference Group. (1979). *Concept formalization in nursing: Process and product* (2nd ed.). Boston: Little, Brown.

Nye, F.I. & Berardo, F.N. (Eds.) (1966). *Emerging conceptual frameworks in family analysis.* New York: Macmillan.

Nye, F.I. & Berardo, F.N. (Eds.) (1981). *Emerging conceptual frameworks in family analysis.* New York: Praeger.

Orem, D.E. (1971). *Nursing: Concepts of practice.* New York: McGraw-Hill.

Orem, D.E. (1991). *Nursing: Concepts of practice* (4th ed.). St. Louis: Mosby-Year Book.

Orem, D.E. & Tayler, S.G. (1986). Orem's general theory of nursing. In P. Winstead-Fry (Ed.), *Case studies in nursing theory* (pp. 37–71). New York: National League for Nursing.

Orlando, I.J. (1961). *The dynamic nurse-patient relationship.* New York: GP Putnam's Sons.

Orlando, I.J. (1972). *The discipline and teaching of nursing process (An evaluation study).* New York: GP Putnam's Sons.

Parse, R.R. (1981). *Man-living-health: A theory of nursing.* New York: John Wiley & Sons.

Parse, R.R. (1987). *Nursing science: Major paradigms, theories, and critiques.* Philadelphia: WB Saunders.

Parse, R.R. (1992). Human becoming: Parse's theory of nursing. *Nursing Science Quarterly, 5,* 35–42.

Peplau, H.E. (1952). *Interpersonal relations in nursing.* New York: GP Putnam's Sons.

Peplau, H. E. (1992). Interpersonal relations: A theoretical framework for application in nursing practice. *Nursing Science Quarterly, 5,* 13–18.

Peterson, C. J. (1977). Questions frequently asked about the development of a conceptual framework. *Journal of Nursing Education, 16*(4), 22–32.

Reese, H. W. & Overton, W. F. (1970). Models of development and theories of development. In L. R. Goulet & P. B. Baltes (Eds.), *Life span developmental psychology: Research and theory* (pp. 115–145). New York: Academic Press.

Reilly, D. E. (1975). Why a conceptual framework? *Nursing Outlook, 23,* 566–569.

Riehl, J. P. & Roy, C. (1974). *Conceptual models for nursing practice.* New York: Appleton-Century-Crofts.

Riehl, J. P. & Roy, C, (1980). *Conceptual models for nursing practice* (2nd ed.). New York: Appleton-Century-Crofts.

Rogers, M. E. (1970). *An introduction to the theoretical basis of nursing.* Philadelphia: FA Davis.

Rogers, M. E. (1990). Nursing: Science of unitary, irreducible, human beings: Update 1990. In E. A. M. Barrett (Ed.), *Visions of Rogers' science-based nursing* (pp. 5–11). New York: National League for Nursing.

Rogers, M. E. (1992). Nursing science and the space age. *Nursing Science Quarterly, 5,* 27–34.

Roy, C. (1976). *Introduction to nursing: An adaptation model.* Englewood Cliff, NJ: Prentice-Hall.

Roy, C. (1988). An explication of the philosophical assumtions of the Roy Adaptation Model. *Nursing Science Quarterly, 1,* 26– 34.

Roy, C. & Andrews, H. A. (1991). *The Roy adaptation model: The definitive statement.* Norwalk, CT: Appleton & Lange.

Rudner, R. S. (1966). *Philosophy of social science.* Englewood Cliffs, NJ: Prentice-Hall.

Salsberry, P. (1991, May). *A Philosophy of nursing: What is it? What is it not?* Paper presented at the Philosophy in the Nurse's World Conference, Banff, Alberta, Canada.

Schlotfeldt, R. M. (1975). The need for a conceptual framework. In P. J. Verhonick (Ed.), *Nursing research I* (pp. 3–24). Boston: Little, Brown.

Seaver, J. W. & Cartwright, C. A. (1977). A pluralistic foundation for training early childhood professionals. *Curriculum Inquiry, 7,* 305–329.

Swanson, K. M. (1991). Empirical development of a middle range theory of caring. *Nursing Research,40,* 161–165.

Thomae, H. (1979). The concept of development and life-span developmental psychology. In P. B. Baltes & O. G. Brim, Jr. (Eds.), *Life-span development and behavior* (Vol. 2, pp. 281–312). New York: Academic Press.

Wagner, J. D. (1986). Nurse Scholars' perceptions of nursing's metaparadigms. *Dissertation Abstracts International, 47,* 1932B.

Watson, J. (1990). Caring knowledge and informed moral passion. *Advances in Nursing Science, 13*(1), 15–24.

Wells, L. E. & Stryker, S. (1988). Stability and change in self over the life course. In P. B. Baltes, D. L. Featherman & R. M. Lerner (Eds.), *Life-span development and behavior* (pp. 191–229). Hillsdale, NJ: Lawrence Erlbaum Associates.

Whall, A. L. (1980). Congruence between existing theories of family functioning and nursing theories. *Advances in Nursing Science, 3*(1), 59–67.

Whall, A.L. (1986). *Family therapy theory for nursing: Four approaches.* Norwalk, CT: Appleton-Century-Crofts.

Yura, H. & Torres, G. (1975). Today's conceptual framework within baccalaureate nursing programs. In *Faculty-curriculum development, Part III: Conceptual framework – Its meaning and function* (pp. 17–25). New York: National League for Nursing.

Kapitel 2:
Analyse und Evaluation konzeptueller Pflegemodelle

Dieses Kapitel stellt ein grundlegendes Schema für die Analyse und Evaluation konzeptueller Modelle vor. Das Schema wurde bereits vor einigen Jahren erstmals veröffentlicht (Fawcett, 1980) und für jede Neuauflage des vorliegenden Buches revidiert. Seine ursprüngliche Entwicklung wurde durch die Unzufriedenheit mit anderen Schemata motiviert, die häufig nicht zwischen konzeptuellen Modellen und Theorien unterschieden (z. B. Barnum, 1994; Fitzpatrick & Whall, 1989; George, 1990; Marriner-Tomey, 1994; Meleis, 1991). In der aktuellen Version des Schemas spiegelt sich ein vertieftes Verständnis für die Beziehungen zwischen den konzeptuellen Modellen sowie den anderen Komponenten des pflegerischen Wissens wider. Die wichtigsten Elemente des Schemas sind in den folgenden Schlüsselbegriffen zusammengefaßt.

Schlüsselbegriffe

Analyse
  Ursprünge
  Besondere Schwerpunkte und Inhalte

Evaluation
  Darlegung der Ursprünge
  Inhaltliche Reichweite
  Logische Kongruenz
  Ableitung von Theorien
  Glaubwürdigkeit
  Praktische Nützlichkeit
  Kulturelle Kongruenz
  Soziale Signifikanz
  Beiträge zur Pflegewissenschaft

Schema für die Analyse und Evaluation von Pflegemodellen

Das im vorliegenden Buch für die Analyse und Evaluation konzeptueller Modelle verwandte Schema trennt Fragen der Analyse von Fragen der Evaluation (siehe Tab. 2.1). Die Analysefragen folgern direkt aus der in Kapitel 1 vorgestellten Diskussion der hierarchisch strukturierten Komponenten des Pflegewissens. Ziel der Analyse ist es, eine objektive, nicht wertende Beschreibung der Ursprünge und Inhalte des betreffenden Modells zu erarbeiten. Bei der Evaluation dagegen kommt es zu Urteilen darüber, in welchem Ausmaß das Modell spezifische externe Kriterien erfüllt.

Tabelle 2.1: Grundlegendes Schema für die Analyse und Evaluation konzeptueller Pflegemodelle

---

Fragen für die Analyse
— Welches sind die Ursprünge des konzeptuellen Modells?
  — Wie war seine historische Entwicklung?
  — Was motivierte seine Entstehung?
  — Auf welchen philosophischen Überzeugungen über die Pflege basiert es?
  — Welche Strategien zur Wissensentwicklung wurden genutzt, um es zu formulieren?
  — Welche Wissenschaftlerinnen und Wissenschaftler beeinflußten das Denken der Autorin bzw. des Autors?
  — Welches grundsätzliche Weltbild und welcher wissenschaftliche Ansatz spiegeln sich in dem Modell wider?
— Welches sind die besonderen Schwerpunkte des konzeptuellen Modells?
— Wie werden die vier zum Metaparadigma der Pflege gehörenden Begriffe definiert?
  — Wie wird *Person* definiert?
  — Wie wird *Umwelt* definiert?
  — Wir wird *Gesundheit* definiert?
  — Wie werden Wohlbefinden und Krankheit unterschieden?
  — Wie wird *Pflege* definiert?
  — Was wird als Ziel der Pflege angesehen?
  — Wie wird der Pflegeprozeß beschrieben?
— Welche Aussagen werden über die Beziehungen zwischen den vier Begriffen getroffen?

Fragen für die Evaluation
— Werden die philosophischen Überzeugungen, auf denen das Modell basiert, explizit genannt?
— Werden die Wissenschaftlerinnen und Wissenschaftler, die das Denken der Autorin bzw. des Autors beeinflußten, explizit genannt, und finden sich entsprechende bibliographische Angaben?

Tabelle 2.1 Grundlegendes Schema für die Analyse und Evaluation konzeptueller Pflegemodelle (Fortsetzung)

- Bietet das Modell adäquate Beschreibungen aller vier zum Metaparadigma der Pflege gehö-
renden Begriffe?
- Werden die Beziehungen der vier Begriffe untereinander ausführlich erörtert?
- Finden sich für den Bereich der Forschung ausreichende Hinweise auf Fragen und Methoden?
- Finden sich für den Bereich der Pflegeausbildung ausreichende Richtlinien für die Erstellung
von Curricula?
- Finden sich für den Bereich der Pflegeadministration ausreichende Richtlinien für die Orga-
nisation pflegerische Dienste?
- Finden sich für den Bereich der klinischen Pflegepraxis ausreichende Hinweise, damit rele-
vante Beobachtungen angestellt, pflegerische Probleme benannt sowie adäquate Interventio-
nen eingeleitet und ausgewertet werden können?
- Besitzt das konzeptuelle Modell eine logische innere Struktur?
  - Spiegelt es mehrere gegensätzliche Weltsichten wider?
  - Spiegelt es Charakteristika mehrerer gegensätzlicher Ansätze wider?
  - Spiegeln die Komponenten des Modells logische Translationen/Reformulationen verschie-
  dener Perspektiven wider?
- Welche Theorien wurden von dem konzeptuellen Modell abgeleitet?
- Ist ein besonderes Training erforderlich, um das konzeptuelle Modell in die Pflegepraxis um-
setzen zu können?
- Lassen sich die von dem konzeptuellen Modell und den mit ihm verbundenen Theorien ab-
geleiteten klinischen Verfahren problemlos in die Praxis umsetzen?
- In welchem Ausmaß wird das konzeptuelle Modell tatsächlich in der Forschung, Ausbildung,
Administration und Praxis der Pflege angewandt?
- Führt das konzeptuelle Modell zu pflegerischen Aktivitäten, welche den Erwartungen von
Pflegekräften und Rezipienten aus den verschiedensten Kulturen und geographischen Regio-
nen gerecht werden?
- Führt die Anwendung des konzeptuellen Modells in Verbindung mit den entsprechenden
Theorien und empirischen Indikatoren zu bedeutsamen Unterschieden im gesundheitlichen
Status pflegebedürftiger Personen?
- Welchen Beiträge leistet des konzeptuelle Modell zur Disziplin der Pflegewissenschaft?

Analyse konzeptueller Pflegemodelle

Am Anfang der Analyse eines konzeptuellen Pflegemodells mit Hilfe des in diesem Kapitel dargestellten Schemas steht eine systematische und detaillierte Übersicht über alle verfügbaren Publikationen der Autorin bzw. des Autors. Nur so läßt
sich bestimmen, was tatsächlich gesagt wurde, ohne sich auf eigene oder fremde
Schlußfolgerungen, Interpretationen und Spekulationen darüber verlassen zu
müssen, was möglicherweise gesagt worden sein könnte. Hat die Autorin bzw.

der Autor bestimmte Punkte offengelassen oder hat sie sich in irgendeinem Punkt nicht klar ausgedrückt, kann es allerdings notwendig sein, sich anderer Quellen zu bedienen oder eigene Schlußfolgerungen zu ziehen. Dies muß jedoch in jedem Fall ausdrücklich festgehalten werden, so daß stets zwischen primären und sekundären Quellen unterschieden wird. Die Analyse bezieht sich auf die *Ursprünge* des Modells sowie auf seine *besonderen Schwerpunkte und Inhalte*.

Ursprünge des konzeptuellen Modells

Der erste Schritt der Analyse eines konzeptuellen Pflegemodells besteht in der Untersuchung seiner *Ursprünge*. Dabei sind vier Aspekte zu beachten: Zunächst werden die historische Entwicklung des konzeptuellen Modells und die Motivation der Autorin bzw. des Autors beschrieben. Als zweites werden die philosophischen Überzeugungen der Autorin bzw. des Autors sowie die Strategien zur Weiterentwicklung des eigenen Wissens geprüft, die bei der Formulierung des konzeptuellen Modells eine Rolle spielten. Drittens werden die Einflüsse anderer Wissenschaftlerinnen und Wissenschaftler auf das Denken der Autorin bzw. des Autors benannt. Und viertens schließlich wird untersucht, welches grundsätzliche Weltbild und welcher wissenschaftliche Ansatz sich in dem Modell widerspiegeln.

Jedes konzeptuelle Modell ist von den philosophischen Grundüberzeugungen seiner Autorin bzw. seines Autors über die Pflege, die für sie relevanten Phänomene und die Weiterentwicklung des Pflegewissens geprägt. Die Entwicklung eines konzeptuellen Modells ist eher ein intellektuelles als ein empirisches Unterfangen, obgleich empirische Beobachtungen durchaus einfließen können. Da Revisionen, Verfeinerungen und Neuformulierungen bei konzeptuellen Modellen keine Seltenheit sind, ist es wichtig, die Entwicklung des Modells von seiner ursprünglichen Fassung bis zur aktuellen Version nachzuvollziehen.

Der Inhalt eines konzeptuellen Modells bildet sich im Zuge der induktiven und/oder deduktiven Argumentation der Autorin bzw. des Autors heraus. Ein umfassender Überblick über die Publikationen der Autorin bzw. des Autors ergibt implizite oder explizite Hinweise auf die zugrundeliegenden Überzeugungen und Wertvorstellungen. Die ursprüngliche Motivation für die Entstehung des Modells kann darüber hinaus auf diese Weise ebenso ermittelt werden wie die induktiven und/oder deduktiven Strategien, die bei der Umwandlung eines impliziten, persönlichen Bilds von der Krankenpflege in ein explizites, konzeptuelles Modell eine Rolle spielten.

Die Anwendung induktiver und/oder deduktiver Argumentationsstrategien wiederum wirft ein Schlaglicht auf die wissenschaftlichen Grundüberzeugungen der Autorin eines Pflegemodells. Sie können häufig auf die jeweilige Ausbildung sowie die Auseinandersetzung mit anderen Wissenschaftlerinnen und Wissenschaftlern zurückgeführt werden. Die Analyse der Ursprünge eines Pflegemodells sollte daher stets die Einflüsse anderer Menschen und Disziplinen im Auge behalten. Auch das jeweilige Weltbild und die wissenschaftlichen Ansätze, die sich in der Struktur von Pflegemodellen widerspiegeln, sollten beschrieben werden. Für die Ermittlung all dieser Aspekte sind die folgenden Fragen hilfreich:

– Welches sind die Ursprünge des konzeptuellen Modells?

– Wie war seine historische Entwicklung?

– Was motivierte seine Entstehung?

– Auf welchen philosophischen Überzeugungen über die Pflege basiert es?

– Welche Strategien zur Wissensentwicklung wurden genutzt, um es zu formulieren?

– Welche Wissenschaftlerinnen und Wissenschaftler beeinflußten das Denken der Autorin bzw. des Autors?

– Welches Weltbild und welcher wissenschaftliche Ansatz spiegeln sich in dem Modell wider?

Besondere Schwerpunkte und Inhalte

Der zweite Schritt der Analyse besteht darin, die besonderen Schwerpunkte und Inhalte des zu untersuchenden Pflegemodells zu prüfen. Einen hilfreichen Ansatzpunkt bieten die jeweilige Interpretationen der mit dem Metaparadigma verbundenen Begriffe (Johnson, 1974). Die Interaktion zwischen Pflegenden und Patientinnen und Patienten sowie zwischen der Person und ihrer Umwelt ist dabei von besonderem Interesse (Christensen & Kenney, 1990; Duffey & Muhlenkamp, 1974). Darüber hinaus können die Interpretationen des Begriffs Gesundheit und die daraus resultierenden Vorschläge für pflegerische Interventionen (Johnson, 1987) für einen besonderen Schwerpunkt ebenso verantwortlich sein wie der jeweilige wissenschaftliche – z. B. entwicklungstheoretische, systemische oder interaktive – Ansatz. Die leitende Frage lautet:

– Welches sind die besonderen Schwerpunkte des konzeptuellen Modells?

Der Inhalt eines Modells stellt sich in Form abstrakter und allgemeiner Begriffe und Annahmen dar. Meistens finden sich jedoch keine expliziten Aussagen über die einzelnen zum Metaparadigma gehörigen Begriffe. Daher ist es sinnvoll, zunächst alle Definitionen und Beschreibungen von *Person, Umwelt, Gesundheit* und *Pflege* zu sammeln. Anschließend lassen sich dann zentrale Aussagen zu diesen Begriffen und ihren Verbindungen untereinander extrahieren. Die relevanten Fragen lauten:

— Wie werden die vier zum Metaparadigma der Pflege gehörenden Begriffe definiert?
  — Wie wird *Person* definiert?
  — Wie wird *Umwelt* definiert?
  — Wir wird *Gesundheit* definiert?
  — Wie werden Wohlbefinden und Krankheit unterschieden?
  — Wie wird *Pflege* definiert?
  — Was wird als Ziel der Pflege angesehen?
  — Wie wird der Pflegeprozeß beschrieben?

— Welche Aussagen werden über die Beziehungen zwischen den vier Begriffen getroffen?

Evaluation konzeptueller Pflegemodelle

Zur Evaluation eines konzeptuellen Pflegemodells kommt man durch den Vergleich seines Inhalts mit verschiedenen externen Kriterien, die von der Darlegung seiner Ursprünge bis zu den Beiträgen reichen, die das Modell zur Fortentwicklung der Pflegewissenschaft zu leisten vermag. Die Evaluation basiert auf den Ergebnissen der Analyse sowie auf einem umfassenden Überblick über alle veröffentlichten Kritiken, Forschungsprotokolle und Berichte über die Umsetzung des konzeptuellen Modells in der Forschung, Ausbildung, Verwaltung und Praxis in der Krankenpflege.

Darlegung der Ursprünge

Der erste Schritt der Evaluation befaßt sich mit den Ursprüngen des Pflegemodells. Die Kenntnis der Überzeugungen und Wertvorstellungen der Autorin bzw. des Autors führt zu wichtigen Informationen über die philosophischen Grundlagen des Modells und seine besondere Perspektive. Erwartet wird, daß diese Grundlagen von der Autorin bzw. dem Autor explizit genannt werden – ja, eine Aussage über das eigene Wertesystem wird als wichtige «Beigabe» (Johnson,

1987, S. 197) eines Pflegemodells verstanden. Da sich der Inhalt der meisten Modelle auf bereits existierende Erkenntnisse in der Pflegewissenschaft und verwandten Disziplinen stützt (Levine, 1988, 1992), wird darüber hinaus erwartet, daß sich die Autorin bzw. der Autor explizit auf die Werke anderer Wissenschaftlerinnen und Wissenschaftler bezieht. Folgende Fragen sind in diesem Zusammenhang relevant:

– Werden die philosophischen Überzeugungen, auf denen das Modell basiert, explizit genannt?

– Werden die Wissenschaftlerinnen und Wissenschaftler, die das Denken der Autorin bzw. des Autors beeinflußten, explizit genannt, und finden sich entsprechende bibliographische Angaben?

Inhaltliche Reichweite

Der zweite Schritt der Evaluation ist mit der inhaltlichen Reichweite des fraglichen Modells befaßt. Dabei sollte sowohl die Tiefe als auch die Breite des Inhalts eingeschätzt werden. Für die inhaltliche Tiefe eines Pflegemodells hat sich allerdings noch kein anerkanntes Kriterium etablieren können. Vernünftigerweise kann jedoch erwartet werden, daß das Modell zu allen vier zum Metaparadigma gehörenden Begriffen Stellung nimmt, also jeweils fundierte Definitionen zu *Person, Umwelt, Gesundheit* und *Pflege* liefert. Außerdem sollten alle Aussagen auf wissenschaftlich gesicherten Erkenntnissen beruhen, dem dynamischen Charakter des Pflegeprozesses genügend Raum lassen und den allgemein anerkannten ethischen Standards für die Pflegepraxis gerecht werden (Walker & Nicholson, 1980).

Darüber hinaus läßt sich vernünftigerweise erwarten, daß sich das Modell zur Beziehung der einzelnen zum Metaparadigma gehörenden Begriffe untereinander äußert, wobei selbstverständlich meist das Vokabular des jeweiligen Modells zum Tragen kommt. Bei der Evaluation der inhaltlichen Tiefe eines Pflegemodells haben sich die folgenden Fragen als hilfreich erwiesen:

– Bietet das Modell adäquate Beschreibungen aller vier zum Metaparadigma der Pflege gehörenden Begriffe?

– Werden die Beziehungen der vier Begriffe untereinander ausführlich erörtert?

Die inhaltliche Breite eines Modells kann daran gemessen werden, ob es in klinischen Situationen, die von *Normalität, Gefahr, Krise* oder *Morbidität* geprägt sind (Magee, 1991), richtungsweisend sein sowie als Basis für Forschung, Ausbildung und Administration in der Krankenpflege dienen kann. Obgleich erwartet wird, daß das konzeptuelle Modell einen Bezugsrahmen für möglichst viele pflegerische Aktivitäten bietet, muß man davon ausgehen, daß ein Modell nicht *allen* klinischen Situationen Rechnung tragen kann. Ja, es ist durchaus möglich, daß ein Modell bestimmte Situationen ausschließt. In solchen Fällen müssen wir entscheiden, ob die Beschränkungen ausreichen, um das Modell insgesamt zu verwerfen. Die auf die inhaltliche Breite von Pflegemodellen zielenden Fragen basieren auf den Vorschlägen von Johnson (1987) und greifen die in Kapitel 1 beschriebenen Bereiche der Ausbildung, Administration, Forschung und Praxis auf, zu denen ein vollständig entwickeltes Pflegemodell Stellung nehmen sollte:

- Finden sich für den Bereich der Forschung ausreichende Hinweise auf Fragen und Methoden?

- Finden sich für den Bereich der Pflegeausbildung ausreichende Richtlinien für die Erstellung von Curricula?

- Finden sich für den Bereich der Pflegeadministration ausreichende Richtlinien für die Organisation pflegerischer Dienste?

- Finden sich für den Bereich der klinischen Pflegepraxis ausreichende Hinweise, damit relevante Beobachtungen angestellt, pflegerische Probleme benannt sowie adäquate Interventionen eingeleitet und ausgewertet werden können?

Logische Kongruenz

Der dritte Schritt der Evaluation eines konzeptuellen Modells bezieht sich auf die Logik seiner inneren Struktur. Die logische Kongruenz wird mit Hilfe des intellektuellen Prozesses der kritischen Argumentation evaluiert, der Stärken würdigt und Brüche in der Argumentation zuverlässig aufspürt (Silva & Sorrell, 1992, S. 17). Die Übereinstimmung der von der Autorin bzw. dem Autor vertretenen philosophischen Überzeugungen mit den Inhalten des Modells ist darüber hinaus ebenso Gegenstand der Evaluation wie die kritische Diskussion des Weltbildes und wissenschaftlichen Ansätze, die sich im Inhalt des Modells widerspiegeln. Sind mehrere Weltbilder und Ansätze eingeflossen, ist die Evaluation der logischen Kongruenz besonders wichtig. Der Versuch, unterschiedliche Schulen des Denkens miteinander zu kombinieren, ist häufig problematisch, wenn sich auch manchmal Synthesen finden lassen, die zu einem neuen, in sich konsistenten Gedankengebäude führen können (Reese & Overton, 1970; Whall, 1980). Es wird erwartet, daß alle Elemente des konzeptuellen Modells logisch kongruent sind. Mit Hilfe der folgenden Fragen läßt sich in diesem Punkt Klarheit schaffen:

– Besitzt das konzeptuelle Modell eine logische innere Struktur?

– Spiegelt es mehrere gegensätzliche Weltbilder wider?

– Spiegelt es Charakteristika mehrerer gegensätzlicher Ansätze wider?

– Stellen die Komponenten des Modells logische Translationen/Reformulationen verschiedener Perspektiven dar?

Ableitung von Theorien

Der vierte Schritt der Evaluation eines konzeptuellen Pflegemodells beschäftigt sich mit der Beziehung zwischen Modellen und Theorien. Wie in Kapitel 1 erklärt, lassen sich von einem vollständig entwickelten Modell allgemeine oder konkretere Theorien ableiten. Diese sind für die Entwicklung logisch kongruenter konzeptuell-theoretisch-empirischer Systeme erforderlich. Es gilt daher zu bewerten, inwieweit das fragliche Modell für solche Ableitungen geeignet ist bzw. sich als geeignet erwiesen hat. Die relevante Frage lautet:

– Welche Theorien wurden von dem konzeptuellen Modell abgeleitet?

Glaubwürdigkeit

Der fünfte Schritt der Evaluation befaßt sich mit der Glaubwürdigkeit des jeweiligen Pflegemodells. Kritisches Hinterfragen bannt die Gefahr der widerspruchslosen Übernahme bestimmter Modelle, die «gerade modern, besonders weit verbreitet oder in der Pflegebibliothek am einfachsten verfügbar sind» (Grinnell, 1992, S. 57).

Das letztendliche Ziel der Evaluation in diesem Punkt besteht in der Feststellung, welche Modelle für den Einsatz in welchen klinischen Situationen und mit welchen Patientinnen und Patienten angemessen sind. Sie wird den Eindruck, daß «jedes konzeptuelle Modell für alle pflegerischen Interventionen in allen denkbaren Umgebungen Orientierung geben kann und alle Modelle für die Pflegepraxis daher gleichermaßen relevant sind» (See, 1986, S. 355), wahrscheinlich entweder widerlegen oder unterstützen. Dies ist notwendig, um die Pflegewissenschaft als weithin respektierte und sich durch hervorragende Qualität ausweisende Disziplin weiter voranzubringen.

Die Glaubwürdigkeit eines konzeptuellen Modells läßt sich nicht direkt bestimmen. Vielmehr müssen die abstrakten Aussagen des Modells mit den konkreteren Konzepten einer Theorie und adäquaten empirischen Indikatoren verbunden werden. Das daraus resultierende konzeptuell-theoretisch-empirische System wirkt richtungsweisend für die jeweils erforderlichen pflegerischen Aktivitäten. Die Glaubwürdigkeit eines Pflegemodells läßt sich daher am besten durch eine Überprüfung der dazugehörigen konzeptuell-theoretisch-empirischen Systeme bestimmen. In diesem Zusammenhang sind die Kriterien *Nützlichkeit, Kongruenz* und *Signifikanz* ausschlaggebend. Um beurteilen zu können, ob ein bestimmtes Modell alle drei Kriterien erfüllt, benötigt man zunächst einen umfassenden Überblick über alle Publikationen der Autorin bzw. des Autors sowie anderer Pflegekräfte, die das Modell in der Praxis angewendet haben.

Praktische Nützlichkeit

Das Kriterium der *praktischen Nützlichkeit* bezieht sich auf ein besonderes Training, das möglicherweise notwendig ist, um das konzeptuelle Modell anzuwenden, auf die praktische Umsetzbarkeit des konzeptuellen Modells im allgemeinen sowie auf das Ausmaß, in dem das Modell in der Pflegeforschung, -ausbildung, -administration und -praxis derzeit zur Anwendung kommt. Obgleich die Autorinnen und Autoren von Pflegemodellen möglichst klar und präzise formulieren sollten (Cormack & Reynolds, 1992), erfordert der Umgang mit den äußerst abstrakten Kategorien häufig eine besondere Ausbildung. Aber auch ein besonderes Training von zwischenmenschlichen und psychomotorischen Fähigkeiten kann notwendig sein, um das Modell in klinischen Situationen anzuwenden (Magee, 1991). Es wird erwartet, daß der Inhalt eines konzeptuellen Modells für qualifizierte Pflegekräfte verständlich ist und diese Pflegekräfte auch über die nötigen zwischenmenschlichen und psychomotorischen Fähigkeiten verfügen, um das Modell erfolgreich umzusetzen. Die erste Frage in diesem Zusammenhang lautet daher:

– Ist ein besonderes Training erforderlich, um das konzeptuelle Modell in die Pflegepraxis umsetzen zu können?

Das Kriterium der praktischen Nützlichkeit bezieht sich aber auch auf die Praktikabilität der vom jeweiligen konzeptuellen Modell abgeleiteten klinischen Verfahren. Diese Praktikabilität bestimmt sich darüber, welche menschlichen und materiellen Ressourcen notwendig sind, um die vom Modell abgeleiteten Aktivitäten in die übliche Praxis zu integrieren (Magee, 1991). Dazu gehören die Zeit, die erforderlich ist, um die entsprechenden Verfahren zu erlernen und umzusetzen; die Anzahl und Sachkenntnis der dafür notwendigen Fachleute; und schließlich die materiellen Mittel für die erforderliche Ausrüstung sowie die Ausbildung und Bezahlung des Personals. Die relevante Frage lautet:

– Lassen sich die von dem konzeptuellen Modell und den mit ihm verbundenen Theorien abgeleiteten klinischen Verfahren problemlos in die Praxis umsetzen?

In diesem Zusammenhang gilt es auch festzustellen, in welchem Ausmaß das Modell tatsächlich richtungsweisende Funktionen in der Forschung, Ausbildung, Administration und Praxis der Pflege übernimmt. Obgleich eine vollständige und präzise Würdigung seiner praktischen Umsetzung sicherlich unmöglich ist, läßt sich anhand einer rasch anwachsenden Literatur die Anwendung des Modells beim Entwurf pflegewissenschaftlicher Untersuchungen, der Planung von Ausbildungsprogrammen, bei der Gestaltung administrativer Strukturen und der Versorgung pflegebedürftiger Menschen dokumentieren. Daher gilt es zu fragen:

– In welchem Ausmaß wird das konzeptuelle Modell tatsächlich in der Forschung, Ausbildung, Verwaltung und Praxis der Pflege angewandt?

Kulturelle Kongruenz

Das Kriterium der *kulturellen Kongruenz* bezieht sich auf die Vereinbarkeit von pflegerischen Aktivitäten, die auf einem konzeptuellen Modell basieren, und den Erwartungen der Patientinnen und Patienten, des Gemeinwesens und des gesamten Gesundheitssystems (Magee, 1991). Diese Erwartungen sind kulturell bestimmt und beziehen sich auf die Angemessenheit der pflegerischen Diagnostik, Planung, Intervention und Evaluation (Aggleton & Chalmers, 1985; Jones, 1989; McLane, 1983). Auch Erwartungen, die sich aus den jeweiligen äußeren Bedingungen der Pflege in verschiedenen Ländern ergeben, sollten berücksichtigt werden (Cormack & Reynolds, 1992). Sind all diese Erwartungen mit der von einem konzeptuellen Modell abgeleiteten Pflegepraxis nicht vereinbar, stellt sich die Frage, wie sie sich möglicherweise positiv beeinflussen lassen. Ohne ein hohes Maß an kultureller Kongruenz nämlich «wird die Pflege nicht auch weiterhin als eigenständiger Beruf sanktioniert sein, und es besteht die Gefahr, daß in Zeiten der Knappheit (oder im Zuge einer Gesundheitsreform) ... Pflegekräfte durch Mitglieder anderer Berufe aus dem Gesundheitsbereich ersetzt werden» (Johnson, 1987, S. 197). Die entsprechende Frage lautet:

– Führt das konzeptuelle Modell zu pflegerischen Aktivitäten, welche den Erwartungen von Pflegekräften und Rezipienten aus den verschiedensten Kulturen und geographischen Regionen gerecht werden?

Soziale Signifikanz

Das Kriterium der *sozialen Signifikanz* bezieht sich auf die Wirkung der von einem Modell abgeleiteten pflegerischen Aktivitäten auf den Gesundheitszustand der betreffenden Personen (Magee, 1991). «Durch dieses Kriterium wird anerkannt, daß eine professionelle Dienstleistung vor allem wegen ihrer Effektivität geschätzt wird und für die Betroffenen Bedeutung hat» (Johnson, 1974, S. 376). Die soziale Signifikanz eines konzeptuellen Modells kann mit Hilfe formeller und informeller Methoden ermittelt werden.

Die informelle Methode besteht aus drei Phasen. In der ersten Phase werden für jedes klinische oder pflegerische Spezialgebiet sowie für verschiedene Populationen von Patientinnen und Patienten Prototypen konzeptuell-theoretischer Systeme entwickelt. In der zweiten Phase werden diese um ein individualisiertes Wissenssystem einer Pflegekraft ergänzt. Anschließend wird in der dritten Phase in Übereinstimmung mit dem fraglichen Modell ein Pflegeprozeß initiiert und ausgewertet. Die Ergebnisse dieser Auswertung können dann zur Einschätzung der Glaubwürdigkeit des konzeptuell-theoretischen Systems herangezogen werden. Stimmen sie mit den Erwartungen überein, wird ein hoher Grad an Glaubwürdigkeit angenommen; kommt es nicht zur Übereinstimmung, muß die Glaubwürdigkeit des konzeptuell-theoretischen Systems und damit auch des gesamten Pflegemodells in Frage gestellt werden.

Die formelle Methode stützt sich auf die kritische Überprüfung von Forschungsberichten, die sich auf ein bestimmtes Modell berufen. Zunächst wird mit Hilfe der folgenden, ursprünglich von Silva (1986) entwickelten Kriterien der Einfluß des konzeptuellen Modells auf den Forschungsprozeß eingeschätzt:

1. Das konzeptuelle Pflegemodell wird explizit als zugrundeliegendes Prinzip benannt.

2. Das konzeptuelle Modell wird ausführlich diskutiert, so daß die Beziehung zwischen dem Modell und dem Forschungsprojekt nachvollziehbar wird.

3. Die Verbindungen zwischen dem Modell und den daraus abgeleiteten theoretischen Prinzipien werden explizit benannt.

4. Das Modell spiegelt sich in der Methodologie des Forschungsprojekts wider.
   a) Die Versuchspersonen stammen aus einer Population, die dem besonderen Schwerpunkt des Modells angemessen ist.
   b) Die Verfahren und Instrumente entsprechen den vom Modell abgeleiteten empirischen Indikatoren.

c) Der Untersuchungsaufbau wird den besonderen Schwerpunkten des Modells gerecht.

d) Die Methoden der Datenanalyse stimmen mit den Charakteristika des Modells überein.

5. Die Daten werden im Rahmen einer vom Modell abgeleiteten Theorie interpretiert.

6. Die Diskussion der Untersuchungsergebnisse umfaßt Schlußfolgerungen über die empirische Angemessenheit der Theorie und die Glaubwürdigkeit des konzeptuellen Modells.

Die systematische Anwendung dieser Kriterien ist auch deshalb so wichtig, weil sich in vielen Forschungsberichten wenig mehr als ein kurzer Hinweis auf ein Pflegemodell findet (Silva, 1987). Erfüllt ein bestimmter Forschungsbericht die oben genannten Kriterien, kann man die Forschungsergebnisse mit den Aussagen der von dem Modell abgeleiteten Theorie vergleichen. Werden die theoretischen Aussagen von den Ergebnissen bestätigt, ist von einem hohen Grad an Glaubwürdigkeit auszugehen. Kommt es jedoch nicht zu einer Bestätigung, müssen sowohl die Theorie als auch die Glaubwürdigkeit des Modells in Frage gestellt werden.

Es wird erwartet, daß der Einsatz des konzeptuellen Modells eine signifikante, positive Auswirkung auf das Wohlbefinden pflegebedürftiger Personen hat. Diese Erwartung äußert sich in der Frage:

– Führt die Anwendung des konzeptuellen Modells in Verbindung mit den entsprechenden Theorien und empirischen Indikatoren zu bedeutsamen Unterschieden im Gesundheitszustand pflegebedürftiger Personen?

Beiträge zur Disziplin der Pflegewissenschaft

Beim sechsten und letzten Schritt der Evaluation geht es um die Frage, welche Beiträge das jeweilige Modell zur Disziplin der Pflegewissenschaft leistet. Die Frage läßt sich meist durch eine gründliche Sichtung der relevanten Literatur beantworten. Allerdings sollte sich das Urteil nicht auf einen Vergleich zwischen mehreren Modellen stützen, sondern jedes einzelne Modell aufgrund seiner eigenen Leistungen und in Übereinstimmung mit seinen eigenen philosophischen Überzeugungen würdigen. Darüber hinaus wäre es unsinnig, ein Modell zu kritisieren, weil es z. B. nicht auf die Selbstpflegedefizite von Patientinnen und Patienten eingeht, obwohl das Modell seinen spezifischen Schwerpunkt bei der

Kontrolle von Stimuli zur Förderung der Adaptation sieht. Es wird erwartet, daß das fragliche Modell das Verständnis der für die Pflege relevanten Phänomene nachweislich fördert. Die letzte Frage des Schemas lautet daher:

– Welche Beiträge leistet das konzeptuelle Modell zur Disziplin der Pflegewissenschaft?

Zusammenfassung

In diesem Kapitel wurde ein Schema für die Analyse und Evaluation von konzeptuellen Pflegemodellen vorgestellt. In den folgenden sieben Kapiteln soll dieses Schema nun zur umfassenden Würdigung verschiedener Modelle herangezogen werden.

Das für die Analyse und Evaluation von Pflegemodellen entwickelte Schema ist nicht für die Prüfung von Pflege*theorien* gedacht. Leserinnen und Leser, die sich für diese Komponente pflegerischen Wissens interessieren, werden auf mein Buch *Analysis and Evaluation auf Nursing Theories* (Fawcett, 1993) verwiesen.

Zitierte Literatur

Aggleton, P. & Chalmers, H. (1985). Critical examination. *Nursing Times, 81*(14), 38–39.

Barnum, B. J. S. (1994). *Nursing theory: Analysis, application, evaluation* (4th ed.). Philadelphia: JB Lippincott.

Christensen, P. J. & Kenney, J. W. (Eds.) (1990). *Nursing process: Application of conceptual models* (3rd ed.). St. Louis: CV Mosby.

Cormack, D. F. & Reynolds, W. (1992). Criteria for evaluating the clinical and practical utility of models used by nurses. *Journal of Advanced Nursing, 17,* 1472–1478.

Duffey, M. & Muhlenkamp, A. F. (1974). A framework for theory analysis. *Nursing Outlook, 22,* 570–574.

Fawcett, J. (1980). A framework for analysis and evaluation of conceptual models of nursing. *Nurse Educator, 5*(6), 10–14.

Fawcett, J. (1993). *Analysis and evaluation of nursing theories.* Philadelphia: FA Davis.

Fitzpatrick, J. J. & Whall, A. L. (1989). *Conceptual models of nursing: Analysis and application* (2nd ed.). Norwalk, CT: Appleton & Lange.

George, J. B. (Ed.) (1990). *Nursing theories: The base for professional nursing practice* (3rd ed.). Norwalk, CT: Appleton & Lange.

Grinnell, F. (1992). Theories without thought? *Nursing Times, 88*(22), 57.

Johnson, D. E. (1974). Development of theory: a requisite for nursing as a primary health profession. *Nursing Research, 23,* 372–377.

Johnson, D. E. (1987). Evaluating conceptual models for use in critical care nursing practice. (Guest editorial.) *Dimensions of Critical Care Nursing, 6,* 195–197.

Jones, S. (1989). Is unity possible? *Nursing Standard, 3*(1), 22–23.

Levine, M. E. (1988). Antecedents from adjunctive disciplines: Creation of nursing theory. *Nursing Science Quarterly, 1,* 16–21.

Levine, M. E. (1992, February). *Nursing knowledge: Improving education and practice through theory.* Paper presented at the Sigma Theta Tau International Conference, „Improving Education and Practice through Theory", Chicago.

Magee, M. (1991, May). *Eclecticism in nursing philosophy: Problem or solution?* Paper presented at the Philosophy in the Nurse's World conference, Banff, Alberta, Canada.

Marriner-Tomey, A. (1994). *Nursing theorists and their work* (3rd ed.). St. Louis: Mosby-Year-book.

McLane, A. (1983). Book review of Fawcett, J. *Analysis and evaluation of conceptual models of nursing. The Leading Edge* (Newsletter of Delta Gamma Chapter of Sigma Theta Tau), *3*(2), 15–16.

Meleis, A. I. (1991). *Theoretical nursing: Development and progress* (2nd ed.). Philadelphia: JB Lippincott.

Reese, H. W. & Overton, W. F. (1970). Models of development and theories of development. In L. R. Goulet & P. B. Baltes (Eds.), *Life span development psychology: Research and theory* (pp. 116–145). New York: Academic Press.

See, E. M. (1986). Book review of George, J. (Ed.). Nursing theories: The base for nursing practice (2nd ed.). *Research in Nursing and Health, 9,* 355–356.

Silva, M. C. (1986). Research testing nursing theory: State of the art. *Advances in Nursing Science, 9*(1), 1–11.

Silva, M. C. (1987). Conceptual models of nursing. In J.J Fitzpatrick & R. L. Taunton (Eds.), *Annual review of nursing research* (Vol. 5, pp. 229–246). New York: Springer.

Silva, M. C. & Sorrell, M. M. (1992). Testing of nursing theory: Critique and philosophical expansion. *Advances in Nursing Science, 14*(4), 12–23.

Walker, L. O. & Nicholson, R. (1980). Criteria for evaluating nursing process models. *Nurse Educator, 5*(5), 8–9.

Whall, A. L. (1980). Congruence between existing theories of family functioning and nursing theories. *Advances in Nursing Science, 3*(1), 59–67.

Kapitel 3:
Johnsons Verhaltenssystemmodell

Dieses Kapitel beschäftigt sich mit der Analyse und Evaluation von Dorothy Johnsons Verhaltenssystemmodell. Das Modell erfüllt eindeutig die im vorliegenden Buch erläuterte Definition konzeptueller Modelle und ist von ihr selbst auch stets als solches klassifiziert worden.

Die relevanten Konzepte und Begriffe sind in den folgenden Schlüsselbegriffen zusammengefaßt. Sie werden im Laufe des Kapitels ausführlich erörtert und definiert.

Schlüsselbegriffe

Verhaltenssystem

Subsysteme
Bindungs- oder Affiliationsverhalten
Abhängigkeitsverhalten
Nahrungsauf nahmeverhalten
Ausscheidungsverhalten
Sexuelles Verhalten
Aggressives Verhalten
Leistungsverhalten

Funktionale Erfordernisse
Schutz
Fürsorge
Stimulation

Strukturelle Komponenten
Motiv oder Ziel
Neigung
Entscheidung
Aktion oder Verhalten

Gleichgewicht und Stabilität des Verhaltenssystems
Zielgerichtetes, geordnetes und vorhersagbares Verhalten

Schlüsselbegriffe (Fortsetzung)

Ziel der Pflege
Wiederherstellung, Bewahrung oder Erlangung von Gleichgewicht und Stabilität

Prozess der Pflegediagnostik und -behandlung
Bestimmung der Störung im System
Diagnostische Klassifikationsschemata
Interne Probleme von Subsystemen
Probleme zwischen den Subsystemen
Umgang mit pflegerischen Problemen
Funktionale Erfordernisse erfüllen
Externe Regulations- oder Kontrollmechanismen einführen
Strukturelle Komponenten verändern
Evaluation von Gleichgewicht und Stabilität eines Verhaltenssystems

---

Analyse des Verhaltenssystemmodells

Dieser Abschnitt stellt eine Analyse des von Dorothy Johnson entwickelten Verhaltenssystemmodells dar. Diese stützt sich vorwiegend auf Johnsons Veröffentlichungen *The Behavioral System Model for Nursing* (1980; 1990 a) und *The Origins of the Behavioral System Model* (1992).

Ursprünge des Modells

Historische Entwicklung und Motivation

Die ersten Anfänge des Verhaltenssystemmodells waren bereits in Johnsons Artikeln *A Philosophie of Nursing* (1959) und *The Significance of Nursing Care* (1961) erkennbar. Ihr Gesamtmodell stellte Johnson in der Literatur jedoch erst in ihrem Beitrag zur zweiten Auflage des von Riehl und Roy (1980) herausgegebenen Buches *Conceptual Models for Nursing Practice* vor. Bis dahin galten ein 1968 an der Vanderbilt University gehaltenes, vielzitiertes Referat sowie eine Tonbandaufnahme ihres Vortrags anläßlich der *Second Annual Nurse Educator Conference* (1978 a) als einzige öffentliche Dokumente ihres Pflegemodells. Dank der Interpretationen von Grubbs (1974) und Auger (1976) waren ihre Vorstellungen allerdings auch schon früher für eine breite Öffentlichkeit interessierter Pflegekräfte zugänglich.

Seit 1980 hat Dorothy Johnson keine wesentlichen Revisionen ihres Pflegemodells mehr vorgenommen. Allerdings hat sie in späteren Publikationen (1990 a, b;

1992) manche Aspekte vertieft und einige äußerst informative Einblicke in die Ursprünge ihres Modells gegeben.

«Das Verhaltenssystemmodell», stellte Johnson (1990 a) fest, war «während meines gesamten beruflichen Werdegangs ständig im Entwicklungsprozeß begriffen» (S. 23). Die besonderen Schwerpunkte und Inhalte bildeten sich also über einen Zeitraum von mehr als 20 Jahren heraus. Ihren Anfang nahm diese Entwicklung, als Johnson in den frühen vierziger Jahren ihre pflegerische Lehrtätigkeit aufnahm. Beim Aufstellen von Lehrplänen drängten sich ihr verschiedene Fragen auf:

> Welche Inhalte sind zu Recht in einem Ausbildungsprogramm enthalten, weil sie unerläßliche Bestandteile des Pflegewissens sind?
> Zu welchem Zweck, zu welchem Ziel soll Wissen angeeignet werden?
> Worin besteht das explizite, ideale Ziel der Pflege? (Johnson, 1990 a, S. 23)

Bei der Beantwortung dieser und ähnlicher Fragen bestand die Aufgabe nach Johnsons Meinung darin, den sozialen Auftrag der Pflege auf der Basis einer theoretisch fundierten Einschätzung der pflegebedürftigen Person neu zu klären. Anschließend ließe sich dann bestimmen, welcher Wissensfundus notwendig ist, um das so gefundene Ziel der Pflege auch tatsächlich zu erreichen. Im nachhinein berichtet Johnson (1990 a), sich dieser Aufgabe auf historischem, empirischem und analytischem Wege angenähert zu haben. Der historische Ansatzpunkt führte zur Übernahme des von Florence Nightingale entwickelten Grundsatzes, daß der kranke *Mensch* und nicht die *Krankheit* im Mittelpunkt der pflegerischen Bemühungen stehen müsse. Gleichzeitig übernahm sie von Nightingale die «Ausrichtung an den grundlegenden Bedürfnissen des kranken Menschen und der Beziehung zwischen ihm und seiner Umwelt» (Johnson, 1992, S. 24). Der empirische Ansatz führte zum Studium zahlreicher Untersuchungen über pflegerische Aufgaben. Dabei erwies sich die gängige Definition «Pflege ist, was Pflegekräfte tun» als unbefriedigend und nicht sehr fruchtbar. Der analytische Ansatz schließlich machte Johnson mit den Prinzipien der rationalen, wissenschaftlichen Argumentation vertraut. Für die Entwicklung ihrer Pflegetheorie war dies besonders nützlich.

«Das Ganze begann», erklärte Johnson (1992), «mit dem Bemühen, Lerninhalte für ein grundlegendes Curriculum zu bestimmen, die an den grundlegenden menschlichen Bedürfnissen ausgerichtet sind, wobei ‹Fürsorge und Wohlbefinden› gefördert sowie ‹Streß und Spannung› gemindert werden sollten» (S. 24). Mit Hilfe der rationalen Argumentation kam Johnson (1980, 1990 a) schließlich dazu, den spezifischen Beitrag der Pflege zum Wohlbefinden von Patientinnen und Patienten als «Förderung effizienten und effektiven Verhaltens» zu begreifen – «mit dem Ziel, Krankheiten vorzubeugen bzw. den Zustand nach einer Krankheit zu verbessern» (1980, S. 207). Diese Einschätzung führte Johnson schließlich zu «einer theoretischen Sicht des Menschen als Verhaltenssystem, die der medizinischen Sicht der Person als biologischem System ähnlich ist» (1990 a, S. 24).

Später führte Johnson (1992) aus, durch die systemische Orientierung der Pflege komme es «zu einer Optimierung effektiver und effizienter Verhaltenssysteme. Gleichzeitig kann das Auftreten spezifischer Probleme im System verhindert werden. Auf diese Weise kann die Krankenpflege auch zu gesunderen biologischen und sozialen Systemen einen verantwortungsvollen Beitrag leisten» (S. 26/27).

Philosophische Überzeugungen

Johnson selbst hat die dem Verhaltenssystemmodell zugrundeliegenden Überzeugungen in Form von Annahmen und Prämissen sowie in einem Wertesystem zusammengefaßt. Die eigene Ausbildungszeit beschrieb sie dabei als prägende Erfahrung:

> Meine eigene Ausbildungserfahrung hat in mir die Überzeugung reifen lassen, daß es sich bei der Krankenpflege um einen eigenständigen Berufsstand handelt (oder dieser zumindest als solcher im Entstehen ist), der für das Wohlergehen kranker Menschen einen einzigartigen, signifikanten Beitrag leistet – einen Beitrag, der sich von dem der Medizin oder anderen Berufen im Gesundheitswesen grundsätzlich unterscheidet, ihn aber gleichzeitig sinnvoll ergänzt. (Johnson, 1992, S. 24)

Ihre Überzeugungen über Wesen und Funktion des Verhaltenssystems faßte sie in den folgenden zwölf Annahmen zusammen:

1. Ein System ist ein Ganzes, das auch nur als Ganzes funktionieren kann.

2. Die Teile eines Systems sind organisiert, interaktiv, integrativ und welchselseitig abhängig.

3. Systeme streben in Anbetracht der vielen verschiedenen Kräfte, die von innen und außen auf sie einwirken, nach Stabilität und Gleichgewicht.

4. Der Mensch strebt nach Stabilität und Gleichgewicht des Verhaltenssystems, indem er mehr oder weniger automatische Angleichungen und Adaptationen an die natürlichen Kräfte vornimmt, die auf ihn einwirken.

5. Der Mensch sucht aktiv nach neuen Erfahrungen, die das Gleichgewicht potentiell stören und daher kleine oder größere Modifikationen im Verhaltenssystem erforderlich machen können.

6. Beobachtete Verhaltensregelmäßigkeiten, die aus Gleichgewicht und Stabilität des Verhaltenssystems resultieren, sind sowohl für das Individuum als auch für das soziale Leben funktional signifikant.

7. Werden diese Verhaltensregelmäßigkeiten gestört, ist die Integrität der Person bedroht, und die entsprechenden Funktionen werden nicht mehr ausreichend erfüllt.

8. Gleichgewicht und Stabilität eines Verhaltenssystems lassen auf Angleichungen und Adaptationen schließen, die auch dann als erfolgreich gelten können, wenn die beobachteten Verhaltensweisen kulturelle oder biologische Normen für ein akzeptables oder gesundes Verhalten nicht erfüllen.

9. Lebende Systeme können unterschiedlich effizient und effektiv sein; damit ein System überhaupt erfolgreich funktionieren kann, muß jedoch sowohl intern als auch bei den Interaktionen mit der Umwelt ein bestimmter Grad an Gleichgewicht und Stabilität bestehen.

10. Verhaltenssysteme sind ausreichend flexibel und streßtolerant, um die üblichen Fluktuationen der von innen oder außen auf sie einwirkenden Kräfte auszugleichen.

11. Im Laufe ihres Lebens erfahren die meisten Menschen jedoch psychische oder soziale Krisen bzw. körperliche Erkrankungen, die schwer genug sind, um das Gleichgewicht des Systems zu stören und externe Hilfe erforderlich zu machen.

12. Die Krankenpflege stellt diese Hilfe bereit – und zwar sowohl dann, wenn bereits Störungen aufgetreten sind, als auch dann, wenn es darum geht, solche Störungen zu verhindern. (Johnson, 1980, S. 208/209).

Ergänzende Überzeugungen formulierte Johnson mit Hilfe der folgenden drei Prämissen, die ihrer Sicht vom Ziel der Pflege zugrunde liegen:

1. Wirken außerordentlich starke Kräfte auf das Verhaltenssystem ein, oder treffen mäßige Kräfte auf eine verminderte Widerstands- oder Anpassungsfähigkeit, ist das Gleichgewicht des Systems und damit die Integrität der Person bedroht.

2. Der Versuch, das Gleichgewicht auch angesichts kontinuierlich einwirkender, störender Kräfte zu erhalten oder wiederzuerlangen, bedarf eines außerordentlichen Aufwands an Energie.

3. Im Zustand des Gleichgewichts dagegen ist der Aufwand an Energie minimal, so daß mehr Energie in den Dienst biologischer Prozesse und der Genesung gestellt werden kann. (Johnson, 1968, S. 4)

Johnsons Wertesystem, das in dem folgenden Zitat zum Ausdruck kommt, legt ihre grundlegenden Überzeugungen über das menschliche Verhalten dar:

In jeder Gesellschaft existiert eine große Bandbreite von Verhaltensweisen, die sozial toleriert werden, doch nur der mittlere Teil dieses Kontinuums kann für die kulturellen Normen der Gesellschaft als repräsentativ angesehen werden. Solange ein bestimmtes Verhalten das Überleben der Gesellschaft nicht bedroht – entweder direkt durch den Tod bzw. die mangelnde Produktivität einzelner oder indirekt durch die Schaffung massiver Unruhe oder Abweichung von allgemein akzeptierten sozialen Werten –, scheint es toleriert zu werden. Die äußeren Grenzen akzeptablen und damit tolerablen Verhaltens werden dem Gesundheitswesen also durch die Gesellschaft gesetzt. Tatsächlich sind die von den verschiedenen Berufsgruppen des Gesundheitswesens gesetzten Grenzen in manchen Bereichen enger, in anderen Bereichen weiter gefaßt als die gesamtgesellschaftlich akzeptierten.

Da die Verpflichtung der im Gesundheitswesen aktiven Berufsgruppen darüber hinausgeht, den gegenwärtigen Status quo hinzunehmen, sondern auch darauf gerichtet ist, die Realität der Zukunft zu formen, wird das Werteproblem um die Frage des nicht nur akzeptablen, sondern auch explizit wünschenswerten Verhaltens erweitert. Zumindest zwei eng miteinander verwandte Tatsachen gilt es, sich in diesem Zusammenhang ins Gedächtnis zu rufen. Zum einen fordern erzwungene Verhaltensänderungen in dem einen Lebensbereich häufig auch Verhaltensmodifikationen in anderen Bereichen. Es kann daher zu unvorhersagbaren, unbeabsichtigten und nicht wünschenswerten Konsequenzen kommen. Zum zweiten erlaubt uns der gegenwärtige Stand des Wissens über den Menschen und sein Universum nicht, mit vertretbarer Sicherheit eine Konfiguration von Verhaltensreaktionen vorauszusagen, die sich im absoluten Sinne als «besser» oder «höherentwickelt» bezeichnen ließen.

Wendet man diese Überlegungen auf die Formulierung eines Wertesystems für den Einsatz des vorliegenden Modells an, führt dies zu bestimmten Schlußfolgerungen. Zum einen darf die Pflege unserer Meinung nach nicht zielgerichtet, über längere Zeit oder ohne den Einsatz von Gegenmaßnahmen Verhaltensreaktionen unterstützen, die so weit von der Norm abweichen, daß sie sich gegenüber der Gesellschaft als intolerant erweisen oder eine Bedrohung für das Überleben des einzelnen und daher letztendlich auch für die Gesellschaft bedeuten. Weiterhin glauben wir, daß die Pflege zwar die Verpflichtung hat, der Person zur bestmöglichen Funktion zu verhelfen und durch entsprechende Forschungsaktivitäten dazu beizutragen, diese bestmögliche Funktion genauer zu spezifizieren, es sich gleichzeitig aber nicht leisten kann, allzu weit über das Gegebene hinauszugehen. Ja, wir dürfen uns nicht anmaßen, die Werte und Überzeugungen der Menschen, die wir pflegen, in die Normen der städtischen amerikanischen Mittelschicht verwandeln zu wollen, der wir im allgemeinen entstammen. Wir können und dürfen unsere Urteile niemals an die Stelle der Überzeugungen des einzelnen oder der Gesellschaft als ganzer stellen. (Johnson, 1968, S. 4/5).

In ihrem Referat aus dem Jahre 1978 a ergänzte Johnson ihr Wertesystem noch um die Aussage, daß es zu den Rechten des einzelnen gehört, das letztendliche Urteil über die gewünschte Funktionsebene selbst zu fällen – vorausgesetzt, sein Überleben ist dadurch abgesichert und er ist über die Möglichkeiten höherer Ebenen und die Mittel, mit denen sie sich erreichen lassen, ausreichend in Kenntnis gesetzt worden.

Strategien zur Wissensermittlung

Johnsons Vorstellung von der Person als Verhaltenssystem stellt eine Synthese zahlreicher Wissenskomponenten verschiedener Disziplinen sowie der Geschichte der Krankenpflege dar. Ihre eigene Beschreibung der Entwicklung des Verhaltenssystemmodells legt nahe, daß sie sowohl induktive als auch deduktive Methoden benutzte. Sie erklärte: «Über einen Zeitraum von mehr als zwanzig Jahren kam ich angesichts meiner klinischen Erfahrung, meines Denkens, der Lektüre wissenschaftlicher Berichte und der Gespräche mit meinen Kolleginnen und Kollegen zu dem Schluß, daß es möglicherweise nützlich sein könnte, den Menschen als ein Verhaltenssystem zu sehen» (Johnson, 1978 b, S. 7/8).

Einflüsse

Angefangen mit Florence Nightingale, hat Johnson selbst die Einflüsse zahlreicher Wissenschaftlerinnen und Wissenschaftler auf die Entwicklung ihres Verhaltenssystemmodells benannt. 1946 hatte sie eine Faksimile-Ausgabe von Nightingales *Notes on Nursing* bekommen. Das Buch «kam gerade zur rechten Zeit, um einen gründlichen Einfluß auf meine beruflichen Erfahrung zu nehmen» (Johnson, 1992, S.23). Nightingales Werk «gab meinem Denken Richtung» (S.24). Zwei Punkte beeinflußten die anfängliche Entwicklung des Verhaltenssystemmodells besonders: «Die Konzentration auf die grundlegenden Bedürfnisse des Menschen und die Sorge um die Beziehung zwischen dem Menschen und seiner Umwelt» (S. 24).

Wie Johnson (1988) später schrieb, überzeugte sie ihre Lehrerin und spätere Kollegin Lulu Wolfe Hassenplug davon, daß es sich bei der Krankenpflege um einen eigenständigen Berufsstand handelt. Auch ihre Kolleginnen und Kollegen an der University of California in Los Angeles haben nach Johnsons eigener Einschätzung einen wichtigen Beitrag zur kontinuierlichen Entwicklung des Verhaltenssystemmodells geleistet.

Der Einfluß zahlreicher Vertreterinnen und Vertreter der Pflegewissenschaft, der Verhaltensforschung und der Biologie ist angesichts der vielen Bezüge auf eine interdisziplinäre Literatur bei Johnson offensichtlich. Er spiegelt sich vor allem in der Konzentration auf beobachtbaren Merkmale und die adaptive Signifikanz sozialen Verhaltens wider. Die Akzeptanz der Vorstellung, daß es sich bei der Person um ein Verhaltenssystem handelt, wurde nach Johnson (1980) «durch die relativ junge, rasche Expansion einer ... interdisziplinären Literatur ..., die sich mit dem Verhalten des Individuums als ganzem beschäftigt – damit *was* es *warum* tut und welche Konsequenzen sich aus diesem Verhalten ergeben – und nicht nur damit, was sich in irgendeinem inneren Organ verändert hat» (S. 207). Zu den Wissenschaftlerinnen und Wissenschaftlern, deren Veröffentlichungen die Entwicklung der sieben Subsysteme beeinflußt haben, gehören Ainsworth (1964; 1972), Atkinson und Feather (1966); Crandal (1963); Fesbach (1970); Gewirtz (1972), Heathers (1955); Kagan (1964); Lorenz (1966); Mead (1953); Resnik (1972); Robson (1967); Rosenthal (1967); Sears, Maccoby und Levin (1954) sowie Walike, Jordan und Stellar (1969).

Doch auch den Einfluß der allgemeinen Systemtheorie, wie sie von Buckley (1968), Chin (1961) und Rapoport (1968) dargelegt wurde, erkannte Johnson (1980, 1990 a, 1992) explizit an:

Obgleich die allgemeine Systemtheorie noch in den Kinderschuhen steckte, schien sie ausreichend Gültigkeit zu besitzen, um die Vorstellung vom Menschen als sich ständig veränderndes und weiterentwickelndes, reagierendes und sich an seine jeweiligen Umgebungen anpassendes Verhaltenssystem zu unterstützen. (1992, S.25)

Weltbild

Dorothy Johnsons Verhaltenssystemmodell ist von einem *reziprok-interaktiven* Weltbild geprägt. Die Vorstellung vom Verhaltenssystem und die Betonung des Verhaltensaspekts spricht für eine ganzheitliche Sicht des Menschen. Die Subsysteme werden explizit als integrative Teile des Systems, nicht als eigenständige Größen begriffen.

Auch in Johnsons (1980) Beschreibung der Person als aktiv nach neuen Erfahrungen suchendes Wesen spiegelt sich ein reziprok-interaktives Weltbild wider. Das Bild vom aktiven Organismus wird durch die Vorstellung unterstützt, daß die einzelnen Subsysteme einem bestimmten Ziel zustreben und die Person bewußte Verhaltensentscheidungen trifft. Auch Johnsons (1990 a) Aussage, daß das Verhaltenssystem «über die Interaktionen zwischen der Person und ihrer Umwelt bestimmt sowie die Beziehungen der Person zu den Objekten, Ereignissen und Situationen in ihrer Umwelt beschränkt» (S. 25), spricht für eine reziprok-interaktive Perspektive. Johnson (persönliche Mitteilung, zitiert bei Conner, Magers & Watt, 1994) begreift das Verhaltenssystem explizit als aktive, nicht als reaktive Größe. Sie ist davon überzeugt, daß sich das Individuum aktiv an seine Umgebung anpaßt, um eine bessere Funktion zu sichern.

Stabilität und Veränderung spielen, in Übereinstimmung mit dem reziprok-interaktiven Weltbild, im Verhaltenssystemmodell eine zentrale Rolle. Wie Johnson (1980) feststellte, «erfordert das Verhaltenssystemmodell ein gewisses Maß von Regelmäßigkeit und Beständigkeit ... Das Gleichgewicht des Systems aber beruht auf erfolgreicher Veränderung und Anpassung» (S. 208).

Hall (1981) erklärte dazu:

> Interessanterweise versuchte eine der ersten neueren Pflegetheoretikerinnen, Dorothy Johnson, den Berufsstand in Richtung Stabilität zu lenken. Sie nimmt das Gleichgewicht als Ausgangspunkt ihrer originären Konzeption. Das Ziel der Pflege ist nach ihrem Modell an Gleichgewicht, Ordnung, Stabilität und Bewahrung der Integrität des Patienten ausgerichtet. (S. 5)

Veränderung, so wird postuliert, tritt nur dann auf, wenn sie für das Überleben notwendig ist – genauer gesagt: Das Verhalten ändert sich, «wenn es funktional nicht mehr effizient und effektiv genug ist ..., um die Beziehungen des Individuums zu seiner Umwelt zu leiten ... oder um eine höhere, vom Individuum als wünschenswert erachtete Funktionsebene zu erreichen» (Johnson, 1990 a, S. 25).

Besonderer Schwerpunkt

Den besonderen Schwerpunkt des Verhaltenssystemmodells bildet die Person in ihrer Eigenschaft als Verhaltenssystem – ja, «die Akzeptanz des Klienten als Verhaltenssystems ist die primäre Komponente dieses Pflegemodells» (Johnson, 1990 a, S. 24). Johnson (1980) wies darauf hin, daß «die Vorstellung vom Menschen als Verhaltenssystem bzw. die Vorstellung, daß seine spezifischen Reak tionsmuster ein organisiertes, integratives Ganzes bilden, erst von mir entwickelt wurde» (S. 208). Diese Vorstellung, so Johnson weiter, werde in der Literatur inzwischen auch von anderen unterstützt. Tatsächlich übernahm Ackoff schon 1960 den Begriff Verhaltenssystem.

Im Mittelpunkt des Verhaltenssystemmodells steht das soziale Verhalten, d. h. «die beobachtbaren Merkmale und Handlungen der Person, die auf die tatsächlichen oder impliziten Einwirkungen anderer sozialer Wesen eingehen. Der Schwerpunkt des Interesses liegt dabei auf jenen Formen des Verhaltens, die eine hohe adaptive Signifikanz bewiesen haben» (Johnson, 1990 a, S. 25). Besonders interessant sind in diesem Zusammenhang natürlich die möglichen strukturellen oder funktionalen Probleme des Verhaltenssystems und seiner Subsysteme. Zwei Arten von Störungen werden von Verhaltenssystemmodell als relevant erachtet:

1. Probleme, die peripher mit einer Störung im biologischen System verbunden sind. Sie schlagen sich durch die Tatsache einer Erkrankung oder den situativen Kontext der Behandlung nieder.

2. Probleme, die den integralen Bestandteil einer biologischen Systemstörung bilden. Sie sind entweder direkt mit einer bestimmten biologischen Systemstörung bzw. ihrer Behandlung verbunden oder müssen als direkte Folge dieser Störung bzw. ihrer Behandlung gelten. (Johnson, 1968, S. 6/7)

An der Entstehung solcher Probleme sind zahlreiche Faktoren beteiligt. Dazu zählen eine inadäquate Ausformung des Systems und seiner Teile, ein Zusammenbruch interner Regulations- und Kontrollmechanismen, das Einwirken schädlicher Einflüsse, fehlende Offenheit für adäquate Stimulationen und ein Mangel an adäquaten Umweltreizen (Johnson, 1980).

Das Verhaltenssystemmodell wurde von Barnum (1994), Marriner-Tomey (1989) sowie Riehl und Roy (1980) als systemisches Modell klassifiziert. Die Angemessenheit dieser Kategorisierung wird durch den folgenden Vergleich der Begriffe und Aussagen des Verhaltenssystemmodells mit den Charakteristika des systemischen Ansatzes deutlich.

Johnsons Modell begreift die Person als Verhaltenssystem. Die einzelnen Teile, in diesem Zusammenhang auch Subsysteme genannt, sind «miteinander verbunden und offen, wie bei allen Systemen, und eine Störung in dem einen Subsystem hat mit großer Wahrscheinlichkeit Auswirkungen auf die anderen Subsysteme» (Johnson, 1980, S. 210).

Die Umwelt des Systems kommt lediglich implizit in der Form externer und interner Kräfte zum Tragen; ihre Parameter und auch die Problematik der Grenze zwischen System und Umwelt werden nicht explizit angesprochen, obgleich die folgende Aussage auf die Durchlässigkeit der Grenzen anspielt: «Verhaltenssysteme sind ausreichend flexibel und streßtolerant, um die üblichen Fluktuationen der von innen oder außen auf sie einwirkenden Kräfte auszugleichen» (Johnson, 1980, S. 209).

Die für den systemischen Ansatz charakteristischen Größen «Spannung», «Streß», «Belastung» und «Konflikt» sind implizit in den «natürlichen» Kräften enthalten, die nach Johnson auf das Verhaltenssystem einwirken. Diese Kräfte führen zu den «mehr oder weniger automatischen Angleichungen und Adaptationen», die für ein kontinuierliches Gleichgewicht des Systems erforderlich sind (Johnson, 1980, S. 208).

Johnson (1980) sprach im Zusammenhang mit dem Gleichgewicht des Verhaltenssystems von einem Fließgleichgewicht («steady state»). Obgleich die Vorstellung von Gleichgewicht und Stabilität impliziert, daß das System einen festen Punkt oder ein bestimmtes Gleichgewicht erreicht, wenn es stabil ist, begriff Johnson den Zustand der Stabilität offenbar als dynamisches Gleichgewicht. Dieser Aspekt des konzeptuellen Modells bedarf noch der weiteren Klärung.

Das Feedback wurde von Johnson (1978 a) nur kurz in dem Kommentar angesprochen, daß ein Verständnis von Input, Output, Feedback sowie Regulations- und Kontrollmechanismen für eine Analyse der Funktion eines Verhaltenssystems notwendig ist. Wie es im einzelnen funktioniert, hat Johnson nicht beschrieben.

Meleis (1991) sah das Verhaltenssystemmodell als herausragendes Beispiel für ergebnis- und klientenzentrierte Pflegemodelle. Obgleich Barnum (1994) das Verhaltenssystemmodell als systemisches Modell klassifizierte, überwiegt nach der Einteilung ihres Klassifikationsschemas der Aspekt der Intervention.

Zentrale Begriffe

Person

Dem Verhaltenssystemmodell gilt die Person als individuelles *Verhaltenssystem.* In dieses System ist das gesamte Individuum eingebunden. «Alle durch Muster gekennzeichneten, wiederholt auftretenden, zielgerichteten Verhaltensweisen, die das Leben eines Menschen charakterisieren, gehören zu seinem Verhaltenssystem» (Johnson, 1980, S. 209). Die Teile des Verhaltenssystems werden *Subsysteme* genannt. Sie beziehen sich auf spezialisierte Aufgaben oder Funktionen, die notwendig sind, um die Integrität des Gesamtsystems zu wahren und seine Beziehung zur Umwelt zu leiten.

Johnson (1980, 1990 a) benannte sieben Subsysteme des menschlichen Verhaltens. Diese Subsysteme und ihre spezialisierten Funktionen sind im folgenden aufgeführt.

1. *Bindungs- oder Affiliationsverhalten:* Seine Funktionen bestehen im Erreichen der fürs Überleben nötigen Sicherheit sowie sozialer Zugehörigkeit, Intimität und Anknüpfung bzw. Aufrechterhaltung sozialer Bindungen.

2. *Abhängigkeitsverhalten:* Seine Funktion ist es, durch hilfesuchendes Verhalten fürsorgliche Reaktionen sowie Zustimmung, Aufmerksamkeit oder Anerkennung und körperliche Hilfestellung zu erlangen.

3. *Nahrungsaufnahmeverhalten:* Seine Funktion besteht in der Befriedigung des Appetits. Es geht darum, was, wann, wie, wieviel und unter welchen Bedingungen das Individuum ißt, wobei soziale und psychische Überlegungen ebenso eine Rolle spielen wie die biologischen Bedürfnisse nach Nährstoffen und Flüssigkeiten.

4. *Ausscheidungsverhalten:* Seine Funktion ist die Absonderung von Exkrementen. Relevant ist, wann, wie und unter welchen Bedingungen das Individuum ausscheidet.

5. *Sexuelles Verhalten:* Seine Funktionen bestehen in der Fortpflanzung und Befriedigung. Es geht um alle Verhaltensweisen, die mit dem biologischen Geschlecht und der Geschlechterrolle des Individuums zusammenhängen, einschließlich der Partnersuche und der Partnerbindung.

6. *Aggressives Verhalten:* Seine Funktion ist der Schutz und die Bewahrung des eigenen Selbst und der Gemeinschaft.

7. *Leistungsverhalten:* Seine Funktion besteht in der Kontrolle bestimmter Lebensbereiche mit Hilfe intellektueller, körperlicher, kreativer, mechanischer, sozialer oder fürsorglicher Fertigkeiten, gemessen an intern und extern gesetzten Standards.

Johnson (1990 a) erklärte, daß jedes einzelne Subsystem einer eigenen Entwicklung unterliegt, «um seine spezialisierten Aufgaben für das System als Ganzes ausfüllen zu können ... [Die] Reaktionen werden durch Reife, Erfahrung und Lernprozesse weiterentwickelt, modifiziert und differenziert. Sie werden ständig von einer Vielzahl physischer, biologischer, psychischer und sozialer Faktoren bestimmt, die auf komplexe Weise ineinandergreifen» (S. 26).

Das Bindungsverhalten charakterisierte Johnson (1990 a) als «eines der ersten Reaktionssysteme, die sich in der menschlichen Entwicklung herausbilden ... [und] wahrscheinlich bedeutendstes Subsystem, weil es die Basis für jedwede soziale Orientierung bildet» (S. 27). Das Abhängigkeitsverhalten bildet sich nach Johnson (1990 a) «entwicklungsgeschichtlich gesehen im Optimalfall von fast völliger Abhängigkeit zu einem immer größeren Maß an Eigenständigkeit, das für das Überleben sozialer Gruppen unerläßlich ist» (S. 28).

Das Nahrungsaufnahmeverhalten erstreckt sich über die biologischen Funktion der Zufuhr und Verdauung von Nährstoffen hinaus auf den gesamten, «breit angelegten Aspekt der Befriedigung des Appetits, was nicht unbedingt mit den biologischen Bedürfnissen nach Nährstoffen und Flüssigkeiten übereinstimmen muß und dies auch häufig genug nicht tut» (Johnson 1990 a, S. 28). Die Funktion des Ausscheidungsverhaltens ist, wie Johnson (1990 a) einräumte, «von der des biologischen Systems schwerer zu differenzieren», doch könne davon ausgegangen werden, daß «im Grunde alle Menschen ... bei der Ausscheidung von Exkrementen sozial erwünschte Verhaltensweisen lernen müssen und diese Verhaltensweisen häufig den rein biologischen Aspekt deutlich überlagern» (S. 28). Das sexuelle Verhalten, das, wie Johnson (1990 a) unterstrich, «ebenfalls starke biologische Bezüge hat, ... entsteht, entwicklungsgeschichtlich gesehen, wahrscheinlich mit der Herausbildung der Geschlechterrolle und deckt die große Bandbreite aller Verhaltensweisen ab, die mit dieser Rolle zusammenhängen» (S. 28).

Johnsons (1990 a) Sicht des aggressiven Verhaltens «folgt dem Denken der Tierverhaltensforschung [und steht in scharfem Kontrast] zur Schule der Verhaltensverstärkung, die behauptet, aggressives Verhalten sei nicht nur erlernt, sondern auch primär durch die Absicht der Verletzung anderer motiviert» (S. 29). Das Leistungsverhalten entwickelt sich durch «exploratives Verhalten und wiederholte Versuche, die Umwelt zu manipulieren» (S. 29).

Johnson (1980, 1990 a) geht davon aus, daß sich die von ihr benannten sieben Subsysteme in allen Kulturen und auf einer breiten phylogenetischen Skala nachweisen lassen, woraus sie deren genetische Programmierung schließt. Gleichzeitig stellt sie die Bedeutung sozialer und kultureller Faktoren bei der Entwicklung der Subsysteme heraus. Die sieben Subsysteme werden von ihr jedoch nicht als endgültige Einheit angesehen: «Die Gruppierung von Reaktionssystemen, die dem Verhaltenssystem angehören, ist für Veränderungen offen, denn es kann durchaus sein, daß die Forschung neue Systeme entdeckt oder zu neuen Erkenntnissen über die Struktur, Funktion und Abgrenzung der bisherigen Subsysteme gelangt» (1980, S. 212).

Nach Johnson (1980) sind die Subsysteme «miteinander verbunden und offen

..., und eine Störung in dem einen Subsystem hat mit großer Wahrscheinlichkeit Auswirkungen auf die anderen Subsysteme» (Johnson, 1980, S. 210). Darüber hinaus hat «jedes Subsystem zwar eine spezialisierte Aufgabe oder Funktion, das System als Ganzes hängt jedoch von der ineinandergreifenden Leistung aller Subsysteme ab» (S. 210).

Die Fähigkeit der Subsysteme, ihre jeweiligen Aufgaben zu erfüllen, hängt von Erfordernissen ab, «die durch eigene Bemühungen des Individuums oder durch die Hilfe von außen erfüllt werden müssen» (Johnson, 1980, S. 212). Zu diesen *funktionalen Erfordernissen* zählen:

1. *Schutz* vor schädlichen Einflüssen, die das System nicht bewältigen kann.

2. *Fürsorge* durch den Input angemessener Hilfestellungen aus der Umwelt.

3. *Stimulation*, um Wachstum zu fördern und Stagnation zu verhindern.

Abgesehen von seiner jeweiligen Funktion besitzt jedes Subsystem eine Struktur. Zu den vier *strukturellen Komponenten* der Subsysteme gehören *Motiv oder Ziel*, *Neigung*, *Entscheidung* und *Aktion oder Verhalten*. Das *Motiv oder Ziel* eines Subsystems bezieht sich auf die Motivation des Verhaltens und wird von Johnson (1990 a) als «vielleicht signifikanteste» (S. 27) strukturelle Komponente angesehen. Ein Motiv ist «das, was eine Handlung stimuliert, ein Ziel das, was angestrebt wird» (Johnson, 1990 a, S. 27). Im allgemeinen ist das Motiv eines bestimmten Subsystems bei allen Menschen gleich, «doch gibt es individuelle Unterschiede bei den spezifischen Objekten oder Ereignissen, die als ausreichendes Motiv wirksam werden, bei dem Wert, der dem Erreichen des jeweiligen Ziels beigemessen wird, und bei der Stärke der Motivation» (Johnson, 1980, S. 210). Motiv und Ziel eines Subsystems können nicht direkt beobachtet, sondern müssen aus dem tatsächlichen Verhalten des Individuums und dessen Konsequenzen abgeleitet werden.

Die ebenfalls aus dem beobachteten Verhalten abzuleitende *Neigung* bezieht sich auf die Prädisposition des Individuums. Mit Hilfe dieser Komponente läßt sich erklären, warum es in einer bestimmten Situation so und nicht anders reagiert, um die Funktion eines Subsystems aufrechtzuerhalten. Nach Johnson (1980) «kommt das Individuum durch Reife, Erfahrung und Lernprozesse dazu, unter bestimmten Umständen oder im Umgang mit bestimmten anderen bevorzugte Verhaltensweisen einzusetzen» (S. 211).

Die Komponente der *Entscheidung* bezieht sich auf das gesamte Verhaltensrepertoire, das dem Individuum für die Erfüllung der Funktionen eines Subsystems zur Verfügung steht. Dieses Repertoire umfaßt alle Handlungsalternativen, aus denen die Person auswählen kann. Johnson (1980) weist darauf hin, daß das Individuum selten alle Alternativen nutzt, sondern auf bestimmte bevorzugte Verhaltensweisen zurückgreift. Die Alternativen bleiben jedoch verfügbar, falls die zunächst gewählten Verhaltensweisen in einer bestimmten Situation nicht funktionieren. Außerdem erweitert und modifiziert das Individuum ständig sein Verhaltensrepertoire; durch die steigende Anzahl von Verhaltensalternativen hat es die Chance, immer anpassungsfähiger zu werden.

Die *Aktion* bezieht sich auf das tatsächliche, organisierte und bestimmten Mustern unterliegende Verhalten in einer bestimmten Situation und kann als einzige der strukturellen Komponenten direkt beobachtet werden. Johnson (1980) meint, daß die jeweilige Aktion eines Individuums von den komplexen biologischen, psychischen, sozialen und körperlichen Faktoren der anderen strukturellen Komponenten geformt, initiiert, behindert, fortgeführt oder ganz beendet wird. Sie beschreibt sie als «ein bestimmtes Set von Verhaltensreaktionen, Reaktionsneigungen oder Handlungssystemen» (S. 209) und fährt fort: «Diese Reaktionen werden im Laufe der Zeit durch Reife, Erfahrung und Lernprozesse weiterentwickelt und modifiziert. Sie sind entwicklungsgeschichtlich bestimmt und ständig von einer Vielzahl physischer, biologischer, psychischer und sozialer Faktoren beherrscht, die auf komplexe Weise ineinandergreifen. Sie sind zwar modifizierbar, aber auch recht stabil, kehren regelmäßig wieder, und ihr Handlungsmuster sind beobachtbar» (S. 209).

Umwelt

Johnson (1980) bezieht sich sowohl auf die interne und externe Umwelt des Systems als auch auf «die Interaktion zwischen der Person und ihrer Umwelt ... mit all ihren Objekten, Ereignissen und Situationen» (S. 209). Sie spricht auch von Kräften, die auf die Person einwirken und denen sich die Person anpaßt. Allerdings liefert Johnson keine spezifische Definition der Umwelt und benennt, obgleich sie schreibt, daß die interne Umwelt «die Zusammensetzung, Quantität, Temperatur und Verteilung von Körperflüssigkeiten einschließt» (Johnson, 1961, S. 64), weder andere Komponenten der internen noch irgendwelche Komponenten der externen Umwelt. Ihre Formulierungen legen nahe, daß innerhalb des Verhaltenssystemmodells «Objekte», «Ereignisse», «Situationen» und «Kräfte» als Teile der Umwelt gelten, doch auch dies wird von ihr nicht explizit ausgeführt.

Gesundheit

Johnson (1978 b) kommentiert, daß Gesundheit im globalen Sinne die Mitglieder aller Berufe im Gesundheitswesen, in der Politik, der Agronomie usw. angehe. Das besondere Interesse der Pflege gelte jedoch der Gesundheit im Zusammenhang mit dem Verhaltenssystem. Ein ähnlicher Standpunkt findet sich auch in Johnsons (1968) Aussage wieder: «Bei einer Störung des Systems können wir mit großer Wahrscheinlichkeit davon ausgehen, daß mindestens eines der Subsysteme von irgendeiner früheren, aktuellen oder noch bevorstehenden Episode der Erkrankung betroffen ist» (S. 3). In verschiedenen Vorträgen und Publikationen hat Johnson immer wieder von Gleichgewicht und Stabilität, effektivem und effizientem Verhalten sowie Ungleichgewicht und Instabilität bei kranken Menschen gesprochen.

Gleichgewicht und Stabilität von Verhaltenssystemen lassen sich nach Johnson (1978 a) daran erkennen, daß das *beobachtete Verhalten zielgerichtet, geordnet* und *vorhersagbar* ist. *Zielgerichtetes Verhalten* ist an einem Zweck ausgerichtet, d. h., die Handlungen lassen einen Plan erkennen und werden zu einem klar bestimmbaren Zeitpunkt wieder eingestellt. Im Gegensatz zu diffusem und sprunghaftem Verhalten ist *geordnetes Verhalten* methodisch und systematisch; die einzelnen Handlungen bauen aufeinander auf und bilden ein erkennbares Muster. *Vorhersagbares Verhalten* läßt sich daran erkennen, daß es sich unter gleichen Umständen wiederholt.

Zielgerichtetes, geordnetes und vorhersagbares Verhalten wird solange aufrechterhalten, wie es sich im Umgang mit der Umwelt für die Person als effizient und effektiv erweist. Dies ist immer dann der Fall, wenn das Verhalten der Person den sozialen Anforderungen entspricht, wenn die Person in der Lage ist, sich flexibel den biologischen Erfordernissen anzupassen und im Fall einer Erkrankung in vollem Umfang von ärztlichem Wissen und Können zu profitieren – und wenn ihr Verhalten keine unnötigen traumatischen Folgen der Erkrankung erkennen läßt (Johnson, 1978 a, 1980). Zu Veränderungen kommt es, wenn sich das Verhalten der Person nicht mehr als effizient und effektiv erweist oder eine höhere Funktionsebene als wünschenswert erachtet wird (Johnson, 1978 a, 1990).

Auch wenn Johnson Ungleichgewicht und Instabilität eines Verhaltenssystems nicht explizit beschrieben hat, läßt sich aus der folgenden Aussage schließen, daß sich daraus eine Dysfunktion des Verhaltenssystems ergibt:

> Die Subsysteme sowie das System als Ganzes sind tendenziell selbsterhaltend, solange die Bedingungen in der internen und externen Umwelt des Systems geordnet und vorhersagbar bleiben, die für die funktionalen Erfordernisse nötigen Ressourcen vorhanden sind und die Beziehungen zwischen den Subsystemen als harmonisch bezeichnet werden können. Werden diese Bedingungen nicht erfüllt, kommt es zu Funktionsstörungen: Das Verhalten wird teilweise ungeordnet, sprunghaft und dysfunktional. Krankheit oder andere plötzliche Veränderungen der internen oder externen Umwelt sind für solche Funktionsstörungen am häufigsten verantwortlich. (Johnson, 1980, S. 212)

Krankheit definiert Johnson nicht. Sie erwähnt lediglich psychische und soziale Krisen sowie körperliche Erkrankungen (Johnson, 1978 a, 1980), ohne sie näher zu beschreiben. Obgleich wir schließen können, daß im Rahmen des Verhaltenssystemmodells Krankheit grundsätzlich mit Ungleichgewicht und Instabilität im Verhaltenssystem gleichgesetzt wird, legt das obige Zitat nahe, daß Johnson Krankheit möglicherweise auch als vom Verhaltenssystem unabhängige Größe ansieht.

Auch *Wohlbefinden* definiert Johnson nicht explizit, obwohl sie sich mehrfach auf die körperliche und soziale Gesundheit der Person bezieht (Johnson, 1980). Ähnlich wie beim Begriff «Krankheit» können wir schließen, daß Wohlbefinden im Rahmen des Verhaltenssystemmodells mit Gleichgewicht und Stabilität des Verhaltenssystems gleichgesetzt wird, sich also in zielgerichtetem, geordnetem und vorhersagbarem Verhalten manifestiert, das eine effiziente und effektive Funktion des Systems gewährleistet. Beide Schlußfolgerungen legen nahe, daß Johnson Gesundheit weniger als Kontinuum, sondern eher als Dichotomie begreift. Johnson (1990 b) selbst kommentiert allerdings, Gesundheit sei weder ein Kontinuum noch eine Dichotomie, äußerte sich dabei aber weder zur Bedeutung dieses Kommentars noch zu irgendeiner alternativen Definition von Gesundheit.

Pflege

Johnson (1980, 1990 a) trifft eine deutliche Unterscheidung zwischen Pflege und Medizin, indem sie betont, daß die Pflege die Person als Verhaltenssystem sehe, während die Medizin sie als biologisches System begreife. Pflege beschreibt sie als «Dienst, der die Medizin und andere Bereiche des Gesundheitswesens ergänzt, aber seinen eigenen, unverwechselbaren Beitrag zu Gesundheit und Wohlbefinden der Menschen leistet» (1980, S. 207). An anderer Stelle definiert sie die Pflege als «externe, regulative Kraft, die dem Patienten ein Höchstmaß an Organisation und Integration des Verhaltens sichert, wenn das Verhalten eine Bedrohung für seine körperliche oder soziale Gesundheit darstellt oder eine Krankheit vorliegt» (1990 a, S. 29).

Das *Ziel der Pflege* besteht nach Johnson darin, «das Gleichgewicht und die dynamische Stabilität des Verhaltenssystems auf höchstmöglicher Ebene zu erhalten, zu erlangen oder wiederherzustellen» (Johnson, 1980, S. 214; 1990 a, S. 29). In Erweiterung dieser Definition kann das Ziel auch darin bestehen, der Person zu helfen, eine höhere Ebene des Gleichgewichts zu erlangen, wenn dies möglich und wünschenswert ist (Johnson, 1978 a). «Das Bedürfnis nach Pflege» entsteht nach Johnson (1990 a), «wenn in der Struktur oder Funktion des Gesamtsystems oder in mindestens einem seiner Subsysteme Störungen auftreten oder die Funktionalität des Verhaltens eine niedrigere Ebene erreicht hat, als dies für das Individuum wünschenswert ist» (S. 29). Auch die Prävention von Störungen kann ein Ziel der Pflege sein. Johnson (1992) fordert die «verstärkte Entwicklung präventiver Strategien, um den sozialen Verpflichtungen der Krankenpflege gerecht zu werden» (S. 26), und fährt dann fort: «Die soziale Aufgabe der Krankenpflege mit Hilfe expliziter Ziele bei der Versorgung von Patienten zu klären und dabei einen spezifischen, für diese Ziele relevanten Wissensfundus einzusetzen, wird die Disziplin in die Lage versetzen, auch auf die Erfüllung ihrer besonderen Aufgaben bei der Prävention hinzuarbeiten und auf diese Weise zu einem hohen Grad an Wohlbefinden in der Gesellschaft beizutragen» (S. 27).

Johnsons Verständnis des Pflegeprozesses, von Johnson (1990 a) selbst *pflegerischer Diagnose- und Behandlungsprozeß* genannt, ist in Tabelle 3.1 dargestellt. Der erste Schritt des Prozesses besteht darin, ein Problem festzustellen. Dies geschieht mit Hilfe eines diagnostischen Gesprächs, in dem Informationen über vergangene und aktuelle Spezifika der familiären und individuellen Verhaltenssysteme gesammelt werden, aber auch mit Hilfe strukturierter und unstrukturierter Beobachtungen und objektiver Meßmethoden. Der Schwerpunkt liegt dabei auf der Funktionalität des jeweiligen Verhaltenssystems, also auf der Effizienz und Effektivität, mit der das betreffende Individuum seine Ziele verfolgt. Der dafür notwendige Aufwand an Energie und die Kompatibilität des Verhaltens mit den biologischen Erfordernissen und der sozialen Situation spielen dabei ebenso eine Rolle wie die Frage, ob das Individuum mit dem eigenen Verhalten zufrieden ist. Ausschlaggebend ist, in welchem Ausmaß das Verhalten als zielgerichtet, geordnet und vorhersagbar gelten kann.

Als nächstes werden die strukturellen Komponenten jedes einzelnen Subsystems spezifiziert. Die Befragung wird so angelegt, daß sich Schlußfolgerungen über die folgenden Bereiche ziehen lassen: «die Stärke des Motivs, seine Zielrichtung und seinen Wert für das Individuum; die Solidität und die besonderen Charakteristika der Neigung; das zur Verfügung stehende Repertoire an Verhaltensmustern; das übliche Verhalten des Individuums in ähnlichen Situationen; und die Effektivität seines Verhaltens in bezug auf das gesetzte Ziel» (Johnson, 1990 a, S. 30). Auch «über die Organisation, Interaktion und Integration der Subsysteme gilt es Informationen zu sammeln» (S. 30); dazu gehört auch jegliche hierarchische Struktur oder Spannung zwischen den einzelnen Subsystemen.

Am Ende der Problembestimmung steht der Vergleich des beobachteten Verhaltens mit verschiedenen Anzeichen für Gleichgewicht und Stabilität eines Verhaltenssystems. Dabei steht die Effizienz und Effektivität des Verhaltens in bezug auf das zu erreichende Ziel im Vordergrund. Johnson (1968, 1978 a, 1980, 1990 a) benennt verschiedene Charakteristika des Verhaltens, die als Hinweise für Stabilität und Gleichgewicht eines Verhaltenssystems gelten können. Dazu zählen erfolgreiches Erzielen der gewünschten Konsequenzen; adäquate motorische, expressive und soziale Fertigkeiten; zielgerichtete, geordnete und vorhersagbare

Handlungsweisen; ein akzeptables Maß an aufgewendeter Energie; Kompatibilität mit biologischen Erfordernissen; Kongruenz mit der sozialen Situation; und
schließlich die Zufriedenheit des Individuums mit dem eigenen Verhalten.

Der zweite Schritt des Pflegeprozesses besteht aus der Klassifikation der ermittelten Probleme. Johnson (1990) bietet zwei Typen von *diagnostischen Klassifikationsschemata* an. Das erste Schema bezieht sich auf die *internen Probleme der
Subsysteme*. Dazu gehören «alle Probleme, die aus der mangelnden Erfüllung der
funktionalen Erfordernisse der jeweiligen Subsysteme» (S. 3) oder «aus der Inkonsistenz oder Disharmonie zwischen den strukturellen Komponenten des Subsystems» (S. 30) entstehen. Aber auch «wenn das Verhalten von der Umwelt miß-
billigt oder gar bestraft wird, z. B. wenn Verhalten, das in der einen Kultur ohne
weiteres akzeptiert wird, in einer anderen kulturell inakzeptabel ist» (S. 30), können solche internen Probleme auftreten. Das zweite Schema bezieht sich auf
Probleme innerhalb des Systems. Dazu gehören Probleme, die auftreten, «weil ein
Subsystem (oder vielleicht auch zwei Subsysteme) das gesamte System dominie-
ren» (S. 30) oder «weil mindestens zwei Subsysteme miteinander im Konflikt
stehen» (S. 30).

Tabelle 3.1: Verhaltenssystemmodell: Pflegerischer Diagnose- und Behandlungsprozeß

I. Identifizierung eines Problems

A. *Erfragen der Spezifika vergangener und aktueller familiärer und individueller Verhaltenssysteme*
B. *Spezifizieren der strukturellen Komponenten jedes einzelnen Subsystems*
  1. Stärke, Richtung und Wert des Motivs
  2. Solidität und besondere Charakteristika der Neigung
  3. Repertoire zur Verfügung stehender Verhaltensmuster
  4. Übliches Verhalten in ähnlichen Situationen
  5. Vergleich des beobachteten Verhaltens mit Anzeichen für Gleichgewicht und Stabilität
     eines Verhaltenssystems
     a. Erzielen der gewünschten Konsequenzen
     b. Adäquate motorische, expressive oder soziale Fertigkeiten
     c. Zielgerichtetes Verhalten (Handlungen sind auf ein Ziel ausgerichtet, lassen auf einen
        Plan schließen und werden zu einem bestimmten Zeitpunkt beendet)
     d. Geordnetes Verhalten (Handlungen sind methodisch, systematisch, bauen aufeinander
        auf und bilden ein erkennbares Muster)
     e. Vorhersagbares Verhalten (Handlungen wiederholen sich unter gleichen Umständen)
     f. Akzeptables Maß an aufgewendeter Energie
     g. Kongruenz mit externen Bedingungen
        (1) Mit biologischen Erfordernissen
        (2) Mit der sozialen Situation
     h. Zufriedenheit des Individuums mit dem eigenen Verhalten
  6. Organisation, Interaktion und Integration der Subsysteme

II. Diagnostische Klassifikation von Problemen

A. *Interne Probleme der Subsysteme*
   1. Mangelnde Erfüllung funktionaler Erfordernisse
   2. Inkonsistenz oder Disharmonie zwischen den strukturellen Komponenten des Subsystems
   3. Unangemessenheit des Verhaltens in der jeweiligen Kultur
B. *Probleme innerhalb des Systems*
   1. Dominanz des gesamten Systems durch ein Subsystem (oder zwei Subsysteme)
   2. Konflikt zwischen mindestens zwei Subsystemen

III. Behandlung von Problemen

A. *Allgemeines Handlungsziel*
   1. Gleichgewicht und Stabilität des Verhaltenssystems wiederherstellen, bewahren oder erlangen
   2. Dem Patienten helfen, eine höhere Ebene des Gleichgewichts und der Funktion zu erreichen, wenn dies wünschenswert und möglich ist
B. *Bestimmen, welche pflegerische Intervention zugunsten des Verhaltenssystems angezeigt ist*
   1. Bestimmen, welche Ebene von Gleichgewicht und Stabilität des Verhaltenssystems akzeptabel ist
   2. Bestimmen, wer das Urteil über die akzeptable Ebene von Gleichgewicht und Stabilität des Verhaltenssystems trifft
      a. Allgemeines Wertesystem des Berufstands benennen
      b. eigenes explizites Wertesystem benennen
C. *Behandlung auswählen*
   1. Erfüllung funktionaler Erfordernisse des Subsystems
      a. Patienten vor schädlichen Einflüssen schützen
      b. Durch angemessenen Input optimale Pflege bereitstellen
      c. Stimulation geben, um Wachstum zu fördern und Stagnation zu verhindern
   2. Vorübergehende Installation externer Regulations- und Kontrollmechanismen
      a. Verhaltensgrenzen setzen
      b. Ineffektive Verhaltensreaktionen reduzieren
      c. Beim Erwerb neuer Reaktionsmuster helfen
      d. Angemessene Verhaltensweisen verstärken
   3. Veränderung struktureller Komponenten
      a. Stärke des Motivs durch veränderte Einstellung reduzieren
      b. Ziel durch veränderte Einstellungen neu ausrichten
      c. Neigung durch Aufklärung oder Beratung verändern
      d. Verhaltensrepertoire durch Lehren neuer Fertigkeiten erweitern
D. *Behandlungsmodalitäten mit dem Patienten verhandeln*
   1. Vertrag mit dem Patienten schließen
   2. Patienten dabei helfen, die Bedeutung der pflegerischen Diagnose und der vorgeschlagenen Behandlung zu verstehen
   3. Wenn Diagnose und/oder vorgeschlagene Behandlung zurückgewiesen werden, solange weiterverhandeln, bis eine Übereinkunft erzielt wird

IV. Verhalten nach der Behandlung mit den Hinweisen zu Gleichgewicht und Stabilität eines Verhaltenssystems vergleichen (siehe I.B.5.a–h)

Nach Johnson (1968, April; 1978, Dezember; 1980; 1990)

Der dritte Schritt des Pflegeprozesses konzentriert sich auf die *Behandlung von Problemen*. Johnson (1980, 1990 a) benennt drei Arten von Behandlungsweisen, die sich zu der externen, regulativen Kraft der Krankenpflege vereinigen. Dazu zählen alle pflegerischen Handlungen, die 1. die funktionalen Erfordernisse der Subsysteme erfüllen, 2. externe Regulations- oder Kontrollmechanismen installieren oder 3. richtungsändernd auf die strukturellen Komponenten einwirken.

Johnson (1990 a) deutet an, daß sich die funktionalen Erfordernisse – Schutz, Fürsorge und Stimulation – durch pflegerische Handlungen erfüllen lassen, die «für wesentliche Bedingungen und Ressourcen sorgen. Dazu gehören z. B. Information und Aufklärung, das Bereitstellen von Rollenmodellen, Sorgfalt bei der Zusammenstellung des Essens und der Art und Weise, wie es serviert wird, Sicherstellung des Kontakts von kleinen Kindern zu ihren Eltern bzw. älteren Menschen zu ihren Haustieren usw.» (S. 31). Externe Regulations- oder Kontrollmechanismen sollten nur vorübergehend installiert werden. Sie sind auf die Stimulation bzw. positive oder negative Verstärkung bestimmter Verhaltensweisen ausgerichtet. Die Veränderung gestörter struktureller Komponenten erklärte Johnson (1990 a) zum «schwierigsten Ansatz, da er Veränderungen des Motivs, der Neigung, der Entscheidung und des Verhaltens selbst verlangt und auch vor so grundlegenden Dingen wie Einstellungen und Zielsetzungen nicht haltmacht» (S. 31).

Johnson (1968) äußert die Erwartung, daß sich die Urteile der Pflegekraft über das Gleichgewicht und die Stabilität von Verhaltensmodellen auf ein explizites Wertesystem stützen. Ihr eigenes Wertesystem wurde bereits in dem Abschnitt über philosophische Überzeugungen beschrieben. Darüber hinaus betont Johnson (1978 a), daß die pflegerische Behandlung Gegenstand kontinuierlicher Verhandlungen zwischen Pflegekraft und Person sein sollte, vor allem wenn die ursprüngliche Diagnose oder die vorgeschlagene Behandlung von der Person abgelehnt wird. Johnson geht sogar so weit, den Abschluß eines Vertrages zu empfehlen, um der Person das Verständnis für die Diagnose und die vorgeschlagene Behandlung näherzubringen.

Der letzte Schritt des Pflegeprozesses besteht aus der *Evaluation*. Der Erfolg der pflegerischen Aktivitäten läßt sich bestimmten, indem man das Verhalten der Person nach der Behandlung mit den Hinweisen auf Gleichgewicht und Stabilität eines Verhaltenssystems vergleicht, die schon bei der Problembestimmung herangezogen wurden (Johnson, 1978 a).

Zentrale Aussagen

Eine Verknüpfung der zum Metaparadigma gehörenden Begriffe Person und Umwelt spiegelt sich in den folgenden Aussagen wider:

> Alle repetitiven, zielgerichteten, durch Muster gekennzeichneten Verhaltensweisen, die das Leben eines Menschen charakterisieren, bilden zusammen sein Verhaltenssystem – eine organisierte und integrierte Funktionseinheit, welche über die Interaktionen zwischen der Person und ihrer Umwelt bestimmt und ihre Beziehung zu den Objekten, Ereignissen und Situationen in dieser Umwelt prägt. (Johnson, 1980, S. 209)
>
> Bei der Bewahrung seiner eigenen Integrität und der Koordination der Beziehungen zu seiner Umwelt hat das Verhaltenssystem eine Vielzahl von Aufgaben zu bewältigen. (Johnson, 1980, S. 209)

Die Begriffe Person, Umwelt und Gesundheit werden in der folgenden Aussage verknüpft:

> Die Subsysteme und das System als Ganzes sind tendenziell selbsterhaltend, solange die Bedingungen in der internen und externen Umwelt des Systems geordnet und vorhersagbar bleiben, die für die funktionalen Erfordernisse nötigen Ressourcen vorhanden sind und die Beziehungen zwischen den Subsystemen als harmonisch bezeichnet werden können. Werden diese Bedingungen nicht erfüllt, kommt es zu Funktionsstörungen im Verhalten: Es wird teilweise ungeordnet, sprunghaft und dysfunktional. Krankheit oder andere plötzliche Veränderungen der internen oder externen Umwelt sind für solche Funktionsstörungen am häufigsten verantwortlich. (Johnson, 1980, S. 212)

Eine Verbindung der Begriffe Person, Gesundheit und Pflege kommt in einigen anderen Aussagen zum Tragen:

> Die meisten Menschen geraten wahrscheinlich einmal oder mehrmals im Leben in eine psychische Krise oder bekommen eine körperliche Krankheit, die schwerwiegend genug ist, um das Gleichgewicht des Systems so zu stören, daß Hilfe von außen notwendig wird. Die Krankenpflege kann (oder könnte) die Kraft sein, die diese Hilfe zur Verfügung stellt, sei es zur Zeit der Störung oder auch schon vorher zu ihrer Prävention. (Johnson, 1980, S. 209)
>
> Die Krankenpflege ist also eine externe, regulative Kraft, die dem Patienten in Situationen, in denen das Verhalten eine Bedrohung für seine körperliche oder soziale Gesundheit darstellt oder eine Krankheit vorliegt, ein Höchstmaß an Organisation und Integration des Verhaltens sichern kann. (Johnson, 1980, S. 214)

Evaluation des Verhaltenssystemmodells

In diesem Abschnitt soll eine Evaluation des Verhaltenssystemmodells vorgenommen werden. Die Evaluation basiert auf den Ergebnissen der Analyse sowie auf den Veröffentlichungen anderer Wissenschaftlerinnen und Wissenschaftler, die Johnsons Modell eingesetzt oder kommentiert haben.

Darlegung der Ursprünge

Dorothy Johnson hat die Ursprünge des Verhaltenssystemmodells stets klar und präzise dargelegt. Sie beschreibt, wie sich das Modell im Laufe der Zeit weiterentwikkelte, und deutet auch an, was sie dazu motiviert hat, ein eigenes Pflegemodell zu formulieren. Außerdem hat sie ihre philosophischen Überzeugungen, Annahmen und Prämissen sowie ihr persönliches Wertesystem ausführlich erläutert.

Johnson macht deutlich, daß der Einsatz des Verhaltenssystemmodells sowohl auf den allgemeinen Werten der Krankenpflege als auch auf denen jeder einzelnen Pflegekraft beruhen muß. Sie plädiert dafür, die pflegerischen Bemühungen auf das Verhalten der Person zu lenken, und sieht in diesem Verhalten eine Manifestation des aktuellen Zustands des Verhaltenssystems und seiner Subsysteme. Darüber hinaus plädiert Johnson dafür, *vor, während* und *nach* einer Krankheit pflegerisch zu intervenieren. Die Patientinnen und Patienten sollten ihrer Meinung nach in die Pflege eingebunden werden; jedenfalls klingt dies in der Empfehlung an, einen wechselseitigen Vertrag auszuhandeln.

Johnson nennt explizit andere Wissenschaftlerinnen und Wissenschaftler, die auf ihr Werk Einfluß hatten. Besonders ausführlich erwähnt sie in diesem Zusammenhang das Werk Florence Nightingales sowie die allgemeine Systemtheorie.

Inhaltliche Reichweite

Die inhaltliche Tiefe des Verhaltenssystemmodells kann als ausreichend bezeichnet werden, obgleich in manchen Aspekten Klärungsbedarf besteht. Das Modell berücksichtigt alle vier zum Metaparadigma der Pflege gehörigen Begriffe. Der Begriff *Person* ist klar definiert und beschrieben. *Umwelt* wird wiederholt erwähnt, aber nicht explizit definiert. Darüber hinaus sind die Parameter der relevanten Umwelt – über die gelegentliche Erwähnung von interner und externer Umwelt hinaus – nicht deutlich spezifiziert. Randell (1991) erweiterte den Begriff um interne und externe Umweltregulatoren. Diese «stellen spezifische Einheiten der Umwelt dar, die das Verhalten beeinflussen und gleichzeitig von ihm beeinflußt werden» (S. 157). Die interne Umwelt besteht aus den biophysischen, psychischen und entwicklungsgeschichtlichen, die externe aus den soziokulturellen, familiären und materiellen Regulatoren.

Gesundheit wird ebenfalls nicht explizit definiert, doch können wir aufgrund zentraler Aussagen zu diesem Komplex auf eine Gleichsetzung von Gesundheit mit Gleichgewicht und Stabilität des Verhaltenssystems schließen. *Krankheit* wäre folglich mit Ungleichgewicht und Instabilität gleichzusetzen, was allerdings auch nicht explizit ausgeführt wird.

Andere Aspekte des Begriffs bedürfen ebenfalls weiterer Klärung. Obgleich sich ihr Modell eindeutig auf das menschliche Verhalten konzentriert, spricht Johnson mehrmals von «psychischen und sozialen Krisen» sowie von «körperlicher Krankheit». Die Bedeutung dieser Begriffe im Kontext der verschiedenen Subsysteme des Verhaltenssystems wird nicht deutlich. Eine mögliche Interpretation könnte lauten, daß die Krankheit von der Funktionalität des Verhaltenssystems unabhängig gesehen wird. Es handelte sich dann um einen externen Zustand, der auf die Funktionalität bestimmter Subsysteme Einfluß nimmt. Denkbar wäre aber auch, daß es umgekehrt erst dann zur Krankheit kommt, wenn die Subsysteme nicht effizient und effektiv funktionieren. Auf ähnliche Weise ungeklärt ist die Bedeutung der Begriffe «körperliche Gesundheit» und «soziale Gesundheit» sowie ihr Bezug zum Zustand des Verhaltenssystems und seiner Subsysteme.

Gleichzeitig muß betont werden, daß Johnson (1978 b) Gesundheit als «einen extrem flüchtigen Zustand» (S. 6) ansieht. Es kann daher nicht überraschen, daß ihr Pflegemodell keine explizite Definition von Gesundheit umfaßt und bei diesem Begriff ein gewisser Mangel an Klarheit konstatiert werden muß.

Der Begriff *Pflege* wird ausführlich definiert und beschrieben, und auch auf das Ziel der Pflege und den Pflegeprozeß geht das Modell ausdrücklich ein. Johnson (1980) betonte, daß sich alle Urteile über die Funktionalität eines Verhaltenssystems auf einem fundierten theoretischen und empirischen Wissen über Systeme im allgemeinen und die spezifischen Subsysteme im besonderen stützen müssen. Im Rahmen des Verhaltenssystemmodells erscheint der Pflegeprozeß nicht gerade als dynamisch, auch wenn die Verhandlungen zwischen Patientin bzw. Patient und Pflegekraft eine gewisse Dynamik in das Geschehen bringen mögen. Johnsons explizite Darlegung ihres eigenen Wertesystems, ihre Aussage, daß der Einsatz des Modells sowohl auf den allgemeinen Werten der Krankenpflege als auch auf denen jeder einzelnen Pflegekraft beruhen muß, sowie die Empfehlung, mit den Patientinnen und Patienten eine Art «Pflegevertrag» zu schließen, zeugen von ihrer Wertschätzung hoher ethischer Standards in der Pflegepraxis.

Die Aussagen des Verhaltenssystemmodells verbinden die Begriffe *Person* und *Umwelt*, *Person*, *Umwelt* und *Gesundheit* sowie *Person*, *Gesundheit* und *Pflege*. Allerdings gibt es keine Aussage über alle vier zum Metaparadigma gehörigen Begriffe, und auch zwischen *Umwelt* und *Pflege* wird keine direkte Verbindung hergestellt. Diese Verbindung ist jedoch implizit in der Feststellung enthalten, die Pflege sei eine «externe regulative Kraft, ... die durch die Installation externer Regulations- oder Kontrollmechanismen wirksam wird» (S. 214). So gesehen, wäre die Pflege ein Teil der Umwelt.

Einige der durch die mangelnde Beschreibung mancher Vorstellungen entstandenen Beschränkungen des Verhaltenssystemmodells sind von anderen, die das

Modell weiterentwickelt haben, überwunden worden. So präsentiert z. B. Auger (1976) eine Interpretation des Modells, die sich auf die Person als Persönlichkeitssystem konzentriert (Johnson, persönliche Mitteilung, 17. Oktober 1977), und erweitert das Modell damit um das Reich der Psyche. Grubbs' (1974, 1980) Interpretation ergänzt alle vier Begriffe.

Auch die inhaltliche Breite des Verhaltenssystemmodells kann als ausreichend angesehen werden. Johnson hat der Pflege ein umfassendes Ziel gesteckt, das sich an der Korrektur aktueller Probleme sowie der Prävention potentieller Probleme im Verhaltenssystem ausrichtet. In einer Reaktion auf die Kritik, das Verhaltenssystemmodell sehe keine präventiven pflegerischen Aktivitäten vor, stellte Johnson (1990 a) klar: «Es ist eine Tatsache, daß wir, genau wie die Medizin, die Probleme im biologischen System nicht präventiv behandeln können, solange das Wesen dieser Probleme nicht vollständig geklärt ist, und auch keine präventiven Pflegemaßnahmen ergreifen können, solange die Probleme im Verhaltenssystem nicht registriert und erklärt sind. Präventive pflegerische Aktivitäten sind in dem Maße angezeigt, in dem ein potentielles Problem antizipiert werden kann und adäquate Methoden zur Verfügung stehen» (S. 31).

Johnson (1990 a) ging ursprünglich davon aus, daß die sieben von ihr benannten Subsysteme alle relevanten Aspekte des menschlichen Verhaltens umfassen. Diesen Standpunkt behielt sie auch dann noch bei, als andere versuchten, ein achtes Subsystem («restoratives Verhalten») hinzuzufügen (z. B. Grubbs, 1974) oder die Funktionen einiger Subsysteme anders zu interpretieren (z. B. Auger, 1976). Sie hielt daran fest, daß die Konzeption der sieben Subsysteme «originär von mir stammt und auch die einzige ist, die ich bis heute gutheißen kann. Diese Feststellung ist mir deshalb so wichtig, weil im Laufe der Jahre von den Anwendern des Modells größere Veränderungen vorgenommen und in der Literatur erörtert wurden. Diese Veränderungen richten sich aber auch auf die Grundlagen des von mir vorgeschlagenen Verhaltenssystems und können nicht meine Zustimmung finden» (S. 27).

Die inhaltliche Breite des Verhaltenssystemmodells wird auch durch seine richtungsweisende Funktion in der Forschung, Ausbildung, Administration und Praxis der Krankenpflege illustriert. Obgleich Johnsons Veröffentlichungen keine expliziten Richtlinien für die einzelnen Bereiche enthalten, können sie doch aus den inhaltlichen Aussagen leicht extrahiert werden.

Die Aufgabe der Pflegeforschung besteht nach Johnson (1968) darin, «diejenigen Störungen des Verhaltenssystems zu benennen und zu erklären, die in Verbindung mit Krankheiten auftreten, sowie Zielsetzungen und Methoden für die pflegerische Behandlung dieser Störungen zu entwickeln» (Johnson, 1968, S. 6). Als zu untersuchende Phänomene gelten das Gesamtsystem sowie die strukturellen Komponenten und funktionalen Erfordernisse der Subsysteme. Die zu untersuchenden Probleme sind alle Störungen, die auf ein tatsächliches oder potentielles Ungleichgewicht im Verhaltenssystem und seiner Subsysteme schließen lassen.

Der letztendliche Zweck der Forschung besteht darin, die Auswirkungen pflegerischer Interventionen zu bestimmen. Zu diesen Interventionen gehören im Kontext des Verhaltenssystemmodells die Erfüllung funktionaler Erfordernisse, die vorübergehende Installation externer Regulations- oder Kontrollmechanismen und die Veränderung struktureller Komponenten. Als Versuchspersonen kommen Menschen aller Altersgruppen in verschiedenen klinischen Umgebungen in Frage. Definitive Richtlinien für Forschungsentwürfe, Instrumente, Verfahren und Techniken der Datenanalyse müssen noch entwickelt werden. Lovejoy (1986) schlug vor, die erforderlichen Daten durch Gespräche, teilnehmende Beobachtung, Filme und Photographie sowie mit Hilfe projektiver Techniken zu gewinnen. Es liegt auf der Hand, daß Forschungsergebnisse, die sich auf das Verhaltenssystemmodell stützen, das Verständnis der Faktoren vertiefen, die für die Funktionalität des menschlichen Verhaltenssystems ausschlaggebend sind.

Was die Pflegeausbildung betrifft, wird vom Verhaltenssystemmodell ein Curriculum angestrebt, dessen Schwerpunkt beim Verhaltenssystem und seinen Subsystemen liegt. Johnson (1980) sprach von einer sinnvollen Reihenfolge pflegerischer Lerninhalte. An erster Stelle nannte sie «umfassende Grundkenntnisse in den relevanten Natur- und Sozialwissenschaften», an zweiter Stelle «die Grundlagen der Pflegewissenschaft – das Studium des Menschen als Verhaltenssystem»; zu dieser zweiten Stufe gehören ihrer Meinung nach auch «das Studium der Pathophysiologie des biologischen Systems und eine gründliche Kenntnis des gesamten Gesundheitssystems » (S. 214). An dritter Stelle schließlich stehen «die klinische Wissenschaft von der Pflege, das Studium der Probleme im menschlichen Verhaltenssystem, einschließlich der relevanten diagnostischen und therapeutischen Methoden» (S. 214). Johnson (1989) ist der Meinung, daß sich die professionelle Krankenpflege auf eine akademische Ausbildung stützen sollte.[1] «Der Weg zur professionellen Praxis sollte mindestens über den Bakkalaureats-Studiengang führen. Selbst das heute vorgesehene vier- bis fünfjährige Studium

---

1 In den USA werden neben der dreijährigen beruflichen Pflegeausbildung, die an einer Krankenpflegeschule absolviert wird, mehrere akademische Ausbildungsgänge angeboten. Nach einer zweijährigen Vollzeitausbildung an einem College kann der associate degree erworben werden. Für den Grad eines Baccalaureus (bachelor's degree) ist heute ein vierjähriges Universitätsstudium erforderlich. Seit den dreißiger Jahren ist außerdem ein Aufbaustudium möglich, daß mit dem Magistergrad (master's degree) abgeschlossen wird. Seit den sechziger Jahren schließlich kann nach einem darauf aufbauenden Promotionsstudiengang auch ein Doktortitel (doctoral degree) erworben werden, der Doctor of Nursing Science (D.N.S.). (Anmerkung der Übersetzerin)

reicht kaum aus, um das für eine professionelle Praxis nötige Wissen, die erforderlichen Fertigkeiten und die wünschenswerte Reife zu erlangen» (S. 4). Der «professionellen Krankenpflege» stellt sie die «technische Krankenpflege» gegenüber, für die sie den associate degree als angemessen erachtet, wenn auch in reformierter, deprofessionalisierter Form. Das Curriculum soll sich hier auf die Vermittlung «des Wissens und der Fertigkeiten beschränken, die notwendig sind, um pflegerische Anordnungen auszuführen, Ergebnisse zu dokumentieren und Veränderungen aufmerksam und zielgerichtet zu beobachten» (S. 4). Konkrete Lehr- und Lernstrategien müßten noch entwickelt werden.

Die Richtlinien für die Administration pflegerischer Dienste, die sich vom Verhaltenssystemmodell ableiten lassen, setzen den Schwerpunkt ebenfalls beim individuellen Verhaltenssystem. Ziel des Pflegedienstes in einer klinischen Einrichtung ist es, die Versorgung mit pflegerischen Maßnahmen sicherzustellen, die Gleichgewicht und Stabilität des Verhaltenssystems fördern. Die Bedeutung, die Johnson der präventiven und auch der nachsorgenden Pflege beimaß, legt nahe, daß pflegerische Maßnahmen in den verschiedensten Umgebungen organisiert werden müssen, von der Wohnung des pflegebedürftigen Menschen über Praxen, Ambulanzen und stationären Einrichtungen bis zu den Intensivstationen großer Kliniken. Zum Pflegepersonal gehören sowohl professionelle als auch technische Pflegekräfte. Johnson (1989) träumte von einer Zeit, in der professionelle Pflegekräfte, «sei es als Angestellte oder als Selbständige in Einzel- und Gruppenpraxen, unabhängig praktizieren dürfen und für ihre professionelle Entscheidungen und Aktivitäten allein verantwortlich sind» (S. 3). Professionelle Pflegekräfte könnten eine Vielzahl von Patientinnen und Patienten eigenständig sowohl ambulant als auch stationär versorgen. Technische Pflegekräfte würden «von Krankenhäusern oder anderen Institutionen, aber auch von professionellen Pflegekräften in privaten Praxen angestellt» (S. 3). Konkrete Richtlinien für Umsetzungsstrategien und administrative Methoden müssen noch entwickelt werden.

Was die Richtlinien des Verhaltenssystemmodells für die Pflegepraxis betrifft, steht die Wiederherstellung, Bewahrung oder Erlangung von Gleichgewicht und Stabilität des Verhaltenssystems im Vordergrund. Wie bereits erwähnt, kann sich die Praxis in den verschiedensten klinischen Umgebungen abspielen. Legitime Rezipientinnen und Rezipienten der auf dem Verhaltenssystemmodell beruhenden pflegerischen Interventionen sind all jene, deren Gleichgewicht und Stabilität im Verhaltenssystem bedroht oder gestört ist. Im Zuge eines pflegerischen Diagnose- und Behandlungsprozesses wird die Existenz eines Problems bestimmt. Anschließend wird das Problem diagnostisch klassifiziert und angemessen behandelt. In einem letzten Schritt schließlich werden Gleichgewicht und Stabilität des Verhaltenssystems neu bemessen (Johnson, 1990 a). Die Pflege trägt zum Wohlbefinden bei, indem sie Gleichgewicht und Stabilität von Verhaltenssystemen fördert.

Logische Kongruenz

Das Verhaltenssystemmodell ist logisch kongruent. Sein Inhalt ist Ausdruck der von Johnson dargelegten philosophischen Überzeugungen und spiegelt ein reziprok-interaktives Weltbild wider. Auch wenn die Anspielung auf Kräfte, die von außen auf das System einwirken, und die Charakterisierung der Pflege als externe, regulative Kraft an Elemente des reaktiven Weltbildes erinnern, hat Johnson (1980) beide Perspektiven auf zufriedenstellende Weise miteinander kombiniert. Sie selbst erklärte: «Der Mensch strebt kontinuierlich durch mehr oder weniger automatische Angleichungen und Adaptationen an die ‹natürlichen› Kräfte, die auf ihn einwirken, nach Gleichgewicht und Stabilität seines Verhaltenssystems. Gleichzeitig ... sucht er aber auch aktiv nach neuen Erfahrungen, die dieses Gleichgewicht stören können» (S. 208). Außerdem wird die Charakterisierung der Pflege als externe, regulative Kraft durch die empfohlene Verhandlung über einen Vertrag zwischen Pflegekraft und Patientin bzw. Patient relativiert. Dieser Vertrag stellt ein Schlüsselmerkmal des von Johnson vorgeschlagenen Diagnose- und Behandlungsprozesses dar.

Im Verhaltenssystemmodell ist deutlich ein systemischer Ansatz zu erkennen. Obgleich Johnson manche Verhaltensaspekte der Subsysteme im entwicklungstheoretischen Kontext diskutiert, bildet der systemische Ansatz die dominante und vorrangige Perspektive.

Ableitung von Theorien

Viele der in der Bibliographie am Ende dieses Kapitels aufgelisteten Anwendungen des Verhaltenssystemmodells haben zur Entwicklung konzeptuell-theoretisch-empirischer Strukturen beigetragen. In zahlreichen Fällen wurden ausgewählte Begriffe des Modells mit aus anderen Disziplinen entliehenen Theorien und empirischen Indikatoren verbunden. So verknüpfen z. B. Wilkie, Lovejoy, Dodd und Tesler (1988) in ihrer Studie über die Beziehung von Schmerzkontrollverhalten und Schmerzintensität bei Krebskranken das Subsystem des aggressiven Verhaltens mit der «Gate Controll»-Theorie. Als empirische Indikatoren verwenden sie eine angepaßte Version der *Demographic Pain Data Form*, der *Behavioral Observation-Validation Form* und eine visuelle Analogskala.

In einer Untersuchung über die Beziehung zwischen der Einstellung von Pflegeleitungen und der Beeinträchtigung von Pflegekräften verbinden Lachicotte und Alexander (1990) das Verhaltenssystemmodell mit dem *Nadler-Tushman Congruence Model*. Als empirische Indikatoren dienten ihnen das *Attitudes To-*

ward Nurse Impairment Inventory und der *Methods for Dealing with Nurse Impairment Questionnaire.*

Bereits in den achtziger Jahren begann Holaday (persönliche Mitteilung, 26. August 1987) mit der Entwicklung einer neuen, konkreteren Theorie, die sich mit den strukturellen Komponenten und funktionalen Erfordernissen des Verhaltenssystemmodell befaßt. Die Theorie entstand im Rahmen einer Studie über das Freizeitverhalten chronisch kranker 10- bis 12jähriger Kinder. Der konzeptuell-theoretische Rahmen der Studie verbindet das Verhaltenssystemmodell mit Bronfenbrenners Modell zur Ökologie der menschlichen Entwicklung. Holaday et al. interessieren sich für die «Spezifikation der funktionalen Erfordernisse der Subsysteme und ihren Einfluß auf Entscheidungen und Aktionen. Wir wollen herausfinden, ob die Erfordernisse der einzelnen Subsysteme in einer hierarchischen Rangfolge stehen.» Inzwischen liegen mehrere Berichte über die Untersuchung vor (Bossert, Holaday, Harkins & Turner-Henson, 1990; Holaday & Turner-Henson, 1987; Turner-Henson, 1993); die Theorie selbst bedarf jedoch noch der Formalisierung.

Obgleich sich auf dem Gebiet der Theorieentwicklung also einiges getan hat, sind bisher keine Theorien über das Verhaltenssystem als Ganzes formuliert worden. Johnson (1990 a) stellte fest:

> Eine das Konzept eines *alle* zielgerichteten und durch Muster gekennzeichneten Verhaltensweisen umfassenden Systems unterstützende empirische Literatur muß größtenteils erst noch entwickelt werden. Die bisherige Forschung hat sich auf spezifische Reaktionssysteme innerhalb des Gesamtsystems konzentriert. Ähnlich ist es in der medizinischen Forschung, wo das Wissen über einzelne Teile des biologischen Systems dem Wissen über das Ganze meist vorausgeht. Zum Glück können wir uns, bis spezifischere Erkenntnisse über das Verhaltenssystem gewonnen worden sind, vorläufig auf einen sich ständig vergrößernden Wissensfundus über die Konstruktion und Funktion allgemeiner Systeme verlassen. (S. 25)

Glaubwürdigkeit

Praktische Nützlichkeit

Johnson (1980) behauptete, das Verhaltenssystemmodell habe «seine Nützlichkeit bereits bewiesen, indem es klare Richtlinien für die Praxis, Ausbildung und Forschung zur Verfügung stellte» (S. 215). Die Befürworterinnen und Befürworter des Modells weisen darauf hin, daß auch die Administration der Pflege durch entsprechende Richtlinien abgedeckt worden ist.

Johnsons Verhaltenssystemmodell ist vor allem für die Pflegekräfte attraktiv, die bereits mit der Systemtheorie und dem damit verbundenen Vokabular vertraut sind. Wenn Rawls (1980) die komplexe, spezialisierte Terminologie des Modells auch als Nachteil wertete, läßt sich dieses Hindernis rasch überwinden, indem man das Vokabular studiert. Johnson (1988) weist darauf hin, daß für das Verständnis jeder Wissenschaft oder Theorie die Beschäftigung mit der jeweils verwendeten Terminologie nötig ist. Doch auch die besonderen Schwerpunkte und Inhalte des Verhaltenssystemmodells erschließen sich erst nach einer intensiven Beschäftigung mit den theoretischen Grundlagen. Johnson (1980) erklärt:

> Die Anwendung des Modells in der Pflegepraxis setzt eine entsprechende Vorbereitung in der Pflegeausbildung voraus. Wer mit dem Modell arbeiten will, benötigt fundierte Grundkenntnisse in den relevanten Natur- und Sozialwissenschaften. – Vor allem die genetischen, neurologischen und endokrinen Grundlagen des Verhaltens, die psychischen und sozialen Mechanismen für die Regulation und Kontrolle des Verhaltens, die Grundzüge des sozialen Lernens sowie motivationale Strukturen und Prozesse sollten den Anwenderinnen und Anwendern bekannt sein. (S. 214)

Darüber hinaus stellt Johnson (1990 a) fest, daß der effektive Einsatz des Verhaltenssystemmodells in der Pflegepraxis «ein intensives Studium der umfangreichen Literatur über die sieben Subsysteme» (S. 32) erforderlich macht.

> So müssen Pflegekräfte z. B. wissen, wie sich diese Subsysteme über längere Zeiträume entwickeln, welche Faktoren ihre Entwicklung beeinflussen, welche kulturellen Variationen zu erwarten sind usw. Sie müssen verstehen, wie lebendige, dynamische Systeme funktionieren. Nur auf dieser Grundlage können praktisch arbeitende Pflegekräfte ein Bewußtsein dafür entwickeln, welche Daten über das Individuum zu sammeln sind. Und nur auf dieser Grundlage können sie die gewonnenen Daten analysieren und schließlich effektiv intervenieren. (S. 32)

Außerdem erklärt Johnson (1980), daß die Anwenderinnen und Anwender des Modells das Verhaltenssystem in seiner Eigenschaft als Konglomerat von Subsystemen studieren müssen. Gründliche Kenntnisse in der Pathophysiologie, der klinischen Medizin und Pflegewissenschaft sowie des Gesundheitssystems als Ganzem sind dafür eine wichtige Voraussetzung. Darüber hinaus müssen die Anwenderinnen und Anwender Johnsons Werteystem verstehen und als angemessen akzeptieren. Schließlich müssen sie bereit sein, mit ihren Patientinnen und Patienten über die pflegerischen Behandlungsoptionen zu verhandeln und einen Vertrag zu schließen.

Das Verhaltenssystemmodell läßt sich also unter bestimmten Voraussetzungen in der Pflegepraxis umsetzen. Herbert (1989) sprach von «beachtlichen Veränderungen bei der Ausbildung und den Ressourcen, die für eine allgemeine Umsetzung nötig wären» (S. 34), ohne diese Veränderungen näher zu spezifizieren. Dee (1990) behauptet: «Die Herausforderung für die Verantwortlichen besteht darin, eine Umgebung zu schaffen, die einer optimalen professionellen Pflegepraxis förderlich ist, so daß die Qualität der Pflege nicht nur erhalten, sondern auch verbessert werden kann» (S. 41). Ihr Bericht über die Anwendung des Verhaltenssystemmodells am

Neuropsychiatrischen Institut und Krankenhaus der University of California in Los Angeles (UCLA) deutet darauf hin, daß die Pflegedienstleitung dieser Einrichtung enorme menschliche und materielle Ressourcen mobilisierte, um die Anwendung zu unterstützen. So wurden die bereits existierenden Formulare zur Pflegediagnostik revidiert, neue Lehrmaterialien entworfen, fortlaufend hausinterne Fortbildungsprogramme durchgeführt, um das Personal mit dem Verhaltenssystemmodell vertraut zu machen, Fortbildungskurse und Anleitungsprogramme für neue Angestellte angeboten, Strategien entwickelt, um Widerstände gegen die Veränderung zu überwinden, ein Instrument zur Klassifikation von Patientinnen und Patienten erarbeitet – und schließlich neue standardisierte Pflegepläne, modellhafte Pflegediagnosen sowie Kriterien zur Evaluation der Ergebnisse pflegerischer Aktivitäten entwickelt.

Pflegeforschung. Die Nützlichkeit des Verhaltenssystemmodells für die Pflegeforschung wird durch verschiedene mit Hilfe des Modells durchgeführte Studien dokumentiert. Die über die *Dissertation Abstracts International* auffindbaren Dissertationen sind in der Bibliographie am Ende dieses Kapitels aufgeführt. Holaday (persönliche Mitteilung, 26. August 1987) berichtet von am Verhaltenssystemmodell ausgerichteten *Master's Theses* von Broering (1985), Dawson (1984), Kizpolski (1985), Miller (1987), Moran (1986) und Wilkie (1985). Trotz computergestützter Recherchen konnten keine veröffentlichten *Abstracts* ermittelt werden; immerhin führten sie zu einer Erwähnung in der Bibliographie.

Instrumente zur Messung der einzelnen Konzepte des Verhaltenssystemmodells sind von Auger und Dee (1983; Dee, 1986; Dee & Auger, 1983), Bruce, Hinds, Hudak, Mucha und Taylor (1980), Lovejoy (1982, 1983) sowie Majesky, Brester und Nishio (1978) entwickelt worden. Auger und Dee erstellten das umfassende *Patient Classification Instrument (PCI)*. Bruce et al. erarbeiteten ein auf dem Verhaltenssystemmodell basierendes Instrument zur Bemessung von Ergebniskriterien (Flüssigkeits- und Elektrolythaushalt von Patientinnen und Patienten mit Nierenerkrankungen im Endstadium).

Derdiarian entwickelte das *Derdiarian Behavioral System Model (DBSM),* um die Verhaltensänderungen von Krebskranken in allen sieben Subsystemen zu bestimmen. Zwei Versionen sind zur Zeit verfügbar – zum einen das *DBSM Self-Report Instrument* für Patientinnen und Patienten sowie zum zweiten das *DBSM-O,* das von den Pflegekräften anzuwendende Gegenstück (Derdiarian, 1990a). Hadley, Wood, McCracken und Warshaw erstellten die *Behavioral Capabilities Scale for Older Adults,* mit der sich die Stabilität und die Veränderungen im Verhalten älterer Menschen in Pflegeheimen messen lassen. Lovejoy präsentierte das *Johnson Model First-Level Family Assessment Tool (JFFA-J),* ein projektives

Instrument, das die Bedürfnisse von Familien mit einem chronisch kranken Kind spezifiziert. Majesky et al. (1978) entwickelten die *Patient Indicators for Nursing Care*, ein Instrument zur Qualitätssicherung, mit dessen Hilfe sich die Qualität der Pflege in bezug auf die Prävention pflegerischer Komplikationen bestimmen läßt.

Auch deskriptive und vergleichende Studien sind vom Verhaltenssystemmodell abgeleitet worden. Einen der ersten Forschungsberichte veröffentlichten in diesem Zusammenhang Stamler und Palmer (1971). Sie untersuchten das Abhängigkeitsverhalten von Kindern, die regelmäßig von einer Schulschwester betreut wurden. Damus (1980) legte das Verhaltenssystemmodell einer Untersuchung von Patientinnen und Patienten mit Transfusionshepatitis zugrunde. Sie untersuchte «die Beziehung zwischen ausgewählten Ungleichgewichten in der Physiologie und im Verhalten sowie die Korrelation von bestimmten Pflegediagnosen mit effektiven pflegerischen Interventionen» (S. 275). Damus nutzte die Aufteilung der Subsysteme als Klassifikationsschema für die Pflegediagnose und die funktionalen Erfordernisse zur Klassifikation pflegerischer Interventionen.

Small (1980) verglich Körperbild und räumliches Bewußtseins sehbehinderter Vorschulkinder mit denen normalsichtiger Vorschülerinnen und -schüler im Kontext des Verhaltenssystemmodells. Lachicotte und Alexander (1990) nutzten das Verhaltenssystemmodell, um die Beziehung zwischen der Einstellung von Pflegeleitungen und der Beeinträchtigung von Pflegekräften durch Alkohol oder Medikamentenabhängigkeit näher zu untersuchen.

Lovejoy (1985) führte eine auf dem Verhaltenssystemmodell basierende Studie über die Bedürfnisse der Angehörigen von Krebskranken durch. Dabei verglich sie die Bedürfnisse von Angehörigen, die am Bett des Kranken Nachtwache hielten, mit den Bedürfnissen anderer Angehöriger. Lovejoy und Moran (1988) untersuchten die mit AIDS-Erkrankungen verbundenen Überzeugungen, informellen Bedürfnisse und Verhaltensweisen. Das sexuelle und aggressive Verhalten bildeten den Schwerpunkt ihrer Studie, in deren Verlauf sie feststellten, daß «aggressive Verhaltensweisen entwickelt und modifiziert werden, um das Individuum vor Schmerz zu schützen» (S. 724). Wilkie et al. (1988) erforschten die Beziehung zwischen Schmerzkontrollverhalten und Schmerzintensität bei einer Stichprobe von 17 Erwachsenen mit bösartigen Tumoren.

Obgleich ein Großteil der auf dem Verhaltenssystemmodell basierenden Forschung auf Einzeluntersuchungen beschränkt bleibt, liegen auch einige programmatische Forschungsarbeiten vor. So setzte z. B. Derdiarian das DBSM in einer ganzen Reihe von Untersuchungen ein, um die Qualität der Pflege zu bestimmen (1991), die Zufriedenheit von Krebskranken und Pflegekräften mit der auf dem Verhaltenssystemmodell basierenden Pflege zu ermitteln (1990 a), die von AIDS-Kranken wahrgenommenen Veränderungen bei den einzelnen Subsystemen (Derdiarian & Schobel, 1990) zu ermitteln – und um die Beziehung zwischen aggressivem Verhalten und den anderen Subsystemen des Verhaltenssystemmodells näher zu erforschen (1990 b). Die Ergebnisse der letzten Untersuchung sind besonders interessant, da sie Johnsons (1980) Behauptung, die Subsysteme seien «miteinander verbunden und offen ..., und eine Störung in dem einen Subsystem [habe] mit großer Wahrscheinlichkeit Auswirkungen auf die anderen Subsysteme» (S. 210), empirisch unterstützen.

Holaday führte mehrere, auf dem Verhaltenssystemmodell basierende Untersuchungen über Kinder durch. So nutzte Holaday (1974) die Begriffe *Leistungsverhalten*, *Gleichgewicht des Verhaltenssystems*, *Ziel* und *Neigung*, um die Unterschiede im Leistungsverhalten zwischen chronisch kranken und gesunden Kindern zu ermitteln. In einer anderen Studie nutzte Holaday (1981) den Begriff *Neigung*, um die Auswirkungen von Krankheitsgrad, Geschlecht des Kindes und Position in der Geschwisterfolge auf die mütterliche Reaktion beim Weinen des Kindes zu untersuchen. Auch in zwei anderen Studien über die Reaktion von Müttern auf das Weinen ihrer chronisch kranken Kinder (Holaday, 1982, 1987) steht der Begriff *Neigung* im Vordergrund. Holaday (persönliche Mitteilung, 26. August 1987) erklärte, daß ihre Untersuchung aus dem Jahre 1987 als eine Art «zweite Prüfung» der strukturellen Komponenten gelten könne, zumal es gelungen sei, «die allgemeinen Charakteristika der einzelnen Phasen näher zu bestimmen». Holaday et al. haben diesen Forschungsansatz auf Arbeiten über das Freizeitverhalten chronisch kranker Kinder ausgeweitet (Bossert et al., 1990; Holaday & Turner-Henson, 1987).

Pflegeausbildung. Die Nützlichkeit des Verhaltenssystemmodells für die Pflegeausbildung wird durch dessen Einsatz bei der Entwicklung von Curricula dokumentiert. Hadley (1970) beschrieb einen solchen Einsatz an der University of Colorado in Denver. Harris (1986) erläuterte den Entwurf eines auf dem Verhaltenssystemmodell basierenden Curriculums an der University of California, Los Angeles (UCLA). Wie das Verhaltenssystemmodell an der California State University in Bakersfield umgesetzt wurde, läßt sich bei Fleming (1990) nachlesen. An der University of Hawaii in Honolulu wurde Johnsons Modell sogar schon in den sechziger Jahren bei der Erstellung neuer Curricula herangezogen (Carino, persönliche Mitteilung, 24. Januar 1990). Auch in Spezialausbildungen hat sich das Verhaltenssystemmodell als nützlich erwiesen, so z.B. bei der Ausbildung für die Pflege krebskranker Menschen (Derdiarian, 1981).

Pflegeadministration. Die Nützlichkeit des Verhaltenssystemmodell für die Administration pflegerischer Dienste belegt dessen Einsatz in mehreren klinischen Einrichtungen. Hackley (1987) berichtete von einem solchen Einsatz in der psychiatrischen Abteilung des U.S. Naval Hospital in Philadelphia, Pennsylvania. In die Neuorganisation wurde dort das gesamte Team eingebunden, von den Pflegehelferinnen und -helfern bis zu den Ärztinnen und Ärzten.

Dee (1990) legt eine detaillierte Beschreibung des Einsatzes am Neuropsychiatrischen Institut und Krankenhaus der University of California, Los Angeles (UCLA) vor. Wie sie erläutert, wird das Verhaltenssystemmodell dort sowohl in der Kinder- als auch in der Erwachsenen- und Altenpsychiatrie angewendet. Zwei Stationen für Kinder und Jugendliche, eine allgemeine psychiatrische Station für Erwachsene sowie eine gerontopsychiatrische Station sind davon betroffen.

Dee und Auger (1983) beschreiben die Anwendung ihres *Patient Classification Instrument (PCI)* am Neuropsychiatrischen Institut. Das Instrument erfaßt alle Subsysteme und kategorisiert das Verhalten der Versuchsperson als «adaptiv», «tendenziell adaptiv», «geringfügig mal-adaptiv» oder «mal-adaptiv». Pflegerische Interventionen werden mit Verhaltensweisen verknüpft und hinsichtlich der Ebene der erforderlichen Pflege ebenfalls kategorisiert. Nach Meinung der Autorinnen läßt sich das für psychiatrische Zusammenhänge entwickelte Klassifikationssystem auch in anderen Bereichen erfolgreich anwenden, um relevante Verhaltensweisen und pflegerische Interventionen zu bestimmen. Auf jeden Fall bemerkenswert ist die Tatsache, daß das Patientenklassifikationssystem alle Subsysteme und den gesamten Pflegeprozeß berücksichtigt. Dee und Auger (1983) erklären die Bedeutung des von ihnen entwickelten Instruments wie folgt:

> Die Einschätzung des Verhaltens von Patientinnen und Patienten ... läßt sich jetzt in allen Subsystemen systematisch und umfassend überprüfen ... Die Verknüpfung von pflegerischen Handlungen mit den Verhaltensweisen ist sowohl bei der Planung als auch bei der Intervention hilfreich, da unser Modell eine große Bandbreite potentiell nützlicher pflegerischer Aktivitäten berücksichtigt ... Es bietet sich außerdem als objektives Hilfsmittel für die Evaluation der Qualität von Pflege an ... Anstatt die Ergebnisse auf medizinische Diagnosen beziehen zu müssen, lassen sie sich nun anhand von Verhaltensproblemen und pflegerischen Behandlungsansätzen evaluieren. (S. 23)

An der neuropsychiatrischen Abteilung der University of California wurde außerdem ein auf dem Verhaltenssystemmodell basierendes Pflegediagnosesystem erarbeitet. Randell (1991) sowie Lewis und Randell (1991) beschreiben seine Entwicklung und dokumentieren seine Vorteile verglichen mit dem System der *North American Nursing Diagnosis Association (NANDA)*. Randell (1991) erklärt, die auf dem Verhaltenssystem basierenden Diagnosen spiegelten «das Wesen des ineffektiven Verhaltens und seine Beziehung zu den Regulativen in der Umwelt wider» (S. 154). Sie betont, daß das Verhaltenssystemmodell «zwischen Problemen und Ätiologien unterscheidet, was die bisherigen [NANDA-]Bezeichnungen in Frage stellt» (S. 159).

Chance (1982) argumentiert, Pflegemodelle müßten für die Verantwortung des Berufsstandes und die Qualität der Pflege richtungsweisend sein. Obgleich sie die wichtigsten Konzepte des Verhaltenssystemmodells einer eingehenden Prüfung unterzieht, geht sie nicht auf deren Anwendung in Programmen zur Qualitätssicherung ein. Eine solche Anwendung wird jedoch von Majesky et al. (1978) demonstriert, die erklären, mit Hilfe ihrer *Patient Indicator for Nursing Care* ließe sich «aufgrund ausgewählter physiologischer Maßnahmen im Laufe eines sieben- bis neuntägigen stationären Aufenthalts einschätzen, in welchem Ausmaß pflegerische Interventionen zur Verschlechterung oder Verbesserung des Zustands einer Patientin bzw. eines Patienten beigetragen haben» (S. 366).

Bruce et al. (1980) benutzten das Verhaltenssystemmodell ebenfalls für ein Qualitätssicherungsprogramm für Patientinnen und Patienten mit Nierenerkrankungen im Endstadium. Die Ergebniskriterien bezogen sich auf den Flüssigkeits- und Elektrolythaushalt, die Items bezogen sich auf drei Subsysteme: Nahrungsaufnahme-, Ausscheidungs- und Leistungsverhalten.

Glennin (1980) entwickelte auf dem Verhaltenssystemmodell basierende Standards für die qualifizierte Pflege akut kranker, stationär behandelter Patientinnen und Patienten. Die Betonung lag dabei weniger auf physiologischen als auf psychosozialen Gesichtspunkten. Anhand der einzelnen Phasen des Pflegeprozesses wurden spezifische Standards erarbeitet.

Rogers (1973) schlug vor, die Verhaltenssubsysteme als Bereiche für die klinische Spezialisierung der Pflege aufzufassen. So könnte es z. B. Spezialistinnen und Spezialisten für das Leistungs- oder Bindungsverhalten geben. Es gibt keine Hinweise darauf, daß ihr innovativer Vorschlag jemals umgesetzt worden wäre.

Die empirischen Hinweise auf die Nützlichkeit des Verhaltenssystemmodells für die Administration der Krankenpflege werden durch die Ergebnisse von Derdiarians (1991) Studie über den Einsatz zweier *Derdiarian Behavioral System Model Instruments* zur Qualitätsbestimmung bestätigt. Derdiarian stellte fest, daß der Einsatz der auf Johnsons Pflegemodell basierenden Instrumente im Vergleich zu traditionellen Methoden zu einem statistisch signifikanten Anstieg bei der Vollständigkeit der gesammelten objektiven und subjektiven Daten führte. Auch die Qualität der Pflegediagnose, die Kompatibilität von pflegerischen Interventionen und Pflegediagnosen, die Effektivität von Nachuntersuchungen sowie die Evaluation von Ergebnissen und die Entlassungsplanung konnten optimiert werden.

Pflegepraxis. Die Hinweise für die Nützlichkeit des Verhaltenssystemmodells in der Pflegepraxis mehren sich. Alle hier zitierten sowie die in der Bibliographie am Ende des Kapitels aufgeführten Publikationen deuten darauf hin, daß Johnsons Modell in den verschiedensten klinisch-praktischen Situationen bei der Pflege von Patientinnen und Patienten aller Altersstufen erfolgreich zum Einsatz kommen kann.

Holaday (1980) nutzte das Modell zur Einschätzung des gesundheitlichen Zustands und zur Planung geeigneter pflegerischer Interventionen bei einem 6jährigen Kind in der präoperativen Phase, einem 12jährigen Kind mit Meningomyelozele und einem 15jährigen behinderten Kind mit Problemen im Ausscheidungsverhalten. Skolny und Riehl (1974) unterstützten mit Hilfe des Modells die Mutter eines sterbenden 22jährigen Mannes mit schweren Hirnverletzungen. Rawls (1980) setzte es bei der Pflege eines erwachsenen Amputierten ein. McCauley et al. (1984) nutzten das Verhaltenssystemmodell für die Diagnose und Intervention bei der familienzentrierten Pflege eines Patienten mit Kammertachykardie. Wilkie (1990) entwickelt mit Hilfe des Modells pflegerische Strategien im Umgang mit Krebsschmerzen und benennt interdependente und unabhängige Funktionen bei der Schmerzkontrolle. Herbert (1989) beschreibt die Anwendung des Verhaltenssystemmodells bei der Pflege einer 75jährigen Frau mit schlaffer Hemiplegie infolge einer Hirnverletzung. Und Sanchez, de Uriza und Orjuela (persönliche Mitteilung, 18. März 1986) schließlich berichteten vom erfolgreichen Einsatz des Modells bei der Pflege eines älteren Patienten in Kolumbien.

Beim Verhaltenssystemmodell steht das individuelle Verhaltenssystem explizit im Vordergrund. Johnson (1978 a) selbst schlug vor, bei der Pflege von Familien und anderen Gruppen auf Chins (1961) intersystemisches Modell zurückzugreifen. Mit seiner Hilfe könne man sowohl auf die einzelnen Verhaltenssysteme als auch die Interaktion zwischen den Systemen eingehen. Conner, Harbour, Magers und Watt (1994) stellen dar, wie sich das in der Gemeindepflege anwenden ließe. Fruehwirth (1989) berichtet vom Einsatz des Verhaltenssystemmodells bei der Einrichtung einer Selbsthilfegruppe für die Angehörigen von Alzheimerpatienten.

Kulturelle Kongruenz

Das Verhaltenssystem stimmt im allgemeinen mit den gesellschaftlichen Erwartungen an die Krankenpflege überein. Johnson (1980) stellt fest: «Bei der praktischen Erprobung wurden die auf dem Modell basierenden pflegerischen Entscheidungen und Aktivitäten von den Patientinnen und Patienten, ihren Angehörigen, dem Pflegepersonal und den Ärztinnen und Ärzten allesamt als akzeptabel und zufriedenstellend eingestuft» (S. 215). Grubbs (1980) betont, die im Modell skizzierte Rolle von Pflegekräften sei «mit den gesellschaftlichen Erwartungen an die Krankenpflege kongruent. Der Beitrag dieser Art von Pflege zur gesundheitlichen Versorgung wird allgemein sehr geschätzt» (S. 218). In einer jüngeren Veröffentlichung bemerkt Johnson (1990 a), das Verhaltenssystemmodell entspreche «dem, was Pflegekräfte und Öffentlichkeit als Funktion der Pflege empfinden» (S. 31). Dee (1990) fügt hinzu: «Johnsons Modell hat Pflegekräften eine wichtige Grundlage dafür gegeben, Phänomene nicht nur zu beschreiben, sondern auch zu erklären, vorauszusagen und zu kontrollieren, um so ihre Patientinnen und Patienten beim Erreichen eines bestimmten Zustands besser unterstützen zu können. Das Modell verleiht den pflegerischen Aktivitäten eine bestimmte Richtung, und die Pflegepraxis selbst erlangt für die Krankenschwestern und -pfleger eine höhere Bedeutung» (S. 41).

Empirische Belege für die von Johnson, Grubbs und Dee aufgestellten Behauptungen liefert Derdiarian (1990 a), indem sie bei der Verwendung des Verhaltenssystemmodells bei der Pflegediagnose für die Zufriedenheit von Krebskranken und ihren Pflegekräften mit dem Pflegeprozeß, für die Ausführlichkeit der Einschätzung, die Präzision der Diagnosen, die Angemessenheit der Interventionen und für die Effektivität der Ergebnisse jeweils einen statistisch signifikanten Anstieg nachweist.

Johnson (1968) hatte von vornherein die Absicht, den pflegerischen Diagnose- und Behandlungsprozeß so zu strukturieren, daß er den gesellschaftlichen Erwartungen an die Krankenpflege entsprach: «Der Wert des Modells liegt nicht so sehr in der Tatsache, daß es zu sehr unterschiedlichen Handlungsmöglichkeiten führt – wenn es merklich von der gegenwärtig akzeptierten Praxis abweichen würde, wäre eine gewisse Skepsis vermutlich vorprogrammiert» (S. 6).

Zehn Jahre später wies Johnson (1978 a) darauf hin, daß Pflegekräfte und/oder die betreffenden Patientinnen und Patienten in bestimmten Situationen möglicherweise eine größere Bandbreite von Verhaltensweisen akzeptieren würden, als dies von den kulturellen Normen vorgeschrieben ist. In solchen Fällen wäre Aufklärungsarbeit nötig, um die Akzeptanz von Abweichungen zu fördern. Auch für die Funktion der Pflege, Menschen dabei zu helfen, effiziente und effektive Verhaltensweisen zu bewahren, wenn eine potentielle Erkrankung droht, müßte eine höhere Akzeptanz geschaffen werden. Denn obgleich der Gesundheitsvorsorge inzwischen weltweit verstärkt Aufmerksamkeit gewidmet wird, glauben immer noch viele, Pflege komme erst nach dem Einsetzen einer Krankheit zum Zuge. Johnson (persönliche Mitteilung, zitiert in Conner et al., 1994) selbst legte großen Wert auf die Weiterentwicklung der präventiven, Störungen im Verhaltenssystem oder seinen Subsystemen vorbeugenden Krankenpflege.

Soziale Signifikanz

Johnson (1980) vertritt die Meinung, daß das Verhaltenssystemmodell zu sozial signifikanten pflegerischen Aktivitäten führt: «Die von dem Modell abgeleiteten Maßnahmen bewirken signifikante Unterschiede im Leben der betroffenen Personen» (S. 215). Grubbs (1980) stellt ebenfalls fest, das Modell schaffe «einen

Rahmen für die Kategorisierung aller Aspekte des Pflegeprozesses, so daß nicht nur die Pflegewissenschaft und die persönliche Zufriedenheit der Pflegekräfte, sondern auch das Wohlbefinden der Patientinnen und Patienten davon profitieren» (S. 249). Weder Johnson noch Grubbs führen jedoch für ihre Behauptungen empirische Beweise an.

Ähnlich allgemein formuliert Rawls (1980) ihre Erfahrungen mit dem Verhaltenssystemmodell:

> Mit Hilfe des Modells gelang es mir, die Patientinnen und Patienten systematisch einzuschätzen und die spezifischen Faktoren, welche die Effektivität der Pflege beeinflussen, genauer zu bestimmen. Auf dieser Grundlage konnte ich Interventionen planen, die das gewünschte Resultat hatten und in eine effektive Pflege mündeten. (S. 16)

Dagegen erbrachte Poster (1989) erste empirische Beweise für die soziale Signifikanz des Verhaltenssystemmodells. Beim Einsatz des von Auger und Dee (1983) entwickelten *Patient Classification Instrument (PCI)* stellte sie fest, daß 90 Prozent der von ihr untersuchten 38 jugendlichen Psychiatriepatienten nach einer Woche der auf dem Verhaltenssystemmodell basierenden Pflege in mindestens einer Verhaltenskategorie adaptive Veränderungen zeigten.

Beiträge zur Pflegewissenschaft

Obgleich sie ihr Pflegemodell erst relativ spät publizierte, kann Dorothy Johnson mit Fug und Recht als Pionierin der Pflegewissenschaft gelten. Ihr Verhaltenssystemmodell leistet einen bedeutenden Beitrag, weil es die Aufmerksamkeit auf das Verhalten der Person lenkt und nicht bloß auf ihren gesundheitlichen Zustand oder ihre Erkrankung. Johnson nutzte diesen Unterschied, um die jeweiligen Schwerpunkte von Krankenpflege und Medizin zu klären – ein Vorstoß, der für die kontinuierliche Weiterentwicklung der Pflege als eigenständige wissenschaftliche Disziplin besonders wichtig ist. Gleichzeitig erkennt sie die in der Wissenschaft unvermeidliche Überlappung von Grenzen:

> Das vorliegende Modell versucht, [das Ziel der Pflege] in Übereinstimmung mit unseren historischen Aufgaben und dem aktuellen Verantwortungsbereich der Pflege neu zu klären. Damit soll die von jeher bestehende Nähe von Pflege und Medizin nicht geleugnet werden. Die Pflege hat in der Vergangenheit die wichtige Rolle gehabt, die Medizin bei der Erfüllung ihrer Aufgabe zu unterstützen, und zweifellos werden wir uns auch in Zukunft den Aktivitäten widmen, die uns von der Medizin übertragen werden. Gleichzeitig können wir aber auch – und das ist möglicherweise viel wichtiger – die Medizin in ihrer Zielsetzung dadurch unterstützen, daß wir unsere eigene Aufgabe finden und erfüllen. (Johnson, 1968, S. 9)

Johnson (1968) selbst faßt die Vorteile ihres Verhaltenssystemmodells wie folgt zusammen:

1. Die Grundannahmen und Wertvorstellungen des Modells wurden ausdrücklich offengelegt, so daß sie jederzeit logisch – und möglicherweise auch empirisch – überprüft werden können.

2. Das Modell steckt der Krankenpflege ein präzises und abgrenzbares ideales Ziel. Das gewünschte Endprodukt wird explizit angeführt. Die Spezifikation dieses idealen Zustandes bildet im konkreten Fall den ersten Schritt seiner operationalen Definition. Es bietet sich die Möglichkeit, Standards zu etablieren, an denen sich die Effektivität und Signifikanz pflegerischer Handlungen messen lassen.

3. Das Modell respektiert die Komplexität des Individuums, lenkt unsere Aufmerksamkeit aber gleichzeitig auch auf die Aspekte, die für die Pflege von Interesse sind, und bietet uns eine systematische Möglichkeit der Identifikation pflegerischer Probleme.

4. Das Modell liefert Hinweise auf die Quelle der Schwierigkeiten (funktionale oder strukturelle Probleme im Verhaltenssystem).

5. Das Modell strukturiert die Pflegeplanung und gibt wichtige Hinweise auf die erforderlichen Interventionen.

6. Das Modell ebnet den Weg für zielgerichtete Schwerpunktforschung, so daß sich die Ergebnisse einzelner Forschungsprojekte kumulieren und theoretische wie praktische Bedeutung erlangen. (S. 7/8)

In einer neueren Veröffentlichung stellt Johnson (1992) fest:

Zugegeben, unser Wissen über die Verhaltensmuster in den einzelnen Reaktions- oder Aktionssystemen ist noch immer größer als das Wissen über die zugrundeliegenden Strukturen. Wir kennen die Teile oder Subsysteme besser als das Wesen des gesamten Systems. Doch unser Wissen über das Verhaltenssystem und seine Subsysteme reicht aus, um sachdienliche Beobachtungen und nützliche Interpretationen in der Praxis zu ermöglichen. Damit sind viele Wege für die Intervention und für die Forschung offen. Auf diese Weise wird sich unser Wissen über die Störungen im Verhaltenssystem, ihre Ursprünge, ihre Prävention und ihre Behandlung allmählich vergrößern und die Pflegewissenschaft als eigenständige Disziplin bestärken. (S. 26)

Zusammenfassend läßt sich anmerken, daß das Verhaltenssystemmodell von vielen an einem systemischen Ansatz interessierten Pflegekräften begeistert aufgegriffen wurde. Es hat seine Nützlichkeit in der Forschung, Administration und Praxis der Pflege bewiesen, und auch bei der Entwicklung von Ausbildungsprogrammen wurde es erfolgreich angewandt. Die Glaubwürdigkeit des Verhaltenssystemmodells wird durch direkt von seinen Komponenten abgeleiteten und mit den relevanten Theorien und empirischen Indikatoren verbundenen Studien zunehmend untermauert. In Zukunft gilt es, diese empirischen Ansätze auszuweiten und den Einsatz des Modells in verschiedenen klinischen Situationen sowie in der Pflegeausbildung weiter zu erproben.

Zitierte Literatur

Ackoff, R. L. (1960). Systems, organizations, and interdisciplinary research. *General Systems, 5,* 1–8.

Ainsworth, M. (1964). Patterns of attachment behavior shown by the infant in interaction with mother. *Merrill-Palmer Quarterly, 10*(1), 51–58.

Ainsworth, M. (1972). Attachment and dependency: A comparison. In J. Gewirtz (Ed.), *Attachment and dependency* (pp. 97– 137). Englewood Cliffs, NJ: Prentice-Hall.

Atkinson, J. W. & Feather, N. T. (1966). *A theory of achievement maturation.* New York: John Wiley & Sons.

Auger, J. R. (1976). *Behavioral systems and nursing.* Englewood Cliffs, NJ: Prentice-Hall.

Auger, J. R. & Dee, V. (1983). A patient classification system based on the behavioral system model of nursing: Part I. *Journal of Nursing Administration, 13*(4), 38–43.

Barnum, B. J. S. (1994). *Nursing theory: Analysis, application, evaluation* (4th ed.). Philadelphia: JB Lippincott.

Bossert, E., Holaday, B., Harkins, A. & Turner-Henson, A. (1990). Strategies of normalization used by parents of chronically ill school age children. *Journal of Child and Adolescent Psychiatric and Mental Health Nursing, 3,* 57–61.

Broering, J. (1985). *Adolescent juvenile status offenders' perceptions of stressful life events and self-perception of health status.* Unpublished master's thesis, University of California, San Francisco, CA.

Bruce, G. L., Hinds, P., Hudak, J., Mucha, A., Taylor, M. C. & Thompson, C. R. (1980). Implementation of ANA's quality assurance program for clients with endstage renal disease. *Advances in Nursing Science, 2*(2), 79–95.

Buckley, W. (Ed.) (1968). *Modern systems research for the behavioral scientist.* Chicago: Aldine.

Carino, C. (1976). Behavioral responses of disoriented patients compared to oriented patients in intensive care units. *Dissertation Abstracts International, 37,* 162B.

Chance, K. S. (1982). Nursing models: A requisite for professional accountability. *Advances in Nursing Science, 4*(2), 57–65.

Chin, R. (1961). The utility of system models and developmental models for practitioners. In W. G. Bennis, K. D. Beene & R. Chin (Eds.), *The planning of change* (pp. 201– 214). New York: Holt, Rinehart & Winston.

Conner, S. S., Harbour, L. S., Magers, J. A. & Watt, J. K. (1994). Dorothy E. Johnson: Behavioral system model. In A. Marriner-Tomey, *Nursing theorists and their work* (3rd ed., pp. 231– 245). St. Louis: Mosby-Yearbook.

Crandal, V. (1963). Achievement. In H. W. Stevenson (Ed.), *Child psychology* (pp. 416– 459). Chicago: University of Chicago Press.

Damus, K. (1980). An application of the Johnson behavioral system model for nursing practice. In J. P. Riehl & C. Roy, *Conceptual models for nursing practice* (2nd ed., pp. 274–289). New York: Appleton-Century-Crofts.

Dawson, D. L. (1984). *Parenting behaviors of mothers with hospitalized children under two years of age.* Unpublished master's thesis, University of California, San Francisco, CA.

Dee, V. (1986). Validation of a patient classification instrument for psychiatric patients based on the Johnson model for nursing. *Dissertation Abstracts International, 47,* 4822B.

Dee, V. (1990). Implementation of the Johnson model: One hospital's experience. In M. E. Parker (Ed.), *Nursing theories in practice* (pp. 33–44). New York: National League for Nursing.

Dee, V. & Auger, J. A. (1983). A patient classification system based on the behavioral system model of nursing: Part 2. *Journal of Nursing Administration, 13*(5), 18–23.

Derdiarian, A. K. (1981). Nursing conceptual frameworks: Implications for education, practice, and research. In D. L. Vredevroe, A. K. Derdiarian, L. P. Sarna, M. Eriel & J. C. Shipacoff, *Concepts of oncolgy nursing* (pp. 369–385). Englewood Cliff, NJ: Prentice-Hall.

Derdiarian, A. K. (1983). An instrument for theory and research using the behavioral systems model for nursing: The cancer patient (Part I). *Nursing Research, 32,* 196–201.

Derdiarian, A. K. (1988). Sensitivity of the Derdiarian behavioral system model instrument to age, site, and stage of cancer: A preliminary validation study. *Scholarly Inquiry for Nursing Practice, 2,* 103–121.

Derdiarian, A. K. (1990 a). Effects of using systematic assessment instruments on patient and nurse satisfaction with nursing care. *Oncology Nursing Forum, 17,* 95–101.

Derdiarian, A. K. (1990 b). The relationships among the subsystems of Johnson's behavioral system model. *Image: Journal of Nursing Scholarship, 22,* 219–225.

Derdiarian, A. K. (1991). Effects of using a nursing model-based assessment instrument on quality of nursing care. *Nursing Administration Quarterly, 15*(3), 1–16.

Derdiarian, A. K. & Forsythe, A. B. (1983). An instrument for theory and research using the behavioral systems model for nursing: The cancer patient – Part II. *Nursing Research, 32,* 260–266.

Derdiarian, A. K. & Schobel, D. (1990). Comprehensive assessment of AIDS patients using the behavioral systems model for nursing practice instrument. *Journal of Advanced Nursing, 15,* 436–446.

Feshbach, S. (1970). Aggression. In P. Mussen (Ed.), *Carmichael's manual of child psychology* (Vol. 2, 3rd ed., pp. 159– 259). New York: John Wiley & Sons.

Fleming, B. H. (1990, September). *Use of the Johnson model in nursing education.* Paper presented at the National Nursing Theory Conference, UCLA Neuropsychiatric Institute and Hospital Nursing Department, Los Angeles, CA.

Fruehwirth, S. E. S. (1989). An application of Johnson's behavioral model: A case study. *Journal of Community Health Nursing, 6*(2), 61–71.

Gewirtz, J. (Ed.) (1972). *Attachment and dependency.* Englewood Cliffs, NJ: Prentice-Hall.

Glennin, C. G. (1980). Formulation of standards for nursing practice using a nursing model. In J. P. Riehl & C. Roy, *Conceptual models for nursing practice* (2nd ed., pp. 290–301). New York: Appleton-Century-Crofts.

Grubbs, J. (1974). An interpretation of the Johnson Behavioral System Model. In J. P. Riehl & C. Roy, *Conceptual models for nursing practice* (pp. 160–197). New York: Appleton-Century-Crofts.

Grubbs, J. (1980). An interpretation of the Johnson Behavioral System Model. In J. P. Riehl & C. Roy, *Conceptual models for nursing practice* (2nd ed., pp. 217–254). New York: Appleton-Century-Crofts.

Hackley, S. (1987, February). *Application of Johnson's behavioral system model.* Paper presented at the University of Pennsylvania School of Nursing, Philadelphia.

Hadley, B. J. (1970, March). *The utility of theoretical frameworks for curriculum development in nursing: The happening at Colorado.* Paper presented at WICHEN General Session, Honolulu, Hawaii.

Hadley, B. J. (1990, September). *The Dorothy Johnson behavioral systems model in clinical nursing – A tale of two studies*. Paper presented at the National Nursing Theory Conference, UCLA Neuropsychiatric Institute and Hospital Nursing Department, Los Angeles, CA.

Hall, B. A. (1981). The change paradigm in nursing: Growth versus persistence. *Advances in Nursing Science, 3*(4), 1–6.

Harris, R. B. (1986). Introduction of a conceptual nursing model into a fundamental baccalaureate course. *Journal of Nursing Education, 25*, 66–69.

Heathers, G. (1955). Acquiring dependence and independence: A theoretical orientation. *Journal of Genetic Psychology, 87*, 277–291.

Herbert, J. (1989). A model for Anna. *Nursing, 3*(42), 30–34.

Holaday, B. (1974). Achievement behavior in chronically ill children. *Nursing Research, 23*, 25–30.

Holaday, B. (1980). Implementing the Johnson model for nursing practice. In J. P. Riehl & C. Roy, *Conceptual models for nursing practice* (2nd ed., pp. 255–263). New York: Appleton-Century-Crofts.

Holaday, B. (1981). Maternal response to their chronically ill infants' attachment behavior of crying. *Nursing Research, 30*, 343–348.

Holaday, B. (1982). Maternal conceptual set development: Identifying patterns of maternal response to chronically ill infant crying. *Maternal-Child Nursing Journal, 11*, 47–59.

Holaday, B. (1987). Patterns of interaction between mothers and their chronically ill infants. *Maternal-Child Nursing Journal, 16*, 29–45.

Holaday, B. & Turner-Henson, A. (1987). Chronically ill school-age children's use of time. *Pediatric Nursing, 13*, 410–414.

Johnson, D. E. (1959). A philosophy of nursing. *Nursing Outlook, 7*, 198–200.

Johnson, D. E. (1961). The significance of nursing care. *American Journal of Nursing, 61*(11), 63–66.

Johnson, D. E. (1968, April). *One conceptual model of nursing*. Paper presented at Vanderbilt University, Nashville, TN.

Johnson, D. E. (1978a, December). *Behavioral system model for nursing*. Paper presented at the Second Annual Nurse Educator Conference, New York. (Cassette recording.)

Johnson, D. E. (1978b). State of the art of theory development in nursing. In *Theory development: What, why, how?* (pp. 1–10). New York: National League for Nursing.

Johnson, D. E. (1980). The behavioral system model for nursing. In J. P. Riehl & C. Roy, *Conceptual models for nursing practice* (2nd ed., pp. 207–216). New York: Appleton-Century-Crofts.

Johnson, D. E. (1988). *The nurse theorists: Portraits of excellence – Dorothy Johnson*. Oakland, CA. Studio Three. (Videotape.)

Johnson, D. E. (1989). Some thoughts on nursing (Editorial). *Clinical Nurse Specialist, 3*, 1–4.

Johnson, D. E. (1990a). The behavioral system model for nursing. In M. E. Parker (Ed.), *Nursing theories in practice* (pp. 23–32). New York: National League for Nursing.

Johnson, D. E. (1990b, September). Response to V. Dee & B. P. Randell, *The Johnson behavioral systems model: Conceptual issues and dilemmas*. Paper presented at the National Nursing Theory Conference, UCLA Neuropsychiatric Institute and Hopital Department, Los Angeles, CA.

Johnson, D. E. (1992). The origins of the behavioral system model. In F. N. Nightingale, *Notes on nursing: What it is, and what it is not* (Commemorative edition, pp. 23–27). Philadelphia: JB Lippincott.

Kagan, J. (1964). Acquisition and significance of sex typing and sex role identity. In M. M. Hoffman & L. Hoffman (Eds.), *Review of child development research* (Vol. 1, pp. 137– 167). New York: Russell Sage Foundation.

Kizpolski, P. A. (1985). *Family adaptation during the midstage of cancer.* Unpublished master's thesis, University of California, San Francisco, CA.

Lachicotte, J. L. & Alexander, J. W. (1990). Management attitudes and nurse impairment. *Nursing Management, 21,* 102–104, 106, 108, 110.

Lewis, C. & Randell, B. P. (1991). Alteration in self-care: An instance of ineffective coping in the geriatric patient. In R. M. Carroll-Johnson (Ed.), *Classification of nursing diagnoses: Proceedings of the ninth conference: North American Nursing Diagnoses Association* (pp. 264–265). Philadelphia: JB Lippincott.

Lorenz, K. (1966). *On aggression.* New York: Harcourt.

Lovejoy, N. C. (1982). An empirical verification of the Johnson behavioral system model for nursing. *Dissertation Abstracts International, 42,* 2781B.

Lovejoy, N. C. (1983). The leucemic child's perceptions of family behaviors. *Oncology Nursing Forum, 10*(4), 20–25.

Lovejoy, N. C. (1985). Needs of vigil and novigil visitors in cancer research units. In *Fourth Cancer Nursing Research Conference Proceedings* (pp. 142–164). Honolulu: American Cancer Society.

Lovejoy, N. C. (1986, March). *Johnson's behavioral system model.* Paper presented at the Sigma Theta Tau Conference – Nursing Knowledge Improving Research Through Theory, San Francisco, CA.

Lovejoy, N. C. & Moran, T. A. (1988). Selected AIDS beliefs, behaviors and informational needs of homosexual/bisexual men with AIDS or ARC. *International Journal of Nursing Studies, 25,* 207–216.

Majesky, S. J., Brester, M. H. & Nishio, K. T. (1978). Development of a research tool: Patients indicators of nursing care. *Nursing Research, 27,* 365–371.

Marriner-Tomey, A. (1989). *Nursing theorists and their work* (2nd ed.). St. Louis: Mosby-Year-book.

McCauley, K., Choromanski, J. D., Wallinger, C. & Liu, K. (1984). Current management of ventricular tachycardia: Symposium from the Hospital of the University of Pennsylvania. Learning to live with a ventricular tachycardia: Utilizing the Johnson model. *Heart and Lung, 13,* 633–638.

Mead, M. (1953). *Cultural patterns and technical change.* World Federation for Mental Health: UNESCO.

Meleis, A. I. (1991). *Theoretical nursing: Development and progress* (2nd ed.). Philadelphia: JB Lippincott (MDNM).

Miller, M. (1987). *Uncertainty, coping, social support and family functioning in parents of children with myelomeningocele.* Unpublished master's thesis: University of California, San Francisco, CA.

Moran, T. A. (1986). *The effect of an AIDS diagnosis on the sexual practices of homosexual men.* Unpublished master's thesis: University of California, San Francisco, CA.

Nightingale, F. N. (1946). *Notes on nursing: What it ist, and what it is not* (Facsimile ed.). Philadelphia: JB Lippincott. (Originally published in 1859.)

Poster, E. C. (1989). Behavioral category ratings of adolescents on an inpatient psychiatric unit: The use of the Johnsons behavioral system model (Abstract). In A. Brackston, L. Cooper-Pagé,

S. Edwards, M. Light, S. Cardinal, B. Du Gas, C. Hinds & M. McNamara (Eds.), *Proceedings: Putting it all together* (p. 99). Ottawa, Ontario, Canada: University of Ottawa.

Randell, B. P. (1991). NANDA versus the Johnson behavioral systems model: Is there a diagnostic difference? In R. M. Carroll-Johnson (Ed.), *Classification of nursing diagnoses: Proceedings of the ninth conference: North American Nursing Diagnoses Association* (pp. 154–160). Philadelphia: JB Lippincott.

Rapoport, A. (1968). Forward. In W. Buckley (Ed.), *Modern systems research for the behavioral scientist* (pp. xii-xxii). Chicago: Aldine.

Rawls, A. C. (1980). Evaluation of the Johnson Behavioral Model in clinical practice. *Image: Journal of Nursing Scholarship, 12*, 13–16.

Resnik, H. L. P. (1972). *Sexual behaviors*. Boston: Little, Brown.

Riehl, J. P. & Roy, C. (1980). *Conceptual models for nursing practice* (2nd ed.). New York: Appleton-Century-Crofts.

Robson, K. K. (1967). Patterns and determinants of maternal attachment. *Journal of Pediatrics, 77*, 976–985.

Rogers, C. G. (1973). Conceptual models as guides to clinical nursing specialization. *Journal of Nursing Education, 12*(4), 2–6.

Rosenthal, M. (1967). The generalization of dependency from mother to a stranger. *Journal of Child Psychology and Psychiatry, 8*, 177–183.

Sears, R., Maccoby, E. & Levin, H. (1954). *Patterns of child rearing*. White Plains, NY: Row, Peterson.

Skolny, M. S. & Riehl, J. P. (1974). Hope: Solving patient and family problems by using a theoretical framework. In J. P. Riehl & C. Roy, *Conceptual models for nursing practice* (pp. 206–218). New York: Appleton-Century-Crofts.

Small, B. (1980). Nursing visually impaired children with Johnson's model as a conceptual framework. In J. P. Riehl & C. Roy, *Conceptual models for nursing practice* (2nd ed., pp. 264–273). New York: Appleton-Century-Crofts.

Stamler, C. & Palmer, J. O. (1971). Dependency and repetitive visits to the nurse's office in elementary school children. *Nursing Research, 20*, 254–255.

Walike, B., Jordan, H. A. & Stellar, E. (1969). Studies of eating behavior. *Nursing Research, 18*, 108–113.

Wilkie, D. (1985). *Pain intensity and observed behaviors of adult cancer patients experiencing pain*. Unpublished master's thesis, University of California, San Francisco, CA.

Wilkie, D. (1990). Cancer pain management: State-of-the-art care. *Nursing Clinics of North America, 25*, 331–343.

Wilkie, D., Lovejoy, N., Dodd, M. & Tesler, M. (1988). Cancer pain control behaviors: Description and correlation with pain intensity. *Oncology Nursing Forum, 15*, 723– 731.

Kapitel 4

Kings allgemeines Systemmodell

Das vorliegende Kapitel beschäftigt sich mit der Analyse und Evaluation des von Imogene M. King entwickelten allgemeinen Systemmodells und der daraus abgeleiteten Zielerreichungstheorie. King selbst hat die Trennung ihres Werks in Pflegemodell und Pflegetheorie stets sehr deutlich gemacht. Für ihr konzeptuelles Modell hatte sie lange Zeit keine einheitliche Bezeichnung gewählt. In den früheren Auflagen des vorliegenden Buches war daher zunächst vom «offenen Systemmodell» (Fawcett, 1984) und später vom «interaktiven Systemmodell» (Fawcett, 1989) die Rede. Inzwischen hat King (1989 a, 1992 b) den Begriff «allgemeines Systemmodell» geprägt.

Die Grundlagen des Modells und der daraus abgeleiteten Ziel-erreichungstheorie sind in den folgenden Schlüsselbegriffen zusammengefaßt. Alle diese Begriffe werden im Laufe des Kapitels ausführlich erörtert und definiert.

Schlüsselbegriffe

Personales System
   Wahrnehmung
   Selbst
   Wachstum und Entwicklung
   Körperbild
   Zeit
   Raum
   Lernen

Interpersonales System
   Interaktion
   Kommunikation
   Transaktion
   Soziale Rolle
   Streß
   Bewältigung

Schlüsselbegriffe (Fortsetzung)

Soziales System
Organisation
Autorität
Macht
Status
Entsc heidungsfindung
Kontrolle

Gesundheit
Dynamische Lebenserfahrungen
Funktionales Agieren in sozialen Rollen

Ziel der Pflege
Menschen helfen, ihre Gesundheit zu bewahren, so daß sie in ihren Rollen funktional
agieren können

Interaktion-Transaktions-Prozess-Modell
Wahrnehmung
Ur teil
Handlung
Reaktion
Störung
Gemeinsame Zielbestimmung
Exploration der Mittel zur Zielerreichung
Einigung über Mittel zur Zielerreichung
Transaktion
Zielerreichung

Zielerreichungstheorie
Wahrnehmung
Kommunikation
Interaktion
Transaktion
Selbst
Rolle
Wachstum und Entwicklung
Streßbewältigung
Zeit
Persönlicher Raum

Analyse des allgemeinen Systemmodells

Der nun folgende Abschnitt stellt eine Analyse des allgemeinen Systemmodells und der daraus abgeleiteten Zielerreichungstheorie dar. Die Analyse stützt sich vorwiegend auf Kings Veröffentlichungen *A Theory for Nursing: Systems, Concepts, Process* (1981), *King's conceptual framework and theory of goal attainment* (1990 b) und *King's theory of goal attainment* (1992 a) sowie auf einige neuere Publikationen.

Ursprünge

Historische Entwicklung und Motivation

Erste Anfänge des allgemeine Systemmodells lassen sich schon in Kings früher Publikation *Nursing theory – Problems and prospect* (1964) erkennen. Mehrere Konzepte des Modells erläuterte sie dann in ihrem Artikel *A conceptual frame of reference for nursing* (1968). In ihrem Buch *Toward a Theory for Nursing* (1971) schließlich stellte sie das Gesamtmodell der Öffentlichkeit vor. In ihrem 1978 bei der *Second Annual Nurse Educator Conference* gehaltenen Vortrag entwickelte sie ihre Ausführungen weiter, und in ihrem Buch *A Theory for Nursing: Systems, Concepts, Process* (1981) stellte sie gleichzeitig auch die Zielerreichungstheorie vor. Weitere Kommentare finden sich in einem zweiten Buch (King, 1986 a), mehreren Beiträgen zu Büchern (King, 1986 b, 1987 b, 1989 a, 1990 b, im Druck a, im Druck b) und einem Zeitschriftenartikel (King, 1992 a). 1987 stellte King (persönliche Mitteilung, 18. Juli 1987) fest, ihr konzeptuelles Modell werde sich «nun nicht mehr wesentlich ändern, sondern nur noch neue Theorien hervorbringen».

Imogene M. King entwickelte das allgemeine Systemmodell zu einer Zeit, als die Pflegewissenschaft noch um die Anerkennung als eigenständige Disziplin kämpfte. Wie viele andere Autorinnen in den sechziger Jahren (z. B. Moore, 1968, 1969) wies sie immer wieder darauf hin, daß die Gewinnung eigener theoretischer Erkenntnisse für den Fortschritt in der Krankenpflege unerläßlich sei. Außerdem verlieh sie der Besorgnis Ausdruck, daß eine «antitheoretische Tendenz» in der Krankenpflege «zu Pflegetheorien führe, die sich nur auf praktische Fragen beziehen – also nur auf das ‹Wie›, nicht auf das ‹Warum›» (King, 1964, S. 395). Sie begann daher bewußt mit der Entwicklung eines konzeptuellen Bezugsrahmens als Vorläufer einer Theorie, die das «Warum» pflegerischer Handlungen zu erklären vermag. Die spezifische Motivation zur Entwicklung eines konzeptuellen Modells schließlich entstand aus der Notwendigkeit, den Lehrplan für ein neues akademisches Ausbildungsprogramm zusammenstellen zu müssen (King, 1988 b).

King (1971) erklärte, ihr Modell in Reaktion auf verschiedene Fragen entwickelt zu haben, die sich stellten, «weil verschiedene Veränderungen auf die Krankenpflege Einfluß nahmen und sich das theoretische und praktische Wissen explosionsartig vermehrt hatte, einige wesentliche Komponenten der Pflege jedoch all diesen Einflüssen standhielten und noch immer standhalten» (S. 19). Die Fragen, auf die sich King damals bezog, lauteten:

1. Welche sozialen Veränderungen haben die Pflege beeinflußt?

2. Welche Elemente der Pflege sind trotz dieser Veränderungen konstant geblieben?

3. Wie weit reicht die Einflußsphäre der Pflegepraxis, in welchen Umgebungen wird sie ausgeübt?

4. Haben sich die Ziele der Pflege in den letzten 50 Jahren verändert?

5. Welche Dimensionen der Praxis haben sich über längere Zeiträume als einende Schwerpunkte der Pflege erwiesen?

«Diese Fragen schufen einen Rahmen für das Nachdenken über die heutige Krankenpflege, für die Lektüre und für die Diskussion mit Pflegekräften und anderen interessierten Menschen» (King, 1971, S. 19). Das Literaturstudium machte King mit der Systemanalyse und der allgemeinen Systemtheorie vertraut. Dabei waren folgende Fragen für sie relevant:

1. Welche Entscheidungen müssen Pflegekräfte aufgrund ihrer Rolle und ihrer Verantwortung treffen?

2. Welche Informationen sind für eine adäquate Entscheidungsfindung notwendig?

3. Welche Alternativen bieten sich in pflegerischen Situationen?

4. Welche Handlungsmöglichkeiten haben Pflegekräfte bei wichtigen Entscheidungen, die die Gesundheit anderer Menschen betreffen?

5. Welche Fähigkeiten und welches Wissen brauchen Pflegekräfte, um zwischen mehreren Alternativen adäquat entscheiden zu können? (S. 19/20)

Später kommentierte King (1985 a), ihre damaligen Überlegungen hätten sich im Grunde auf zwei Fragen reduzieren lassen:

1. Was ist das Wesen der Pflege?

2. Welche menschlichen Handlungsmöglichkeiten bestehen im pflegerischen Kontext?

Wiederum einige Jahre später gab King (1992 a) an, die folgenden Fragen seien bei der «kritischen Durchsicht und Analyse der [Pflege-]Literatur» (S. 19) für sie ausschlaggebend gewesen:

a) Was zeichnet Pflegekräfte aus, und wie sind sie ausgebildet?

b) Wie und wo wird Pflege praktiziert?

c) Welche Mitglieder der Gesellschaft brauchen Pflege?

d) Worin besteht das allgemeine Ziel der Pflege?

e) Welche pflegerischen Handlungen stehen zur Auswahl?

f) Wie verläuft der Pflegeprozeß? (S. 19)

An anderer Stelle ging King (1971) nochmals auf die Ursprünge ihrer Überlegungen ein: «Es ging mir darum, diejenigen Konzepte herauszukristallisieren, die in der Pflegeliteratur, in den Forschungsberichten und in den praktischen Beobachtungen von Pflegekräften durchgängig vorhanden sind, und diese in einem konzeptuellen Rahmen zusammenzuführen» (S. 20/21). Auf diese Weise ermittelte King vier universelle Ideen – *soziales System, Gesundheit, Wahrnehmung* und *zwischenmenschliche Beziehungen.* In ihnen sah King (1971) «die wesentlichen Charakteristika der Pflege – jene Merkmale, die den vielfältigen Veränderungen in der Umwelt standgehalten haben» (S. IX). Alle weiteren Konzepte verstand sie als Ergänzungen zu diesen universellen Ideen.

Das kritische Literaturstudium erbrachte darüber hinaus drei weitere allgemeine Erkenntnisse. «Zum einen ist die Pflege wegen der menschlichen Variablen äußerst komplex ... Zum zweiten müssen Pflegekräfte in den verschiedensten Institutionen unterschiedlicher Größe und organisatorischer Struktur die vielfältigsten Funktionen übernehmen. Und zum dritten ist die Pflege durch gesellschaftliche Veränderungen (z. B. die Emanzipation der Frauen) sowie durch wissenschaftliche und technologische Fortschritte nachhaltig beeinflußt und verändert worden» (King, 1992 a, S. 19/20).

Die allgemeine Systemtheorie war für Imogene M. King und die Entwicklung ihres Pflegemodells von ausschlaggebender Bedeutung: «Erst als ich mich mit der allgemeinen Systemtheorie vertraut gemacht hatte, konnte ich meine Analyse der Pflegeliteratur und das aus anderen Disziplinen entliehene Wissen zu einer sinnvollen Synthese zusammenführen» (S. 74).

Philosophische Überzeugungen

Die dem allgemeinen Systemmodell und der Zielerreichungstheorie zugrundeliegenden Überzeugungen unterscheidet King selbst nach wissenschaftlichen und pflegerischen Gesichtspunkten.

Ihre wissenschaftliche Orientierung verknüpft King (1989 a, 1990 b) eindeutig mit der allgemeinen Systemtheorie. Sie bittet darum, ihr Werk «aus der Perspektive der allgemeinen Systemtheorie und der ganzheitlichen Wissenschaft zu verstehen, da dies meiner philosophischen Position entspricht» (1990 b, S. 74).

King betont, diese Position schlage sich auch in ihrer pflegerischen Orientierung nieder, die sie in zwei Hauptaussagen und mehreren Annahmen zusammenfaßte. Diese versteht King (1964) «nicht als pflegetheoretische Aussagen, sondern als Ausdruck eines bestimmten Ansatzes bei der Reflexion grundlegender Pflegekonzepte» (S. 401).

Die erste Hauptaussage lautet: «Der Pflegeprozeß findet innerhalb eines sozialen Systems statt.» Folgende Dimensionen sind dabei relevant:

1. Der Pflegeprozeß

2. Alle am Pflegeprozeß beteiligten Individuen

3. Alle an der Umwelt des Pflegeprozesses beteiligten Individuen

4. Die soziale Organisation, in dessen Rahmen der Pflegeprozeß durchgeführt wird

5. Die soziale Gemeinschaft, in die diese soziale Organisation eingebettet ist

Aus der Hauptaussage lassen sich mehrere Annahmen ableiten:

Abhängig von der individuellen Pflegekraft und der Rezipientin bzw. dem Rezipienten der Pflege fällt der Pflegeprozeß jeweils unterschiedlich aus.
Abhängig von den an der Umwelt beteiligten Individuen fällt der Pflegeprozeß jeweils unterschiedlich aus.
Abhängig vom Charakter der sozialen Organisation, in deren Rahmen er durchgeführt wird, fällt der Pflegeprozeß jeweils unterschiedlich aus.
Die Beziehungen zwischen den einzelnen Dimensionen haben Einfluß auf den Pflegeprozeß.

Die zweite Hauptaussage lautet: «Die Pflege besitzt spezifische Komponenten.» Diese Komponenten sind:

1. Pflegerisches Urteil

2. Pflegerische Handlung

3. Kommunikation

4. Evaluation

5. Koordination

Folgende Annahmen lassen sich aus der Hauptaussage ableiten:

Pflegerische Handlung und pflegerisches Urteil sind voneinander abhängig.
Die Effektivität der Pflegehandlung ist von der Kommunikation der an ihrer Durchführung beteiligten Individuen abhängig.
Pflegerische Handlungen sind effektiver, wenn über ihre Ziele kommuniziert wird und die Standards der pflegerischen Leistung festgeschrieben werden.
Pflegerische Handlungen basieren auf veränderlichen Fakten; pflegerische Urteile und Handlungen müssen daher kontinuierlich evaluiert und bei Bedarf revidiert werden.
Pflegerische Handlungen sind Teil des Gesundheitssystems; seine Effektivität ist von der Koordination der Pflege mit den anderen Komponenten des Systems abhängig. (S. 401/402)

Eine zentrale Überzeugung, die dem allgemeinen Systemmodell sowie der Zieler-reichungstheorie zugrunde liegt, lautet, daß die Pflege mit Menschen und menschlichen Handlungen befaßt ist (King, 1985 a). Ergänzt wird dieser Grund-satz durch die folgenden Überzeugungen:

> Pflegekräfte erfüllen ihre Rolle und ihre Verantwortung, indem sie Individuen und Gruppen dabei helfen, ihre Gesundheit zu erlangen, zu bewahren oder wiederherzustellen.
> Gemäß ihrer Rolle in sozialen Organisationen helfen Pflegekräfte anderen Individuen bei der Erfüllung ihrer grundlegenden Bedürfnisse, wenn diese Individuen im Laufe ihres Le-benszyklus an einen Punkt gelangen, an dem sie selbst dazu nicht mehr in der Lage sind.
> Das Verständnis der grundlegenden menschlichen Bedürfnisse mit allen ihren körperlichen, sozialen, emotionalen und intellektuellen Aspekten in sämtlichen Phasen des Lebenszyklus, von der Empfängnis bis ins hohe Alter, sowie im Kontext der sozialen Systeme und der Kultur, in der wir leben und arbeiten, ist für die Pflegepraxis wesentlich. (King 1971, S.22)

Nach King (1981) basieren das allgemeine Systemmodell sowie die Zielerrei-chungstheorie auf der folgenden Annahme: «Im Mittelpunkt der Pflege stehen die mit ihrer Umwelt interagierenden Menschen. Die Pflege soll bei ihnen zu einem Zustand der Gesundheit führen – einem Zustand, der das funktionale Agieren in sozialen Rollen möglich macht» (S.143).

King (1981) läßt mehrere spezifische Annahmen über Menschen folgen:

– Menschen sind soziale Wesen.

– Menschen sind empfindungsfähige Wesen.

– Menschen sind vernunftbegabte Wesen.

– Menschen sind reagierende Wesen.

– Menschen sind wahrnehmende Wesen.

– Menschen sind kontrollierende Wesen.

– Menschen sind zielbewußte Wesen.

– Menschen sind handlungsorientierte Wesen.

– Menschen sind zeitorientierte Wesen. (S.143)

Später fügte King (1990 b) ergänzend hinzu:

– Menschen sind spirituelle Wesen. (S.77)

In ihrer jüngsten Darstellung der Zielerreichungstheorie erläutert King (im Druck b) ihre philosophischen Überzeugungen folgendermaßen:

> Ich gehe davon aus, daß Menschen offene Systeme sind, die mit ihrer Umwelt durch einen ständigen Prozeß der Transaktion in Verbindung stehen. Der Begriff *Transaktion* zeigt an, daß es keine strikte Trennung zwischen den Menschen und ihrer Umwelt gibt. Menschen sind

einzigartige, ganzheitliche Individuen von intrinsischem Wert, die zum rationalen Denken und Entscheiden fähig sind. Darüber hinaus sind sie auch zu emotionalen Empfindungen fähig und, da sie mit den Personen und Objekten in ihrer Umgebung in ständiger Beziehung stehen, als soziale Wesen anzusehen. Sie nehmen wahr und reagieren, ihr Verhalten ist zielbewußt, handlungs- und zeitorientiert und auf Kontrolle ausgerichtet. Menschen können Wissen speichern, Entscheidungen treffen und unter mehreren Handlungsalternativen wählen. Durch die Sprache und andere Symbolsysteme sind sie in der Lage, ihre Geschichte aufzuzeichnen und ihre Kultur zu bewahren. Menschen unterscheiden sich in ihren Bedürfnissen, Wünschen und Zielen. Da jedes Individuum einzigartig ist, sind auch seine Werte individuell ausgeprägt. Aus diesen Werten leiten sich die jeweiligen Ziele der Menschen ab. Sie verallgemeinern sich zu Verhaltensstandards, die in Form sozialer Erwartungen von einer Generation zur anderen weitergegeben werden. Werte sind kulturell gebunden und variieren daher von Person zu Person, Familie zu Familie und Gesellschaft zu Gesellschaft. Treten zwischen zwei oder mehr Individuen Meinungsunterschiede auf, kann ein Wertekonflikt entstehen. Unter dem Druck, Entscheidungen zu treffen, kann es auch zu intrapersonalen Wertekonflikten kommen.

Auch über die Interaktion zwischen Pflegekraft und Klient formuliert King (1981, 1992 a) mehrere spezifische Annahmen:

Die Wahrnehmungen von Pflegekraft und Klient haben Einfluß auf den Interaktionsprozeß.
Ziele, Bedürfnisse und Werte von Pflegekraft und Klient haben Einfluß auf den Interaktionsprozeß.
Individuen und Familien haben ein Recht auf Information über alle Fragen, die ihre Gesundheit betreffen.
Individuen und Familien haben ein Recht auf Teilnahme an allen Entscheidungen, die ihr Leben und ihre Gesundheit beeinflussen.
Alle im Gesundheitssystem Tätigen tragen Verantwortung dafür, Individuen und Familien umfassend zu informieren, so daß sie in den Fragen, die ihre Gesundheit betreffen, adäquate Entscheidungen treffen können.
Individuen und Familien haben das Recht, pflegerische Maßnahmen zu akzeptieren oder abzulehnen.
Die Ziele der im Gesundheitssystem Tätigen und die Ziele der Klienten können divergieren.
Alle im Gesundheitssystem Tätigen tragen Verantwortung dafür, relevante Informationen über die Wahrnehmungen der Klienten zu sammeln, um ihre Ziele und die Ziele der Klienten in Übereinstimmung zu bringen. (1981, S. 143/144; 1992 a, S. 21).

Durch eine zusätzliche Annahme weitet King das allgemeine Systemmodell auf familiäre Phänomene aus: «Die Annahme, daß Individuen (Pflegekraft und Klient) zur Interaktion fähig sind, um gemeinsame Ziele zu formulieren und sich auf Mittel zur Erreichung dieser Ziele zu einigen, ist um die gemeinsame Zielsetzung mit Familienmitgliedern erweitert worden» (King, 1986 b, S. 200).

Strategien zur Wissensermittlung

Bei der Entwicklung des allgemeinen Systemmodells nutzte King sowohl induktive als auch deduktive Methoden. Sie selbst erklärt:

Mein persönlicher Ansatz zur Strukturierung des Pflegewissens bestand darin, die durch die Forschung in der Pflege und anderen Wissenschaftsgebieten verfügbaren und durch meine 25jährige Tätigkeit in der Pflegepraxis, -ausbildung und -forschung gewonnenen Daten und Informationen zu nutzen ... Ein intensives Literaturstudium, unzählige Diskussionen mit Kolleginnen und Kollegen, die Teilnahme an Konferenzen, die induktive und deduktive Argumentation sowie das kritisches Nachdenken über die gesammelten Daten und Informationen brachten mich dazu, mein eigenes Modell zu formulieren. (King 1975, S. 36/37)

Über ihr Literaturstudium sagt King (1992 a): «Um die relevanten Konzepte herauskristallisieren zu können, war eine kritischen Durchforstung der Literatur notwendig ... Eine Liste von Begriffen diente zur Inhaltsanalyse, und eine Rekonzeptualisierung dieser Liste führte zu den umfassenden Konzepten des Kingschen Pflegemodells ... Nach der eingehenden Lektüre der relevanten Literatur, nach der Diskussion mit anderen, theoretisch und praktisch arbeitenden Pflegekräften sowie nach einer kritischen Würdigung aller gesammelten Informationen kam die Autorin dazu, ein eigenes konzeptuelles System zu erstellen» (S. 19/20).

Einflüsse

King (1971, 1975, 1981, 1989 a, 1992 a) hat wiederholt vom Einfluß anderer Wissenschaftlerinnen und Wissenschafter auf die Entwicklung des allgemeinen Systemmodells und der Zielerreichungstheorie gesprochen.

Ich kenne keine andere wissenschaftliche Disziplin, in der von den praktischen Anwenderinnen und Anwendern in den unterschiedlichsten Situationen soviel an lebensnotwendigem Wissen, Entscheidungs- und Handlungkompetenz erwartet wird wie in der Pflegewissenschaft. Wenn man das Wissen, das für ein erfolgreiches Agieren in der komplexen Welt der Pflegepraxis nötig ist, näher analysiert, finden sich Konzepte aus allen akademischen Disziplinen. Diese Tatsache motivierte mich, in anderen Disziplinen nach solchen Konzepten zu suchen, die Pflegekräften spezifisches Wissen für reale Situationen an die Hand geben können. (1989 a, S. 150)

Schon in der Vergangenheit hat King (1981) den Einfluß der allgemeinen Systemtheorie auf die Entwicklung ihres Modells erwähnt. In späteren Publikationen hat sie die Bedeutung dieses Einflusses nochmals unterstrichen (King, 1989 a, 1990 b). Zu den zahlreichen Autorinnen und Autoren aus den unterschiedlichsten Disziplinen, auf die King sich immer wieder bezog, gehören Benne und Bennis (1959), Bertalanffy (1956, 1968), Boulding (1956), Bross (1953), Bruner und Krech (1968), Cherry (1966), DiVincenti (1977), Erikson (1950), Etzioni (1975), Fisher und Cleveland (1968), Fraser (1972), Freud (1966), Gesell (1952), Gibson (1966), Griffiths (1959), Haas (1964), Hall (1959), Hall und Fagen (1956), Havhurst (1953), Ittleson und Cantril (1954), Janis (1958), Jersild (1952), Katz und Kahn (1966), Klein (1970), Linton (1963), Lyman und Scott (1967),

Monat und Lazarus (1977), Orme (1969), Parsons (1951), Piaget (1969), Ruesch und Kees (1972), Schilder (1951), Selye (1956), Shontz (1969), H. A. Simon (1957), Y. R. Simon (1962), Sommer (1969), Wapner und Werner (1965), Watzlawik, Beavin und Jackson (1967) sowie Zald (1970). Außerdem gab King (1992 a) an, den Begriff *Transaktion* von Dewey und Bentley (1949) übernommen zu haben.

Auch den Einfluß ihrer Studentinnen und Studenten, des akademischen Kollegiums, der Pflegeforschung und zahlreicher klinisch arbeitender Pflegekräfte auf ihr Denken hat King immer wieder erwähnt. In einem vor einigen Jahren geführten Interview hob King die Einflüsse von Kaufmann (1958), Orlando (1961) und Peplau (1952) hervor. King (1988 b) erklärte, Kaufmanns (1958) Dissertation habe sie dazu angeregt, *Wahrnehmung, Zeit* und *Streß* genauer zu erforschen. Später habe sie dann die an der *Yale University School of Nursing* durchgeführte Forschung über Orlandos (1961) Theorie des abwägenden Pflegeprozesses sehr stark beeindruckt. King und Peplau (zitiert in Takahashi, 1992) waren sich der Ähnlichkeit ihrer Denkweisen über pflegerische Aktivitäten offenbar bewußt. So sagte Peplau: «Wenn [King] meint, es ginge darum, Ziele zu setzen und zu erreichen, und wenn ich meine, pflegerische Interventionen müßten hinsichtlich der vorliegenden Phänomene günstige Ergebnisse erbringen, sprechen wir im Grunde von sehr ähnlichen Dingen» (S. 68). King erwiderte darauf: «Ich muß in aller Öffentlichkeit sagen, daß Dr. Peplau meine Arbeit stark beeinflußt hat» (S. 86).

Schließlich merkt King (1988 b) an, die Lektüre eines Buches von Rosemary Ellis (1971) habe sie ermutigt, ihre bisherige Arbeit durch die Ableitung einer Theorie aus dem allgemeinen Systemmodell zu ergänzen. Das Ergebnis dieser Bemühungen war die Zielerreichungstheorie.

Weltbild

Das allgemeine Systemmodell ist Ausdruck eines *reziprok-interaktiven* Weltbildes. Der ganzheitliche Aspekt dieses Weltbildes spiegelt sich in der gleichberechtigten Würdigung von drei Systemen wider – dem persönlichen, dem zwischenmenschlichen und dem sozialen System. Die mit den einzelnen Systemen verbundenen Konzepte werden nicht als Teile oder Subsysteme empfunden, sondern gelten gewissermaßen als globale Charakteristika des jeweiligen Systems. Für eine ganzheitliche Sichtweise spricht auch Kings (1989 a) erklärte Absicht, «die gesamten Interaktionen eines Menschen mit einem anderen Menschen in einer spezifischen Situation» (S. 155) berücksichtigen zu wollen.

Auch in Kings Auffassung vom Menschen als aktivem Subjekt der Interaktion sind Elemente des *reziprok-interaktiven* Weltbildes zu erkennen. In eine ähnliche

Richtung geht Kings (1981) Aussage, Gesundheit sei eine dynamische Lebenserfahrung, die kontinuierliche Anpassungen an die Streßfaktoren der Umwelt impliziere. Stetige Veränderung wird also als natürlich und wünschenswert angesehen, was auch in der Berücksichtigung von *Wachstum und Entwicklung* einen Ausdruck findet.

Besonderer Schwerpunkt

Im Mittelpunkt des allgemeinen Systemmodells stehen «die mit ihrer Umwelt interagierende Menschen» (King, 1989 a, S. 150) – genauer: «Individuen, deren Interaktion innerhalb sozialer Systeme das Verhalten in diesen Systemen insgesamt beeinflußt» (S. 152). Besonderes Augenmerk liegt auf der Fähigkeit der Individuen, ihre grundlegenden Bedürfnisse zu befriedigen, um so in ihren sozial definierten Rollen funktional agieren zu können. Beeinträchtigt wird diese Fähigkeit von Streßfaktoren in der internen und externen Umwelt.

> Gesundheit ist eine dynamische Lebenserfahrung, die durch den optimalen Einsatz der eigenen Ressourcen eine kontinuierliche Anpassung an Streßfaktoren in der internen und externen Umwelt impliziert. (King, 1981, S. 5)

Viele Jahre lang bezeichnete King das allgemeine Systemmodell als Derivat des systemischen Denkens. Später erklärte sie: «Als ich mich in den späten sechziger Jahren mit der systemischen Forschung befaßte, bot mir diese Bewegung in der allgemeinen [System-]Theorie die nötigen Informationen, um über die Komplexität und Variabilität im Bereich der Pflege zu reflektieren» (King, 1989 a, S. 150). Obgleich sie behauptete, «niemals der Schule des symbolischen Interaktionismus» gefolgt zu sein, war sich King (persönliche Mitteilung, 12. Mai 1980) des Einflusses der Sozialpsychologie auf ihr Denken durchaus bewußt. Und so läßt der Inhalt ihres Pflegemodells denn auch tatsächlich Elemente sowohl des systemischen als auch des interaktiven Ansatzes erkennen.

Die meisten Schlüsselbegriffe des systemischen Ansatzes kehren auch in Kings allgemeinem Systemmodell wieder. Die drei Grundsysteme – das persönliche, das zwischenmenschliche und das soziale System – gelten als *offen, dynamisch* und *interaktiv* (King 1981).

Die *Umwelt* hat sowohl interne als auch externe Komponenten. King (1981) spricht wiederholt von der Interaktion zwischen den Systemen und ihrer Umwelt und meint damit, daß Materie, Energie und Information ausgetauscht werden. Die dynamische Qualität dieser Interaktion wird in dem folgenden Zitat von Daubenmire und King (1973) deutlich:

> Der Pflegeprozeß ist ein dynamischer, andauernder, zwischenmenschlicher Prozeß, in dem die Pflegekraft und die Patientin bzw. der Patient als System fungieren, wobei sie wechsel-

seitig ihr Verhalten beeinflussen und beide von situationsspezifischen Faktoren abhängig sind. (S. 513)

Zu den *Grenzen* von Systemen meint King (1981): «Offene Systeme wie der mit seiner Umwelt interagierende Mensch haben durchlässige Grenzen, die einen Austausch von Materie, Energie und Information erlauben» (King, 1981, S. 69). Im Rahmen der Zielerreichungstheorie stellt King (1989 a) fest: «Die Struktur der Theorie spricht für semipermeable Grenzen zweier oder mehrerer Individuen, die in einem Gesundheitssystem interagieren, um sich ein bestimmtes Ziel zu stecken und schließlich auch zu erreichen» (S. 155). An anderer Stelle spricht King (1981) von den «künstlichen Grenzen der Pflege», eines Konglomerats von «mit ihrer Umwelt interagierenden Individuen und Gruppen» (S. 1).

Die für die systemische Sichtweise typischen Begriffe *Spannung, Streß, Belastung* und *Konflikt* kommen in Kings (1981) Diskussion von Streß und Transaktion zum Tragen: «Transaktion mindert Spannung oder Streß» (S. 82).

Von einem Gleichgewicht oder Fließgleichgewicht von Systemen ist im allgemeinen Systemmodell nicht die Rede. Allerdings betont King (1981), daß Gesundheit als dynamische Lebenserfahrung eine kontinuierliche Anpassung an Streßfaktoren impliziert. Die Vorstellung eines Fließgleichgewicht würde daher von ihr wohl eher akzeptiert als die eines festen Gleichgewichts.

Auch das *Feedback* hat bei King (1971) dynamischen Charakter. Im Rahmen einer Beschreibung des Pflegeprozesses stellt sie fest: «Die Wahrnehmung der Pflegekraft führt zu pflegerischen Urteilen und Handlungen. Die Wahrnehmung der Patientin bzw. des Patienten zu eigenen Urteilen und Handlungen. Es handelt sich daher um einen kontinuierlichen, dynamischen Prozeß, der weniger von einzelnen Ereignissen bestimmt wird als von Wahrnehmungen und Handlungen, die sich wechselseitig beeinflussen» (S. 92).

Doch auch typische Merkmale des interaktiven Ansatzes finden sich im allgemeinen Systemmodell wieder. Dazu gehört z. B. der soziale Charakter der menschlichen Interaktion in der Beziehung zwischen Pflegekraft und Patientin bzw. Patient. King (1981) selbst weist darauf hin, daß in ihre Beschreibung dieser menschlichen Interaktion sozialpsychologische Elemente einflossen. So wird z. B. die *Wahrnehmung* als wichtiger Teil des persönlichen Systems erachtet. Gleichzeitig bildet sie einen zentralen Aspekt der menschlichen Interaktion.

Kommunikation ist mit dem zwischenmenschlichen System verbunden. Kommunikation wird eingesetzt, um zwischenmenschliche Beziehungen aufzubauen und zu bewahren (King, 1981). Im Rahmen des Pflegeprozesses kommunizieren Pflegekraft und Patientin bzw. Patient, um gemeinsame Ziele festzulegen und über die Mittel zu entscheiden, mit deren Hilfe sich diese Ziele aller Voraussicht nach erreichen lassen.

Auch die *soziale Rolle* wird mit dem zwischenmenschlichen System assoziiert. Wie wichtig diese Zuordnung ist, wird in Kings (1981) Definition von Gesundheit als «Fähigkeit zu funktionalem Agieren in sozialen Rollen» (S. 143) deutlich.

Der interaktive Aspekt des allgemeinen Systemmodells kommt auch in dem mit dem persönlichen System verbundenen Begriff *Selbst* zum Tragen. King übernahm Jersilds (1952) Definition. Demnach handelt es sich bei dem *Selbst* um die «Gesamtheit der Gedanken und Gefühle, in denen das Bewußtsein der Person von ihrer individuellen Existenz zum Ausdruck kommt, also ihre Vorstellung davon, wer sie ist und was sie ist» (S. 9). Dies entspricht im wesentlichen Heiss' (1981) Definition des Selbstkonzepts als «Gesamtheit der Gedanken und Gefühle eines Individuums über sich selbst» (S. 83), die explizit als Teil des symbolischen Interaktionismus angesehen wird.

Meleis (1991) klassifiziert das allgemeine Systemmodell als interaktionszentriert, nach Marriner-Tomey (1989) stehen in Kings Modell die zwischenmenschlichen Beziehungen im Vordergrund. Barnum (1994) ordnet es keiner der Kategorien ihres Klassifikationsschemas zu. In einer früheren Auflage ihres Buches merkte sie an, Kings Modell lasse sich «nicht mit Hilfe der Kategorien Intervention, Konservation, Substitution, Erhaltung und Verbesserung klassifizieren, weil es die Interaktion um der Interaktion willen zu brauchen scheint, nicht um eine bestimmte Intervention, Konservation, Substitution, Erhaltung oder Verbesserung herbeizuführen» (Stevens, 1984, S. 259).

Zentrale Begriffe

Person

King (1981) stellt fest: «Menschen stehen im Mittelpunkt der Pflege» (S. 13). Als primäre Belange der Pflege bezeichnet sie menschliches Verhalten, soziale Interaktion und soziale Bewegungen (King, 1976). Im bezug auf den zum Metaparadigma der Pflege gehörenden Begriff *Person* beschreibt King (1971) drei dynamische, interagierende und offene Systeme – *personales System, interpersonales System und soziales System.*

Zu jedem der drei Systeme gehören ein Hauptkonzept und mehrere «Subkonzepte» (King, 1986a). Die Anordnung mancher Konzepte und Subkonzepte innerhalb der Systeme bezeichnet sie als willkürlich, da sie «so eng miteinander und mit der Interaktion zwischen Mensch und Umwelt verwoben sind» (S. 151).

Die Haupt- und Subkonzepte können als Dimensionen der drei Systeme angesehen werden. King (1989a) hält die gründliche Kenntnis der Dimensionen für ein Verständnis der drei Systeme wesentlich. «Obgleich die Konzepte aller drei Systeme in konkreten Situationen stets unlösbar miteinander verbunden sind, erleichtert die Anordnung in den einzelnen Systemen den notwendigen Lernprozeß, in dem das Selbst als mit anderen Individuen interagierendes Individuum begriffen wird» (King, 1992 a, S. 20).

King (1981) charakterisiert Individuen oder *personale Systeme* als soziale, empfindungsfähige und vernunftbegabte Wesen. Mit Hilfe seiner Sinne verarbeitet das Individuum selektive Inputs aus seiner Umwelt. «Auf der Ebene des persönlichen Systems haben Individuen im allgemeinen das Bestreben, ihr Leben zu erhalten, Schmerz zu vermeiden, sich fortzupflanzen, Wünsche zu befriedigen und ihre Sicherheit zu wahren. Außerdem wollen sie ihre mit den Aktivitäten des täglichen Lebens verbundenen Funktionen adäquat ausfüllen» (King, 1990, S. 127). Das personale System bezieht sich nach King (1992 b) stets auf das Individuum, «sei es nun gesund oder erkrankt» (S. 604). Das mit diesem System verbundene Hauptkonzept ist *Wahrnehmung*, die Subkonzepte sind *Selbst, Wachstum und Entwicklung, Körperbild, Zeit, Raum* und *Lernen* (King, 1986 a).

King (1989 a) begreift Wahrnehmung als «umfassendes Konzept in personalen Systemen», dessen Kenntnis «für Pflegekräfte, die das Selbst und andere Individuen verstehen wollen, unerläßlich ist» (S. 152/153). Sie definiert Wahrnehmung als «einen Prozeß des Organisierens, Interpretierens und Transformierens der durch die Sinne und das Gedächtnis gesammelten Daten. Es ist ein Prozeß der Transaktion von Mensch und Umwelt. Er gibt der eigenen Erfahrung Sinn, schafft ein individuelles Bild von der Realität und beeinflußt das jeweilige Verhalten» (King, 1981, S. 24). «Die Wahrnehmung variiert von Individuum zu Individuum, weil jeder Mensch unterschiedliche Voraussetzungen an Wissen, Fähigkeiten, Bedürfnissen, Werten und Zielen mitbringt» (King, 1989 a, S. 152). Bei ihrer Definition von Wahrnehmung bezieht sich King unter anderem auf Bruner und Krech (1968), Gibson (1966) und Klein (1970). Die Einbeziehung der Transaktion geht auf Ittleson und Cantril (1954) zurück.

King (1981) beschreibt das personale System als «geeintes, komplexes, das Ganze umfassendes Selbst, das wahrnimmt, denkt, wünscht, phantasiert, entscheidet, Ziele benennt und Mittel wählt, um diese Ziele zu verfolgen» (S. 27). Sie übernimmt die von Jersild (1952) vorgeschlagene Definition:

Das Selbst ist die Gesamtheit der Gedanken und Gefühle, in denen das Bewußtsein der Person von ihrer individuellen Existenz zum Ausdruck kommt, also ihre Vorstellung davon, wer sie ist und was sie ist. Es ist die Summe all dessen, was die Person ihr eigen nennen kann. Es umfaßt unter anderem ein System von Ideen, Einstellungen, Werten und Überzeugungen. Das Selbst ist die gesamte subjektive Umwelt einer Person. Es bildet das Zentrum ihrer Erfahrung und individuellen Bedeutung. Durch das Selbst wird die Innenwelt der Person von der aus allen anderen Menschen und Dingen bestehenden Außenwelt unterscheidbar.

Das Selbst ist das Individuum, wie es nur das Individuum kennt. Es ist das, worauf wir uns beziehen, wenn wir «ich» sagen. (S. 9/10)

Kings (1981) Beschreibung von *Wachstum und Entwicklung* stützt sich auf die Werke von Erikson (1950), Freud (1966), Gesell (1952), Havighurst (1953) und Piaget (1969). Sie benennt zwei Charakteristika von Wachstum und Entwicklung:

1. Wachstum und Entwicklung umfassen zelluläre, molekulare und verhaltensbezogene Veränderungen beim Menschen.

2. Wachstum und Entwicklung sind Funktionen der genetischen Veranlagung, aber auch der bedeutsamen und befriedigenden Erfahrungen sowie einer Umwelt, die dem individuellen Reifeprozeß förderlich ist. (S. 30/31)

Körperbild definiert King (1981) als «die Wahrnehmungen einer Person vom eigenen Körper sowie von den Reaktionen anderer auf ihren Körper, also auch ein Ergebnis der Reaktion anderer auf das Selbst» (S. 33). Diese Definition stützt sich auf die Arbeiten von Fisher und Cleveland (1968), Schilder (1951), Shontz (1969 sowie Wapner und Werner (1965).

Zeit definiert King (1981) als «Dauer zwischen dem Eintreten eines Ereignisses bis zum Eintreten eines anderen Ereignisses» (S. 44). Der Begriff wird genutzt, «um Ereignisse zu ordnen und, basierend auf Wahrnehmungen der beteiligten Personen, ihre Dauer zu bestimmen» (S. 45). Bei ihrer Definition bezieht sich King unter anderem auf die Veröffentlichungen von Fraser (1972) und Orme (1969).

Raum beschreibt King (1981) als «in allen Richtungen existierendes, überall gleiches ... Territorium, das durch Individuen und ihr Verhalten eingenommen wird» (S. 37/38). Auch die Vorstellung vom *persönlichen Raum* schließt sie in ihre Erörterungen ein, wobei sie sich auf Hall (1959), Lyman und Scott (1967) sowie Sommer (1969) beruft.

Lernen fügte King (1986) in die Reihe der zum personalen System gehörenden Subkonzepte ein, um das allgemeine Systemmodell auch für die Entwicklung von Curricula in der Pflegeausbildung einsetzen zu können, gibt jedoch keine nähere Definition oder Beschreibung.

Alle übrigen mit dem personalen System assoziierten Begriffe verbindet King (1981) mit der folgenden Aussage:

Wie ein Individuum Selbst, Körperbild, Zeit und Raum wahrnimmt, beeinflußt seine Reaktion auf Personen, Objekte und Lebensereignisse. Während des persönlichen Wachstums- und Lebensprozesses erfährt es Veränderungen in der Struktur und Funktion seines Körpers, was sich wiederum auf die Wahrnehmungen des eigenen Selbst auswirkt. (S. 19)

Das *interpersonale System* «besteht aus zwei, drei oder mehr Individuen, die in einer bestimmten Situation miteinander interagieren» (King, 1976, S. 54). «Auf der Ebene des interpersonalen Systems erweitert sich das Bewußtsein des Individuums, es wird offen für zwischenmenschliche Wahrnehmungen bei der Kommunikation und Interaktion mit Personen und Dingen in seiner Umgebung. Durch Transaktion stecken sich Individuen Ziele und wählen Mittel zur Erreichung dieser Ziele aus, um ihre Gesundheit zu erhalten und auch weiterhin in ihren sozialen Rollen funktional agieren zu können» (King 1990 a, S. 127). Das interpersonale System lenkt den Blick vom einzelnen auf mehrere Individuen, die in Dyaden, Triaden, kleinen und größeren Gruppen miteinander interagieren (King, 1989 a). Das Hauptkonzept des interpersonalen Systems ist *Interaktion;* die Subkonzepte lauten *Kommunikation, Transaktion, Rolle, Streß* und *Bewältigung* (King, 1986 a, 1987 a).

King (1989 a) betont, daß «*Interaktion* innerhalb interpersonaler Systeme das umfassendste Konzept darstellt» und «Kenntnisse über die Interaktion für Pflegekräfte unerläßlich sind, um die gesammelten Informationen über andere Menschen zu verstehen» (S. 153). An anderer Stelle erklärt sie:

> Die Handlungen miteinander interagierender Personen können zeigen, wie die eine Person über die andere denkt und fühlt, wie sie die andere Person wahrnimmt, wie sie von ihr beeinflußt wird, was sie von ihr erwartet und wie sie auf deren Handlungen reagiert. (King, 1981, S. 85).

Der Prozeß der Interaktion stellt nach King (1981) «eine Folge zielgerichteter, verbaler und nonverbaler Verhaltensweisen» (S. 60) dar. Im Einklang mit dem sozialpsychologischen Ansatz erklärt King (1971, 1981), daß dieser Prozeß aus den gleichzeitigen Wahrnehmungen und Urteilen aller beteiligten Personen, den aufgrund dieser Wahrnehmungen und Urteile initiierten Handlungen sowie den wechselseitigen Reaktionen auf diese Handlungen besteht. Es handelt sich also in erster Linie um einen mentalen Prozeß, der in Transaktion münden kann: «Im interaktiven Prozeß benennen zwei oder mehr Individuen gemeinsame Ziele sowie die Mittel, mit deren Hilfe sich diese Ziele erreichen lassen. Sobald sie sich auf diese Mittel geeinigt haben, kommt es zur Transaktion. Transaktion ist als Zielerreichung definiert» (King, 1981, S. 61).

King (1981) weist darauf hin, daß die Wahrnehmungen, Urteile, Handlungen und Reaktionen von Individuen nicht direkt beobachtet werden können, sondern per Schlußfolgerung von den direkt beobachtbaren Interaktionen abzuleiten sind. Weiterhin stellt sie fest: «Die informativen Komponenten der Interaktionen können als Kommunikation direkt beobachtet werden, die bewertenden als Transaktion, denn bei diesen Interaktionen geht es darum, gemeinsame Ziele festzulegen und Mittel zu finden, mit denen sich diese Ziele erreichen lassen» (S. 62).

King (1981) betrachtet *Kommunikation* als «Vehikel zur Entwicklung und zum Erhalt zwischenmenschlicher Beziehungen» (S. 79), insofern empfindet sie «jedes Verhalten als Kommunikation» (S. 80). Das allgemeine Systemmodell konzentriert sich auf die intrapersonale und interpersonale sowie auf die verbale und nonverbale Kommunikation. Bei ihren kommunikationstheoretischen Ausführungen stützt sich King vor allem auf Arbeiten von Cherry (1966), Ruesch und Kees (1972) sowie Watzlawick et al. (1967).

Kommunikation ist nach King auch an der *Transaktion* beteiligt, die sie als «einen Prozeß der Interaktion» definiert, «in dem Menschen mit ihrer Umwelt kommunizieren, um als erstrebenswert erachtete Ziele zu erreichen. Transaktionen sind zielgerichtete menschliche Verhaltensweisen» (King, 1981, S. 82).

Bei der Beschreibung der *Rolle* stützt sich King auf die Arbeiten von Benne und Bennis (1959), Haas (1964) und Parsons (1951). Drei Aspekte hält sie für besonders hervorhebenswert:

> (1) Unter einer Rolle verstehen wir die Gesamtheit aller Verhaltensweisen, die von einem Menschen, der innerhalb eines sozialen Systems eine bestimmte Position einnimmt, erwartet werden; (2) die mit einer bestimmten Position verbundenen Rechte und Pflichten werden durch Normen oder Verfahrensweisen reguliert; 3) die Rolle findet ihren Ausdruck in der Beziehung von Individuen, die zu einem bestimmten Zweck in spezifischen Situationen miteinander interagieren. (King, 1981, S. 93)

Kings (1981) Definition von *Streß* basiert auf den Arbeiten von Selye (1956), Janis (1958) sowie Monat und Lazarus (1977).

> Streß ist ein dynamischer Zustand, durch den ein Mensch mit seiner Umwelt interagiert, um das für Wachstum, Entwicklung und Leistung notwendige Gleichgewicht zu wahren. Ein ständiger Austausch von Energie und Information zwischen Person und Umwelt zur Regulation und Kontrolle von Streßfaktoren ist dafür erforderlich. (S. 98)

Streß wird zugleich als positiv und negativ, als konstruktiv und destruktiv gesehen. King (1981) erklärt, daß Streß merklich reduziert wird, sobald es zur Transaktion kommt.

Bewältigung bezeichnet King (1987) als wesentlichen Aspekt zwischenmenschlicher Systeme, ohne jedoch eine Definition oder Beschreibung zu geben. In einer späteren Veröffentlichung spricht King (1992 a) von der «Streßbewältigung» (S. 21).

Das *soziale System* definiert King (1981) als «organisiertes, abgegrenztes System aus sozialen Rollen, Verhaltensweisen und Praktiken, die dem Werterhalt dienen, und den Mechanismen, die diese Praktiken regulieren» (S. 115). An anderer Stelle schreibt sie: «Soziale Systeme sind die Analyseeinheiten einer Gesellschaft, in der sich die Individuen zu Gruppen zusammenschließen, um ihr Leben, ihre Gesundheit und hoffentlich auch ihr Glück bewahren zu können» (King, 1976, S. 54). Beispiele für soziale Systeme sind Familien, Schulen, Industriebetriebe, soziale Organisationen und das Gesundheitssystem (King, 1989 a). Die Berücksichtigung sozialer Systeme im allgemeinen Systemmodell «soll uns daran erinnern, daß eine Vielzahl solcher Systeme den notwendigen und prägenden Hintergrund für das Wachstum und die Entwicklung jedes einzelnen Individuums bilden und es bei jeder Einschätzung und Diagnose darum geht, das Individuum auch vor diesem Hintergrund zu sehen» (King, 1992 b, S. 604). Das Hauptkonzept des sozialen Systems ist *Organisation*; die Subkonzepte lauten *Autorität, Macht, Status, Entscheidungsfindung* und *Kontrolle* (King, 1986 a).

King (1989 a) betont, daß *Organisation* «in sozialen Systemen das umfassende Konzept darstellt» und «seine gründliche Kenntnis für ein Verständnis der Entwicklung und des Wachstums pflegebedürftiger Individuen unerläßlich ist» (S. 153). Ihre auf den Arbeiten von Di Vincenti (1977) sowie Katz und Kahn (1966) basierende Definition lautet: «Eine Organisation besteht aus Menschen, die bestimmte vorgegebene Rollen und Positionen ausfüllen sowie Ressourcen nutzen, um persönliche und für die Organisation nützliche Ziele zu erreichen» (King, 1981, S. 119).

Bei ihrer Definition von *Autorität* bezieht sich King (1981) unter anderem auf Katz und Kahn (1966) und Simon (1962), wenn sie schreibt:

Autorität entsteht in einem transaktionalen, durch aktive, reziproke Beziehungen charakterisierten Prozeß, in den die Werte, der jeweilige Hintergrund und die Wahrnehmung aller Mitglieder einer Organisation einfließen. In diesem Prozeß wird die Autorität bestimmter Individuen innerhalb der Organisation definiert, bestätigt und akzeptiert. Eine Person beeinflußt die andere – und diese akzeptiert es und beugt sich ihrer Autorität. (S. 124)

Macht versteht King (1981) als «Prozeß der Beeinflussung. Eine Situation, in der Menschen hinnehmen, daß etwas geschieht, obwohl sie selbst es möglicherweise nicht gutheißen, ist durch Macht definiert» (King, 1981, S. 127). Bei ihren Ausführungen stützt sich King auf die Arbeiten von Etzioni (1975), Griffiths (1959), Katz und Kahn (1966) sowie Zald (1970).

Mit dem Begriff *Status* belegt King (1981) «die Position eines Individuums in einer Gruppe bzw. die Position einer Gruppe gegenüber anderen Gruppen der gleichen Organisation» (S. 129). In Übereinstimmung mit Linton (1963) weist sie darauf hin, daß Status entweder selbst erlangt oder von anderen zugeschrieben bzw. zuerteilt werden kann.

Basierend auf den Arbeiten von Bross (1953) und Simon (1957) definiert King (1981) den Prozeß der *Entscheidungsfindung*:

Die Entscheidungsfindung in Organisationen ist ein dynamischer und zugleich systematischer Prozeß, in dessen Verlauf Individuen oder Gruppen zwischen den von ihnen wahrgenommenen Alternativen wählen und danach handeln, um die Antwort auf eine offene Frage zu erlangen und ein bestimmtes Ziel zu erreichen. (King, 1981, S. 132)

Im Zuge der Erörterung eines möglichen Einsatzes des allgemeinen Systemmodells für die Entwicklung von Curricula ergänzt King (1986 a) das soziale Sy-

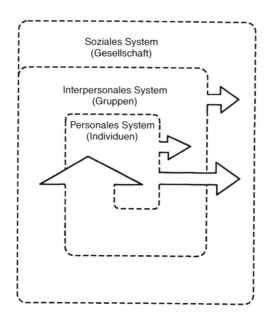

Abbildung 4.1: Allgemeines Systemmodell: Dynamische Interaktion der drei grundlegenden Systeme.

stem um *Kontrolle,* ohne jedoch eine Definition oder genaue Beschreibung zu geben.

Die Beziehungen zwischen dem personalen, interpersonalen und sozialen System sind in Abbildung 4.1 dargestellt. Die Abbildung zeigt die drei «offenen Systeme in einem dynamischen Interaktionsrahmen» (King, 1981, S. 10).

Umwelt

King spricht von der Umwelt im allgemeinen, der Umwelt im Gesundheitssystem sowie vom inneren Milieu und der externen Umwelt des Individuums. Die beiden letzten Begriffe verknüpft sie in der Aussage: «Das innere Milieu des Menschen transformiert Energie, um ihn in die Lage zu versetzen, sich an die kontinuierlichen Veränderungen seiner externen Umwelt anzupassen» (King, 1981, S.5). Wiederholt ist bei ihr die Rede davon, daß sich die Person kontinuierlich an die Streßfaktoren des inneren Milieus und der externen Umwelt anpassen muß. Die

Umwelt wird innerhalb des allgemeinen Systemmodells also offenbar in erster Linie als Quelle von Streßfaktoren gesehen.

Außerdem stellt King (1990 a) fest, daß «die Umwelt eine Funktion des Gleichgewichts zwischen internen und externen Interaktionen darstellt» (S. 127). Insbesondere «die Leistungsfähigkeit im täglichen Leben … hängt von einem gewissen Grad an Harmonie und Gleichgewicht in der Beziehung zwischen innerem Milieu und externer Umwelt ab» (S. 125). «Das soziale Milieu» bezeichnete King als «Umweltfaktor, der die Gesundheit beeinflußt» (S. 125). An anderer Stelle bestimmte sie die persönlichen, zwischenmenschlichen und sozialen Systeme als «Elemente der totalen Umwelt» (King, 1992 a, S. 20). Darüber hinaus finden sich keine Erörterungen der Umwelt, und auch die interne und externe Umwelt werden von King nicht näher definiert.

Gesundheit

King (1981) begreift *Gesundheit* als «dynamische Lebenserfahrung, die durch optimalen Einsatz der eigenen Ressourcen eine kontinuierliche Anpassung an Streßfaktoren in der internen und externen Umwelt impliziert» (S. 5). Darüber hinaus definiert sie Gesundheit als «Fähigkeit, in sozialen Rollen funktional zu agieren» (S. 143). King (1985 b) selbst empfindet den letztgenannten Aspekt als besonders charakteristisch für das allgemeine Systemmodell.

King (1990 a) führt acht Charakteristika von Gesundheit an: «genetisch, subjektiv, relativ, dynamisch, umweltbedingt, funktional, kulturell und perzeptuell» (S. 127). Gesundheit als «Funktion von Personen, die mit ihrer Umwelt interagieren» sieht sie in der Gleichung H = f (P ↔ E), d. h. Gesundheit (Health) ist eine Funktion der Beziehung von Person und Umwelt (Environment), symbolisiert (S. 127).

Den Begriff «Wohlbefinden» sucht man bei King vergeblich, und obgleich sie gelegentlich von «Krankheit» spricht, lehnt sie «ein lineares Kontinuum von Wohlbefinden und Krankheit grundsätzlich ab» (King, 1989 a, S. 152). Auf diesen Punkt geht King (1990 a), von sich selbst in der dritten Person sprechend, an anderer Stelle nochmals ein: «Seit 1971 schreibt sie über ihre Vorstellung von Gesundheit. Anfangs erwähnte sie dabei ein Kontinuum und bezeichnete die Gesundheit in einer Definition als dynamischen Prozeß. Später hat die Autorin dann das Wort Kontinuum gestrichen, weil damit unweigerlich ein lineares Kontinuum gemeint ist» (S. 127). Auch eine Dichotomie von Gesundheit und Krankheit scheint King als lineares Konzept denkbar, das mit der allgemein systemischen Orientierung ihres Pflegemodells nicht vereinbar ist.

Statt dessen begreift King (1989 a) Gesundheit als «dynamischen Zustand eines

Individuums, der ständigen Veränderungen unterworfen ist» (S. 152). Störungen in diesem dynamischen Zustand sind mit Krankheiten und Behinderungen gleichzusetzen. Krankheit definiert King (1981) explizit als «Abweichung vom Normalen, also ein Ungleichgewicht in der biologischen oder psychischen Struktur der Person bzw. ein Konflikt in ihren sozialen Beziehungen» (S. 5).

Pflege

Pflege definiert King (1981) als

> wahrnehmen, denken, sich beziehen, urteilen und handeln in Anbetracht des Verhaltens von Individuen, die in eine pflegerische Situation kommen. Eine pflegerische Situation ist die unmittelbare Umgebung, also die räumliche und zeitliche Realität, in der Pflegekraft und Klient ihre Beziehung aufnehmen, um gesundheitliche Probleme zu bewältigen und die erforderlichen Anpassungen an die veränderten Bedingungen des täglichen Lebens einzuleiten. (S. 2)

Darüber hinaus begreift sie die Pflege als «einen aus Aktion, Reaktion und Interaktion bestehenden Prozeß, in dem sich Pflegekraft und Klient über ihre jeweiligen Wahrnehmungen in der pflegerischen Situation austauschen. Durch zielgerichtete Kommunikation formulieren sie Ziele, Probleme oder Besorgnisse. Sie suchen nach Mitteln, mit deren Hilfe sich die gewünschten Ziele erreichen lassen, und einigen sich auf eine gemeinsame Vorgehensweise. Aus dieser Interaktion zwischen Pflegekraft und Klient folgen dann die ersten Schritte in Richtung Zielerreichung» (S. 2).

Zu den Aufgaben der Pflege gehören nach King «die Förderung, Bewahrung und Wiederherstellung von Gesundheit sowie die pflegerische Betreuung kranker, verletzter oder sterbender Menschen» (King, 1981, S. 4). Im Rahmen dieser Aufgaben bietet die Krankenpflege «einen Dienst an, um ein soziales Bedürfnis zu erfüllen» (King, 1976, S. 52). Dieser Dienst erstreckt sich auf die Betreuung von Individuen und Gruppen, die wegen einer akuten oder chronischen Erkrankung ambulant oder stationär behandelt werden, die der Rehabilitation bedürfen oder die angeleitet werden müssen, ihre Gesundheit besser zu erhalten und zu bewahren.

Nach Kings (1976) Verständnis haben Pflegekräfte im Gesundheitswesen eine Schlüsselposition inne. Sie arbeiten «partnerschaftlich mit Ärzten, Sozialarbeitern und anderen Fachkräften zusammen, um die Gesundheit zu fördern, Krankheiten vorzubeugen und die Versorgung der Patientinnen und Patienten, auch in Absprache mit den Angehörigen, optimal zu koordinieren» (S. 52).

Patientinnen und Patienten wenden sich hilfesuchend an Pflegekräfte, wenn sie die üblichen Aktivitäten des Alltags nicht allein bewältigen können (Daubenmire & King, 1973). Dementsprechend besteht das *Ziel der Pflege* darin, «den Individuen dabei zu helfen, ihre Gesundheit zu bewahren, damit sie auch weiterhin in ihren sozialen Rollen funktional agieren können» (King, 1981, S. 3/4). Darüber hinaus erklärt King (1981):

> Das Ziel der Pflege besteht darin, Individuen und Gruppen dabei zu helfen, Gesundheit zu erlangen, zu bewahren oder wiederherzustellen. Ist dies nicht möglich, helfen Pflegekräfte ihren Patientinnen und Patienten dabei, in Würde zu sterben. (S. 13)

Strukturiert werden die pflegerischen Bemühungen durch den Pflegeprozeß. Daubenmire und King (1973) definieren ihn als «einen dynamischen, andauernden zwischenmenschlichen Prozeß, in dem Pflegekraft und Patient ein System bilden, wechselseitig ihr Verhalten beeinflussen und wiederum von situativen Faktoren beeinflußt werden» (S. 513).

Darüber hinaus stellt King (1976) fest:

> Wie alle anderen zwischenmenschlichen Prozesse stellt der Pflegeprozeß eine Folge von Verhaltensweisen miteinander interagierender Personen dar und verläuft in drei typischen Phasen: (1) Erkenntnis der gegebenen Umstände; (2) Aktion aufgrund dieser Umstände; (3) Motivation, die Ereignisse zu kontrollieren und Ziele zu erreichen. (S. 54)

Mit Hilfe der Zielerreichungstheorie wird der Pflegeprozeß näher beleuchtet. Danach handelt es sich um «einen Prozeß der Interaktion, der zu Transaktion und schließlich zu Zielerreichung führt» (King, 1992b, S. 604). King (1989a) spricht daher in diesem Zusammenhang auch von einem «Interaktion-Transaktions-Prozeßmodell» (S. 153) bzw. vom «Transaktionsmodell» (S. 157) und nennt folgende Komponenten des Pflegeprozesses: *Wahrnehmung, Urteil, Aktion, Reaktion, Störung, gemeinsame Zielsetzung, Exploration der Mittel zur Zielerreichung, Einigung auf die Mittel zur Zielerreichung, Transaktion* und *Zielerreichung* (King, 1981, 1990b, 1992a).

Der in Abbildung 4.2 dargestellte Prozeß resultiert aus dem Zusammentreffen zweier Menschen – der Pflegekraft und dem Klienten – in der pflegerischen Situation. In der Einschätzungsphase nehmen die beiden einander wahr, treffen mentale Urteile übereinander und lassen diese Urteile in mentale Aktionen einfließen. Über die Reaktion auf die gegenseitige Wahrnehmung kommt es zur Interaktion (King, 1992a). Die Wahrnehmungen, mentalen Urteile und mentalen Aktionen können allerdings nur per Schlußfolgerung ermittelt werden (King, 1981, 1992a). «Für die Genauigkeit der Wahrnehmung ist es daher unerläßlich, alle Schlußfolgerungen gemeinsam mit dem Klienten zu verifizieren» (S. 146). Aktion und Reaktion dagegen sind «Verhaltensweisen, die sich in konkreten Situationen in der pflegerischen Praxis direkt beobachten lassen» (King, 1992a, S. 22).

In der Planungsphase gehen die Interaktionen zwischen Pflegekraft und Klient weiter. Sie können direkt beobachtet und durch die Aufzeichnung entsprechender

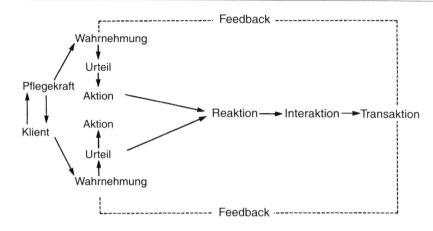

Abbildung 4.2: Kings Modell des Pflegeprozesses

Daten dokumentiert werden. Zu den relevanten Daten gehören die von der Pflegekraft oder dem Klienten genannten Besorgnisse, Probleme oder Störungen, die gemeinsame Zielsetzung, die explorierten Mittel zur Zielerreichung sowie die Mittel, auf die sich beide schließlich einigen. Die Zielsetzung basiert «auf den Einschätzungen der Pflegekraft hinsichtlich der gesundheitlichen Probleme und Störungen des Klienten, auf ihrer Wahrnehmung der vorliegenden Probleme sowie auf Gesprächen mit dem Klienten und seinen Angehörigen darüber, wie sich eine qualitative Verbesserung der Gesundheit erreichen ließe» (S. 22).

In der Umsetzungsphase des Pflegeprozesses schließlich kommt es zur Transaktion. Sie steht für die «bewertende Komponente der Interaktion» (King 1990 a, S. 128) und kann in Form von Messungen über das Ausmaß der Zielerreichung dokumentiert werden (King, 1985 b). In der Evaluationsphase muß dann entschieden werden, ob das Ziel erreicht wurde bzw. warum es möglicherweise nicht erreicht werden konnte (King, 1992 a).

Kings Version des Pflegeprozesses läßt sich mit Hilfe von zwei Instrumenten operationalisieren: dem *Criterion-Referenced Measure of Goal Attainment Tool* und dem *Goal-Oriented Nursing Record.* Das *Criterion-Referenced Measure of Goal Attainment Tool* (King, 1988 a) kann zur Planung der Pflege und zur Auswertung ihrer Ergebnisse herangezogen werden. Es umfaßt drei Skalen. Von der ersten Skala werden die funktionalen oder körperlichen Fähigkeiten bei der Bewältigung von alltäglichen Aktivitäten angesprochen. Die zweite beschäftigt sich mit der Verhaltensreaktion auf diese Bewältigung. Die dritte Skala schließlich erfaßt die zu erreichenden Ziele, also «die gemeinsame Zielsetzung von Pflegekraft und Patient auf der Basis der mit Hilfe der ersten beiden Skalen gewonnenen Daten und der Interaktion, in deren Verlauf Pflegekraft und Patient Informationen über die vorliegenden Probleme ausgetauscht haben» (S. 110). Jede Skala ist wiederum in drei Subskalen unterteilt: Die erste Subskala betrifft die persönliche Hygiene, also die Bewältigung alltäglicher Aufgaben wie Mundpflege, baden, essen, anziehen, kämmen, Entleerung von Blase und Darm sowie den Aspekt der Kontinenz. Die zweite Subskala konzentriert sich auf Bewegungen, also z. B. allgemeine Beweglichkeit, gehen, im Rollstuhl fahren, im Bett liegen, geeignete Schlafpositionen finden. Die dritte Subskala befaßt sich mit der menschlichen Interaktion; dazu gehören Bewußtsein, Hör- und Sehvermögen, Geruchs-, Geschmacks- und Tastsinn, Fähigkeiten der verbalen Kommunikation wie sprechen, zuhören, lesen, schreiben sowie Fähigkeiten der nonverbalen Kommunikation und der Transaktion (finden und umsetzen von Entscheidungen).

Der *Goal-Oriented Nursing Record (GONR)*(King 1981) ist ein Dokumentationssystem, das man einsetzen kann, um die Beobachtungen und Aktivitäten der Pflegekraft sowie die Reaktionen des Klienten auf die Pflege festzuhalten und auszuwerten. Zu den wichtigsten Komponenten des GONR, die King von Weeds (1969) *Problem-Oriented Medical Record* übernahm, gehören Basisdaten, Pflegediagnosen, Liste der Ziele, Pflegeanweisungen, Verlaufsdiagramme, Dokumentation von Fortschritten und Entlassungsbericht. Später ersetzte King (1985 a, 1987 a) die von Weed übernommene Liste von Problemen durch die Pflegediagnosen der *North American Nursing Diagnosis Association (NANDA)*.

Die Basisdaten für den GONR werden durch eine umfassende pflegerische Anamnese gewonnen, die sich vor allem auf die Bewältigung alltäglicher Aktivitäten konzentriert (King, 1981, 1985 a, 1989 b). Zu diesem Zweck sollte ein gültiges und verläßliches Instrument wie das *Criterion-Referenced Measure of Goal Attainment Tool* (King, 1988 a) eingesetzt werden. Zusätzliche Daten über soziale Rollen und Streßfaktoren sowie über die individuellen Werte, Ziele, Wahrnehmungen und Lernbedürfnisse des Klienten können in einem strukturierten Interview gewonnen werden. Zu den Basisdaten können darüber hinaus auch Mitglieder anderer Berufe im Gesundheitssystem beitragen (King, 1981). Die Krankengeschichte, die Ergebnisse der körperlichen Untersuchung, der Labortests und Röntgenuntersuchungen sowie Informationen von Sozialarbeitern und Angehörigen sind daher ebenfalls zu berücksichtigen. Aufgrund der Basisdaten läßt sich die Schwere der Krankheit bzw. der Beeinträchtigung bei den alltäglichen Aktivitäten klassifizieren.

Die Pflegediagnosen werden auf der Basis der gesammelten Daten gewonnen. Aufgrund der Diagnosen wiederum werden Ziele formuliert und schriftlich festgehalten, um später die Ergebnisse mit den gesteckten Zielen vergleichen zu können. Die Pflegeanweisungen, die nur von professionellen Pflegekräften geschrieben

Tabelle 4.1: Komponenten des zielorientierten Pflegeberichts (*Goal-Oriented Nursing Record GONR*)

I. Basisdaten

    A. *Pflegerische Anamnese*
       1. Bewältigung alltäglicher Aktivitäten
       2. Zusätzliche Daten
          a. Soziale Rollen des Klienten
          b. Streßfaktoren
          c. Wahrnehmungen des Klienten
          d. Werte, Ziele und Lernbedürfnisse des Klienten
    B. *Andere Informationen*
       1. Krankengeschichte und körperliche Untersuchung
       2. Ergebnisse von Labortests und Röntgenuntersuchungen
       3. Informationen von anderen (z. B. Sozialarbeiter, Angehörige)
    C. *Klassifikation*
       1. Schwere der Erkrankung
       2. Grad der Beeinträchtigung bei der Bewältigung alltäglicher Aktivitäten

II. Pflegediagnosen

III. Liste der Ziele

    A. Formulierung aufgrund der Pflegediagnosen
    B. Schriftliche Fixierung, um die Liste später mit den Ergebnissen vergleichen zu können

IV. Pflegeanweisungen

    A. Der Pflegeplan basiert auf den Pflegediagnosen und Pflegezielen
    B. Die gewählten Mittel stehen im Einklang mit den Pflegediagnosen und Pflegezielen
    C. Unterrichtung des Klienten als integrale Komponente des Pflegeplans

V. Verlaufsdiagramme

    A. Routineinformationen
    B. Tägliche Pflege
    C. Kumulative Daten
    D. Spezifische Informationen

VI. Dokumentation von Fortschritten

    A. Fortschritte im Hinblick auf die Pflegeziele
    B. Berücksichtigung legaler Aspekte der Pflege
    C. Berücksichtigung ethischer Aspekte der Pflege

VII. Entlassungsbericht

    A. Liste der Pflegediagnosen
    B. Vergleich von Pflegezielen und Ergebnissen
    C. Zukünftige Ziele
    D. Pläne für die Kontinuität der Pflege

Nach: King (1981)

werden, sollten sich zu einem Pflegeplan zusammenfügen, der mit den formulierten Zielen im Einklang steht. Mit Hilfe von Verlaufsdiagrammen können Routine-
informationen über Vitalfunktionen, die tägliche Pflege, kumulative Daten über
Blutwerte sowie spezifische Informationen festgehalten werden. Die Dokumentation von Fortschritten sollte sich auf die gesteckten Ziele beziehen, aber auch legale
und ethische Aspekte der Pflege berücksichtigen. Im Entlassungsbericht werden
die Pflegediagnosen aufgelistet. Darüber hinaus wird festgehalten, in welchem
Umfang die gesteckten Ziele erreicht wurden, welche Ziele weiterhin wünschenswert sind und wie die Kontinuität der Pflege auch für die Zukunft gewährleistet
werden kann. Die verschiedenen Komponenten des GONR sind in Tabelle 4.1 zusammengefaßt.

Zentra le Aussagen

Das allgemeine Systemmodell nimmt zu allen vier zum Metaparadigma der Pflege gehörenden Begriffen Stellung. Person und Umwelt werden in der folgenden
Aussage verknüpft:

> Beim mit seiner Umwelt interagierenden Menschen kommt es, wie in allen offenen Systemen,
> zu kontinuierlicher und dynamischer Kommunikation. (King, 1981, S. 66)

Die Begriffe Person, Umwelt und Pflege werden in dem folgenden Zitat verbunden:

> Die künstlichen Grenzen der Pflege bestehen aus mit ihrer Umwelt interagierenden Indivi-
> duen und Gruppen. Pflegekräfte erfüllen ihre Rollen in einer großen Bandbreite pflegerischer
> Umgebungen. (King, 1981, S. 1)

Die Begriffe Person, Gesundheit und Pflege finden sich in einer anderen Aussage
wieder:

> Professionelle Pflegekräfte haben mit dem Verhalten von Individuen und Gruppen in poten-
> tiell belasteten, von Gesundheit oder Krankheit geprägten Situationen zu tun und helfen
> Menschen, Bedürfnisse zu erfüllen, die für die Bewältigung alltäglicher Aktivitäten grund-
> legende Bedeutung haben. (King, 1976, S. 51)

Alle vier Begriffe schließlich werden in der folgenden Aussage verknüpft:

> Im Mittelpunkt der Pflege stehen die mit ihrer Umwelt interagierenden Menschen. Die Pflege
> soll bei ihnen zu einem Zustand der Gesundheit führen – ein Zustand, der ein funktionales
> Agieren in sozialen Rollen möglich macht. (King, 1981, S. 143)

Evaluation des allgemeinen Systemmodells

Der nun folgende Abschnitt beschäftigt sich mit der Evaluation des allgemeinen
Systemmodells. Sie basiert auf den Ergebnissen der Analyse des Modells sowie

auf den Veröffentlichungen anderer Wissenschaftlerinnen und Wissenschaftler, die Kings Modell eingesetzt oder kommentiert haben.

Darlegung der Ursprünge

Imogene M. King hat die Ursprünge des allgemeinen Systemmodells und der Zielerreichungstheorie stets klar und präzise dargelegt. Sie hat beschrieben, wie sich das Modell und die daraus abgeleitete Theorie im Laufe der Zeit entwickelt haben und woher sie die Motivation für ihre Arbeit bezog. Darüber hinaus hat sie die philosophischen Überzeugungen, die ihrem Modell und der daraus abgeleiteten Theorie zugrunde liegen, erläutert und ist dabei sowohl auf die Funktion der Pflege, die Situation des Klienten als auch auf die Interaktion zwischen Pflegekraft und Klient ausführlich eingegangen.

Kings Aussagen deuten darauf hin, daß sie die aktive Teilnahme des Klienten am pflegerischen Prozeß für äußerst wichtig erachtet. Auch das Recht des Klienten, die angebotene Pflege zu akzeptieren oder abzulehnen, erwähnt sie nachdrücklich.

Ihre Beschreibung der Interaktion im Pflegeprozeß läßt außerdem darauf schließen, daß sie die Wahrnehmungen der Pflegekraft und des Klienten in bestimmten Situationen als gleichwertig erachtet. Ihre Auffassung von der Pflege als dynamischem Prozeß setzt eine aktive Teilnahme von Pflegekraft und Klient voraus. Beide gemeinsam bestimmten die Ziele und einigen sich auf die Mittel, die zur Erreichung dieser Ziele geeignet sind.

Den Einfluß anderer Wissenschaftlerinnen und Wissenschaftler auf ihr Denken gesteht King stets offen ein und verweist in ausführlichen Zitaten auf relevante Querbezüge. In ihren neueren Publikationen unterstreicht sie noch einmal die Bedeutung der allgemeinen Systemtheorie für die Entwicklung ihres Pflegemodells und der daraus abgeleiteten Pflegetheorie.

Inhaltliche Reichweite

Die inhaltliche Reichweite des allgemeinen Systemmodells kann als ausreichend bezeichnet werden, obgleich einige Widersprüchlichkeiten auffallen und in manchen Aspekten noch Klärungsbedarf besteht. Auf der zum Metaparadigma gehörende Begriff *Person* geht King ausführlich ein. Ihre Beschreibung der wichtigsten Konzepte und Subkonzepte der persönlichen, zwischenmenschlichen und sozialen Systeme bietet sogar mehr Spezifika, als man sie üblicherweise bei konzeptuellen Modellen findet. Widersprüchlich ist allerdings ihre Bezeichnung der

Person. In den meisten ihrer Veröffentlichungen spricht sie vom «Klienten», in anderen dagegen vom «Patienten». Manchmal bezeichnet sie die Person sogar innerhalb des gleichen Textes einmal als «Klient» und einmal als «Patient» (z. B. King, 1990 b). Darüber hinaus sind die Subkonzepte *Lernen* im personalen System, *Bewältigung* im interpersonalen System sowie *Kontrolle* im sozialen System unzureichend definiert.

Im Gegensatz zur ausführlichen Erörterung des Begriffs *Person* sind Kings Aussagen zum Begriff *Umwelt* eher vage. So versäumt sie es, den Begriff *Umwelt* zu definieren und die Parameter der internen und externen Komponenten zu benennen. Obgleich King (persönliche Mitteilung an R. Martone, 25. Juli 1989) behauptet, ihre Vorstellung von sozialen Systeme würde «Umwelt und vor allem die interne Umwelt im Rahmen eines Kommunikationskonzepts erklären», besteht in dieser Hinsicht doch noch ein starker Klärungsbedarf.

Der Begriff *Gesundheit* dagegen ist im allgemeinen Systemmodell klar definiert. King erklärt, daß sie die Vorstellung von Gesundheit als Kontinuum mit den Polen Wohlbefinden und Krankheit ablehne, da ein solches Kontinuum zwangsläufig linear verstanden würde. Aufgrund der gleichen Argumentation müßte sie auch die Vorstellung von Gesundheit als Dichotomie von Wohlbefinden und Krankheit ablehnen, wobei zu dieser Schlußfolgerung keine explizite Stellungnahme von King vorliegt. *Krankheit* definiert King als Störung des dynamischen Zustands, den sie als Gesundheit beschrieb.

Auch auf den Begriff *Pflege* geht King ausführlich ein; als Ziel der Pflege bezeichnet sie die Gesundheit. In neueren Veröffentlichungen hat King darauf hingewiesen, daß ihre Version des Pflegeprozesses Teil der Zielerreichungstheorie ist.

Einige Aspekte des Pflegeprozesses bedürfen allerdings noch der Klärung. Zum einen hat King zwar die meisten Komponenten des Prozesses definiert oder beschrieben, hat jedoch nie genau erklärt, was sie unter dem Begriff «Reaktion» versteht. Zum zweiten liegen widersprüchliche Aussagen darüber vor, ob es sich bei der Aktion und der Reaktion um beobachtbare Komponenten des Pflegeprozesses handelt (King, 1981; 1992 a). Und zum dritten schließlich ist unklar, ob sich der Prozeß außer auf Individuen auch auf Gruppen und soziale Organisationen anwenden läßt und wie man dies bewerkstelligen kann. King (1983 a, 1983 b, 1983 c) selbst hat den Geltungsbereich des Pflegeprozesses auf Familien ausgeweitet, obgleich der explizite Einsatz der Komponenten Wahrnehmung, Urteil, Aktion, Reaktion, Interaktion und Transaktion in den von ihr aufgeführten Beispielen nicht zum Tragen kam. Darüber hinaus widerspricht die Anwendung des Pflegeprozesses auf Familien ihrer Konzentration auf das Individuum, wie sie z. B. in der folgenden Aussage zum Ausdruck kommt: «Obgleich sich die Zielerreichungstheorie primär auf die zwischenmenschlichen Systeme eines Indivi-

duums in der Rolle des Pflegenden sowie eines Individuums in der Rolle des Ge-
pflegten bezieht, gelten die gemeinsam formulierten Ziele nur für das gepflegte
Individuum» (King, 1989 a, S. 155).

Die Grundlagen des allgemeinen Systemmodells bezog King aus der theoretisch und empirisch geprägten Literatur über das menschliche Verhalten. Dies
zeigt sich auch schon an der breiten Diskussion wissenschaftlicher Erkenntnisse
hinsichtlich der Beschreibung der persönlichen, zwischenmenschlichen und sozialen Systeme. Darüber hinaus hat King mehrfach das Bedürfnis nach einer fundierten wissenschaftlichen Basis für die Urteile über die Pflegediagnosen und
Pflegeziele beschrieben. So fordert sie z. B. mit Nachdruck: «Die von Pflegekräften getroffenen Urteile sollten sich auf ein fundiertes Wissen über die physischen,
psychischen und sozialen Komponenten des Menschen, auf ein explizites Wertesystem und auf selektive Wahrnehmungen in der pflegerischen Situation stützen»
(King, 1971, S. 92). Vor allem in der Phase der Interaktion baut das allgemeine
Systemmodell auf die qualifizierten Wahrnehmungen, Urteile, Aktionen und Reaktionen der Pflegekraft in Zusammenarbeit mit dem Klienten. Auch für das Sammeln von Basisdaten sowie die Formulierung von Pflegediagnosen und -zielen
sind beachtliche Kenntnisse erforderlich.

King (1971) versteht die menschliche Interaktion als dynamischen Prozeß. Sie
erklärt:

> Die Wahrnehmung der Pflegekraft führt zu pflegerischen Urteilen und Handlungen. Die
> Wahrnehmung der Patientin bzw. des Patienten zu eigenen Urteilen und Handlungen. Es
> handelt sich daher um einen kontinuierlichen, dynamischen Prozeß, der weniger von einzel-
> nen Ereignissen bestimmt wird als von Wahrnehmungen und Handlungen, die sich wechsel-
> seitig beeinflussen. (S. 92)

Auch der *Goal-Oriented Nursing Record (GONR)* setzt einen dynamischen Pflegeprozeß voraus, da er eine ständige Überwachung möglicher Veränderungen bei
den Pflegediagnosen, laufende Berichte über den aktuellen gesundheitlichen Status sowie eine regelmäßige Revision der Pflegeziele vorsieht.

Kings Wertschätzung ethischer Standards in der Pflegepraxis drückt sich unter
anderem darin aus, daß die Wahrnehmungen der Patientinnen und Patienten in
ihrem Pflegemodell besondere Berücksichtigung finden und die Betreffenden außerdem an der Erörterung der pflegerischen Ziele sowie der Mittel zur Erreichung
dieser Ziele aktiv beteiligt sind.

Die zentralen Aussagen des allgemeinen Systemmodells verbinden alle vier
zum Metaparadigma gehörenden Begriffe. Die personalen, interpersonalen und
sozialen Systeme werden ebenfalls in einer Aussage miteinander verknüpft: «Im
Mittelpunkt [des allgemeinen Systemmodells] stehen Individuen, deren Interak-

tion innerhalb sozialer Systeme das Verhalten in diesen Systemen insgesamt beeinflußt» (King, 1989 a, S. 152).

Auch die inhaltliche Breite des allgemeinen Systemmodells kann als ausreichend gelten. King hat das Ziel der Pflege, die Gesundheit von Individuen, Gruppen und ganzer Gesellschaften relativ weit gefaßt. Dabei geht es ihr um «die Förderung, Bewahrung und Wiederherstellung von Gesundheit im Falle einer Störung oder Krankheit» (King, im Druck b). Die Aufgaben der Pflege beschreibt King (1981) wie folgt:

> Pflegekräfte spielen im Prozeß des menschlichen Wachstums eine strategische Rolle. Sie helfen anderen Menschen, Störungen in der Gesundheit zu bewältigen. Doch auch in der öffentlichen Planung und Organisation gesundheitlicher Dienste übernehmen sie eine wichtige Funktion. In der Praxis haben sie es mit dem Verhalten von Individuen und Gruppen in potentiell streßreichen, mit Krankheit und [möglicherweise lebensbedrohlichen] Krisen zu tun. Sie helfen anderen Menschen, Veränderungen bei den alltäglichen Aktivitäten zu bewältigen. (S. 13)

Das allgemeine Systemmodell bietet der Forschung, Ausbildung, Organisation und Praxis der Pflege zahlreiche Anhaltspunkte. Aus den Schwerpunkten und Inhalten des Modells lassen sich entsprechende Richtlinien ableiten.

Was die Forschung betrifft, sind diese Richtlinien relativ weit entwickelt. Im Mittelpunkt des Forschungsinteresses stehen Transaktion und Gesundheit. Die Transaktion bezeichnet King (1986 b) als «entscheidende dependente Variable derjenigen Interaktionen zwischen Pflegekraft und Klient, die zur Zielerreichung führen» (S. 202). Die Gesundheit, also die Fähigkeit, in sozialen Rollen funktional zu agieren, versteht sie als «Ergebnisvariable» (S. 200) in der Zielerreichungstheorie. Mit Hilfe einer Typologie von Variablen, die als Grundlage für die Entwicklung von Forschungshypothesen dienen können, verweist King (1968, 1971) auf spezifische Phänomene, die sich im Kontext des allgemeinen Systemmodells untersuchen lassen.

Eine Gruppe von Variablen wären als Prädiktoren des Verhaltens von Pflegekräften nutzbar. So könnte man z. B. aus der Ausbildung und Erfahrung einer Pflegekraft die Effektivität der Pflege vorhersagen. Eine zweite Gruppe von Variablen betrifft den gesamten Komplex der Verhaltensweisen, die in den Pflegeprozeß einfließen, also die Wahrnehmungen und Erwartungen der Patientinnen und Patienten, aber auch die Gegebenheiten der jeweiligen klinischen Einrichtung. Eine dritte Gruppe befaßt sich mit situativen Verhaltensweisen in der Interaktion zwischen Pflegekraft und Klient. Zur letzten Gruppe schließlich gehören die verschiedenen Kriterien für die Effektivität der Pflege; in diesem Zusammenhang ließe sich z. B. prüfen, wie die Patientinnen und Patienten ihre alltäglichen Aktivitäten bewältigen und welche Kenntnisse sie über mögliche Strategien zur Bewahrung ihrer Gesundheit besitzen.

Zu untersuchen wären außerdem alle aktuellen oder potentiellen Beeinträchtigungen der Fähigkeit, in sozialen Rollen funktional zu agieren. Das letztendliche Ziel der Pflegeforschung im Rahmen des allgemeinen Systemmodells besteht darin, die Auswirkungen der gemeinsamen Zielsetzung und der pflegerischen Interventionen auf die Zielerreichung zu bestimmen. Als Versuchspersonen eignen sich Individuen, Dyaden, Triaden und andere Gruppen sowie Familien, soziale Organisationen und Einrichtungen im Gesundheitssystem. Die erforderlichen Daten lassen sich in klinischen Einrichtungen, in der Wohnung des pflegebedürftigen Menschen, in Schulen, Betrieben, aber auch in jeder anderen sozialen Umgebung sammeln (King, 1989 a).

Byers (1985) weist darauf hin, daß die Zielerreichungstheorie sowohl zu qualitativer als auch zu quantitativer Forschung führt. Sie beschreibt experimentelle Versuchspläne, die mit der Theorie in Einklang stehen, und führt drei Ansätze zur Messung der Zielerreichung auf. Der erste Ansatz begreift die Zielerreichung als Dichotomie – das Ziel wird entweder erreicht oder verfehlt. Der zweite Ansatz bedient sich des von King (1988 a) entwickelten *Criterion-Referenced Measure of Goal Attainment Tool* und bewertet das Ergebnis anhand des ermittelten Zahlenwerts. Der dritte Ansatz hält sich an die in der Psychologie entwickelte Technik der Zielerreichungsmessung. Weiterführende Richtlinien für qualitative Untersuchungen, über das *Criterion-Referenced Measure of Goal Attainment Tool* hinausgehende Instrumente sowie geeignete Verfahren und Techniken zur Datenanalyse müssen noch entwickelt werden. Die auf dem allgemeinen Systemmodell basierende Forschung wird mit Sicherheit dazu beitragen können, das Verständnis für all die Faktoren zu vertiefen, welche die Gesundheit – und damit die Fähigkeit, in sozialen Rollen funktional zu agieren – potentiell beeinträchtigen können.

Auch für die Pflegeausbildung lassen sich aus der vorliegenden Literatur zum allgemeinen Systemmodell einige Richtlinien ableiten. So weist z. B. King (1989 a) darauf hin, daß «die Grundbegriffe dieses Modells einen besonderen Ansatz für die Entwicklung von Curricula bieten» (S. 154). Daubenmire (1989) sieht den Einfluß des allgemeinen Systemmodells bei einem deutlichen Schwerpunkt auf der «dynamischen Interaktion in der Pflegekraft-Klienten-Dyade» (S. 168). Insgesamt vertritt King (1986 a) die Auffassung, daß «die Ausbildung das intellektuelle, emotionale und soziale Wachstum von Menschen fördern muß. Vorherrschend ist ein harmonisches Gleichgewicht zwischen Freiheit und individueller Verantwortung. Das letztendliche Ziel der Ausbildung besteht in der Erforschung und Verbreitung von Wahrheit» (S. 60). Darüber hinaus sei es Aufgabe der Ausbildung, «den einzelnen zum nützlichen, produktiven und glücklichen Bürger zu erziehen» (S. 97). Der Erwerb von «Wissen über die Praxis der Pflege» (S. 63) stünde dabei natürlich im Vordergrund. Nach Daubenmire (1989) sollte die Ausbildung «ein gut durchdachtes Curriculum anbieten, ein Klima des lebenslangen Lernens schaffen sowie Ressourcen bereitstellen, mit deren Hilfe Werte, Wissen und Fähigkeiten erworben werden können, die für eine theoretisch fundierte Pflege nützlich und erforderlich sind» (S. 167).

King (1986 a) weist darauf hin, daß die mit den personalen, interpersonalen und sozialen Systemen verbundenen Begriffe als Orientierung für die Inhalte der Pflegeausbildung dienen könnten:

> In meinem Pflegemodell bilden die Konzepte [und Subkonzepte] die spezifischen Lerninhalte, zumal sie jeweils einen umfangreichen theoretischen Hintergrund besitzen und sich auf diese Weise in der Lernerfahrung konkrete pflegerische Situationen mit theoretischem Wissen verknüpfen lassen. (S. 81)

Auch die zu lernenden psychomotorischen Fähigkeiten seien anhand der einzelnen Konzepte und Subkonzepte anschaulich vermittelbar.

Was den Aufbau der Ausbildungsprogramme betrifft, empfiehlt King (1986 a) «das Lernen über Individuen» (S. 81) an den Anfang zu stellen, allmählich immer mehr Konzepte und Subkonzepte der personalen, interpersonalen und sozialen Systeme hinzuzunehmen und schließlich auch Familien, andere Gruppen sowie soziale Organisationen und klinische Einrichtungen einzubeziehen. Dabei sollten Theorie und Praxis stets in gleichem Maße zum Zuge kommen.

> Ein von einem Theoriekurs begleitetes Praktikum bietet die beste Möglichkeit, das erworbene Wissen anzuwenden und die eigenen Erfahrungen zu reflektieren. Sicherlich ist es sinnvoll, die Begegnung mit relativ normalen Menschen an den Anfang zu stellen, z. B. mit den gesunden Bewohnern eines Pflegeheims, den Kindern einer Schule oder den Beschäftigten in einem Betrieb. Anschließend können die gewonnenen Erfahrungen auf Menschen angewendet werden, deren Fähigkeit, in ihren gewohnten Rollen funktional zu agieren, nachhaltig gestört ist und die sich deshalb hilfesuchend an eine klinische Einrichtung wenden. (King 1986 a, S. 82)

Pflegerische Aus- und Fortbildung kann nach King (1986 a, 1989 a) sowohl an Krankenhäusern als auch im akademischen Umfeld, also an Colleges und Universitäten stattfinden. Voraussetzung für die Zulassung sei «ein gewisses Maß an intellektuellen, zwischenmenschlichen und technischen Fähigkeiten» (King, 1986 a, S. 63). Die Kandidatinnen und Kandidaten müßten außerdem in der Lage sein, «die Ausbildungserfahrung aktiv mitzugestalten, ihr Denken zu schulen, verantwortlich zu entscheiden und als Mitglieder eines eigenständigen Berufsstands und einer demokratischen Gesellschaft konsequent und vernünftig zu agieren» (King, 1986 a, S. 72).

Die Lehr- und Lernstrategien sollten nach King (1986 a) daran ausgerichtet sein, «ein Klima zu schaffen, das dem individuellen Wachstum und der freien Erforschung der eigenen Umwelt förderlich ist» (S. 72). Sie empfiehlt die Entwicklung spezifischer Strategien (z. B. Vortrag, Diskussion und Rollenspiel, Demonstration verschiedener Gesprächstechniken, teilnehmende Beobachtung, individuelle Beratung sowie Gruppengespräche zwischen Lernenden und Lehrenden).

Auch bei den vom allgemeinen Systemmodell ableitbaren Richtlinien für die Pflegeadministration steht die Interaktion zwischen Pflegekraft und Klient mit dem Zweck der gemeinsamen Zielsetzung und Zielerreichung im Mittelpunkt. Zum Pflegepersonal werden sowohl technische als auch professionelle Pflegekräfte gerechnet, deren Funktionen deutlich voneinander unterschieden werden. Technische Pflegekräfte haben eine mit dem «Associate degree» abgeschlossene Ausbildung hinter sich und «führen unter Anleitung professioneller Pflegekräfte pflegerische Handlungen aus» (King, 1986 a, S. 107). Professionelle Pflegekräfte haben mindestens einen Bakkalaureat-Studiengang abgeschlossen, planen und überwachen pflegerische Handlungen, beobachten Reaktionen und Symptome von Krankheiten, verfassen einen Pflegebericht, entwickeln Pflegediagnosen und Interventionen, klären Individuen und Gruppen über Möglichkeiten zur Bewahrung ihrer Gesundheit auf und «führen ärztliche Anweisungen für die Medikation und medizinische Behandlung aus» (S. 106/107).

Für die Organisation der Krankenpflege schließlich lassen sich aus dem allgemeinen Systemmodell ebenfalls einige administrative Grundsätze ableiten. King (1989 b) regt an, «die Stellenbeschreibungen im Pflegebereich neu zu strukturieren, um den differenzierten Rollen und Funktionen der einzelnen Mitglieder des Pflegepersonals gerecht zu werden, ... und auch die Organisationspläne so abzuändern, daß die Kommunikationswege und Verantwortungsbereiche für alle nachvollziehbar sind» (S. 43). Sie weist darauf hin, daß gründliche «Kenntnisse über Macht, Autorität, Status und Rolle möglichen Widerständen bei der Planung dieser Veränderungen entgegenwirken» (S. 43), und rät dazu, die betreffenden Mitglieder des Pflegepersonals in die Entscheidungsfindung einzubeziehen. Um den Verlauf der Pflege zu dokumentieren und ihre Effektivität zu messen, empfiehlt King (1989 b) den Einsatz des *Goal-Oriented Nursing Record (GONR)*.

Den Zweck der Pflegepraxis sieht King (1989 a, S. 152) darin, «Individuen in der Erhaltung und Erlangung von Gesundheit zu unterstützen, ihnen bei einer Störung oder Behinderung mit zielgerichteten Maßnahmen zur Wiederherstellung ihrer Gesundheit beizustehen oder ihnen dabei zu helfen, mit einer chronischen Krankheit leben zu lernen» (King, 1989 a, S. 152). Besondere Aufmerksamkeit verdienen dabei die alltäglichen, mit der Erfüllung sozialer Rollen verbundenen Aktivitäten. Die Pflegepraxis kann ambulant oder stationär sowie in allen Umgebungen durchgeführt werden, die für pflegerische Handlungen geeignet sind.

Als legitime Rezipientinnen und Rezipienten der Pflege gelten alle Menschen, die aktiv an den sie betreffenden Entscheidungsfindungsprozessen teilnehmen können oder Angehörige haben, die sie in diesen Prozessen vertreten können, bis sie selbst wieder zur Transaktion fähig sind (King, 1986 b).

Der Pflegeprozeß wird im Rahmen des allgemeinen Systemmodells durch die Komponenten *Wahrnehmung, Urteil, Aktion, Reaktion, Interaktion* und *Transaktion* charakterisiert und mit Hilfe des *Goal-Oriented Nursing Record (GONR)* dokumentiert. Die für die Transaktion erforderlichen Verhaltensweisen werden von der Zielerreichungstheorie präzise erläutert. Die auf dieser Theorie und dem allgemeinen Systemmodell basierende Pflegepraxis trägt zum Wohlbefinden von Patientinnen und Patienten bei, deren Fähigkeiten zur Bewältigung alltäglicher Aktivitäten sie zu verbessern sucht.

Logische Kongruenz

Das allgemeine Systemmodell kann als logisch kongruent bezeichnet werden. Die Inhalte des Modells stehen im Einklang mit Kings philosophischen Überzeugungen. Trotz der Verwendung von Begriffen wie «Aktion» und «Reaktion» spiegelt das Modell kein reaktives Weltbild wider. Vielmehr stellte King (1981) diese Begriffe in einen reziprok-interaktiven Kontext, indem sie den Interaktionsprozeß als «dynamische Folge verbaler wie nonverbaler, zielgerichteter Verhaltensweisen» bezeichnete, an dem beide Individuen gleichermaßen beteiligt sind (S. 60). Vielleicht waren es die Begriffe «Aktion» und «Reaktion», die Magan (1987) dazu veranlaßten, das Modell als mechanistisch einzustufen und mit dem Totalitäts-Paradigma in Zusammenhang zu bringen. Parses (1987) Beschreibung dieses Paradigmas legt jedoch nahe, daß es zwischen den mechanistischen Elementen des reaktiven und den ganzheitlichen Elementen des reziprok-interaktiven Weltbildes tatsächlich eine Brücke gibt. Außerdem spricht King, obgleich sie sich auf die reaktive Sicht der Person bei Freud und Selye bezieht, von Wachstum und Entwicklung des Individuums, begreift die Person also als aktives, an allen sie betreffenden Prozessen teilhabendes Lebewesen.

Das allgemeine Systemmodell weist Elemente des systemischen und des interaktiven Ansatzes auf, ohne daß Hinweise auf eine logische Inkompatibilität zu erkennen wären. Die Kombination all dieser unterschiedlichen Charakteristika erreichte King durch die Betonung der aktiven Teilnahme aller Individuen an der zwischenmenschlichen Interaktion innerhalb verschiedenster Systeme.

Ableitung von Theorien

Direkt vom allgemeinen Systemmodell abgeleitete Theorien formulierten King (1981, 1989 b, 1992 a), Gonot (1986), Frey (1989) und Sieloff Evans (1991). King selbst entwickelte die *Zielerreichungstheorie* mit den Begriffen *Wahrnehmung,*

*Kommunikation, Interaktion, Transaktion, Selbst, Rolle, Wachstum und Entwick-
lung, Streßbewältigung, Zeit* und *persönlicher Raum* (King, 1992 a). Aus ihrem
eigenen Buch aus dem Jahre 1981 zitierend, stellt King (1986 b) die folgende
Liste von Definitionen zusammen:

– *Wahrnehmung* steht für das Bild jedes einzelnen von einer subjektiven Welt der Erfahrung
  (S. 146).

– *Kommunikation* ist ein Prozeß, in dem Informationen von einer Person zur anderen weitergegeben werden, und zwar entweder direkt im persönlichen Gespräch oder indirekt durch
  Telefon, Fernsehen oder schriftliche Mitteilungen (S. 146).

– *Interaktion* ist ein Prozeß, in den die Wahrnehmungen der beteiligten Personen sowie ihre
  Kommunikation untereinander und mit ihrer Umwelt einfließen; sie äußert sich in verbalen
  oder nonverbalen, zielgerichteten Verhaltensweisen (S. 145).

– *Transaktion* ist beobachtbare Interaktion, die zur Zielerreichung führt (S. 147).

– *Selbst* ist ein persönliches System, das mit den Begriffen «Ich» und «Person» gleichzusetzen
  ist. Es handelt sich um ein einheitliches, doch komplexes Ganzes, das wahrnimmt, denkt,
  wünscht, phantasiert, entscheidet, Ziele bestimmt und Mittel auswählt, um diese Ziele zu
  erreichen (S. 27).

– *Rolle* bezeichnet die Gesamtheit aller Verhaltensweisen, die von einem Menschen erwartet
  werden, der innerhalb eines sozialen Systems eine bestimmte Position einnimmt; die mit einer
  bestimmten Position verbundenen Rechte und Pflichten werden durch Normen oder Verfah-
  rensweisen reguliert; ihren Ausdruck findet die Rolle in der Beziehung von Individuen, die
  zu einem bestimmten Zweck in spezifischen Situationen miteinander interagieren (S. 147).

– *Wachstum und Entwicklung* eines Menschen umfassen alle kontinuierlichen Veränderungen
  seiner Zell-, Molekular- und Verhaltensstruktur (S. 148).

– *Streß* ist ein dynamischer Zustand, durch den ein Mensch mit seiner Umwelt interagiert, um
  das für Wachstum, Entwicklung und Leistung notwendige Gleichgewicht zu wahren (S. 147).

– *Zeit* ist eine chronologische Folge von Begebenheiten; ein kontinuierlicher Fluß von Ereignissen, der Veränderung impliziert; eine Vergangenheit und eine Zukunft (S. 148).

– *Raum* ist das in allen Richtungen existierende, überall gleiche ... Territorium, das durch
  Individuen und ihr Verhalten, ihre Gesten, Körperhaltungen und sichtbaren Abgrenzungen
  eingenommen wird (S. 148).

Obgleich sie Definitionen für *Streß* und *Raum* anführt, bietet King (1992 a) keine
weitere Erläuterung von *Streßbewältigung* und *persönlichem Raum*.

Mit Bezug auf Deweys (1963) Theorie stellt King (1987 a) fest, daß in ihrer
Theorie die Kommunikation für die Informations- und die Transaktion für die
Bewertungskomponente steht. King (1986 b) begreift die Transaktion als «entscheidende dependente Variable derjenigen Interaktionen zwischen Pflegekraft
und Klient, die zur Zielerreichung führen» (S. 202). Die folgenden Komponenten
bilden die operationale Definition der Transaktion:

1. Ein Mitglied der Dyade Pflegekraft/Klient initiiert Verhalten: stellt Fragen, trifft Aussagen, streckt die Arme aus, geht auf das andere Mitglied zu, sieht es an, gibt oder schenkt ihm etwas.

2. Das andere Mitglied der Dyade Pflegekraft/Klient reagiert seinerseits mit Verhalten: beantwortet Fragen, trifft Aussagen, streckt die Arme aus, geht auf das andere Mitglied zu, erwidert seinen Blick, gibt ihm etwas oder nimmt etwas entgegen.

3. Eine Störung (oder ein Problem) in der dyadischen Situation wird dann bemerkt, wenn dieser Zustand als solcher identifiziert wird.

4. Beide Mitglieder der Dyade benennen ein gemeinsames Ziel; dieses Ziel kann implizit durch beobachtbares oder verbalisiertes Verhalten zum Ausdruck gebracht werden; beide Mitglieder zeigen oder äußern ihre Zustimmung.

5. Ein Mitglied der Dyade initiiert die Exploration von Mitteln, die zur Erreichung des gemeinsamen Ziels geeignet sind.

6. Das andere Mitglied stimmt den Mitteln zu, und beide nähern sich dem gemeinsamen Ziel an.

7. Es kommt zu Transaktion, und das Ziel wird erreicht. (King, 1981, S. 150/151; 1986 b, S. 202)

Da die Zielerreichungstheorie davon ausgeht, daß das gemeinsame Ziel in den meisten Fällen letztendlich in der Gesundheit des Klienten besteht, wird die Gesundheit als Ergebnisvariable angesehen. «Das Ergebnis besteht in einem Zustand der Gesundheit. Dieser Zustand entspricht der Fähigkeit, in sozialen Rollen funktional zu agieren» (King, 1986 b, S. 200). Gesundheit wird konstitutiv als «dynamische Lebenserfahrung» definiert, «die durch optimalen Einsatz der eigenen Ressourcen eine kontinuierliche Anpassung an Streßfaktoren in der internen und externen Umwelt impliziert» (King, 1981, S. 5). Sie kann sich auf Individuen und Gruppen, aber auch auf die gesamte Gesellschaft beziehen (King, 1989 a).

Mit dem *Criterion-Referenced Measure of Goal Attainment Tool* legte King (1988 a) einen von ihrer Theorie abgeleiteten empirischen Indikator vor, der prädiktive und inhaltliche Validität sowie Reliabilität besitzt.

Mit Ausnahme von Wachstum und Entwicklung sind alle Begriffe der Zielerreichungstheorie in der folgenden Aussage miteinander verbunden. (Allerdings stehen an Stelle von *Streßbewältigung* und *persönlicher Raum* die eher allgemeinen Begriffe «Streß» und «Raum».)

Interaktionen zwischen Pflegekraft und Klient sind durch verbale und nonverbale Kommunikation geprägt: Informationen werden weitergegeben und interpretiert. Dies wird durch Transaktionen erreicht, in denen die Wertvorstellungen, Wünsche und Bedürfnisse beider Mitglieder der Dyade ausgetauscht werden. Die jeweiligen Wahrnehmungen von Pflegekraft und Klient sind dabei ebenso bedeutsam wie die Erfahrung des Selbst in der Rolle der Pflegekraft bzw. des Klienten. Darüber hinaus sind die Interaktionen durch Streßfaktoren charakterisiert, die beide Mitglieder der Dyade und die Situation vor dem Hintergrund von Zeit und Raum beeinflussen. (King, 1992 a, S. 21/22)

King hat die verschiedenen Begriffe der Zielerreichungstheorie durch Aussagen verbunden, die sie kontinuierlich verfeinerte. Die derzeit aktuelle Liste spezifischer Aussagen lautet:

1. Genauigkeit der Wahrnehmung in der Interaktion zwischen Pflegekraft und Klient führt zu Transaktion.

2. Transaktion zwischen Pflegekraft und Klient führt zu Zielerreichung.

3. Zielerreichung läßt auf effektive Pflege schließen.

4. Transaktion fördert Wachstum und Entwicklung von Pflegekraft und Patient.

5. Adäquate Aufklärung des Klienten führt zur Benennung eines gemeinsamen Ziels.

6. Die Benennung eines gemeinsamen Ziels, die Exploration von Mitteln zur Erreichung dieses Ziels sowie die Einigung auf geeignete Mittel führen zu Transaktion und damit zu Zielerreichung.

7. Von Pflegekraft und Klient wahrgenommene Kongruenz von Rollenerwartungen und Rollenleistungen führt zu Transaktion.

8. Rollenkonflikte bei Pflegekraft oder Klient erzeugen Streß in der Interaktion zwischen Pflegekraft und Klient.

9. Genauigkeit der Wahrnehmung bei den Dimensionen Raum und Zeit in der Interaktion zwischen Pflegekraft und Klient führt zu Transaktion.

10. Kenntnis des eigenen Selbstkonzepts unterstützt den Aufbau einer helfenden Beziehung zum Klienten. (King, 1986 b, S. 203)

Von diesen Aussagen leitet King (1986 b, 1990 b) die folgenden Hypothesen ab:

1. Die funktionalen Fähigkeiten von Klienten, die an der Benennung der Pflegeziele aktiv teilnehmen, sind größer als die nicht partizipierender Klienten.

2. Die Benennung gemeinsamer Ziele verbessert die funktionale Bewältigung alltäglicher Aktivitäten.

3. Die aktive Teilnahme an der Benennung gemeinsamer Ziele führt zu einem höheren Maß an Zielerreichung.

4. Zwischen funktionalen Fähigkeiten und Zielerreichung besteht eine positive Beziehung.

5. Kongruenz der Wahrnehmung in der Interaktion zwischen Pflegekraft und Klient fördert die Benennung gemeinsamer Ziele.

6. Die Benennung gemeinsamer Ziele wirkt vor allem auf ältere Klienten ermutigend.

7. Die Benennung gemeinsamer Ziele mindert den Streß bei der pflegerischen Planung und Intervention.

8. Die Benennung gemeinsamer Ziele fördert Transaktion und Zielerreichung, also die Effektivität der Pflege.

9. Zielerreichung in pflegerischen Situationen fördert Wachstum und Entwicklung von Pflegekraft und Klient.

10. Transaktion erhöht den Bewußtseinsgrad bei der Zielerreichung.

11. Die Kongruenz von Rollenerwartung und Rollenleistung erhöht das Ausmaß an Transaktion in der Interaktion zwischen Pflegekraft und Klient.

12. Die präzise Wahrnehmung zeitlicher und räumlicher Beziehungen in der Interaktion zwischen Pflegekraft und Klient erhöht das Ausmaß an Transaktion und Zielerreichung.

13. Zielerreichung mindert Streß und Angst in pflegerischen Situationen.

14. Zielerreichung erhöht die Lernfähigkeit und verbessert die Bewältigungsstrategien in pflegerischen Situationen. (1986b, S. 206; 1990b, S. 81/82)

Die Theorie der Zielerreichung wurde entwickelt, um das Wesen der Interaktion zwischen Pflegekräften und Klienten zu beschreiben. Trotz ihrer relativ großen inhaltlichen Reichweite hat sie jedoch auch gewisse Grenzen. King (1981) unterscheidet zwischen internen und externen Bedingungen, die erfüllt werden müssen, wenn sie erfolgreich angewendet werden soll.

Interne Bedingungen:

1. Pflegekraft und Klient sind nicht persönlich miteinander bekannt.

2. Die Pflegekraft ist durch ihre Ausbildung und Erfahrung ausreichend qualifiziert.

3. Der Klient benötigt eine Art von Pflege, welche die Pflegekraft auch tatsächlich anbieten kann.

4. Pflegekraft und Klient sind durch eine reziproke Beziehung verbunden: Die Pflegekraft besitzt spezielles Wissen und die Fähigkeit, die nötigen Informationen so zu vermitteln, daß der Klient entsprechende Ziele erkennen und formulieren kann; dem Klienten sind das eigene Selbst, seine Wahrnehmungen und Probleme bewußt, und er besitzt die Fähigkeit, seine Informationen so zu vermitteln, daß sie zur Formulierung wünschenswerter Ziele konstruktiv beitragen.

5. Pflegekraft und Klient sind gleichzeitig anwesend und zur zielgerichteten Interaktion bereit. (S. 150)

Externe Bedingungen:

1. Die Interaktion findet in einer Zweiergruppe statt.

2. Die Interaktion ist auf qualifizierte Pflegekräfte und pflegebedürftige Klienten beschränkt.

3. Die Interaktion findet in einer natürlichen Umgebung statt. (S. 150)

Auch eine Theorie zur Administration pflegerischer Dienste hat King (1989b) vom allgemeinen Systemmodell abgeleitet. Die Grundbegriffe der bisher nur in rudimentärer Form vorliegenden Theorie sind *Organisation, Macht, Autorität, Status, Rolle,*

Kontrolle, Entscheidungsfindung, Wahrnehmung, Kommunikation, Interaktion und *Transaktion.* «In detailliert ausgearbeiteter Form wird die Theorie für die Administration pflegerischer Dienste und die Pflegeausbildung nützlich sein» (S. 42).

Eine von Sieloff (im Druck; Sieloff Evans, 1991) vom allgemeinen Systemmodell abgeleitete Theorie könnte für diesen Bereich ebenfalls Relevanz besitzen. Auch Freys (1989) Theorie über den Zusammenhang von sozialer Unterstützung und Gesundheit stützt sich u. a. auf das allgemeine Systemmodell. Die Grundbegriffe dieser Theorie lauten *Gesundheit des Kindes, Gesundheit der Familie* und *soziale Unterstützung.* Ihre Grundideen sind in den folgenden Hypothesen zusammengefaßt:

1. Die Gesundheit der Familie und die Gesundheit des Kindes stehen miteinander in einer positiven und reziproken Beziehung.

2. Die soziale Unterstützung der Eltern wirkt sich direkt und positiv auf die Gesundheit der Familie aus.

3. Die soziale Unterstützung des Kindes wirkt sich direkt und positiv auf die Gesundheit des Kindes aus.

4. Die soziale Unterstützung der Eltern und die soziale Unterstützung des Kindes stehen miteinander in einer positiven und reziproken Beziehung.

Gonot (1986) legt Kings Ansatz seinem Familientherapiemodell zugrunde und erklärt: «Das zwischenmenschliche System der Familie ist das zentrale System meines Modells. Die persönlichen Systeme der Familienmitglieder fungieren als Subsysteme, die Umwelt mit ihren sozialen System als familiäres Suprasystem» (S. 46).

Glaubwürdigkeit

Praktische Nützlichkeit

King (1992 a) selbst weist darauf hin, daß ihr Pflegemodell und die Zielerreichungstheorie eingesetzt wurden, «um Hypothesen aufzustellen und durch entsprechende Forschungsprojekte zu überprüfen ... Außerdem wurden beide für die Formulierung von Richtlinien für die Organisation der Pflege innerhalb und außerhalb von Krankenhäusern herangezogen. Die einzelnen Konzepte und Subkonzepte dienten als Grundlage für die praktische Umsetzung des Pflegeprozesses. Und in der Ausbildung griffen die Lehrenden immer dann auf das Modell zurück, wenn es darum ging, eine Vielzahl von Fakten zu einem bedeutsamen Ganzen zusammenzufügen» (S. 22/23). Auch ein 20 Kapitel umfassendes Buch über mögliche Erweiterungen des Modells und seine empirische Überprüfung

(Frey & Sieloff, im Druck) dokumentiert die praktische Nützlichkeit des von King entwickelten theoretischen Rahmens.

King (zitiert in Takahashi, 1992) räumt ein, daß das allgemeine Systemmodell und die Zielerreichungstheorie *per se* nicht dazu geeignet sind, die pflegerische Praxis anzuleiten, das mit dem Modell und der Theorie verbundene Wissen jedoch ohne weiteres in die Praxis umgesetzt werden kann. «Allzu häufig sagen wir, eine Theorie werde in der Praxis angewandt. In Wirklichkeit ist die Theorie jedoch bloß eine Abstraktion. Was wir in der Praxis anwenden, ist das mit der Theorie verbundene Wissen» (S. 89). Die entscheidende Brücke zwischen Theorie und Praxis sieht sie selbst im Interaktion-Transaktions-Modell der Zielerreichungstheorie (King, 1989 a).

Das für eine gelungene Verbindung zwischen Theorie und Praxis notwendige Wissen kann durch ein ausführliches Studium der wichtigsten Konzepte und Subkonzepte des personalen, interpersonalen und sozialen Systems sowie durch gründliche Kenntnisse in der Pflegewissenschaft und verwandten Disziplinen erlangt werden, wobei King (1986 a) vor allem die verhaltenswissenschaftlichen Aspekte der Soziologie, Psychologie, Anthropologie, Politikwissenschaft und Wirtschaftswissenschaft im Auge hatte. Zur naturwissenschaftlichen Ausbildung gehören relevante Bereiche der Physik, Biologie, Anatomie, Physiologie, Biochemie, Mikrobiologie und Immunologie, zur geisteswissenschaftlichen ergänzend Linguistik, Kommunikation, Logik, Philosophie, Geschichtswissenschaft, Kunst und Musik.

Doch mit dem Wissen allein ist es nicht getan. Hinzukommen muß nach King (1986 a) die Fähigkeit, dieses Wissen in der Arbeit mit Menschen jeden Alters auch einsetzen und so vermitteln zu können, daß die gemeinsame Formulierung konstruktiver Ziele möglich ist. Außerdem sind im Umgang mit pflegebedürftigen Menschen gewisse perzeptuelle und psychomotorische Voraussetzungen nötig, und das Engagement für die gemeinsam formulierten Ziele bedarf adäquater kommunikatorischer Fähigkeiten im zwischenmenschlichen Bereich.

Wer Kings Modell und Theorie in der Praxis umsetzen will, muß darüber hinaus lernen, für die Wahrnehmungen pflegebedürftiger Menschen sensibel zu sein und sie zu akzeptieren. Auch professionelle Wertvorstellungen müssen erlernt werden, wie King (1992 a) deutlich macht. Sie benennt vier Prozesse, die beherrscht werden müssen, wenn es zu einer erfolgreichen Anwendung ihres theoretischen Rahmens kommen soll: praktische Pflege, Lehre bzw. Lernen, Forschung und Transaktion.

Die zahlreichen Begriffe des allgemeinen Systemmodells und der Zielerreichungstheorie bilden ein umfangreiches Vokabular. Viele Bezeichnungen und Definitionen wurden jedoch allgemein bekannten Arbeiten entnommen. Die

Beherrschung des Vokabulars sollte daher für die potentiellen Anwenderinnen und Anwender kein allzu großes Problem darstellen.

Die Ableitung klinischer Protokolle ist sicherlich machbar, erfordert aber, wie die allgemeine Umsetzung jedes Modells, ein beachtliches Maß an Zeit und Mühe. Byrne-Coker und Schreiber (1990a, 1990b) entwickelten mehrere Strategien zur Förderung einer auf dem allgemeinen Systemmodell basierenden Pflegepraxis. Dazu gehört z. B. ein zweiwöchiges Orientierungsprogramm, das sich nacheinander mit dem personalen System (Vergleich der Wertvorstellungen des neuen Teammitglieds mit denen des Krankenhauses), dem sozialen System (Rolle der Pflegekräfte im Krankenhaus) und mit dem interpersonalen System (Pflegeprozeß) befaßt. Das Orientierungsprogramm schließt mit einer formalen Präsentation des Modells. Zusätzlich erhalten die neuen Pflegekräfte ein Übungsbuch, «das ihnen dabei helfen soll, die einzelnen Teile auf ihren jeweiligen klinischen Bereich anzuwenden» (Byrne-Coker & Schreiber, 1990b, S. 26).

Andere Möglichkeiten bestehen in 45minütigen berufsbegleitenden Fortbildungsstunden für alle Mitglieder des Krankenhausteams oder in der Wahl eines «Begriff des Monats», das durch Anschläge bekanntgemacht und erläutert wird. «In kurzen, etwa 15minütigen Diskussionssitzungen kann dann der jeweilige Begriff noch einmal besprochen und der besonderen Aufmerksamkeit empfohlen werden. Die Mitglieder des Teams können darüber nachdenken, wie die damit verbundenen Aspekte die Pflegepraxis im fraglichen Monat beeinflußt hat, und ihre Erfahrungen auf Wandzeitungen festhalten» (Byrne-Coker & Schreiber, 1990a, S. 90).

Darüber hinaus schlagen Byrne-Coker und Schreiber vor, alle Formulare für die pflegerische Anamnese und Diagnose sowie die Merkblätter zur Aufklärung von Patientinnen und Patienten so umzugestalten, daß sie mit dem allgemeinen Systemmodell in Einklang stehen, und gegebenenfalls auch eine entsprechende Computer-Software zu entwickeln.

Um die Motivation zur Umsetzung des Modells auch in Zeiten nachlassender Begeisterung zu unterstützen, weisen Byrne-Coker und Schreiber (1990a) auf die Möglichkeit hin, Imogene M. King zu einem Besuch in die Klinik einzuladen oder zum Abschluß eines «Begriff des Monats» eine Art «Kingratulations»-Party zu feiern.

Auch Messmer (1992) beschreibt mehrere Strategien zur erfolgreichen Umsetzung des allgemeinen Systemmodells, darunter die ausführliche Darstellung von Fallstudien, autodidaktische Kurse für alte und neue Mitglieder des Pflegeteams sowie «Arbeits- und Lernessen» mit möglichst vielen Mitgliedern des Krankenhausteams.

West (1991) berichtet vom effektiven Einsatz eines Videos über die Umsetzung des Modells sowie von «Modellschwestern», die einzelnen Stationen zugeordnet waren und den anderen Mitglieder des Pflegeteams dabei halfen, «die Theorie allmählich zu verinnerlichen und sie als alltäglichen Teil ihrer Pflegepraxis zu akzeptieren» (S. 29). Gleichzeitig wurde die Umsetzung auf allen Pflegestationen von einer Koordinatorin überwacht.

Natürlich muß die Verwaltung der jeweiligen klinischen Einrichtung bereit sein, die Kosten für solche Strategien zu tragen – also das Personal für die erforderlichen Zeiten vom Dienst freizustellen und die notwendigen Materialien anzuschaffen. Aber auch die betreffenden Pflegekräfte müssen bereit sein, die Zeit und Energie aufzubringen, die für eine solche Umstellung notwendig sind.

Pflegeforschung. Die Die einzelnen Aspekte des allgemeinen Systemmodells und der Zielerreichungstheorie finden in der Pflegeforschung breite Anwendung. Ein Zeichen für die wachsende Anzahl von Forschungsprojekten, die sich auf Kings Arbeiten stützen, war der im Februar 1988 an der University of South Florida College of Nursing abgehaltene Kongreß, der sich ausschließlich mit Untersuchungen zur Zielerreichungstheorie beschäftigte.

In der Bibliographie am Ende dieses Kapitels befindet sich eine Zusammenstellung der in den *Dissertation Abstracts International* und *Master's Abstracts International* verzeichneten Dissertationen und Abschlußarbeiten, die sich auf Kings Werk stützen.

Andere Forschungsprojekte, die auf dem allgemeinen Systemmodell oder der Zielerreichungstheorie basieren, reichen von der Entwicklung neuer Meßinstrumente bis zu detaillierten Studien über die Auswirkungen pflegerischer Interventionen auf das Ausmaß der Zielerreichung. Zur ersten Kategorie gehören u.a. Kings (1988 a) eigene Arbeit über das *Criterion-Referenced Measure of Goal Attainment Tool* sowie das von Rawlins, Rawlins und Horner (1990) entwickelte *Family Needs Assessment Tool*, das die speziellen Bedürfnisse von Familien chronisch kranker Kinder mißt.

Darüber hinaus stützten sich zahlreiche andere Studien auf das allgemeine Systemmodell und die Zielerreichungstheorie. So war z. B. Kings (1981) deskriptive Studie darauf ausgerichtet, die einzelnen Elemente der Transaktion genauer zu bestimmen. Rundell (1991) untersuchte die Interaktionen zwischen Pflegekräften und Patientinnen bzw. Patienten auf chirurgischen Allgemein- und Intensivstationen. Houfek (1992) befaßte sich mit den Wahrnehmungen von Pflegekräften in verschiedenen pflegerischen Situationen. Rooke und Norberg (1988) versuchten, die Beschreibungen, die Pflegekräfte von problematischen und bedeutsamen pflegerischen Situationen gaben, im Kontext des Kingschen Pflegemodells zu kategorisieren. McGirr, Rukholm, Salmoni, O'Sullivan und Koren (1990) verglichen die Wahrnehmungen von Herzpatientinnen und -patienten in Rehabilitationseinrichtungen mit deren Stimmung, Erkrankungsgrad und körperlicher Aktivität; dabei stellte sich heraus, daß regelmäßige Körperübungen für das Wohlbefinden der Betreffenden sehr bedeutsam waren. Kneeshaw (1990) untersuchte, wie Pflegekräfte, die versuchen, das Rauchen aufzugeben, die Reaktionen ihrer Kolleginnen und Kollegen wahrnehmen. Levine, Wilson und Guide (1988) befragten 200 Mitglieder der *American Association of Critical Care Nurses* nach ihrer Selbstachtung, Geschlechterrolle und persönlichen Identität.

Spees (1991) stützte ihre Untersuchung über die Kenntnis allgemein üblicher medizinischer Begriffe bei einer Stichprobe von 25 stationär behandelten Patientinnen und Patienten sowie deren Angehörigen auf Kings Begriff der Kommunikation. Die Ergebnisse ließen darauf schließen, daß kranke Menschen und ihre Angehörigen medizinische Termini möglicherweise längst nicht so gut verstehen, wie viele Pflegekräfte meinen. Davis und Dearman (1991) beschrieben die Bewältigungsstrategien von Frauen mit unerfülltem Kinderwunsch und diskutierten die Ergebnisse ihrer Untersuchung im Kontext des von King konzipierten personalen Systems.

Rosendahl und Ross (1982) befaßten sich mit den Auswirkungen des Verhaltens von Pflegepersonen auf den mentalen Status älterer Menschen. Brower (1981) fand Unterstützung für die von der Interaktionstheorie und Kings Begriff des sozialen Systems abgeleitete Hypothese, daß die Einstellungen von Pflegekräften gegenüber älteren Menschen davon abhängig sind, in welcher Art von Institution sie arbeiten.

Frey (1989) ermittelte einen direkten Zusammenhang zwischen sozialer Unterstützung und Gesundheit von Familien und Kindern. Sie behauptete, mit ihrer Arbeit «die Validität des Kingschen Modells» (S. 144) bewiesen zu haben.

Martin (1990) fand heraus, daß auf dem allgemeinen Systemmodell basierende pflegerische Interventionen das Bewußtsein für Prostata- und Hodenkrebs bei einer Stichprobe von 448 Männern im Alter von 18 bis 64 Jahren nachweislich verbessern konnten. Hanucharurnkul und Vinya-nguag (1991) stellten fest, daß Patientinnen und Patienten, die sich einer Pyelolithotomie oder Nephrolithotomie unterziehen mußten und in den Genuß pflegerischer Interventionen kamen, die auf der Zielerreichungstheorie basierten, weniger Schmerzen und Verzweiflung erlitten, weniger Schmerzmittel nahmen, beweglicher waren, weniger Komplikationen hatten und mit der Pflege zufriedener waren als Patientinnen und Patienten, die diese Interventionen nicht bekamen.

Pflegeausbildung. Auch in der Pflegeausbildung haben sich das allgemeine Systemmodell und die Zielerreichungstheorie als nützlich erwiesen. King (1989 a) betont, beide seien «bei der Entwicklung von Curricula und im Unterricht über die Planung, Durchführung und Auswertung pflegerischer Handlungen erfolgreich eingesetzt worden» (S. 155), und zwar sowohl «für ‹Associate degree›-, Bakkalaureat- und Magister-Studiengänge als auch in krankenhausinternen kanadischen Ausbildungsprogrammen» (S. 154).

Gulitz und King (1988) berichten von der Entwicklung eines Curriculums unter Einsatz des allgemeinen Systemmodells. King (1986a) beschreibt detaillierte Lehrpläne für hypothetische ‹Associate degree›- und Bakkalaureat-Ausbildungsprogramme, in die sie auch die philosophischen Grundlagen der Pflegeausbildung, die Ausbildungsziele und die Angebote verwandter Disziplinen einbezieht. Dabei führt sie konkrete Studienpläne, Kursbeschreibungen, Lehr- und Lernstrategien sowie Möglichkeiten der Bewertung an. Auch für die zukünftige Pflegeausbildung entwirft sie mögliche Kurstitel und Lernziele und betont die Bedeutung der Pflegewissenschaft als akademische Disziplin.

Am Ohio State University College of Nursing in Columbus wird das allgemeine Systemmodell bereits seit 1970 für die Pflegeausbildung genutzt (Daubenmire & King, 1973; Daubenmire, 1989). Daubenmire (1989) kommentiert dazu:

> Aus internen, aber auch aus externen Gründen scheint Kings Modell für die Ausbildung von Pflegekräften besonders gut geeignet zu sein. Grundlegende Revisionen von Curricula sind äußerst kostspielig, denn sie binden Zeit und Energie, die für die Pflegepraxis und -forschung genutzt werden könnte. Ein Curriculum, das auf einem Pflegemodell basiert, läßt sich fortlaufend aktualisieren, ohne daß grundlegende Revisionen notwendig sind. (S. 167)

Für den pflegewissenschaftlichen Studiengang an der Loyola University of Chicago School of Nursing ist Kings Pflegemodell maßgeblich (King, persönliche Mitteilung, 23. Februar 1982), und auch am Olivet Nazarene College in Kankakee, Illinois (Asay & Ossler, 1984) sowie an der krankenhausinternen Pflegeschule in Winnipeg, Manitoba, Kanada, basieren die Lehrpläne auf Kings Modell (Fromen & Sanderson, 1985).

Brown und Lee (1980) entwickelten eine Konzeption für eine kontinuierliche pflegerische Fortbildung und stützten sich dabei auf das allgemeine Systemmodell, was sie wie folgt begründeten:

> Kings Begriffe – soziales System, Gesundheit, Wahrnehmung, zwischenmenschliche Beziehungen – sind in jeder pflegerischen Situation relevant; die miteinander interagierenden Handlungsebenen – Individuen, Gruppen, Gesellschaft – stehen für eine reziproke Beziehung zwischen dem Menschen, seinem Verhalten und seiner Umwelt; und die drei wesentlichen Elemente – kontinuierliche Fortbildung, Pflegepraxis und Pflegeforschung – sind in der beruflichen Praxis durch eine enge Wechselbeziehung miteinander verwoben. (S. 473)

Pflegeadministration: Die Nützlichkeit des allgemeinen Systemmodells und der Zielerreichungstheorie für die Organisation und Dokumentation pflegerischer Leistungen ist wiederholt belegt worden. King (1989a) selbst stellt fest, ihr Modell und ihre Theorie hätten mehrfach «als Grundlage für die Organisation des Pflegedienstes in klinischen Einrichtungen gedient» (S. 155). Elberson (1989) verband das allgemeine Systemmodell mit Arndt und Huckabays (1980) Theorie der Pflegeadministration zu einem erweiterten Modell des Pflege-Managements. «Kings analytische Grundeinheit ist das Individuum. Im Mittelpunkt steht die individuelle Pflegekraft, die einzelne Klienten oder kleine Gruppen von Klienten betreut. Auch Arndt und Huckabay konzentrieren sich auf das Individuum. In ihrem Fall ist es die individuelle Pflegekraft, welche die von ihren Kolleginnen und Kollegen geleisteten Dienste organisiert und dokumentiert. Beide Perspektiven sollten in ein erweitertes Modell des Pflege-Managements einfließen» (S. 49). Am Beispiel des zwischenmenschlichen Systems erklärt Elberson, wie sich der Inhalt des allgemeinen Systemmodells auf die spezifischen Probleme der Pflegeadministration übertragen läßt:

> Auf der zwischenmenschlichen Ebene liegt der Schwerpunkt auf der Information und der Kommunikation. Eine effektive Pflegedienstleitung muß Informationen sammeln, strukturieren und auswerten. Sie muß bestimmen können, welche Informationen notwendig sind, wie sie am besten ermittelt, gespeichert und wieder abgerufen werden können, und sie muß nützliche Informationen gezielt weitergeben und verbreiten. (S. 49/50)

Am Tampa General Hospital (TGH) in Tampa, Florida, basiert die Organisation und Dokumentation der Pflege auf dem allgemeinen Systemmodell (LaFontaine, 1989; Messmer, 1992). Messmer berichtete, daß auch die Krankenakten, Formulare und Diagnose-Instrumente umgestaltet worden seien und das im Aufbau befindliche computergestützte Informationssystem des Krankenhauses entsprechend integriert werden solle. «Am TGH wird angestrebt, die Krankenakten vollständig zu computerisieren; Kings Zielerreichungstheorie muß daher zum integralen Bestandteil unseres pflegerischen Dokumentationssystems werden» (S. 8).

Byrne-Coker und Schreiber (1989, 1990 a, 1990 b) beschreiben die Umsetzung des allgemeinen Systemmodells am Centenary Hospital in Scarborough, Ontario, Kanada. Sie berichten, daß der vom *Nursing Quality Assurance Committee* entwickelte, ursprünglich 23seitige *Nursing History and Assessment Record (NHAR)* den praktischen Bedürfnissen der einzelnen klinischen Einheiten angepaßt werden mußte, was für die gerontologischen und psychiatrischen Stationen sowie für die Rehabilitationsabteilung bereits erfolgreich abgeschlossen werden konnte (Byrne-Coker & Schreiber, 1989, 1990 a). Schreiber (1991) schildert den Prozeß der Anpassung für die psychiatrischen Stationen. Byrne-Croker, Fradley, Harris, Tomarchio, Chan und Caron (1990) erläutern das *Nursing Diagnosis Categorization Tool*, das die NANDA-Diagnosen mit den Systemen, Konzepten und Subkonzepten des allgemeinen Systemmodells verbindet.

West (1991) beschreibt die Anwendung des allgemeinen Systemmodells sowie der Zielerreichungstheorie am Sunnybrook Health Science Centre in Toronto, Ontario, Kanada. Dort wird Kings *Goal-Oriented Nursing Record (GONR)* zur Dokumentation pflegerischer Leistungen eingesetzt.

Nach Kings (persönliche Mitteilung, 18.Juli 1987) Angaben wird der GONR auch noch in anderen klinischen Einrichtungen angewendet. King (1981) behauptet, daß sich mit Hilfe des GONR pflegerische Leistungen besser überprüfen ließen. Dies entspricht Chances (1982) These, daß der Einsatz von Pflegemodellen einen wichtigen Beitrag zur Qualitätssicherung in der Krankenpflege leisten könne. Angesichts des prozeß- und ergebnisorientierten Schwerpunkts der Zielerreichungstheorie könnten sicherlich auf Kings Modell basierende Programme zur Qualitätssicherung entwickelt werden.

Pflegepraxis. King (1992 a) selbst sieht in dem allgemeinen Systemmodell und der Zielerreichungstheorie einen nützlichen Ansatz für die Pflegepraxis. Zwar könne ihrer Meinung nach «kein Modell jede pflegerische Situation abdecken», doch sei ihr Modell «in den meisten pflegerischen Situationen anwendbar» (S. 24). In diesem Zusammenhang ging sie auch auf Problemfälle ein: «Klienten, die nicht verbal mit der Pflegekraft kommunizieren können, sind häufig in der Lage, nonverbale Signale zu senden und zu empfangen. Natürlich gibt es Situationen, in denen sich Pflegekräfte auf ihre eigene Urteilskraft verlassen und für Klienten und deren Angehörigen Ziele formulieren müssen, weil diese selbst dazu nicht fähig sind ... Doch selbst mit komatösen Patientinnen und Patienten kann man verbal kommunizieren und auf nonverbale Gesten wie Muskelbewegungen, Handdrücken und Veränderungen im Gesichtsausdruck achten» (S. 24).

An einem Fallbeispiel beschreibt King (1986 b) den Einsatz der Zielerreichungstheorie bei einer komatösen Patientin. Weil die Patientin selbst nicht verbal kommunizieren konnte, wurden die Ziele gemeinsam mit ihrem Ehemann formuliert. Die Pflegekraft kommunizierte jedoch verbal mit der Patientin, beobachtete deren nonverbale Reaktionen und zeichnete sie auf. Außerdem stellte sie sicher, daß die gemeinsam mit dem Ehemann gesetzten Ziele erreicht wurden, nachdem die Patientin ihr Bewußtsein wiedererlangt hatte und nach Hause entlassen worden war.

Kings Modell ist bei der Betreuung pflegebedürftiger Menschen aller Altersgruppen eingesetzt worden. Steele (1981) schildert seinen Einsatz bei der Pflege von Kindern. Hughes (1983) erläutert seine Anwendung bei der Notfallbehandlung eines 17jährigen Schülers, der sich den Knöchel verletzt hatte. Davis (1987) geht auf die Pflege infertiler Frauen auf der Basis des allgemeinen Systemmodells ein, während Smith (1988) die Pflege einer 30jährigen Frau nach einem Kaiserschnitt beschreibt und Heggie und Gangar (1992) das Modell für die Betreuung von Frauen in der Menopause nutzten. King selbst beschreibt den Einsatz ihres Modells bei einem 43jährigen Mann mit Bypass-Operation (1986 b) und die Anwendung des GONR bei einem 60jährigen Mann mit Apoplexie (King 1981).

Über die pflegerische Betreuung und Behandlung älterer Menschen auf der Basis des allgemeinen Systemmodells und der Theorie der Zielerreichung ist in der Literatur mehrfach berichtet worden (Jonas, 1987; Kenny, 1990; Kohler, 1988; Miller, 1990). Töchter und Söhne als Pflegepersonen älterer Menschen standen bei der Untersuchung von Temple und Fawdry (1992) im Mittelpunkt. King (1984 a) wandte den *Goal-Oriented Nursing Record (GONR)* bei der Pflege von Patientinnen und Patienten mit Nierenerkrankungen im Endstadium an. Messner und Smith (1986) erklärten den Einsatz des Modells bei Menschen mit Neurofibromatose, Husband (1988) bei Erwachsenen mit Diabetes. Gonot (1983) schildert, wie sich der GONR bei Menschen mit psychiatrischen Diagnosen anwenden läßt, und DeHowitt (1992) erörtert die individuelle Psychotherapie aus der Perspektive des allgemeinen Systemmodells und der Zielerreichungstheorie. La Fontaine (1989) erläutert den Einsatz von Modell und Theorie, um die Ängste von Patientinnen und Patienten vor gastroendoskopischen Untersuchungen zu lindern, und Swindale (1989) schließlich klärte die Rolle von Pflegekräften bei der Reduktion präoperativer Ängste durch gezielte Aufklärung.

Kings Pflegemodell und die daraus abgeleitete Theorie lassen sich auch bei der pflegerischen Betreuung von Familien und anderen Gruppen einsetzen. King (1983 a, 1983 b, 1983 c) erläutert den Einsatz des GONR im Umgang mit Angehörigen. Sirles und Selleck (1989) beschreiben die Auswirkungen der Herzerkrankung eines Familienmitglieds auf die Angehörigen und entwickelten Techniken zu deren Einschätzung. Symanski (1991) befaßte sich mit Familien, deren Kleinkinder einem besonderen gesundheitlichen Risiko unterliegen, und Norris und Hoyer (1993) erörtern, wie sich Eltern unterstützen lassen, deren Kinder nach der Geburt auf einer Säuglings-Intensivstation behandelt werden müssen. Gonot (1986) beschreibt den Einsatz ihres auf King basierenden Modells in der Familienberatung. Laben, Dodd und Sneed (1991) gingen über den familiären Rahmen hinaus und diskutierten eine Gruppentherapie für Strafgefangene.

Auch für die Anwendung des Kingschen Modells in der Gemeindepflege gibt es vielversprechende Ansätze und Beispiele (King 1984 b; Hanchett 1988, 1990).

Kulturelle Kongruenz

Die kulturelle Kongruenz des Kingschen Pflegemodells beruht zum großen Teil auf der Tatsache, daß King (1975) es ganz bewußt von «immer wiederkehrenden Ideen oder ... Vorstellungen [ableitete], die einem systematischen Verifikationsprozeß standgehalten hatten» (S. 37). Es bezieht sich also explizit auf gültige wissenschaftliche Erkenntnisse und dauerhafte, in der Gesellschaft verankerte Traditionen.

Durch den Schwerpunkt der gemeinsamen Zielsetzung spricht der von der Zielerreichungstheorie beschriebene Pflegeprozeß darüber hinaus besonders diejenigen Rezipientinnen bzw. Rezipienten und Pflegekräfte an, die auf die Zusammenarbeit in der Pflege besonderen Wert legen und sich für diesen gemeinsamen Prozeß engagieren wollen. Kings Formulierung des Pflegeprozesses «basiert auf dem Wissen über zwischenmenschliche Interaktionen, in denen die Variable der Bewältigung eine besondere Rolle spielt. Sie wird aktiviert, indem wir unseren Patientinnen und Patienten helfen, eine von konstruktiver Mitarbeit geprägte Beziehung aufzubauen und als aufgeklärte Entscheidungsträger an ihrer eigenen Pflege teilzuhaben» (S. 604).

Bramlett, Gueldner und Sowell (1990) merken an, daß Kings Vorstellungen von der gemeinsamen Zielsetzung «cinc Ncudcfinition des Begriffs der Fürsprache notwendig machen, um einer aktiveren und weniger abhängigen Rolle des Klienten in der Entscheidungsfindung gerecht zu werden» (S. 160). Rezipientinnen bzw. Rezipienten und Pflegekräfte, die sich diesem Ansatz nicht verpflichtet fühlten, müßten von seinem Wert überzeugt werden. Wenn es um Kranke geht, die in ihrer Fähigkeit zur Kommunikation und bewußten Entscheidungsfindung eingeschränkt sind, könnte dies allerdings schwierig werden. Ja, es könnte durchaus sein, daß Kings Pflegemodell bei dieser Gruppe von Patientinnen und Patienten keine adäquaten Ansatzmöglichkeiten bietet.

Vor dem Einsatz des allgemeinen Systemmodells und der Zielerreichungstheorie sollte auf jeden Fall der jeweilige kulturelle Hintergrund des pflegebedürftigen Menschen berücksichtigt werden. Wie Meleis (1985) betont, mag die Vorstellung von der gemeinsamen Zielsetzung mit den Wertvorstellungen der meisten westlichen Gesellschaften durchaus vereinbar, für die Mitglieder anderer Kulturen jedoch inakzeptabel sein.

> Es gibt Gesellschaften, z.B. im Mittleren Osten, in denen der kranke Mensch als hilfloses Wesen gilt. Er wird aller sozialen Rollen enthoben, von allen Verantwortlichkeiten befreit und fürsorglich vor der Prognose und den Zielen der Behandlung beschützt. Vom Standpunkt der Mitglieder dieser Gesellschaften muß Kings Theorie als kulturell nur beschränkt gültig bezeichnet werden. Diese Menschen ziehen es vor, alle ihre Gesundheit betreffenden Entscheidungen dem Sachverstand von Fachleuten zu überlassen. (S. 238)

King (zitiert in Takahashi, 1992) behauptet dagegen, ihr Modell sei kulturübergreifend einsetzbar.

> Meine Theorie ist in Thailand, Schweden, Kanada, den USA und Japan aufgegriffen worden. Sie spricht Menschen aus den verschiedensten Kulturen an, weil sie sich in erster Linie um

den Menschen und seine Interaktionen mit anderen Menschen dreht. Gegenwärtig bereiten wir eine interkulturelle Studie über die Umsetzung der Theorie vor, und einige japanische Pflegekräfte haben mir angeboten, in ihrem Heimatland Daten zu erheben. Die Untersuchung wird sich auf die USA, Schweden und zwei andere Länder erstrecken. (S. 91)

Die Überzeugung, daß Kings Pflegemodell kulturübergreifende Gültigkeit besitzt, spiegelt sich auch in Spratlens (1976) und Roodas (1992) Publikationen wider. Aufbauend auf Kings früheren Arbeiten, entwickelte Spratlen «einen Ansatz für die Ausbildung, Forschung und Praxis der Pflege, der die kulturell abhängigen Dimensionen ‹Einstellungen zu Gesundheitsfragen› und ‹Verhalten im Krankheitsfall› umfaßt» (S. 23). Rooda leitete ihr Modell der multikulturellen Pflege von Kings Zielerreichungstheorie ab. Mit Hilfe dieses für die Pflegeforschung und -praxis relevanten Modells will sie Pflegekräfte auf eine ganzheitliche Pflege in einer globalen Gesellschaft vorbereiten.

Wests (1991) Erfahrungen mit der Anwendung des allgemeinen Systemmodells und der Zielerreichungstheorie bieten wertvolle Daten zur Frage der kulturellen Kongruenz. Ihre Untersuchung über die Reaktionen von Pflegekräften auf den Einsatz des Modells am Sunnybrook Health Science Centre in Toronto führte zu gemischten Ergebnissen. In den Gesprächen stellte sich heraus, daß eine etwa gleiche Anzahl von Pflegekräften «eindeutig für oder gegen die Theorie Stellung nahmen. Ambivalenz schien es kaum zu geben» (S. 30). Eine Auswertung der mit Hilfe des *Goal-Oriented Nursing Record (GONR)* erstellten Aufzeichnungen ergab «große Diskrepanzen beim Verständnis und bei der Fähigkeit, einen auf der Theorie basierenden Pflegeplan aufzustellen, die Ergebnisse zu überwachen und die Reaktionen der Patientinnen und Patienten einzuschätzen» (S. 30). West kommt daher zu dem Schluß, daß sehr viel mehr Sorgfalt darauf verwendet werden muß, den Wert einer auf einem Pflegemodell basierenden Pflegepraxis zu verdeutlichen, ehe ein bestimmtes Modell ausgewählt und angewendet wird.

Weitere empirische Hinweise stammen aus einer Studie von Hanucharurnkul und Vinya-nguag (1991): Patientinnen und Patienten, bei denen in Übereinstimmung mit der Zielerreichungstheorie interveniert wurde, waren mit ihrer Pflege zufriedener als Vergleichspersonen, die diese Intervention nicht bekamen. Jonas (1987) schließlich berichtet von ihrer eigenen Zufriedenheit und der Zufriedenheit ihrer Patientinnen und Patienten mit einer auf der Zielerreichungstheorie basierenden Pflege.

Soziale Signifikanz

King (1992 b) vertritt die Meinung, daß der «Einsatz meines konzeptuellen Modells und meiner Theorie in der Pflegepraxis zu Kostensenkungen und positiven pflegerischen Ergebnissen geführt» hat (S. 604). Allerdings liefert sie keinerlei empirische Beweise, um diese Behauptung zu unterstützen.

Anzeichen für solche Beweise scheinen sich jedoch in der Fachliteratur zu mehren. So legt Smiths (1988) Fallstudie nahe, daß die gemeinsame Zielsetzung zur Zielerreichung führte und den gesundheitlichen Status des Klienten deutlich verbesserte. Kohler (1988) konnte nachweisen, daß die gemeinsam gesteckten Ziele und die Verständigung auf Mittel, mit denen sich diese Ziele erreichen lassen, eine positive Auswirkung auf die Compliance haben. DeHowitt (1992) stellte fest, daß eine an der Zielerreichungstheorie ausgerichtete Einzelpsychotherapie das Selbstgefühl des Patienten und sein Gefühl für die Fortschritte in der Therapie positiv beeinflußte.

Martins (1990) Forschungsergebnisse sprechen für die Effektivität einer Intervention bei männlichen Patienten zugunsten des Problembewußtseins für Prostata- und Hodenkrebs. Ähnliches gilt für die Ergebnisse von Hanucharurnkul und Vinya-nguag (1991) hinsichtlich einer Intervention zugunsten der Genesung postoperativer Patientinnen und Patienten.

Beiträge zur Pflegewissenschaft

Kings allgemeines Systemmodell und die daraus abgeleitete Zielerreichungstheorie müssen als bedeutende Beiträge zur Pflegewissenschaft gelten. Die einzelnen Begriffe und Aussagen des Modells ebenso wie die inhaltlichen Ausformulierungen der persönlichen, zwischenmenschlichen und sozialen Systeme standen am Anfang der konzeptuell-theoretisch-empirischen Strukturen pflegerischen Wissens, die für die Pflegewissenschaft, aber auch für die Pflegepraxis maßgeblich sind. Gleichzeitig leistet die Zielerreichungstheorie einen wichtigen Beitrag zur wachsenden Anzahl eigenständiger Pflegetheorien. Die Tatsache, daß diese Theorie bereits empirisch überprüft wurde und unmittelbare Bestätigung fand, ist dabei besonders signifikant. Allerdings sind weitere Überprüfungen notwendig. Auch die Glaubwürdigkeit des allgemeinen Systemmodells bedarf der weiteren Untersuchung mit Hilfe systematischer Tests und angemessener empirischer Indikatoren.

Die aktive Teilhabe der Patientinnen und Patienten an der eigenen Pflege, die Vorstellung von der gemeinsamen Zielsetzung und Suche nach geeigneten Mitteln zur Zielerreichung müßte Kings Modell vor allem für die Anhängerinnen und Anhänger einer partnerschaftlichen Pflegebeziehung attraktiv machen. Verschiedentlich wurde eingewendet, gerade dieser Schwerpunkt beschränke die Einsatzmöglichkeiten des Modells, so daß es sich z.B. nicht in der Pflege von Kleinkindern oder komatösen Patientinnen und Patienten realisieren lasse (Austin & Champion, 1983; Barnum, 1994). Im Gegensatz dazu stehen die im Abschnitt über die praktische Nützlichkeit angesprochenen Hinweise dafür, daß sich Kings Pflegemodell auch bei Menschen anwenden läßt, die nicht verbal interagieren können. Bei einem vollständigen Kontrollverlust kann es allerdings tatsächlich sein, daß das Modell versagt.

In einer persönlichen Mitteilung an Ackerman et al. (1994) faßt King den Beitrag ihres Pflegemodells in dem Hinweis zusammen, daß ihr Ansatz als einziger «eine Theorie anbietet, die von Entscheidungen, Handlungsalternativen und Partizipationsmöglichkeiten aller beteiligten Individuen und vor allem von den Ergebnissen der Pflege spricht» (S. 316).

Zitierte Literatur

Ackerman, M.L., Brink, S.A., Clanton, J.A., Moody, S.L., Perlich, G.L., Price, D.L. & Prusinski, B.B. (1994). Imogene King: Theory of goal attainment. In A. Marriner-Tomey, *Nursing theorists and their work* (3rd ed., pp. 305–322). St. Louis: Mosby.

Arndt, C. & Huckabay, L.M.D. (1980). *Nursing administration: Theory for practice with a systems approach* (2nd ed.). St. Louis: Mosby-Yearbook.

Asay, M.K. & Ossler, C.C. (Eds.) (1984). *Conceptual models of nursing: Applications in community health nursing: Proceedings of the Eights Annual Community Health Nursing Conference.* Chapel Hill: Department of Public Health Nursing, School of Public Health, University of North Carolina.

Austin, J.K. & Champion, V.L. (1983). King's theory for nursing: Explication and evaluation. In P.L. Chinn (Ed.), *Advances in nursing theory development* (pp. 47–61). Rockville, MD: Aspen.

Barnum, B.J.S. (1994). *Nursing theory: Analysis, application, evaluation* (3rd ed). Glenview, IL: Scott, Foresman/Little, Brown Higher Education.

Benne, R.D. & Bennis, W.G. (1959). The role of the professional nurse. *American Journal of Nursing, 59,* 380–383.

Bertalanffy, L. (1968). *General system theory.* New York: Braziller.

Boulding, K. (1956). General system theory – The skeleton of science. *Yearbook of the Society for the Advancement of General System Theory, 1*(1), 11–17.

Bramlett, M.H., Gueldner, S.H. & Sowell, R.L. (1990). Consumer-centric advocacy: Its connection to nursing frameworks. *Nursing Science Quarterly, 3,* 156–161.

Bross, I. (1953). *Design for decision.* New York: Macmillan.

Brower, H.T. (1981). Social organization and nurses' attitudes toward older persons. *Journal fo Gerontological Nursing, 7,* 293–298.

Brown, S.T. & Lee, B.T. (1980). Imogene King's conceptual framework: A proposed model for continuing nursing education. *Journal of Advanced Nursing 5,* 467–473.

Bruner, I. S. & Krech, W. (Eds.) (1968). *Perception and personality*. New York: Greenwood Press.

Byers, P. (1985, August). *Application of Imogene King's framework*. Paper presented at conference on Nursing Theory in Action, Edmonton, Alberta, Canada. (Cassette recording.)

Byrne-Coker, E., Fradley, T., Harris, J., Tomarchio, D., Chan, V. & Caron, C. (1990). Implementing nursing diagnoses within the context of King's conceptual framework. *Nursing Diagnosis, 1*, 107–114.

Byrne-Coker & Schreiber, R. (1989). Concept of the month: Implementing King's conceptual framework at the bedside. *Journal of Nursing Administration, 19*(2), 28–32.

Byrne-Coker, E. & Schreiber, R. (1990a). Implementing King's conceptual framework at the bedside. In M. E. Parker (Ed.), *Nursing theories in practice* (pp. 85–102). New York: National League for Nursing.

Byrne-Coker, E. & Schreiber, R. (1990b). King at the bedside. *The Canadian Nurse, 86*(1), 24–26.

Chance, K. S. (1982). Nursing models: A requisite for professional accountability. *Advances in Nursing Science, 4*(2), 57–65.

Cherry, C. (1966). *On human communication*. Cambridge, MA: MIT Press.

Daubenmire, M. J. (1989). A baccalaureate nursing curriculum based on King's conceptual framework. In J. P. Riehl-Sisca, *Conceptual models for nursing practice* (3rd ed., pp. 167–178). Norwalk, CT: Appleton & Lange.

Daubenmire, M. J. & King, I. M. (1973). Nursing process models: A systems approach. *Nursing Outlook, 21*, 512–517.

Davis, D. C. (1987). A conceptual framework for infertility. *Journal of Obstetric, Gynecologic, and Neonatal Nursing, 16*, 30–35.

Davis, D. C. & Dearman, C. N. (1991). Coping strategies of infertile women. *Journal of Obstetric, Gynecologic, and Neonatal Nursing, 20*, 221–228.

DeHowitt, M. C. (1992). King's conceptual model and individual psychotherapy. *Perspectives in Psychiatric Care, 28*(4), 11–14.

Dewey, J. (1963). *Experience and education*. New York: Colliers Books.

Dewey, J. & Bentley, A. (1949). *Knowing and the known*. Boston: Beacon Press.

DiVincenti, M. (1977). *Administering nursing service* (2nd ed.). Boston: Little, Brown.

Elberson, K. (1989). Applying King's model to nursing administration. In B. Henry, M. DiVincenti, C. Arndt & A. Marriner (Eds.), *Dimensions of nursing administration: Theory, research, education, and practice* (pp. 47–53). Boston: Blackwell Scientific Publications.

Ellis, R. (1971). Book review of King, I. M. (1971). Toward a theory for nursing: General concepts of human behavior. *Nursing Research, 20*, 462.

Erikson, E. (1950). *Childhood and society*. New York: Norton.

Etzioni, A. A. (1975). *Comparative analysis of complex organizations* (rev. ed.). New York: The Free Press.

Fawcett, J. (1984). *Analysis and evaluation of conceptual models of nursing*. Philadelphia: FA Davis.

Fawcett, J. (1989). *Analysis and evaluation of conceptual models of nursing* (2nd ed.). Philadelphia: FA Davis.

Fisher, S. & Cleveland, S. (1968). *Body image and personality*. New York: Dover.

Fraser, J. T. (Ed.) (1972). *The voices of time*. New York: Braziller.

Freud, S. (1966). *Introductory lectures on psychoanalysis* (J. Strachey Ed. and trans.). New York: Norton.

Frey, M.A. (1989). Social support and health: A theoretical formulation derived from King's conceptual framework. *Nursing Science Quarterly, 2,* 138–148.

Frey, M.A. & Sieloff, C.L. (Eds.) (in press). *King's conceptual framework and theory of goal attainment: Contributions to nursing science.* Newbury Park, CA: Sage.

Fromen, D. & Sanderson, H. (1985, August). *Application of Imogene King's framework.* Paper presented at conference on Nursing Theory in Action, Edmonton, Alberta, Canada. (Cassette recording.)

Gesell, A. (1952). *Infant development.* New York: Harper.

Gibson, J. (1966). *The senses considered as perceptual systems.* Boston: Houghton Mifflin.

Gonot, P.J. (1983). Imogene M. King: A theory for nursing. In J.J. Fitzpatrick & A.L. Whall, *Conceptual models of nursing: Analysis and application* (pp. 221–243). Bowie, MD: Brady.

Gonot, P.J. (1986). Family therapy as derived from King's conceptual model. In A.L. Whall, *Family therapy theory for nursing: Four approaches* (pp. 33–48). Norwalk, CT: Appleton-Century-Crofts.

Griffiths, D. (1959). *Administrative theory.* Englewood Cliffs, NJ: Prentice-Hall.

Gulitz, E.A. & King, I.M. (1988). King's general systems model: Application to curriculum development. *Nursing Science Quarterly, 1,* 128–132.

Haas, J.E. (1964). *Role conception and group consensus: A study of disharmony in hospital work groups.* Columbus, OH: Ohio State University College of Commerce and Administration, Bureau of Business Research.

Hall, A.D. & Fagen, R.E. (1956). Definition of system. *Yearbook of the Society for the Advancement of General System Theory, 1*(1), 18–28.

Hall, E. (1959). *The silent language.* Greenwich, CT: Fawcett.

Hanchett, E.S. (1988). *Nursing frameworks and community as client: Bridging the gap.* Norwalk, CT: Appleton & Lange.

Hanchett, E.S. (1990). Nursing models and community as client. *Nursing Science Quarterly, 3,* 67–72.

Hanucharurnkul, S. & Vinya-nguag, P. (1991). Effects of promoting patients' participation in self-care on postoperative recovery and satisfaction with care. *Nursing Science Quarterly, 4,* 14–20.

Havighurst, R. (1953). *Human development and education.* New York: McKay.

Heggie, M. & Gangar, E. (1992). A nursing model for menopause clinics. *Nursing Standard, 6*(21), 32–34.

Heiss, J. (1981). *The social psychology of interaction.* Englewood Cliffs, NJ: Prentice-Hall.

Houfek, J.F. (1992). Nurses' perceptions of the dimensions of nursing care episodes. *Nursing Research, 41,* 280–285.

Hughes, M.M. (1983). Nursing theories and emergency nursing. *Journal of Emergency Nursing, 9,* 95–97.

Husband, A. (1988). Application of King's theory of nursing to the care of adult with diabetes. *Journal of Advanced Nursing, 13,* 484–488.

Ittleson, W. & Cantril, H. (1954). *Perception: A transactional approach.* Garden City, NY: Doubleday & Co.

Janis, I. (1958). *Psychological stress.* New York: John Wiley & Sons.

Jersild, A.T. (1952). *In search of self.* New York: Columbia University Teachers College Press.

Jonas, C. M. (1987). King's goal attainment theory: Use in gerontological nursing practice. *Perspectives, 11*(4), 9–12.

Katz, D. & Kahn, R. L. (1966). *The social psychology of organizations.* New York: John Wiley & Sons.

Kaufmann, M. A. (1958). *Identification of theoretical bases for nursing practice.* Unpublished doctoral dissertation. University of California, Los Angeles.

Kenny, T. (1990). Erosion of individuality in care of elderly people in hospital – an alternative approach. *Journal of Advanced Nursing, 15,* 571–576.

King, I. M. (1964). Nursing theory – problems and prospect. *Nursing Science, 2,* 394–403.

King, I. M. (1968). A conceptual frame of reference for nursing. *Nursing Research, 17,* 27–31.

King, I. M. (1971). *Toward a theory for nursing: General concepts of human behavior.* New York: John Wiley & Sons.

King, I. M. (1975). A process of developing concepts for nursing through research. In P. J. Verhonick (Ed.), *Nursing research* (pp. 25–43). Boston: Little, Brown.

King, I. M. (1976). The health care system: Nursing intervention subsystem. In H. Werley, A. Zuzich, M. Zajkowski & A. D. Zagornik (Eds.), *Health research: The systems approach* (pp. 51–60). New York: Springer.

King, I. M. (1978, December). *King's conceptual model of nursing.* Paper presented at Second Annual Nurse Educator Conference, New York. (Cassette recording.)

King, I. M. (1981). *A theory for nursing: Systems, concepts, process.* New York: John Wiley & Sons. Reissued 1990. Albany, NY: Delmar.

King, I. M. (1983a): King's theory of nursing. In I. W. Clements & F. B. Roberts, *Family health: A theoretical approach to nursing care* (pp. 177–188). New York: John Wiley & Sons.

King, I. M. (1983b). The family coping with a medical illness: Analysis and application of King's theory of goal attainment. In I. W. Clements & F. B. Roberts, *Family health: A theoretical approach to nursing care* (pp. 383–385). New York: John Wiley & Sons.

King, I. M. (1983c). The family with an elderly member: Analysis and application of King's theory of goal attainment. In I. W. Clements & F. B. Roberts, *Family health: A theoretical approach to nursing care* (pp. 341–345). New York: John Wiley & Sons.

King, I. M. (1984a). Effectiveness of nursing care: Use of a goal oriented nursing record in end stage renal disease. *American Association of Nephrology Nurses' and Technicians Journal, 11*(2), 11–17, 60.

King, I. M. (1984b). A theory for nursing: King's conceptual model applied in community health nursing. In M. K. Asay & C. C. Ossler (Eds.), *Conceptual models of nursing: Applications in community health nursing. Proceedings of the Eighth Annual Community Health Nursing Conference* (pp. 13–34). Chapel Hill: Department of Public Health Nursing, School of Public Health, University of North Carolina.

King, I. M. (1985a, May). *Panel discussion with theorists.* Nurse Theorist Conference, Pittsburgh, PA. (Cassette recording.)

King, I. M. (1985b, August). *Imogene King.* Paper presented at conference on Nursing Theory in Action, Edmonton, Alberta, Canada. (Cassette recording.)

King, I. M. (1986a). *Curriculum and instruction in nursing.* Norwalk, CT: Appleton-Century-Crofts.

King, I. M. (1986b). King's theory of goal attainment. In P. Winstead-Fry (Ed.), *Case studies in nursing theory* (pp. 197–213). New York: National League for Nursing.

King, I. M. (1987a, May). *King's theory.* Nurse Theorist Conference, Pittsburgh, PA. (Cassette recording.)

King, I. M. (1987 b). King's theory of goal attainment. In R. R. Parse, *Nursing science: Major paradigms, theories, and critiques* (pp. 107–113). Philadelphia: WB Saunders.

King, I. M. (1988 a). Measuring health goal attainment in patients. In C. F. Waltz & O. L. Strickland (Eds.), *Measurement of Nursing Outcomes*. Vol.1. *Measuring client outcomes* (pp. 108–127). New York: Springer.

King, I. M. (1988 b). *The nurse theorist: Portraits of excellence – Imogene King*. Oakland, CA. Studio Three. (Videotape.)

King, I. M. (1989 a). King's general systems framework and theory. In J. P. Riehl-Sisca, *Conceptual models for nursing practice* (3rd ed., pp. 149–158). Norwalk, CT: Appleton & Lange.

King, I. M. (1989 b). Theories and hypotheses for nursing administration. In B. Henry, M. DiVincenti, C. Arndt & A. Marriner (Eds.), *Dimensions of nursing administration: Theory, research, education, and practice* (pp. 35–45). Boston: Blackwell Scientific Publications.

King, I. M. (1990 a). Health as the goal for nursing. *Nursing Science Quarterly, 3,* 123–128.

King, I. M. (1990 b). King's conceptual framework and theory of goal attainment. In M. E. Parker (Ed.), *Nursing theories in practice* (pp. 73–84). New York: National League for Nursing.

King, I. M. (1992 a). King's theory of goal attainment. *Nursing Science Quarterly, 5,* 19–26.

King, I. M. (1992 b). Window on general systems framework and theory of goal attainment. In M. O'Toole (Ed.), *Miller—Keane encyclopedia and dictionary of medicine, nursing, and allied health* (5th ed., p.604). Philadelphia: WB Saunders.

King, I. M. (in press a). A systems framework for nursing. In M. A. Frey & C. L. Sieloff (Eds.) *King's conceptual framework and theory of goal attainment: Contributions to nursing science*. Newbury Park, CA: Sage.

King, I. M. (in press b). The theory of goal attainment. In M. A. Frey & C. L. Sieloff (Eds.) *King's conceptual framework and theory of goal attainment: Contributions to nursing science*. Newbury Park, CA: Sage.

Klein, G. (1970). *Perception, motivation and personality*. New York: Alfred A. Knopf.

Kneeshaw, M. F. (1990). Nurses' perceptions of co-worker responses to smoking cessation attempts. *Journal of the New York State Nurses' Association, 21*(9), 9–13.

Kohler, P. (1988). Model of shared control. *Journal of Gerontological Nursing, 14*(7), 21–25.

Laben, J. K., Dodd, D. & Sneed, L. (1991). King's theory of goal attainment applied in group therapy for inpatient juvenile sexual offenders, maximun security state offenders, and community parolees, using visual aids. *Issues in Mental Health Nursing, 12*(1), 51–64.

LaFontaine, P. (1989). Alleviating patient's apprehensions and anxieties. *Gastroenterology Nursing, 11,* 256–257.

Levine, C. D., Wilson, S. F. & Guido, G. W. (1988). Personality factors of critical care nurses. *Heart and Lung, 17,* 392–398.

Linton, R. (1963). *The study of man*. New York: Appleton-Century-Crofts.

Lyman, S. & Scott, M. (1967). Territoriality: A neglected sociological dimension. *Social Problems, 15,* 236–249.

Magan, S. J. (1987). A critique of King's theory. In R. R. Parse, *Nursing science: Major paradigms, theories, and critiques* (pp. 115–133). Philadelphia: WB Saunders.

Marriner-Tomey, A. (1989). *Nursing theorists and their work* (2nd ed.). St. Louis: Mosby-Yearbook.

Martin, J. P. (1990). Male cancer awareness: Impact of an employee education program. *Oncology Nursing Forum, 17,* 59–64.

McGirr, M., Rukholm, E., Salmoni, A., O'Sullivan, P. & Koren, I. (1990). Perceived mood and exercise behaviors of cardiac rehabilitation program referrals. *Canadian Journal of Cardiovascular Nursing, 1*(4), 14–19.

Meleis, A. I. (1985). *Theoretical nursing: Development and progress.* Philadelphia: JB Lippincott.

Meleis, A. I. (1991). *Theoretical nursing: Development and progress* (2nd ed.). Philadelphia: JB Lippincott.

Messmer, P. R. (1992). Implementing theory based nursing practice. *Florida Nurse, 40*(3), 8.

Messner, R. & Smith, M. N. (1986). Neurofibromatosis: Relinquishing the masks: A quest for quality of life. *Journal of Advanced Nursing, 11*, 459–464.

Miller, C. A. (1990). *Nursing care of older adults.* Glenview, IL: Scott, Foresman/Little, Brown Higher Education.

Monat, A. & Lazarus, R. S. (Eds.) (1977). *Stress and coping.* New York: Columbia University Press.

Moore, M. A. (1968). Nursing: A scientific discipline? *Nursing Forum, 7*, 340–348.

Moore, M. A. (1969). The professional practice of nursing: The knowledge and how it is used. *Nursing Forum, 8*, 361–373.

Norris, D. M. & Hoyer, P. J. (1993). Dynamism in practice: Parenting with King's framework. *Nursing Science Quarterly, 6*, 79–85.

Orlando, I. J. (1961). *The dynamic nurse-patient relationship.* New York: GP Putnam's Sons.

Orme, J. E. (1969). *Time, experience and behavior.* New York: American Elsevier.

Parse, R. R. (1987). *Nursing science: Major paradigms, theories, and critiques.* Philadelphia: WB Saunders.

Parsons, T. (1951). *The social system.* Glencoe, IL: The Free Press.

Peplau, H. E. (1952). *Interpersonal relations in nursing.* New York: PG Putnam's Sons. Reprinted 1991. New York: Springer.

Piaget, J. (1969). *The mechanisms of perception.* New York: Basic Books.

Rawlins, P. S., Rawlins, T. D. & Horner, M. (1990). Development of the family needs assessment tool. *Western Journal of Nursing Research, 12*, 201–214.

Rooda, L. A. (1992). The development of a conceptual model for multicultural nursing. *Journal of Holistic Nursing, 10*, 337–347.

Rooke, L. & Norberg, A. (1988). Problematic and meaningful situations in nursing interpreted by concepts from King's nursing theory and four additional concepts. *Scandinavian Journal of Caring Sciences, 2*, 80–87.

Rosendahl, P. B. & Ross, V. (1982). Does your behavior affect your patient's response? *Journal of Gerontological Nursing, 8*, 572–575.

Ruesch, J. & Kees, W. (1972). *Nonverbal communication.* Los Angeles: University of California Press.

Rundell, S. (1991). A study of nurse-patient interaction in a high dependency unit. *Intensive Care Nursing, 7*, 171–178.

Schilder, P. (1951). *The image and appearance of the human body.* New York: International Universities Press.

Schreiber, R. (1991). Psychiatric assessment – à la King. *Nursing Management, 22*(5), 90–94.

Selye, H. (1956). *The stress of life.* New York: McGraw-Hill.

Shontz, F. (1969). *Perceptual and cognitive aspects of body experience.* New York: Academic Press.

Sieloff, C.L. (in press). Development of a theory of departmental power. In M.A. Frey & C.L. Sieloff (Eds.) *King's conceptual framework and theory of goal attainment: Contributions to nursing science.* Newbury Park, CA: Sage.

Sieloff Evans, C.L. (1991). *Imogene King: A conceptual framework for nursing.* Newbury Park, CA: Sage.

Simon, H.A. (1957). *Administrative behavior* (2nd ed.). New York: Macmillan.

Simon, Y.R. (1962). *A general theory of authority.* South Bend, IN: University of Notre Dame Press.

Sirles, A.T. & Selleck, C.S. (1989). Cardiac disease and the family: Impact, assessment, and implications. *Journal of Cardiovascular Nursing, 3*(2), 23–32.

Smith, M.C. (1988). King's theory in practice. *Nursing Science Quarterly, 1* 145–146.

Sommer, R. (1969). *Personal space.* Englewood Cliffs, NJ: Prentice-Hall.

Spees, C.M. (1991). Knowledge of medical terminology among clients and families. *Image: Journal of Nursing Scholarship, 23,* 225–229.

Spratlen, L.P. (1976). Introducing ethnic-cultural factors in models of nursing: Some mental health care applications. *Journal of Nursing Education, 15*(2), 23–29.

Steele, S. (1981). *Child health and the family: Nursing concepts and management.* New York: Masson Publishing USA.

Stevens, B.J. (1984). *Nursing theory. Analysis, application, evaluation* (2nd. ed.). Boston: Little, Brown.

Swindale, J.E. (1989). The nurse's role in giving pre-operative information to reduce anxiety in patients admitted to hospital for elective minor surgery. *Journal of Advanced Nursing, 14,* 899–905.

Symanski, M.E. (1991). Use of nursing theories in the care of families with high-risk infants: Challenges for the future. *Journal of Perinatal and Neonatal Nursing, 4*(4), 71–77.

Takahashi, T. (1992). Perspectives on nursing knowledge. *Nursing Science Quarterly, 5,* 86–91.

Temple, A. & Fawdry, K. (1992). King's theory of goal attainment: Resolving filial caregiver role strain. *Journal of Gerontological Nursing, 18*(3), 11–15.

Wapner, S. & Werner, H. (Eds.) (1965). *The body percept.* New York: Random House.

Watzlawick, P., Beavin, J.H. & Jackson, D.D. (1967). *Pragmatics of human communication.* New York: Norton.

Weed, L.L. (1969). *Medical records, medical education, and patient care.* Cleveland: Case Western Reserve University Press.

West, P. (1991). Theory implementation: A challenging journey. *Canadian Journal of Nursing Administration, 4*(1) 29–30.

Zald, M.N. (Ed.) (1970). *Power in organization.* Nashville, TN: Vanderbilt University Press.

Kapitel 5:
Levines Konservationsmodell

Dieses Kapitel beschäftigt sich mit der Analyse und Evaluation von Myra E. Levines Konservationsmodell. Es entspricht eindeutig der in diesem Buch verwendeten Definition eines konzeptuellen Pflegemodells – eine Einschätzung, die Levine (1985, 1987), die ihr Werk als «Generalisierung» bezeichnete, uneingeschränkt teilte.

Die Grundlagen des Konservationsmodells sind in den folgenden Schlüsselbegriffen zusammengefaßt. Sie werden im Laufe des Kapitels ausführlich erörtert und definiert.

Schlüsselbegriffe

Holismus

Ganzheit

Veränderung

Adaptation

Inneres Milieu
    Homöostase
    Homöorrhese

Externe Umwelt
    Perzeptuelle Umwelt
    Operationale Umwelt
    Konzeptuelle Umwelt

Organismische Reaktionen
    Flucht-oder-Kampf-Reaktion
    Entzündliche Reaktion
    Streßreaktion
    Sensorische Reaktion
    Grundlegendes Orientierungssystem
    Visuelles System
    Auditives System

Schlüsselwörter (Fortsetzung)

Tastsystem
Geschmacks- und Geruchssystem

Konservation
Gesundheit und Krankheit als Muster adaptiver Veränderung

Ziel der Pflege
Förderung der Ganzheit sowohl gesunder als auch kranker Menschen

Trophikognose
Beobachtung
Provokative Tatsachen
Überprüfbare Hypothesen

Intervention/Aktion
TherapeutischRUnterstütze nd

Prinzipien der Konservation
Erhaltung von Energie
Erhaltung von struktureller Integrität
Erhaltung von persönlicher Integrität
Erhaltung von sozialer Integrität

Evaluation von Intervention/Aktion

Theorie der Therapeutischen Intention

Theorie der Redundanz

Analyse des Konservationsmodells

Dieser Abschnitt stellt eine Analyse des von Myra E. Levine entwickelten Konservationsmodells dar. Neben anderen Veröffentlichungen werden dabei vor allem Levines Buchbeiträge «The conservation principles of nursing: Twenty years later» (Levine, 1989 b), «Conservation and integrity» (Levine, 1990) und «The conservation principles: A model for health» (Levine, 1991) herangezogen.

Ursprünge des Modells

Historische Entwicklung und Motivation

Die ersten Grundzüge ihres Pflegemodells legte Levine bereits 1966 in einem Artikel mit dem Titel «Adaptation and assessment: A rationale for nursing intervention» dar. In zwei weiteren Aufsätzen, «The four conservation principles of nursing» (Levine, 1967) und «The pursuit of wholeness» (Levine, 1969 b) ergänzte sie ihre Ausführungen, um dann in ihrem Buch *Introduction to Clinical Nursing* (1969 a) ihr Modell ausführlich zu erläutern. (Die zweite Auflage dieses Buches erschien 1973.) In einer weiteren Veröffentlichung aus dem Jahre 1971, «Holistic nursing», in mehreren Vorträgen auf Kongressen (Levine, 1978 a, 1984 a, 1986) sowie in einem per Video aufgezeichneten Interview (Levine, 1987) machte sie die Besonderheiten ihres Pflegemodells deutlich. Ihre jüngsten Erläuterungen finden sich in drei Buchbeiträgen (Levine 1989 b, 1990, 1991). Vor allem den 1989 erschienenen Aufsatz betrachtete Levine (persönliche Mitteilung, 15. Juli 1987) als «wichtige Neudarstellung meines Modells und ... eine natürliche, evolutionäre Fortentwicklung meiner Aussagen darüber, wie die grundlegenden Begriffe miteinander in Beziehung stehen».

Levine (1969 a) erklärte, mit der Entwicklung des Konservationsmodells habe sie einen theoretischen Ausgangspunkt schaffen wollen, von dem aus sich das «Warum» pflegerischer Aktivitäten erforschen ließe. «Jede wissenschaftliche Disziplin braucht eine theoretische Basis, die ihr Substanz und Bedeutung verleiht» (S. IX). Obgleich sie stets die Bedeutung praktischer Fragen unterstrich, bemerkte Levine:

> Charakteristisch für die Pflege ... ist die strikte Abhängigkeit von Verfahren. Die Frage nach dem Warum wird zwar nicht völlig vernachlässigt, häufig jedoch erst im nachhinein gestellt, als würde eine solche Rechtfertigung den Verfahren eine besondere wissenschaftliche Heiligkeit verleihen. In einer Zeit, in der die Pflege sich längst in die wissenschaftliche Forschung eingeschaltet hat, spricht man mit ehrfürchtiger Stimme von der ‹Anwendung wissenschaftlicher Prinzipien›, ignoriert jedoch allzu oft selbst die Erkenntnisse der Pflegeforschung. (S. VII)

Levines Interesse an der theoretischen Basis pflegerischer Aktivitäten fiel in eine Zeit, als man in der Krankenpflege allgemein den Bedarf an wissenschaftlich gesicherten Erkenntnissen zu formulieren begann (Newman, 1972). Sie machte es sich zur Aufgabe, den wissenschaftlichen Vorstellungen nachzugehen, die dem Pflegeprozeß zugrunde liegen, und damit «eine intellektuelle Grundlage für die Analyse und das Verständnis des wissenschaftlichen Charakters pflegerischer Aktivitäten zu schaffen» (Levine, 1969 a, S. VIII).

Für Levine (1988 b) besaß die Idee der Konservation so grundlegende Bedeutung, daß sie diesen Begriff ins Zentrum ihrer Überlegungen rückte.

> Die Entwicklung der vier Prinzipien der Konservation erwuchs ganz natürlich aus meinem Wunsch, das pflegerische Wissen schon in der Ausbildung so zu strukturieren, daß zukünftige Pflegekräfte von einer tragfähigen Basis aus möglichst viele pflegerische Situationen interpretieren und einschätzen können. Die vier Prinzipien wirkten bestechend einfach und schienen doch in all ihrer Einfachheit unzählige neue Wege des Denkens zu eröffnen, die man vorher gar nicht wahrgenommen hatte. ... Als ich beschloß, mein Lehrbuch *Introduction to Clinical Nursing* auf alle Prinzipien der Konservation aufzubauen, hätte ich mir nicht träumen lassen, daß andere darin ein neues Pflegemodell sehen würden. Ich wollte mit meinem Buch zur qualifizierten Ausbildung zukünftiger Pflegekräfte beitragen. Mehr hatte ich nie im Sinn. (S. 227)

Philosophische Überzeugungen

Levine selbst hat die dem Konservationsmodell zugrundeliegenden philosophischen Überzeugungen in Form von Aussagen über das Wesen der Pflege sowie in einem Wertesystem zusammengefaßt.

Levine (1973) geht davon aus, daß pflegerische Interventionen auf Erhaltung (Konservation) ausgerichtet sind. Ziel aller Handlungen sei nach Tillich (1961), die «multidimensionale Einheit des Lebens» zu erhalten. Auf die in seiner Umwelt wirksamen Kräfte reagiere jeder Mensch «auf einzigartige, doch stets integrative Weise» (Levine, 1973, S. 6). Weiter erklärt sie:

> Im ganzheitlichen Wesen der menschlichen Reaktion auf die Umwelt liegen die Prinzipien der Pflege begründet. Ein Prinzip ist ein fundamentales Konzept, das einer Argumentationskette als Basis dienen kann. Möglichst allgemein formuliert, legt es die Relationen zwischen augenscheinlich beziehungslosen Tatsachen fest. Die Prinzipien der Pflege sollen durch ihre vereinheitlichende Struktur dem Verständnis einer möglichst großen Bandbreite pflegerischer Aktivitäten dienen. Gemeinsam ist allen diesen Prinzipien das Ziel der Konservation. (S. 13)

Levine sieht den Menschen niemals losgelöst von seiner Umgebung.

> Wir teilen uns die Erde mit allen anderen Lebewesen. Eine Vielzahl unterschiedlichster Lebensräume existiert in einer vitalen, dem ständigen Wandel unterworfenen Harmonie. Um das Individuum zu verstehen, müssen wir die Besonderheiten seiner konkreten Lebensumstände begreifen. (Levine, 1990, S. 196)
> Das Individuum kann nicht außerhalb seines räumlichen und zeitlichen Kontexts gesehen werden. Wir können es weder vom Einfluß all dessen trennen, was um es herum geschieht, noch von den vergangenen, erinnerten oder vergessenen Ereignissen, die das Individuum zu dem gemacht haben, was es momentan ist. Pflegerische Interventionen können nur dann erfolgreich sein, wenn sie anerkennen, daß sich der Mensch nicht durch die unmittelbare Gegenwart bestimmt, sondern ein ganzes Universum an Erfahrungen mit sich trägt, die nicht nur in seinem Körper, sondern auch in seinem Geist und in seiner Seele Spuren hinterlassen haben. (Levine, 1990, S. 197)

Levines grundsätzliche Ansichten über die Pflege spiegeln sich in den folgenden Zitaten wider:

> Indem wir die Integrität des Patienten achten, stärken wir die Integrität der Krankenpflege und der individuellen Pflegekraft. Die fundiertesten Erkenntnisse der Wissenschaft und den engagiertesten Humanismus zusammenzubringen, sollte das ultimative Ziel der Pflege sein. (Levine, 1990, S. 200)
>
> Jede pflegerische Handlung ist eine moralische Aussage ... Unsere Erwartungen müssen realistisch sein. Ziele, die unmöglich zu erreichen sind, bescheren nicht nur Frustration, sondern sind auch aus ethischen Gründen abzulehnen. Wir können nicht allen Menschen eine blühende Gesundheit und ein langes Leben versprechen, und es wäre grausam, die Last des Scheiterns dem leidenden Individuum aufzubürden. Aber Pflegekräfte sind von jeher Experten darin gewesen, mit ihren Patienten vor allem die kleinen Erfolge zu feiern, und es kann durchaus sein, daß sich in diesen Momenten die moralische Verantwortung der Pflege am ehesten offenbart. Vor allem müssen wir uns mit moralischen Urteilen zurückhalten und die Patienten so akzeptieren, wie sie sind – ohne dabei freilich unsere Würde und Ehrlichkeit preiszugeben. (Levine, 1989 c, S. 6)

Levines Ansichten über die Funktion der Pflege beruhen auf den beiden moralischen Imperativen demokratischer Gesellschaften westlicher Prägung – der Unantastbarkeit des Lebens und der Prävention bzw. Linderung von Leiden. «Das Prinzip der Unantastbarkeit des Lebens», erklärt Levine (1989 a) zur «Basis aller moralischen Systeme» (S. 125) und führt weiter aus:

> Der Mensch ebenso wie die Unantastbarkeit seiner Würde und sein Recht auf Unversehrtheit sind uns heilig, und daraus ergibt sich die Verantwortung, ihn im Krankheitsfall respektvoll und mitfühlend zu umsorgen ... Die Beziehung, die es unter diesen Umständen aufzubauen gilt, muß von Respekt geprägt sein, zumal das eine Individuum sich – willentlich oder unwillentlich – in Abhängigkeit begeben und sein Vertrauen ganz in das andere Individuum setzen muß ... In jedem Augenblick der Interaktion zwischen Pflegekraft und Patient muß daher die Einzigartigkeit des Individuums spürbar werden ..., wobei die Rolle des Pflegenden durch die moralische Pflicht erschwert wird, die Abhängigkeit des Kranken zu erkennen, zu achten und in keinem Fall auszunutzen. (S. 125)

Darüber hinaus vertritt Levine (1989 a) die Auffassung, daß das Gesundheitssystem der Aufgabe verpflichtet sei, Leiden vorzubeugen bzw. sie zu lindern. Sie erklärt:

> Das Individuum wird zum Patienten, weil es leidet. Die moralische Verantwortung gebietet, daß wir uns dem leidenden Individuum zuwenden und alle unsere praktischen, emotionalen und intellektuellen Fähigkeiten einbringen, um sein Leiden zu lindern. Ebenso wichtig ist aber auch, daß wir das Individuum, sobald die Bedingungen, die es zum Patienten machten, erfolgreich überwunden sind, aus seiner abhängigen Rolle entlassen. Es ist nun kein Patient mehr. Seine Unabhängigkeit ist wieder hergestellt. (S. 126)

An anderer Stelle erklärt Levine (1989 c): «Die grundlegende moralische Verantwortung der Pflege liegt in der Linderung des Leidens» (S. 4/5).

Levine (1989 a) unterstreicht das Recht des Individuums auf eigenverantwortliche Entscheidungen. «Die Freiheit des Patienten bedeutet auch, daß ihm bei den Entscheidungen über seine Pflege die Wertvorstellungen der Pflegekraft nicht aufgezwungen werden dürfen» (S. 126). «Der Patient und seine Bedürftigkeit setzen die Standards der ethischen Verantwortung» (Levine, 1989 c, S. 5). Entsprechend betont Levine:

> Es liegt in der Verantwortung der Pflegekraft, dem Individuum eine angemessene Pflege angedeihen zu lassen, ohne dabei dessen Integrität aus den Augen zu verlieren, sowie sein Vertrauen zu rechtfertigen und seine aktive Teilnahme an der Entscheidungsfindung zu fördern. Vertrauen und Abhängigkeit hängen stets mit der Pflegebedürftigkeit zusammen. Ziel der Pflegekraft ist es, so viel Wissen und Kraft zu vermitteln, daß dieser Zustand überwunden werden und das Individuum wieder sein normales Leben aufnehmen kann, also kein Patient mehr und auch nicht mehr abhängig ist. (1990, S. 199)

In den folgenden Richtlinien werden Levines (1989 c) Wertvorstellungen über die «persönliche Verantwortung von Pflegenden» deutlich, «denen die Gesellschaft die Lizenz zur Ausübung ihres Berufes und damit in der Beziehung zu pflegebedürftigen Menschen gewisse Privilegien verlieh» (S. 88):

> 1. Pflegebedürftige Personen schließen einen Vertrag des Vertrauens. Sie legen ihr Wohlbefinden – ja, in vielen Fällen sogar ihr Leben – in die Hände der Pflegenden. Das stete Bemühen um die Achtung dieses Vertrauens ist eine moralische Pflicht.
>
> 2. Es ist nicht die Aufgabe von Pflegenden ..., den sozialen Wert ihrer Patienten einzuschätzen. Urteile über die Lebensqualität einzelner Patienten sind unangebracht und dürfen keinesfalls als Begründung dafür dienen, pflegerische Handlungen vorzuenthalten oder ganz zu entziehen.
>
> 3. Die Frage der Einleitung einer Behandlung sollte, wie es ja auch der historischen Entwicklung entspricht, der ärztlichen Entscheidung überlassen werden. Die Einmischung Dritter, vor allem aber das Diktat therapeutischer Entscheidungen durch Kostenfragen oder andere externe Faktoren hat als moralisch verwerflich zu gelten.
>
> 4. Entscheidungen über Leben und Tod sollten niemals von denen getroffen werden, deren Aufgabe es ist, Leben zu schützen und Leiden zu lindern. Über den Einsatz lebensverlängernder Maßnahmen sollte, wenn irgend möglich, ärztliche Fachkenntnis bestimmen. Die Mitglieder heilender Berufe sollten all ihre Fähigkeiten dafür einsetzen, Leiden zu lindern; die Herbeiführung des Todes eines anderen Menschen ist darin ausdrücklich nicht eingeschlossen. (S. 88/89)

Auch Levines Wortwahl ist von ihren Wertvorstellungen geprägt. So erklärt sie:

> Wenn bisher von den Rezipientinnen und Rezipienten der Pflege die Rede war, habe ich bewußt das Wort ‹Patient› benutzt und mich gegen den weitverbreiteten Ersatzbegriff ‹Klient› entschieden, mögen auch noch so viele Pflegekräfte ihn ständig im Munde führen. Sein ursprünglicher Zweck, der Pflegepraxis professionelle Eleganz zu verleihen, vermag den moralischen Makel, der sich mit diesem Wort verbindet, nicht auszugleichen. ‹Klient› kommt aus dem Lateinischen und bedeutet ‹Höriger›. Von seinem Ursprung her steht der Begriff also für eine patriarchalische Beziehung und sollte deshalb in der Krankenpflege

aus moralischen Gründen tunlichst vermieden werden. ‹Patient› kommt ebenfalls aus dem Lateinischen und bedeutet ‹Leidender, Erduldender›. Von Hiob beispielsweise sagt man, er habe sein Leid erduldet, was nicht heißt, daß er klaglos wartete, bis sein Martyrium vorüber war – nein, er litt und klagte und haderte mit seiner unverdienten Pein. (Levine, 1989a, S.126)

An anderer Stelle bemerkt Levine (1990): «Menschen als ‹Klienten› zu bezeichnen, verstärkt deren Abhängigkeit, weil ein Klient im wörtlichen Sinne ein ‹Höriger› ist. Der Begriff Patient dagegen bedeutet ‹Leidender›. Der Umstand des Leidens bedingt, daß die Betreffenden für einen bestimmten Zeitraum die eigene Unabhängigkeit aufgeben und die Fürsorge anderer Menschen akzeptieren müssen» (S.199).

Strategien zur Wissensermittlung

Levines ständiger Bezug auf verwandte Disziplinen deutet darauf hin, daß sie bei der Entwicklung des Konservationsmodells einen deduktiven Ansatz verfolgte. Dies veranschaulicht auch der folgende Kommentar:

Aus den grundlegenden wissenschaftlichen Konzepten werden die Gründe [für pflegerische Aktivitäten] entwickelt und alle Bereiche des Wissens genutzt, die zur Erklärung eines speziellen Teilbereichs im Modell beitragen. (Levine, 1969a, S.VIII)

Einflüsse

Charakteristisch für Myra E. Levines Texte sind die vielen Zitate von anderen Wissenschaftlerinnen und Wissenschaftlern, die auf ihr Denken Einfluß hatten. Sie selbst (Levine, persönliche Mitteilung, 2. Februar 1982) betonte, sie habe «die Idee der Konservation nicht selbst erfunden, sondern schlicht und einfach in einer Welt gelebt, in der die Konservation nun einmal zu den grundlegenden Erfahrungen gehörte». An anderer Stelle (Levine, 1988b, 1991) sagte sie, sie begreife die Konservation als eine Art Naturgesetz, und zitierte Feynman (1965), der sie als eine der «großen allgemeinen Prinzipien» beschrieb, «denen alle anderen Gesetze untergeordnet sind». Dieses Zitat kommentierte sie mit den Worten: «Keine noch so ausgefeilte Theorie kann wohl die fundamentale Bedeutung eines Naturgesetzes außer Kraft setzen» (S. 1991, S.3).

Levine (1990) meinte, ihr Einsatz von Begriffen und Theorien aus verwandten wissenschaftlichen Disziplinen könne «pflegerischen Problemen Kohärenz verleihen, die Freiheit der Exploration in der Praxis fördern sowie Forschung und Lehre dienlich sein, ohne die Integrität des Patienten und der Pflegekraft in irgendeiner Weise zu schmälern» (S.196). Explizit erwähnte sie Einflüsse von Bates (1967), Beland (1971), Cannon (1939), Dubos (1961, 1965), Erikson (1964,

1968), Gibson (1966), Goldstein (1963), Hall (1959, 1966), Selye (1956) und Sherrington (1906). Den Einfluß von Maslow dagegen hat sie, zum Teil sogar recht heftig, abgestritten (Levine, persönliche Mitteilung, 2. Februar 1982) und Maslows Einfluß auf die Pflegeausbildung herabgesetzt (Levine, 1991).

Darüber hinaus verwies Levine (1992) auf Parallelen zwischen ihrem Pflegemodell und Florence Nightingales (1959) Ausführungen über Beobachtung, Umwelt und Pflege. «Ich habe in meinem Text (Levine, 1973) erwähnt, was Nightingale über die Beobachtung geschrieben hat, und erklärt, daß ich ihren Standpunkt teile» (S.41). Auch Nightingales Ausführungen über die Umwelt beeinflußten Levine, die stets «großen Wert auf die Feststellung legte, daß die Person nur im Kontext ihrer Umwelt verstanden werden kann» (S.41).

Was die Pflege betrifft, erklärte Levine (1992) ihre inhaltliche Nähe zu Florence Nightingale folgendermaßen:

> Die von Nightingale beschriebene Pflege läßt sich bequem in die Prinzipien der Konservation integrieren. Die Erhaltung der Energie und ihre Parameter werden von Nightingale im Detail erläutert ... Und trotz beschränkter Physiologie spricht Nightingale von der enormen Bedeutung der strukturellen Integrität und ihrer Erhaltung ... Was sie in ihren *Notes on Nursing* über die Erfahrung des Patienten schreibt, wirkt, obgleich ihre eigene Invalidität damals noch nicht weit fortgeschritten war, sehr persönlich. Sie führte viele der Verhaltensweisen auf, die für die persönliche Integrität sowohl des Patienten als auch der Pflegekraft von großer Bedeutung sind ... Nightingales *Notes on Nursing* sollten die soziale Integrität, die Gesundheit und das Wohlbefinden des englischen Volkes fördern. (S.41/42)

Weltbild

Im Konservationsmodell spiegelt sich eindeutig ein *reziprok-interaktives Weltbild* wider. Levine sieht die Person als ganzheitliches Wesen, das stets darauf bedacht ist, seine Ganzheit und Integrität zu wahren. Obgleich sie zwischen physiologischen Reaktionen und Verhaltensreaktionen unterscheidet (Levine, 1989 b), begreift sie beide als «Ausdruck ein und derselben Kraft» (S.330), nämlich der Konservation. Und auch die vier Prinzipien dieser Konservation sieht sie nicht als isolierte, sondern eng miteinander verwobene Phänomene an.

Die Charakteristika des reziprok-interaktiven Weltbildes kommen in dem folgenden Zitat zum Ausdruck:

> Pflegerische Interventionen, die ja traditionell von bestimmten Verfahren oder Krankheitssymptomen geleitet werden, bedürfen, wenn der holistische Ansatz zum Zuge kommen soll, eines völlig neuen Rahmens. Es gilt, das Individuum in seiner Ganzheitlichkeit und den mächtigen Einfluß der Adaptation als dynamischen, stets gegenwärtigen Faktor bei der Evaluation der Pflege anzuerkennen. Anstatt ‹Bedürfnisse› oder ‹Symptome› aufzulisten, sollten wir die Muster der adaptiven Reaktionen jedes einzelnen Individuums benennen und maßgeschneiderte Interventionen einsetzen, um die Effektivität dieser Muster zu erhöhen. (Levine, 1971, S.257/258)

Die Pflege konzentriert sich auf den Menschen und die Komplexität der Beziehungen zu seiner internen wie externen Umwelt. Die allgemeine Erfahrung lehrt, daß jede Reaktion auf einen Umweltreiz aus dem integrativen, vereinheitlichenden Streben des menschlichen Organismus resultiert. Mit anderen Worten: Jede Reaktion ist organismisch, etwas anderes ist gar nicht möglich, und an jeder adaptiven Veränderung ist das gesamte Individuum beteiligt. (Levine, 1967, S. 46)

Das reziprok-interaktive Weltbild spiegelt sich auch in Levines Charakterisierung der Person wider, die aktiv an den Interaktionen mit ihrer Umwelt teilnimmt: «Das Individuum kann ... niemals passiv sein. Es ist ein aktiver Bestandteil seiner Umwelt, nicht nur, indem es diese Umwelt durch seine Gegenwart verändert, sondern auch, indem es aktiv und kontinuierlich in ihr nach Informationen sucht» (Levine, 1969 b, S. 96). Und: «Die Person ist stets aktiv, sie forscht, sucht und überprüft das eigene Verständnis von der Welt, die sich ihr als Lebensraum darstellt» (Levine, 1992, S. 41). Die Vorstellung vom aktiven Organismus findet sich auch in Levines Ausführungen der perzeptuellen Systeme wieder. So stellte sie z. B. fest: «Der Mensch ist ein empfindungsfähiges Wesen, und die Fähigkeit, mit seiner Umwelt zu interagieren, scheint unausweichlich an seine Sinnesorgane gebunden zu sein» (Levine, 1973, S. 446). Und an anderer Stelle schrieb sie: «Die perzeptuellen Systeme versorgen das Individuum mit den Informationen, nach denen es ständig sucht» (Levine, 1973, S. 459).

In Übereinstimmung mit dem reziprok-interaktiven Weltbild spielt im Konservationsmodell das Wechselspiel zwischen Stabilität und Veränderung eine zentrale Rolle. Stabilität wird dabei von den Begriffen ‹Homöostase› und ‹Konservation› repräsentiert. Levine (1989 b) bezeichnete die Homöostase als einen «Zustand des Energiesparens», ja, «vielleicht sogar als Zustand der Konservation» (S. 329). Für die Konservation werden Reaktionen genutzt, die «dem Individuum am wenigsten Einbußen an Energie und Wohlergehen abverlangen» (S. 329). Aber auch die Veränderung ist «ein integraler Bestandteil des Lebens und hört nicht auf, solange es Leben gibt» (Levine, 1973, S. 10).

Trotz der zentralen Kraft der Veränderung scheint im Konservationsmodell, das ja das allgegenwärtige Streben nach Erhaltung betont, das Prinzip der Stabilität vorzuherrschen. Offenbar sieht Levine die vielen Veränderungen, die im Zuge der Auseinandersetzung zwischen Person und Umwelt auftreten, als überlebensnotwendig an. Das Streben nach Konservation verbessert und verfeinert menschliche Verhaltensmuster, und durch adaptive Veränderungen werden neue, der Vernichtung entgegenwirkende Muster geschaffen.

Besonderer Schwerpunkt

Der besondere Schwerpunkt des Konservationsmodell liegt auf der Erhaltung der Ganzheit oder Integrität der Person. Diese Erhaltung wird durch den Prozeß der Adaptation erreicht, der möglichst effektiv gestaltet werden sollte. Darüber hinaus lenkt Levines Modell die Aufmerksamkeit der Pflegekraft auf die Person und die Komplexität ihrer Beziehungen mit der internen und externen Umwelt. Gleichzeitig betont es die moralische Verpflichtung der Pflegekraft, die strukturelle, persönliche und soziale Integrität des Individuums zu bewahren.

Die Ganzheit oder Integrität der Person wird durch bestimmte Vorgänge in der internen oder externen Umwelt potentiell bedroht.

> Das empfindliche innere Gleichgewicht reagiert ständig auf äußere Kräfte ..., wobei zwischen interner und externer Umwelt eine innige Verbindung besteht. Die Forschung über physiologische Periodizität und zirkadiane Rhythmen hat hier in letzter Zeit einiges an neuen Erkenntnissen gebracht. (Levine, 1973, S. 8)

An anderer Stelle spricht Levine (1973) vom Feedback in der internen Umwelt, das sich in pathologischen Prozessen manifestieren kann.

Interessanterweise sah Levine (zitiert in Riehl-Sisca, 1989) ihr Modell offenbar als Interaktionsmodell, so daß Riehl-Sisca (1989) es auch als solches klassifizierte. Allerdings finden sich keine der im vorliegenden Buch angeführten Charakteristika, die eine solche Klassifizierung rechtfertigen würden. Zwar ist sehr viel von der Interaktion zwischen Person und Umwelt die Rede, doch mit dem Stellenwert der Interaktionskategorie im symbolischen Interaktionismus ist dies wohl kaum zu vergleichen. Auf die Problematik angesprochen, bestätigte Levine (persönliche Mitteilung, 13. August 1987) die Ansicht, daß ihr Pflegemodell nicht vom symbolischen Interaktionismus geprägt sei, und bezeichnete es als «Adaptationsmodell».

Levines wissenschaftlicher Ansatz ist eindeutig systemisch ausgerichtet. Mehrfach spricht sie vom Ganzen und der Integration seiner Teile:

> Der Lebensprozeß des gesamten Organismus ist von der Wechselbeziehung seiner Teilsysteme abhängig. Ja, der Organismus ist ein System von Systemen. (Levine, 1973, S. 8/9)
> Wir müssen uns immer wieder bemühen, das Ganze zu sehen ..., und das Ganze hängt von seinen Teilen und der Organisation und wechselseitigen Abhängigkeit beobachtbarer Phänomene ab. (Levine, 1971, S. 255)

Von dem Zitat über den Organismus abgesehen, spricht Levine nicht explizit von Systemen. Die Umwelt wird von ihr jedoch wiederholt angesprochen und in eine interne und eine externe Umwelt unterteilt. Die Beziehung zwischen Person und Umwelt wird in der folgenden Aussage beschrieben: «Wir können die Person von der spezifischen Umwelt, in der sie lebt, nicht trennen» (Levine, 1989 b, S. 325).

Die Vorstellung von der Erhaltung der Ganzheit bezog Levine (1973) auf ein offenes System. Erikson (1968) zitierend, stellte sie fest: «Die kontinuierliche Interaktion des individuellen Organismus mit seiner internen und externen Umwelt bildet ein ‹offenes und fließendes› System» (S. 11).

Das Phänomen der Grenze von Systemen wird im Konservationsmodell in bezug auf die individuelle Territorialität explizit angesprochen: «Jedes Individuum braucht einen gewissen Raum. Sowohl die Festlegung seiner persönlichen Grenzen als auch deren Verteidigung bilden wesentliche Komponenten seines Verhaltens» (Levine, 1973, S. 459). Im gleichen Zusammenhang zitiert Levine (1973) Halls (1966) Ausführungen über das menschliche Territorialverhalten und die Unterscheidung zwischen intimer, sozialer und öffentlicher Distanz.

Die für den systemischen Ansatz charakteristischen Größen Spannung, Streß, Belastung und Konflikt kommen bei der Erörterung der Adaptation zum Tragen. Levine (1973) stellt fest:

> Veränderung ist ein integraler Bestandteil des Lebens. Bewerkstelligt wird sie durch den Prozeß der Adaptation. Durch seine adaptiven Fähigkeiten gelingt es dem Organismus, seine Integrität zu wahren. Veränderung durch Adaptation führt angesichts diverser Herausforderungen in der internen und externen Umwelt letztlich zu einem höheren Grad an Stabilität. (Levine, 1973, S. 10/11)

Levines Formulierung legt nahe, daß die Faktoren oder Kräfte, die zu einer Veränderung führen, in der internen oder externen Umwelt zu finden sind.

Im Zusammenhang mit dem statischen Zustand diskutiert Levine (1973) den Begriff der Homöorrhese, den sie als «eine Art stabilisiertes Fließen» (S. 7) definiert. Sie schreibt weiter: «Diese Erklärung vermag die Realität alltäglicher, physiologischer Veränderungen, welche die Prozesse des Wachstums und der Entwicklung charakterisieren, am genauesten zu beschreiben» (S. 7/8). In späteren Ausführungen scheint Levine (1989 b, 1991) jedoch den Begriff ‹Homöostase› für die Beschreibung des inneren Milieus zu favorisieren. Er bezeichnet weniger ein System von Gleichgewicht und Ruhe als vielmehr einen Zustand, «der als Grundlage für eine Vielzahl aufeinander abgestimmter physiologischer und psychologischer Prozesse dient» (1989 b, S. 329). In einer persönlichen Mitteilung (13. August 1987) erwähnte Levine, daß ihr der Begriff ‹Homöostase› auch deshalb als angemessenere Beschreibung des inneren Milieus erscheine, weil man mit ihm auch die Kongruenz von Person und Umwelt fassen könne.

Feedback wird im Konservationsmodell in Form physiologischer und pathologischer Prozesse angesprochen. In Übereinstimmung mit anderen systemischen Modellen verbindet Levine (1973, 1989 b) negatives Feedback mit der Selbstregulation physiologischer Systeme und positives Feedback mit Funktionsstörungen, wie man sie bei pathologischen Prozessen findet.

Meleis (1991) sieht im Konservationsmodell ein herausragendes Beispiel für einen pflegetherapeutischen, ergebnisorientierten Ansatz. Für Marriner-Tomey (1989) steht die Kategorie des Energiefelds im Vordergrund, während Barnum (1994) das Prinzip der Konservation als vorherrschend begreift.

Zentrale Begriffe

Person

Im Mittelpunkt des Konservationsmodells steht die einzelne Person, die als *ganzheitliches Wesen* beschrieben wird. Mit Bezug auf Eriksons (1964) Definition der Ganzheit stellt Levine (1969 b) fest: «Vom Augenblick seiner Geburt bis zum Augenblick seines Todes schützt und verteidigt jedes Individuum seine ‹Ganzheit›» (S. 93). Ja, «die Erfahrung der Ganzheit bildet die Grundlage aller menschlichen Aktivität» (Levine, 1991, S. 3).

Levine (1973, 1989 b) weist darauf hin, daß Eriksons Definition der Ganzheit die Gegenseitigkeit der verschiedenen Funktionen und Teile des Ganzen betont. Die Grenzen zwischen diesen Teilen sind offen und fließend, ja, «es zieht die einzelnen Teile zueinander hin» (Levine, 1978 a).

Die Ganzheit läßt sich nach Levine (1989 b)

> «nur dann als Ausgangspunkt der Analyse nutzen, wenn man sie in handhabbare Teile zerlegen kann ... Allerdings kann keiner dieser isolierten Aspekte der Ganzheit außerhalb seines Kontexts bedeutungsvoll sein ... Erst dann kommen die ‹offenen und fließenden› Grenzen zum Tragen». (S. 325/326)

Ganzheit ist das Äquivalent von Integrität. «Integrität», erklärt Levine (1990), «lebt von der Freiheit der Entscheidung, also der Möglichkeit, sich ohne Einschränkungen und mit der selbstgewählten Geschwindigkeit zu bewegen und sich in allen Dingen, seien sie bedeutsam oder trivial, frei entscheiden zu können, ohne sich entschuldigen oder sich schuldig fühlen zu müssen. Integrität ist die Erfahrung des Lebens, das Spüren des Körpers und der einzelnen Körperteile, die sinnliche Wahrnehmung von Ort und Zeit und deren Verarbeitung in Geist und Seele» (S. 193).

An anderer Stelle bezeichnet Levine (1973) die Person als Organismus, der ein System von Systemen ist. Sie bemerkt:

> Der Lebensprozeß des gesamten Organismus ist von der Wechselbeziehung seiner Teilsysteme abhängig. Ja, der Organismus ist ein System von Systemen, und in seiner Ganzheit drückt sich die Organisation der Einzelteile aus. (Levine, 1973, S. 8/9)

Der Lebensprozeß ist nach Levine (1973) durch eine kontinuierliche *Veränderung* geprägt, die stets Richtung, Zweck und Bedeutung hat.

> Der Organismus ist durch ein Muster geordneter, aufeinanderfolgender Veränderungen geprägt. Ordnung und Folge verleihen dem Muster eine Botschaft. Solange das Muster konsistent ist, ist die Botschaft verständlich … Dem Wohlbefinden des Organismus dienliche Veränderungen lassen sich beobachten, messen und voraussagen. Die Botschaft kann daher als gesichert gelten. (S. 9/10)

Notwendige Veränderungen kommen nach Levine (1973) durch *Adaptation* zustande. Sie erklärt: «Seine Integrität in der internen und externen Umwelt bewahrt der Organismus durch seine adaptiven Fähigkeiten» (S. 10) und fährt fort:

> Adaptation ist der Prozeß der Veränderung, durch den das Individuum im Kontext seiner internen und externen Umwelt die eigene Integrität bewahrt. Adaptation ist für das Überleben notwendig; sie ist ein Ausdruck der Integration des gesamten Organismus. (S. 10/11)

An anderer Stelle bezeichnet Levine (1989 b) sogar «den Lebensprozeß als Prozeß der Adaptation» (S. 326).

Eher wir auf den Zusammenhang zwischen Person und Adaptation im Kontext des Konservationsmodells weiter eingehen können, bedarf die Beziehung zwischen Person und Umwelt einer genaueren Erläuterung.

Umwelt

Levine unterscheidet zwischen *innerem Milieu* und *externer Umwelt*. Sie erklärte, daß «die integrierte Reaktion des Individuums aus dem inneren Milieu entsteht» (Levine, 1973, S. 12). Mit Bezug auf den von Claude Bernard im neunzehnten Jahrhundert entwickelten Begriff des «milieu interne» erklärt Levine (1973):

> Bernard sprach von der Ursubstanz, die vom Integument des menschlichen Körpers umfangen wird und den Organismus mit allen Stoffen versorgt, die für sein Wohlbefinden nötig sind … Nach Bernard trägt der Mensch alles Wesentliche bei sich, in der schützenden Hülle seiner Haut sicher geborgen. Und doch war Bernard und den Scharen von Forschern, die ihm folgten, schon damals klar, daß das innere Milieu des Menschen ständigen Veränderungen unterworfen ist. (S. 7)

Levine (1973) verfolgt die weitere Entwicklung des Begriffs bis zu dem von Cannon (1939) entwickelten Begriff der *Homöostase* und der von Waddington (1968) eingeführten Idee der *Homöorrhese*.

> Jeder erfolgreiche Organismus besitzt die Fähigkeit, aus seiner Umwelt diejenigen Elemente auszuwählen, die für sein Wohlergehen nötig sind, sowie diejenigen auszuschließen, die für ihn nutzlos oder gar schädlich wären. Wie Bernard (1957) und Cannon (1939) betonten, muß der Organismus dazu in der Lage sein, angesichts der unkontrollierbaren Faktoren, die ihm in seiner externen Umwelt begegnen können, sein inneres Milieu zu stabilisieren. Diese zu Sicherheit und Wohlergehen des Individuums führende Aktivität wurde als stabiler Zustand

oder *Homöostase* beschrieben. Waddington (1968) dagegen führte den Begriff *Homöorrhese* ein, um dem sich ständig verändernden, fließenden Charakter des *milieu interne* gerecht zu werden. (S. 5)

Die Homöostase sollte nach Levine (1989 b) nicht als System von Gleichgewicht und Ruhe gesehen werden, sondern eher als «Zustand des Energiesparens, der als Grundlage für eine Vielzahl aufeinander abgestimmter physiologischer und psychologischer Prozesse dient» (1989 b, S. 329). Levine (persönliche Mitteilung, 13. August 1987) erklärte, in der Homöostase spiegelt sich die Kongruenz von Person und Umwelt wider.

Unter Homöorrhese verstand Levine (1973)

> keinen statischen Zustand, sondern eher ein stabiles Fließen. Das Fließende der Veränderungen innerhalb eines Raum-Zeit-Kontinuums steht bei diesem Begriff im Vordergrund und ist charakteristisch für den Prozeß der Adaptation, durch den der Körper trotz der immensen Einflüsse, die aus der Umwelt auf ihn einwirken, seine Integrität bewahrt. (S. 7)

Das innere Milieu ist also aufgrund der unkontrollierbaren Faktoren in der externen Umwelt kontinuierlichen Veränderungen unterworfen. Die Bewahrung der Integrität der verschiedenen Körperfunktionen angesichts dieser Veränderungen hängt von einer Vielzahl negativer Feedbackschleifen ab, die bei der Selbstregulation des inneren Milieus als Kontrollmechanismen fungieren (Levine, 1973). Die kollektive Synchronisation all dieser Feedbackschleifen wird durch Homöostase erreicht und «schafft den ‹stabilen Zustand› des inneren Milieus» (Levine, 1989 b, S. 329).

Levine (1973) wendet sich ausdrücklich gegen «die simplizistische Reduktion der externen Umwelt auf eine leblose Bühnenkulisse, vor der das Individuum sein Leben abspult» (S. 12; s. auch Levine, 1990, S. 196). Um die verschiedenen Funktionen der externen Umwelt näher zu beschreiben, übernimmt sie Bates' (1967) Unterscheidung von *perzeptueller, operationaler* und *konzeptueller* Umwelt.

Die *perzeptuelle Umwelt* umfaßt «den Teil der Umwelt, auf den das Individuum mit seinen Sinnesorganen reagiert» (Levine, 1973, S. 12). Zu ihr gehören «all jene Phänomene, die vom sensorischen System registriert werden können – Licht, Geräusch, Berührung, Temperatur, riech- oder schmeckbare chemische Veränderungen sowie Körperhaltung und Gleichgewicht» (Levine, 1989 b, S. 326). Levine (1971) weist darauf hin, daß die Person «sensorische Daten nicht passiv rezipiert. Vielmehr sucht, selektiert und prüft sie aktiv die aus der Umwelt bezogenen Informationen im Kontext der eigenen Selbstdefinition und verteidigt so ständig ihre Sicherheit, ihre Identität und – um es etwas weiter zu fassen – ihren Lebenszweck» (S. 262).

Die *operationale Umwelt* umfaßt «das, was mit lebendem Gewebe interagiert, auch wenn das Individuum keine Sinnesorgane besitzt, die diese externen Faktoren registrieren könnten» (Levine, 1989 b, S. 326). Die operationale Umwelt wird also vom Individuum nicht direkt wahrgenommen. Zu ihr gehören «alle Aspekte des individuellen Lebensraums, die man weder sehen noch riechen, schmecken noch ertasten kann, also alle Formen von Strahlungen, Mikroorganismen und Schadstoffen, die farb- und geruchlos sind» (Levine, 1989 b, S. 326). Obgleich sich dieser Aspekt der Umwelt nicht sinnlich erschließen und daher auch nicht symbolisch antizipieren läßt, ist er wegen seiner potentiellen Gefahren für das Individuum von lebenswichtiger Bedeutung (Levine, 1971).

Die *konzeptuelle Umwelt* schließlich beschreibt die «Welt der Sprache, der abstrakten Vorstellungen, der Symbole, Begriffe und Erfindungen» (Levine, 1989 b, S. 326). Sie umfaßt «die Kommunikation durch Sprache, die Fähigkeit zu denken und Gefühle zu empfinden ..., Wertvorstellungen, religiöse Überzeugungen, ethnische und kulturelle Traditionen sowie die durch individuelle Lebens-erfahrungen geprägten psychischen Muster» (Levine, 1973, S. 12). In diesem Aspekt der Umwelt findet die Tatsache Ausdruck, daß «es sich beim Menschen um ein empfindungsfähiges, denkendes, zukunftsorientiertes und vergangenheitsbewußtes Wesen handelt» (Levine, 1989 b, S. 326).

Die Schnittstelle zwischen innerem Milieu und externer Umwelt bietet nach Levine (1973) den adäquaten Ausgangspunkt für die gelungene Adaptation:

> Wer das innere Milieu und die externe Umwelt getrennt berücksichtigt, kann nur eine Teilansicht der komplexen Interaktion gewinnen, die zwischen beiden stattfindet. Genau an dieser Schnittstelle nämlich, an der es zum Austausch zwischen innerem Milieu und externer Umwelt kommt, sind die Determinanten pflegerischer Interventionen zu finden. Gelungene Adaptationen repräsentieren den Ausgleich, der zwischen innerem Milieu und externer Umwelt möglich ist. (S. 12)

Person und Umwelt

Das Konservationsmodell «legt Wert auf die Feststellung, daß die Umwelt keine leblose Bühnenkulisse ist, sondern daß die Person aktiv an ihr teilnimmt, sie ständig aufs neue erforscht und ihr Verständnis auf den Prüfstand stellt. Jedenfalls kann die Pflegekraft nicht in die Umwelt einer anderen Person eintreten, ohne selbst darin zu einem wesentlichen Faktor zu werden» (Levine, 1992, S. 41).

Nach Levine (1989 b) ist die Person nicht von ihrer Umwelt zu trennen. «Wir können die Person von der spezifischen Umwelt, in der sie lebt, nicht isolieren. Die konkrete Umwelt vervollständigt notgedrungen die Ganzheit des Individuums» (S. 325). Weiter führt Levine aus:

> Bei der Interaktion an der Schnittstelle zwischen Individuum und Umwelt handelt es sich um einen geordneten, manchmal vorhersagbaren, immer aber begrenzten Prozeß. Die *Folge*

dieser Interaktion ist unweigerlich das Produkt der Charakteristika des Individuums *und* der externen Faktoren ... Ihr *Prozeß* ist gleichbedeutend mit *Adaptation*. (S. 326)

Durch Adaptation erzielen Person und Umwelt im Laufe der Zeit ein zunehmendes Maß an Kongruenz (Levine, 1989 b). Ja, «die Fähigkeit des Individuums, nicht nur zu überleben, sondern sich auch zu entfalten, resultiert aus der Kompetenz der Interaktionen des Individuums mit der internen und externen Umwelt, in der sie agiert» (Levine, 1991, S. 4/5).

Adaptation wird also durch historische Entwicklung, Spezifität und Redundanz charakterisiert. Adaptation ist «die Konsequenz einer historischen Progression: die Evolution der Spezies über größere Zeiträume hinweg, wobei die Veränderungen in der historischen Umwelt ihren Niederschlag in entsprechenden Veränderungen in den genetischen Mustern finden» (Levine, 1989 b, S. 327).

Die Spezifität der Adaptation wird darin deutlich, daß jedes Körpersystem spezifische Aufgaben hat. Dazu zählt auch die biochemische Anpassung an Veränderungen in der externen Umwelt. Gleichzeitig müssen die spezifischen Reaktionen so aufeinander abgestimmt sein, daß sie dem Individuum als Ganzes dienen. Biochemisch gesehen, hängt die Spezifizität von kaskadenartig aufeinander folgenden Veränderungen ab. «Der Vergleich mit der Kaskade veranschaulicht, daß die einzelnen Schritte ineinander übergehen – während der erste Schritt noch nicht völlig abgeschlossen ist, entwickeln sich bereits erste Zwischenformen, und noch am letzten Stadium sind die vorausgehenden Schritte beteiligt» (Levine, 1989 b, S. 328).

Angesichts der kaskaden- oder wellenförmigen Entwicklung der adaptiven Reaktionen, die dem Individuum bei entsprechenden Herausforderungen in der externen Umwelt zur Verfügung stehen, spricht Levine (1989 b) von Redundanz. Beispiele hierfür sind die «allgegenwärtigen ... ‹hundertprozentig abgesicherten› Optionen in der Anatomie, Physiologie und psychischen Struktur» (Levine, 1991, S. 6). Einige Systeme reagieren sofort auf drohende Veränderungen der physiologischen Parameter. Andere wirken eher korrektiv und nutzen das gleiche zur Verfügung stehende Zeitintervall, um die Balance erneut herzustellen. Wieder andere leiten eine zuvor mißlungene Reaktion aufs neue ein.

Redundanz spielt auch bei den *organismischen* Reaktionen auf Herausforderungen in der externen Umwelt eine Rolle. Diese Reaktionen «koexistieren in ein und demselben Individuum und beeinflussen sich gegenseitig – ja, sie gehen eine so fruchtbare und effektiv organisierte Verbindung ein, daß sie es der Person ermöglichen, ihre Integrität als Individuum zu verteidigen und zu bewahren» (Levine, 1969 b, S. 98).

Levine (1989 b) weist darauf hin, «daß diese Reaktionen nicht in einer bestimmten Reihenfolge abgespult werden, sondern durch die kognitiven Qualitäten

der Person, ihren bisherigen Erfahrungsschatz und ihre Fähigkeit, ihre Beziehung
zu den aktuellen Ereignissen und die Stärke ihrer adaptiven Fähigkeiten einzuschätzen, zu einem integrativen Ganzen verschmelzen» (S. 330). Weiterhin stellt
sie fest, daß zwar manche als physiologische Reaktionen und andere als Verhaltensreaktionen bezeichnet werden könnten, «ihre innige Verbundenheit aber
dafür spricht, daß sie in Wirklichkeit ein und dasselbe sind, also nicht nur parallel
oder gleichzeitig ablaufen, sondern wesentliche Bestandteile des gleichen Mecha-
nismus darstellen» (S. 330).

Die einfachste Reaktion dieser Art ist der *Kampf- oder Flucht-Mechanismus*.
Diese durch Erregung des sympathischen Nervensystems und eine vermehrte
Adrenalinausschüttung charakterisierte Reaktion folgt unmittelbar auf eine reale
oder imaginäre Bedrohung in der externen Umwelt und stellt innerhalb kürzester
Zeit eine intensive Handlungsbereitschaft her.

Als zweites nennt Levine die *entzündliche Reaktion*. Nach Verletzungen ist sie
für die Erhaltung der strukturellen Kontinuität und Förderung der Heilung wesentlich. Sie «sichert die Wiederherstellung der körperlichen Ganzheit und die
Erwartung der vollständigen Heilung» (Levine, 1989 b, S. 330).

Als drittes spricht Levine die *Streßreaktion* an. Mit Bezug auf Selyes (1956)
Beschreibung von Streß stellt Levine (1989 b) fest, daß diese Reaktion «über größere Zeitspannen erfolgt und durch die akkumulierten Erfahrungen des Individuums gekennzeichnet ist» (S. 330).

Die vierte Reaktion schließlich ist die *perzeptuelle Wachsamkeit*. Mit Hilfe der
Sinnesorgane werden ständig Informationen über die Umwelt gesammelt und in
bedeutungsvolle Erfahrungen umgewandelt (Levine, 1969 b, 1989 b). «Der
Mensch», schreibt Levine (1973), «ist ein empfindungsfähiges Wesen, und die
Fähigkeit, mit seiner Umwelt zu interagieren, ist unweigerlich mit seinen Sinnesorganen verbunden» (S. 446). Sie beruft sich auf Gibsons (1966) Definition perzeptueller Systeme, wenn sie erklärt: «Die individuelle Identität erwächst aus den
Informationen, die durch intakte und funktionale perzeptuelle Systeme gewonnen
werden» (Levine, 1969 b, S. 97).

Gibson (1966) ging von fünf perzeptuellen Systemen aus. Das *grundlegende
Orientierungssystem* hilft dem Individuum, sich allgemein in seiner Umwelt
zurechtzufinden, und ist für die Funktion der anderen perzeptuellen Systeme wesentlich. Auf der anatomischen Ebene ist diesem System das Gleichgewichtsor-
gan im Innenohr zugeordnet, das auf Veränderungen bei der Schwerkraft sowie
Beschleunigung und Bewegung reagiert. Das *visuelle System* ermöglicht die bild-
liche Wahrnehmung mit Hilfe der Augen, das *auditive System* die Wahrnehmung
von Geräuschen mit Hilfe der Ohren. Das *Tastsystem* reagiert auf Berührungen
der Haut, und das mit Mund und Nase verbundene *Geschmacks- und Geruchs-*

system schließlich gibt Aufschluß über chemische Stimuli und unterstützt eine gefahrlose Ernährung (Levine, 1969 b, 1973). Levine (1989 b) erwähnt, daß Gibson großen Werte darauf legte, «daß Individuen nicht nur ‹sehen›, sondern auch ‹schauen›, und nicht nur ‹hören›, sondern auch ‹lauschen›. Sie besitzen die Fähigkeit, Informationen auszuwählen, und sie suchen aktiv nach Informationen, d. h., sie reagieren nicht nur auf ihre Umwelt, sondern interpretieren, beeinflussen und verändern sie und schaffen so die Parameter ihres eigenen Lebens» (S. 330).

Ziel der Adaptation ist nach Levine (1989 b) die *Konservation*. Sie erklärte: «Das Überleben des Individuums ist von seinen adaptiven Fähigkeiten abhängig. Es muß möglichst die Reaktionen einsetzen, die ihm am wenigsten Einbußen an Energie und Wohlergehen abverlangen – und genau darum geht es bei der Konservation» (S. 329).

Levine (1990) sieht im Prinzip der Konservation «ein universelles Konzept» (S. 192).

> Konservation beschreibt, wie komplexe Systeme auch angesichts großer Herausforderungen weiter funktional agieren. Sie erhalten sich selbst, und zwar nicht nur, indem sie unmittelbare Bedrohungen abwehren, sondern auch, indem sie die Vitalität zukünftiger Reaktionen sichern und dabei so ökonomisch wie möglich vorgehen ... Der ... Prozeß der Konservation ist für die Regulation physiologischer Funktionen im Körper charakteristisch. Negatives Feedback wird nur dann aktiviert, wenn es etwas anzupassen gilt. Konservation schützt die Ganzheit der Systeme, indem sie ihre Fähigkeit sichert, Veränderungen angemessen anzugehen und ihre besondere Identität zu wahren. (S. 192)

Levine (1989 b, 1991) hat die Konservation mit den Begriffen ‹Homöostase› und ‹Homöorrhese› verbunden. Im Hinblick auf die Homöostase erklärt sie: «Konservation ist das Ergebnis eines vielfältigen, wechselseitig agierenden und aufeinander abgestimmten negativen Feedbacksystems, das die Stabilität des Organismus gewährleistet ... Ja, die Homöostase könnte vielleicht sogar als Zustand der Konservation bezeichnet werden» (1989 b, S. 329). Zur Verbindung von Homöorrhese und Konservation schreibt sie an anderer Stelle: «Homöorrhese ... ist eine Folge der Konservation, also des sparsamen, ökonomischen, zurückhaltenden und kontrollierten Einsatzes von Umweltressourcen durch den Organismus zu seinem eigenen Wohl. Erreicht wird dieser Zustand durch Adaptation» (1991, S. 5).

Levine (1991) weist darauf hin, daß «jedes selbsterhaltende System das eigene Verhalten überwacht, indem es den für die Definition seiner besonderen Identität nötigen Einsatz von Ressourcen konserviert» (S. 4). Das letztendliche Ziel der Konservation besteht darin, «das eigene System zu verteidigen, zu erhalten und in seiner Integrität zu stärken» (S. 3). Levine sieht in ihr die «allem anderen übergeordnete Aktivität zum Schutz der Ganzheit – dem universellen Ziel allen Selbstseins» (S. 4).

Gesundheit

«Aller Lebenserfahrung wohnt ein Zustand des Seins inne, der als ‹Gesundheit› bezeichnet wird ... Was dieser Zustand beinhaltet, definiert jedes Individuum für sich selbst» (Levine, 1991, S. 4). Levine (1973, 1984 a) charakterisiert *Gesundheit und Krankheit als Muster adaptiver Veränderung*. Bei der Adaptation gibt es ihrer Meinung nach kein Alles oder Nichts. Es sei vielmehr alles eine Frage des Grades – manche Adaptationen seien erfolgreich, andere nicht, manche funktionierten, andere nicht. Dennoch gebe es keine Fehlanpassungen. Adaptation sei daher nicht *per se* mit irgendeinem Wert verbunden. Levine (1973) erklärt:

> Der Maßstab für effektive Adaptationen besteht in der Kompatibilität mit dem Leben. Eine mangelhafte Adaptation bedroht möglicherweise das Leben selbst, gleichzeitig kann das dem Individuum zur Verfügung stehende adaptive Potential aber auch ausreichen, um auf einer anderen Ebene der Effektivität das Leben zu erhalten ... Alle Lebensprozesse sind Adaptationsprozesse. Das Überleben ist von der Qualität der dem Individuum möglichen Adaptation abhängig. (S. 11)

Levine (1989 b) erklärt weiter: «Die erfolgreichsten Adaptationen sind jene, die am besten zum fraglichen Organismus und seiner Umwelt passen und mit dem geringsten Energieaufwand die rascheste Veränderung bringen» (S. 330). Der Prozeß der Konservation steht für Levine also eindeutig mit der Gesundheit in Zusammenhang. Ja, «Gesundheit ist das Ziel der Konservation» (Levine, 1990, S. 193). An anderer Stelle erklärt Levine (1991): «Die Konservation der Integrität ist für die Sicherung der Gesundheit und den effektiven Umgang mit Beeinträchtigungen wesentlich. Bei der Behandlung von Krankheit zielt die Konservation auf die Wiedergewinnung der Ganzheit, also der Gesundheit» (S. 3).

Auch Levines (1990) folgende Aussage unterstreicht die Bedeutung der Konservation für die Gesundheit:

> Die Umwelt erweist sich nicht immer als ‹benutzerfreundlich›. Der Erfolg der Interaktion mit der Umwelt hängt vom jeweiligen Repertoire des Individuums ab – dem Vorrat an Adaptationen, das es entweder über seine Gene ererbt oder durch Lebenserfahrung gewonnen hat. Ist die erste Reaktion nicht zufriedenstellend, gibt es redundante bzw. Ersatzsysteme. In jedem Fall sind Gesundheit und Sicherheit das Ergebnis einer kompetenten Konservation. (S. 193)

Levine (1991) weist darauf hin, daß die Begriffe «Gesundheit», «Ganzheit» und «Heilung» eng zusammengehören.

> Heilung ermöglicht die Rückkehr zu täglichen Aktivitäten, die durch gesundheitliche Probleme vorübergehend beeinträchtigt waren. Es geht dabei jedoch nicht nur darum, die Beeinträchtigung oder Verletzung zu beheben, *sondern die Person als Ganzes* zu heilen. Die Erwartung der Heilung besteht daher auch in solchen Situationen, in denen trotz aller therapeutischer Bemühungen ein Verlust an Funktionalität oder Effektivität zurückbleiben wird.

Die Heilung erlaubt die Rückkehr zum Selbstsein; das Individuum erlangt die Freiheit wieder, ohne Einschränkungen seinen Interessen nachgehen zu können. (S. 4)

Levine (1984 b) gibt zu verstehen, daß sie den Begriff «Wohlbefinden» eher ungünstig findet und den Begriff «Gesundheit» bevorzugt. Dies geht auch aus ihrer Gleichsetzung von Gesundheit und «Ganzheit» (Levine, 1973, S. 11) bzw. «erfolgreicher Adaptation» (Levine, 1966 a, S. 2452) hervor.

An anderer Stelle spricht sie von «sozialem Wohlbefinden»: «Ein Kriterium der erfolgreichen Adaptation ist die Erlangung von sozialem Wohlbefinden, auch wenn es hinsichtlich des Ausmaßes eine enorme Bandbreite gibt» (Levine, 1966 a, S. 2452). Der soziale Aspekt wird auch in Levines (1984 b) Frage zur Definition von Gesundheit deutlich: «Agiere ich auch weiterhin in normalem, vertretbarem Maß funktional?»

Mit Bezug auf Wolfs (1961) Begriff der Krankheit als Anpassung an schädliche Umwelteinflüsse erklärt Levine (1971): «Krankheit ist der Versuch des Individuums, seine Integrität zu schützen» (S. 257). An anderer Stelle (Levine, 1991) formuliert sie: «Krankheit stellt die Integrität der Person in Frage; die Verteidigung ihrer Gesundheit – ihrer einzigartigen Ganzheit – ist daher ein stetiges Unterfangen» (S. 4).

Krankheit bedeutet für Levine eine undisziplinierte, unkontrollierte Veränderung, eine Störung im geordneten, aufeinander aufbauenden Muster der für den Lebensprozeß charakteristischen Veränderung. Diese Störung kann lebensbedrohliche Formen annehmen. «Bei Krankheitsprozessen kommt es zur Anarchie, und wenn es nicht gelingt, das Muster wieder herzustellen, kann es sein, daß der Organismus stirbt» (Levine, 1973, S. 9).

Die Störung der gesunden Muster wird durch positives Feedback verstärkt. Levine (1973) erklärt, das positive Feedback setze «immer mehr Funktionen in Gang, ohne daß eine regulative Kontrolle bestünde, die das Gleichgewicht wieder herstellen könne. Auf diese Weise entsteht ein ‹Teufelskreis›, der immer größere Funktionsstörungen produziert» (S. 10).

Levine (1973) legt Wert auf die Feststellung, daß die Erkrankung vom betroffenen Individuum mit Hilfe seiner perzeptuellen Systeme wahrgenommen wird.

Körperliches Wohlbefinden hängt von einem erfahrenen Körper ab, der die ‹richtigen› Signale übermittelt. Die ständige Wachsamkeit für das eigene Körpergefühl ist die Grundlage für die Messung des Wohlbefindens ... Eine ‹Krankheit› können Individuen nur wahrnehmen, indem sie bei ihrem Selbstempfinden eine Änderung erkennen. (S. 456)

Levines Äußerungen lassen darauf schließen, daß sie den Begriff Gesundheit als Kontinuum begreift. Diese Interpretation wird auch durch das folgende Zitat gestützt:

Adaptationen ... unterliegen innerhalb der Überlebensgrenzen kaum irgendwelchen Beschränkungen. Folglich gibt es unzählige Grade potentieller Adaptationen, denen grundsätzlich gemeinsam ist, daß sie über die gesamte Bandbreite des Kontinuums Gleichgewicht begründen. (Levine, 1973, S. 11)

Pflege

Levine (1973) beschreibt Pflege als menschliche Interaktion, «die ihre Wurzel in der organischen Abhängigkeit des einzelnen von seinen Beziehungen zu anderen Menschen hat» (S. 1). Weiterhin bezeichnete sie die Pflege als «eine Subkultur mit Ideen und Wertvorstellungen, die nur für sie charakteristisch sind, auch wenn sich in ihnen der soziale Hintergrund widerspiegelt, vor dem sie ursprünglich entstanden sind» (S. 3).

Das *Ziel der Pflege* besteht nach Levine (1984 a) in der *Förderung der Ganzheit sowohl gesunder als auch kranker Menschen.*

Das Ziel aller pflegerischen Handlungen sollte darin bestehen, Ganzheit zu fördern und zu erkennen, daß dies in jedem einzelnen Fall ein individuell abgestimmtes Repertoire von Aktivitäten erfordert. Die Integrität des Individuums – sein Einssein, seine Identität, seine Ganzheit – steht im Zentrum aller Bemühungen. Es gehört zum Verantwortungsbereich der Pflegekraft, dem Individuum zu helfen, seine Integrität zu verteidigen bzw. wiederzuerlangen. (Levine, 1971, S. 258)

Ziel des Pflegeprozesses ist also die Konservation. «Jede pflegerische Handlung ist an der Konservation, also dem ‹Erhalt› der Ganzheit des Individuums ausgerichtet» (Levine, 1991, S. 3).

An diesem Prozeß sind nach Levine (1973) Pflegekraft und pflegebedürftige Person beteiligt.

Es gilt, die richtige Balance zwischen den pflegerischen Interventionen und der Einbeziehung des kranken Menschen zu finden, aber auch die Fähigkeit des kranken Menschen, an der eigenen Pflege teilzunehmen, richtig einzuschätzen. (S. 13)

Levine (1984 b) begreift den pflegebedürftigen Menschen als Partner, der aktiv in die eigene Pflege einzubeziehen ist, zumal seine Abhängigkeit von der Pflegekraft nur vorübergehend besteht. Das Ziel der Pflege besteht darin, den Zustand der Abhängigkeit zu beenden und die Person aus dem Patientenstatus zu entlassen. Pflegekräfte werden zu einem Teil der Umwelt ihrer Patientinnen und Patienten. Sie bringen «ihre Fertigkeiten, ihr Wissen und ihr Mitgefühl in einen gemeinsamen Prozeß ein, der allen, die an ihm teilnehmen, Wachstum verspricht» (S. 336).

Obgleich Levine auf die einzelnen Komponenten des Pflegeprozesses nicht explizit eingeht, lassen sich entsprechende Vorstellungen aus ihren Publikationen extrahieren. So spricht Levine (1966 b) von einem «wissenschaftlichen Ansatz in der Bestimmung der Pflege» (S. 57), der sich in drei wesentliche Phasen unterteilt: *Trophikognose, Intervention* und *Evaluation*.

Die Trophikognose, die sie als «ein durch die wissenschaftliche Methode erzieltes pflegerisches Urteil» (Levine, 1966 b, S. 57) definiert, versteht Levine als Alternative zum Begriff der ‹Pflegediagnose›. Sie erörtert ausführlich die Entwicklung und Interpretation dieses Begriffes und weist darauf hin, daß er sich schon immer auf «die Diagnose von Krankheiten durch eine Pflegekraft» (Levine, 1966 b, S. 55) bezogen habe. Mit Bezug auf die gängige Wörterbuchdefinition des Begriffes ‹Diagnose› behauptet sie, es sei «inkorrekt, den Begriff Diagnose als Synonym für Beobachtungen, Urteile, Probleme, Bedürfnisse oder Einschätzungen» (S. 56/57) zu verwenden, und fährt fort:

> Weil der Begriff ‹Pflegediagnose› verschiedenen Interpretationen unterliegt und andere Verwendungen des Begriffs semantisch inkorrekt sind, schlage ich vor, ihn durch einen neuen Begriff zu ersetzen, um so dem wissenschaftlichen Ansatz bei der Bestimmung der Pflege besser gerecht zu werden. Ein solche Feststellung pflegerischer Erfordernisse können wir ‹Trophikognose› nennen. (S. 57)

Mit Bezug auf Feiblemanns (1959) Beschreibung der wissenschaftlichen Methode erklärt Levine (1966 b), der erste Schritt der Trophikognose bestehe in der *Beobachtung*. Die für die Formulierung einer Trophikognose relevanten Beobachtungen konzentrieren sich auf Daten, die eher für die Pflege als für die medizinische Versorgung wesentlich sind.

> Die Entwicklung einer Trophikognose bedarf der Neuorientierung bei der Auswahl der Daten, weil sich die für die Planung pflegerischer Interventionen nötigen Informationen von denen, die für die Einleitung einer medizinischen Therapie notwendig sind, grundsätzlich unterscheiden. Obgleich Pflegekräfte sich schon jetzt vom ersten Tag ihrer klinischen Praxis an im Beobachten schulen, gilt ihre Aufmerksamkeit fast ausschließlich dem Sammeln von Daten für den ärztlichen Gebrauch. Nur selten beobachten sie mit dem primären Ziel, ihre eigene Rolle bei der Betreuung ihrer Patientinnen und Patienten zu hinterfragen – und das, obgleich der Verantwortungsbereich der Pflegekräfte mit dem der Ärztinnen und Ärzte *nicht* identisch ist. Ihre Beobachtungen können primär für den ärztlichen oder primär für den pflegerischen Bereich oder in gewissem Maße auch für beide nützlich sein. Bei der Entwicklung einer Trophikognose sollte das Hauptaugenmerk auf den Beobachtungen liegen, die für die Pflege nützlich sind. (Levine, 1966 b, S. 58)

Levine (1966 b) fährt fort: «Von ihrem Wesen her schließt die pflegerische Verantwortung das Sammeln von Daten ein, wobei alle mit der Patientin bzw. dem Patienten in Beziehung stehenden Quellen zu nutzen sind. Dazu gehören sowohl medizinische und paramedizinische Informationen als auch alle Daten, die allein in den spezifischen Verantwortungsbereich der Pflege fallen» (S. 58).

Stechen unter den Beobachtungen irgendwelche *provokativen Tatsachen* hervor, kommt es zur Formulierung einer *überprüfbaren Hypothese*, die, falls sie sich verifizieren läßt, zur Trophikognose führt. Levine (1966 b) erklärt: «Bei der Entwicklung der Trophikognose werden die Beobachtungen und gesammelten Daten auf ‹provokative Tatsachen› untersucht. Die aufgrund dieser Tatsachen formulierte und überprüfte Hypothese stellt die Trophikognose dar» (S. 57/58). Zur Verdeutlichung sind die Elemente der Trophikognose in Tabelle 5.1 noch einmal aufgeführt.

Die Trophikognose bildet die Basis für die zweite Phase des Pflegeprozesses, die *Intervention*. Die pflegerische Intervention kann *therapeutischen* oder *unterstützenden* Charakter haben.

> Hat die pflegerische Intervention einen günstigen Einfluß auf die Adaptation oder verstärkt sie das soziale Wohlbefinden, handelt die Pflegekraft im therapeutischen Sinne. Kann die Intervention den Verlauf der Adaptation nicht verändern, sondern erhält sie trotz größter Anstrengungen nur den Status quo oder wirkt einer Verschlechterung entgegen, handelt die Pflegekraft im unterstützenden Sinne. (Levine, 1973, S. 13)

Nach Levine (1973) «sind pflegerische Interventionen so anzulegen, daß sie die erfolgreiche Adaptation nach Möglichkeit fördern» (S. 13). Sie müssen daher stets individuell angepaßt sein (Levine, 1989 b). Interessanterweise läßt sich die Adaptation jedoch weder messen noch quantifizieren. Levine (1991) erklärt: «Während es bestimmte verallgemeinerbare Adaptationen gibt – die erforderliche Sauerstoffversorgung, die Temperaturtoleranz lebender Zellen, die Auswirkungen des atmosphärischen Drucks auf die physiologische Funktion, um nur einige Beispiele zu nennen –, ist es uns [noch] nicht möglich, die adaptiven Bedingungen genau zu bestimmen» (S. 6/7). Da der Prozeß der Adaptation nicht direkt beobachtet werden kann, muß das Hauptaugenmerk nach Levine (1991) «auf die Folgen der Pflege gerichtet sein, in denen sich die adaptiven Muster offenbaren … Die genaue Erforschung der Adaptationsmuster und der sie unterstützenden therapeutischen Interventionen muß erst noch geleistet werden» (S. 7).

Die pflegerische Intervention ist an den vier *Prinzipien der Konservation* ausgerichtet: *Konservation von Energie, Konservation der strukturellen Integrität, Konservation der persönlichen Integrität* und *Konservation der sozialen Integrität*.

Die *Konservation von Energie* zielt nach Levine (1988 b) «auf ein Gleichgewicht zwischen Energie-Output und Energie-Input, so daß jede übermäßige Erschöpfung vermieden wird; nötig sind ausreichende Ruhe, Ernährung und Körperbewegung» (S. 227). Levine (1989 b) begreift die Konservation von Energie als Naturgesetz, «das überall im Universum für alle belebten und unbelebten Dinge» (S. 331) gelte. Energie ist nach Levine (1991) nicht direkt beobachtbar, obwohl «die Konsequenzen des Energieaustauschs vorhersagbar, handhabbar und quantifizierbar sind. Mit Hilfe entsprechender Instrumente läßt sich Energie überwachen, messen, produzieren und speichern» (S. 7). Beispiele für pflegerelevante

Tabelle 5.1: Elemente der Trophikognose

I. Ermittlung einer objektiven und wissenschaftlichen Begründung für den Pflegeplan

A. *Basis für die Umsetzung der verordneten medizinischen Behandlung*
  1. Kenntnis und Verständnis der medizinischen Diagnose
  2. Evaluation der Krankengeschichte mit besonderer Berücksichtigung der für die Pflege relevanten Bereiche
  3. Kenntnis der Labor- und Röntgenbefunde mit besonderer Berücksichtigung der für die Pflege relevanten Faktoren
  4. Absprache mit Ärztinnen und Ärzten, um Informationen auszutauschen und pflegerische Entscheidungen abzuklären
  5. Kenntnis aller Aspekte der verordneten medizinischen Behandlung, welche die Evaluation der Effektivität der Therapie beeinflussen könnten
B. *Basis für die Umsetzung der verordneten paramedizinischen Behandlung*
  1. Kenntnis der paramedizinischen Diagnosen und Anweisungen für die Pflege
  2. Klare Definition der Rolle der Pflegekraft bei der paramedizinischen Behandlung
C. *Bestimmung der von der medizinischen Behandlung geforderten Pflegeprozesse*
  1. Beobachtung der Auswirkungen verordneter Maßnahmen auf den individuellen Fortschritt
  2. Anpassung pflegerischer Techniken an die besonderen Bedürfnisse des Individuums
D. *Basis für die Befriedigung der besonderen pflegerischen Bedürfnisse des Individuums*
  1. Kenntnis und Verständnis der Prinzipien der Pflegewissenschaft
  2. Sammeln von Daten mit besonderer Berücksichtigung der für die Pflege relevanten Aspekte
  3. Genaue Aufzeichnung und Vermittlung von Beobachtungen sowie Evaluation der Reaktion des Individuums auf pflegerische Interventionen
  4. Absprache mit Angehörigen oder anderen wichtigen Bezugspersonen des Individuums und Umsetzung der so gewonnenen Erkenntnisse

II. Umsetzung des Pflegeplans innerhalb der vorgegebenen administrativen Struktur, mit den zur Verfügung stehenden Mitteln und unter Berücksichtigung anerkannter Standards in der Krankenpflege

Aus: Levine (1966b), S. 59/60.

Energie-Parameter sind Körpertemperatur, Puls, Atemfrequenz, Grundumsatz, Blutgas und Blutdruck. Dem Individuum steht eine begrenzte Anzahl von Energiequellen zur Verfügung (Levine, 1991). Das Prinzip der Konservation von Energie sorgt dafür, daß «die vorhandene Energie umsichtig verbraucht wird und Funktionen mit hoher Priorität zuerst bedient werden» (S. 7). Aufgrund lebenserhaltender Aktivitäten, z. B. biochemischen Veränderungen, muß allerdings selbst bei völliger Ruhe Energie aufgewendet werden. Levine (1989b) kommentiert: «Das Prinzip der Konservation von Energie läßt sich ganz deutlich bei sehr kranken Menschen beobachten, die sich lethargisch zurückziehen, während ihr Körper, seiner inneren Weisheit folgend, alle zur Verfügung stehenden Energieressourcen auf den Heilungsprozeß konzentriert» (S. 332).

Die *Konservation der strukturellen Integrität* orientiert sich an der Fähigkeit
des Individuums, sich frei zu bewegen und zwischen verschiedenen Aktivitäten
zu wählen. Es geht um «die Bewahrung oder Wiederherstellung der normalen
Körperstruktur, also um die Verhinderung eines körperlichen Zusammenbruchs,
und die Förderung der Heilung» (Levine, 1988 b, S. 227). Levine weist darauf hin,
daß wir meist zuversichtlich sind und auf die Fähigkeit unseres Körpers zur Heilung vertrauen. «Heilung», definiert Levine (1989 b), «ist die Verteidigung von
Ganzheit ... [und] die Folge eines effektiven Immunsystems» (S. 333). Durch das
Prinzip der Konservation der strukturellen Integrität «wird die Verteidigung des
Individuums gegen die Gefahren der Umwelt so ökonomisch wie möglich betrieben» (Levine, 1991, S. 8). Der Prozeß der Konservation ist darauf ausgerichtet,
«die Ganzheit von Struktur und Funktion zu bewahren» (Levine, 1991, S. 7).

Die *Konservation der persönlichen Integrität* basiert auf der Tatsache, daß «je-
des Individuum eine einzigartige Persönlichkeit zu verteidigen hat, nämlich das
Individuum in ihm, das auch als ‹Selbst› bezeichnet wird. Ganzheit schließt das
Wissen um dieses Selbst mit ein» (Levine, 1991, S. 8). Im Mittelpunkt steht die
«Bewahrung oder Wiederherstellung des Sinns für die eigene Identität, des
Selbstwertgefühls und der Anerkennung der eigenen Einzigartigkeit» (Levine,
1988 b, S. 227). Das Selbst umfaßt nach Levine (1989 b) «viel mehr als bloß die
Wahrnehmung des eigenen Körpers, auch wenn diese zweifellos eine große Rolle
spielt» (S. 334). Persönliche Integrität ist mit dem Beharren auf der eigenen Identität verbunden. «Jeder versucht, seine eigene Identität zu verteidigen, und zwar
sowohl nach innen, in den eigenen Gedanken, als auch nach außen, in den vielen
öffentlichen Gesichtern, die wir in unseren Beziehungen zu anderen Menschen
zeigen» (Levine, 1989 b, S. 334).

Die *Konservation der sozialen Integrität* schließlich «bezieht sich auf die Anerkennung der Patientinnen und Patienten als soziale Wesen und betrifft deshalb
die zwischenmenschlichen Beziehungen mit ihnen und ihren Bezugspersonen»
(Levine, 1988 b, S. 227). Auch die soziale Integrität muß verteidigt werden, denn
«das Selbstsein braucht neben der inneren auch die äußere Definition ... Das
Individuum wird von seiner Umwelt geschaffen und ist selbst schöpferisch in ihr
tätig» (Levine, 1989 b, S. 335). Durch seine besondere Identität steht jedes Individuum in einer ganz bestimmten Beziehung zu «einer Familie, einer Gemeinschaft, einem kulturellen Erbe, einer religiösen Überzeugung, einer sozioökono-
mischen Schicht, einem Grad an Bildung, einem Beruf» (Levine, 1989 b, S. 335).
Die Einbettung in einen sozialen Kontext ist eine Bedingung der Ganzheit. Ja,
Levine (1991) bezeichnet es als «unmöglich, die Ganzheit des Individuums begreifen zu können, ohne es in seinem sozialen Kontext zu sehen» (S. 9).

Levine (1988 b) vertritt die Ansicht, daß die vier Prinzipien der Konservation

«für alle Lebewesen gelten» (S. 227) und sah in ihrer Erfüllung das wesentliche
Ziel der Krankenpflege. Allerdings weist sie darauf hin, daß die Prinzipien nicht
einzeln operieren, sondern vielmehr «eng miteinander verbunden sind ... und in
immer neuen, individuellen Konstellationen auf die Herausforderungen der Umwelt reagieren» (Levine, 1989 b, S. 336). Wie eng die einzelnen Prinzipien der
Konservation miteinander verwoben sind, wird in dem folgenden Zitat deutlich:

> Die Prinzipien der Konservation verteidigen die Integrität des Individuums ... vom Augen-
> blick seiner Geburt bis zum Augenblick seines Todes. Weil für jede Aktivität Energie benötigt
> wird, ist die Konservation von Energie in jedem Fall beteiligt. Gleichzeitig muß jede Aktivität
> auf die strukturelle Integrität des Individuums Rücksicht nehmen, weil sonst sein Wohlbe-
> finden beeinträchtigt ist. Um über seine Aktivitäten frei entscheiden zu können, muß das
> Individuum persönliche Integrität besitzen. Und um in dem dynamischen sozialen System
> bestehen zu können, zu dem es gehört, bedarf es der sozialen Integrität. (Levine, 1991, S. 10)

Die Bedeutung der vier Prinzipien der Konservation für pflegerische Interventionen wird in Tabelle 5.2 näher ausgeführt.

Tabelle 5.2: Levines Prinzipien der Konservation

I. *Konservation von Energie:* Die zu planenden pflegerischen Interventionen zielen auf die
Konservation der Energie des kranken Menschen ab. Angestrebt wird ein Gleichgewicht
von Energie-Output und Energie-Input, übermäßige Erschöpfung wird vermieden, für
ausreichende Ruhe, Ernährung und Körperbewegung wird gesorgt

A. Relevante wissenschaftliche Überlegungen
 1. Die Funktionsfähigkeit des menschlichen Körpers ist von seinem Energiehaushalt
    abhängig – die Versorgung mit energieproduzierenden Nährstoffen muß dem
    Verbrauch durch energiefordernde Aktivitäten angemessen sein
 2. Die krankheitsbedingten Veränderungen der physiologischen Funktionen führen zu
    einem zusätzlichen Bedarf an Energie
 3. Krankheitsbedingte Erschöpfung kann als empirischer Maßstab für einen zusätz-
    lichen Energiebedarf gelten
B. Pflegerische Interventionen
 1. Allgemeine Überlegungen
    a. Pflegerische Interventionen zielen auf den Ausgleich von Energie-Input und
       Energie-Output
    b. Einschätzung der Fähigkeit des kranken Menschen, notwendige Aktivitäten ohne
       übermäßige Erschöpfung auszuführen
       (1) Vitalfunktionen
       (2) Allgemeinzustand
       (3) Verhalten
       (4) Toleranz der krankheitsbedingt notwendig gewordenen pflegerischen
           Maßnahmen
    c. Aufgrund der individuellen Energieressourcen zulässige Aktivitäten
    d. Präferenz für Interventionen, die Energieressourcen schützen und den
       Energieverbrauch regulieren

---

2. Beispiele für spezifische Interventionen
   a. Sicherstellung ungestörter Ruhephasen
   b. Sicherstellung einer adäquaten Ernährung

II. *Konservation der strukturellen Integrität:* Die zu planenden pflegerischen Interventionen zielen auf die Konservation der strukturellen Integrität des kranken Menschen ab. Angestrebt wird die Bewahrung oder Wiederherstellung der normalen Körperstruktur, also die Verhinderung eines körperlichen Zusammenbruchs und die Förderung der Heilung

A. *Relevante wissenschaftliche Überlegungen*
1. Strukturelle Veränderungen ziehen funktionale Veränderungen nach sich
2. Pathophysiologische Prozesse bedrohen die strukturelle Integrität
3. Heilungsprozesse fördern die strukturelle Integrität
4. Chirurgische Verfahren stellen die strukturelle Integrität wieder her
5. Die strukturelle Integrität ist wiederhergestellt, wenn die Narbe versorgt und in die Kontinuität des betreffenden Körperteils integriert ist

B. *Pflegerische Interventionen*
1. Allgemeine Überlegungen
   a. Menge des von Infektion und Erkrankung betroffenen Gewebes minimieren
   b. Trophikogene (durch die Pflegekraft hervorgerufene) Erkrankungen vermeiden
2. Beispiele für spezifische pflegerische Interventionen
   a. Anatomisch günstige Lagerung des kranken Menschen
   b. Physiologisch günstige Lagerung des kranken Menschen
   c. Unterstützung bei der persönlichen Hygiene
   d. Hilfestellung bei aktiven und passiven Bewegungsübungen

III. *Konservation der persönlichen Integrität:* Pflegerische Interventionen zielen auf die Konservation der persönlichen Integrität des kranken Menschen ab. Angestrebt wird die Bewahrung oder Wiederherstellung des Sinns für die eigene Identität, des Selbstwertgefühls und der Anerkennung der eigenen Einzigartigkeit

A. *Relevante wissenschaftliche Überlegungen*
1. Jedes Individuum braucht ein gewisses Maß an Privatsphäre
2. Mit zunehmender Reife wächst die Verantwortung für die eigenen Entscheidungen
3. Identität und Selbstachtung sind die entscheidenden Grundlagen für ein Gefühl der persönlichen Integrität
4. Krankheit bedroht Identität und Selbstachtung
5. Eine stationäre Behandlung kann die Bedrohung der persönlichen Integrität verstärken
6. Individuen sind ein Leben lang mit den Wertesystemen und sozialen Mustern ihrer subkulturellen Gruppe verbunden

B. *Pflegerische Interventionen*
1. Allgemeine Überlegungen
   a. Ein respektvoller Umgang ist für die Selbstachtung kranker Menschen wesentlich
   b. Pflegekräfte müssen ihre Patientinnen und Patienten so akzeptieren, wie sie sind
   c. Die Mitsprache bei der Entscheidungsfindung sollte, soweit möglich, gefördert werden
   d. Pflegekräfte sollten sich um ein Verständnis der moralischen und ethischen Werte ihrer Patientinnen und Patienten bemühen und diese auch berücksichtigen
2. Beispiele für spezifische pflegerische Interventionen
   a. Räumliche Bedürfnisse des kranken Menschen eruieren und nach Möglichkeit erfüllen

Tabelle 5.2 Levines Prinzipien der Konservation (Fortsetzung)

b. Beim Verrichten von Körperfunktionen und bei therapeutischen Verfahren Privatsphäre sicherstellen

c. Bedeutung persönlicher Gegenstände respektieren

d. Höflichkeit und eine angemessene Anrede im Umgang mit dem kranken Menschen beachten

e. Verteidigungsmechanismen des Patienten angemessen unterstützen

IV. *Konservation der sozialen Integrität:* Die zu planenden pflegerischen Interventionen zielen auf die Konservation der sozialen Integrität des Individuums ab. Angestrebt wird, den kranken Menschen als soziales Wesen anzuerkennen

A. *Relevante wissenschaftliche Überlegungen*

1. Die soziale Integrität der einzelnen Individuen ist mit der Lebensfähigkeit des gesamten sozialen Systems verbunden

2. Individuelles Leben macht nur im Kontext des sozialen Lebens Sinn

3. Die Beziehung zu verschiedenen sozialen Gruppen beeinflußt auch das individuelle Verhalten

4. Die individuelle Anerkennung der Ganzheit wird immer auch vor dem Hintergrund sozialer Beziehungen gesehen

5. Die Interaktion mit anderen Menschen gewinnt in Zeiten der Belastung an Wichtigkeit

6. Auch die Angehörigen kranker Menschen können von den krankheitsbedingten Veränderungen stark betroffen sein

7. Eine stationäre Behandlung kann das Gefühl der sozialen Isolation verstärken

B. *Pflegerische Interventionen*

1. Allgemeine Überlegungen

a. Eine vorbildliche Pflege berücksichtigt die Bedürfnisse von Angehörigen und anderen Bezugspersonen

b. Das soziale System des Krankenhauses ist ein künstlich konstruiertes System

c. Zur Sorge um das ganzheitliche Wohlbefinden gehört auch die Erkundung einer möglichen pflegerischen Betreuung in der häuslichen Umgebung (z. B. durch Gemeindepflege)

d. Die Interaktionen zwischen Pflegekraft und Patientin bzw. Patient bilden eine soziale Beziehung, die von der professionellen Rolle der Pflegekraft geprägt wird

2. Beispiele für spezifische pflegerische Interventionen

a. Bei der Unterbringung des kranken Menschen auf der Station seine sozialen Bedürfnisse berücksichtigen

b. Den kranken Menschen so lagern, daß die soziale Interaktion mit seinen Mitpatientinnen bzw. -patienten gefördert wird

c. Sensorische Verarmung vermeiden

d. Den Einsatz von Zeitungen, Zeitschriften, Radio und Fernsehen angemessen fördern

e. Angehörigen durch fundierte Unterstützung und Hilfe zur Seite stehen

f. Angehörige zur Unterstützung des kranken Menschen anleiten

Nach: Levine (1967, 1973, 1988)

Über den Ablauf der Phase der *Evaluation* gibt das folgende Zitat Auskunft:

Wie eine Hypothese wird die Trophikognose aufgrund der Ergebnisse pflegerischer Aktivitäten fortlaufend überprüft und revidiert. Im Zuge des Erkrankungsprozesses entsteht durch den täglichen Fluß der Ereignisse ein kontinuierliches Muster der Veränderung, das die Dynamik der Ereignisse widerspiegelt, an denen die Pflegekraft beteiligt ist. Auch die Pflegeplanung muß daher für Veränderungen offen sein. (Levine, 1966 b, S. 58)

Zentrale Aussagen

Das Konservationsmodell nimmt zu allen vier zum Metaparadigma der Pflege gehörenden Begriffen Stellung und verbindet sie miteinander. Person und Umwelt werden z. B. in den folgenden Aussagen verknüpft:

Das Individuum befindet sich immer in irgendeiner Art von Umwelt, und sein Bewußtsein für diese Umwelt beeinflußt sein gesamtes Verhalten. (Levine, 1973, S. 444)

Allein durch ihre Anwesenheit beeinflußt [die Person] ihre Umwelt und damit auch die ihr zur Verfügung stehenden Informationen. (Levine, 1973, S. 446)

Das Individuum schützt und verteidigt sich in seiner Umwelt, indem es alle Informationen über diese Umwelt sammelt, die es bekommen kann. (Levine, 1973, S. 451)

Die Verbindung aller vier Begriffe spiegelt sich in den folgenden Zitaten wider.

Die Pflegekraft wird zu einem aktiven Teil der Umwelt ihrer Patientinnen und Patienten, und vieles von dem, was sie tut, unterstützt ihre Adaptationen, während sie noch damit beschäftigt sind, gegen die Krankheit anzukämpfen. (Levine, 1973, S. 13)

Doch selbst bei einer Erkrankung reagiert der Organismus auf die Interaktionen mit seiner Umwelt, und ein beachtlicher Teil der Pflege befaßt sich mit der Wiederherstellung der Symmetrie dieser Reaktion – eine Symmetrie, die für das Wohlergehen des Organismus nötig ist. (Levine, 1969 b, S. 98)

Evaluation des Konservationsmodells

Der nun folgende Abschnitt beschäftigt sich mit der Evaluation des Konservationsmodells. Die Evaluation basiert auf den Ergebnissen der Analyse des Modells sowie auf Veröffentlichungen von Levine und anderen Wissenschaftlerinnen und Wissenschaftlern, die das Modell eingesetzt oder kommentiert haben.

Darlegung der Ursprünge

Myra E. Levine hat die Ursprünge des Konservationsmodells stets klar und präzise dargelegt. Sie hat beschrieben, welche Motivation für die Entwicklung des Modells ausschlaggebend war. Darüber hinaus hat sie die philosophischen Überzeugungen erläutert, die ihrem Modell zugrunde liegen. Levines Ausführungen lassen darauf schließen, daß sie bei der pflegerischen Versorgung sowohl gesunder als auch kranker Menschen einen holistischen Ansatz verfolgt. Die einzigartige Individualität jeder einzelnen Person genießt bei ihr einen besonders hohen Stellenwert.

> Letztendlich müssen alle Entscheidungen über pflegerische Interventionen auf den einzigartigen Bedürfnissen des individuellen Kranken basieren ... Eine adäquate Pflegetheorie muß die besonderen Details der Pflege eines einzelnen Individuums innerhalb eines empirischen Rahmens beschreiben können, der auch den Erfordernissen aller Patientinnen und Patienten gerecht zu werden vermag. (Levine, 1973, S.6)

> Patientenzentrierte Pflege heißt individualisierte Pflege. Sie gründet auf der Realität der allgemeinen Erfahrung, daß es sich bei jedem Menschen um ein einzigartiges Individuum handelt, das einer einzigartigen, eigens für ihn entworfenen Konstellation von Fertigkeiten, Techniken und Ideen bedarf. (Levine, 1973, S.23)

Obgleich Levine (1973) mehrfach betont, daß kranke Menschen für die Dauer ihrer Erkrankung von ihren Beziehungen zu anderen Menschen abhängig sind, bewertet sie die aktive Teilnahme von Patientinnen und Patienten an ihrem eigenen Pflegeprozeß äußerst positiv. Dafür spricht auch der folgende Kommentar:

> Es gilt, die richtige Balance zwischen pflegerischen Interventionen und der Einbeziehung des kranken Menschen zu finden, aber auch die Fähigkeit des kranken Menschen, an der eigenen Pflege teilzunehmen, richtig einzuschätzen. (S.13)

Levine zitiert zahlreiche Wissenschaftlerinnen und Wissenschaftler, deren Werke ihr Denken beeinflußt haben. Dabei folgte sie ihrem eigenen Anspruch, stets ausführliche bibliographische Hinweise zu geben und die Aussagen anderer sorgfältig zu interpretieren und zu kommentieren (Levine, 1988 a).

Inhaltliche Reichweite

Die inhaltliche Reichweite des Konservationsmodells kann hinsichtlich der Tiefe des Inhalts als ausreichend bezeichnet werden. Levines Beschreibungen der vier mit dem Metaparadigma der Pflege verbundenen Begriffe Person, Umwelt, Gesundheit und Pflege sind umfassend und vollständig.

Bei der näheren Erläuterung des inneren Milieus allerdings wäre eine Klärung wünschenswert. Levine (persönliche Mitteilung, 13. August 1987) meinte einerseits, der Begriff «Homöostase» sei für die Beschreibung der Kongruenz zwischen Person und Umwelt am besten geeignet; andererseits bezeichnete sie den Begriff «Homöorrhese» als beste Beschreibung dieses Phänomens (Levine, 1989 b, 1991).

Auch die Einschätzungsphase des Pflegeprozesses könnte noch klarer gefaßt werden. Jedenfalls hat Levine die Parameter der pflegerischen Diagnose nie explizit benannt. Viele der praktischen Anwendungen des Modells, auf die im Abschnitt über die praktische Nützlichkeit noch ausführlicher eingegangen werden soll, nutzen die Prinzipien der Konservation als Grundlage für die pflegerische Diagnostik; manche beziehen auch die von Levine getroffene Unterscheidung von perzeptueller, operationaler und konzeptueller Umwelt ein. Die verschiedenen Ebenen der organismischen Reaktionen, von Schaefer (1991 b) in der Evaluationsphase des Pflegeprozesses eingesetzt, könnten der pflegerischen Diagnostik dienen.

Levine betont wiederholt, wie wichtig es sei, Trophikognosen und Interventionen sowohl auf wissenschaftliche Erkenntnisse als auch auf entsprechende Signale individueller Patientinnen und Patienten zu stützen. So kommentiert sie z. B.:

Die moderne Pflegekraft besitzt ein reichhaltiges Wissen über die menschliche Anatomie, Physiologie und Anpassungsfähigkeit. (Levine, 1966 a, S. 2453)

Letztlich müssen alle Entscheidungen über pflegerische Interventionen auf dem individuellen Verhalten des kranken Menschen basieren. Es ist die Aufgabe der Pflegekraft, ihre wissenschaftlichen Kenntnisse und praktischen Erfahrungen in die gemeinsam mit dem kranken Menschen erlebte Situation einzubringen. (Levine, 1966 a, S. 2452)

Die integrierte Reaktion des Individuums auf einen Stimulus führt zu bestimmten Signalen, die zu verstehen wir lernen können. Durch sorgfältige Beobachtung, durch die Auswahl relevanter Daten und durch die Einschätzung der jeweils vorliegenden Prioritäten können Entscheidungen vorbereitet werden ... Individuelle Signale zu verstehen und angemessen auf sie zu reagieren – genau das macht das Wesen qualifizierter Pflege aus. (Levine, 1967, S. 46/47)

Daß der Pflegeprozeß innerhalb des Konservationsmodells als dynamischer Vorgang gilt, wird z. B. in Levines (1973) Aussage deutlich, daß Pflegepläne «Raum für Fortschritt und Veränderung lassen und die Reaktion der Patientinnen und Patienten auf die Behandlung antizipieren müssen» (S. 46; siehe auch 1989 b, S. 326).

Levines ausführliche Erläuterung des eigenen Wertesystems und die große Bedeutung, die sie der Entscheidungsfreiheit des kranken Menschen beimißt, sprechen für ihr außergewöhnlich großes Interesse an der Erfüllung ethischer Standards in der Pflegepraxis. Dieses Interesse kommt auch in den folgenden Aussagen zum Ausdruck:

Die Ganzheit, die ja einen wichtigen Teil unseres Bewußtseins für das eigene Selbst darstellt, läßt sich in der zwischenmenschlichen Interaktion am besten bewahren, wenn keine der beteiligten Personen in irgendeiner Weise herabgesetzt oder durch Gleichgültigkeit mit ihren Bedürfnissen allein gelassen wird. Jeder Augenblick des moralischen Unrechts fordert seinen Preis, und zwar sowohl von den Patientinnen und Patienten als auch von den Pflegekräften, so wie jeder Augenblick der moralischen Verantwortlichkeit beiden Seiten die Chance gibt, in ihrer Ganzheit zu wachsen. (Levine, 1977, S. 849)

Alle pflegerischen Interventionen müssen auf die Rechte und Vorrechte des Individuums in ganz konkreter Weise Rücksicht nehmen ... Die große Bedeutung von Aufklärung und Information zeugt von dem verbrieften Recht des Individuums auf Hilfestellung beim Verständnis seiner Krankheit und deren Behandlung. Wichtig ist auch, daß es jederzeit fest darauf vertrauen kann, daß seine medizinischen und sozialen Probleme vertraulich behandelt werden. (Levine, 1967, S. 54)

Zu echter Konservation kann es nur kommen, wenn Pflegekräfte ihre Patientinnen und Patienten so akzeptieren, wie sie sind. (Levine, 1967, S. 55)

Die Aussagen des Konservationsmodell verbinden alle vier mit dem Metaparadigma der Pflege verbundenen Begriffe. Die enge Wechselbeziehung zwischen den vier Prinzipien der Konservation ist eindeutig spezifiziert.

Auch was die Breite des Inhalts angeht, kann das Konservationsmodell als ausreichend bezeichnet werden. Levine hat wiederholt und mit Nachdruck erklärt, daß ihr Pflegemodell für die pflegerische Betreuung gesunder und kranker Menschen gilt.

Ich habe die Konservation von Energie sowie der strukturellen, persönlichen und sozialen Integrität noch einmal beschrieben, um klarzumachen, daß sich die Prinzipien der Konservation nicht nur auf die Pflege kranker, stationär behandelter Menschen beschränken. Ich muß diese naive und törichte Kritik nun schon seit mehreren Jahren ertragen – bloß weil zwei schlecht informierte Studentinnen auf die Idee kamen, einen Aufsatz zu schreiben, in dem sie aller Welt weiszumachen versuchten, sie wüßten über meine Vorstellungen besser Bescheid als ich selbst (Esposito & Leonard, 1980). Sie wählten mein Lehrbuch der medizinisch-chirurgischen Pflege, *Introduction to Clinical Nursing* (Levine, 1969[a], 1973), als Grundlage ihrer Kritik – einen Text, den zu schreiben ich im Jahre 1963 begonnen hatte. Ich hatte damals gar nicht vor, eine Pflegetheorie zu entwickeln. Vielmehr ging es mir darum, in Krankenhäusern arbeitenden Pflegekräften die Grundzüge der medizinisch-chrirurgischen Pflege beizubringen. So war das nun mal in den frühen sechziger Jahren. (Levine, 1990, S. 195)

Das Konservationsmodell bietet einen breiten organisatorischen Rahmen, «der dabei helfen kann, die Pflegepraxis in jeder denkbaren Umgebung zu antizipieren, zu planen und durchzuführen. Ob in Krankenhäusern, Pflegeheimen oder in der Gemeinde – überall, wo Pflege gebraucht wird, gelten die Regeln der Konservation von Integrität» (Levine, 1990, S. 195).

Das Prinzip der sozialen Integrität schafft darüber hinaus auch Raum für präventive pflegerische Maßnahmen (Levine, 1990). Schaefer (1991 b) meint, dieses

Prinzip ermögliche es der Pflegekraft, «auch Umweltfaktoren zu berücksichtigen, die über die unmittelbare Umgebung hinausgehen. Auf diese Weise kann die Pflege alle sozialen, kulturellen, ökologischen und politischen Faktoren, die auf gesunde und kranke Menschen einwirken, in ihre Überlegungen einbeziehen» (S. 220).

Die inhaltliche Breite des Konservationsmodells zeigt sich auch in seiner richtungsweisenden Aussagekraft für die Forschung, Ausbildung, Administration und Praxis der Krankenpflege. Obgleich Levine keine expliziten Richtlinien formuliert hat, lassen sie sich von dem besonderen Schwerpunkt und den Inhalten des Modells sowie von den Veröffentlichungen der Pflegekräfte, die das Modell bereits eingesetzt haben, ohne weiteres ableiten.

Was die Pflegeforschung betrifft, deutet alles darauf hin, daß die zu untersuchenden Phänomene aus den Prinzipien der Konservation bestehen. Levine (1991) stellt fest, daß durchaus Studien denkbar wären, die sich nur auf ein Prinzip beschränken, die anderen Prinzipien jedoch zumindest in die Erörterungen einbezogen werden müßten. «Natürlich können die Prinzipien der Konservation auch einzeln unter die Lupe genommen werden. Schließlich ist es in der Forschung häufig notwendig, sich auf Einzelfragen zu konzentrieren. Allerdings darf die Integrität der Person nicht aufgegeben werden. So stark man das zu untersuchende Problem auch eingrenzen mag, den Einfluß aller vier Prinzipien der Konservation muß man anerkennen, um so die Ganzheit der Person zu wahren» (S. 10). Andere für die Forschung relevante Phänomene sind die verschiedenen Ebenen der organismischen Reaktion und die Elemente der perzeptuellen, operationalen und konzeptuellen Umwelt.

Die zu untersuchenden Probleme hängen mit der Bewahrung der Ganzheit und der Schnittstelle zwischen der internen und externen Umwelt zusammen (Levine, 1978 a). Ziel der Forschung ist es, pflegerische Interventionen zu benennen, die «angesichts der besonderen Problemlage des betreffenden Individuums und seiner Angehörigen die Ganzheit bewahren und effektive Adaptationen fördern» (Schaefer, 1991 b, S. 222). Als Versuchspersonen kommen gesunde oder kranke Menschen praktisch in jeder denkbaren Umgebung in Frage. Nach Schaefer (1991 c) ist eine Kombination qualitativer und quantitativer Methoden angezeigt. Sie entwickelte die in Tabelle 5.3 aufgeführten spezifischen Variablen, die auf pflegetheoretischer Ebene jeweils eines der Prinzipien der Konservation repräsentieren. Darüber hinaus stellt Schaefer (1991 c) fest, daß die Variablen «Veränderung», «Ganzheit» und «Adaptation» für alle vier Prinzipien der Konservation relevant sind.

Empirische Indikatoren, die alle relevanten Variablen auf eine mit dem Konservationsmodell konsistente Weise zu erfassen vermögen, müssen noch entwik-

Tabelle 5.3: Variablen für die Prinzipien der Konservation

Konservation von Energie Integrität	Konservation der strukturellen Integrität	Konservation der persönlichen Integrität	Konservation der sozialen Integrität
Ängstlichkeit	Leukozytenzählung	Einsamkeit	Sozialisation
Sauerstoffsättigung	Heilung (Granulationsgewebe)	Langeweile	Moralische Entwicklung
Blutzucker	Hautintegrität	Hilflosigkeit	Gruppenprozeß
Puls	Sedimentationsrate	Ängste	Interaktion
Temperatur	Körperdichte	Selbstachtung	Soziale Isolation
Atemfrequenz	Muskelstärke	Privatsphäre	
Blutdruck	Organschädigung (Nieren-, Leberfunktion)	Zuhören	
		Empathie	
Hämoglobin		Kontrolle	
Hämatokrit		Sinn	
Hautturgor		Lehren	
Flüssigkeits- und		Lernen	
Elektrolythaushalt		Rolle	
Hitze		Selbstkonzept	
Energieaustausch			
Diarrhö			
Blutverlust			
Körpergewicht			
Wunddrainage			

kelt werden. Lediglich für qualitative Studien formulierte Schaefer (1991 c) die als Indikator einsetzbare Frage: «Wie hat sich Ihre besondere Problemlage (z. B. Krankheit, Geburt eines Kindes, Heirat, Wechsel der Arbeitsstelle) auf Ihren normalen Lebensstil ausgewirkt?» (S. 52). Schaefer meint, diese Frage könne «dabei helfen, die für die Bedrohung der Ganzheit des Individuums relevanten Aspekte zu erkennen» (S. 52). Die Techniken der Datenanalyse sollten den jeweiligen qualitativen und quantitativen Methoden angemessen sein. Die am Konservationsmodell ausgerichtete Forschung fördere das Verständnis von Faktoren und Interventionen, die der Bewahrung von Ganzheit und der effektiven Adaptation dienlich seien (Schaefer, 1991 c).

Auch für die Pflegeausbildung lassen sich vom Inhalt des Konservationsmodells und den Beschreibungen der auf dem Modell basierenden Ausbildungsprogrammen einige Richtlinien ableiten. Die Prinzipien der Konservation bilden den unverkennbaren Schwerpunkt des Curriculums. Der Zweck der Pflegeausbildung besteht darin, «die Studentinnen und Studenten auf die Praxis der holistischen Pflege sowie auf ein lebenslanges Lernen vorzubereiten» (Grindley & Paradowski, 1991, S. 200). Zum Inhalt gehören neben pflegespezifischen Fragen Kurse in verwandten

Disziplinen wie Philosophie, Geisteswissenschaften, Biologie, Verhaltensforschung und Sozialwissenschaft. Als relevant gelten alle Wissenschaftsbereiche, «die das kritische Denken und die Fähigkeit betonen, sich für die Analyse menschlicher Vorstellungen zu engagieren» (Grindley & Paradowski, 1991, S. 201).

Definitive Richtlinien für den zeitlichen Aufbau der Kurse sind bisher nicht formuliert worden. Barnum (1994) spricht zwei alternative Möglichkeiten an: getrennte, aufeinanderfolgende Kurse für jedes der vier Prinzipien der Konservation zu entwickeln oder das Curriculum am Kontinuum Gesundheit – Krankheit auszurichten und zu jedem Thema die relevanten Aspekte aller vier Prinzipien einzubringen. Die auf dem Konservationsmodell basierende Pflegeausbildung ist in den unterschiedlichsten Umgebungen denkbar. Richtlinien für die erforderlichen Charakteristika der Studentinnen und Studenten sind noch nicht formuliert worden. Was die Lehr- und Lernstrategien betrifft, meint Schaefer (1991 c), sie müßten dazu geeignet sein, die Studentinnen und Studenten zu ermutigen, «ihren intuitiven Gedanken zu folgen und das für kreatives Handeln nötige Risiko einzugehen» (S. 210). Als spezifische Techniken, die dafür in Frage kämen, nennt sie in diesem Zusammenhang die freie Assoziation, schriftliche Zusammenfassungen von inhaltlichen Diskussionen, Videoaufnahmen von mündlichen Referaten, Beschreibungen von Reaktionen auf abstrakte Kunst und die Bewertung und Überprüfung von Hypothesen im praktischen Teil der Ausbildung.

Auch für die Administration der Pflege lassen sich einige relevante Richtlinien ableiten. Der unverkennbare Schwerpunkt aller pflegerischen Dienste liegt auf der Bewahrung von Ganzheit. Ziel einer klinischen Einrichtung ist es, «die Integrität des Systems sowie die Integrität aller Individuen zu wahren, die innerhalb des Systems interagieren» (Schaefer, 1991 b, S. 223). Wichtig ist vor allem die Erkenntnis, daß die Patientinnen und Patienten sich in einem vorübergehenden Zustand der Abhängigkeit befinden und deshalb in ihrer Entscheidungsfreiheit und letztendlichen Ablösung unterstützt werden müssen. Zur Planung und Durchführung pflegerischer Dienste kann es praktisch in jeder Umgebung kommen. Levine (1969 b) weist darauf hin, daß das perzeptuelle System der Patientinnen und Patienten der Organisation von Krankenhausstationen als Basis dienen könnte. Ihre Fähigkeiten, Informationen zu empfangen und zu interpretieren, müßten dabei ebenso berücksichtigt werden wie ihre territorialen Bedürfnisse. Der Pflegeverwaltung wird empfohlen, «alternative Strategien zur Förderung der Adaptation der Organisation im Sinne des sozialen Wohls zu benennen» (Schaefer, 1991 b). Die vier Prinzipien der Konservation könnten als Basis für spezifische Managementstrategien und administrative Grundsätze dienen. Schaefer (1991 b) erklärt:

> Das Prinzip der Konservation von Energie richtet die Aufmerksamkeit auf produktive Fragen, die direkt mit den Kosten zusammenhängen. Strukturelle Fragen betreffen die Ausrüstung

(Technologie) und Versorgung sowie die menschlichen Ressourcen, die für eine kosteneffektive Funktion der Organisation gebraucht werden. *Persönliche* Fragen beziehen sich auf die Notwendigkeit, die individuellen Bedürfnisse aller Angestellten zu berücksichtigen, die Zufriedenheit mit ihrer Arbeit zu fördern und einen dezentralen, teamorientierten Führungsstil zu pflegen, der die menschliche Komponente innerhalb der Organisation zu stärken vermag. Soziale Fragen schließlich thematisieren, inwieweit die Bedürfnisse der Gemeinschaft bzw. des sozialen Systems erfüllt werden und welche Auswirkungen die Gemeinschaft und das soziale System auf die Organisation haben. (S. 222/223)

Die Richtlinien für die auf dem Konservationsmodell basierende Pflegepraxis sind im Laufe dieses Kapitels bereits mehrfach angesprochen worden. Ziel der Pflegepraxis ist die Bewahrung von Ganzheit. «Jede pflegerische Handlung ist darauf ausgerichtet, die Ganzheit des Individuums zu erhalten» (Levine, 1991, S. 3) und «den für das Individuum bestmöglichen Gesundheitsstatus zu erreichen» (Levine, 1990, S. 198). Die vier Prinzipien der Konservation stehen auch bei der Pflegepraxis im Vordergrund. Levine (1990) erklärt: «Jede Patientin bzw. jeder Patient weist in den Bereichen, die durch die Prinzipien der Konservation beschrieben sind, einige Probleme auf. Auch wenn ein Bereich im Vordergrund steht, sind stets alle vier Prinzipien von Belang. Die Bereiche lassen sich einzeln erforschen, dürfen jedoch nie von der Person getrennt gesehen werden» (S. 199).

Die Pflegepraxis kann sowohl in ambulanten als auch in stationären Einrichtungen stattfinden. Als legitime Rezipientinnen und Rezipienten pflegerischer Aktivitäten werden gesunde und kranke Menschen angesehen. Die Prinzipien der Konservation «gelten für jede pflegerische Situation» (Levine, 1990, S. 199). Rezipientinnen und Rezipienten der Pflege sind «Individuen, die vorübergehend den Patientenstatus annehmen, weil sie besondere ärztliche und pflegerische Dienste in Anspruch nehmen müssen. Die grundlegende moralische Verantwortung der Pflege liegt in der Linderung des Leidens. Ist die Ganzheit der Individuen wieder hergestellt, ist die auf einseitiger Abhängigkeit beruhende Beziehung beendet. Der Patientensstatus ist aufgehoben, die Individuen sind wieder unabhängig» (Levine, 1989 c, S. 4/5). Der auf dem Konservationsmodell basierende Pflegeprozeß umfaßt die Formulierung einer Trophikognose, die Durchführung von Interventionen sowie die Evaluation der pflegerischen Aktivitäten. Nach Schaefer (1991 b) läßt sich der Erfolg der pflegerischen Interventionen «durch die Beobachtung der organismischen Reaktionen» (S. 222) messen. Die auf dem Konservationsmodell basierende Pflegepraxis trägt zum Wohlbefinden von Individuen bei, indem sie deren Ganzheit fördert.

Logische Kongruenz

Das Konservationsmodell kann als logisch kongruent gelten. Die Inhalte des Modells stehen in einem direkten Zusammenhang zu Levines philosophischen Grundüberzeugungen. Insgesamt herrscht ein reziprok-interaktives Weltbild vor. Für ein reaktives Weltbild finden sich im Konservationsmodell keine Hinweise. Ja, mechanistische Sichtweisen werden von Levine (1971) explizit zurückgewiesen: «Die mechanistische Sicht von Körper und Geist vermag wenig zu leisten, wenn es darum geht, dem Individuum die Ganzheit wiederzugeben, die für seine Identität so wichtig ist» (S. 254). Obgleich Levine (1966 a) die Ansicht vertritt, daß «der Mensch auf die Kräfte in seiner Umgebung auf einzigartige, doch integrierte Weise reagiert» (S. 2452), überwindet sie die mechanistische Vorstellung von der Reaktion auf Umweltreize, indem sie diese um die Idee einer ganzheitlichen, integrierten Reaktion erweiterte. Bei der Beschreibung der verschiedenen Ebenen der organismischen Reaktion zitiert sie allerdings den eher mechanistischen Ansatz von Selyes Streßtheorie. Die davon ausgehende potentielle Bedrohung der logischen Konsistenz des Konservationsmodells könnte durch die Wahl einer anderen Beschreibung der Streßreaktion überwunden werden, die dem reziprok-interaktiven Weltbild eher entspricht.

Ableitung von Theorien

Levine (1978 a) selbst berichtet von der Arbeit an zwei Theorien, der «Theorie der Therapeutischen Intention» und der «Redundanztheorie». Mit der Entwicklung der *Theorie der therapeutischen Intention* begann sie in den frühen siebziger Jahren. Levine (persönliche Mitteilung an L. Criddle, 22. Juli, 1987) sagte, sie habe «nach einer Möglichkeit der Organisation pflegerischer Interventionen gesucht, die auf die *biologischen* Realitäten, mit denen Pflegekräfte bei ihrer Arbeit ständig konfrontiert sind, Rücksicht nimmt». Ihre Ansichten über die therapeutische Intention sind in den folgenden Aussagen zusammengefaßt; sie beschreiben grobe Bereiche der therapeutischen Intervention und schaffen Parameter für pflegerische Interventionen.

1. Therapien, die den integrierten Heilungsprozeß des Körpers unterstützen und eine optimale Wiederherstellung seiner Struktur und Funktion durch die natürliche Reaktion auf die Krankheit erlauben.

2. Therapien, die das Versagen bzw. die unzureichende Funktion eines wesentlichen integrativen Systems durch einen externen Servomechanismus ersetzen.

3. Therapien, die sich auf spezifische Ursachen konzentrieren und durch chirurgische Rekonstruktion oder medikamentöse Therapie die Integrität des Individuums wiederherstellen.

4. Therapien, die in Fällen, in denen eine Veränderung der Pathologie nicht möglich ist, unterstützende Maßnahmen, Trost und menschliches Mitgefühl anbieten.

5. Therapien, die ein signifikantes toxisches Risiko gegen die vom Erkrankungsprozeß ausgehende Bedrohung abwägen.

6. Therapien, die physiologische Prozesse simulieren und verstärken oder bestimmte Reaktionen auslösen, um eine therapeutisch sinnvolle Funktionsveränderung zu bewirken.

7. Therapien, die Ernährung und Körperbewegung günstig beeinflussen, um auf mangelhafte Ernährung und körperliche Bewegung zurückzuführende Stoffwechselstörungen zu korrigieren. (Levine, persönliche Mitteilung an L. Criddle, 22. Juli 1987)

Levine (persönliche Mitteilung, 13. August 1987) selbst verstand diese Zusammenstellung als «unvollständige Liste, die es noch zu ergänzen gilt».

Obgleich die Theorie der therapeutischen Intention die zum Konservationsmodell gehörende Komponente des Pflegeprozesses zu erweitern scheint, stellte Levine (persönliche Mitteilung an L. Criddle, 22. Juli, 1987) fest, daß sie die therapeutische Intention nie mit den Prinzipien der Konservation assoziiert habe. «Da müßte schon eine höhere Weisheit im Spiel sein, wenn jede Idee, die ich jemals hatte, mit den Prinzipien der Konservation zu tun hätte. Nein, meine Gedanken sind zwar ziemlich konsistent, aber sie haben sich im Laufe der Zeit verschiedenen Bereichen zugewandt, die nicht organisch miteinander verwachsen sind.» Schaefer (1991 b) beschreibt die Theorie der therapeutischen Intention als «äußerst spannend» (S. 223). Sie kommentiert: «Eine Theorie, die spezifische Informationen über die praktische Durchführung pflegerischer Maßnahmen bietet, gibt Krankenschwestern und -pflegern nicht nur ein Repertoire überprüfter Interventionen an die Hand, sondern weist auch auf die zu erwartenden organismischen Reaktionen hin. Eine solche Theorie kann auch für qualitätssichernde Maßnahmen und Berechnungen der Kosteneffektivität richtungsweisend sein» (S. 223).

Levine (1978 a) erwähnt außerdem eine *Theorie der Redundanz,* an der sie seit einiger Zeit mit einer Kollegin gearbeitet habe. Diese «noch völlig unüberprüfte, spekulative» Theorie werde «das Alter und fast alle anderen Aspekte des menschlichen Lebens neu definieren». So sei der Alterungsprozeß im Rahmen dieser Theorie «durch die verminderte Verfügbarkeit redundanter Systeme gekennzeichnet, die für die effektive Bewahrung des physischen und sozialen Wohlbefindens notwendig sind» (Levine, 1978 b). Ja, in einer späteren Äußerung stellte Levine (1991) sogar fest, es sei «durchaus möglich, daß das Altern selbst als Folge der fehlenden Redundanz physiologischer und psychischer Prozesse angesehen werden kann» (S. 6).

Schaefer (1991 b) kommentiert, Levines Theorie der Redundanz könne z. B. «auch die kompensatorischen Reaktionen von Patientinnen und Patienten mit Stauungsinsuffizienz erklären» (S. 223). Allerdings sei sie «weniger klar als die Theorie der therapeutischen Intention, zumal sie sich (noch) nicht unmittelbar auf die Pflegepraxis beziehen läßt» (S. 223). Mit Bezug auf eine persönliche Mitteilung (21. September 1989) berichtet Schaefer (1991 b), Levine arbeite «weiter an der Entwicklung beider Theorien, wüßte aber noch nicht, welche Richtung sie dabei letztendlich einschlagen werde» (S. 223).

Levine (1991) bestritt Piepers (1983) Annahme, daß die in ihrem Lehrbuch *Introduction to Clinical Nursing* erwähnten sogenannten Modelle (Lebenszeichen, Körperbewegung, Lagerung, persönliche Hygiene, Druckgradientensysteme – Flüssigkeiten, Ernährung, Gase, Hitze und Kälte, Medikation und Asepsis) eine Theorie bilden. Sie habe diese sogenannten «Modelle bloß entwickelt, um Anfängerinnen und Anfängern die Grundlagen der Krankenpflege zu vermitteln. Sie sind Teil des Lehrbuchs, stehen aber in keinem Zusammenhang zum Konservationsmodell. Man muß den Text bei der Interpretation schon arg überstrapazieren, um ihn mit den Prinzipien der Konservation in Verbindung zu bringen» (Levine, 1991, S. 3).

Glaubwürdigkeit

Praktische Nützlichkeit

Die Nützlichkeit des Konservationsmodells für die Forschung, Ausbildung, Administration und Praxis der Krankenpflege wird durch die Publikation des Buches *Levines Conservation Modell: A Framework for Nursing Practice* (Schaefer & Pond, 1991) und zahlreiche Zeitschriftenartikel eindrucksvoll dokumentiert. Das Konservationsmodell benutzt ein unverkennbares, relativ umfangreiches spezifisches Vokabular, um dessen Verständnis man sich erst bemühen muß. Levine gab sich jedoch große Mühe, die einzelnen Begriffe allgemeinverständlich zu erklären, so daß über deren Bedeutung keine allzu große Verwirrung herrschen sollte.

Das Verständnis aller Aspekte des Konservationsmodells erfordert umfangreiche Kenntnisse in mehreren Wissenschaftsdisziplinen. Ja, Levine (1990) behauptet, eine wirklich qualifizierte und effektive Pflege sei nur mit einem fundierten physiologischen, mikrobiologischen, biochemischen, psychologischen, soziologischen, pädagogischen, historischen, anthropologischen und mathematischen Wissen möglich (siehe auch Schaefer, 1991 c). Grindley und Paradowski (1991) sehen darüber hinaus philosophische und wissenschaftstheoretische Kenntnisse als erforderlich an und unterstreichen die Wichtigkeit sprachlicher Fertigkeiten für die präzise mündliche wie schriftliche Kommunikation.

Die auf dem Konservationsmodell basierende Pflegepraxis läßt sich bei den verschiedensten Patientenpopulationen einsetzen. Auch hinsichtlich der Umgebungen gibt es keinerlei Einschränkungen. Coxs (1991) Beschreibung der vom Konservationsmodell geleiteten Pflegepraxis an der Alverno Health Care Facility in Clinton, Iowa, bietet wertvolle Einblicke in die menschlichen und materiellen Ressourcen, die für eine Umsetzung in klinischen Einrichtungen nötig sind. Es handelt sich um eine Einrichtung mit 136 Betten, in der Patientinnen und Patienten mit einem Durchschnittsalter von 85 Jahren langfristig pflegerisch betreut werden. Das Pflegepersonal ist angewiesen, alle seine Maßnahmen an den Prinzipien der Konservation auszurichten, und für jedes Prinzip sind besondere pflegerische Ziele aufgestellt worden. Mit Hilfe festgelegter Parameter lassen sich Energieverbrauch (Konservation von Energie) und funktionale Fähigkeiten (Konservation der strukturellen Integrität) einschätzen. Das Personal lernt, für die Bewohnerinnen und Bewohner des Pflegeheims Respekt zu zeigen, indem es sie nach der gewünschten Anrede fragt und sich Zeit nimmt, ihre früheren Gewohnheiten zu ermitteln, um dann gemeinsam mit ihnen zu überlegen, wie sich diese in den Pflegeplan integrieren lassen (Konservation der persönlichen Integrität). Rollen und Ziele werden gemeinsam diskutiert, und die Patientinnen und Patienten werden ermutigt, ihre Kontakte zur «Außenwelt» aufrechtzuerhalten und aktiv zu pflegen (Konservation der sozialen Integrität). Nach Cox (1991) erlauben die Prinzipien der Konservation «allen Mitgliedern des Pflegeteams, seien es Krankenpflegehelferinnen und -helfer oder qualifizierte Krankenschwestern und -pfleger, eine ihrem Tätigkeitsbereich angemessene, theoretisch fundierte Krankenpflege zu leisten» (S. 196).

Pflegeforschung. Die Nützlichkeit des Konservationsmodells für die Pflegeforschung wird durch zahlreiche Untersuchungen belegt. Die auf dem Modell beruhenden Dissertationen wurden, soweit mit Hilfe der *Dissertation Abstracts International* nachweisbar, in die Bibliographie am Ende dieses Kapitels aufgenommen.

Cooper (1991) berichtet von der Entwicklung und Überprüfung eines Instruments zur Einschätzung offener Wunden. Das Instrument wurde direkt vom Prinzip der Konservation der strukturellen Integrität abgeleitet.

Winslow et al. haben eine ganze Reihe von Untersuchungen durchgeführt, die auf dem Prinzip der Konservation von Energie basierten (Lane & Winslow, 1987; Winslow, 1983, Winslow, Lane & Gaffney, 1984, 1985). Obgleich das Konservationsmodell in manchen der Untersuchungsberichte nicht explizit genannt wurde, gab Winslow (persönliche Mitteilung an M.E. Levine, 6. Oktober 1982) deutlich zu verstehen, daß ihre Forschungen über den Energieverbrauch durch Ausscheidungsfunktionen und hygienische Maßnahmen auf dem Prinzip der Konservation von Energie aufbauten. Lane und Winslow (1987) führen dieses Prinzip explizit als Grundlage für ihre Untersuchung über den Energieverbrauch in Ruhestellung sowie beim Bettenmachen an.

Hanson et al. (1991) berichten von den Ergebnissen ihrer auf dem Konservationsmodell basierenden Studie über Häufigkeit und Vorkommen von Druckgeschwüren bei Patientinnen und Patienten im Hospiz; prospektive und retrospektive Ansätze zur Sammlung von Daten wurden vom Prinzip der Konservation der strukturellen Integrität geleitet. Das gleiche Prinzip lag auch der von Dibble et al. (1991) durchgeführten Untersuchung über Komplikationen bei intravenösen Injektionen zugrunde.

Die Prinzipien der Konservation von Energie und struktureller Integrität leiteten MacLeans (1987, 1988) Studie über Hinweise auf die Intoleranz pflegerischer Aktivitäten aufgrund eines Ungleichgewichts bei der Versorgung und dem Bedarf an Sauerstoff. Auf den gleichen Prinzipien basierte auch die Untersuchung von Hadser und Sorensen (1988) über die Auswirkungen verschiedener Körperpositionen auf die perkutane Sauerstoffspannung. Bei den Versuchspersonen handelte es sich um Kleinkinder im Alter von zwei Wochen bis zwei Jahren, die auf einer pädiatrischen Intensivstation behandelt wurden.

Die Prinzipien der Konservation von Energie und sozialer Integrität bildeten die Basis für Newports (1984) Forschungsvorhaben. Newport verglich die Körpertemperaturen von Kleinkindern, die gleich nach der Geburt auf den Bauch der Mutter gelegt wurden, mit denen von Kindern, die künstlich gewärmt wurden. Zwischen beiden Gruppen von Neugeborenen konnte kein Unterschied festgestellt werden.

Alle vier Prinzipien der Konservation leiteten Yeates und Roberts (1984) Untersuchung über die Auswirkungen verschiedener Techniken auf den Fortschritt von Geburtswehen. Roberts, Fleming und Yeates-Giese (1991) integrierten die Ergebnisse ihrer früheren Studien (Fleming, 1988; Yeates & Roberts, 1984) in eine umfassende Diskussion der perinealen Integrität gebärender Frauen.

Alle vier Prinzipien bildeten auch die Grundlage für Schaefers (1990; Schaefer & Shober-Potylycki, 1993) deskriptive Studien über Erschöpfung bei Patientinnen und Patienten mit Stauungsinsuffizienz. Die erste Studie (Schaefer, 1990) bediente sich quantitativer Methoden, die zweite wandte sowohl qualitative als auch quantitative Methoden an.

Foreman (1987, 1989, 1991) verband das Konservationsmodell mit einer Theorie der Informationsverarbeitung, um das Phänomen der Verwirrtheit bei älteren Patientinnen und Patienten näher zu untersuchen. Nagley (1986) prüfte die Auswirkungen einer auf dem Konservationsmodell basierenden pflegerischen Intervention auf die Prävention von Verwirrtheitszuständen bei älteren, stationär behandelten Patientinnen und Patienten.

In Gedens (1982) Forschungsbericht, der sich um den Energieaufwand beim Heben dreht, wird neben den Energiebegriffen einiger anderer Pflegemodelle auch Levines Prinzip der Konservation von Energie erwähnt. Allerdings gibt es keinen Hinweis darauf, daß dieses Prinzip in Gedens Studie direkt überprüft wurde. Geden (1985) selbst interpretiert ihre Ergebnisse im Rahmen von Orems allgemeiner Pflegetheorie.

Tompkins (1980) zitiert in ihrer Untersuchung über die Auswirkungen der eingeschränkten Mobilität auf die subjektive Zeitwahrnehmung eine Reihe konzeptueller Pflegemodelle, darunter auch Levines Konservationsmodell.

Pflegeausbildung. Die Nützlichkeit des Konservationsmodells für die Pflegeausbildung ist in der Literatur ebenfalls dokumentiert. Barnum (1994) entwickelte ein hypothetisches, auf Levines Modell basierendes Curriculum. Eine von Hall (1979) und Riehl (1980) erstellte Übersicht ergab, daß das Konservationsmodell verschiedentlich als Richtlinie für die Entwicklung von Curricula eingesetzt wird. «Vor allem beim Lehrkörper in der Gegend um Chicago ist Levines Modell beliebt» (S.396). Die Namen der betreffenden Pflegeschulen werden in dem Bericht allerdings nicht genannt.

Cox (1991) berichtet vom Einsatz des Konservationsmodells bei der medizinisch-chirurgischen Pflegeausbildung (Magisterstudiengang) an der Loyola University of Chicago in den späten sechziger Jahren.

Grindley und Paradowski (1991) sowie Schaefer (1991 c) geben eine detaillierte Beschreibung von der Umsetzung des Konservationsmodells bei der Pflegeausbildung am Allentown College of St. Francis de Sales in Center Valley, Pennsylvania.

Darüber hinaus berichtet L. Zwanger (persönliche Mitteilung, 4. Juni, 1982), daß Levines Konservationsmodell bei der vom Kapat-Holim (Krankenversicherung der *General Federation of Labour in Israel*) geförderten Pflegeausbildung in Tel Aviv eingesetzt würde. M. J. Stafford (persönliche Mitteilung, 2. Juni, 1982) gibt an, das Modell sei «Grundlage verschiedener Kurse, z. B. über Intensivpflege, Pflege von Patientinnen und Patienten mit Herzschrittmachern und die Rolle der Pflegekraft bei der Elektrokardiographie» am Hines Veterans Administration Medical Center in Hines, Illinois.

Pflegeadministration. Auch für die Administration der Krankenpflege ist die Nützlichkeit von Levines Modell nachgewiesen. Taylor (1974) entwickelte ein

Formular für die Evaluation der Qualität der Pflege bei neurologischen Patientinnen und Patienten. Die Prinzipien der Konservation dienten als Ziele der Pflege und damit als Bezugsgrößen, «mit deren Hilfe sich häufig auftretende Probleme in der neurologischen Pflege benennen lassen» (S. 342). In zwei späteren Aufsätzen beschreibt Taylor (1987, 1989) ein neuentwickeltes Formular zur Einschätzung neurologischer Patientinnen und Patienten. An den vier Prinzipien der Konservation ausgerichtet, dient es als Basis für die Entwicklung detaillierter pflegerischer Diagnosen und eines umfassenden Pflegeplans. «Aus den gesammelten Daten lassen sich leicht diejenigen Fakten herausfiltern, die für eine bestimmte pflegerische Diagnose sprechen. Sie werden zusammengefaßt und für die Entwicklung des Pflegeplans nutzbar gemacht» (Taylor, 1987, S. 106).

McCall (1991) entwickelte ein Instrument zur Einschätzung der pflegerischen Bedürfnisse von Patientinnen und Patienten mit Epilepsie. Die offenen Fragen orientieren sich an den vier Prinzipien der Konservation. Zum Aspekt der Energie gehören Fragen zu den Anfällen und anderen medizinischen Problemen, zum Aspekt der strukturellen Integrität mögliche Sicherheitsmaßnahmen während der Anfälle. Die Fragen zur persönlichen Integrität gehen auf die Auswirkungen der Anfälle auf die Gefühle und Funktionalität der betreffenden Person ein. Bei der sozialen Integrität geht es um die Interaktionen der Person mit anderen Menschen, und zwar sowohl im familiären und persönlichen Umfeld als auch im Krankenhaus.

Mit der Entwicklung eines Instruments zur Einschätzung von Angehörigen erweiterten Lynn-McHale und Smith (1991) das Konservationsmodell um die pflegerische Betreuung von Familienmitgliedern. Ursprünglich für die Angehörigen von Patientinnen und Patienten entwickelt, die auf Intensivstationen behandelt werden, enthält es offene Fragen, die anhand der vier Prinzipien der Konservation strukturiert sind. Die Fragen zur Energie konzentrieren sich auf die Wahrnehmung der Erkrankung und die vorhandenen Bewältigungsstrategien, aber auch auf logistische Fragen wie die Fahrten zum Krankenhaus und möglicherweise notwendige Hilfen bei der Suche nach einer Unterkunft. Bei der strukturellen Integrität geht es um die Art der Krankheit (akut oder chronisch), die Funktionalität der Familie sowie mögliche aktuelle und potentielle gesundheitliche Probleme. Die Fragen zur persönlichen Integrität berücksichtigen vergangene Erfahrungen, Lebenskrisen, ethnische und religiöse Aspekte sowie die Bedürfnisse der Angehörigen nach umfassender Information durch das Behandlungsteam. Bei der sozialen Integrität geht es um die vorhandenen Unterstützungssysteme, die Koordination der Krankenbesuche und die Arbeitszusammenhänge der Angehörigen.

M. J. Stafford (persönliche Mitteilung, 2. Juni 1982) gibt an, Levines Konservationsmodell bei der Organisation und Evaluation der pflegerischen Betreuung von Herzpatientinnen und -patienten benutzt zu haben. Auch der Einsatz an der Alverno

Health Care Facility in Clinton, Iowa (Cox, 1991), dokumentiert die Nützlichkeit des Modells für die Administration der Pflege. Die vier Prinzipien der Konservation dienen dort als Richtlinien für den Pflegeplan und die Personalentwicklung.

Pflegepraxis. Das Konservationsmodell hat seine Nützlichkeit für die Praxis der Krankenpflege in zahlreichen Umgebungen und mit Patientinnen und Patienten mit den verschiedensten medizinischen Problemen bewiesen. So verband z. B. Herbst (1981) die Prinzipien der Konservation mit den bisherigen Erkenntnissen der Krebsforschung zu einer ausführlichen Beschreibung pflegerischer Aktivitäten, welche die Ganzheit des Krebskranken, der Pflegekraft und des Krankheitsprozesses berücksichtigen. Brunner (1985) und Schaefer (1991 a) nutzten die Prinzipien der Konservation für die Formulierung detaillierter Pflegepläne für Herzpatientinnen und -patienten. Fawcett et al. (1987) formulierten eine Trophikognose für einen 57jährigen auf einer Intensivstation behandelten Herzpatienten. An anderer Stelle schildern Fawcett et al. (1992) die Pflege zweier lebensbedrohlich erkrankter Patienten auf der Basis des Konservationsmodells. In Levines (1973) Lehrbuch finden sich Beispiele für Pflegeprozesse bei neurologischen Erkrankungen, hormonellen Störungen, Veränderungen im Flüssigkeits- und Elektrolythaushalt, anomalem Zellwachstum und verschiedenen anderen pathologischen Zuständen.

Crawford-Gamble (1986) beschreibt den Einsatz der vier Prinzipien der Konservation bei der Pflege einer Frau nach einer komplizierten Handoperation. Webb (1993) legte seiner Pflege eines Mannes, der infolge einer schweren Bauchoperation eine Kolostomie bekommen hatte, ebenfalls die vier Prinzipien der Konservation zugrunde. Cooper (1990) unterstreicht die Bedeutung des Prinzips der strukturellen Integrität bei der Planung pflegerischer Interventionen, welche die Wundheilung fördern sollen. Pasco und Halupa (1991) beschreiben die Pflege von Schmerzpatientinnen und -patienten.

Dever (1991) erörtert die perzeptuelle, operationale und konzeptuelle Umwelt von Kindern und beschreibt die Pflege eines stationär behandelten Kindes mit Lungenentzündung. Savage und Culbert (1989) erläutern die wichtige Rolle und eigenständige Leistung von Pflegekräften bei der Betreuung behinderter Kleinkinder. Bayley (1991) schildert die Pflege einer Jugendlichen mit schweren Verbrennungen auf der Basis aller vier Prinzipien der Konservation und geht dabei auch auf die perzeptuelle, operationale und konzeptuelle Umwelt ihrer Patientin ein.

Hirschfeld (1976) verband die Prinzipien der Konservation mit Theorien der Pathophysiologie, des Alterungsprozesses und der kognitiven Beeinträchtigung, um pflegerische Interventionen für kognitiv beeinträchtigte ältere Menschen zu entwickeln. Gingrich (1971) erklärt, wie ältere Menschen das Tastsystem als

Ersatz für andere beeinträchtigte perzeptuelle Systeme nutzen können. Foreman (1991) beschreibt die Pflege verwirrter älterer Menschen auf der Basis der vier Prinzipien der Konservation. Den Einsatz des Konservationsmodells bei der gerontologischen Pflege an der Alverno Health Care Facility in Clinton, Iowa, erläutert Cox (1991). Ihre Beschreibungen unterstreichen die Nützlichkeit des Modells für die Förderung der Gesundheit und Prävention von Krankheiten.

Pond und Taney (1991) berichten vom Einsatz des Konservationsmodells auf der Notfallstation der Klinik an der University of Pennsylvania in Philadelphia. Und Pond (1990, 1991) schließlich schildert, wie sich das Konservationsmodell bei der pflegerischen Betreuung von Obdachlosen in der Klinik, in Schlafunterkünften und anderen sozialen Einrichtungen sowie auf den Straßen von Philadelphia bewährte.

Kulturelle Kongruenz

Obgleich das Konservationsmodell bereits vor etlichen Jahren entwickelt wurde, liegt es angesichts der heutigen Betonung ganzheitlicher Ansätze in der Krankenpflege sozusagen voll im Trend. Levine entwickelte ihr Modell zu einer Zeit, als die pflegerischen Aktivitäten in den Krankenhäusern aufgrund der raschen Fortschritte in der medizinischen Technologie immer stärker automatisiert wurden. Sie wandte sich offen gegen den damit zusammenhängenden Funktionalismus in der Pflege und lenkte die Aufmerksamkeit wieder auf das erkrankte Individuum.

> Neue Wege zu entdecken, um die Ganzheit des Menschen wahrzunehmen und zu verteidigen, wird angesichts des fortschreitenden Automation der modernen Welt eine zwingende Notwendigkeit. Auch die Krankenpflege kann sich den mit dem technologischen Fortschritt verbundenen Veränderungen nicht verschließen, doch ist es wichtig, daß Pflegekräfte wissen: Der Mensch ist kein Automat, dessen Reaktionen auf das Leben man programmieren kann ... Es gehört zu den wichtigsten Aufgaben der Krankenpflege, die wundersame menschliche Vielfalt zu erkennen und eine qualifizierte Betreuung und Behandlung anzubieten, welche die einzigartige, besondere Integrität jedes einzelnen Menschen bewahrt. (Levine, 1966a, S. 2453)

Levine (1973) betont, daß «stets der ganze Mensch im Mittelpunkt der pflegerischen Bemühungen stehen muß – sei es in Gesundheit oder Krankheit, unter tragischen oder freudigen Umständen, im Krankenhaus oder in der häuslichen Umgebung» (S. VII). Obgleich über die praktischen Erfahrungen mit dem Konservationsmodell in der präventiven Pflege noch wenig bekannt ist, stimmt sein grundsätzlicher Schwerpunkt mit dem wachsenden gesellschaftlichen Interesse an diesem Thema überein.

Levines Modell ist für alle Mitglieder des Behandlungsteams akzeptabel. Pond und Taney (1991) berichten, sein Einsatz habe auf besonders effektive Weise die pflegerische Komponente der Betreuung auf einer Notfallstation deutlich gemacht.

Cox (1991) erklärt, sie habe die Prinzipien der Konservation seit über mehr als 20 Jahren in der Langzeitpflege angewandt, «weil sie für diese Umgebung besonders passend» (S. 196) seien. Ihrer Meinung nach ist das Konservationsmodell

> auch richtungsweisend für die Pflegepraxis sowie die Personalentwicklung. Die Prinzipien der Konservation bieten einen hervorragenden organisatorischen Rahmen und rufen uns immer wieder das Ziel ins Gedächtnis, innerhalb der durch den Alterungsprozeß und die Folgen chronischer Erkrankungen gesetzten Grenzen die Ganzheit des Individuums zu fördern … Außerdem läßt das Modell genug Raum für die Beiträge aller Mitglieder des interdisziplinären Teams. (S. 196)

Soziale Signifikanz

Hinweise auf die soziale Signifikanz des Konservationsmodells liegen nur vereinzelt vor. So kommentiert z. B. Hirschfeld (1976): «Myra Levines vier Prinzipien der Konservation haben sich bei der Entscheidung darüber, was kognitiv beeinträchtigten Menschen helfen kann und wie die entsprechenden Prioritäten der Pflege aussehen sollten, als äußerst nützlich erwiesen» (S. 1981). Sie beschreibt die praktischen Anwendungen der Prinzipien in diesem Pflegebereich und stellt abschließend fest:

> Ganz gewiß kann eine Pflege, die Levines vier Prinzipien der Konservation berücksichtigt, einen wichtigen Beitrag zur Ganzheit des kognitiv beeinträchtigten Individuums und seiner Familie leisten. (S. 1984)

V. G. Lathrop (persönliche Mitteilung, 5. Mai, 1982) verwandte das Konservationsmodell bei der pflegerischen Betreuung von Patientinnen und Patienten auf der Spezialstation für psychisch kranke Straffällige am Saint Elizabeth's Hospital in Washington, D. C. Eine Überprüfung der Pflege anhand der von der *American Nurses' Association* erlassenen *Psychiatric/Mental Health Standards of Nursing Practice* ergab, daß «diese Pflege ihrem Wesen nach ganzheitlicher war».

Cox (1991) vertritt die Ansicht, daß Levines Prinzipien der Krankenpflege einen unverkennbaren Schwerpunkt, «insbesondere aber auch der Langzeitpflege Richtung und Einheit verleihen und damit die Qualität der Pflege nachhaltig fördern» (S. 196). Webb (1993) kommt zu dem Schluß, daß das Konservationsmodell als Basis für die postoperative Pflege sehr gut geeignet sei, «weil es die Notwendigkeit psychosozialer pflegerischer Interventionen unterstreicht, ein Aspekt, der allzu oft vernachlässigt wird» (S. 128). Krankenschwestern und -pfleger müßten «in allen Bereichen ihre Einstellung zur psychischen Unterstützung ihrer Patientinnen und Patienten hinterfragen und am Ziel einer ganzheitlichen Pflege ausrichten, die alle Aspekte der Umwelt eines kranken Individuums anerkennt» (S. 128).

Savage und Culbert (1989) meinen, die Prinzipien der Konservation ermöglichen «der Pflegekraft einen flexiblen, kreativen Ansatz bei der Betreuung der Angehörigen behinderter Kinder. Die Rolle der Pflegekraft bekommt eine ganz andere Bedeutung, von einer eher peripheren Position rückt sie ins Zentrum des um frühzeitige Intervention bemühten multidisziplinären Teams. In dieser Funktion kann sie einen wichtigen Beitrag zur erfolgreichen Adaptation der Kinder und deren Angehörigen leisten» (S. 345).

Pond und Taney (1991) erklären, Levines Modell «stärkt die Kommunikation zwischen den einzelnen Mitgliedern des Behandlungsteams und verbessert die Vermittlung und Annahme pflegerischer Aktivitäten. In einer kooperativen Atmosphäre werden beide Seiten – Pflegekraft und Person – mit Respekt und einem aktiven Beitrag zum Adaptationsprozeß belohnt. Sowohl interne als auch externe Bedingungen lassen sich im Sinne der Homöostase beeinflussen. Am Ende steht das Ziel, das wir ‹Konservation› – oder, vom medizinischen Standpunkt aus – ‹Bewahrung von Gesundheit› nennen» (S. 166).

Pond (1991) schließlich schildert die Probleme bei der Arbeit mit Obdachlosen, wies jedoch auf den Erfolg einer auf dem Konservationsmodell basierenden pflegerischen Betreuung hin: «Wurden die Prinzipien der Konservation eingesetzt, um das einzelne Individuum einzuschätzen, ergab sich ein sehr viel umfassenderes Bild … Viele unserer Patientinnen und Patienten ließen sich letztendlich relativ rasch in die existierenden gesundheitsdienstlichen Strukturen integrieren und wurden so von unseren Außendiensten unabhängig. Wir betrachten diese Erfolge als Verdienst der engagierten pflegerischen Interventionen in sozialen Brennpunkten» (S. 178).

Beiträge zur Pflegewissenschaft

Der wichtigste Beitrag des Konservationsmodells zur Pflegewissenschaft besteht darin, daß es die Aufmerksamkeit auf die ganze Person richtet. Levine ging über den Begriff der «gesamten» Person hinaus, indem sie die Rezipientinnen und Rezipienten der Pflege als ganzheitliche Wesen begriff.

> Pflegekräfte wissen schon seit langem, daß es sich bei ihren Patientinnen und Patienten um ganze Personen handelt, nicht um Gruppen von Einzelteilen. Auf dieser Erkenntnis beruhen die Bemühungen um eine ‹umfassende› Pflege der ‹gesamten› Person. Weil sich das Ideal der Ganzheitlichkeit jedoch mit Hilfe dieser Ansätze nicht erreichen ließ, sind wir bei der Suche nach einem adäquateren Ansatz noch einen Schritt weitergegangen. (Levine, 1969b, S. 94)

Levines Pflegemodell ist mit diesem ganzheitlichen Ansatz konsistent. Physiologische Reaktionen und Verhaltensreaktionen gelten als ein und dasselbe, und die Prinzipen der Konservation sind unlösbar miteinander verbunden. Diese Prinzipien eignen sich als umfassende Grundlage einer ganzheitlichen Pflege. Sie lenken die Aufmerksamkeit auf die Person als einzigartiges Individuum.

Grindley und Paradowski (1991) bezeichnen die «Anpassungsfähigkeit des Modells [als] eine seiner größten Stärken. Die Prinzipien der Konservation haben den Test der Zeit und die Fortentwicklung der medizinischen Technologie mühelos überstanden» (S. 207). Weiter erklären sie:

> Individuen haben auch weiterhin als einzigartige Wesen zu gelten. Sie haben Strategien zur Bewältigung der stets wachsenden Anforderungen an ihre Energien entwickelt. Die ständigen Angriffe auf ihre Integrität erfordern Wachsamkeit für aktuelle oder potentielle Auswirkungen dieser Einflüsse. Die ganzheitliche Pflege bemüht sich um das Individuum, seine Angehörigen und die soziale Gemeinschaft. Levines Prinzipien sind also nicht nur auf einzelne Individuen, sondern auch auf größere Zielgruppen anwendbar. (S. 207/208)

Kennzeichnend für Levines Pflegemodell ist außerdem der gezielte Einsatz von Erkenntnissen aus verwandten wissenschaftlichen Disziplinen. Levine hat diese Quellen stets präzise benannt und ihre Bedeutung gewürdigt (Levine, 1988 a).

Während die Nützlichkeit des Konservationsmodells ausreichend belegt ist, muß seine Glaubwürdigkeit erst noch empirisch bestätigt werden. Systematische Überprüfungen des Modells in verschiedenen klinischen Situationen sind ebenso notwendig wie kritische Studien über die von den Prinzipien der Konservation abgeleiteten konzeptuell-theroetisch-empirischen Strukturen. Ein dringender Bedarf besteht an gültigen und verläßlichen empirischen Indikatoren, mit deren Hilfe sich die vom Konservationsmodell beschriebenen Phänomene messen assen. Bei den bereits entwickelten Instrumenten zur Einschätzung muß die Reliabilität überprüft werden. «Instrumente zur Einschätzung und Diagnose stellen möglicherweise die wirksamsten Mittel zur Wahrnehmung von Ganzheit dar. Alle in der Forschung oder Praxis tätigen Pflegekräfte sind daher aufgerufen, unter Berücksichtigung der Elemente der Trophikognose Instrumente zu entwikkeln, die auf Levines Konservationsmodell basieren, und die damit gewonnenen Daten auf ihre Verläßlichkeit und Gültigkeit für alle pflegebedürftigen Menschen zu überprüfen» (Schaefer, 1991 b, S. 221).

Zusammenfassend läßt sich feststellen, daß Levines Konservationsmodell die Krankenpflege um eine logisch kongruente, ganzheitliche Sicht der Person bereichert hat. In Verbindung mit dem Modell sind zwei Theorien formuliert worden, die allerdings noch der weiteren Entwicklung und empirischen Überprüfung bedürfen. Ohne wesentliche Einschränkungen kann das Konservationsmodell als effektive Grundlage pflegerischer Aktivitäten gelten.

Zitierte Literatur

Barnum, B.J.S. (1994). *Nursing theory: Analysis, application, evaluation* (4th ed.). Philadelphia: JB Lippincott.

Bates, M. (1967). A naturalist at large. *Natural History, 76*(6), 8–16.

Bayley, E.W. (1991). Care of the burn patient. In K.M. Schaefer & J.B. Pond (Eds.), *Levine's conservation model: A framework for nursing practice* (pp.91–99). Philadelphia: FA Davis.

Beland, I. (1971). *Clinical nursing: Pathophysiological and psychosocial implications* (2nd ed.). New York: Macmillan.

Bernard, C. (1957). *An introduction to the study of experimental medicine.* New York: Dover.

Brunner, M. (1985). A conceptual approach to critical care nursing using Levine's model. *Focus on Critical Care, 12*(2), 39–44.

Cannon, W.B. (1939). *The wisdom of the body.* New York: Norton.

Cooper, D.M. (1990). Optimizing wound healing: A practice within nursing's domain. *Nursing Clinics of North America, 25,* 165–180.

Cooper, D.M. (1991). Development and testing of an instrument to assess the visual characteristics of open, soft tissue wounds. *Dissertation Abstracts International, 51,* 3320B. (University Microfilms No. ADG 90–26541)

Cox, R.A., Sr. (1991). A tradition of caring: Use of Levine's model in long-term care. In K.M. Schaefer & J.P. Bond (Eds.), *Levine's conservation model: A framework for nursing practice* (pp.179–197). Philadelphia: FA Davis.

Crawford-Gamble, P.E. (1986). An application of Levine's conceptual model. *Perioperative Nursing Quarterly, 2*(1), 64–70.

Dever, M. (1991). Care of children. In K.M. Schaefer & J.B. Pond (Eds.), *Levine's conservation model: A framework for nursing practice* (pp.71–82). Philadelphia: FA Davis.

Dibble, S.L., Bostrom-Ezrati, J. & Bizzuto, C. (1991). Clinical predictors of intravenous site symptoms. *Research in Nursing and Health, 14,* 413–420.

Dubos, R. (1961). *Mirage of health.* New York: Doubleday.

Dubos, R. (1965). *Man adapting.* New York: Yale University Press.

Erikson, E.H. (1964). *Insight and responsibility.* New York: Norton.

Erikson, E.H. (1968). *Identity: Youth and crisis.* New York: Norton.

Esposito, C.H. & Leonard, M.K. (1980). Myra Estrin Levine. In Nursing Theories Conference Group, *Nursing theories: The base for professional nursing practice* (pp.150– 163). Englewood Cliffs, NJ: Prentice-Hall.

Fawcett, J., Archer, C.L., Becker, D., Brown, K.K., Gann, S., Wong, M.J. & Wurster, A.B. (1992). Guidelines for selecting a conceptual model of nursing: Focus on the individual patient. *Dimensions of Critical Care Nursing, 11,* 268–277.

Fawcett, J., Cariello, F.P., Davis, D.A., Farley, J., Zimmaro, D.M. & Watts, R.J. (1987). Conceptual models of nursing: Application to critical care nursing practice. *Dimensions of Critical Care Nursing, 6,* 202–213.

Feiblemann, J.K. (1959). The logical structure of the scientific method. *Dialectica, 13,* 209.

Feynman, R. (1965). *The character of physical law.* Cambridge, MA: MIT Press.

Fleming, N. (1988). Comparison of women with different perineal conditions after childbirth. *Dissertation Abstracts International, 48,* 2924B.

Foreman, M. (1987). A causal model for making decisions about confusion in the hospitalized elderly. In K.J. Hannah, M. Reimer, W.C. Mills & S.Letourneau (Eds.), *Clinical judgment and decision making: The future with nursing diagnosis* (pp. 427–429). New York: John Wiley & Sons.

Foreman, M. (1989). Confusion in the hospitalized elderly: Incidence, onset, and associated factors. *Research in Nursing and Health, 12,* 21–29.

Foreman, M. (1991). Conserving cognitive integrity of the hospitalized elderly. In K. M. Schaefer & J. B. Pond (Eds.), *Levine's conservation model: A framework for nursing practice* (pp. 133–149). Philadelphia: FA Davis.

Geden, E. (1982). Effects of lifting techniques on energy expenditure: A preliminary investigation. *Nursing Research, 31,* 214–218.

Geden, E. (1985). The relationship between self-care theory and empirical research. In J. Riehl-Sisca, *The science and art of self-care* (pp. 265–270). Norwalk, CT: Appleton-Century-Crofts.

Gibson, J. E. (1966). *The senses considered as perceptual systems.* Boston: Houghton-Mifflin.

Gingrich, B. (1971). The use of the haptic system as an information-gathering system. In M. Duffey, E. H. Anderson, B. S. Bergersen, M. Lohr & M. H. Rose (Eds.), *Current concepts in clinical nursing* (Vol. 3, pp. 235–246). St. Louis: CV Mosby.

Goldstein, K. (1963). *The organism.* Boston: Beacon Press.

Grindley, J. & Paradowski, M. (1991). Developing an undergraduate program using Levine's model. In K. M. Schaefer & J. B. Pond (Eds.), *Levine's conservation model: A framework for nursing practice* (pp. 199–208). Philadelphia: FA Davis.

Hader, C. F. & Sorensen, E. R. (1988). The effects of body position on transcutaneous oxygen tension. *Pediatric Nursing, 14,* 469– 473.

Hall, E. (1959). *Silent language.* Greenwich, CT: Fawcett.

Hall, E. (1966). *The hidden dimension.* Garden City, NY: Doubleday.

Hall, K. V. (1979). Current trends in the use of conceptual frameworks in nursing education. *Journal of Nursing Education, 18*(4), 26–29.

Hanson, D., Langemo, D. K., Olson, B., Hunter, S., Sauvage T. R., Burd, C. & Cathcart Silberberg, T. (1991). The prevalence and incidence of pressure ulcers in the hospice setting: Analysis of two methodologies. *American Journal of Hospice and Palliative Care, 8*(5), 18–22.

Herbst, S. (1981). Impairments as a result of cancer. In N. Martin, N. Holt & D. Hicks (Eds.), *Comprehensive rehabilitation nursing* (pp. 553–578). New York: McGraw-Hill.

Hirschfeld, M. J. (1976). The cognitively impaired older adult. *American Journal of Nursing, 76,* 1981–1984.

Lane, L. D. & Winslow, E. H. (1987). Oxygen consumption, cardiovascular response, and perceived exertion in healthy adults during rest, occupied bedmaking, and unoccupied bedmaking activity. *Cardiovascular Nursing, 23*(6), 31–36.

Levine, M. E. (1966 a). Adaptation and assessment: A rationale for nursing intervention. *American Journal of Nursing, 66,* 2450– 2453.

Levine, M. E. (1966 b). Trophicognosis: An alternative to nursing diagnosis. In *American Nurses' Association Regional Clinical Conference* (Vol. 2, pp. 55–70). New York: American Nurses' Association.

Levine, M. E. (1967). The four conservation principles of nursing. *Nursing Forum, 6,* 45–59.

Levine, M. E. (1969 a). *Introduction to clinical nursing.* Philadelphia: FA Davis.

Levine, M. E. (1969 b). The pursuit of wholeness. *American Journal of Nursing, 69,* 93–98.

Levine, M. E. (1971). Holistic nursing. *Nursing Clinics of North America, 6,* 253–264.

Levine, M. E. (1973). *Introduction to clinical nursing* (2nd ed.). Philadelphia: FA Davis.

Levine, M.E. (1977). Nursing ethics and the ethical nurse. *American Journal of Nursing, 77,* 845–849.

Levine, M.E. (1978 a, December). *The four conservation principles of nursing.* Paper presented at the Second Annual Nurse Educator Conference, New York. (Cassette recording.)

Levine, M.E. (1978 b, December). *Application to education and practice.* Paper presented at the Second Annual Nurse Educator Conference, New York. (Cassette recording.)

Levine, M.E. (1984 a, August). *Myra Levine.* Paper presented at the Nurse Theorist Conference, Edmonton, Alberta, Canada. (Cassette recording.)

Levine, M.E. (1984 b, August). *Concurrent sessions.* Discussion at the Nurse Theorist Conference, Edmonton, Alberta, Canada. (Cassette recording.)

Levine, M.E. (1985, August). *Myra Levine.* Paper presented at conference on Nursing Theory in Action, Edmonton, Alberta, Canada. (Cassette recording.)

Levine, M.E. (1986, August). *Myra Levine.* Paper presented at Nursing Theory Congress: Theoretical Pluralism: Direction for a Practice Discipline, Toronto, Ontario, Canada. (Cassette recording.)

Levine, M.E. (1987). *The nurse theorists: Portraits of excellence: Myra Levine.* Oakland, CA: Studio Three. (Videotape.)

Levine, M.E. (1988 a). Antecedents from adjunctive disciplines: Creation of nursing theory. *Nursing Science Quarterly, 1,* 16–21.

Levine, M.E. (1988 b). Myra Levine. In T.M. Schorr & Zimmerman, *Making choices. Taking chances: Nurse leaders tell their stories* (pp. 215–228). St. Louis: CV Mosby.

Levine, M.E. (1989 a). Beyond dilemma. *Seminars in Oncology Nursing, 5,* 124–128.

Levine, M.E. (1989 b). The conservation principles of nursing: Twenty years later. In J.P. Riehl-Sisca, *Conceptual models for nursing practice* (3rd ed., pp. 325–337). Norwalk, CT: Appleton & Lange.

Levine, M.E. (1989 c). The ethics of nursing rhetoric. *Image: Journal of Nursing Scholarship, 21,* 4–6.

Levine, M.E. (1989 c). Ration or rescue: The elderly patient in critical care. *Critical Care Nursing Quarterly, 12*(1), 82–89.

Levine, M.E. (1990). Conservation and integrity. In M.E. Parker (Ed.), *Nursing theories in practice* (pp. 189–201). New York: National League for Nursing.

Levine, M.E. (1991). The conservation principles: A model for health. In K.M. Schaefer & J.B. Pond (Eds.), *Levine's conservation model: A framework for nursing practice* (pp. 1–11). Philadelphia: FA Davis.

Levine, M.E. (1992). Nigthingale redux. In F.N. Nightingale, *Notes on nursing: What it is, and what it is not* (Commemorative edition, pp. 39–43). Philadelphia: JB Lippincott.

Lynn-McHale, D.J. & Smith, A. (1991). Comprehensive assessment of families of the critically ill. *AACN Clinical Issues in Critical Care Nursing, 2,* 195–209.

MacLean, S.L. (1987). Description of cues used by nurses when diagnosing activity intolerance. In K.J. Hannah, M. Reimer, W.C. Mills & S. Letourneau (Eds.), *Clinical judgment and decision making: The future with nursing diagnosis* (pp. 161–163). New York: John Wiley & Sons.

MacLean, S.L. (1988). Activity intolerance: Cues for diagnosis. In R.M. Carroll-Johnston (Ed.), *Classification of nursing diagnoses: Proceedings of the eighth conference: North American Nursing Diagnosis Association* (pp. 320–327). Philadelphia: JB Lippincott.

Marriner-Tomey, A. (1989). *Nursing theorists and their work* (2nd ed.). St. Louis: CV Mosby.

McCall, B.H. (1991). Neurological intensive monitoring system: Unit assessment tool. In K.M.

Schaefer & J.B. Pond (Eds.), *Levine's conservation model: A framework for nursing practice* (pp. 83–90). Philadelphia: FA Davis.

Meleis, A.I. (1991). *Theoretical nursing: Development and progress* (2nd ed.). Philadelphia: JB Lippincott.

Nagley, S.J. (1986). Predicting and preventing confusion in your patients. *Journal of Gerontological Nursing, 12*(3), 27–31.

Newman, M.A. (1972). Nursing's theoretical evolution. *Nursing Outlook, 20,* 449–453.

Newport, M.A. (1984). Conserving thermal energy and social integrity in the newborn. *Western Journal of Nursing Research, 6,* 176–197.

Nightingale, F. (1859). *Notes on nursing: What it is, and what it is not.* London: Harrison and Sones.

Pasco, A. & Halupa, D. (1991). Chronic pain management. In K.M. Schaefer & J.B. Pond (Eds.), *Levine's conservation model: A framework for nursing practice* (pp. 101– 117). Philadelphia: FA Davis.

Pieper, B.A. (1983). Levine's nursing model. In J.J. Fitzpatrick & A.L. Whall, *Conceptual models of nursing: Analysis and application* (pp. 101–115). Bowie, MD: Brady.

Pond, J.B. (1990). Application of Levine's conservation model to nursing the homeless community. In M.E. Parker (Ed.), *Nursing theories in practice* (pp. 203–215). New York: National League for Nursing.

Pond, J.B. (1991). Ambulatory care of the homeless. In K.M. Schaefer & J.B. Pond (Eds.), *Levine's conservation model: A framework for nursing practice* (pp. 167– 178). Philadelphia: FA Davis.

Pond, J.B. & Taney, S.G. (1991). Emergency care in a large university emergency department. In K.M. Schaefer & J.B. Pond (Eds.), *Levine's conservation model: A framework for nursing practice* (pp. 151–166). Philadelphia: FA Davis.

Riehl, J.P. (1980). Nursing models in current use. In J.P. Riehl & C. Roy, *Conceptual models for nursing practice* (2nd ed., pp. 393–398). New York: Appleton-Century-Crofts.

Riehl-Sisca, J.P. (1989). *Conceptual models for nursing practice* (3rd ed.). Norwalk, CT: Appleton & Lange.

Roberts, J.E., Fleming, N. & Yeates-Giese, D. (1991). Perineal integrity. In K.M. Schaefer & J.B. Pond (Eds.), *Levine's conservation model: A framework for nursing practice* (pp. 61–70). Philadelphia: FA Davis.

Savage, T.A. & Culbert, C. (1989). Early intervention: The unique role of nursing. *Journal of Pediatric Nursing, 4,* 339–345.

Schaefer, K.M. (1990). A description of fatigue associated with congestive heart failure: Use of Levine's conservation model. In M.E. Parker (Ed.), *Nursing theories in practice* (pp. 217–237). New York: National League for Nursing.

Schaefer, K.M. (1991a). Care of the patient with congestive heart failure. In K.M. Schaefer & J.B. Pond (Eds.), *Levine's conservation model: A framework for nursing practice* (pp. 119–131). Philadelphia: FA Davis.

Schaefer, K.M. (1991b). Creating a legacy. In K.M. Schaefer & J.B. Pond (Eds.), *Levine's conservation model: A framework for nursing practice* (pp. 219–224). Philadelphia: FA Davis.

Schaefer, K.M. (1991c). Developing a graduate program in nursing: Integrating Levine's philosophy. In K.M. Schaefer & J.B. Pond (Eds.), *Levine's conservation model: A framework for nursing practice* (pp. 209– 217). Philadelphia: FA Davis.

Schaefer, K.M. (1991c). Levine's conservation principles and research. In K.M. Schaefer & J.B.

Pond (Eds.), *Levine's conservation model: A framework for nursing practice* (pp. 45–59). Philadelphia: FA Davis.

Schaefer, K. M. & Pond, J. B. (1991). *Levine's conservation model: A framework for nursing practice*. Philadelphia: FA Davis.

Schaefer, K. M. & Shober-Potylycki, M. J. (1993). Fatigue associated with congestive heart failure: Use of Levine's Conservation Model. *Journal of Advanced Nursing, 18*, 260–268.

Selye, H. (1956). *The stress of life*. New York: McGraw-Hill.

Sherrington, A. (1906). *Integrative function of the nervous system*. New York: Scribner's.

Taylor, J. W. (1974). Measuring the outcomes of nursing care. *Nursing Clinics of North America, 9*, 337–340.

Taylor, J. W. (1987). Organizing data for nursing diagnoses using conservation principles. In A. M. McLane (Ed.), *Classification of nursing diagnoses: Proceedings of the seventh conference: North American Nurses Diagnosis Association* (pp. 103– 111). St. Louis: CV Mosby.

Taylor, J. W. (1989). Levine's conservation principles: Using the model for nursing diagnosis in a neurological setting. In J. P. Riehl-Sisca, *Conceptual models for nursing practice* (3rd ed., pp. 349–358). Norwalk, CT: Appleton & Lange.

Tillich, P. (1961). The meaning of health. *Perspectives in Biology and Medicine, 5*, 92– 100.

Tompkins, E. S. (1980). Effect of restricted mobility and dominance on perceived duration. *Nursing Research, 29*, 333–338.

Waddington, C. H. (Ed.) (1968). *Towards a theoretical biology. I. Prolegomena*. Chicago: Aldine.

Webb, H. (1993). Holistic care following a palliative Hartmann's procedure. *British Journal of Nursing, 2*, 128–132.

Winslow, E. H., Lane, L. D. & Gaffney, F. A. (1984). Oxygen consumption and cardiovascular response in patients and normal adults during in-bed and out-of-bed toileting. *Journal of Cardiac Rehabilitation, 4*, 348–354.

Winslow, E. H., Lane, L. D. & Gaffney, F. A. (1985). Oxygen consumption and cardiovascular response in control adults and acute myocardial infarction patients during bathing. *Nursing Research, 34*, 164–169.

Wolf, S. (1961). Disease as a way of life: Neural integration in systemic pathology. *Perspectives in Biology and Medicine, 4*, 288–305.

Yeates, D. A. & Roberts, J. E. (1984). A comparison of two bearing-down techniques during the second stage of labor. *Journal of Nurse-Midwifery, 29*, 3–11.

Kapitel 6:
Neumans Systemmodell

Dieses Kapitel beschäftigt sich mit der Analyse und Evaluation des von Betty Neuman entwickelten Systemmodells. Das Modell entspricht eindeutig der in diesem Buch verwandten Definition eines konzeptuellen Pflegemodells, und Neuman (1989 a) selbst hat es als solches klassifiziert.

Die Grundlagen des Systemmodells sind in der folgenden Liste der Schlüsselbegriffe aufgeführt. Ihre Bedeutung wird im Laufe des Kapitels ausführlich beschrieben und erklärt.

Schlüsselbegriffe

Klient/Klientensystem
Individuum
Familie
Gruppen
S oziale Gemeinschaften
Soziale Fragen

Interagierende Variablen
Physiologische Variable
Psychische Variable
Soziokulturelle Variable
Entwicklungsgeschichtliche Variable
Spirituelle Variable

Zentraler Kern

Flexible Abwehrlinie

Normale Abwehrlinie

Widerstandslinien

Schlüsselbegriffe (Fortsetzung)

Umwelt
Inneres Milieu
Externe Umwelt
Geschaffene Umwelt

Stressoren
Intrapersonale Stressoren
Interpersonale Stressoren
Extrapersonale Stressoren

Gesundheit/Wohlbefinden

Optimale Stabilität des Klientensystems

Kontinuum Wohlbefinden/Krankheit
Negentropie und Entropie
Abweichungen vom Wohlbefinden
Rekonstitution

Ziel der Pflege
Optimales Wohlbefinden bewahren, wiederherstellen und aufrechterhalten

Pflegeprozess
Pflegediagnose
Pflegeziele
Pflegeergeb nisse
Primäre Prävention
Sekundäre Prävention
Tertiäre Prävention

Theorie der optimalen Klientensystemstabilität

Theorie der Prävention als Intervention

Analyse

In diesem Abschnitt steht die Analyse des Neumanschen Systemmodells im Vordergrund. Sie stützt sich vor allem auf die zweite Auflage von Neumans (1989 c) Buch, *The Neuman Systems Model*, sowie auf spätere Ausarbeitungen des Modells in den Aufsätzen «Health as a continuum based on the Neuman systems model» (Neuman, 1990 a) und «The Neuman systems model: A theory for practice» (Neuman, 1990 b).

Ursprünge des Modells

Historische Entwicklung und Motivation

Neuman (1989 a) hat die Entwicklung ihres Systemmodells von den Anfängen
im Jahre 1970 bis zu seiner gegenwärtigen Form nachgezeichnet. Erstmals veröffentlicht wurde es 1972 in Form eines Aufsatzes mit dem Titel «A model for
teaching total person approach to patient problems» (Neuman & Young, 1972).
Eine weitere Darstellung des Modells fand sich in einem Beitrag zu dem 1974
erschienenen und 1980 zum zweiten Mal aufgelegten Buch *Conceptual Models
for Nursing Practice* von Riehl und Roy (Neuman, 1974, 1980). In einem Aufsatz
(Neuman 1982a) und in der ersten Auflage ihres Buches, *The Neuman Systems
Model: Application to Nursing Education and Practice* (Neuman, 1982b) stellte
die Autorin eine erweiterte und ergänzte Fassung ihres Systemmodells vor. Die
zweite Auflage (Neuman, 1989 c) enthielt weitere Ausarbeitungen. Zwei Aufsätze
(Neuman, 1990 a, 1990 b), die auf Vorträgen während der «Nurse Theorist Con-
ference» von 1989 und einem Kongreß am Cedars Medical Center in Miami,
Florida, basieren, enthalten weitere Ergänzungen. Die jüngste Fassung stellte
Neuman in der dritten Auflage ihres Buches dar.

Mit der Entwicklung des Systemmodells reagierte Neuman auf den vielfach ar-
tikulierten Wunsch der Studentinnen und Studenten der Pflegewissenschaft an
der University of California in Los Angeles (UCLA), vor der Behandlung spezifischer Fragen zunächst die ganze Breite pflegerischer Probleme studieren zu
können (Neuman & Young, 1972). Neuman (1989 a) schreibt, sie habe damals
nicht beabsichtigt, ein neues Pflegemodell zu schaffen. «Es ist mir wichtig festzuhalten, daß ich zu der Zeit nicht besonders viel über Pflegemodelle wußte und
der Trend zur Entwicklung solcher Modelle auch noch nicht begonnen hatte.
Mein Systemmodell war ursprünglich als Hilfe bei der Vermittlung pflegerischer
Inhalte an der Universität gedacht» (S. 456). Interessanterweise entstand Neumans Systemmodell etwa im gleichen Zeitraum wie andere Pflegemodelle (z. B.
King, 1971; Orem, 1971; Rogers, 1970). Damals schrieben die Zulassungskrite-
rien der *National League for Nursing* erstmals vor, daß die Ausbildungsprogramme in der Pflegewissenschaft auf einem konzeptuellen Modell basieren sollten
(Peterson, 1977). Die Bezeichnung «Systemmodell» wählte Neumann jedoch erst
in den 80er Jahren (Neuman, 1982 a, 1985 b).

Philosophische Überzeugungen

Neuman (1989 b, 1989 d) hat die ihrem Systemmodell zugrundeliegenden philosophischen Überzeugungen in systematischer Form zusammengefaßt. Als ihr wichtigstes Motto nennt sie: «Einander leben helfen» (Neuman, 1989 a, S. 458). Zentraler Bestandteil ihres Denkens ist das Prinzip der Ganzheitlichkeit.[1] «Die Idee der Ganzheitlichkeit, die meinem Systemmodell zugrunde liegt, ist sowohl philosophisch als auch biologisch begründet; sie impliziert Beziehungen und Prozesse, die aus Ganzheit, dynamischer Freiheit und Kreativität bei der Anpassung an Stressoren in der internen und externen Umwelt erwachsen» (1989 d, S. 10).

Neumans (1990 a) jüngste Veröffentlichungen lassen darauf schließen, daß sie an eine «wahre Realität» glaubt, sich aber bewußt ist, daß diese subjektiv verzerrt wahrgenommen werden kann.

Für eine in die Praxis umsetzbare, auf die Schaffung von Gesundheit gerichtete Philosophie, die auf einer systemischen und holistischen Perspektive beruht, läßt sich das Wohlbefinden als Wechselbeziehung der folgenden drei Größen definieren: 1. Energie, die dem System zur Verfügung steht, 2. Einfluß der vom Klienten mitgeschaffenen Umwelt, 3. Wahrnehmung des Klienten. Alle diese Faktoren verbinden sich zur *wahren Realität* der Gesundheitserfahrung des Klienten und definieren – werden sie zu sozial und kulturell akzeptierten Standards in Beziehung gesetzt – seine Lebensqualität. Gesundheit ist daher mehr als die Realität der vom Klienten wahrgenommenen Erfahrung, denn durch Subjektivität wird die wahre Realität häufig verzerrt. (S. 130)

Weiterhin beschreibt Neuman (1990 a) Wohlbefinden als «subjektiv erfahrene, auf dem Maß an verfügbarer Energie basierende Realität», die «sich durchaus als trügerisch erweisen kann» (S. 130). Sie geht davon aus, daß sich die Wahrnehmung des Wohlbefindens «am besten in der ganzheitlichen Interaktion zwischen Klient und Pflegekraft ermitteln läßt» (S. 130/131). Die Rolle der Pflegekraft in diesem Prozeß beschreibt sie wie folgt: «Pflegekräfte, die selbst ja auch ganzheitliche Wesen sind, fungieren als Heilende, d. h., sie verfolgen das Ziel, die Energie des Klienten zu erhalten, damit sein System auch weiterhin harmonisch funktionieren kann, während gleichzeitig Veränderungen eingeleitet werden, die dem optimalen Wohlbefinden förderlich sind. Auf dieser Basis gilt es, kausale Faktoren zu entdecken und ausführlich mit dem Klienten über einen verantwortungsvollen Umgang mit seinen gesundheitlichen Problemen zu verhandeln» (S. 131).

Seit 1982 bezeichnet Neuman die Person als «Klient». Sie wählte diesen Begriff, weil er ihrer Meinung nach am ehesten «den Respekt für eine neue, part-

---

1 Um dies zu unterstreichen, verband Neuman in einigen ihren Veröffentlichungen (1989 a, 1989 d, 1990) die Worte «holism» («Holismus, Ganzheitlichkeit») und «whole» («ganz») zu der Neuschöpfung «wholism». (Anmerkung der Übersetzerin)

nerschaftliche Beziehung zwischen Klient und Pflegekraft sowie die auf das Wohlbefinden des Klienten ausgerichtete Perspektive des Modells zum Ausdruck bringen kann» (Neuman, 1989 d, S. 27).

Neuman (1990 a) geht davon aus, daß «der Klient – vorausgesetzt, es existieren ausreichende unterstützende Faktoren – sich als System konstant selbst überwacht und nach Bedarf anpaßt, um die für eine optimale Gesundheit notwendige Stabilität zu bewahren, wiederherzustellen oder aufrechtzuerhalten» (S. 129).

In den folgenden Aussagen faßt Neuman (1989 d) ihre grundlegenden Überzeugungen zusammen:

1. Jeder einzelne Klient (oder jede einzelne Klientengruppe) bildet ein einzigartiges Klientensystem. Dennoch lassen sich innerhalb der gegebenen Bandbreite von Reaktionen einige allgemeingültige Charakteristika und Grundstrukturen benennen.

2. Es gibt zahlreiche bekannte, unbekannte und universelle Umweltstressoren. Sie unterscheiden sich in ihrem Potential, die Stabilität bzw. die normale Abwehrlinie des Klientensystems zu stören. Die Wechselbeziehungen zwischen den physiologischen, psychischen, soziokulturellen, entwicklungsgeschichtlichen und spirituellen Variablen des Klientensystems beeinflussen das Ausmaß, in dem sich das System mit Hilfe seiner flexiblen Abwehrlinien gegen die Stressoren schützen kann.

3. Jedes Klientensystem hat im Laufe der Zeit ein ganzes Repertoire von Reaktionen auf Umweltstressoren entwickelt, die als normale Abwehrlinie bezeichnet werden kann.

4. Ist die äußere Einflüsse abfangende flexible Abwehrlinie nicht mehr in der Lage, das Klientensystem gegen einen bestimmten Stressor abzuschirmen, bricht dieser durch die normale Abwehrlinie ein. Die Wechselbeziehungen zwischen den physiologischen, psychischen, soziokulturellen, entwicklungsgeschichtlichen und spirituellen Variablen wiederum bestimmen über das Ausmaß der Reaktion des Systems oder den Stressor.

5. Das Klientensystem ist durch die dynamischen Wechselbeziehungen zwischen den physiologischen, psychischen, soziokulturellen, entwicklungsgeschichtlichen und spirituellen Variablen gekennzeichnet. Wohlbefinden und Krankheit bilden ein Kontinuum mit fließenden Übergängen. Im Zustand des Wohlbefindens ist genug Energie vorhanden, um das System in einem optimalen Gleichgewicht zu halten.

6. Das Klientensystem verfügt über eine Reihe innerer Abwehrmechanismen, die als Widerstandslinien bezeichnet werden. Ihre Funktion ist es, das Gleichgewicht des Systems zu stabilisieren oder – nach der Reaktion auf einen Umweltstressor – auf eine höhere Ebene der Stabilität zu führen.

7. Bei der primären Prävention wird die Existenz möglicher Stressoren eingeschätzt und das mit ihnen verbundene Risiko durch gezielte Interventionen gemindert, so daß eine ungünstige Reaktion auf diese Stressoren in Form von Krankheitssymptomen nach Möglichkeit vermieden wird.

8. Bei der sekundären Prävention steht die Symptomatologie infolge einer bereits erfolgten Reaktion auf Umweltstressoren im Vordergrund. Durch gezielte, an pflegerischen Prioritäten orientierte Interventionen werden die schädlichen Auswirkungen dieser Reaktionen nach Möglichkeit vermindert.

9. Die tertiäre Prävention bezieht sich auf die Anpassungsprozesse, die nach der Behandlung erforderlich sind, um auf neuer Ebene langfristig die Stabilität des Systems zu wahren. Während die Rekonstitution beginnt, kehren Klient und Pflegekraft in einer Art konstruktiver Kreisbewegung zur primären Prävention zurück.

10. Das Klientensystem befindet sich in einem konstanten Energieaustausch mit seiner Umwelt. (S. 17, 21/22)

Zu einem späteren Zeitpunkt faßte Neuman (1990 b) ihre Grundüberzeugungen wie folgt zusammen:

Der Klient bildet ein offenes System, das mit seiner Umwelt interagiert, um Harmonie und Gleichgewicht zwischen interner und externer Umwelt zu fördern. Das Klientensystem setzt sich aus physiologischen, psychischen, soziokulturellen, entwicklungsgeschichtlichen und spirituellen Variablen zusammen, die als Teile des Ganzen gelten. Idealerweise vermag sich das Klientensystem erfolgreich an interne und externe Umweltstressoren anzupassen, um so den normalen Grad seines Wohlbefindens (also seine Systemstabilität) zu erhalten.
In der Umwelt finden sich sowohl interne als auch externe Stressoren und Widerstandsfaktoren. Die dem Klientensystem eigenen Widerstandslinien werden im Kampf gegen potentielle oder aktuelle Stressorreaktionen aktiviert. Die flexible Abwehrlinie schützt die normale Abwehrlinie (normaler Grad des Wohlbefindens), während die Widerstandslinien die Grundstruktur schützen und die Wiederherstellung von Stabilität fördern. Stressoren werden als neutral erachtet; erst in ihrer Begegnung mit dem Klientensystem zeigt sich, ob sie günstige oder schädliche Auswirkungen haben.
Gesundheit ist mit einem dynamischen Gleichgewicht der normalen Abwehrlinie gleichzusetzen. Eine Stressorreaktion wird ausgelöst, wenn die normale Abwehrlinie durchbrochen wird und es daher zu Krankheitssymptomen kommt. Wo das Klientensystem auf dem von Wohlbefinden und Krankheit gebildeten Kontinuum jeweils anzusiedeln ist, hängt von dem Maß an Energie ab, das dem System zu Verfügung steht, um seine Stabilität zu bewahren, wiederherzustellen oder aufrechtzuerhalten.
Zu den Aufgaben der Pflege gehört es, potentielle oder aktuelle Stressorreaktionen durch primäre, sekundäre oder tertiäre Prävention zu reduzieren. Das Ziel der Pflege besteht in einer optimalen Stabilität des Klientensystems (Zustand des Wohlbefindens). Perzeptuelle Verzerrungen sowie der Pflegeplan werden im Gespräch zwischen Klient und Pflegekraft erörtert und geklärt. (S. 259)

Strategien zur Wissensermittlung

Bei der Entwicklung ihres Systemmodells stützte sich Neuman auf eigene Beobachtungen und Erfahrungen in der psychiatrischen Pflege sowie auf eine Synthese unterschiedlicher Erkenntnisse aus verschiedenen verwandten Wissenschaftsgebieten. Wie aus Neumans (1989 a) Beschreibung deutlich wird, bediente sie sich dabei sowohl induktiver als auch deduktiver Strategien:

Die Entwicklung der ganzheitlichen, systemischen Perspektive meines Systemmodells entsprang meinem philosophischen Motto *Einander leben helfen*, vielen verschiedenen Beobachtungen und Erfahrungen in der Lehre und der klinischen Praxis, der Betonung positiver

Faktoren bei den menschlichen Variablen in einer großen Bandbreite von Umgebungen sowie einer theoretischen Perspektive, welche bestimmte Aspekte der Streßtheorie mit der interaktiv und ganzheitlich orientierten Systemtheorie verband. Die Bedeutung der Wahrnehmung und ihrer Konsequenzen für das Verhaltens kann [ebenfalls] nicht groß genug eingeschätzt werden. (S. 457/458)

Einflüsse

Neuman selbst erkannte die Einflüsse anderer Wissenschaftlerinnen und Wissenschaftler auf die Entwicklung des Systemmodells explizit an. So erwähnte sie z. B. den Auftrag des *Nursing Curriculum Committee* der University of California in Los Angeles (UCLA), einen Kurs zu entwickeln und zu leiten, für den sie 1970 die ursprüngliche Fassung ihres Modells formulierte. Die Zusammenarbeit mit Rae Jean Young führte zur ersten Veröffentlichung, in der das Modell vorgestellt wurde (Neuman & Young, 1972). Auch Lulu Wolfe Hassenplug, Dekanin der pflegewissenschaftlichen Fakultät der University of California, und die für die kontinuierliche Fortbildung von Krankenschwestern und -pflegern zuständige Marjorie Squaires leisteten wichtige Beiträge, und Neumann (1989 a) dankte ihnen «dafür, daß sie mir so viele Chancen einräumten und keinerlei Beschränkungen auferlegten» (S. 457). Darüber hinaus gab sie ihrer «großen Wertschätzung für all die guten Menschen» Ausdruck, «die auf verschiedenste Weise zur Reifung des Systemmodells beigetragen haben» (Neuman, 1989 a, S. 466).

Neuman (1974, 1989 d) hat mehrfach auf den Einfluß von Vertreterinnen und Vertretern verwandter wissenschaftlicher Disziplinen auf ihr Systemmodell hingewiesen. Dazu gehörten vor allem Chardins (1955) Überlegungen zur Ganzheitlichkeit des Lebens, marxistische Ansichten zur Einheit von Mensch und Natur (Cornu, 1957), gestalt- und feldtheoretische Erkenntnisse über die Interaktion zwischen Person und Umwelt (Edelson, 1970), grundlegende Positionen der allgemeinen Systemtheorie (Bertalanffy, 1968), Putts (1972) Ausführungen über Entropie und Evolution von Systemen, Selyes (1950) Streßtheorie und schließlich Caplans (1964) Unterscheidung verschiedener Ebenen der Prävention.

Weltbild

Neumans Systemmodell spiegelt in erster Linie ein *reziprok-interaktives Weltbild* wider. Dies wird allein schon durch den Bezug auf gestalt- und feldtheoretische Positionen sowie philosophische Ansichten deutlich, welche die Einheit der Person betonen. Neuman (1990 b) selbst bezeichnet ihren Ansatz als ganzheitlich und multidimensional, was ebenfalls einem reziprok-interaktiven Weltbild entspricht. Obgleich Neuman fünf verschiedene – physiologische, psychische, soziokulturelle, entwicklungsgeschichtliche und spirituelle – Variablen des Klientensystems unterscheidet, unterstreicht sie die Notwendigkeit, stets alle Variablen zu berücksichtigen, da «der Ganzheitsbegriff ... auf der engen Wechselbeziehung zwischen den einzelnen Variablen beruht» (Neuman, 1974, S. 103).

Neuman (1989 d) bezeichnet das Klientensystem als aktiv und den Austausch zwischen Klientensystem und Umwelt als reziprok. «Klientensystem und Umwelt beeinflussen sich wechselseitig positiv oder negativ» (S. 11).

In Übereinstimmung mit dem reziprok-interaktiven Weltbild kennt Neumans Systemmodell den Zustand der Stabilität ebenso wie den der Veränderung. Das Streben nach Harmonie und Gleichgewicht sowie der Schutz des zentralen Kerns durch die verschiedenen Abwehrmechanismen stehen für das Streben nach Stabilität. Aber auch Veränderung ist vorgesehen: «Das Klientensystem ist in ständiger Veränderung begriffen» (Neuman, 1989 d, S. 12). Und: «Ein dynamischer Energieaustausch [mit der Umwelt] impliziert, daß sich das System stets zwischen Stabilität und Veränderung hin- und herbewegt» (Neuman, 1989 d, S. 10). Man könnte Neumans Aussagen daher so interpretieren, daß es sich um Pole ein und desselben Kontinuums handelt, auch wenn diese Interpretation noch nicht bestätigt worden ist.

Obgleich das reziprok-interaktive Weltbild vorherrscht, spielt auch das *reaktive Weltbild* in Neumans Systemmodell eine gewisse Rolle. So beschreibt Neuman die «geschaffene Umwelt» als durch das Unterbewußtsein beeinflußte Struktur, was eine psychoanalytische Orientierung nahelegt. Auch der Bezug auf Selyes (1950) mechanistische Streß- und Adaptationstheorie sowie Neumans Sicht der Krankheit als Entropie läßt auf ein teilweise reaktives Weltbild schließen.

Besonderer Schwerpunkt

Im Mittelpunkt des von Betty Neuman entwickelten Systemmodells steht das Wohlbefinden des Klienten bzw. des Klientensystems in Beziehung zu seinem umweltbedingtem Streß und seinen Streßreaktionen. Das Modell bietet «eine Struktur, die es erlaubt, die einzelnen Teilaspekte des Klienten und deren Wechselbeziehungen als komplettes System darzustellen ... Ein solches Klientensystem kann von einem Individuum, einer kleineren Gruppe, einer sozialen Gemeinschaft, einer größeren Gesamtmenge oder gar dem gesamten Universum gebildet werden» (Neuman, 1989 d, S. 16). Die besondere Aufmerksamkeit gilt der «Bewahrung, Wiederherstellung und Aufrechterhaltung des Wohlbefindens» (Neuman, 1989 d, S. 25) angesichts von Problemen, die ihren Ursprung in den Reaktionen des Klientensystems auf die intra-, inter- und extrapersonalen Stressoren

in der internen und externen Umwelt haben. Dabei steht die Frage im Vordergrund, welche pflegerischen Interventionen dazu beitragen können, die Stabilität
des Klientensystems zu unterstützen.

Neumans Pflegemodell ist stets als systemisches Modell klassifiziert worden
(Barnum, 1994; Marriner-Tomey, 1989; Riehl & Roy, 1974, 1980; Riehl-Sisca,
1989). Neuman (persönliche Mitteilung, 6. und 13. November 1989) merkte an,
sie habe bei der Formulierung ihres Modells nicht an eine solche Klassifizierung
gedacht, hielte sie aber für angemessen. Sie erklärt: «Mein Modell ist ein offenes
systemisches Modell, das die Pflege primär mit angemessenen Interventionen in
streßreichen Situationen bzw. möglichen Reaktionen des Klientensystems auf
umweltbedingte Stressoren in Verbindung bringt» (Neuman, 1989 d, S. 11).

Der Begriff «System» spielt bei Neumans Definition der Person eine zentrale
Rolle. Sie beschreibt sie als interagierendes, offenes Klientensystem, das durch
die dynamischen Wechselbeziehungen zwischen physiologischen, psychischen,
soziokulturellen, entwicklungsgeschichtlichen und spirituellen Variablen geprägt
ist. Dies entspricht der systemischen Sicht, Phänomene als organisierte, integrierte Einheiten zu betrachten.

Bei der Umwelt wird zwischen innerem Milieu, externer und geschaffener Umwelt unterschieden. Inneres Milieu und externe Umwelt gelten als Quellen von
Stressoren, die das Klientensystem beeinflussen.

Die Grenze zwischen System und Umwelt ist nach Neuman (1989 d) «dynamisch und in ständiger Veränderung begriffen – sie paßt sich den jeweiligen
Erfordernissen an» (S. 8). Abwehr- und Widerstandslinien bilden die Grenze
zwischen dem zentralen Kern des Systems und seiner Umwelt. «Die äußere Grenze des Klientensystems», erklärt Neuman (1989 d), «ist durch die flexible
Abwehrlinie markiert» (S. 27). Die Durchlässigkeit der Grenze manifestiert sich
durch das Eindringen von Stressoren und die Reaktion des Systems auf diese Umwelteinflüsse.

Auch die für systemische Modelle charakteristischen Größen «Spannung»,
«Streß», «Belastung» und «Konflikt» spielen in Neumans Systemmodell eine
Rolle. Neuman (1989 d) definiert Stressoren als störende Kräfte, die von innen
oder außen auf das System einwirken, also als «Stimuli, die Spannung aufbauen
und zu einem Ungleichgewicht führen können» (S. 23).

Neuman (1989 d) spricht von einem dynamischen Gleichgewicht, einem stabilen Zustand und von Homöostase. Die Interaktion zwischen System und Umwelt
beschreibt sie als dynamisches Gleichgewicht und erklärte: «Innerhalb des
Systems sollte ein dynamisches Gleichgewicht bestehen ... Stabilität setzt einen
Zustand der Ausgeglichenheit voraus, der auf dem stetigen Energieaustausch zwischen System und Umwelt beruht, so daß das System adäquat auf eindringende

Stressoren reagieren kann» (S. 12/13). Die Interaktion zwischen System und Umwelt führt nach Neuman (1989 d) zu einem stabilen Zustand. «Die dynamische Interaktion der einzelnen Teile des Systems sorgt für einen Zustand, der sich auch über längere Zeit hinweg als stabil erweist. Dieser Zustand steht in Übereinstimmung mit der normalen Abwehrlinie» (S. 13).

Den Begriff «Homöostase» scheint Neuman (1989 d) mit Stabilität gleichzusetzen. «Homöostase (Stabilität) schützt den besonderen Charakter des Systems. Eine Anpassung in die eine Richtung wird durch eine Bewegung in die entgegengesetzte Richtung kompensiert, wobei die beiden Bewegungen einander meist nur annähernd und nicht völlig aufheben. Dieser Prozeß der Stabilität ist ein Beispiel für die regulatorischen Fähigkeiten eines Systems» (S. 14).

Das für systemische Modelle charakteristische Phänomen des Feedbacks kommt ebenfalls zum Tragen. So stellt Neuman (1989 d) fest: «Durch Feedback wird Output wiederum zum Input, und so gelingt es dem System, durch Selbstregulation einen gewünschten Zustand zu erreichen oder zu bewahren» (S. 14).

Meleis (1991) bezeichnet Neumans Systemmodell als klientenzentriert. Barnum (1994) schätzt es als systemisch ein.

Zentrale Begriffe

Person

In Neumans Systemmodell wird die Person als *Klient* bzw. *Klientensystem* definiert. Es kann sich um ein *Individuum, eine Familie oder andere Gruppe, eine soziale Gemeinschaft* oder gar um ein *allgemeines soziales Thema* handeln. Das Klientensystem besteht aus *interagierenden Variablen*. Die *physiologische Variable* umfaßt alle körperlichen Strukturen und Funktionen, die *psychische Variable* alle mentalen Prozesse und Beziehungen und die *soziokulturelle Variable* die sozialen und kulturellen Funktionen. Die *entwicklungsgeschichtliche Variable* bezieht sich auf vergangene und aktuelle Entwicklungsprozesse und die *spirituelle Variable* schließlich auf den Einfluß spiritueller Überzeugungen.

Zwischen den fünf Variablen bestehen enge Wechselbeziehungen. Sie «bestimmen über das Ausmaß des Widerstands, den das Klientensystem einem umweltbedingten Stressor entgegensetzen kann» (Neuman, 1989 d, S. 23). Außerdem zeigen alle fünf mit den Variablen verbundenen Bereiche «unterschiedliche Ausprägungen und eine große Bandbreite von Potentialen und Stilen der Interaktion» (Neuman, 1989 d, S. 29). Besonders bei der Entwicklung der spirituellen Variablen gibt es große Unterschiede. Neuman (1989 d) meint, es könne sogar sein, daß der Klient selbst die spirituelle Variable gar nicht bemerke oder anerkenne, auch wenn sie alle anderen Variablen durchdringe. Sie begreift diese Variable als Kontinuum, dessen beiden Pole sie als völlige Unbewußtheit bzw. Leugnung einerseits und ein hochentwickeltes spirituelles Verständnis andererseits beschrieb.

Der Klient bzw. das Klientensystem wird im Rahmen des von Neuman entwikkelten Systemmodells als von konzentrischen Ringen umgebener *zentraler Kern* dargestellt (Abb. 6.1). Der zentrale Kern besteht aus einer Grundstruktur von Überlebensfaktoren, «die teilweise für die gesamte Spezies gelten, teilweise aber auch individuelle, genetisch bedingte Stärken und Schwächen widerspiegeln» (Neuman, 189d, S. 27). Handelt es sich bei dem Klientensystem um ein Individuum, umfassen die Überlebensfaktoren z. B. die normalen Schwankungen der Körpertemperatur, genetisch bedingte Reaktionsmuster, Egostruktur sowie Stärken und Schwächen der einzelnen Körperorgane. Auch individuelle Merkmale wie die kognitiven Fähigkeiten des Klienten gehören zum zentralen Kern (Neuman, 1989 d). Daher müssen die oben genannten fünf Variablen ebenfalls zur Grundstruktur gerechnet werden (Neuman, 1985 a).

Diese Variablen bilden gleichzeitig auch einen Teil der drei Mechanismen, die den zentralen Kern schützen. Diese Mechanismen sind in Abbildung 6.1 als konzentrische Ringe dargestellt. Der äußere Ring wird von der *flexiblen Abwehrlinie* gebildet. Sie fungiert als eine Art Puffer für den normalen oder stabilen Zustand des Systems, verhindert im Idealfall das Eindringen von Stressoren und hält das System auf diese Weise frei von Stressorreaktionen oder Krankheitssymptomen. Wie eine Zieharmonika kann sich die flexible Abwehrlinie bei Bedarf rasch ausdehnen oder zusammenziehen. Je weiter sie sich dabei von der normalen Abwehrlinie entfernt, desto größer ist der Schutz, den sie gegen das Eindringen von Stressoren bietet; mit zunehmender Annäherung an die normale Abwehrlinie dagegen verringert sich die Schutzwirkung. Neumann (1989 d) erklärt, «die [fünf] Variablen als Bestandteile der flexiblen Abwehrlinie . . . schützen das Klientensystem vor Umweltstressoren und damit vor möglicher Instabilität. Ausschlaggebende Faktoren . . . sind dabei der physiologische Zustand des Klienten, soziokulturelle Einflüsse, das aktuelle Entwicklungsstadium, kognitive Fähigkeiten und schließlich seine spirituellen Überzeugungen» (S. 23).

Physiologische, psychische, soziokulturelle, entwicklungsgeschichtliche und spirituelle Variablen sind Bestandteile jedes durch einen konzentrischen Kreis dargestellten Abwehrmechanismus.

Die *normale Abwehrlinie* ist zwischen der flexiblen Abwehrlinie und den Widerstandslinien angesiedelt. Sie repräsentiert den normalen oder üblichen Grad des Wohlbefindens für das betreffende Klientensystem. Die normale Abwehrlinie

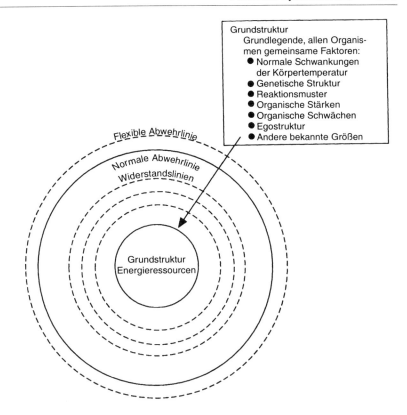

Abbildung 6.1: Graphische Darstellung des Klientensystems

«steht für das, was der Klient geworden ist, beschreibt also den Zustand, auf den sich der Klient im Laufe der Zeit hinentwickelt hat» (Neuman, 1989 d, S. 30). Sie kann daher als Ergebnis der Anpassung des Klientensystems an umweltbedingte Stressoren angesehen werden und fungiert als eine Art «Normalzustand», mit dem sich eventuelle Abstriche beim Wohlbefinden vergleichen lassen. Die normale Abwehrlinie kann sich ebenfalls ausdehnen oder zusammenziehen, tut dies jedoch offenbar sehr viel langsamer als die flexible Abwehrlinie. Die Ausdehnung der normalen Abwehrlinie steht für einen hohen, die Kontraktion für einen relativ niedrigeren Grad des Wohlbefindens (Neuman, 1989 d).

Kann die flexible Abwehrlinie einem Stressor nicht widerstehen, dringt dieser in die normale Abwehrlinie ein. Zur Stressorreaktion in Form von Instabilität oder Krankheit kommt es, wenn sich die normale Abwehrlinie hinsichtlich der Auswirkungen des Stressors als ineffektiv erweist (Neuman, 1989 d).

Die inneren konzentrischen Ringe sind die *Widerstandslinien*. Sie werden unwillkürlich aktiviert, sobald ein Stressor die normale Abwehrlinie durchdringt. Ihre Aufgabe ist es, das Klientensystem zu stabilisieren und die Rückkehr zum Normalzustand einzuleiten, indem sie z. B. weiße Blutkörperchen mobilisieren oder das Immunsystem aktivieren. Sind die Widerstandslinien effektiv, kann sich das System erholen; sind sie ineffektiv, erschöpft sich die Energie, und der Tod des Organismus kann die Folge sein (Neuman, 19895a, 1989 d).

Neuman (1985 a) weist darauf hin, daß nach ihrem Modell die normale Abwehrlinie von der flexiblen Abwehrlinie und die Grundstruktur von den Widerstandslinien geschützt werden. Sobald das Klientensystem mit einem Stressor konfrontiert ist, wird die flexible Abwehrlinie aktiviert. Ist die Abwehr effektiv, kann die Stabilität des Systems gewährleistet werden. Ist sie ineffektiv, kommt es zur Stressorreaktion bzw. zum Krankheitssymptom. Nun werden die Widerstandslinien aktiv und bewirken im Idealfall die Rückkehr zum normalen Wohlbefinden. Der Zustand der flexiblen Abwehrlinie ist also verantwortlich dafür, ob es bei der Begegnung mit einem Stressor zu Krankheitssymptomen kommt.

Die Reaktion des Klientensystems auf den Stressor wird folglich durch angeborene und erlernte Resistenzmuster bestimmt, die sich in den Abwehr- und Widerstandslinien manifestieren. Das Ausmaß der Resistenz wiederum wird durch die Wechselbeziehungen zwischen den fünf Variablen bestimmt. Auch der Zeitpunkt der Konfrontation mit dem Stressor sowie dessen Charakteristika und Intensität sind ausschlaggebend. Andere Faktoren, die bei der Reaktion eine Rolle spielen, sind die Besonderheiten der Grundstruktur, vergangene und aktuelle Erfahrungen des Klientensystems, verfügbare Energieressourcen, das Ausmaß der auf die Adaptation verwendeten Energie sowie die subjektive Wahrnehmung des jeweiligen Stressors (Neuman, 1974, 1985 a, 1989 d).

Umwelt

Unter *Umwelt* versteht Neuman (1989 d) «alle internen und externen Faktoren oder Einflüsse, die den Klienten bzw. das Klientensystem umgeben . . . , die es beeinflussen und von ihm beeinflußt werden» (Neuman, 1989 d, S. 12). Neuman (1989 d, 1990 a) unterscheidet zwischen innerem Milieu, externer und geschaffener Umwelt. Das *innere Milieu* «besteht aus allen Kräften oder interaktiven Einflüssen, die innerhalb der Grenzen eines bestimmten Klientensystems angesiedelt sind» (1989 d, S. 31). Es ist seinem Wesen nach intrapersonal. Die *externe Umwelt* dagegen «besteht als allen Kräften oder interaktiven Einflüssen, die außerhalb eines bestimmten Klientensystems auftreten» (1989 d, S. 31) und ist ihrem Wesen nach inter- und extrapersonal. Die *geschaffene Umwelt* wird vom Klientensystem unterbewußt als «symbolischer Ausdruck der Ganzheit des Systems» selbst entwickelt (1989 d, S. 32). Sie ist intra-, inter- und extrapersonal. Die geschaffene Umwelt kann an die Stelle sowohl des inneren Milieus als auch der externen Umwelt treten. Nach Neumans (1989 d) Ansicht fungiert die geschaffene Umwelt

> als unmittelbares oder eher distanziertes, sicheres Reservoir für die Existenz oder Bewahrung der Systemintegrität und wird bewußt oder unbewußt bzw. teilweise bewußt oder unbewußt artikuliert. Die geschaffene Umwelt ist dynamisch und steht für die unbewußte Mobilisierung aller Systemvariablen im Sinne der Integration, Stabilität und Integrität des Systems. Auch wenn sie unbewußt entwickelt wird, ist sie inhärent sinnvoll, da ihre Aufgabe darin besteht, die Funktionalität des Systems zu schützen und ihm ein sicheres Aktionsfeld zu bieten. In gewissem Maße durchdringt sie alle Systeme unabhängig von deren Größe und wird nach Bedarf entsprechend angepaßt ... Alle Faktoren der Grundstruktur sowie die Variablen des Systems werden von der geschaffenen Umwelt beeinflußt oder beeinflussen sie ... Die geschaffene Umwelt basiert auf unbewußtem Wissen; Selbstachtung, Überzeugung, Energieaustausch, Systemvariablen und Prädispositionen gelten als ihre prägenden Faktoren. Sie steht für eine prozeßorientierte, ständige Anpassung, mit deren Hilfe das Klientensystem den Grad seines Wohlbefindens erhöhen oder vermindern kann. (S. 32/33)

Neuman (1990 a) erklärt, bei der geschaffenen Umwelt handele es sich um «ein Selbsthilfe-Phänomen» (S. 130). Auch wenn der Klient sich der «wahren Realität, die unumstößlich seinen gesundheitlichen Zustand prägt» (S. 130), durchaus bewußt sein könne, springe die geschaffene Umwelt als subjektiver Sicherheitsmechanismus ein, «indem sie das Bewußtsein für die wahre Realität blockiert und durch die Illusion des Wohlbefindens ersetzt» (S. 130).

In Anlehnung an Selye (1950) definiert Neuman (1989 d) *Stressoren* als «spannungserzeugende Stimuli, die sowohl innerhalb als auch außerhalb des Klientensystems auftreten können» (S. 23). Sie unterscheidet zwischen intrapersonalen, interpersonalen und extrapersonalen Stressoren. *Intrapersonale Stressoren* sind im inneren Milieu des Klientensystems angesiedelt und schließen konditionierte und autoimmune Reaktionen ein. *Interpersonale Stressoren* treten in der externen Umwelt auf, und zwar an der Grenze zwischen System und näherer externer Umwelt. Sie sind u.a. durch Rollenerwartungen und Kommunikationsmuster bestimmt. *Extrapersonale Stressoren* sind an der Grenze zwischen System und fernerer externer Umwelt angesiedelt und hängen z. B. mit finanziellen und sozialpolitischen Fragen zusammen.

Neuman (1985 a, 1989 d) hielt die Stressoren an sich für inaktiv oder neutral; erst die Reaktion des Systems auf einen bestimmten Stressor kann zu günstigen oder schädlichen, positiven oder negativen Folgen führen. Wie die Reaktion aus-

fällt, hängt von verschiedenen Faktoren ab, z. B. «vom Zeitpunkt der Konfrontation mit dem Stressor, vom vergangenen und aktuellen Zustand des Klientensystems, vom Wesen und der Intensität des Stressors, von der für die Anpassung
des Klientensystems erforderlichen Energie ... und von vergangenen Bewältigungsstrategien und Verhaltensmustern in ähnlichen Situationen» (1989 d, S. 24).

Person und Umwelt

Den Klienten bzw. das Klientensystem und die Umwelt bezeichnet Neuman
(1989 d) als wichtigste relevante Phänomene für die Krankenpflege. Auf die Verbindung zwischen beiden soll daher noch einmal kurz gesondert eingegangen
werden.
   Das Klientensystem ist ein offenes System, «das vor allem an den Grenzflä-
chen mit seiner Umwelt interagiert» (Neuman, 1989 d, S. 23). «Was die intra-, in-
ter- und extrapersonalen Umwelteinflüsse betrifft, [ist es] sowohl zum Input als
auch zum Output fähig. Es interagiert, indem es sich seiner Umwelt anpaßt oder
... die Umwelt verändert und damit zur Anpassung zwingt» (S. 23). Die Beziehung zwischen Klientensystem und Umwelt ist also reziprok. «Input, Output und
Feedback sind zirkuläre Funktionen dieser Wechselbeziehung, deren Ergebnisse
auf das System korrektive oder regulative Auswirkungen haben» (S. 31). Aber
auch die Umwelt kann positiv oder negativ beeinflußt werden. Neuman (1989 d)
erklärt: «Interaktion und Anpassung führen zu einem jeweils unterschiedlichen
Ausmaß an Harmonie, Stabilität oder Gleichgewicht in der Beziehung zwischen
Klientensystem und Umwelt. Im Idealfall wird eine optimale Stabilität des
Klientensystems erzielt» (S. 23).

Gesundheit

Neuman (1989 d) setzt *Gesundheit* und *Wohlbefinden* gleich und definiert beide
Begriffe als «den Zustand oder Grad der Systemstabilität, in dem sich alle Teile
und Variablen mit dem Ganzen des Klientensystems in einem harmonischen
Gleichgewicht befinden» (S. 12). Gesundheit ist demnach «ein hoher Grad des
Wohlbefindens, der erreicht wird, wenn alle Bedürfnisse des Systems gestillt werden können. Bleiben bestimmte Bedürfnisse unerfüllt, sinkt der Grad des Wohlbefindens, und die Gesundheit ist tendenziell gefährdet» (S. 12).
   Neuman (1990 b) setzt Gesundheit und Wohlbefinden auch mit *optimaler
Stabilität des Klientensystems* gleich. «Optimal», erklärt Neuman (1990 a), «ist
der höchstmögliche Grad des Wohlbefindens, der zu einem gegebenen Zeitpunkt
erreicht werden kann» (S. 129).

Passend zur Vorstellung von offenen Systemen begreift Neuman (1989 d) Gesundheit als «ein Kontinuum mit fließendem Übergang zwischen *Wohlbefinden* und *Krankheit*» (S. 14), sieht die beiden Pole aber als dichotom an. «Wohlbefinden ist ein Zustand der Sättigung und Trägheit, frei von allen störenden Bedürfnissen; Krankheit ist ein Zustand der Unzulänglichkeit (unerfüllte Bedürfnisse stören das Gleichgewicht des Systems)» (S. 14).

Neuman bezeichnet Gesundheit auch als «lebendige Energie» (Neuman, 1989 d, S. 33) oder «die aus dem Gleichgewicht des Systems resultierende Energie» (1990 a, S. 129). Unter Energie versteht sie «die alles durchdringende Kraft, die von den zellulären bis zu den motorischen Funktionen alle Vorgänge innerhalb des Klientensystems antreibt und reguliert» (1990 a, S. 129). Sie diene dem Klientensystem als «primäre und grundlegende Kraftressource» (1990 a, S. 129), sei genetisch erworben, werde aber auch immer wieder neu erzeugt, gespeichert und verbraucht und sei entweder frei verfügbar oder gebunden. Im konkreten Gesundheitszustand zeigt sich dann, «wieviel Energie dem System nach all den Anstrengungen, die es unternommen hat, um in einer Phase der Instabilität neues Gleichgewicht zu gewinnen, letztendlich geblieben ist» (1990 a, S. 129).

In diesem Zusammenhang erklärt Neuman (1990 a): «Gesundheit ist der Grad des zu einem bestimmten Zeitpunkt vorherrschenden Wohlbefindens. Sie ist als Kontinuum mit fließenden Übergängen vorstellbar. An dem einen Ende des Kontinuums steht das optimale Wohlbefinden mit einem Maximum an verfügbarer Energie, auf der anderen Seite der Tod, der durch die völlige Erschöpfung der vorhandenen Energiereserven gekennzeichnet ist» (S. 129). Und mit Bezug auf die Energie: «Wohlbefinden wird durch das Ausmaß an Energie bestimmt, das für die Wiederherstellung und Bewahrung der Systemstabilität notwendig ist. Steht mehr Energie zur Verfügung, als verbraucht wird, ist das System stabil» (Neuman, 1989 d, S. 13). Optimales Wohlbefinden ist «die zu einem gegebenen Zeitpunkt höchstmögliche Ebene der Systemstabilität» (S. 25). Wohlbefinden «ist ein Ausdruck der höchstmöglichen Ebene der Systemstabilität und impliziert, daß die vorhandene Energie von den zellulären bis zu den motorischen Funktionen für alle Vorgänge innerhalb des Systems ausreichend ist» (Neuman, 1990 a, S. 129). Krankheit ist in diesem Zusammenhang mit einem exzessiven Energieverbrauch gleichzusetzen. «Zu einem enormen Energiefluß kommt es, wenn ein System in seinem normalen oder stabilen Zustand gestört wird; es verbraucht viel Energie, um die Desorganisation zu bewältigen. Wird sehr viel mehr Energie verbraucht, als erzeugt und gespeichert wird, kann Tod das Ergebnis sein» (Neuman, 1989 d, S. 12/13).

Den Energiefluß hat Neuman (1989 d) auch mit den Begriffen *Negentropie* (ausreichende Energie) und *Entropie* (erschöpfte Energievorräte) beschrieben.

«Wird mehr Energie erzeugt als verbraucht, tendiert das Klientensystem zur Negentropie; wird mehr Energie benötigt als erzeugt, bewegt es sich in Richtung Entropie, und Krankheit, möglicherweise auch Tod, sind die Folge» (S. 33/34).

Obgleich Neuman (1989 d) wiederholt von «Krankheit» spricht, ersetzt sie den Begriff häufig auch durch *Abweichungen vom Wohlbefinden*, die sich durch «die jeweilige Differenz zum normalen oder üblichen Grad des Wohlbefindens» (S. 41) bestimmen. Das individuelle Wohlbefinden ist also «immer eine Frage des Grades, gekennzeichnet durch einen Punkt auf einem Kontinuum der fließenden Übergänge von maximaler Negentropie zu maximaler Entropie» (S. 25). Die jeweilige Abweichung vom Wohlbefinden läßt sich durch den Vergleich mit dem normalen Zustand relativ leicht ermitteln (Neuman, 1985 a).

Auf die Stressorreaktion folgt die *Rekonstitution*. Sie «ist als Energiezuwachs vorzustellen, den man in Relation zum Ausmaß der Reaktion [auf einen Stressor] sehen muß» (Neuman, 1989 d, S. 36/37), und steht für die Wiederherstellung und Bewahrung der Systemstabilität. Rekonstitution ist «von der erfolgreichen Mobilisierung von Ressourcen zur Prävention weiterer Stressorreaktionen oder Regressionen abhängig und zeugt von einer dynamischen, integrativen Anpassung an aktuelle und potentielle Umweltstressoren» (Neuman, 1989 d, S. 37).

Rekonstitution führt also zu Systemstabilität und damit zu einem Grad des Wohlbefindens, der entweder dem Zustand vor der Stressorreaktion entspricht oder auf einer höheren bzw. niedrigeren Ebene angesiedelt ist. Gesundheit und Wohlbefinden eines Klientensystems «unterliegen also im Laufe des Lebens innerhalb einer als normal anzusehenden Bandbreite durchaus gewissen Schwankungen, die von den einzelnen Faktoren der Grundstruktur sowie der effektiven bzw. ineffektiven Anpassung an Umweltstressoren abhängig sind» (Neuman, 1989 d, S. 33). Kommt es nicht zur Rekonstitution, folgt der Tod.

Pflege

Neuman (1974) bezeichnet die Pflege als «eigenständigen Berufsstand, der mit all den Variablen befaßt ist, die mit der Reaktion des Individuums auf Umweltstressoren zusammenhängen» (S. 102). Das wichtigste Anliegen der Pflege ist es, «die Stabilität des Klientensystems zu unterstützen. Dies gelingt durch größte Genauigkeit sowohl bei der Einschätzung möglicher Auswirkungen von Umweltstressoren als auch bei der Förderung von Anpassungen, die für ein optimales Wohlbefinden notwendig sind» (Neuman, 1989 d, S. 34).

Das *Ziel der Pflege* besteht nach Neuman (1989 d) darin, «optimale Gesundheit des Klientensystems durch Bewahren, Wiederherstellen oder Aufrechterhalten seiner Stabilität zu fördern» (S. 25). Pflegerische Aktivitäten sind also darauf ausgerichtet, «dem Klienten zu helfen, seine Realität auf wünschenswerte Weise mitzugestalten … sowie durch zweckgerichtete Interventionen die Streßfaktoren oder schädlichen Einflüsse, die eine optimale Funktion des Klientensystems beeinträchtigen, zu lindern oder zu reduzieren» (S. 17).

Beim *Pflegeprozeß* unterscheidet Neuman (1989 d) drei wesentliche Schritte: *Pflegediagnose, Pflegeziele und Pflegeergebnisse.* Der erste Schritt, die *Pflegediagnose,* umfaßt das Sammeln von Daten über die dynamischen Wechselbeziehungen zwischen den physiologischen, psychischen, soziokulturellen, entwicklungsgeschichtlichen und spirituellen Variablen des Klientensystems. Dabei müssen die Wahrnehmungen sowohl des Klienten als auch der Pflegekraft von der Grundstruktur, den einzelnen Widerstands- und Abwehrlinien sowie der internen und externen Umwelt berücksichtigt werden (Neuman, 1989 d).

Darüber hinaus gilt es, auch die geschaffene Umwelt des Klienten zu ergründen. Neuman (1990 a) weist darauf hin, daß es zwar relativ einfach ist, die relevanten Faktoren im inneren Milieu und der externen Umwelt des Klienten zu benennen, die Beschreibung der geschaffenen Umwelt jedoch eine echte Herausforderung darstellen kann.

> Die bekannte und bewußte Ebene der internen (intrapersonalen) und externen (inter- und extrapersonalen) Umweltfaktoren des Modells lassen sich leicht bestimmen, während die der unbewußt geschaffenen Umwelt sehr viel flüchtiger und fragiler sind und sich der direkten Beobachtung entziehen. Am besten sind sie anhand der zu Mustern verfestigten Reaktionen des Klienten zu erkennen. Intuition, Empathie und logische Schlüsse sind notwendig, um erste Hypothesen aufzustellen, die dann in der Interaktion zwischen Pflegekraft und Klient einer vorsichtigen informellen Prüfung unterzogen werden können. (S. 130)

Der erste Schritt des Pflegeprozesses schließt mit der Formulierung einer pflegediagnostischen Aussage, einer nach den jeweiligen Prioritäten geordneten Liste von Zielen und einer hypothetischen Aufzählung möglicher pflegerischer Interventionen. Die pflegerische Diagnose «muß so umfassend sein, daß sie den allgemeinen Zustand und die Lebensumstände des Klienten berücksichtigt» (Neuman, 1989 b, S. 57). Dazu gehört auch die Beschreibung potentieller oder tatsächlicher Abweichungen vom Wohlbefinden sowie eine Einschätzung der verfügbaren Ressourcen. Die pflegediagnostische Aussage basiert auf einer Synthese der über den Klienten gesammelten Daten sowie relevanten Erkenntnissen aus der Pflegewissenschaft und verwandten Disziplinen. Neuman (1989 d) empfiehlt, sich bei der pflegediagnostischen Aussage der «verfügbaren und relevanten diagnostischen Nomenklatur zu bedienen und sie im Bedarfsfall zu ergänzen» (S. 39). Die Funktion der pflegediagnostischen Aussage innerhalb des Pflegeprozesses besteht darin, die Bedürfnisse des Klienten zu bestimmen und nach Prioritäten zu ordnen sowie Interventionen ins Auge zu fassen, von denen man annimmt, daß sie den Klienten bei der Erlangung einer optimalen Systemstabilität unterstützen.

Der zweite Schritt des Pflegeprozesses besteht in der Formulierung von *Pflegezielen*. Gemeinsam mit dem Klienten wird erörtert, welche Veränderungen wünschenswert sind, um Abweichungen vom Wohlbefinden zu korrigieren. Besondere Strategien der Intervention, von denen man annimmt, daß sie die Systemstabilität wiederherstellen oder aufrechterhalten, sollten ebenfalls mit dem Klienten erörtert werden. Die Funktion des zweiten Schrittes besteht also darin, Zielvorstellungen zu konkretisieren und mögliche Strategien zur Intervention zu spezifizieren.

Der dritte Schritt des Pflegeprozesses befaßt sich mit den *Pflegeergebnissen*. Dabei kommen verschiedene Formen der Intervention bzw. Prävention zum Tragen. Unter dem Motto «Prävention als Intervention» unterscheidet Neuman (1989 d) drei Arten der Prävention. Zur *primären Prävention* gehören alle Handlungen, die notwendig sind, um die Stabilität des Klientensystems zu bewahren. Eine der primären Prävention angemessene Intervention wird immer dann gewählt, wenn die potentielle Gefährdung durch einen Stressor bekannt, aber noch keine Reaktion eingetreten ist. Durch die Intervention wird versucht, die Möglichkeiten der Begegnung von Klientensystem und Stressors zu begrenzen und die flexible Abwehrlinie so zu stärken, daß der Stressor nicht eindringen kann. Durch die Abwehr von Erkrankungen kommt es zur Förderung von Gesundheit – «das Potential des Wohlbefindens wird optimiert» (Neuman, 1989 d, S. 39). Die primäre Prävention kann beginnen, «sobald ein Stressor erkannt oder vermutet wird» (S. 35).

Zur *sekundären Prävention* gehören alle Handlungen, die notwendig sind, um die Stabilität des Systems wiederherzustellen. Eine der sekundären Prävention angemessene Intervention wird gewählt, wenn es bereits eine Reaktion auf einen Stressor gegeben hat. Die Intervention bezieht sich auf existente Symptome. Durch die Mobilisierung interner und externer Ressourcen wird versucht, die Widerstandslinien des Klientensystems zu stärken. Bei der sekundären Prävention gilt es aber auch, Prioritäten zu setzen. Doch wie Neuman (1974) betont, «läßt sich eine sinnvolle Rangfolge von Bedürfnissen nur festlegen ..., wenn wir die internen und externen Ressourcen des Klienten kennen, d. h. die Gesamtbedeutung der Erfahrung für das Individuum begreifen» (S. 105). Sind die mit der sekundären Prävention verbundenen Interventionen effektiv, kommt es zur Rekonstitution; sind sie nicht effektiv, kann es «infolge des Versagens der Grundstruktur zum Tod kommen» (Neuman, 1989 d, S. 36).

Zur *tertiären Prävention* gehören alle zur Aufrechterhaltung der Systemstabilität notwendigen Handlungen. Eine entsprechende Intervention wird gewählt, wenn durch sekundäre Prävention bereits ein gewisses Maß an Systemstabilität erreicht werden konnte und es zur Rekonstitution gekommen ist. Es gilt, die Ressourcen des Klienten zu mobilisieren, um zusätzliche Reaktionen auf Stressoren zu verhindern. Die tertiäre Prävention führt «in zirkulärer Weise zur primären Prävention zurück» (Neuman, 1989 d, S. 37).

Die drei Arten der Prävention bilden eine Typologie pflegerischer Handlungen, die sowohl den Zeitpunkt des Beginns pflegerischer Handlungen als auch das Wesen der notwendigen Interventionen berücksichtigt (Neuman, 1989 d). Wenn der Zustand des Klienten es erforderlich macht, können natürlich auch mehrere Arten von Prävention gleichzeitig zum Tragen kommen (Neuman, 1989 d).

Der letzte Schritt des Pflegeprozesses ist beendet, wenn die Ergebnisse der Intervention evaluiert worden sind und aufgrund dieser Ergebnisse bestimmt wurde, ob die gesteckten Ziele erreicht werden konnten oder neu formuliert werden müssen. Die Ergebnisse fungieren folglich als Feedback und können zu zusätzlichem Input führen.

Tabelle 6.1 umreißt den Pflegeprozeß im Rahmen von Neumans Systemmodell. Dabei wurden zwei Instrumente des Systemmodells berücksichtigt: das *Neuman Nursing Process Format,* das die einzelnen Komponenten des Pflegeprozesses, und das *Prevention as Intervention Format,* das die drei Arten der Prävention spezifiziert.

Tabelle 6.1: Neumans Systemmodell: Pflegeprozeß

I. Pflegediagnose

A. *Grunddaten sammeln bei gleichzeitiger Berücksichtigung der dynamischen Wechselbeziehungen zwischen physiologischen, psychischen, soziokulturellen, entwicklungsgeschichtlichen und spirituellen Variabl*en
   1. Wahrnehmungen des Klienten/des Klientensystems benennen
      a. Zustand und Stärke der Faktoren und Ressourcen der Grundstruktur einschätzen
      b. Charakteristika der Widerstands- und Abwehrlinien, Ausmaß der potentiellen oder tatsächlichen Reaktion sowie Potential der Rekonstitution nach einer Reaktion einschätzen
      c. Inneres Milieu und externe Umwelt einschätzen
         (1) Potentiell oder tatsächlich vorhandene Stressoren, die eine Gefahr für die Stabilität des Klientensystem darstellen, benennen und evaluieren
         (2) Stabilitätsgefährdende Stressoren klassifizieren
            a) Deprivation
            b) Exzeß
            c) Veränderung
            d) Intoleranz
      d. Potentielle und/oder tatsächliche intra-, inter- und extrapersonale Interaktionen zwischen Klientensystem und Umwelt unter Berücksichtigung aller fünf Variablen benennen, klassifizieren und evaluieren

Tabelle 6.1. Neumans Systemmodell: Pflegeprozeß (Fortsetzung)

    e. Geschaffene Umwelt einschätzen
      (1) Wahrnehmung des Klienten/des Klientensystems ergründen
        a) Wahrnehmung von Stressoren
        b) Wahrnehmung von Problem- und Streßbereichen
        c) Wahrnehmung momentaner Abweichungen von üblichen Lebensmustern
        d) Bewältigung ähnlicher Probleme in der Vergangenheit
        e) Zukunftserwartungen infolge der momentanen Situation
        f) Wahrnehmung möglicher Selbsthilfe
        g) Erwartungen an Pflegekräfte, Angehörige und andere Bezugspersonen
      (2) Grad des vorhandenen Schutzes bestimmen
      (3) Ursachen der geschaffenen Umwelt ergründen
    f. Einflüsse vergangener, aktueller und möglicher zukünftiger Lebensprozesse und Bewältigungsmuster auf die Stabilität des Klientensystems bestimmen
    g. Potentielle bzw. tatsächliche interne und externe Ressourcen, die zu einer Optimierung des Wohlbefindens beitragen könnten, benennen und evaluieren
  2. Wahrnehmung der Pflegekraft ergründen (Punkte 1 a, b, c, d, f, g aus der Sicht der Pflegekraft wiederholen)
  3. Wahrnehmungen des Klientensystems und der Pflegekraft vergleichen
    a. Ähnlichkeiten und Unterschiede in der Wahrnehmung benennen
    b. Bewußtsein für wichtige Verzerrungen wecken
    c. Unterschiede in der Wahrnehmung klären
B. Abweichungen vom Wohlbefinden
  1. Gewonnene Daten zu relevanten Theorien der Pflegewissenschaft und verwandten Disziplinen in Beziehung setzen
  2. Umfassende pflegediagnostische Aussage formulieren
  3. Pflegeziele nach Prioritäten ordnen
    a. Grad des Wohlbefindens des Klienten berücksichtigen
    b. Bedürfnisse der Systemstabilität berücksichtigen
    c. Gesamtheit verfügbarer Ressourcen berücksichtigen
  4. Zu erwartende Ergebnisse formulieren und Interventionen bestimmen, die zur Optimierung von Systemstabilität und Wohlbefinden beitragen können, d. h. die normale Abwehrlinie schützen und die flexible Abwehrlinie stärken

II. Pflegeziele

A. Wünschenswerte normative Veränderungen, die Abweichungen vom Wohlbefinden korrigieren können, mit dem Klienten diskutieren
  1. Die in I.B.3.b benannten Bedürfnisse berücksichtigen
  2. Die in I.B.3.c benannten Ressourcen berücksichtigen
B. Die relevante Art der Prävention als Intervention mit dem Klienten erörtern

III. Pflegeergebnisse

A. Pflegerische Interventionen umsetzen
  1. Primäre Prävention: Systemstabilität bewahre
    a. Eindringen von Stressoren verhindern
    b. Vorhandene Stärken unterstützen
    c. Positive Bewältigungsmuster verstärken
    d. Tatsächlich oder potentiell vorhandene schädliche Stressoren desensitivieren

   e. Zur Optimierung des Wohlbefindens motivieren
   f. Interdisziplinäre Theorien und epidemiologische Erkenntnisse integrieren
   g. Aufklären bzw. Aufklärung vertiefen
   h. Streß als positive Interventionsstrategie nutzen
2. Sekundäre Prävention: Systemstabilität wiederherstellen
   a. Grundstruktur schützen
   b. Interne und externe Ressourcen mobilisieren
   c. Stressoren und Stressorreaktionen zielgerichtet manipulieren
   d. Pflegeziele erläutern und zu deren Realisierung motivieren
   e. Adäquate Behandlungsmaßnahmen verstärken
   f. Faktoren, die das Wohlbefinden optimieren könnten, unterstützen
   g. Durch effektive Koordination und Integration aller erforderlichen Maßnahmen die Position des Klienten/des Klientensystems stärken
   h. Bei Bedarf Maßnahmen der primären Prävention bereitstellen
3. Tertiäre Prävention: Systemstabilität aufrechterhalten
   a. Höchstmögliche Ebene von Wohlbefinden und Stabilität durch Rekonstitution erlangen und aufrechterhalten
   b. Aufklären bzw. Aufklärung vertiefen
   c. Angemessene Ziele diskutieren und zu deren Realisierung motivieren
   d. Ressourcen des Gesundheitssystems koordinieren und integrieren
   e. Bei Bedarf Maßnahmen der primären und sekundären Prävention bereitstellen

B. Ergebnisse evaluieren
   1. Erfüllung von Zielen bestätigen
   2. Ziele neuformulieren
C. Mittel- und langfristige Ziele für nachfolgende pflegerische Handlungen setzen, die sich an den bisherigen Ergebnissen orientieren

Nach Neuman, 1989, S. 18–21

Zentrale Aussagen

Die Beziehung zwischen Person und Umwelt wird in Neumans Systemmodell mehrfach thematisiert. Der reziproke Charakter dieser Beziehung wird in den folgenden Zitaten deutlich:

> Der Klient bildet ein interagierendes offenes System, das mit den Kräften und Stressoren seines inneren Milieus und seiner externen Umwelt im Austausch steht. Das Klientensystem ist in ständiger Veränderung begriffen; durch die reziproke Interaktion mit seiner Umwelt bewegt es sich entweder auf einen dynamischen Zustand des Wohlbefindens oder auf einen Zustand der Erkrankung zu. (Neuman, 1989 d, S. 12)
> Was die intra-, inter- und extrapersonalen Umwelteinflüsse betrifft, ist das Klientensystem sowohl zum Input als auch zum Output fähig. Es interagiert, indem es sich seiner Umwelt anpaßt oder ... die Umwelt verändert und damit zur Anpassung zwingt. (Neuman, 1989 d, S. 23)

Die Verbindung zwischen Gesundheit und Pflege kommt in der folgenden Aussage zum Tragen:

> Pflegerische Handlungen sind stets darauf ausgerichtet, Energie zu erhalten, um die Entwicklung zu einem entropischen Zustand (Krankheit) zu verhindern und die Entwicklung zu einem negentropischen Zustand (Wohlbefinden) zu fördern. (Neuman, 1989 d, S. 14)

Die vier zum Metaparadigma gehörenden Begriffe werden in Neumans Aussagen über die primäre, sekundäre und tertiäre Prävention miteinander verbunden. Obgleich die Umwelt in diesen Aussagen eher implizit genannt wird, findet auch sie Berücksichtigung. Neuman (1989 d) betont: «Indem sie das System stabil erhält, schafft die Pflege eine Verbindung zwischen Klient, Umwelt, Gesundheit und Pflege» (S. 34). Diese Verbindung spiegelt sich auch in den folgenden Zitaten wider:

> Die *primäre Prävention* dient der Bewahrung des Wohlbefindens, d. h., die normale Abwehrlinie des Klientensystems (oder der normale Grad seines Wohlbefindens) wird geschützt, indem man die flexible Abwehrlinie stärkt. Das Ziel besteht darin, durch Streßprävention und die Reduktion von Risikofaktoren das Wohlbefinden des Klienten zu fördern. (Neuman, 1989 d, S. 35)
> Die *sekundäre Prävention* dient der Wiederherstellung des Wohlbefindens, d. h., die Grundstruktur wird geschützt, indem man die inneren Widerstandslinien stärkt. Das Ziel besteht darin, eine angemessene Behandlung der existenten Symptome durchzuführen, um zu einer optimalen Stabilität des Klientensystems und einem möglichst effektiven Energieeinsatz zu kommen. (Neuman, 1989 d, S. 36)
> Die *tertiäre Prävention* schließlich dient der Aufrechterhaltung des Wohlbefindens, d. h., die Rekonstitution (oder das wiederhergestellte Wohlbefinden) wird geschützt. Rekonstitution kann als Feedback auf Input und Output der sekundären Intervention angesehen werden. Das Ziel besteht darin, die vorhandenen Stärken und positiven Mechanismen des Energieeinsatzes zu unterstützen, um eine optimale Ebene des Wohlbefindens zu erhalten. (Neuman, 1989 d, S. 37)

Die integrale Beziehung zwischen Person, Umwelt, Gesundheit und Pflege wird auch in der folgenden Aussage deutlich, welche die Umwelt explizit einschließt:

> Das wichtigste Anliegen der Pflege besteht darin, zur Stabilität des Klientensystems beizutragen. Dazu ist große Genauigkeit sowohl bei der Einschätzung der tatsächlichen oder potentiellen Auswirkungen von Umweltstressoren als auch bei der Unterstützung von Anpassungen notwendig, die für das Erreichen einer optimalen Ebene des Wohlbefindens hilfreich sind. (Neuman, 1989 d, S. 34)

Evaluation des Systemmodells

In diesem Abschnitt soll eine Evaluation des von Betty Neuman entwickelten Systemmodells vorgenommen werden. Die Evaluation basiert auf den Ergebnissen der Analyse sowie auf den Veröffentlichungen anderer Wissenschaftlerinnen und Wissenschaftler, die Neumans Modell eingesetzt oder kommentiert haben.

Darlegung der Ursprünge

Betty Neuman hat die Ursprünge ihres Pflegemodells stets klar und präzise dargelegt. Sie hat dessen Entwicklung von einer Lehrhilfe zu einem ausformulierten konzeptuellen Pflegemodell zugleich detailliert und präzise beschrieben (Neuman, 1989 a) und dabei klargemacht, welche Kräfte und Umstände die Entstehung und Weiterentwicklung des Modells motiviert haben. Auch die philosophischen Überzeugungen, die ihrem Modell zugrunde liegen, hat Neuman stets offengelegt und betont, daß sie großen Wert auf einen ganzheitlichen, systemischen Ansatz legt. Das systemische Denken schien ihr für ein umfassendes Verständnis des Menschen und seiner Umwelt stets am besten geeignet. Pflegerische Aktivitäten hielt sie vor und nach dem Auftreten von Krankheitssymptomen für angebracht, wobei sie davon ausging, daß sowohl die Wahrnehmungen des Klienten als auch die der Pflegekraft zu berücksichtigen seien. Ihr Respekt vor den Rechten und Bedürfnissen des pflegebedürftigen Menschen drückt sich auch darin aus, daß sie dringend empfahl, die Ziele der Pflege mit dem Klienten zu erörtern und Unterschiede in der Wahrnehmung zu klären. Auch die Bezeichnung «Klient» wählte sie, um diesen Respekt zum Ausdruck zu bringen. Im Mittelpunkt aller pflegerischen Bemühungen steht nach Neuman das Wohlbefinden des Klienten. Die Umwelt gilt nach diesem Modell als Quelle von Stressoren, die an sich jedoch als neutral angesehen werden. Erst das Ergebnis der Begegnung mit den Stressoren führt zu einer negativen oder positiven Bewertung.

Die zehn Aussagen, die Neuman (1989 d) als ihr philosophisches Wertesystem bezeichnet, sowie ihre Ausführungen über Klient, Umwelt, Gesundheit und Pflege, die sie als philosophische Aussagen bezeichnet (Neuman, 1990 b), enthalten allerdings in Wirklichkeit eher grundlegende Definitionen ihrer eigenen Begriffe.

Neuman erkannte die Einflüsse zahlreicher Kolleginnen und Kollegen auf ihr Denken ausdrücklich an und zitierte die Erkenntnisse aus verwandten Wissenschaftsdisziplinen, die für die Entwicklung des Systemmodells wichtig waren. Vor allem die Bedeutung der allgemeinen Systemtheorie für ihr Modell hat sie stets hervorgehoben.

Inhaltliche Reichweite

Die inhaltliche Tiefe des Systemmodells kann als ausreichend bezeichnet werden. Obgleich in aktuelleren Versionen (Neuman, 1989 d, 1990 a) frühere Unklarheiten ausgeräumt werden konnten, bedürfen einige Punkte jedoch noch immer einer weiteren Klärung. Die neueren Veröffentlichungen lassen darauf schließen, daß Neuman die Kritik, die z. B. von Fawcett et al. (1982) geäußert und auch in der ersten Ausgabe von *The Neuman System Model* (Neuman, 1982 b) abgedruckt wurde, aufgegriffen und bei neueren Fassungen berücksichtigt hat. Stevens (1982) lobt Neuman ausdrücklich für die wissenschaftliche Disziplin und Distanz, die sie bewies, indem sie kritische Stimmen mit in ihr Buch aufnahm.

Angesichts des ohnehin sehr abstrakten Charakters konzeptueller Modelle sind Neumans Beschreibungen von Person, Umwelt, Gesundheit und Pflege im allgemeinen als adäquat zu bezeichnen. Die Sicht der Gesundheit als Kontinuum mit dichotomen Endpunkten (Neuman, 1989 d) erscheint jedoch als nicht ausreichend geklärt. Da Neuman betont, daß es sich um ein Kontinuum mit fließenden Grenzen handelt, wäre es logischer, Wohlbefinden und Krankheit als entgegengesetzte Pole des Kontinuums und nicht als dichotome Endpunkte zu bezeichnen. Auch bei den Begriffen «Negentropie» (Wohlbefinden) und «Entropie» (Krankheit) besteht Klärungsbedarf, weil die allgemeine Systemtheorie, auf die Neuman ihr Modell größtenteils stützte, jedes offene System als negentrop begreift. Entropie tritt nach Bertalanffy (1968) nur in geschlossenen Systemen auf.

Ebenfalls nicht geklärt ist die Beschreibung der Interaktion zwischen Klientensystem und Umwelt, die einmal als dynamisches Gleichgewicht, ein andermal als stabiler Zustand oder Homöostase bezeichnet wird. Eine Entscheidung darüber, welche dieser drei in sich inkompatiblen Sichtweisen Neumans Sicht der Beziehungen zwischen dem Klientensystem und seiner Umwelt am besten repräsentiert, wäre sicherlich sinnvoll.

Neumans (1989 d) Beschreibung des Pflegeprozesses zeugt von systemischem Denken. So stellt sie fest: «Im Rahmen eines ganzheitlichen, systemischen Ansatzes, der dem Schutz bzw. der Förderung des Wohlbefindens von Klienten dient, müssen alle pflegerischen Aktivitäten auf die bedeutsame und dynamische Organisation ... des Ganzen gerichtet sein» (S. 10). Und sie fährt fort: «Systemische Prozesse sind ebenso wie pflegerische Handlungen zielgerichtet und zweckgebunden. Das heißt, wir versuchen mit aller Kraft, die Variablen zu kontrollieren, welche die pflegerische Betreuung des Klienten betreffen» (S. 15).

Neumans Systemmodell basiert auf seriösen Erkenntnissen mehrerer wissenschaftlicher Disziplinen. Neuman hat stets die Meinung vertreten, daß sich pflegerische Diagnosen auf eine Synthese aus theoretischem Wissen und gesammelten Daten stützen müßten. Der Pflegeprozeß ist dynamisch, da die Pflegeziele ständig überprüft und mit dem Klienten verhandelt werden; darüber hinaus fungieren die Pflegeergebnisse als Feedback, das zur Bestätigung oder Neuformulierung der Ziele führt. Auch die zirkuläre Folge der drei Arten der Prävention spricht für die Dynamik des Pflegeprozesses (Neuman, 1989 d, S. 37). Das besondere Gewicht, das Neuman der Wahrnehmung des Klienten und der gemeinsamen Erörterung der Pflegeziele beimißt, zeugt von ihrem Bewußtsein für hohe ethische Standards.

Mehrere Aussagen verbinden die Begriffe Person, Umwelt, Gesundheit und Pflege. Neumans Ausführungen über die primäre, sekundäre und tertiäre Prävention schaffen darüber hinaus eine enge Verbindung zwischen den einzelnen Begriffen des Modells.

Auch die inhaltliche Breite des Modells kann als ausreichend gelten. «Das wichtigste Ziel der Pflege», erklärte Neuman (1989 d), «besteht darin, die Auswirkungen tatsächlich oder potentiell vorhandener Stressoren zu mindern und die Widerstandskraft des Klientensystems zu erhöhen» (S. 39). Die Förderung von Gesundheit nimmt in ihrem Modell den gleichen Stellenwert ein wie die Behandlung von Krankheit.

> Im Idealfall sind die mit der sekundären Prävention verbundenen Interventionen bereits auch auf die Förderung von Gesundheit ausgerichtet, so daß Rückfälle vermieden werden können und das optimale Wohlbefinden erreicht werden kann. Im Mittelpunkt meines Pflegemodells steht das Wohlbefinden. Die Förderung von Gesundheit im allgemeinen sowie die Vorstellung von der primären Prävention im besonderen zielen darauf ab, das Wohlbefinden des Klienten zu optimieren. (S. 39)

Für die inhaltliche Breite des Systemmodells spricht auch, das es sowohl für die Forschung und Ausbildung als auch für die Administration und Praxis der Krankenpflege wichtige Leitfunktionen übernehmen kann. Mehrere Richtlinien sind bereits für die einzelnen Bereiche entwickelt worden; andere lassen sich direkt von den Aussagen des Modells ableiten.

Die Richtlinien für die Pflegeforschung gehen direkt auf Neumans Veröffentlichungen sowie auf die Sekundärliteratur zu ihrem Modell zurück. Besondere Bedeutung haben in diesem Zusammenhang ein Artikel von Grant, Kinney und Davis (1993) sowie die Diskussionen innerhalb der *Neuman Systems Model Trustees Group* (persönliche Mitteilung, 24. April 1993). Die erste Richtlinie bezieht sich auf die zu untersuchenden Phänomene. Demnach gehören dazu: a) physiologische, psychische, soziokulturelle, entwicklungsgeschichtliche und spirituelle Variablen; b) Eigenschaften des zentralen Kerns des Klientensystems; c) Eigenschaften der verschiedenen Abwehr- und Widerstandslinien; d) Charakteristika der intra-, inter- und extrapersonalen Stressoren; und f) Elemente der primären, sekundären und tertiären Prävention als Intervention.

Die zweite Richtlinie besagt, daß all jene klinischen Probleme zu untersuchen sind, die sich mit den Auswirkungen von Stressoren auf die Stabilität des Klientensystems befassen, wobei vor allem die physiologischen, psychischen, soziokulturellen, entwicklungsgeschichtlichen und spirituellen Variablen sowie die verschiedenen Abwehr- und Widerstandslinien zu beachten sind. Sinn und Zweck der auf Neumans Systemmodell basierenden Pflegeforschung ist es, die Auswirkungen der verschiedenen Maßnahmen zur primären, sekundären und tertiären Prävention auf die Bewahrung, Wiederherstellung und Aufrechterhaltung der Stabilität eines Klientensystems voraussagen und damit die Kosten und Nutzen der damit verbundenen Interventionen bestimmen zu können.

Die dritte Regel bestimmt die Klientensysteme Individuen, Familien, Gruppen, Organisationen, aber auch die Arbeitsbeziehungen zwischen mehreren Individuen zu möglichen Untersuchungssubjekten. In die zu sammelnden Daten fließen sowohl die Wahrnehmungen des Klientensystems als auch die der Versuchsleitung ein. Sie können in einer Vielzahl von Umgebungen, z. B. in der Wohnung eines Einzelklienten, in ambulanten Einrichtungen, Pflegeheimen oder Kliniken erhoben werden.

Die vierte Regel befaßt sich mit den Forschungsmethoden. Induktive und deduktive sowie qualitative und quantitative Forschungsansätze sind im Rahmen von Neumans Pflegemodell zulässig. Die fünfte Regel besagt, daß die Techniken zur Datenanalyse sowohl mit qualitativen als auch mit quantitativen Forschungsmethoden verbunden sein können. Und die sechste Regel schließlich stellt fest, daß die auf Neumans Systemmodell basierende Pflegeforschung das Verständnis der Beziehung zwischen Stressoren und Systemstabilität sowie der Einflüsse der Prävention als Intervention auf diese Beziehung vertiefen wird.

Auch für die Pflegeausbildung wurden entsprechende Richtlinien formuliert. Der unverkennbare Schwerpunkt der Curricula liegt auf der Reaktion des Klienten bzw. des Klientensystems auf die von der Umwelt ausgehenden Stressoren. Im Laufe der Ausbildung soll die Fähigkeit erworben werden, Interventionen zur primären, sekundären und tertiären Prävention zu planen und umzusetzen sowie dem Klientensystem dabei zu helfen, sein optimales Wohlbefinden zu bewahren, wiederherzustellen oder aufrechtzuerhalten.

Mirendas (1986) Beschreibung vom Einsatz des Systemmodells als Grundlage für die Entwicklung von Curricula deutet darauf hin, daß die Lerninhalte auf den verschiedenen Kategorien von Stressoren (intra-, inter- und extrapersonal), den fünf Variablen (physiologisch, psychisch, soziokulturell, entwicklungsgeschichtlich und spirituell) und den drei Arten von Prävention (primär, sekundär, tertiär) basieren können. Die Reihenfolge der Inhalte könnte dabei nach Mirendas Ansicht durch die verschiedenen Arten der Prävention vorgegeben werden.

Neumans Systemmodell ist für die qualifizierte Pflegeausbildung mit den verschiedensten akademischen Abschlüssen geeignet. Spezifische Voraussetzungen, welche die Studentinnen und Studenten erfüllen müßten, sind noch nicht benannt worden. Dafür liegen bereits einige Lehr- und Lernhilfen vor, darunter die visuelle Wiedergabe der fünf Variablen, das sogenannte *Neuman Wheel* (Johnson, 1989). Auch ein Grundlagenkurs, der im ersten Semester angeboten werden kann und umfangreiche Lektüre und Diskussionen zu den einzelnen Aspekten des Modells sowie Kleingruppenarbeit und einen Lernbericht mit eigenen Gedanken und Fragen zum Systemmodell vorsieht, ist bereits entwickelt worden (Lowry, 1988). Darüber hinaus liegen Vorträge zu bestimmten Einzelthemen vor, so z. B. über das Individuum, die Familie und die soziale Gemeinschaft als Klientensystem; Fallstudien über simulierte Pflegesituationen, in denen die Fähigkeiten zur korrekten Einschätzung und Entscheidung überprüft werden können; klinische Erfahrungen in verschiedenen Krankenhäusern und in der Gemeindepflege; Einschätzungs- und Diagnoseformulare für Krankenhäuser, die auch die Angehörigen und deren gesundheitlichen Status einbeziehen; und die Relevanz des Systemmodells für die Gemeindepflege (Ross, Bourbonnais & Carroll, 1987).

Richtlinien für die Administration formulierten Fawcett, Botter, Burritt, Crossley und Frink (1989). Den unverkennbaren Schwerpunkt der Pflege in klinischen Einrichtungen sehen sie in der Bereitstellung pflegerischer Dienste, die darauf ausgerichtet sind, dem Klienten bei der Bewahrung, Wiederherstellung oder Aufrechterhaltung seiner Systemstabilität zu helfen, und zwar mit Hilfe von Interventionen, die der primären, sekundären oder tertiären Prävention zugerechnet werden können. Sie begreifen das gesamte Pflegepersonal als Klientensystem, das sich aus physiologischen, psychologischen, soziokulturellen, entwicklungsgeschichtlichen und spirituellen Variablen zusammensetzt. Es kann aber auch die gesamte klinische Einrichtung als Klientensystem gesehen werden. Im Prinzip kommen alle Umgebungen in Frage, die der primären, sekundären oder tertiären Prävention angemessen sind, also z. B. Ambulanzen, Akutkrankenhäuser oder Reha-Kliniken. Die Strategien der Pflegeadministration konzentrieren sich auf das Pflegepersonal oder die gesamte Einrichtung als Klientensystem, dessen Stabilität es zu fördern gilt.

Die Richtlinien für die auf dem Systemmodell basierende Pflegepraxis liegen auf der Hand. Sinn und Zweck aller pflegerischen Aktivitäten ist es, den Klienten dabei zu helfen, ihre optimale Systemstabilität zu bewahren, wiederherzustellen oder aufrechtzuerhalten. Von besonderem Interesse sind alle klinischen Probleme, die durch die Reaktion auf tatsächlich oder potentiell vorhandene Stressoren entstehen. Die auf Neumans Systemmodell basierende Pflegepraxis kann überall stattfinden, in Kliniken, Hospizen, Heimen und Wohnungen ebenso wie auf Straßen und Bürgersteigen. Legitime Rezipientinnen und Rezipienten sind Individuen, Familien, Gruppen und Gemeinschaften, die mit tatsächlich vorhandenen oder potentiellen Stressoren konfrontiert sind. Der Pflegeprozeß besteht aus drei Komponenten, nämlich der Pflegediagnose, den Pflegezielen und den Pflegergebnissen. Interventionen werden als Maßnahmen der primären, sekundären oder tertiären Prävention begriffen. Durch den Einsatz des *Neuman Nursing Process Format* und des *Prevention as Intervention Format* (Neuman, 1989 d) läßt sich der Pflegeprozeß optimieren. Der «höchstmögliche Grad des Wohlbefindens, der zu einem gegebenen Zeitpunkt erreicht werden kann» (Neuman, 1990 a, S. 129), steht im Mittelpunkt aller pflegerischen Bemühungen.

Logische Kongruenz

Der Inhalt des Systemmodells ist logisch nicht völlig kongruent. Zwar ist es primär der Tradition des reziprok-interaktiven Weltbildes verpflichtet, doch finden sich trotz inhaltlicher Modifikationen noch immer Elemente des reaktiven Weltbildes – so z. B. im Begriff der geschaffenen Umwelt und dem starken Bezug auf Selyes Streßtheorie. Neuman (1990 a) versuchte, die geschaffene Umwelt so umzudefinieren, daß sie mit einem reziprok-interaktiven Weltbild eher vereinbar ist. Die geschaffene Umwelt, so erklärte sie, sei zwar funktional der unbewußten Ebene zugeordnet, stünde aber «in einem ständigen Energieaustausch mit der internen und externen Umwelt, was sie mit der Vorstellung von einem offenen System in meinem Systemmodell ... kompatibel macht» (S. 129/130). Dennoch, die Betonung des Unterbewußtseins verweist auf eine mechanistische, psychoanalytische Orientierung, was die logische Kongruenz des gesamten Modells empfindlich stört.

Das Problem mit dem eher mechanistischen Verständnis von Streß und Streßreaktion könnte durch den Bezug auf eine dynamischere Theorie der Streßbewältigung, wie sie z. B. Lazarus (1981) formulierte, relativ leicht gelöst werden.

Darüber hinaus würde die logische Kongruenz davon profitieren, Krankheit aus einer offenen systemischen Perspektive zu definieren und nicht mit einem geschlossenen, entropischen System zu verbinden. Vor allem Neumans (1989 d) Aussage: «Die Erschöpfung der Energiereserven (Entropie) signalisiert die Schließung des Systems, da die zur Verfügung stehende Energie nicht mehr ausreicht, das Leben zu erhalten» (S. 14), ist mit Bertalanffys (1968) Grundsatz, daß ein lebendes Systems niemals ein geschlossenes System sein kann, logisch nicht zu vereinbaren.

Neumans Systemmodell repräsentiert eindeutig den systemischen Ansatz in der Pflegewissenschaft. Zwar hat das Modell auch eine entwicklungsgeschichtliche Variable, doch steht diese für die Veränderung des Klientensystems über größere Zeiträume. Es gibt also keinen Hinweis auf logische Unstimmigkeiten durch die Verwendung unterschiedlicher wissenschaftlicher Ansätze.

Ableitung von Theorien

Neuman (1989 a, 1989 d) erklärte, gemeinsam mit ihrer Kollegin Audrey Koert-velyessy an einer vom Systemmodell abgeleiteten Theorie zu arbeiten, nämlich der *Theorie der optimalen Stabilität des Klientensystems*. Über die Einzelheiten dieser Theorie machte sie jedoch noch keine weiteren Angaben.

Die *Theorie der Prävention als Intervention* ist ebenfalls von Neumans Systemmodell abgeleitet. Eine persönliche Mitteilung Koertvelyessys vom Herbst 1987 zitierend, stellt Neuman (1989 d) fest:

> [Koertvelyessy] versteht den Begriff der primären, sekundären und tertiären Prävention innerhalb des Systemmodells als vorherrschend und signifikant, zumal er sich zu allen vier übergeordneten Begriffen (Person/Klient, Umwelt, Gesundheit, Pflege) in Beziehung setzen läßt. Da es letztendlich Strategien der Prävention sind, welche die Stabilität des Klientensystems bewahren, wiederherstellen oder aufrechterhalten, bezeichnet sie die Entwicklung einer theoretischen Aussage über die Verbindung all dieser Begriffe als notwendigen nächsten Schritt. (S. 38)

Neuman (1989 d) erklärt: «Es ließen sich noch mehrere andere im Systemmodell inhärente Theorien benennen und ausformulieren – natürlich immer mit dem Ziel, die Gesundheit des Klienten zu optimieren» (S. 34). Allerdings macht sie keine konkreteren Angaben darüber, an welche Theorien sie dabei denkt.

Hoffman (1982) begann, die Konzepte des Systemmodells operational zu definieren. So schlug sie z. B. vor, die interne Umwelt durch die Stärke oder Schwäche verschiedener Körperteile oder Organe zu bestimmen. Hoffmans Versuch stellt einen beachtenswerten ersten Schritt dar, versäumt aber, konkrete Methoden zur empirischen Überprüfung zu benennen. Die Stärke oder Schwäche bestimmter Körperteile oder Organe muß mit Hilfe beobachtbarer Daten bestimmt werden können, wenn das Konzept der internen Umwelt empirisch überprüfbar sein soll.

Glaubwürdigkeit

Praktische Nützlichkeit

Die praktische Nützlichkeit von Neumans Systemmodell ist umfassend dokumentiert worden. Mehrere Auflagen von *The Neuman Systems Model* (Neuman, 1982 b, 1989 c, 1994), die zahlreiche Beispiele für den Einsatz des Modells in der Forschung, Ausbildung, Administration und Praxis der Krankenpflege beinhalten, legen darüber Zeugnis ab. Auch die Berichte in den Fachzeitschriften über verschiedene Anwendungen des Modells haben in den letzten Jahren stark zugenommen. Das Modell wird von Krankenschwestern und -pflegern in den USA, in

Kanada, Island, England, Wales, Dänemark, Finnland, Norwegen, Schweden, Portugal, Australien, Puerto Rico, Costa Rica, Brasilien, Taiwan und Südkorea eingesetzt. Darüber hinaus finden seit 1986 zweijährliche *International Neuman Systems Model Symposia* statt.

Die von Betty Neuman verwandte Begrifflichkeit ist weitgehend vertraut; der Einsatz setzt also kein umfassendes neues Vokabular voraus. Für eine fundierte Anwendung in der Forschung, Ausbildung, Administration oder Praxis der Krankenpflege ist jedoch eine eingehende Beschäftigung mit den Inhalten des Modells notwendig. Die auf Neumans Systemmodell basierende Pflegepraxis arbeitet mit «einer Synthese der über den Klienten gesammelten Daten sowie relevanten Erkenntnissen [aus der Pflegewissenschaft und verwandten Disziplinen], die der Wahrnehmung und den Bedürfnissen des Klienten angemessen und auf seine optimale Funktion im Kontext seiner Umwelt ausgerichtet ist» (Neuman, 1989 d, S. 25, 27).

Es wird davon ausgegangen, daß sich die qualifizierte Pflegekraft schon beim Sammeln der Klientendaten von einer theoretischen Perspektive leiten läßt. Besonders bei der Interpretation von Daten werden theoretische Erkenntnisse allzu häufig entweder nicht explizit oder inkorrekt eingesetzt, was zu Verwirrung oder gar zu falschen Diagnosen und demzufolge auch zu falschen Interventionen führen kann.

Wirklich qualifizierte Pflegekräfte sollten dagegen in der Lage sein, ihre Diagnosen durch die Verknüpfung theoretischer Aussagen mit der konkreten Datenlage zu rechtfertigen. Sie können sich dabei durch gründliche Kenntnisse in der Pflege- und Sozialwissenschaft profilieren. Ihre Verantwortung gegenüber sich selbst, ihren Klienten, ihrem Berufsstand und den anderen Mitgliedern im Behandlungsteam bringt es mit sich, daß sie in der Lage sein müssen, ihre Entscheidungen logisch und rational begründen zu können. Erst wenn sie anderen, vor allem ihren Klienten, das *Warum* und das *Wie* bestimmter Pflegediagnosen und Pflegeziele klarmachen können, können sie auch die Gültigkeit ihrer Position behaupten und sich der Angemessenheit der daraus abgeleiteten Interventionen sicher sein. (Neuman, 1989 b, S. 57/58)

Neumans Systemmodell läßt sich in der praktischen Arbeit mit Individuen, Familien und anderen Gruppen unter den verschiedensten Bedingungen anwenden. Caramanica und Thibodeau (1987) führen einige der menschlichen und materiellen Ressourcen an, die notwendig sind, um das Modell in klinischen Einrichtungen umzusetzen. Dazu gehören ein formaler Umsetzungsplan, eine für die Umsetzung verantwortliche Spezialeinheit von Pflegekräften und eine Person, die für spezielle Beratungen zuständig ist. Sie vertreten die Ansicht, daß der Einsatz eines Pflegemodells vor allem dann wichtig ist, wenn die Ressourcen ohnehin beschränkt sind.

In Zeiten raschen Wandels bietet ein theoriegestütztes Modell, das die Überzeugungen des Personals widerspiegelt, Orientierung und praktische Hilfestellung. Es gibt die Grundsätze einer wünschenswerten Pflegepraxis vor und fördert ein einheitliches zielgerichtetes Vorgehen, wie es in Zeiten knapper Ressourcen und starker Beanspruchung klinischer Einrichtungen besonders wichtig ist. (S. 71)

Capers, O'Brien, Quinn, Kelly und Fenerty (1985) plädieren für eine gründliche Vorbereitung der Umsetzung des Systemmodells in klinischen Einrichtungen. Sie schlagen vor, ein Planungskomitee zu benennen, das den gesamten Vorgang überwacht, und Subkomitees einzurichten, die sich mit speziellen Fragen wie den zugrundeliegenden philosophischen Überzeugungen, der Strukturierung des Pflegeprozesses und der praktischen Umsetzung befassen. Außerdem regen sie die Festlegung eines Zeitplanes an. Zunächst sollte ein Pilotprojekt durchgeführt und ausgewertet werden, anschließend sollten weitere Einheiten mit der Umsetzung beginnen, wobei die jeweiligen Erfahrungen stets in den weiteren Umsetzungsprozeß einfließen sollten. Außerdem sollte das Personal durch einen Grundlagenkurs, kontinuierliche Fortbildung und unabhängige Studienmöglichkeiten entsprechend geschult und bei regelmäßigen Gesprächsrunden motiviert und unterstützt werden. Capers et al. weisen darauf hin, wie wichtig es sei, alle Personalgruppen in die Gesamtplanung und die einzelnen Subkomitees einzubeziehen. Außerdem erwähnen sie die Möglichkeit, eine von außen kommende Person mit der Koordination der Umsetzung zu betrauen oder sich von den Pflegewissenschaftlerinnen und -wissenschaftlern einer nahen Universität bzw. eines nahen Colleges beraten zu lassen. Capers et al. empfehlen auch die Entwicklung eines umfassenden Dokumentationssystems mit Formularen für die pflegerische Diagnose, den Pflegeplan, den Pflegeverlaufsbericht und die pflegerische Entlassungsplanung. Schließlich unterstreichen sie die Notwendigkeit der adäquaten Finanzierung eines solchen Projekts und regten an, bei Stiftungen oder ähnlichen Einrichtungen um Zuschüsse zu bitten.

Moynihan (1990) schildert die Vorteile eines auf dem Systemmodell basierenden Einschätzungsfragebogens mit gebundener Wahlantwort, um den lückenhaften Datensammlungen entgegenzuwirken, die häufig entstehen, wenn Formulare mit freier Antwortmöglichkeit benutzt werden. Darüber hinaus weist sie auf die Effektivität der autodidaktischen Beschäftigung mit dem Modell aufgrund entsprechender Broschüren hin und empfiehlt die Einsetzung eines Komitees, das die Umsetzung des Modells begleitet und überwacht.

Pflegeforschung. Die Anzahl der auf Neumans Systemmodell basierenden Forschungsprojekte wächst rasch. Durch eine Umfrage bei pflegewissenschaftlichen Instituten in den USA, Kanada und Europa ermittelte Angaben über bisher unveröffentlichte Studien finden sich bei Louis und Koertvelyessy (1989). Die Bibliographie am Ende dieses Kapitels enthält alle auf Neumans Systemmodell basierenden Dissertationen und Master's Theses, die mit Hilfe von *Master's*

Abstracts International und *Dissertation Abstracts International* zu ermitteln waren.

Eine Durchsicht der in Fachzeitschriften und Büchern veröffentlichten Forschungsberichte ergab, daß Neumans Systemmodell einer Vielzahl äußerst unterschiedlicher Projekte zugrunde gelegen hat, von qualitativen Beschreibungen relevanter Einzelfälle bis zu quantitativen Experimenten über die Auswirkungen präventiver Interventionen auf die Pflegeergebnisse.

Zu den deskriptiven Studien, die sich explizit auf Neumans Systemmodell beziehen, gehört Radwanskis (1992) Untersuchung über den Konsum von Alkohol, Marihuana, rezeptfreien und verschreibungspflichtigen Medikamenten bei 15 Männern und einer Frau, die infolge einer Rückenmarksverletzung unter chronischen Schmerzen litten. Bueno, Redeker und Norman (1992) ermittelten die Häufigkeit riskanter Verhaltensweisen (Fahren ohne Sicherheitsgurt, Alkohol am Steuer) sowie wichtige demographische Charakteristika bei Opfern von Autounfällen. Bowdler und Barrell (1987) beschrieben den gesundheitlichen Zustand und die pflegerischen Bedürfnisse von Obdachlosen in Richmond, Virginia. Gries und Fernsler (1988) untersuchten die Wahrnehmungen von Klienten während der künstlichen Beatmung auf einer Intensivstation. Bass (1991) beschäftigte sich mit den Bedürfnissen von Eltern, deren Kinder gleich nach der Geburt auf einer Intensivstation behandelt werden mußten, Kahn (1992) mit den Bedürfnissen von Angehörigen lebensbedrohlich erkrankter Klienten. Dabei konnte sie zwischen Angehörigen von Klienten, die vorher Wiederbelebungsmaßnahmen ausdrücklich ausgeschlossen hatten, und anderen Angehörigen keine Unterschiede feststellen. Clark, Cross, Deane und Lowry (1991) schilderten die spirituellen Bedürfnisse einer Stichprobe von 15 Erwachsenen innerhalb eines Untersuchungszeitraums von sechs Monaten nach einer Krebs- oder Herzoperation.

Loescher, Clark, Atwood, Leigh und Lamb (1990) untersuchten die Probleme und Bedürfnisse von erwachsenen Krebspatienten in bezug auf langfristige Auswirkungen der Krebserkrankung sowie der Krebstherapie. Während Cava (1992) die Bewältigungsstrategien erwachsener Krebskranker analysierte, beschrieben Grant und Bean (1992) die Bedürfnisse häuslicher Pflegepersonen von Klienten mit Kopfverletzungen. Decker und Young (1991) beschäftigten sich mit den Bedürfnissen der primären Pflegepersonen unheilbar kranker Heim- und Hospizklienten. Und Blank, Clark, Longman und Atwood (1989) schließlich untersuchten die Situation von Krebskranken und deren häusliche Pflege.

Auch einige Studien über aufschlußreiche Korrelationen sind auf der Basis von Neumans Systemmodell durchgeführt worden. So untersuchte Capers (1991) die Beziehung zwischen kulturellen Variablen und der Wahrnehmung problematischen Verhaltens bei schwarzen Laien und weißen Pflegekräften. Wilsons (1987)

Studie beschäftigte sich mit der Beziehung zwischen den psychischen Reaktionen der Klienten auf chirurgischen Intensivstationen und ihrer Wahrnehmung von Stressoren, während Hinds (1990) berichtete, daß die Prognose, der Verlauf der Operation, die aktuelle Bestrahlungstherapie, die gegenwärtige Leistungsfähigkeit, der Grad der Aufklärung und Selbstkontrolle sowie das Alter bei einer Stichprobe von 87 Männern und Frauen mit Lungenkrebs mit der jeweiligen Lebensqualität korrelierten.

Darüber hinaus liegen zahlreiche quasi-experimentelle und experimentelle Studien vor, die sich auf Neumans Systemmodell stützten. So berichten Waddell und Demi (1993), daß die Werte für den Schweregrad der psychischen Beeinträchtigung sowie Angst und Verzweiflung bei einer Stichprobe von 32 Teilnehmerinnen und Teilnehmern eines fünfwöchigen psychiatrischen Behandlungsprogramms nach der Behandlung deutlich niedriger waren als bei den vor dem Krankenhausaufenthalt durchgeführten Tests. Keine Unterschiede stellten dagegen Freiberger, Bryant und Marino (1992) beim Bakterienbewuchs der Haut bei vier Gruppen von Kindern fest, deren zentralvenöse Zugänge mit verschiedenen Kombinationen von Antiseptika und Verbänden behandelt wurden. Und Heffline (1991) wies nach, daß es bei postnarkotischem Zittern keine signifikanten Auswirkungen auf das Pflegeergebnis hat, ob Bestrahlungswärme allein oder in Kombination mit pharmakologischen Interventionen angewendet wird.

Die Ergebnisse einiger Studien sprechen für die Effektivität präventiver Interventionen. Ali und Khalil (1989) z. B. konnten zeigen, daß eine psychoedukative primäre Prävention vor dem chirurgischen Eingriff die postoperative Angst bei einer Stichprobe von Männern und Frauen mit Blasenkrebs signifikant senken konnte. Die Auswirkungen eines von Neumans Systemmodell abgeleiteten Behandlungsprotokolls zur Depressivität und Zufriedenheit bei Menschen im Pensionsalter untersuchte Hoch (1987) und stellte dabei fest, daß die Mitglieder der Versuchsgruppe weniger depressiv und mit ihrem Leben zufriedener waren als die Kontrollgruppe, deren pflegerische Betreuung nicht auf einem konzeptuellen Pflegemodell basierte. Eine Gruppe von Versicherungsangestellten, die als Maßnahme der primären und sekundären Prävention die Technik der progressiven Muskelentspannung erlernten, wiesen nach Vaughn, Cheatwood, Sirles und Brown (1989) niedrigere mittlere Streßreaktionswerte auf als die Mitglieder einer Kontrollgruppe. Auch auf eine Stichprobe von städtischen Angestellten hatte ein körperliches Übungsprogramm («Rückenschule»), wie Sirles, Brown und Hilyer (1991) berichteten, einen äußerst günstigen Effekt.

Andere Studien konnten die Hypothese von der Effektivität präventiver Interventionen nicht verifizieren. So ließ sich z. B. die vermutete Effektivität verschiedener Maßnahmen der sekundären und tertiären Prävention bei einer Stichprobe von städtischen Angestellten, die unter Rückenschmerzen litten, nicht nachweisen (Koku, 1992). Und auch Ziemer (1983) gelang es nicht, die erwarteten günstigen Auswirkungen primärer Präventionsstrategien in Form ausführlicher präoperativer Aufklärungsgespräche auf die postoperativen Komplikationen zu dokumentieren. Gavigan, Kline-O'Sullivan und Klump-Lybrand (1990) stellten hinsichtlich einer Atelektase, anderer postoperativer Komplikationen und der Dauer des Aufenthalts auf der Intensivstation bzw. im Krankenhaus zwischen Klienten, bei denen als Maßnahme der primären Prävention alle zwei Stunden nach ihrer Bypass-Operation die Körperposition verändert wurde, und Klienten, die in den ersten 24 Stunden nach der Operation in der Rückenlage verblieben, keinerlei Unterschiede fest. Und Leja (1989) schließlich berichtete, daß es bei den Werten für Depressivität eine Woche nach der Krankenhausentlassung zwischen einer Gruppe älterer Erwachsener, die vor der Entlassung mit Hilfe einer besonderen bildsymbolischen Methode beraten wurden, und der Kontrollgruppe keine Unterschiede gab.

Manche Studien haben nicht die Klienten, sondern die Pflegekräfte zum Untersuchungsgegenstand erhoben. So berichtet Ziegler (1982) über vorbereitende Arbeiten mit einer Gruppe von Studentinnen und Studenten der Pflegewissenschaft zur Formulierung pflegerischer Diagnosen, die auf Neumans Systemmodell basierten. Lowry und Jopp (1989) schildern die Entwicklung eines Instruments, mit dem sie den Einsatz des Systemmodells durch die Absolventinnen und Absolventen eines akademischen Ausbildungsprogramms auszuwerten versuchten. Die Ergebnisse zeigten, daß die Inhalte des Modells zwar stark präsent waren, «die Umsetzung des Modells in der Praxis jedoch abhängig davon war, ob diese von den Vorgesetzten der Absolventinnen und Absolventen an ihrem neuen Arbeitsplatz gefördert bzw. überhaupt gewünscht wurde» (S. 84). Speck (1990) konnte nachweisen, daß zukünftige Pflegekräfte, die auf ihre erste Injektion ausführlich vorbereitet wurden, weniger Angst hatten als die Mitglieder einer entsprechenden Kontrollgruppe. In bezug auf Streß oder Leistungserfolg allerdings gab es keine Unterschiede.

Carroll (1989) berichtet, daß die Werte für Rollendeprivation bei Studentinnen und Studenten im letzten Studienjahr eines auf dem Systemmodell basierenden Ausbildungsprogramms höher waren als die Werte der Mitglieder einer Vergleichsgruppe, deren Lehrplan auf einem medizinischen Modell beruhte. Nortridge, Mayeux, Anderson und Bell (1992) stellten fest, daß einige Aspekte des kognitiven Stils von Studentinnen und Studenten im letzten Studienjahr mit deren Abschlußnote im ersten Semester korrelieren.

Cantin und Mitchell (1989) untersuchten das Rauchverhalten von 612 examinierten Krankenschwestern und -pflegern in Kanada; es ergaben sich keinerlei

Unterschiede zum Rauchverhalten der kanadischen Gesamtbevölkerung. Louis (1989) berichtet, daß Pflegekräfte, die an vier einstündigen Treffen einer aus Kolleginnen und Kollegen bestehenden Unterstützungsgruppe teilnahmen, auf einer Angstskala geringere Werte erzielten als die Mitglieder einer entsprechenden Kontrollgruppe. Sie schließt daraus, daß solche Unterstützungsgruppen die Abwehr- und Widerstandslinien von Pflegekräften, die im Bereich der Langzeitpflege arbeiten, stärken können. Courchene, Patalski und Martin (1991) stellten fest, daß Krankenschwestern und -pfleger, die regelmäßig mit Cyclosporin A (CyA) in Berührung kamen, eher unter Verstopfung, Ohrgeräuschen und Kopfschmerzen litten als die Mitglieder einer Kontrollgruppe. In bezug auf neun andere Symptome, die man auf den Kontakt mit CyA zurückführen könnte, ergaben sich jedoch keine Unterschiede.

Pflegeausbildung. Die Nützlichkeit des von Betty Neuman entwickelten Systemmodells für die Pflegeausbildung ist in der Literatur beeindruckend dokumentiert worden. So stellte Bower (1982) den Entwurf für ein auf Neumans Modell basierendes Curriculum vor. Ihr Entwurf «ist mit dem Modell konsistent und … bietet grundlegende Orientierung für den Aufbau, den Inhalt und die Organisation des Curriculums» (S. 99).

Neumans Systemmodell ist bei der Planung von Curricula für die verschiedensten akademischen Ausbildungsprogramme herangezogen worden, so z. B. am Cecil Community College in North East, Maryland (Johnson, 1989; Lowry, 1986, 1988; Lowry & Jopp, 1989), an der University of Nevada in Las Vegas, dem Santa Fe Community College in Gainesville, Florida, und an der Indiana University-Purdue University in Fort Wayne (Lowry & Green, 1989).

Sipple und Freese (1989) erläutern den Übergang zu einem auf Neumans Systemmodell basierenden Curriculum am Lander College in Greenwood, South Carolina. Lebold und Davis (1980, 1982) beschreiben den Einsatz des Modells am St. Xavier College in Chicago. Sie stellen fest:

> Neumans Modell unterstützt die Entwicklung eines ganzheitlichen Curriculums, das an der primären, sekundären und tertiären Prävention ausgerichtet ist und auf die Optimierung des Wohlbefindens von Individuen, Familien und sozialen Gemeinschaften abzielt. Das Curriculum fördert die Identifikation mit der neuen Rolle und dem Pflegeberuf, indem es den Studentinnen und Studenten eine Struktur an die Hand gibt, in die sie im Laufe des Studiums neu erworbene Erkenntnisse und Fähigkeiten fortlaufend integrieren können (1980, S. 157)

Mirenda (1986) berichtet vom Einsatz des Systemmodells am Neumann College in Aston, Pennsylvania. Sie kommentiert: «Die Dozentinnen und Dozenten am Neumann College sind mit Neumans systemischem Ansatz zur Ausbildungsplanung und praktischen Pflege sehr zufrieden, und die Studentinnen und Studenten zeigen ein beeindruckendes Maß an beruflichem Verantwortungsbewußtsein und persönlicher Reife» (S. 148).

Nichols, Dale und Turley (1989) beschreiben den Einsatz von Neumans Systemmodell an der University of Wyoming in Laramie. Dale und Savala (1990) schildern ein gemeinsames Ausbildungsprojekt der University of Wyoming und dem Veterans Administration Medical Center in Cheyenne, von dem sowohl das Pflegepersonal des Krankenhauses als auch die beteiligten Studentinnen und Studenten deutlich profitierten.

Beitler, Tkachuck und Aamodt (1980) referieren Pflegepläne für Klienten mit Persönlichkeitsstörungen und Familien mit geringem Einkommen als Teil des Ausbildungsprogramms am Union College in Lincoln, Nebraska. Knox, Kilchenstein und Yakulis (1982) sowie Kilchenstein und Yakulis (1984) erörtern den Einsatz des Systemmodells an der University of Pittsburgh in Pennsylvania. Story und Ross (1986) erläutern die Konzeption eines auf Neumans Systemmodell basierenden Kurses über häusliche Pflege im letzten Studienjahr an der University of Ottawa in Ontario, Kanada. Bourbonnais und Ross (1985) sowie Ross, Bourbonnais und Carroll (1987) befaßten sich mit dem Einsatz des Modells für die Ausbildung im letzten Studienjahr an der University of Ottawa.

Zu den anderen Universitäten, Colleges und Krankenpflegeschulen, an denen Neumans Systemmodell bisher Verwendung fand, gehören das Minnesota Intercollegiate Nursing Consortium (Mrkronich, Hessian & Miller, 1989; Mrkonich, Miller & Hessian, 1989); das North Dakota-Minnesota Nursing Education Consortium (Nelson, Hansen & McCullagh, 1989); das Saint Anselm College in Manchester, New Hampshire (Beyea & Matzo, 1989; Bruton & Matzo, 1989); die University of Missouri in Kansas City (Conners, 1982, 1989); die University of Saskatchewan in Kanada (Dyck, Innes, Rae & Sawatzky, 1989); die Queens University in Kingston, Ontario, Kanada (Laschinger, Maloney & Trammer, 1989); und die Universität Århus in Dänemark (Johansen, 1989).

Auch die Lehrplangestaltung verschiedener Aufbaustudiengänge stützt sich auf Neumans Systemmodell, so z. B. an der University of Nevada in Las Vegas (Louis, Witt & LaMancusa, 1989); an der California State University in Fresno (Stittich, Avent & Patterson, 1989); an der Texas Woman's University School of Nursing (Johnson, Vaughn-Wrobel, Ziegler, Hough, Bush & Kurtz, 1982; Conners, Harmon & Langford, 1982; Tollett, 1982); an der Northwestern State University in Shreveport, Louisiana (Moxley & Allen, 1982); und an der Ohio University School of Nursing in Athens, Ohio (Neuman & Wyatt, 1980).

Für bestimmte Spezialgebiete sind ebenfalls auf Neumans Systemmodell basierende Curricula entwickelt worden, so z. B. für die Pflegeadministration (Arndt, 1982 b) und für die gerontologische Pflege (Gunter, 1982).

Auch für die Fortbildung von Krankenschwestern und -pflegern hat sich Neumans Systemmodell als nützlich erwiesen. Harty (1982) bezeichnet es als «förderlichen Rahmen für eine kontinuierliche Fortbildung mit dem primären Ziel, das theoretische Wissen und die klinische Kompetenz der qualifizierten Pflegekraft zu vertiefen und weiter auszubauen» (S. 101). Baker (1982 a) entwarf ein Fortbildungsprogramm für das Pflegepersonal eines psychiatrischen Krankenhauses. Story und DuGas (1988) bieten die detaillierte Beschreibung eines eintägigen Workshops für praktisch arbeitende Krankenschwestern und -pfleger, die Neumans Systemmodell in simulierten klinischen Situationen einsetzen wollen. Den großen Erfolg dieses Workshops schreiben sie dem Einsatz einer einfachen Terminologie, der Konzentration auf die akute Pflege und der Förderung des Transfers der gelernten Inhalte auf die klinische Situation durch den Einsatz praktischer Beispiele zu. Zu den spezifischen Lehr- und Lernstrategien gehören eine didaktisch aufbereitete Präsentation des Modellinhalts, die Simulation bestimmter klinischer Situationen, Rollenspiele und Kleingruppenarbeit.

In jüngster Zeit spielt das computergestützte Lernen eine immer größere Rolle. Reed-Sorrow, Harmon und Kitundu (1989) beschreiben ein Computerprogramm, das den Inhalt des Systemmodells mit Hilfe der kreativen Graphik vermittelt, sowie ein anderes Programm zu der auf Neumans Systemmodell basierenden Pflegediagnostik.

Pflegeadministration. Die Nützlichkeit des von Betty Neuman entwickelten Systemmodells für die Pflegeadministration ist ebenfalls durch zahlreiche Beiträge in der Literatur belegt. Arndt (1982 a) kombinierte die Begriffe des Modells mit der Organisationstheorie, um die Bereiche abzustecken, die bei der Analyse der Organisation pflegerischer Dienste berücksichtigt werden sollten. Kelly, Sanders und Pierce (1989) erklären, wie sich Neumans Systemmodell auf die Organisation von Pflegeausbildung und Pflegedienst anwenden läßt. Dabei stellen sie ein innovatives *Neuman Systems-Management Tool* vor, daß die Analyse administrativer Situationen, die Umsetzung präventiver Interventionen sowie die Auswertung der Pflegeergebnisse erleichtern soll. Besonders attraktiv daran ist, daß man es in nur drei Minuten ausfüllen kann. Vokaty (1982) skizziert die Rolle hochqualifizierter Pflegespezialistinnen und -spezialisten im Rahmen des von Neuman entwickelten Systemmodells. Simmons und Borgdon (1991) stellen ein Raster vor, mit dessen Hilfe sich die Beziehungen zwischen den drei Ebenen der Prävention und den verschiedenen Funktionsbereichen qualifizierter Pflegekräfte (Aufklärung, Beratung, Forschung, Management) veranschaulichen lassen.

Neumans Systemmodell hat sich auch für die Entwicklung von Einschätzungsinstrumenten, diagnostischen Taxonomien, Dokumentationsformularen und Pflegeplänen als nützlich erwiesen. Quayhagen und Roth (1989) entwickelten einen innovativen Ansatz der pflegerischen Diagnostik aufgrund psychometrisch fundierter Instrumente, welche die physiologischen, psychischen, soziokulturellen, entwicklungsgeschichtlichen und spirituellen Variablen sowie die externe Umwelt erfassen. Das Resultat ist ein umfassendes Einschätzungs- und Diagnoseprotokoll für Individuen und Familien.

Breckenridge, Cupit und Raimondo (1982) präsentieren ein Instrument zur Pflegediagnostik ambulant betreuter Peritonealdialyse-Klienten. Ein Instrument, das die gesamte Familie einbezieht, beschreiben Mischke-Berkey et al. (Mischke-Berkey & Hanson, 1991; Mischke-Berkey, Warner & Hanson, 1989). Ihr *Family Systems Stressor-Strength Inventory (FSSI)* ermöglicht eine umfassende Einschätzung der jeweiligen Stärken und relevanten Stressoren der betreffenden Familie. Darüber hinaus empfehlen sie eine Reihe von konkreten Interventionen zur Wiederherstellung der familiären Funktionalität. Flannery (1991) beschreibt das *FAMLI-RESCUE,* ein weiteres Instrument für die Sammlung und Auswertung familiärer Daten, während Beddome (1989) die Entwicklung und Anwendung eines auf Neumans Systemmodell basierenden Diagnoseinstruments für die Gemeindepflege erläutert.

Ziegler (1982) entwickelte eine computergestützte Taxonomie pflegerischer Diagnosen, das die folgenden Kategorien enthält:

1. Reagierendes Subsystem: psychisch, physiologisch, soziokulturell.

2. Zu diagnostizierendes Subsystem: Individuum, Familie, Gruppe, soziale Gemeinschaft.

3. Ebene der Reaktion: primär, sekundär, tertiär.

4. Quelle der Stressoren: intra-, inter-, extrasystemisch.

5. Art der Stressoren: physiologisch, psychisch, soziokulturell. (S. 57)

Schlentz (1993) beschreibt den innovativen Einsatz des Systemmodells als konzeptuelle Basis in den Francis Ashbury Manor United Methodist Homes in Ocean Grove, New Jersey. Mit Hilfe des *Minimum Data Set Resident Assessment Protocol Summary (MDS RAPS)* werden dort alle Patientinnen und Patienten einer umfassenden Pflegediagnostik unterzogen, wobei sich die RAPS-Problembereiche an den von Neuman entwickelten Ebenen der Prävention orientieren, denen jeweils angemessene pflegerische Aktivitäten zugeordnet sind.

Mayers und Watson (1982) erläutern die Modifikation ihres Formulars zur Pflegeplanung anhand der Vorgaben des von Neuman entwickelten Systemmodells. Neal (1982) sowie Capers und Kelly (1987) konzipierten mehrere von Neumans Modell abgeleitete Pflegepläne.

Neumans Systemmodell ist von Krankenhäusern in den USA, Kanada, England und Wales zur Organisation des Pflegedienstes herangezogen worden, so z. B. von der Allied Home Health Association in San Diego, Kalifornien (Pinkerton, 1974); vom Mercy Catholic Medical Center, Fitzgerald Mercy Division in Darby, Pennsylvania (Capers et al., 1985; Burke, Capers, O'Connell, Quinn & Sinnott, 1989); vom Mount Sinai Hospital in Hartford, Connecticut (Caramanica & Thibodeau, 1987; Moynihan, 1990); und vom Jefferson Davis Memorial Hospital in Nathez, Mississippi (Hinton-Walker & Raborn, 1989).

Aber auch bei der Organisation regionaler Gesundheitsdienste, der Gemeindepflege, in der Sozialpsychiatrie und in Hospizen hat Neumans Modell Anwendung gefunden, so z. B. beim Manitoba Department of Health (Drew, Craig & Beynon, 1989); bei der gesundheitlichen Versorgung der Provinz Ontario und bei der Middlesex-London Health Unit in Ontario, Kanada (Drew et al, 1989); beim Regional Neonatal Education Program of Eastern Ontario in Ottawa, Kanada (Dunn & Trépaniér, 1989); am Hospice of Windsor in Ontario, Kanada (Echlin, 1982); am Burford Community Hospital in Oxfordshire, England (Johns, 1991); und beim sozialpsychiatrischen Dienst in Breconshire, Wales (Davies, 1989).

Pflegepraxis. Die Nützlichkeit des von Betty Neuman entwickelten Modells für die Pflegepraxis ist in der Literatur ausgesprochen gut dokumentiert. Zahlreiche Autorinnen und Autoren beschrieben eine auf dem Modell basierende Pflegepraxis mit dem Individuum als Klientensysten. Dabei bezogen sie sich auf so unterschiedliche Erkrankungen wie AIDS (Pierce & Hutton, 1992), hypermetabolisches Multiorganversagen (Bergstrom, 1992), Myokardinfarkte und andere Herzerkrankungen (Fawcett et al., 1987, 1992; McInerney, 1982; Ross & Bourbonnais, 1985; Smith, 1989), Hirnarterienaneurysma (Fawcett et al., 1987), Gangrän (Baerg, 1991), akute und chronische Rückenmarksverletzungen (Foote, Piazza & Schultz, 1990; Hoeman & Winters, 1990; Sullivan, 1986), orthopädische Probleme (Shaw, 1991), Dickdarmkarzinom (Weinberger, 1991), chronisch obstruktive Lungenerkrankung (Baker, 1982b; Hiltz, 1990), Nierenerkrankungen (Breckenridge, 1982, 1989), Multiple Sklerose (Knight, 1990); Bluthochdruck (Johnson, 1983; Utz, 1980); Ernährungsprobleme bei Kleinkindern (Torkington, 1988), Leukämie (Piazza, Foote, Wright & Holcombe, 1992) und psychische Erkrankungen bei Kindern (Herrick, Goodykoontz, Herrick & Hackett, 1991).

Weitere Praxisberichte beziehen sich auf den Einsatz des Modells bei der Einschätzung der Ernährung im Laufe des gesamten Lebensprozesses (Gavan, Hastings-Tolsma & Troyan, 1988), bei der Beratung über orale Empfängnisverhütung mit Kombinationspräparaten (Lindell & Olsson, 1991), bei der Reduktion kardiovaskulärer Risikofaktoren (Brown, 1988), bei der präventiven Pflege älterer Menschen (Davis, 1982) sowie bei der Betreuung von Schmerzpatientinnen und -patienten (Cunningham, 1982). Sohier (1989) erläutert, wie sich die soziokulturelle Variable des Modells so erweitern läßt, daß eine umfassende Einschätzung der kulturell bedingten Wert- und Normvorstellungen pflegebedürftiger Individuen möglich wird. Andere Autorinnen und Autoren beschreiben die Anwendung des Modells in unterschiedlichen Umgebungen, z. B. in psychiatrischen Krankenhäusern (Beitler et al., 1980; Clark, 1982; Moore & Munro, 1990), auf Chirurgiestationen (Beitler et al., 1980; Rice, 1982; Robichaud-Ekstrand & Delisle, 1989), in der orthopädischen Praxis (Shaw, 1991), auf Intensivstationen (Biley, 1989; Dunbar, 1982; Fulbrook, 1991; Kido, 1991), in Reha-Kliniken (Cardona, 1982; Cunningham, 1983), auf Notfallstationen (Redheffer, 1985), in einem Hospiz (Echlin, 1982), in einer Kindertagesstätte (Bowman, 1982) sowie in der häuslichen Umgebung der Patientinnen und Patienten (Millard, 1992).

In der Selbstanalyse ihrer pflegerischen Betreuung eines geistig und körperlich behinderten Kleinkinds während ihrer Ausbildung erhebt Galloway (1993) die Pflegekraft zum Klientensystem und stellt fest:

> Indem ich meine Rolle als Pflegekraft in einer schwierigen klinischen Situation analysierte, wurde mir klar, daß ich mich nicht nur gut angepaßt, sondern auch persönliches Wachstum erfahren hatte. Ich war der Realität der Situation nicht ausgewichen, sondern hatte mich den Schwierigkeiten gestellt und an ihnen gearbeitet. Ich hatte erkannt, wie wichtig es ist, die eigenen Gefühle zum Ausdruck zu bringen, daher verleugnete ich weder meine positiven noch meine negativen Empfindungen. Indem ich effektive Bewältigungsmechanismen einsetzte und bei Bedarf zu alternativen Methoden im Umgang mit bedrohlichen Stressoren griff, konnte ich ein positives Ergebnis erzielen. Obgleich sich meine flexible Abwehrlinie unter dem Einfluß spezifischer negativer Variablen leicht zusammenzog, gelang es ihr doch, mich effektiv abzuschirmen, so daß meine normale Abwehrlinie unverletzt blieb. (S. 36)

Die pflegerische Betreuung von Familien aufgrund des von Neuman entwickelten Systemmodells beschreiben Neuman (1983a, 1983b, 1989 b) und Reed (1982, 1989, 1993). Ross und Helmer (1988) erläutern die Unterschiede beim Umgang mit Klientensystemen, die nur aus einem Individuum oder einer ganzen Familien bestehen. Herrick und Goodykoontz (1989) schildern Diagnose und Intervention bei einer dysfunktionalen Familie. Goldblum-Graff und Graff (1982) verbanden Neumans Begriffe mit der Theorie einer kontextuellen Familientherapie. Neumans Modell lag auch der Entwicklung von familienzentrierten Pflegeplänen für ein neurologisch unheilbar erkranktes Kind zugrunde (Wallingford, 1989) und wurde bei der Prävention von Mißbrauch (Delunas, 1990) sowie bei Kriseninterventionen bei älteren Angehörigen eingesetzt (Beckingham & Baumann, 1990). Buchana (1987) entwickelte einige Modifikationen für den Einsatz des Modells bei der pflegerischen Betreuung von Familien und anderen Gruppen.

Die Funktion sozialer Gemeinschaften als Klientensysteme erörtern Benedict und Sproles (1982), und sie fügen Neumans Aussagen eine grundlegende Prämisse hinzu:

> Populationen besitzen Charakteristika, die das Wesen der Gemeinschaft widerspiegeln. Diese Charakteristika, die sich auch als gruppenspezifische Tendenzen bezeichnen lassen, definieren besondere Risikogruppen. So wie Individuen in ihren Reaktionen bestimmte Muster zeigen, gibt es auch bei gesellschaftlichen Unter- oder Risikogruppen (z. B. bei älteren Menschen, Arbeitern, Behinderten) bestimmte Muster und Gemeinsamkeiten. (S. 224)

Spradley (1990), Blach (1974), Beitler et al. (1980) sowie Craddock und Stanhope (1980) beschreiben den Einsatz des Modells in der Gemeindepflege. Anderson, McFarlane und Helton (1986) leiteten ein Modell ab, in dem die Gesamtbevölkerung eines Landes als Klientensystem fungiert, und bildeten damit eine Synthese aus Krankenpflege und Gesundheitspolitik.

Kulturelle Kongruenz

Obgleich Neuman (1974, 1989 d) wiederholt betont, daß es sich bei der Krankenpflege um eine eigenständige wissenschaftliche und berufliche Disziplin handle, hält sie ihr Modell auch für den Gebrauch durch andere Berufe im Gesundheitsbereich durchaus geeignet. Tatsächlich ist der multidimensionale Charakter des Modells für viele Fachleute, die das komplexe Wesen des Menschen und seiner Interaktionen mit der Umwelt in ihrer Arbeit berücksichtigen wollen, äußerst attraktiv. Die Übernahme des Modells durch andere Berufe hat jedoch nicht nur Vor-, sondern auch Nachteile, weil sie eine allgemeine Perspektive fördert und damit den spezifischen Beitrag der Krankenpflege verwischt.

Neumans Systemmodell ist mit den heutigen gesellschaftlichen Erwartungen an die Krankenpflege kongruent. Die große Bedeutung, die der primären Prävention sowie der Förderung von Gesundheit und Wohlbefinden in den Medien, zahlreichen Selbsthilfebüchern und Zeitschriftenartikeln beigemessen wird, hat das allgemeine Bewußtsein für die Beiträge der verschiedenen Berufe im Gesundheitsbereich geschärft. Auch von Krankenschwestern und -pflegern wird immer häufiger erwartet, daß sie in diesem Bereich eine aktive Rolle übernehmen. Neuman (1989 d) schreibt: «Die primäre Prävention, also die Förderung von Gesundheit und Wohlbefinden, ist ein stark expandierender und zukunftsträchtiger Bereich, mit dem sich die Krankenpflege in zunehmendem Maße wird auseinandersetzen müssen. In diesem Bereich steckt für die zukünftige Entwicklung der Krankenpflege ein nahezu unbegrenztes Potential» (S. 39).

Neumans Forderung, die Wahrnehmung des Klienten in allen Phasen des Pflegeprozesses zu berücksichtigen und über die Pflegeziele und angemessenen Interventionen mit dem Klienten zu verhandeln, stärkt die Akzeptanz des Modells bei allen Mitgliedern der Gesellschaft, die sich ein aktives Mitspracherecht in allen sie betreffenden gesundheitlichen Fragen wünschen. Entsprechend erklärt Neuman (1989d): «Das Gesundheitssystem hat den Auftrag, die Rechte der Klienten ernstzunehmen und sie in die Entscheidungsfindung einzubeziehen». Andererseits kann gerade dieser Aspekt bei Menschen, die aufgrund ihrer persönlichen oder kulturell bedingten Überzeugungen keine Mitsprache wünschen, z. B. bei Mitgliedern einiger Kulturen aus dem Mittleren Osten, zur Ablehnung des Modells führen (Meleis, 1991).

Mehrere Autorinnen und Autoren, die vom Einsatz des Modells in der Pflegepraxis berichteten, haben ihrer Zufriedenheit mit den auf diese Weise erzielten Pflegeergebnissen Ausdruck verliehen (siehe z. B. Millard, 1992; Knight, 1990). Knights Bemerkung, daß die Ergebnisse eines gemeinsam mit dem Klienten ausgehandelten Pflegeplans «im wesentlichen mit den Erwartungen kongruent waren» (S. 455), läßt darauf schließen, daß sich die Zufriedenheit mit der auf Neumans Systemmodell basierenden Pflegepraxis auch auf den Klienten erstreckte.

Soziale Signifikanz

Neuman (1989a) selbst sagt den Einsatz ihres Modells «bis ins einundzwanzigste Jahrhundert hinein» (S. 466) voraus. Sie weist darauf hin, daß ihr Systemmodell «den sich wandelnden Trends in der Krankenpflege entweder stets voraus war oder sie sinnvoll ergänzen konnte ... Seine Einsatzmöglichkeiten sind wegen seiner systemischen, ganzheitlichen Perspektive grundsätzlich unbeschränkt» (S. 466). Darüber hinaus war Neuman der Ansicht, daß der Einsatz ihres Modells interkulturelle Konflikte lösen und die Krankenpflege in den Ländern, in denen es erfolgreich angewandt wird, deutlich verbessern kann.

Die empirischen Daten zur sozialen Signifikanz des Systemmodells sind durchaus gemischt. Wie bereits im Abschnitt über die soziale Nützlichkeit erwähnt, stützen die Ergebnisse einiger Studien die These von der Wirksamkeit präventiver Interventionen, andere nicht. In diesem Bereich sind daher verstärkte Forschungsbemühungen angezeigt. Darüber hinaus wäre eine Meta-Analyse der vorliegenden Studien empfehlenswert, um die Bedeutung der Ergebnisse besser einschätzen bzw. äußere Faktoren (wie etwa den methodischen Aufbau) bestimmen zu können, die möglicherweise zu den widersprüchlichen Ergebnissen beigetragen haben (Rosenthal, 1991).

Beiträge zur Pflegewissenschaft

In Neumans Systemmodell spiegelt sich das Interesse der Krankenpflege wider, den Menschen als ganzheitliches System zu sehen und die Einflüsse der Umwelt auf seine Gesundheit angemessen zu berücksichtigen. Sein Wohlbefinden steht in Neumans Modell im Mittelpunkt, und die Wahrnehmungen und Bedürfnisse des Menschen, der in der pflegerischen Situation zum Klienten wird, werden in alle Überlegungen einbezogen.

Der Beitrag des Modells war zunächst pragmatischer Natur: Es hat sich als Grundlage für die Ausbildung und Pflegepraxis in den verschiedensten Umgebungen als nützlich erwiesen. Vor allem ließ es sich offenbar leicht auf andere Länder und Kulturen übertragen und besitzt daher ein beachtliches Potential für globale Lösungen universeller pflegerischer Probleme (Neuman, 1989 a). Um die Glaubwürdigkeit des Modells auch jenseits aller pragmatischen Überlegungen zu bestimmen, besteht jedoch noch ein großer Forschungsbedarf.

Neumans (1989 d) eigene Worte fassen die Beiträge des Modells am besten zusammen:

> Neumans Systemmodell paßt hervorragend in die ganzheitliche Vorstellung von der Optimierung einer dynamischen, doch zugleich stabilen Wechselbeziehung zwischen Geist, Körper und Seele in einer sich ständig wandelnden Umwelt und Gesellschaft ... Es entspricht dem Auftrag der Weltgesundheitsorganisation für das Jahr 2000, zu einer Einheit des Wohlbefindens zu kommen – des Wohlbefindens von Umwelt, Körper, Seele und Geist. Und es steht in Übereinstimmung mit der *American Nurses Association*, mit der es die Sorge um die Abwehr potentieller Stressoren sowie die Betonung präventiver Maßnahmen teilt. (S. 10)

Die kontinuierliche Weiterentwicklung ihres konzeptuellen Pflegemodells hat Neuman (1989 a) durch die Einrichtung der *Neuman Systems Model Trustees Group* sichergestellt. Die Mitglieder dieser internationalen Vereinigung hervorragender Fachleute haben sich verpflichtet, «die Integrität des Modells fortzuentwickeln und für die Zukunft der Pflege zu schützen und zu bewahren» (S. 467).

Zitierte Literatur

Ali, N. S. & Khalil, H. Z. (1989). Effect of psychoeducational intervention on anxiety among Egyptian bladder cancer patients. *Cancer Nursing, 12,* 236–242.

Anderson, E., McFarlane, J. & Helton, A. (1986). Community-as-client: A model for practice. *Nursing Outlook, 34,* 220–224.

Arndt, C. (1982 a). Systems concepts for management of stress in complex healthcare organizations. In B. Neuman, *The Neuman systems model: Application to nursing education and practice* (pp. 97–114). Norwalk, CT: Appleton-Century-Crofts.

Arndt, C. (1982b). Systems theory and educational programs for nursing service administration. In B. Neuman, *The Neuman systems model: Application to nursing education and practice* (pp. 182–187). Norwalk, CT: Appleton-Century-Crofts.

Baerg, K.L. (1991). Using Neuman's model to analyze a clinical situation. *Rehabilitation Nursing, 16,* 38–39.

Baker, N.A. (1982a). The Neuman systems model as a conceptual framework for continuing education in the work place. In B. Neuman, *The Neuman systems model: Application to nursing education and practice* (pp. 260–264). Norwalk, CT: Appleton-Century-Crofts.

Baker, N.A. (1982b). Use of the Neuman model in planning for the psychological needs of the respiratory disease patient. In B. Neuman, *The Neuman systems model: Application to nursing education and practice* (pp. 241–251). Norwalk, CT: Appleton-Century-Crofts.

Balch, C. (1974). Breaking the lines of resistance. In J.P. Riehl & C. Roy, *Conceptual models for nursing practice* (pp. 130–134). New York: Appleton-Century-Crofts.

Barnum, B.J.S. (1994). *Nursing theory: Analysis, application, evaluation* (4th ed.). Philadelphia: JB Lippincott.

Bass, L.S. (1991). What do parents need when their infant is a patient in the NICU? *Neonatal Network, 10*(4), 25–33.

Beckingham, A.C. & Baumann, A. (1990). The aging family in crisis: Assessment and decision-making models. *Journal of Advanced Nursing, 15,* 782–787.

Beddome, G. (1989). Application of the Neuman systems model to the assessment of community-as-client. In B. Neuman, *The Neuman systems model* (2nd ed., pp. 363–374). Norwalk, CT: Appleton & Lange.

Beitler, B., Tkachuck, B. & Aamodt, D. (1980). The Neuman model applied to mental health, community health, and medical-surgical nursing. In J.P. Riehl & C. Roy, *Conceptual models for nursing practice* (2nd ed., pp. 170–178). New York: Appleton-Century-Crofts.

Benedict, M.B. & Sproles, J.B. (1982). Application of the Neuman model to public health nursing practice. In B. Neuman, *The Neuman systems model: Application to nursing education and practice* (pp. 223–240). Norwalk, CT: Appleton-Century-Crofts.

Bergstrom, D. (1992). Hypermetabolism in multisystem organ failure: A Neuman systems perspective. *Critical Care Nursing Quarterly, 15*(3), 63–70.

Bertalanffy, L. (1968). *General system theory.* New York: Braziller.

Beyea, S. & Matzo, M. (1989). Assessing elders using the functional health pattern assessment model. *Nurse Educator, 14*(5), 32–37.

Biley, F.C. (1989). Stress in high dependency units. *Intensive Care Nursing, 5,* 134–141.

Blank, J.J., Clark, L., Longman, A.J. & Atwood, J.R. (1989). Perceived home care needs of cancer patients and their caregivers. *Cancer Nursing, 12,* 78–84.

Bourbonnais, F.F. & Ross, M.M. (1985). The Neuman systems model in nursing education: Course development and implementation. *Journal of Advanced Nursing, 10,* 117–123.

Bowdler, J.E. & Barrell, L.M. (1987). Health needs of homeless persons. *Public Health Nursing, 4,* 135–140.

Bower, F.L. (1982). Curriculum development and the Neuman model. In B. Neuman, *The Neuman systems model: Application to nursing education and practice* (pp. 94–99). Norwalk, CT: Appleton-Century-Crofts.

Bowman, G.E. (1982). The Neuman assessment tool adapted for child day-care centers. In B. Neuman, *The Neuman systems model: Application to nursing education and practice* (pp. 324–334). Norwalk, CT: Appleton-Century-Crofts.

Breckenridge, D.M. (1982). Adaptation of the Neuman systems model for the renal client. In

B. Neuman, *The Neuman systems model: Application to nursing education and practice* (pp. 267–277). Norwalk, CT: Appleton-Century-Crofts.

Breckenridge, D. M. (1989). Primary prevention as an intervention modality for the renal client. In B. Neuman, *The Neuman systems model* (2nd ed., pp. 397–406). Norwalk, CT: Appleton & Lange.

Breckenridge, D. M., Cupit, M. C. & Raimondo, J. M. (1982). Systematic nursing assessment tool for the CAPD client. *Nephrology Nurse, 24 (January/February),* 26–27, 30–31.

Brown, M. W. (1988). Neuman's systems model in risk factor reduction. *Cardiovascular Nursing, 24*(6), 43.

Bruton, M. R. & Matzo, M. (1989). Curriculum revision at Saint Anselm College: Focus on the older adult. In B. Neuman, *The Neuman systems model* (2nd ed., pp. 201–210). Norwalk, CT: Appleton & Lange.

Buchanan, B. F. (1987). Human-environment interaction: A modification of the Neuman systems model for aggregates, families, and the community. *Public Health Nursing, 4,* 52–64.

Bueno, M. N., Redeker, N. & Norman, E. M. (1992). Analysis of motor vehicle crash data in an urban trauma center: Implications for nursing, practice and research. *Heart and Lung, 21,* 558–567.

Burke, M. E. Sr., Capers, C. F., O'Connell, R. K., Quinn, R. M. & Sinnott, M. (1989). Neuman-based nursing practice in a hospital setting. In B. Neuman, *The Neuman systems model* (2nd ed., pp. 423–444). Norwalk, CT: Appleton & Lange.

Cantin, B. & Mitchell, M. (1989). Nurses' smoking behavior. *The Canadian Nurse, 85*(1), 20–21.

Capers, C. F. (1991). Nurses' and lay African Americans' views about behavior. *Western Journal of Nursing Research, 13,* 123–135.

Capers, C. F. & Kelly, R. (1987). Neuman nursing process: A model of holistic care. *Holistic Nursing Practice, 1*(3), 19–26.

Capers, C. F., O'Brien, C., Quinn, R., Kelly, R. & Fenerty, A. (1985). The Neuman systems model in practice: Planning phase. *Journal of Nursing Administration, 15*(5), 29–39.

Caplan, G. (1964). *Principles of preventive psychiatry.* New York: Basic Books.

Caramanica, L. & Thibodeau, J. (1987). Nursing philosophy and the selection of a model for practice. *Nursing Management 10*(10), 71.

Cardona, V. D. (1982). Client rehabilitation and the Neuman model. In B. Neuman, *The Neuman systems model: Application to nursing education and practice* (pp. 278–290). Norwalk, CT: Appleton-Century-Crofts.

Carroll, T. L. (1989). Role deprivation in baccalaureate nursing students pre and post curriculum revision. *Journal of Nursing Education, 28,* 134–139.

Cava, M. A. (1992). An examination of coping strategies used by long-term cancer survivors. *Canadian Oncology Nursing Journal, 2,* 99–102.

Chardin, P. T. (1955). *The phenomenon of man.* London: Collins.

Clark, C. C., Cross, J. R., Deane, D. M. & Lowry, L. W. (1991). Spirituality: Integral to quality care. *Holistic Nursing Practice, 5,* 67–76.

Clark, F. (1982). The Neuman systems model: A clinical application for psychiatric nurse practitioners. In B. Neuman, *The Neuman systems model: Application to nursing education and practice* (pp. 335–353). Norwalk, CT: Appleton-Century-Crofts.

Clark, J. (1982). Development of models and theories on the concept of nursing. *Journal of Advanced Nursing, 7,* 129–134.

Conners, V. L. (1982). Teaching the Neuman systems model: An approach to student and faculty development. In B. Neuman, *The Neuman systems model: Application to nursing education and practice* (pp. 176–181). Norwalk, CT: Appleton-Century-Crofts.

Conners, V. L. (1989). An empirical evaluation of the Neuman systems model: The University of Missouri-Kansas City. In B. Neuman, *The Neuman systems model* (2nd ed., pp. 249–258). Norwalk, CT: Appleton & Lange.

Conners, V., Harmon, V. M. & Langford, R. W. (1982). Course development and implementation using the Neuman systems model as a framework: Texas Woman's University (Houston Campus). In B. Neuman, *The Neuman systems model: Application to nursing education and practice* (pp. 153–158). Norwalk, CT: Appleton-Century-Crofts.

Cornu, A. (1957). *The origins of Marxian thought.* Springfield, IL: Charles C. Thomas.

Courchene, V. S., Patalski, E. & Martin, J. (1991). A study of the health of pediatric nurses administering Cyclospirine A. *Pediatric Nursing, 17,* 497–500.

Craddock, R. B. & Stanhope, M. K. (1980). The Neuman Health-Care Systems Model: Recommended application. In J. P. Riehl & C. Roy, *Conceptual models for nursing practice* (pp. 159–169). New York: Appleton-Century-Crofts.

Cunningham, S. G. (1982). The Neuman model applied to an acute care setting: Pain. In B. Neuman, *The Neuman systems model: Application to nursing education and practice* (pp. 291–296). Norwalk, CT: Appleton-Century-Crofts.

Cunningham, S. G. (1983). The Neuman systems model applied to a rehabilitation setting. *Rehabilitation Nursing, 8*(4), 20–22.

Dale, M. L. & Savala, S. M. (1990). A new approach to the senior practicum. *Nursing-Connections, 3*(1), 45–51.

Davies, P. (1989). In Wales: Use of the Neuman systems model by community psychiatric nurses. In B. Neuman, *The Neuman systems model* (2nd ed., pp. 375–384). Norwalk, CT: Appleton & Lange.

Davis, L. H. (1982) Aging: A social and preventive perspective. In B. Neuman, *The Neuman systems model: Application to nursing education and practice* (pp. 211–214). Norwalk, CT: Appleton-Century-Crofts.

Decker, S. D. & Young, E. (1991). Self-perceived needs of primary caregivers of home-hospice clients. *Journal of Community Health Nursing, 8,* 147–154.

Delunas, L. R. (1990). Prevention of elder abuse: Betty Neuman health care systems approach. *Clinical Nurse Specialist, 4,* 54–58.

Drew, L. L., Craig, D. M. & Beynon, C. E. (1989). The Neuman systems model for community health administration and practice: Provinces of Manitoba and Ontario, Canada. In B. Neuman, *The Neuman systems model* (2nd ed., pp. 315–342). Norwalk, CT: Appleton & Lange.

Dunbar, S. B. (1982). Critical care and the Neuman model. In B. Neuman, *The Neuman systems model: Application to nursing education and practice* (pp. 297–307). Norwalk, CT: Appleton-Century-Crofts.

Dunn, S. I. & Trépaniér, M. J. (1989). Application of the Neuman model to perinatal nursing. In B. Neuman, *The Neuman systems model* (2nd ed., pp. 407–422). Norwalk, CT: Appleton & Lange.

Dyck, S. M., Innes, J. E., Rae, D. I. & Sawatzky, J. E. (1989). The Neuman systems model in curriculum revision: A baccalaureate program, University of Saskatchewan. In B. Neuman, *The Neuman systems model* (2nd ed., pp. 225–236). Norwalk, CT: Appleton & Lange.

Echlin, D. J. (1982). Palliative care and the Neuman model. In B. Neuman, *The Neuman systems model: Application to nursing education and practice* (pp. 257–259). Norwalk, CT: Appleton-Century-Crofts.

Edelson, M. (1970). *Sociotherapy and psychotherapy.* Chicago: University of Chicago Press.

Edwards, P. A. & Kittler, A. W. (1991). Integrating rehabilitation content in nursing curricula. *Rehabilitation Nursing, 16,* 70–73.

Fawcett, J., Archer, C. L., Becker, D., Brown, K. K., Gann, S., Wong, M. J. & Wurster, A. B. (1992). Guidelines for selecting a conceptual model of nursing: Focus on the individual patient. *Dimensions of Critical Care Nursing, 11,* 268–277.

Fawcett, J., Botter, M. L., Burritt, J., Crossley, J. D. & Fink, B. B. (1989). Conceptual models of nursing and organization theories. In B. Henry, M. DiVincenti, C. Arndt & A. Marriner (Eds.), *Dimensions of nursing administration: Theory, research, education, and practice* (pp. 143–154). Boston: Blackwell Scientific Publications.

Fawcett, J., Cariello, F. P., Davis, D. A., Farley, J., Zimmaro, D. M. & Watts, R. J. (1987). Conceptual models of nursing: Application to critical care nursing practice. *Dimensions of Critical Care Nursing, 6,* 202–213.

Fawcett, J., Carpenito, J. J., Efinger, J., Goldblum-Graff, D., Groesbeck, M. J. V., Lowry, L. W., McCreary, C. S. & Wolf, Z. R. (1982). A framework for analysis and evaluation of conceptual models of nursing with an analysis and evaluation of the Neuman systems model. In B. Neuman, *The Neuman systems model: Application to nursing education and practice* (pp. 30–43). Norwalk, CT: Appleton-Century-Crofts.

Flannery, J. (1991). FAMLI-RESCUE: A family assessment tool for use by neuroscience nurses in the acute care setting. *Journal of Neuroscience Nursing, 23,* 111–115.

Foote, A. W., Piazza, D. & Schultz, M. (1990). The Neuman Systems Model: Application to a patient with a cervical spinal cord injury. *Journal of Neuroscience Nursing, 22,* 302–306.

Freiberger, D., Bryant, J. & Marino, B. (1992). The effects of different central venous line dressing changes on bacterial growth in a pediatric oncology population. *Journal of Pediatric Oncology Nursing, 9,* 3–7.

Fulbrook, P. R. (1991). The application of the Neuman Systems Model to intensive care. *Intensive Care Nursing, 7,* 28–39.

Galloway, D. A. (1993). Coping with a mentally and physically impaired infant: A self-analysis. *Rehabilitation Nursing, 18,* 34–36.

Gavan, C. A. S., Hastings-Tolsma, M. T. & Troyan, P. J. (1988). Explication of Neuman's model: A holistic systems approach to nutrition for health promotion in the life process. *Holistic Nursing Practice, 3*(1), 26–38.

Gavigan, M., Kline-O'Sullivan, C. & Klumpp-Lybrand, B. (1990). The effect of regular turning on CABG patients. *Critical Care Nursing Quarterly, 12*(4), 69–76.

Goldblum-Graff, D. & Graff, H. (1982). The Neuman model adapted to family therapy. In B. Neuman, *The Neuman systems model: Application to nursing education and practice* (pp. 217–222). Norwalk, CT: Appleton-Century-Crofts.

Grant, J. S. & Bean, C. A. (1992). Self-identified needs of informal caregivers of head-injured adults. *Family and Community Health, 15*(2), 49–58.

Grant, J. S., Kinney, M. R. & Davis, L. L. (1993). Using conceptual frameworks of models to guide nursing research. *Journal of Neuroscience Nursing, 25,* 52–56.

Gries, M. & Fernsler, J. (1988). Patient perceptions of the mechanical ventilation experience. *Focus on Critical Care, 15,* 52–59.

Gunter, L. M. (1982). Application of the Neuman systems model to gerontic nursing. In B.

Neuman, *The Neuman systems model: Application to nursing education and practice* (pp. 196–210). Norwalk, CT: Appleton-Century-Crofts.

Harty, M.B. (1982). Continuing education in nursing and the Neuman model. In B. Neuman, *The Neuman systems model: Application to nursing education and practice* (pp. 100–106). Norwalk, CT: Appleton-Century-Crofts.

Heffline, M.S. (1991). A comparative study of pharmacological versus nursing interventions in the treatment of postanesthesia shivering. *Journal of Post Anesthesia Nursing, 6*, 311–320.

Herrick, C.A. & Goodykoontz, L. (1989). Neuman's systems model for nursing practice as a conceptual framework for a family assessment. *Journal of Child and Adolescent Psychiatric and Mental Health Nursing, 2*, 61–67.

Herrick, C.A., Goodykoontz, L., Herrick, R.H. & Hackett, B. (1991). Planning a continuum of care in child psychiatric nursing: A collaborative effort. *Journal of Child and Adolescent Psychiatric and Mental Health Nursing, 4*, 41–48.

Hiltz, D. (1990). The Neuman systems model: An analysis of a clinical situation. *Rehabilitation Nursing, 15*, 330–332.

Hinds, C. (1992). Personal and contextual factors predicting patients' reported quality of life: Exploring congruency with Betty Neuman's assumptions. *Journal of Advanced Nursing, 15*, 456–462.

Hinton-Walker, P. & Raborn, M. (1989). Application of the Neuman model in nursing administration and practice. In B. Henry, M. DiVincenti, C. Arndt & A. Marriner (Eds.), *Dimensions of nursing administration: Theory, research, education, and practice* (pp. 711–723). Boston: Blackwell Scientific Publications.

Hoch, C.C. (1987). Assessing delivery of nursing care. *Journal of Gerontological Nursing, 13*, 1–17.

Hoeman, S.P. & Winters, D.M. (1990). Theory-based case management: High cervical spinal cord injury. *Home Healthcare Nurse, 8*, 25–33.

Hoffman, M.K. (1982). From model to theory construction: An analysis of the Health-Care systems model. In B. Neuman, *The Neuman systems model: Application to nursing education and practice* (pp. 45–54). Norwalk, CT: Appleton-Century-Crofts.

Johansen, H. (1989) Neuman model concepts in joint use – community health practice and student teaching – School of Advanced Nursing Education, Aarhus University, Aarhus, Denmark. In B. Neuman, *The Neuman systems model* (2nd ed., pp. 334–362). Norwalk, CT: Appleton & Lange.

Johns, C. (1991). The Burford Nursing Development Unit holistic model of nursing practice. *Journal of Advanced Nursing, 16*, 1090–1098.

Johnson, M.N., Vaughn-Wrobel, B., Ziegler, S., Hough, L., Bush, H.A. & Kurtz, P. (1982). Use of the Neuman Health-Care systems model in the master's curriculum: Texas Woman's University. In B. Neuman, *The Neuman systems model: Application to nursing education and practice* (pp. 130–152). Norwalk, CT: Appleton-Century-Crofts.

Johnson, P. (1983). Black hypertension: A transcultural case study using the Betty Neuman model of nursing care. *Issues in Health Care of Women, 4*, 191–210.

Johnson, S.E. (1989). A picture is worth a thousand words: Helping students visualize a conceptual model. *Nurse Educator, 14*(3), 21–24.

Kahn, E.C. (1992). A comparison of family needs based on the presence or absence of DNR orders. *Dimensions of Critical Care Nursing, 11*, 286–292.

Kelly, J.A., Sanders, N.F. & Pierce, J.D. (1989). A systems approach to the role of the nurse administrator in education and practice. In B. Neuman, *The Neuman systems model* (2nd ed., pp. 115–138). Norwalk, CT: Appleton & Lange.

Kido, L. M. (1991). Sleep deprivation and intensive care unit psychosis. *Emphasis: Nursing, 4*(1), 23–33.

Kilchenstein, L. & Yakulis, I. (1984). The birth of a curriculum: Utilization of the Betty Neuman health care systems model in an integrated baccalaureate program. *Journal of Nursing Education, 23,* 126–127.

King, I. M. (1971). *Toward a theory for nursing.* New York: John Wiley & Sons.

Knight, J. B. (1990). The Betty Neuman systems model applied to practice: A client with multiple sclerosis. *Journal of Advanced Nursing, 15,* 447–455.

Knox, J. E., Kilchenstein, L. & Yakulis, I. M. (1982). Utilization of the Neuman model in an integrated baccalaureate program: University of Pittsburgh. In B. Neuman, *The Neuman systems model: Application to nursing education and practice* (pp. 117–123). Norwalk, CT: Appleton-Century-Crofts.

Koku, R. V. (1992). Severity of low back pain: A comparison between participants who did and did not receive counseling. *American Association of Occupational Health Nurses Journal, 40,* 84–89.

Laschinger, S. J., Maloney, R. & Tramer, J. E. (1989). An evaluation of student use of the Neuman systems model: Queen's University, Canada. In B. Neuman, *The Neuman systems model* (2nd ed., pp. 211–224). Norwalk, CT: Appleton & Lange.

Lazarus, R. (1981). The stress and coping paradigm. In C. Eisdorfer, D. Cohen, A. Kleinman & P. Maxim (Eds.), *Models for clinical psychopathology* (pp. 177–214). New York: SP Medical and Scientific Books.

Lebold, M. & Davis, L. (1980). A baccalaureate nursing curriculum based on the Neuman health systems model. In J. P. Riehl & C. Roy, *Conceptual models for nursing practice* (2nd ed., pp. 151–158). New York: Appleton-Century-Crofts.

Lebold, M. M. & Davis, L. H. (1982). A baccalaureate nursing curriculum based on the Neuman systems model: Saint Xavier College. In B. Neuman, *The Neuman systems model: Application to nursing education and practice* (pp. 124–129). Norwalk, CT: Appleton-Century-Crofts.

Leja, A. M. (1989). Using guided imagery to combat postsurgical depression. *Journal of Gerontological Nursing, 15*(4), 6–11.

Lindell, M. & Olsson, H. (1991). Can combined oral contraceptives be made more effective by means of a nursing care model? *Journal of Advanced Nursing, 16,* 475–479.

Loescher, L. J., Clark., L., Atwood, J. R., Leigh, S. & Lamb, G. (1990). The impact of the cancer experience on long-term survivors. *Oncology Nursing Forum, 17,* 223–229.

Louis, M. (1989). An intervention to reduce anxiety levels for nursing working with long-term care clients using Neuman's model. In J. P. Riehl-Sisca, *Conceptual models for nursing practice* (3rd ed., pp. 95–103). Norwalk, CT: Appleton & Lange.

Louis, M. & Koertvelyessy, A. (1989). The Neuman model in research. In B. Neuman, *The Neuman systems model* (2nd ed., pp. 93–114). Norwalk, CT: Appleton & Lange.

Louis, M., Witt, R. & LaMancusa, M. (1989). The Neuman systems model in multilevel nurse education programs: University of Nevada, Las Vegas. In B. Neuman, *The Neuman systems model* (2nd ed., pp. 237–248). Norwalk, CT: Appleton & Lange.

Lowry, L. (1986). Adapted by degrees. *Senior Nurse, 5*(3), 25–26.

Lowry, L. W. (1988). Operationalizing the Neuman systems model: A course in concepts and process. *Nurse Educator, 13*(3), 19–22.

Lowry, L. W. & Green, G. H. (1989). Four Neuman-based associate degree programs: Brief description and evaluation. In B. Neuman, *The Neuman systems model* (2nd ed., pp. 283–312). Norwalk, CT: Appleton & Lange.

Lowry, L. W. & Jopp, M. C. (1989). An evaluation instrument for assessing an associate degree nursing curriculum based on the Neuman systems model. In J. P. Riehl-Sisca, *Conceptual models for nursing practice* (3rd ed., pp. 73–85). Norwalk, CT: Appleton & Lange.

Mayers, M. A. & Watson, A. B. (1982). Nursing care plans and the Neuman systems model. In B. Neuman, *The Neuman systems model: Application to nursing education and practice* (pp. 69–84). Norwalk, CT: Appleton-Century-Crofts.

McInerney, K. A. (1982). The Neuman systems model applied to critical care nursing of cardiac surgery clients. In B. Neuman, *The Neuman systems model: Application to nursing education and practice* (pp. 308–315). Norwalk, CT: Appleton-Century-Crofts.

Meleis, A. I. (1991). *Theoretical nursing: Development and progress* (2nd ed.). Philadelphia: JB Lippincott.

Millard, J. (1992). Health visiting an elderly couple. *British Journal of Nursing, 1,* 769–773.

Mirenda, R. M. (1986). The Neuman systems model: Description and application. In P. Winstead-Fry (Ed.), *Case studies in nursing theory* (pp. 127–166). New York: National League for Nursing.

Mischke-Berkey, K. & Hanson, S.M.H. (1991). *Pocket guide to family assessment and intervention.* St. Louis: CV Mosby.

Mischke-Berkey, K., Warner, P. & Hanson, S. (1989). Family health assessment and intervention. In P. J. Bomar (Ed.), *Nurses and family health promotion: Concepts, assessment, and interventions* (pp. 115–154). Baltimore: Williams & Wilkins.

Moore, S. L. & Munro, M. F. (1990). The Neuman systems model applied to mental health nursing of the older adults. *Journal of Advanced Nursing, 15,* 293–299.

Moxley, P. A. & Allen, L. M. H. (1982). The Neuman systems model approach in a master's degree program: Northwestern State University. In B. Neuman, *The Neuman systems model: Application to nursing education and practice* (pp. 168–175). Norwalk, CT: Appleton-Century-Crofts.

Moynihan, M. M. (1990). Implementation of the Neuman systems model in an acute care nursing department. In M. E. Parker (Ed.), *Nursing theories in practice* (pp. 263–273). New York: National League for Nursing.

Mrkonich, D. E., Hessian, M. & Miller, M. W. (1989). A cooperative process in curriculum development using the Neuman health-care systems model. In J. P. Riehl-Sisca, *Conceptual models for nursing practice* (3rd ed., pp. 87–94). Norwalk, CT: Appleton & Lange.

Mrkonich, D., Miller, M. & Hessian, M. (1989). Cooperative baccalaureate education: The Minnesota intercollegiate nursing consortium. In B. Neuman, *The Neuman systems model* (2nd ed., pp. 175–182). Norwalk, CT: Appleton & Lange.

Neal, M. C. (1982). Nursing care plans and the Neuman Systems Model: II. In B. Neuman, *The Neuman systems model: Application to nursing education and practice* (pp. 85–93). Norwalk, CT: Appleton-Century-Crofts.

Nelson, L. F., Hansen, M. & McCullagh, M. (1989). A new baccalaureate North Dakota-Minnesota nursing education consortium. In B. Neuman, *The Neuman systems model* (2nd ed., pp. 183–192). Norwalk, CT: Appleton & Lange.

Neumann, B. (1974). The Betty Neuman Health-Care Systems Model: A total person approach to patient problems. In J. P. Riehl & C. Roy, *Conceptual models for nursing practice* (pp. 99–114). New York: Appleton-Century-Crofts.

Neuman, B. (1980). The Betty Neuman Health-Care Systems Model: A total person approach to patient problems. In J.P. Riehl & C. Roy, *Conceptual models for nursing practice* (2nd ed., pp. 119–134). New York: Appleton-Century-Crofts.

Neuman, B. (1982 a). The Neuman health-care systems model: A total approch to client care. In B. Neuman, *The Neuman systems model: Application to nursing education and practice* (pp. 8–29). Norwalk, CT: Appleton-Century-Crofts.

Neuman, B. (1982 b). *The Neuman systems model. Application to nursing education and practice*. Norwalk, CT: Appleton-Century-Crofts.

Neuman, B. (1983 a). Family intervention using the Betty Neuman health care systems model. In I.W. Clements & F.B. Roberts, *Family health: A theoretical approach to nursing care* (pp. 239–254). New York: John Wiley & Sons.

Neuman, B. (1983 b). The family experiencing emotional crisis: Analysis and application of Neuman's health care systems model. In I.W. Clements & F.B. Roberts, *Family health: A theoretical approach to nursing care* (pp. 353–367). New York: John Wiley & Sons.

Neuman, B. (1985a, August). *Betty Neuman.* Paper presented at conference on Nursing Theory in Action, Edmonton, Alberta, Canada. (Cassette recording.)

Neuman, B. (1985 b). The Neuman systems model. *Senior Nurse, 3*(3), 20–23.

Neuman, B. (1989 a). In conclusion – in transition. In B. Neuman, *The Neuman systems model* (2nd ed., pp. 453–470). Norwalk, CT: Appleton & Lange.

Neuman, B. (1989 b). The Neuman nursing process format: Family. In J.P. Riehl-Sisca, *Conceptual models for nursing practice* (3rd ed., pp. 49–62). Norwalk, CT: Appleton & Lange.

Neuman, B. (1989 c). *The Neuman systems model* (2nd ed.). Norwalk, CT: Appleton & Lange.

Neuman, B. (1989 d). The Neuman systems model. In B. Neuman, *The Neuman systems model* (2nd ed., pp. 3–63). Norwalk, CT: Appleton & Lange.

Neuman, B.M. (1990 a). Health as a continuum based on the Neuman Systems Model. *Nursing Science Quarterly, 3,* 129–135.

Neuman, B. (1990 b). The Neuman systems model: A theory for practice. In M.E. Parker (Ed.), *Nursing theories in practice* (pp. 241–261). New York: National League for Nursing.

Neuman, B. (in press). *The Neuman system model* (3rd ed.). Norwalk, CT: Appleton & Lange.

Neuman, B. & Wyatt, M. (1980). The Neuman stress/adaptation systems approach to education for nurse administrators. In J.P. Riehl & C. Roy, *Conceptual models for nursing practice* (2nd ed., pp. 142–150). New York: Appleton-Century-Crofts.

Neuman, B. & Young, R.J. (1972). A model for teaching total person approach to patients problems. *Nursing Research, 21,* 264–269.

Nichols, E.G., Dale, M.L. & Turley, J. (1989). The University of Wyoming evaluation of a Neuman-based curriculum. In B. Neuman, *The Neuman systems model* (2nd ed., pp. 259–282). Norwalk, CT: Appleton & Lange.

Nortridge, J.A., Mayeux, V., Anderson, S.J. & Bell, M.L. (1992). The use of cognitive style mapping as a predictor for academic success of the first semester diploma nursing students. *Journal of Nursing Education, 31,* 352–356.

Orem, D. (1971). *Nursing: Concepts of practice.* New York: McGraw-Hill.

Peterson, C.J. (1977). Questions frequently asked about the development of a conceptual framework. *Journal of Nursing Education, 16*(4), 22–32.

Piazza, D., Foote, A., Wright, P. & Holcombe, J. (1992). Neuman Systems Model used as a guide for the nursing care of an 8-year-old child with leukemia. *Journal of Pediatric Oncology Nursing, 9*(1), 17–24.

Pierce, J. D. & Hutton, E. (1992). Applying the new concepts of the Neuman systems model. *Nursing Forum, 27,* 15–18.

Pinkerton, A. (1974). Use of the Neuman model in a home health-care agency. In J. P. Riehl & C. Roy, *Conceptual models for nursing practice* (pp. 122–129). New York: Appleton-Century-Crofts.

Putt, A. (1972). Entropy, evolution and equifinality in nursing. In J. Smith (Ed.), *Five years of cooperation to improve curricula in Western schools of nursing.* Boulder, CO: Western Interstate Commission for Higher Education.

Quayhagen, M. P. & Roth, P. A. (1989). From model to measures in assessment of mature families. *Journal of Professional Nursing, 5,* 144–151.

Radwanski, M. (1992). Self-medicating practices for managing chronic pain after spinal cord injury. *Rehabilitation Nursing, 17,* 312–318.

Reed, K. (1982). The Neuman systems model: A basis for family psychosocial assessment. In B. Neuman, *The Neuman systems model: Application to nursing education and practice* (pp. 188–195). Norwalk, CT: Appleton-Century-Crofts.

Reed, K. S. (1989). Family theory related to the Neuman systems model. In B. Neuman, *The Neuman systems model* (2nd ed., pp. 385–396). Norwalk, CT: Appleton & Lange.

Reed, K. S. (1993). Adapting the Neuman systems model for family nursing. *Nursing Science Quarterly, 6,* 93–97.

Reed-Sorrow, K., Harmon, R. L. & Kitundu, M. E. (1989). Computer-assisted learning and the Neuman systems model. In B. Neuman, *The Neuman systems model* (2nd ed., pp. 155–160). Norwalk, CT: Appleton & Lange.

Redheffer, G. (1985). Application of Betty Neuman's Health Care Systems Model to emergency nursing practice: Case review. *Point of View, 22*(2), 4–6.

Rice, M. J. (1982). The Neuman systems model applied in a hospital medical unit. In B. Neuman, *The Neuman systems model: Application to nursing education and practice* (pp. 316–323). Norwalk, CT: Appleton-Century-Crofts.

Riehl, J. P. & Roy, C. (1974). *Conceptual models for nursing practice.* New York: Appleton-Century-Crofts.

Riehl, J. P. & Roy, C. (1980). *Conceptual models for nursing practice.* (2nd ed.). New York: Appleton-Century-Crofts.

Riehl-Sisca, J. P. (1989). *Conceptual models for nursing practice.* (3rd ed.). New York: Appleton & Lange.

Robichaud-Ekstrand, S. & Delisle, L. (1989). Neuman en médecine-chirurgie (The Neuman model in medical-surgical settings). *The Canadian Nurse, 85*(6), 32–35.

Rogers, M. E. (1970). *An introduction to the theoretical basis of nursing.* Philadelphia: FA Davis.

Rosenthal, R. (1991). *Meta-analytic procedures for social research* (rev. ed.). Newbury Park, CA: Sage.

Ross, M. & Bourbonnais, F. (1985). The Betty Neuman Systems Model in nursing practice: A case study approach. *Journal of Advanced Nursing, 10,* 199–207.

Ross, M. M., Bourbonnais, F. F. & Carroll, G. (1987). Curricular design and the Betty Neuman systems model: A new approach to learning. *International Nursing Review, 34,* 75–79.

Ross, M. M. & Helmer, H. (1988). A comparative analysis of Neuman's model using the individual and family as the units of care. *Public Health Nursing, 5,* 30–36.

Schlentz, M. D. (1993). The minimum data set and the levels of prevention in the long-term care facility. *Geriatric Nursing, 14,* 79–83.

Selye, H. (1950). *The physiology and pathology of exposure to stress.* Montreal: ACTA.

Shaw, M.C. (1991). A theoretical base for orthopaedic nursing practice: The Neuman systems model. *Canadian Orthopaedic Nurses Association Journal, 13*(2), 19–21.

Simmons, L. & Borgdon, C. (1991). The clinical nurse specialist in HIV care. *The Kansas Nurse, 66*(1), 6–7.

Sipple, J.A. & Freese, B.T. (1989). Transition from technical to professional-level nursing education. In B. Neuman, *The Neuman systems model* (2nd ed., pp. 193–200). Norwalk, CT: Appleton & Lange.

Sirles, A.T., Brown, K. & Hilyer, J.C. (1991). Effects of back school education and exercise in back injured municipal workers. *American Association of Occupational Health Nursing Journal, 39*, 7–12.

Smith, M.C. (1989). Neuman's model in practice. *Nursing Science Quarterly, 2*, 116–117.

Sohier, R. (1989). Nursing care for the people of a small planet: Culture and the Neuman systems model. In B. Neuman, *The Neuman systems model* (2nd ed., pp. 139–154). Norwalk, CT: Appleton & Lange.

Speck, B.J. (1990). The effect of guided imaging upon first semester nursing students performing their first injections. *Journal of Nursing Education, 29*, 346–350.

Spradley, B.W. (1990). *Community health nursing: Concepts and practice.* Glenview, IL: Scott, Foresman/Little, Brown Higher Education.

Stevens, B.J. (1982). Foreword. In B. Neuman, *The Neuman systems model* (2nd ed., pp. xiii–xiv). Norwalk, CT: Appleton & Lange.

Stittich, E.M., Avent, C.L. & Patterson, K. (1989). Neuman-based baccalaureate and graduate nursing programs, California State University, Fresno. In B. Neuman, *The Neuman systems model* (2nd ed., pp. 163–174). Norwalk, CT: Appleton & Lange.

Story, E.L. & DuGas, B.W. (1988). A teaching strategy to facilitate conceptual model implementation in practice. *Journal of Continuing Education in Nursing, 19*, 244–247.

Story, E.L. & Ross, M.M. (1986). Family centered community health nursing and the Betty Neuman systems model. *Nursing Papers, 18*(2), 77–88.

Sullivan, J. (1986). Using Neuman's model in the acute phase of spinal cord injury. *Focus in Critical Care, 13*(5), 34–41.

Tollett, S.M. (1982). Teaching geriatrics and gerontology: Use of the Neuman systems model. In B. Neuman, *The Neuman systems model: Application to nursing education and practice* (pp. 1159–1164). Norwalk, CT: Appleton-Century-Crofts.

Torkington, S. (1988). Nourishing the infant. *Senior Nurse, 8*(2), 24–25.

Utz, S.W. (1980). Applying the Neuman model to nursing practice with hypertensive clients. *Cardio-Vascular Nursing, 16*, 29–34.

Vaughn, M., Cheatwood, S., Sirles, A.T. & Brown, K.C. (1989). The effect of progressive muscle relaxation on stress among clerical workers. *American Association of Occupational Health Nurses Journal, 37*, 302–306.

Vokaty, D.A. (1982). The Neuman systems model applied to the clinical nurse specialist role. In B. Neuman, *The Neuman systems model: Application to nursing education and practice* (pp. 165–167). Norwalk, CT: Appleton-Century-Crofts.

Waddell, K.L. & Demi, A.S. (1993). Effectiveness of an intensive partial hospitalization program for treatment of anxiety disorders. *Archives of Psychiatric Nursing, 7*, 2–10.

Wallingford, P. (1989). The neurologically impaired and dying child: Applying the Neuman systems model. *Issues in Comprehensive Pediatric Nursing, 12*, 139–157.

Weinberger, S.L. (1991). Analysis of a clinical situation using the Neuman System Model. *Rehabilitation Nursing, 16,* 278, 280–281.

Wilson, V.S. (1987). Identification of stressors related to patients' psychological responses to the surgical intensive care unit. *Heart and Lung, 16,* 267–273.

Ziegler, S.M. (1982). Taxonomy for nursing diagnosis derived from the Neuman systems model. In B. Neuman, *The Neuman systems model: Application to nursing education and practice* (pp.55–68). Norwalk, CT: Appleton-Century-Crofts.

Ziemer, M.M. (1983). Effects of information on postsurgical coping. *Nursing Research, 32,* 282–287.

Kapitel 7:
Orems Selbstpflegemodell

Dieses Kapitel beschäftigt sich mit der Analyse und Evaluation von Dorothea
Orems Selbstpflegemodell, manchmal auch «Selbstpflegedefizit-Theorie» oder
«Selbstpflegetheorie» genannt. Orem (1980, 1991) selbst bezeichnet die Selbstpflegedefizit-Theorie als übergeordneten Bezugsrahmen dreier selbständiger
Theorien: der Theorie der Selbstpflege, der Theorie des Selbstpflegedefizits und
der Theorie des Pflegesystems. Die Begriffe und Aussagen der Selbstpflegedefizit-Theorie entsprechen in ihrem Abstraktionsgrad dem anderer konzeptueller
Modelle. Aus diesem Grund, und um Verwechslungen mit allgemeinen oder konkreteren Pflegetheorien zu vermeiden, wird Orems Werk im Rahmen dieses Buches unter dem Namen «Selbstpflegemodell» geführt.

Die Schlüsselbegriffe des Selbstpflegemodells sind in der folgenden Liste zusammengefaßt. Alle diese Begriffe werden im Laufe des Kapitels ausführlich erörtert und definiert.

Schlüsselbegriffe

Selbstpflege

Abhängigenpflege

Agent der Selbstpflege

Agent der Abhängigenpflege
   Fähigkeitskomponenten
   Grundlegende Einflußfaktoren

Abhängigenpflege-Handlungskompetenz

Selbstpflege-Handlungskompetenz

Therapeutischer Selbstpflegebedarf

Schlüsselbegriffe (Fortsetzung)

Selbstpflege-Erfordernisse
Universelle Erfordernisse
Entwicklungsbezogene Erfordernisse
Gesundheitlich bedingte Erfordernisse

Selbstpflegedefizit

Abhängigenpflegedefizit

Pflege-Handlungskompetenz

Ziel der Pflege
Menschen dabei helfen, ihren eigenen Selbstpflegebedarf sowie den Pflegebedarf der
von ihnen abhängigen Personen zu erfüllen

Professionelles Fall-Management
Pflegediagnose
Pflegeverordnung
Besti mmung des Pflegesystems
Vollständig kompensatorisches Pflegesystem
Partiell kompensatorisches Pflegesystem
Unterstützend-edukatives Pflegesystem
Methoden der Unterstützung
Pflegeplanung
Pflegerische Regulierung oder Behandlung
Pflegekontrolle

Pflegesysteme

Systeme der Abhängigenpflege

Theorie der Selbstpflege

Theorie des Selbstpflegedefizits

Theorie des Pflegesystems

Allgemeine Theorie der Pflegeadministration

Analyse des Selbstpflegemodells

Der folgende Abschnitt stellt eine Analyse des von Dorothea Orem entwickelten
Selbstpflegemodells dar. Die Analyse stützt sich primär auf ihr Buch *Nursing:
Concept of Practice* (Orem, 1991) und einen Aufsatz mit dem Titel «A nursing
practice theory in three parts, 1956–1989» (Orem, 1990).

Ursprünge des Modells

Historische Entwicklung und Motivation

Mit der Entwicklung ihres Selbstpflegemodells begann Orem in den fünfziger Jahren, also zu einer Zeit, in der die meisten Ausbildungsprogramme in der Krankenpflege auf Modellen beruhten, die aus anderen wissenschaftlichen Disziplinen stammten, z. B. aus der Medizin, der Psychologie oder der Soziologie (Phillips, 1977). Orem kann also mit Fug und Recht als Pionierin der Pflegewissenschaft gelten.

Die Entwicklung des Modells wurde ausführlich beschrieben (Nursing Development Conference Group, 1979; Orem & Taylor, 1986; Orem, 1991). Der entscheidende Anstoß entstand durch den Bedarf an einem neuen Curriculum für die Pflegeausbildung (Orem, 1959). Orem hielt es für erforderlich, vor der Konzeption eines solchen Curriculums die «Krankenpflege als eigenständige Kunst und Wissenschaft» (1978) von anderen Disziplinen abzugrenzen. Zur kontinuierlichen Fortentwicklung des Selbstpflegemodells motivierte sie «die Unzufriedenheit mit dem Mangel an logisch strukturiertem pflegerischem Wissen ... sowie die Überzeugung, daß ein Pflegemodell diesem Wissen eine innere Struktur verleihen könnte» (Nursing Development Conference Group, 1973, S. IX). Als besonderes Problem empfand sie auch den

Mangel an genauen Angaben und Verständigung über die allgemeinen Elemente der Pflege, um erstens die für die Pflege relevanten Probleme isolieren und zweitens die durch die Forschung neu hinzukommenden Erkenntnisse integrieren zu können. (Nursing Development Conference Group, 1973, S. 6)

Die ersten Grundzüge des Selbstpflegemodells formulierte Orem in einer Phase der intensiven Auseinandersetzung mit diversen pflegerischen Problemen während ihrer Beraterinnentätigkeit in der Abteilung «Hospital and Institutional Services» am Indiana State Board of Health in den Jahren 1949 bis 1957. Ihre Beobachtungen führten sie zu der Erkenntnis, daß «Pflege sowohl einen Modus des Denkens als auch einen Modus der Kommunikation» (Orem & Taylor, 1986, S. 41) umfaßt. In einem Bericht aus dem Jahre 1956 definierte sie Pflege wie folgt:

1. Praktisch arbeitende Pflegekräfte leisten Individuen eine spezielle Art von Hilfe.

2. Die Individuen, die diese spezielle Hilfe in Anspruch nehmen, sind in ihren Handlungsmöglichkeiten so eingeschränkt, daß die normale Unterstützung durch Angehörige und Freunde nicht mehr ausreicht, um den täglichen Erfordernissen der Selbstpflege gerecht werden und an ihrer medizinischen Versorgung aktiv teilnehmen zu können.

3. Pflegekräfte üben ihre Können aus, indem sie bestimmte Formen der Hilfestellung geben: Sie handeln für pflegebedürftige Individuen, helfen ihnen, für sich selbst zu handeln, oder zeigen ihren Angehörigen, wie sie ihnen helfen können. (S. 85)

Orems «Interesse am Geltungsbereich und den Grenzen der Krankenpflege» führte zur Suche nach einer grundlegenden Perspektive, «die das Wesen der Pflege
erklären, ihr Verständnis vertiefen und ihre Bedeutung vergrößern könnte» (Orem,
1991, S. 60; Orem & Taylor, 1986, S. 39). Bei dieser Suche orientierte sich Orem
an den folgenden drei Fragen:

1. Was tun Pflegekräfte, und was sollten sie tun?

2. Warum tun sie es?

3. Was ist das Ergebnis ihres Tuns? (Orem & Taylor, 1986, S. 39)

Die Antworten auf diese Fragen begannen sich herauszuschälen, als Orem Elemente des Selbstpflegemodells in ihre 1959 erschienen *Guides for Developing
Curricula for the Education of Practical Nurses* einfließen ließ. Orem behauptete
darin, es seien durch gesundheitliche Probleme verursachte Einschränkungen bei
der Fähigkeit zur Selbstpflege, die zur Pflegebedürftigkeit führten. Gleichzeitig
nannte sie verschiedene Bereiche der täglichen Selbstpflege, gesundheitliche Probleme, welche die Fähigkeit zur Selbstpflege einschränken, und Methoden, wie
Pflegekräfte den in ihrer Fähigkeit zur Selbstpflege eingeschränkten Individuen
helfen können.

Umfassendere Antworten ergaben sich, als Orem und die anderen Mitglieder
des Nursing Model Committee an der Catholic University Nursing Faculty 1965
mit ihrer Arbeit begannen und im Mai 1968 ihren Abschlußbericht vorlegten. Im
September des gleichen Jahres setzte Orem gemeinsam mit einer Reihe von Kolleginnen, die sich zur Nursing Development Conference Group zusammenge-
schlossen hatten, die Arbeit fort. 1971 erschien dann die erste Auflage ihres Buches *Nursing: Concepts of Practice*. Für die nächste Publikation, die sich mit dem
Selbstpflegemodell beschäftigte, zeichnete die Nursing Development Conference
Group verantwortlich. Sie erschien 1973 unter dem Titel *Concept Formalization
in Nursing: Process and Product*. Eine gründliche Überarbeitung des Selbstpflegemodells stellte Orem 1978 in einem Vortrag bei der *Second Annual Nurse
Educator Conference* sowie in der zweiten Auflage ihres eigenen Buches (Orem,
1980) und des Berichts der Nursing Development Conference Group (1979) vor.
Die drei mit dem Selbstpflegemodell verbundenen Theorien verfeinerte Orem in
der dritten Auflage ihres Buches (Orem, 1985) und einem gemeinsam mit Taylor
verfaßten Aufsatz (Orem & Taylor, 1986). Die aktuelle Fassung findet sich in der
vierten Auflage ihres Buches (Orem, 1991).

Die Struktur und die Komponenten des Selbstpflegemodells wurde im Laufe
der Zeit unterschiedlich interpretiert. Orem (1991) erklärte: «Bis 1970 wurden
alle konzeptuellen Elemente [des Selbstpflegemodells] formalisiert und auf ihre

Gültigkeit überprüft. Seitdem wurde manches vom Ausdruck her verfeinert und die wesentlichen Strukturen weiterentwickelt, doch hat es keine grundlegenden Veränderungen mehr gegeben» (S. 65). In der ersten Ausgabe ihres Buches *Nursing: Concepts of Practice* unterschied Orem (1971) zwischen den Dimensionen der Selbstpflege und den Dimensionen der Pflege. In der zweiten Auflage bezeichnete sie ihr Werk als «allgemeine, alles umfassende Theorie der Pflege», die aus drei «theoretischen Konstrukten» bestünde – Selbstpflegedefizit, Selbstpflege und Pflegesystem (Orem, 1980, S. 26). Diese Struktur wurde auch in der dritten Auflage beibehalten (Orem, 1985). Eine leichte Abweichung findet sich jedoch bei Orem und Taylor (1986). Sie beschrieben die Theorie des Pflegesystems als «allgemeine Pflegetheorie ..., weil sie das von Pflegekräften in pflegerischen Situationen hergestellte Produkt erklärt ...» (S. 44).

In der vierten Auflage ihres Buches kehrte Orem (1991) dann wieder zu der alten Struktur zurück und bezeichnete ihr Pflegemodell als übergeordneten Bezugsrahmen für die drei Theorien der Selbstpflege, des Selbstpflegedefizits und des Pflegesystems. Sie stellte fest: «Gemeinsam bilden diese drei Theorien eine allgemeine Pflegetheorie, nämlich die Selbstpflegedefizit-Theorie» (S. 66). Sie erklärte, daß «die Theorie der Selbstpflege die Theorie des Selbstpflegedefizits und diese wiederum die Theorie des Pflegesystems umfaßt» (S. 66).

Orem (1991) geht davon aus, daß es auch in Zukunft Verfeinerungen in der Struktur des Selbstpflegemodells geben wird: «Jedes Konzept unterliegt der weiteren Entwicklung durch die Identifikation und Organisation sekundärer Konzepte, die seine wesentliche Struktur ausmachen» (S. 65).

Philosophische Überzeugungen

Orem hat die dem Selbstpflegemodell zugrundeliegenden philosophischen Überzeugungen in Form von Annahmen und Prämissen mehrfach zusammengefaßt. Ihre frühe Suche nach dem Geltungsbereich und den Grenzen der Pflege führte zur Formulierung der folgenden Annahmen:

1. Pflege ist eine Form der Hilfe oder Hilfestellung; sie wird von Pflegekräften gegeben und von Personen mit einem legitimen Pflegebedarf empfangen.

2. Pflegekräfte zeichnen sich durch ihr pflegerisches Wissen und durch die Fähigkeit aus, dieses Wissen in den verschiedensten pflegerischen Situationen in spezialisierte Handlungen umzusetzen.

3. Personen mit einem legitimen Pflegebedarf haben a) das Bedürfnis nach einer benennbaren Art und einem bestimmbaren Ausmaß an selbständiger oder abhängiger Pflege und b) gesundheitliche Probleme, die ihre Fähigkeit, für die erforderliche Pflege selbst zu sorgen, deutlich einschränken. Art und Ausmaß der Pflege hängen also vom gesundheitlichen Zustand und den besonderen Pflegebedürfnissen der jeweiligen Personen ab.

4. Die Ergebnisse der Pflege sind mit den gesundheitlichen Beschwerden der pflegebedürftigen Personen verbunden und umfassen a) die Erfüllung des Bedarfs an selbständiger und
abhängiger Pflege und b) die Regulation der Ausübung bzw. die Entwicklung entsprechender Fähigkeiten zur Ausübung von Pflege. (Orem, 1985, S. 31)

Darüber hinaus vertrat Orem (1991) die Ansicht, daß die Pflege selbst eine bewußte Handlung sei. Sie stellte fest: «Pflegerische Handlungen werden von den
Mitgliedern einer bestimmten sozialen Gruppe bewußt durchgeführt, um Veränderungen zu initiieren und Ergebnisse herbeizuführen, die für andere auf ganz
spezifische Weise nützlich sind. Die Pflege als *bewußte Handlung* zu begreifen,
ist der allgemeinste Ansatz zum Verständnis der Pflege» (S. 79).

Später erweiterte Orem (1991) diese Annahme um den Begriff der Reflexion:
«Der Agent, also das handelnde Individuum, erkennt die Realität der Handlungs-
situation kraft seiner *sensorischen Wahrnehmungen* und seines *Bewußtseins*. Es
reflektiert über die Bedeutung der bestehenden Beschwerden und die Bedingungen der im Hinblick auf ein gewünschtes Ziel möglicherweise erforderlichen
Handlungen. Die Reflexion endet mit der *Entscheidung* des handelnden Individuums darüber, welche Handlungen es ausüben wird» (S. 80).

Akzeptiert man die Annahme, daß die Pflege eine bewußt ausgeführte Handlung darstellt, die auf Reflexion beruht, «muß man auch [die Annahme] akzeptieren, daß Menschen von sich aus eher zur Aktivität neigen als zur Passivität oder
bloßen Reaktivität» (Orem, 1991, S. 80). All diese Überlegungen führen zu den
folgenden zusätzlichen Annahmen, bei denen sich Orem vor allem von Arnold
(1960) leiten ließ:

1. Menschen erkennen und beurteilen Objekte, Bedingungen und Situationen hinsichtlich ihrer Auswirkungen auf das verfolgte Ziel.

2. Menschen nehmen Informationen direkt durch ihre sensorische Wahrnehmung auf, sind
   aber auch zu Reflexion, Argumentation und Verständnis fähig.

3. Menschen sind zu rationalen, selbstbestimmten Handlungen fähig, auch wenn sie möglicherweise emotional in eine andere Richtung tendieren.

4. Menschen können die Phase der Reflexion über eine auszuübende Handlung auf unbe-
   stimmte Zeit verlängern, indem sie neue Fragen formulieren, ihre Aufmerksamkeit auf die
   verschiedensten Aspekte der Situation richten und verschiedene Handlungsmöglichkeiten
   gegeneinander abwägen.

5. Um agieren zu können, müssen sie sich ab einem bestimmten Zeitpunkt auf eine adäquate
   Vorgehensweise konzentrieren und Alternativen verwerfen.

6. Gezielte Handlungen erfordern nicht nur ein Bewußtsein für Objekte, Bedingungen und
   Situationen, sondern auch die Fähigkeit, sich mit ihnen auseinanderzusetzen und sich bewußt zu ihnen zu verhalten.

7. Menschen besitzen die Fähigkeit, bewußt zu handeln, um bestimmte Ziele zu erreichen. (Orem, 1991, S. 80/81)

Darüber hinaus weist Orem (1991) auf die Notwendigkeit hin, «Bedingungen zu benennen, die erfüllt sein müssen, damit Individuen verschiedene Vorgehensweisen gegeneinander abwägen, unter ihnen eine geeignete Vorgehensweise auswählen und diese dann zielstrebig verfolgen können» (S. 81), wobei sie sich abermals auf Arnold (1960) bezieht.

1. Die Betreffenden müssen über das für die Unterscheidung zwischen guten oder erwünschten Handlungen einerseits und schlechten oder unerwünschten Handlungen andererseits notwendige Wissen verfügen und über die Erwünschtheit bzw. Unerwünschtheit reflektieren können. Darüber hinaus müssen sie das angestrebte Ziel sowie den zu seiner Erfüllung führenden Weg konzeptualisieren können.

2. Die Betreffenden müssen Kriterien kennen, auf die sie sich bei der Auswahl bestimmter Handlungsweisen stützen können.

3. Die Betreffenden brauchen Zeit und Wissen, um Ideen für bestimmte Vorgehensweisen oder Vorstellungen über die Beziehungen zwischen diesen Vorgehensweisen und dem angestrebten Ziel entwickeln zu können.

4. Die Reflexion sollte von den folgenden Fragen geleitet sein: Ist diese Vorgehensweise gut oder wünschenswert? Ist sie in bezug auf das angestrebte Ziel wünschenswerter oder weniger wünschenswert als andere Vorgehensweisen?

5. Die Phase der Reflexion kann beliebig hinausgezögert werden; deshalb sollte sie, sobald die einzelnen Vorgehensweisen deutlich geworden sind und sich klare Vorstellungen von ihrem Verlauf herausgebildet haben, durch eine Entscheidung beendet werden.

6. Das Urteil über mögliche Vorgehensweisen bei der Verfolgung des angestrebten Ziels und die Entscheidung für eine oder mehrere, miteinander kombinierte Möglichkeiten ist abgeschlossen, wenn die Vorgehensweise formalisiert und in das Selbstbild bzw. Selbstkonzept der Person integriert wurde. (S. 81)

Orem (1991) formuliert die folgenden fünf «Prämissen»:

1. Menschen brauchen, um ihr Überleben zu sichern und ihre natürlichen Anlagen entfalten zu können, einen kontinuierlichen Input, d. h., einen bewußten Austausch mit ihrer Umwelt.

2. Die menschliche Fähigkeit, bewußt zu handeln, äußert sich auch in der Pflege des Selbst und des anderen, in der Benennung von Bedürfnissen und in der Bereitstellung des benötigten Inputs.

3. Pflegebedürftigkeit entsteht durch Einschränkungen in der Fähigkeit zur Pflege des Selbst und des anderen; durch diese Einschränkungen kommt es zu einem Mangel an lebenserhaltenden und funktionsregulierenden Inputs.

4. Die menschliche Fähigkeit zum bewußten Handeln kommt auch darin zum Ausdruck, daß wir Wege und Mittel zur Benennung von Bedürfnissen und Bereitstellung von Inputs für das Selbst und andere entdecken, entwickeln und vermitteln.

5. Bestimmte Gruppen von Menschen mit strukturierten Beziehungen übernehmen die Aufgabe, in Situationen der mangelnden Selbstpflege ausgleichend einzugreifen und den erforderlichen Input bereitzustellen. (S. 67)

Die vorangegangenen Annahmen und Prämissen führten zu grundsätzlichen Überlegungen über die Spezifika der Krankenpflege, denn «nicht alle Menschen, die ärztlich behandelt werden, werden auch pflegerisch behandelt, und es besteht keine Veranlassung für eine zwangsweise Verknüpfung beider Bereiche» (Orem, 1991, S. 61).

Die Antwort auf die Frage: «Welche Beschwerden müssen vorliegen, damit die betreffende Person, ein Familienmitglied, der behandelnde Arzt oder eine Pflegekraft zu dem Urteil kommt, daß die Person der Pflege bedarf?» (Orem, 1985, S. 19), führt Orem zu einer weiteren, für das Selbstpflegemodell wesentlichen Annahme. Darin wird der «eigentliche Gegenstand der Pflege» bestimmt. Orem (1991) erklärt, der Begriff «eigentlich» zeige an, daß der Gegenstand «für diesen Bereich spezifisch» (S. 3) sei. Der Begriff «Gegenstand» werde «im philosophischen oder wissenschaftlichen Sinne benutzt und bezeichnet das, was untersucht oder beobachtet wird und auf das sich alle Handlungen beziehen, mit denen Informationen gesammelt oder Veränderungen herbeigeführt werden sollen» (S. 3). Der «eigentliche Gegenstand der Pflege» ist für Orem demnach «der bei der unabhängigen oder abhängigen Pflege gesundheitlich bedingten Einschränkungen unterworfene Mensch» (S. 70).

Die «gesundheitlich bedingten Einschränkungen» machen sich an bestimmten Beschwerden fest. «Bei Erwachsenen führen die Beschwerden dazu, daß sie das Ausmaß und die Qualität der Selbstpflege, die für die Erhaltung ihrer Gesundheit, für die Genesung bei einer Erkrankung oder Verletzung bzw. für die Bewältigung der Auswirkungen einer Erkrankung oder Verletzung therapeutisch wäre, nicht mehr selbst aufrechterhalten können. Bei Kindern führen sie dazu, daß die Eltern oder Bezugspersonen dies nicht mehr leisten können» (S. 41). Die als «therapeutisch» bezeichneten Handlungen tragen dazu bei, «Lebensprozesse zu unterstützen, auf die infolge einer Erkrankung oder Verletzung entstandenen Dysfunktionen heilend einzuwirken und die persönliche Entwicklung und Reifung zu fördern» (S. 41).

Auf einige allgemeinere Aspekte der Krankenpflege geht Orem (1991) in Form der folgenden Aussagen ein:

1. Gesellschaftlich gesehen beruhen pflegerische Beziehungen auf einem Zustand des Ungleichgewichts zwischen den Fähigkeiten von Pflegekräften, Systeme therapeutischer Selbstpflege für Individuen zu planen, zu organisieren und durchzuführen, und den Fähigkeiten der betreffenden Individuen bzw. ihrer Angehörigen. Mit anderen Worten, die Fähigkeiten von Pflegekräften gehen in diesem Bereich über die anderer Menschen hinaus.

Ist das Ungleichgewicht anders verteilt – oder liegt kein Ungleichgewicht vor –, gibt es auch keinen Grund für die Aufnahme einer pflegerischen Beziehung.

2. Die Pflegepraxis hat nicht nur technische, sondern auch moralische Aspekte, da pflegerische Entscheidungen das Leben, die Gesundheit und das Wohlbefinden von Menschen beeinflussen. Pflegekräfte müssen daher nicht nur fragen, ob eine bestimmte Maßnahme funktioniert, sondern auch ergründen, ob sie für die jeweilige Person die richtige Maßnahme ist.

3. Lösungsvorschläge für die Probleme der therapeutischen Selbstpflege von Individuen und Familien mit gesundheitlich bedingten Einschränkungen können andere Probleme entstehen lassen, deren Lösung schwierig oder gar unmöglich ist. (S. 54/55)

In einer weiteren Aussage erklärt Orem (1991) den grundsätzlichen Ansatz ihres Pflegemodells wie folgt: «Krankenpflege ist die Reaktion einer Gruppen von Menschen auf eine besondere Art der Handlungsunfähigkeit anderer Menschen, die aufgrund ihres gesundheitlichen Zustands nicht in der Lage sind, sich selbst oder die von ihnen abhängigen Personen pflegerisch zu versorgen. Vom Standpunkt des Selbstpflegemodells brauchen alle Menschen, um zu überleben, eine kontinuierliche Selbstregulation und Selbstversorgung, die wir Selbstpflege nennen» (S. 73).

In diesem Zusammenhang formuliert Orem (1991) folgende Prämissen:

1. Selbstpflege ist eine Form des Verhaltens, die durch Kommunikation und zwischenmenschliche Beziehungen erlernt und vom Ego gesteuert wird.

2. Erwachsene haben das Recht und die Verantwortung, in der Weise für sich selbst zu sorgen, daß ihr Leben und ihre Gesundheit gesichert sind. Unter bestimmten Umständen erstreckt sich diese Verantwortung auch auf andere Personen.
   a. Kleinkinder, Kinder, Jugendliche und ältere Menschen benötigen Hilfe, Unterstützung oder Überwachung bei der Selbstpflege.
   b. Infolge gesundheitlicher Einschränkungen können auch Erwachsene unfähig werden, erforderliche Ressourcen zu nutzen und sich selbst und die von ihnen abhängigen Personen ausreichend mit Inputs zu versorgen, so daß Hilfestellung von außen nötig wird. (S. 119)

«Selbstpflege als Verhalten spiegelt», so erklärt Orem (1991), «das Wesen dieses Konzepts wider: Selbstpflege ist Verhalten, sie existiert in realen Situationen» (S. 119). Über die Funktion der Selbstpflege schreibt Orem (1991):

1. Menschen haben von Natur aus das Bedürfnis nach Aufnahme bestimmter Substanzen (Nahrung, Wasser, Luft) und nach der Herstellung und Aufrechterhaltung von Lebensumständen, welche die Lebensprozesse unterstützen, die funktionale Integrität fördern und die strukturelle Integrität bewahren.

2. Die menschliche Entwicklung, von den intrauterinen Anfängen bis zum reifen Erwachsenenalter, erfordert die Herstellung und Aufrechterhaltung von Lebensumständen, welche die für die jeweilige Phase im Lebenszyklus notwendigen Entwicklungsprozesse unterstützen.

3. Genetische und konstitutionelle Defekte sowie Abweichungen von der normalen strukturellen oder funktionalen Integrität und vom normalen Wohlbefinden machen Maßnahmen

zu ihrer Prävention sowie regulative Handlungen notwendig, die ihre Ausweitung kontrollieren und ihre Auswirkungen mindern. (S. 121)

Im Rahmen ihrer Theorie der Selbstpflege formuliert Orem (1991) die folgenden Aussagen:

1. Menschen sind fähig, die Motivation sowie intellektuelle und praktische Fertigkeiten zu entwickeln, die für die Selbstpflege und die Pflege abhängiger Familienmitglieder notwendig sind.

2. Wie die Selbstpflege-Erfordernisse erfüllt werden, ist kulturell bestimmt und kann individuell, aber auch von sozialer Gruppe zu sozialer Gruppe unterschiedlich sein.

3. Selbstpflege und Pflege abhängiger Familienmitglieder sind Formen bewußten Handelns; ihr Leistungsgrad ist abhängig von der individuellen Handlungskompetenz und von der individuellen Neigung, unter bestimmten Umständen die Initiative zu ergreifen.

4. Das Individuum muß erkennen lernen, wann Maßnahmen der Selbstpflege bzw. der Pflege abhängiger Familienmitglieder notwendig sind. Darüber hinaus muß es bestimmen lernen, welche Arten von Maßnahmen die erkannten Bedürfnisse am besten erfüllen, so daß sich im Laufe der Zeit bestimmte Pflegegewohnheiten herausbilden können. (S. 69)

Die Grundsätze der Theorie des Selbstpflegedefizits faßt Orem (1991) wie folgt zusammen:

1. Ein Engagement für die Selbstpflege erfordert die Fähigkeit, in einer stabilen oder sich wandelnden Umwelt mit dem eigenen Selbst bewußt umzugehen.

2. Ein Engagement für die Selbstpflege bzw. die Abhängigenpflege wird von den individuellen Überzeugungen über das Leben, die Lebensentwicklung, die Gesundheit und das Wohlbefinden geprägt.

3. Die Qualität und Vollständigkeit der Selbstpflege bzw. der Abhängigenpflege in Familien und Gemeinschaften ist kulturell bedingt; auch die wissenschaftlichen Fähigkeiten bestimmter sozialer Gruppen sowie die allgemeine Lernfähigkeit der Gruppenmitglieder ist von Bedeutung.

4. Das Engagement für die Selbstpflege bzw. die Abhängigenpflege wird, wie das Engagement in allen praktischen Dingen, durch das individuelle Wissen darüber eingeschränkt, was unter bestimmten Umständen zu tun ist und wie es getan werden soll. (Orem, 1991, S. 70/71)

Auch die folgenden fünf Aussagen beziehen sich auf die Theorie des Selbstpflegedefizits:

1. Gesellschaften sorgen für den Zustand der sozialen Abhängigkeit vor, indem sie Mittel und Wege institutionalisieren, um den betreffenden Personen je nach dem Wesen und Grund ihrer Abhängigkeit helfen zu können.

2. Innerhalb dieser gesellschaftlichen Institutionen werden Mitglieder sozialer Gruppen tätig, um Personen, die sich im Zustand der sozialen Abhängigkeit befinden, durch direkte Maßnahmen helfen zu können.

3. Diese direkten Maßnahmen lassen sich in solche klassifizieren, die mit Zuständen altersbedingter Abhängigkeit verbunden sind, und solche, die nicht mit altersbedingten Einschränkungen zusammenhängen.

4. Zu den gesellschaftlichen Institutionen, welche Menschen helfen, die ungeachtet ihres Alters in einem Zustand der Abhängigkeit geraten sind, gehört das Gesundheitswesen.

5. Die Pflege ist Teil des Gesundheitswesens in der westlichen Zivilisation. (Orem, 1991, S. 71)

Der Theorie des Pflegesystems liegen zwei Prämissen zugrunde:

1. Krankenpflege umfaßt die praktischen Bemühungen von Pflegekräften, die für einen gewissen Zeitraum andere Individuen betreuen und behandeln, deren Möglichkeiten der Selbstpflege bzw. der Abhängigenpflege aufgrund gesundheitlicher Beschwerden eingeschränkt sind.

2. Krankenpflege ist ein institutionalisierter Teil des Gesundheitswesens, der durch den eigentlichen Gegenstand der Pflege sowie seinen spezialisierten Schwerpunkt in der Gesellschaft definiert und von anderen Teilen des Gesundheitswesens abgegrenzt ist. (Orem, 1991, S. 72)

Im Kontext der allgemeinen Theorie der Pflegeadministration listet Orem (1989) die folgenden Prämissen auf:

1. Institutionen des Gesundheitswesens haben Aufgaben, die zumindest teilweise durch die Bereitstellung pflegerischer Betreuung und Behandlung erfüllt werden.

2. Institutionen des Gesundheitswesens helfen Populationen, die zwar einer ständigen Fluktuation unterliegen, aber dennoch präzise beschrieben werden können.

3. Die Pflegeadministration bildet eine organisatorische Komponente der dem Gesundheitswesen zugeordneten Institution.

4. Die Pflegeadministration erhält ihre organisatorische Kraft durch Personen, die mit administrativen Leitungsfunktionen betraut sind.

5. Institutionen des Gesundheitswesens, in denen die Krankenpflege als kontinuierlicher Dienst verfügbar ist, haben Pflegekräfte angestellt oder unter Vertrag genommen, oder sie gewähren ihnen das Recht, innerhalb der Institution Krankenpflege zu praktizieren. (Orem, 1989, S. 58/59)

Strategien zur Wissensermittlung

Orems eigene Berichte deuten darauf hin, daß sie sich bei der Entwicklung des Selbstpflegemodells vor allem auf die induktive Methode stützte. «Die Antwort auf die Frage [wann eine Person als pflegebedürftig gelten soll] kam mir spontan, als ich an all die Situationen dachte, in denen solche Urteile getroffen werden, und ich daran dachte, daß die Pflegekraft für die pflegebedürftige Person im übertragenen Sinne ein ‹anderes Selbst› ist» (Orem, 1991, S. 61). An anderer Stelle erklärt Orem (1978), sie habe stets an ihre persönlichen und beruflichen Erfahrungen gedacht, wenn es um das Urteil über die Pflegebedürftigkeit gegangen sei. Die Antwort sei als «unverhoffte Einsicht» gekommen, als «plötzliches Verständnis der Tatsache, daß Individuen von der Krankenpflege profitieren, weil sie in ihrer Selbstpflege eingeschränkt sind.» Die induktive Argumentationsweise wird auch in dem Kommentar deutlich, das Selbstpflegemodell sei deshalb so «erfolgreich ..., weil es aus den Konzeptualisierungen der konstanten Elemente praktischer Pflegesituationen entstanden ist» (Orem & Taylor, 1986, S. 38).

In Orems (1991) Bezug auf Erkenntnisse verwandter Disziplinen kommen aber auch deduktive Elemente zum Tragen. So erklärt sie z. B.: «Arnolds Ausführungen über bewußte Handlungen führten 1987 zur Formulierung von sechs Bedingungen für Handlungstendenzen und Selbstpflegemotivation» (S. 81).

Einflüsse

Orem hat in ihren Texten zahlreiche Wissenschaftlerinnen und Wissenschaftler zitiert und deren Einflüsse auf ihr Denken anerkannt. Als besonders prägend bezeichnet sie die Zeit ihrer eigenen Ausbildung und die ausgiebige Lektüre in einem

> großen Spektrum wissenschaftlicher Bereiche, von der Organisation und Administration bis zur Sozialphilosophie ...; von der Hygiene bis zur Kulturanthropologie; von der philosophischen Reflexion über das Tun des Menschen bis zu Handlungstheorien, wie sie von der Soziologie, Psychologie und Philosophie entwickelt worden sind; von Handlungstheorien bis zur Vorstellung von Systemen und den Konstrukten der Kybernetik. (Orem & Taylor, 1986, S. 43)

Orem (1991) erwähnte die Einflüsse von Arnold (1960) und Kotarbinski (1965) auf ihre Vorstellungen über bewußte menschliche Handlungen sowie von Parons (1937, 1951) auf ihre Ideen über den Kontext dieser Handlungen. Außerdem weist sie auf Lonergans (1958) Einfluß hin. Ihre Fähigkeit, ihre gedanklichen Vorstellungen zu artikulieren, mache «Selbsterkenntnis erforderlich, und zwar bis hin zur Klärung meiner eigenen Realität als jemand, der die Pflege auf dynamische Weise verstand. B.J.F. Lonergans Werk *Insight* (1958) war mir eine hilfreiche, wenn auch nicht immer ganz einfache Stütze auf dem Weg zu dieser Selbsterkenntnis» (Orem & Taylor, 1986, S. 43).

Explizit erwähnt Orem (1991) auch die Beiträge der verschiedenen Mitglieder der Nursing Development Conference Group zur Entwicklung und Ausarbeitung des Selbstpflegemodells. Im Laufe der Jahre gehörten Sarah E. Allison, Joan E. Backschneider, Cora S. Balmat, Judy Crews, Mary B. Collins, M. Lucille Kinlein, Janina B. Lapniewski, Melba Anger Malatesta, Sheila M. McCarthy, Joan Nettleton, Louise Hartnett Rauckhorst, Helen A. St. Denis und Dorothea Orem dieser Gruppe an. Das Produkt ihrer Zusammenarbeit war die Publikation von zwei Auflagen ihres Buches *Concept Formalization in Nursing: Process and Product* (Nursing Development Conference Group, 1973, 1979).

Für die Behauptung, das Selbstpflegemodell basiere auf früheren Werken von Frederick und Northam (1938), gibt es dagegen keine Anhaltspunkte. Zwar sprachen Frederick und Northam vom Patienten als Agent der Pflege, der Begriff der Selbstpflege wurde jedoch erst von Orem entwickelt und formalisiert (Nursing Development Conference Group, 1979). Auch den Einfluß von Hendersons (1955) Definition bestritt Orem ausdrücklich, obgleich sie gewisse Ähnlichkeiten zu ihrer eigenen, 1956 formulierten Definition eingestand (Orem & Taylor, 1986).

Weltbild

Orems (1991) Beschreibung der Beziehung zwischen Person und Umwelt spricht eindeutig für ein reziprok-interaktives Weltbild. Sie vertritt die Ansicht, daß die Person von ihrer Umwelt nicht getrennt werden kann. «Person und Umwelt bilden eine funktionale, konkret existierende Einheit, die durch einen regen Austausch und wechselseitige Beeinflussung gekennzeichnet ist.» (S. 143).

Die Person gilt Orem stets als ganzheitliches Wesen. Obgleich sie zwischen strukturellen Teilen (z. B. Arme, Beine, Magen, Lungen) und funktionalen Teilen (z. B. Harnsystem, neuroendokrines System) unterscheidet (Orem, 1991), sieht sie diese Teile stets als integrale Komponenten einer Einheit an. «Wenn wir die grundsätzliche Einheit des Individuums anerkennen, sollte es auch unproblematisch sein, innerhalb dieser Einheit strukturelle und funktionale Komponenten zu unterscheiden» (S. 185). Darüber hinaus gilt die Person als aktiver Agent, der sich im Normalfall pflegerisch selbst versorgt und, sobald er mit einem Ungleichgewicht zwischen therapeutischem Bedarf und bestehender Selbstpflege-Handlungskompetenz konfrontiert ist, die Dienste qualifizierter Pflegekräfte in Anspruch nimmt.

Stabilität und Veränderung spielen, in Übereinstimmung mit dem reziprok-interaktiven Weltbild, im Selbstpflegemodell eine zentrale Rolle. Der Erhalt der therapeutischen Selbstpflege-Handlungskompetenz, eines der wichtigsten Ziele innerhalb des Selbstpflegemodells, steht für Stabilität. Der Verlust dieser Handlungskompetenz resultiert aus gesundheitsbedingten Einschränkungen und führt zur Pflegebedürftigkeit. Die gesundheits- und entwicklungsbedingten Schwankungen in der Selbstpflege-Handlungskompetenz stehen für Veränderung. Sie sind für den Entwicklungs- und Reifungsprozeß der Person unerläßlich.

Besonderer Schwerpunkt

Der besondere Schwerpunkt des Selbstpflegemodells liegt auf den bewußten Handlungen der Pflegekraft, was die Diagnose, Planung, Umsetzung, Organisation und Aufrechterhaltung von Systemen der therapeutischen Selbstpflege bei Individuen mit eingeschränkter Selbstpflege-Handlungskompetenz betrifft. Die Fähigkeit zur vollständigen und effektiven Selbstpflege bzw. Abhängigenpflege kann durch den eigenen gesundheitlichen Zustand, den gesundheitlichen Zustand der abhängigen Person oder das jeweilige Entwicklungsstadium (Lebensalter) eingeschränkt sein.

Das Selbstpflegemodell wurde von Riehl und Roy (1980) als systemisches Modell und von Riehl-Sisca (1989) als Interaktionsmodell klassifiziert, ohne daß dafür besondere Gründe angeführt worden wären. Eine genauere Überprüfung des Selbstpflegemodells ergibt jedoch keine Hinweise auf eine Entsprechung seines Inhalts mit den Charakteristika des systemischen oder interaktiven Ansatzes, wie sie im Anfangskapitel dieses Buches vorgestellt wurden.

Eher läßt sich wohl ein entwicklungstheoretischer Ansatz erkennen. Prozesse des Wachstums, der Entwicklung und der Reife kommen in den Vorstellungen von entwicklungsbedingten Schwankungen bei der Selbstpflege-Handlungskompetenz zu Tragen.

Die für den entwicklungstheoretischen Ansatz charakteristische Betonung der Veränderung findet sich in der altersgemäßen Ausprägung der Selbstpflege-Handlungskompetenz und -motivation wieder. Beide entwickeln sich hin zu einer höheren Ebene der Integration und Übernahme verantwortungsvoller Funktionen bei der Selbstpflege bzw. der Abhängigenpflege. Dies wird auch in der folgenden Aussage deutlich:

> Der Mensch als Person ist in Bewegung, ist nicht statisch. Er befindet sich in einem Prozeß der Personalisation, d.h., er reift und entfaltet sein individuelles Potential. In diesem Prozeß steht das Individuum in ständiger Kommunikation mit seiner Umwelt, ist in Aktion, strebt nach Wissen und Wahrheit, gibt und tut Gutes für sich selbst und seine Mitmenschen ... Der Prozeß der Personalisation schreitet unter Bedingungen voran, die für menschliche Entwicklungsprozesse günstig oder ungünstig sind ... Das Individuum strebt danach, das Potential seiner natürlichen Begabungen zu verwirklichen, im Glauben zu leben, Hoffnungen zu entwickeln und sich selbst als verantwortungsvolle Persönlichkeit zu vervollkommnen, die Fragen stellt, Antworten sucht, reflektiert und zu einem neuen Bewußtsein darüber gelangt, was es weiß und was es tut. (Orem, 1991, S. 185)

Der menschliche Entwicklungsprozeß ist im Rahmen des Selbstpflegemodells vor allem durch die Unterschiede in der Selbstpflege-Handlungskompetenz gekennzeichnet. Während der gesunde Erwachsene eine optimale Handlungskompetenz für die Selbstpflege bzw. Abhängigenpflege besitzt, befinden sich Kinder sowie kranke oder behinderte Erwachsene in einem Zustand der Pflegeabhängigkeit. Orem (1991) erklärte:

> Kinder sind von der Pflege durch andere abhängig, weil sie sich physisch, psychisch und psychosozial noch in einem frühen Entwicklungsstadium befinden. Alte Menschen sind von der Pflege oder Hilfe durch andere abhängig, wenn ihre körperlichen und geistigen Fähigkeiten nachlassen und ihre Selbstpflege-Handlungskompetenz dadurch eingeschränkt ist. Kranke oder behinderte Menschen bedürfen, je nach dem Grad ihrer Erkrankung oder Behinderung, der Pflege durch andere bzw. der Hilfestellung in Form von Unterrichtung und Anleitung. Selbstpflege ist der kontinuierliche Beitrag des erwachsenen Menschen zu seiner Fortexistenz, seiner Gesundheit und seinem Wohlbefinden. Die Pflege anderer ist sein Beitrag zur Gesundheit und zum Wohlbefinden abhängiger Mitglieder seiner sozialen Gruppe. (S. 117)

Fortschritt und Entwicklung schlagen sich also im Rahmen des Selbstpflegemodells als Schwankungen bei der Selbstpflege-Handlungskompetenz nieder. Obgleich sich das Individuum im allgemeinen auf eine zunehmende Selbständigkeit bei der Selbstpflege und der Abhängigenpflege hinentwickelt, kann es in den verschiedensten Lebensphasen durch Krankheit oder Behinderung immer wieder einmal zu einem Verlust der Selbstpflege-Handlungskompetenz kommen.

Kräfte, die Wachstum und Entwicklung fördern, werden im Rahmen des Selbstpflegemodells als natürliche Komponenten der menschlichen Entwicklung angesehen. Die Handlungskompetenz für die Selbstpflege und Abhängigenpflege nimmt also mit fortschreitender persönlicher Reife zu. Jedem Menschen wird ein inhärentes Potential für die Entwicklung optimaler Selbstpflege-Handlungskompetenz unterstellt.

Meleis (1991) sieht das Selbstpflegemodell als Beispiel für bedürfnisorientierte Modelle und betont dabei vor allem den pflegetherapeutischen Aspekt. Für Marriner-Tomey (1989) steht die humanistische Ausrichtung, für Barnum (1994) nach Einschätzung durch ihr Klassifikationsschema die Substitution im Vordergrund.

Zentrale Begriffe

Orem und Taylor (1986) erklären, das Selbstpflegemodell sei «relativ einfach strukturiert, da es aus nur sechs zentralen Begriffen und einem peripheren Begriff» (S. 45) bestehe. Die sechs zentralen Begriffe sind: Selbstpflege, Selbstpflege-Handlungskompetenz, therapeutischer Selbstpflegebedarf, Selbstpflegedefizit, Pflege-Handlungskompetenz und Pflegesystem. Der periphere Begriff bezieht sich auf die grundlegenden bestimmenden Faktoren. Diese Begriffe sollen im folgenden Abschnitt mit den zum Metaparadigma der Pflege gehörenden Begriffen Person, Umwelt, Gesundheit und Pflege in Beziehung gesetzt werden.

Person

Orem (1991) beschrieb die Person als «ganzheitliches Wesen, ... eine Einheit mit biologischen, symbolischen und sozialen Funktionen» (S. 181). Wird die Person pflegebedürftig, d. h., braucht sie die Hilfe und Unterstützung einer qualifizierten Pflegekraft, wird sie zum Patienten. Der Patient ist «der Empfänger pflegerischer Handlungen – jemand, der zur Zeit von einer qualifizierten Pflegekraft betreut und behandelt wird» (S. 30).

Das Selbstpflegemodell konzentriert sich auf die Fähigkeit der Person zur *Selbstpflege*. Selbstpflege ist «Verhalten, das sich in konkreten Lebenssituationen auf das Selbst oder die Umwelt richtet, um diejenigen Faktoren zu regulieren, welche die eigene Entwicklung und Funktionalität im Interesse von Leben, Gesundheit oder Wohlbefinden beeinflussen» (Orem, 1991, S. 64).

Der Begriff «Selbst» bezeichnet nach Orem (1991) «das eigene ganzheitliche Wesen» (S. 117). Der Begriff «Selbstpflege» hat «eine doppelte Bedeutung: ‹Pflege für das Selbst› und ‹Pflege durch das Selbst›» (S. 117). Sie gilt als zielorientierte, erlernte Aktivität. «Die selbstpflegerisch handelnde Person», erklärte Orem (1991), «wird als *Agent der Selbstpflege* bezeichnet» (S. 117), und fuhr fort: «Agenten der Selbstpflege sind reife oder im Prozeß der Reifung befindliche Persönlichkeiten, welche die nötigen Fähigkeiten entwickelt haben, um sich selbstpflegerisch zu versorgen ... und ... die Kraft haben, die Faktoren, die ihre Entwicklung und Funktionalität beeinflussen, durch bewußtes Handeln zu regulieren» (S. 117). Agenten der Selbstpflege besitzen die Fähigkeit,

1. spezifische Erfordernisse für die Regulation ihrer eigenen Funktionalität und Entwicklung (einschließlich Prävention sowie Unterstützung von Heilungsprozessen bei Erkrankungen und Verletzungen) zu erkennen,

2. Urteile und Entscheidungen über erforderliche Maßnahmen zu treffen,

3. selbstpflegerische Maßnahmen durchzuführen, die notwendig sind, um die erkannten Erfordernisse zu erfüllen. (Orem & Taylor, 1986, S. 52)

Während sich Erwachsene im Normalfall selbst versorgen, brauchen Kinder und sozial abhängige Erwachsene Hilfestellung bei selbstpflegerischen Aktivitäten. Wird diese Hilfestellung von verantwortungsvollen Familienmitgliedern oder anderen Bezugspersonen geleistet, spricht man von der *Abhängigenpflege* (Orem, 1991). Die pflegerisch handelnde Person wird *Agent der Abhängigenpflege* genannt.

Das jeweilige Potential der Person, selbstpflegerisch tätig zu werden, wird von zehn Komponenten beeinflußt, die sich auf individuelle Fähigkeiten und Ressourcen beziehen. Die zehn *Fähigkeitskomponenten* lauten:

1. Fähigkeit, das eigene Selbst als Agent der Selbstpflege wahrzunehmen und die internen und externen Bedingungen und Faktoren, die für die Selbstpflege bedeutsam sind, aufmerksam zu beobachten

2. Fähigkeit, die verfügbare körperliche Energie kontrolliert für selbstpflegerische Maßnahmen einzusetzen

3. Fähigkeit, die eigene Körperhaltung und die Körperbewegungen, die für die Ausübung selbstpflegerischer Maßnahmen notwendig sind, zu kontrollieren

4. Fähigkeit, innerhalb eines selbstpflegerischen Bezugsrahmens rational zu reflektieren

5. Motivation (d. h. Zielorientierungen für die Selbstpflege, die mit ihren Charakteristika und ihrer Bedeutung für Leben, Gesundheit und Wohlbefinden übereinstimmen)

6. Fähigkeit, selbstpflegerische Entscheidungen zu treffen und diese Entscheidungen umzusetzen

7. Fähigkeit, sich das erforderliche technische Wissen anzueignen und umzusetzen

8. Fähigkeiten in kognitiven, perzeptuellen, manipulativen, kommunikativen und zwischenmenschlichen Bereichen, die den erforderlichen selbstpflegerischen Maßnahmen entsprechen

9. Fähigkeit, einzelne selbstpflegerische Handlungen zueinander in Beziehung zu setzen, in Hinblick auf die regulativen Ziele der Selbstpflege Prioritäten zu setzen und die einzelnen Maßnahmen zeitlich sinnvoll anzuordnen

10. Fähigkeit, selbstpflegerische Maßnahmen konsistent durchzuführen und in die relevanten Aspekte des persönlichen, familiären und gemeinschaftlichem Lebens zu integrieren (Orem, 1991, S. 155)

Die Fähigkeit der Person zur Selbstpflege sowie die Art und das Ausmaß der erforderlichen Selbstpflegemaßnahmen werden von den folgenden zehn *grundlegenden Einflußfaktoren* beeinflußt:

1. Alter

2. Geschlecht

3. Entwicklungsstadium

4. Gesundheitlicher Zustand

5. Soziokulturelle Orientierung

6. Medizinische Diagnose und Behandlungsmodalitäten

7. Familiensystemische Faktoren

8. Lebensmuster

9. Umweltbedingungen

10. Verfügbarkeit und Angemessenheit von Ressourcen (Orem, 1991, S. 136)

Zweck der Selbstpflege und der Abhängigenpflege ist es, den *therapeutischen Selbstpflegebedarf* zu erfüllen. Er umfaßt alle «selbstpflegerischen Handlungen, die über einen gewissen Zeitraum durchgeführt werden, um die bekannten, den individuellen Beschwerden und Lebensumständen entsprechenden Selbstpflege-Erfordernisse zu erfüllen» (Orem, 1991, S. 65, 123). Aus dieser Definition folgt, daß der therapeutische Selbstpflegebedarf eines Menschen im Laufe seines Lebens erheblich schwankt.

Selbstpflege-Erfordernisse sind alle «selbstpflegerischen Handlungen, die im Interesse einer Kontrolle der Faktoren, die für die menschliche Entwicklung und Funktionalität wichtig sind, geleistet werden müssen» (Orem, 1991, S. 121). Sie «haben ihre Ursprünge in den anatomischen und funktionalen Merkmalen der betreffenden Personen» (S. 139). Drei verschiedene Arten von Erfordernissen bilden den therapeutischen Selbstpflegebedarf: universelle, entwicklungsbezogene und gesundheitlich bedingte Selbstpflege-Erfordernisse.

Universelle Selbstpflege-Erfordernisse beziehen sich auf alle Handlungen, die geleistet werden müssen, um grundlegende Lebensprozesse, die Integrität der menschlichen Struktur, Funktionalität und allgemeines Wohlbefinden zu erhalten. Diese Erfordernisse sind «allen Menschen in allen Stadien des Lebenszyklus gemeinsam und dem Alter, dem Entwicklungsstadium und den Umweltbedingungen angepaßt» (Orem, 1991, S. 125). Dazu gehören eine ausreichende Aufnahme von Luft, Wasser und Nahrung; Vorkehrungen in bezug auf Ausscheidungen und Exkremente; Bewahrung des Gleichgewichts von Aktivität und Ruhe, Alleinsein und sozialer Interaktion; Prävention von Gefahren für das menschliche Leben sowie für Funktionalität und Wohlbefinden; und schließlich die Förderung der menschlichen Entwicklung und Funktionalität innerhalb sozialer Gruppen in Übereinstimmung mit dem menschlichen Potential, den bekannten Beschränkungen und dem Streben nach Normalität. «Normalität», erklärte Orem (1991), «steht für das, was dem Wesen nach menschlich ist sowie mit den genetischen und konstitutionellen Merkmalen und den Talenten des Individuums in Übereinstimmung steht» (S. 126).

Entwicklungsbezogene Selbstpflege-Erfordernisse erstrecken sich auf alle notwendigen Handlungen im Zusammenhang mit menschlichen Entwicklungsprozessen sowie Bedingungen und Ereignissen, die diese Prozesse ungünstig beeinflussen könnten. Dabei kann zwischen zwei Kategorien unterschieden werden. Die erste Kategorie bezieht sich auf universelle Erfordernisse, die für die einzelnen Entwicklungsstadien im Lebenszyklus spezifiziert wurden. Die zweite Kategorie entsteht durch Beschwerden oder Ereignisse, die sich auf die menschliche Entwicklung ungünstig auswirken könnten.

Gesundheitlich bedingte Selbstpflege-Erfordernisse betreffen alle Handlungen, die mit genetischen und konstitutionellen Defekten, strukturellen oder funktionalen Abweichungen und deren Auswirkungen sowie ärztlichen Diagnosen und Behandlungen im Zusammenhang stehen. Sie gelten für «Personen, die krank oder verletzt sind, spezifische Formen von Pathologien aufweisen, medizinisch diagnostiziert wurden und in ärztlicher Behandlung sind» (Orem, 1991, S.132). Auch hier lassen sich zwei Kategorien unterscheiden. Die erste Kategorie der gesundheitlich bedingten Erfordernisse entsteht direkt durch Erkrankung, Verletzung, Entstellung oder Behinderung, die zweite Kategorie durch ärztlich verschriebene Behandlungen. Die verschiedenen Kategorien aller drei Arten von Erfordernissen sind in Tabelle 7.1 aufgeführt.

Tabelle 7.1: Selbstpflege-Erfordernisse

Universelle Selbstpflege-Erfordernisse

1. Sorge für eine ausreichende Zufuhr von Luft
2. Sorge für eine ausreichende Zufuhr von Wasser
3. Sorge für eine ausreichende Zufuhr von Nährstoffen
   a. Proteine und Aminosäuren
   b. Fett und Fettsäuren
   c. Kohlehydraten
   d. Mineralien
   e. Vitamine
4. Vorkehrungen in bezug auf Ausscheidungen und Exkremente
5. Sorge für ein Gleichgewicht von Aktivität und Ruhe
6. Sorge für ein Gleichgewicht von Alleinsein und sozialer Interaktion
7. Vorbeugung bei Gefahren für Leben, Funktionalität und Wohlbefinden
8. Unterstützung von Funktionalität und Entwicklung innerhalb sozialer Gruppen in Übereinstimmung mit dem menschlichen Potential, den bekannten Beschränkungen und dem Streben nach Normalität

Entwicklungsbezogene Selbstpflege-Erfordernisse

1. Unterstützung von Lebens- und Entwicklungsprozessen, die für einen Fortschritt zu höheren Ebenen der Organisation menschlicher Strukturen und Reifung stehen, in allen Lebensstadien
   a. Intrauterines Lebensstadium bis zum Abschluß der Geburt
   b. Neonatales Lebensstadium
      1. Zu früher oder normaler Zeitpunkt der Geburt
      2. Zu niedriges oder normales Gewicht bei der Geburt
   c. Frühe Kindheit

Tabelle 7.1: (Fortsetzung)

d. Verschiedene Entwicklungsstadien der Kindheit einschließlich Adoleszenz und Eintritt ins Erwachsenenalter

e. Verschiedene Entwicklungsstadien des Erwachsenenalters

2. Bereitstellung von Pflege aufgrund von Ereignissen und Bedingungen, die sich ~~Aufschlag~~ *auf* die menschliche Entwicklung ungünstig auswirken können

   a. Vorbeugung bei drohenden schädlichen Auswirkungen auf die menschliche Entwicklung

   b. Milderung und Überwindung bereits eingetretener schädlicher Auswirkungen auf die menschliche Entwicklung

   c. Ereignisse und Bedingungen, die sich auf die menschliche Entwicklung ungünstig auswirken können:

      1. Mangelnde Ausbildung
      2. Probleme bei der sozialen Adaptation
      3. Probleme bei der Individuation
      4. Verlust von Verwandten, Freunden, Kollegen
      5. Verlust von Besitz oder beruflicher Sicherheit
      6. Umzug in eine ungewohnte Umgebung
      7. Probleme beim sozialen Status
      8. Schlechte Gesundheit oder Behinderung
      9. Schlechte Lebensbedingungen
      10. Unheilbare Krankheit und bevorstehender Tod

Gesundheitlich bedingte Selbstpflege-Erfordernisse

1. Sicherstellung adäquater medizinischer Hilfe bei Vorliegen spezifischer physischer oder biologischer Agenzien oder Umweltbedingungen, die mit pathologischen Ereignissen und Zuständen verbunden sind, oder bei Hinweisen auf genetische, physiologische oder psychische Bedingungen, von denen bekannt ist, daß sie mit menschlichen Pathologien in Zusammenhang stehen

2. Bewußtsein für die Auswirkungen pathologischer Beschwerden und Zustände, darunter auch ungünstige Auswirkungen auf die Entwicklung

3. Effektive Durchführung ärztlich verschriebener Maßnahmen mit diagnostischem, therapeutischem oder rehabilitatorischem Charakter, die Aufschlag die Behandlung spezifischer Pathologien, die Regulation der menschlichen Funktionalität, die Korrektur von Abnormalitäten oder die Kompensation von Behinderungen ausgerichtet sind

4. Bewußtsein für die Regulation unangenehmer oder schädlicher Nebenwirkungen medizinischer Maßnahmen, darunter auch ungünstige Auswirkungen Aufschlag die Entwicklung

5. Modifikation von Selbstkonzept und Selbstbild, Akzeptanz des gesundheitlichen Zustands und des Bedarfs an spezifischen Formen der Behandlung

6. Toleranz nicht behandelbarer Beschwerden und Entwicklung eines Lebensstils, der trotz dieser Beschwerden eine kontinuierliche persönliche Weiterentwicklung erlaubt.

Nach: Orem, 1991, S. 126, 131, 134

Die universellen und entwicklungsbezogene Selbstpflege-Erfordernisse «sind für die betreffende Person durch Alter, Geschlecht, Entwicklungsstadium, Lebensmuster und Umweltbedingungen spezifiziert» (Orem, 1991, S. 138). Sie bilden die Basis des therapeutischen Selbstpflegebedarfs, zu denen die gesundheitlich bedingten Selbstpflege-Erfordernisse im Einzelfall hinzukommen.

Reicht die Selbstpflege-Handlungskompetenz der Person nicht aus, um ihren therapeutischen Selbstpflegebedarf zu stillen, kommt es zu einem *Selbstpflegedefizit*. Reicht ihre Handlungskompetenz nicht zur Erfüllung des therapeutischen Selbstpflegebedarfs der von ihr abhängigen Personen aus, entsteht ein *Abhängigenpflege-Defizit*. Beide Defizite können durch funktionale oder strukturelle Störungen verursacht sein, stellen aber nicht per se Störungen dar. Vielmehr zeigen sie an, daß der Handlungsbedarf für die Selbstpflege bzw. die Abhängigenpflege größer ist als die gegenwärtige Selbstpflege-Handlungskompetenz (Orem, 1991).

Defizite bei der Selbstpflege und der Abhängigenpflege sind also relationale Größen: Sie bezeichnen ein Ungleichgewicht zwischen Selbstpflege-Handlungskompetenz und Selbstpflegebedarf (Orem & Taylor, 1986). Zu diesen Defiziten kommt es, wenn die betreffende Person die für die Selbstpflege bzw. Pflege einer abhängigen Person erforderlichen Fähigkeiten noch nicht entwickelt hat oder wenn sie vorhandene Fähigkeiten aufgrund gesundheitlicher oder situativer Umstände nicht ausführen kann. Orem unterscheidet zwischen vollständigen und partiellen Defiziten. Während bei vollständigen Defiziten «keinerlei Fähigkeit vorhanden ist, den Selbstpflegebedarf zu erfüllen», beschränken sich partielle Defizite «auf die Unfähigkeit, eines oder mehrere Selbstpflege-Erfordernisse zu erfüllen, die Bestandteil des therapeutischen Selbstpflegebedarfs sind» (Orem, 1991, S. 173).

Umwelt

Orem (1991) beschreibt die Umwelt des Menschen als «physikalische, chemische, biologische und soziale Merkmale ..., die miteinander in interaktiver Beziehung stehen» (S. 38). Zu den für die Selbstpflege-Erfordernisse besonders relevanten physikalisch-chemischen Merkmalen gehören die Atmosphäre der Erde, die Zusammensetzung der Luft, feste und gasförmige Schadstoffe, Rauch, Wetterbedingungen sowie die geographische Stabilität der Erdkruste. Zu den relevanten biologischen Merkmalen gehören Haustiere, wilde Tiere sowie infektiöse Organismen und deren Wirtstiere. Relevante soziale Merkmale sind familiäre und gesellschaftliche Faktoren.

Zu den familiären Faktoren zählen die verschiedenen Rollen und das Alter der Familienmitglieder; kulturell bedingte Einstellungen zur Autorität und Verantwortlichkeit sowie zu den Rechten und Pflichten der einzelnen Familienmitglieder; die Beziehungen innerhalb der Familie; die zeitliche und räumliche Konstellation; die Familiendynamik; die Organisation des Familienlebens; die Ressourcen, die der Familie als Einheit und ihren einzelnen Mitgliedern zur Verfügung stehen; die gesellschaftlichen Regeln zur Verteilung der Ressourcen; kulturell bedingte Einstellungen zur Selbstpflege und zur Abhängigenpflege sowie zur Auswahl und zum Einsatz selbstpflegerischer Maßnahmen.

Gesellschaftliche Faktoren umfassen die Charakteristika der Population; das Selbstverständnis der gesellschaftlichen Einheit; die Ressourcen, die der Gemeinschaft als Einheit und ihren einzelnen Mitgliedern zur Verfügung stehen; die Charakteristika und die Verfügbarkeit gesundheitlicher Dienste; die Offenheit für Individuen und Familien; die Zugänglichkeit; die kulturell vermittelten Praktiken und Vorschriften; und schließlich die Methoden der Finanzierung (Orem, 1991).

Orem (1991) unterstreicht die Bedeutung der Umwelt für die Entwicklung der Person. «Es ist die gesamte Umwelt, kein Einzelaspekt, der auf ihre Entwicklung Einfluß nimmt» (S. 11). Eine zur persönlichen Entwicklung beitragende Umwelt «motiviert die Person, sich helfen zu lassen, angemessene Ziele zu formulieren und das eigene Verhalten anzupassen, um diese Ziele zu erreichen» (Orem, 1991, S. 11).

Gesundheit

Gesundheit definiert Orem (1991) als «einen Zustand der Person, der durch Solidität oder Ganzheit ihrer menschlichen Strukturen sowie körperliche und mentale Funktionalität gekennzeichnet ist» (S. 184). «Eine integrierte menschliche Funktionalität», behauptet Orem (1991), «[erfordert] eine kontinuierliche Selbstpflege von therapeutischer Qualität» (S. 181).

Gesundheit umfaßt nach Orem physische, psychische, zwischenmenschliche und soziale Aspekte. Sie ist «das, was die Person zum Menschen macht (mentales Leben), umfaßt die materielle Struktur und die mit ihr verbundenen psychischen und psychophysiologischen Mechanismen (biologisches Leben) und steht in Beziehung zur Koexistenz mit anderen Menschen (zwischenmenschliches und soziales Leben)» (S. 180).

Orem (1991) unterscheidet Gesundheit von Wohlbefinden, das sie «als wahrgenommene Bedingung der Existenz [definiert] ..., als einen Zustand, der durch die Erfahrung von Zufriedenheit, Freude und Glück, durch spirituelle Erfahrungen, durch Annäherung an das eigene Selbstideal und durch kontinuierliche persönliche Entwicklung gekennzeichnet ist» (S. 184). Orem betont, daß Wohlbefinden zwar oft mit Gesundheit verbunden ist, aber im individuellen Fall auch unter ungünstigen Bedingungen, ja, selbst bei strukturellen oder funktionalen Störungen auftreten kann.

Krankheit definiert Orem (1991) als «einen abnormen biologischen Prozeß mit charakteristischen Symptomen» (S. 252). Ihre Unterscheidung zwischen Krankheit und Gesundheit wird in der Klassifikation pflegerischer Situationen deutlich. Sie schlägt in diesem Zusammenhang drei Kategorien vor:

1. Die An- bzw. Abwesenheit von Krankheit, Verletzung, Behinderung oder Entstellung.

2. Die Qualität des allgemeinen gesundheitlichen Zustands, beschrieben in Form allgemeiner Einschätzungen wie «ausgezeichnet», «gut», «mäßig» und «schlecht» oder in Form der Bewertung ausgewählter Charakteristika, die gemeinsam den gesundheitlichen Zustand definieren.

3. Die mit dem Lebenszyklus verbundenen Ereignisse und Umstände, die für aktuelle Veränderungen und pflegerische Bedürfnisse sprechen. (Orem, 1991, S. 199)

Darüber hinaus spricht Orem (1991) von akuten, chronischen und behindernden Erkrankungen und bezeichnet diese gemeinsam mit dem Wohlbefinden, dem allgemeinen gesundheitlichen Zustands und Verletzungen als wesentliche Faktoren in pflegerischen Situationen. «Sie bestimmen den angemessenen Schwerpunkt der Pflege und die Art der angestrebten gesundheitlichen Ergebnisse» (S. 246).

Schließlich unterscheidet Orem (1991) zwischen Erkrankung bzw. schlechter Gesundheit und Verletzung oder Behinderung, stellt aber auch fest, daß «jede Abweichung von der normalen Struktur oder Funktionalität korrekterweise als Abwesenheit von Gesundheit im Sinne der Ganzheit oder Integrität zu bezeichnen ist» (S. 179).

Orems Erörterung der verschiedenen mit der Gesundheit verbundenen Begriffe und ihre für die Klassifikation pflegerischer Situationen vorgeschlagenen Kategorien legen den Schluß nahe, daß sie Gesundheit einerseits als Kontinuum mit den Polen «ausgezeichnete Gesundheit» und «schlechte Gesundheit», andererseits aber auch als Dichotomie der Ab- bzw. Anwesenheit von Krankheit, Verletzung, Behinderung oder Entstellung begriff.

Pflege

Orem (1991) weist auf die zahlreichen Konnotationen hin, die mit dem Begriff «Pflege» verbunden sind, z. B. «Obhut», «Fürsorge», «Aufsicht», «Sorge» und «Bewahrung». Eine Person zu pflegen, hieße, sich intensiv um ihr Wohlergehen zu kümmern und alles zu tun, was ihr dienlich sein könnte. Bei der Pflege eines Kindes oder eines kranken oder behinderten Erwachsenen stehe das Ziel im Vordergrund, «der Person zu helfen, damit sie wieder gesund und zu einer autarken Persönlichkeit werden kann» (S. 2/3).

Orem (1985, 1991) hat die Pflege als menschlichen, helfenden Dienst bezeichnet. Als menschlicher Dienst basiert die Pflege «erstens auf dem therapeutischen Selbstpflegebedarf von Personen, die in ihrer Selbstpflege-Handlungskompetenz eingeschränkt sind, und zweitens auf einem spezialisierten Wissen und besonderen Fertigkeiten, die qualifizierte Pflegekräfte durch ihre Ausbildung erworben haben» (S. 1991, S. 42). Als helfender Dienst ist Pflege Ausdruck der «kreativen Bemühungen eines Menschen, einem anderen Menschen zu helfen» (Orem, 1985, S. 132).

Den Unterschied zwischen Krankenpflege und Medizin sieht Orem (1991) darin, daß die Medizin sich auf die durch Verletzung oder Krankheit gestörten Lebensprozesse der Patientinnen und Patienten konzentriert, während sich die Krankenpflege mit ihrer kontinuierlichen therapeutischen Betreuung befaßt. Sechs Komponenten sind nach Orem dabei für die Krankenpflege wesentlich:

1. Die Wahrnehmung der Person von der eigenen gesundheitlichen Situation

2. Die Wahrnehmung der Ärztin bzw. des Arztes von der gesundheitlichen Situation der Person

3. Der gesundheitliche Zustand der Person

4. Die von der Person angestrebten gesundheitlichen Ziele (z. B. normale Funktionalität oder effektiver Lebensstil trotz Behinderung)

5. Der therapeutische Selbstpflegebedarf, bestimmt durch die universellen, entwicklungsbezogenen und gesundheitlich bedingten Erfordernisse

6. Die gegenwärtigen Einschränkungen der Selbstpflege-Handlungskompetenz

Im Mittelpunkt aller pflegerischer Bemühungen steht «die kontinuierliche therapeutische Betreuung, welche die Patientin bzw. der Patient braucht» (Orem, 1991, S. 190). Das besondere Augenmerk liegt auf «dem Bedarf des Individuums an selbstpflegerischen Maßnahmen sowie deren Bereitstellung und Organisation auf einer kontinuierlichen Basis, um so Genesung und Gesundheit zu fördern und die schädlichen Auswirkungen von Krankheit und Verletzung zu bewältigen» (Orem, 1985, S. 54).

Die für die Realisierung dieser Aufgaben benötigte Fähigkeit nannte Orem *Pflege-Handlungskompetenz*. Es handelt sich dabei um eine «komplexe Eigenschaft oder ein komplexes Merkmal von Personen, die als Pflegekräfte ausgebildet sind. Die so erworbenen Kenntnisse und Fertigkeiten versetzen sie in die Lage, den therapeutischen Selbstpflegebedarf anderer zu erkennen und ihnen dabei zu helfen, ihn selbst ebenfalls zu erkennen und zu erfüllen sowie die eigene

Handlungskompetenz für die Selbstpflege und Abhängigenpflege weiterzuentwickeln und zu regulieren» (Orem, 1991, S. 64/65).

Das *Ziel der Pflege* besteht nach Orem darin, Menschen dabei zu helfen, ihren
eigenen Selbstpflegebedarf sowie den Pflegebedarf der von ihnen abhängigen
Personen zu erfüllen. Dieses Ziel hat drei Komponenten:

1. Der Person helfen, therapeutische Selbstpflege auszuüben

2. Der Person helfen, ihre Selbstpflege-Handlungskompetenz weiterzuentwickeln, damit sie
   an Unabhängigkeit und Autarkie gewinnen und sich an Schwankungen der Selbstpflege-
   Handlungskompetenz effektiver anpassen kann.

3. Den Angehörigen oder anderen Bezugspersonen der Person helfen, bei der Betreuung der
   Person zunehmend Kompetenz zu entwickeln, so daß sie die Versorgung mit Hilfe ange-
   messener pflegerischer Überwachung und Beratung selbständig durchführen können.
   (Orem, 1985)

Orem (1991) unterscheidet zwischen sozialen, zwischenmenschlichen und technischen Komponenten der Pflegepraxis. Die soziale Komponente bezieht sich auf die
Rolle der Pflegekraft und die Rolle der Person. Als legitime Rezipientinnen und
Rezipienten der Krankenpflege gelten alle «Personen, deren Handlungskompetenz
für die Selbstpflege bzw. Abhängigenpflege aus gesundheitlichen Gründen nicht
ausreicht oder angesichts des eigenen Selbstpflegebedarfs bzw. des Pflegebedarfs
der von ihnen abhängigen Personen als nicht ausreichend angesehen werden kann»
(Orem, 1991, S. 64). Pflegekräfte sind «Personen, die über die unter dem Begriff
‹Pflege-Handlungskompetenz› zusammengefaßten Fähigkeiten in einem Ausmaß
verfügen, daß sie den therapeutischen Pflegebedarf von Menschen mit Selbstpflegedefiziten sicher erkennen und erfüllen können» (Orem, 1991, S. 64).

Treten bei der Selbstpflege bzw. bei der Pflege abhängiger Menschen Defizite
zutage, so kommt es zwischen Person und Pflegekraft zu einer vertraglichen
Beziehung mit dem Zweck, diese Defizite auszugleichen und die Erfüllung des
Pflegebedarfs sicherzustellen. Der Vertrag macht deutlich, daß «die Beziehung
zwischen Person und Pflegekraft komplementären Charakter hat. Das bedeutet,
Pflegekräfte handeln, um ihren Patientinnen und Patienten zu helfen, damit sie
selbst verantwortlich handeln können, indem sie 1. bestehende Schwächen bei der
Selbstpflege-Handlungskompetenz ausgleichen und 2. aus therapeutischen Gründen ... bestimmte Handlungen übernehmen, um die Funktionalität ihrer Patientinnen und Patienten aufrechtzuerhalten und zu fördern» (Orem, 1991, S. 49).

Die zwischenmenschliche Komponente der Pflegepraxis betrifft die Beziehung
zwischen Pflegekraft und Person, die für den Abschluß eines Pflegevertrags und
eine erfolgreiche Durchführung pflegerischer Maßnahmen notwendig ist. Die
wesentlichen Elemente dieser Beziehung sind Kontakt, Zusammenarbeit und

Kommunikation. Orem (1991) erklärt: «Zwischenmenschlicher Kontakt und Kommunikation erfordern sowohl von der Patientin bzw. dem Patienten als auch von der Pflegekraft den Einsatz von Mühe und Energie ... Die Toleranz von Kontakt und Zusammenarbeit ist – je nach persönlichem Temperament, dem Grad der Erkrankung und der verfügbaren Energie – von Person zu Person sehr unterschiedlich» (S. 230). Und sie fährt fort: «Im Idealfall wirkt die zwischenmenschliche Beziehung zwischen Pflegekraft und Person entlastend auf den kranken Menschen und seine Angehörigen, zumal diese Beziehung sie in allen sie betreffenden gesundheitlichen Fragen zu eigenverantwortlichem Handeln ermutigt. Eine pflegerische Beziehung, die es ihm erlaubt, Vertrauen zur Pflegekraft und zu sich selbst aufzubauen, ist eine gute Grundlage für einen bewußt erlebten Pflegeprozeß, der auf positive Weise dazu beitragen kann, daß er seine gegenwärtigen und zukünftigen gesundheitlichen Ziele erreicht» (S. 230).

Die technische Komponente der Pflegepraxis bezieht sich auf alle pflegerischen Handlungen, die «dazu geeignet sind, den im Rahmen des Pflegevertrags und der zwischenmenschlichen Beziehung ... entwickelten pflegerischen Zielen näherzukommen» (Orem, 1991, S. 234). Die soziale, die zwischenmenschliche und die technische Komponente der Pflegepraxis sind also eng miteinander verbunden.

Zur technischen Komponente der Pflegepraxis gehört das *professionelle Fall-Management*. Orem (1991) erklärte: «Das professionelle Fall-Management manifestiert sich im Pflegeprozeß. Es umfaßt die Pflegeplanung und Pflegekontrolle (einschließlich Evaluation) sowie die Pflegediagnose, die Pflegeverschreibung [die Bestimmung des Pflegeystems] sowie die pflegerische Regulierung bzw. Behandlung» (S. 235).

Sechs Elemente stehen also im Vordergrund: *Pflegediagnose, Pflegeverordnung, Bestimmung des Pflegesystems, Pflegeplanung, pflegerische Regulierung oder Behandlung* und *Pflegekontrolle*. Bei der *Pflegediagnose* geht es darum zu bestimmen, warum die jeweilige Person pflegebedürftig ist. Es gilt daher, den therapeutischen Pflegebedarf zu ermitteln. Dafür müssen die Selbstpflege-Erfordernisse, die Selbstpflege-Handlungskompetenz bzw. die Handlungskompetenz zur Abhängigenpflege und der Einfluß der Komponenten sowie der bedingenden Grundfaktoren des Selbstpflegepotentials eingeschätzt werden. Schließlich läßt sich auf dieser Grundlage das Selbstpflegedefizit bestimmen. Die einzelnen Elemente der Pflegediagnose sind in Tabelle 7.2 aufgeführt.

Im Rahmen des Selbstpflegemodells werden vier Ebenen der Pflegediagnose unterschieden (Taylor, 1991). Die erste Ebene bezieht sich auf Gesundheit und Wohlbefinden, wobei die Beziehung zwischen Selbstpflege und allgemeiner Lebenssituation im Vordergrund steht. Die zweite Ebene ist mit der Beziehung zwischen dem therapeutischen Selbstpflegebedarf und der Selbstpflege-Handlungskompetenz befaßt. Die dritte Ebene bezeichnet den Handlungsbedarf, der sich vor allem durch die verschiedenen Selbstpflege-Erfordernisse und die Fähigkeitskomponenten bestimmt. Die vierte Ebene schließlich erfaßt den Einfluß der bedingenden Grundfaktoren des Selbstpflegepotentials auf den therapeutischen Selbstpflegebedarf und die Selbstpflege-Handlungskompetenz. Pflegediagnosen können sich auf einzelne Individuen oder abhängige Personen, Familien oder größere Gemeinschaften beziehen.

Tabelle 7.2: Selbstpflegemodell: Elemente der Pflegediagnose

I. Gegenwärtigen und zukünftigen therapeutischen Selbstpflegebedarf bestimmen

   A. Universelle, entwicklungsbezogene und gesundheitlich bedingte Selbstpflege-Erfordernisse zu anderen Aspekten der menschlichen Funktionalität und Entwicklung in Beziehung setzen

   B. Interne und externe Bedingungen der Erfüllung der einzelnen Erfordernisse benennen
     1. Bedingungen, die zur Erfüllung befähigen *Einflussfaktoren bez. SP-Fähigkeiten*
     2. Bedingungen, welche die Erfüllung behindern oder stören *Kompetenz*

   C. Methoden oder Techniken bestimmen, von denen bekannt ist oder hypothetisch angenommen wird, daß sie für die Erfüllung der einzelnen Erfordernisse unter Berücksichtigung der ermittelten internen und externen Bedingungen Validität und Reliabilität besitzen

   D. Handlungen spezifizieren, die mit den in Frage kommenden Methoden oder Techniken verbunden sind

II. Selbstpflege-Handlungskompetenz bzw. Kapazität zur Abhängigenpflege bestimmen

   A. Einschätzen, inwieweit die Person fähig ist, *= Fähigkeitskomponenten*
     1. sich auf spezifische Dinge zu konzentrieren und andere auszuschließen
     2. die Charakteristika spezifischer Dinge und deren Bedeutung zu verstehen
     3. die Notwendigkeit der Regulierung beobachteter Muster zu verstehen
     4. sich Wissen über angemessene Maßnahmen zur Regulierung anzueignen
     5. Entscheidungen zu treffen
     6. Maßnahmen durchzuführen, die für die Veränderung oder Regulierung notwendig sind *Fäh. die Fäh.komp. zu koordinieren*

   B. Einfluß der Fähigkeitskomponenten auf die Selbstpflege-Handlungskompetenz bzw. Kapazität zur Abhängigenpflege bestimmen
     1. Fähigkeit der Person bestimmen, das eigene Selbst als Agent der Selbstpflege wahrzunehmen und die internen und externen Bedingungen und Faktoren, die für die Selbstpflege bedeutsam sind, aufmerksam zu beobachten
     2. Fähigkeit der Person bestimmen, die verfügbare körperliche Energie kontrolliert für selbstpflegerische Maßnahmen einzusetzen
     3. Fähigkeit der Person bestimmen, die eigene Körperhaltung und die Körperbewegungen, die für die Ausübung selbstpflegerischer Maßnahmen notwendig sind, zu kontrollieren
     4. Fähigkeit der Person bestimmen, innerhalb eines selbstpflegerischen Bezugsrahmens rational zu reflektieren

Tabelle 7.2: (Fortsetzung)

5. Motivation der Person zu Selbstpflege bzw. Abhängigenpflege bestimmen
6. Fähigkeit der Person bestimmen, selbstpflegerische Entscheidungen zu treffen und diese Entscheidungen umzusetzen
7. Fähigkeit der Person bestimmen, sich das erforderliche technische Wissen anzueignen und umzusetzen
8. Fähigkeiten im kognitiven, perzeptuellen, manipulativen, kommunikativen und zwischenmenschlichen Bereich bestimmen, die den erforderlichen selbstpflegerischen Maßnahmen entsprechen
9. Fähigkeit der Person bestimmen, einzelne selbstpflegerische Handlungen zueinander in Beziehung zu setzen, in Hinblick auf die regulativen Ziele der Selbstpflege Prioritäten zu setzen und die einzelnen Maßnahmen zeitlich sinnvoll anzuordnen
10. Fähigkeit der Person bestimmen, selbstpflegerische Maßnahmen konsistent durchzuführen und in die relevanten Aspekte des persönlichen, familiären und gemeinschaftlichem Lebens zu integrieren

C. *Einfluß der bedingenden Grundfaktoren des Selbstpflegepotentials auf die Selbstpflege-Handlungskompetenz bzw. Kapazität zur Abhängigenpflege bestimmen*
   1. Einfluß von Alter, Geschlecht, Entwicklungsstadium und gesundheitlichem Zustand bestimmen
   2. Einfluß der soziokulturellen Orientierung bestimmen
   3. Einfluß der medizinischen Diagnose und Behandlung, des Familiensystems und verschiedener Umweltfaktoren bestimmen
   4. Einfluß von Mustern der alltäglichen Lebensführung bestimmen
   5. Einfluß von Verfügbarkeit und Angemessenheit von Ressourcen bestimmen

D. *Bestimmen, ob der Person aus therapeutischen Gründen dabei geholfen werden sollte, auf Handlungen der Selbstpflege bzw. der Abhängigenpflege zu verzichten*
E. *Bestimmen, ob der Person aus therapeutischen Gründen dabei geholfen werden sollte, bereits entwickelte Fähigkeiten der Selbstpflege bzw. der Abhängigenpflege zu schützen*
F. *Zukünftiges Selbstpflegepotential bestimmen*
   1. Fähigkeit der Person bestimmen, das eigene Wissen über die Selbstpflege bzw. die Abhängigenpflege zu vergrößern oder zu vertiefen
   2. Fähigkeit der Person bestimmen, pflegerische Techniken zu erlernen
   3. Bereitschaft der Person bestimmen, sich für die Selbstpflege bzw. die Abhängigenpflege zu engagieren
   4. Fähigkeit der Person bestimmen, Maßnahmen der Selbstpflege bzw. der Abhängigenpflege in ihren Alltag zu integrieren

III.   Dezifite bei der Selbstpflege bzw. der Abhängigenpflege einschätzen

A. *Qualitative oder quantitative Defizite bei der Selbstpflege bzw. der Abhängigenpflege einschätzen und zum therapeutischen Selbstpflegebedarf in Beziehung setzen*
B. *Charakter und Ursache der Defizite bestimmen*
C. *Ausmaß der Defizite bestimmen*
   1. Vollständiges Selbstpflegedefizit
   2. Partielles Selbstpflegedefizit

Nach: Orem, 1985 und Orem, 1991

Bei der *Pflegeverordnung* geht es darum, die Mittel zu spezifizieren, mit denen sich die jeweiligen Selbstpflege-Erfordernisse erfüllen lassen, die pflegerischen Maßnahmen zu benennen, die dem gesamten therapeutischen Selbstpflegebedarf angemessen sind, sowie die Rollen zu beschreiben, die Pflegekraft, Selbstpflegeagent und Agent der Abhängigenpflege übernehmen sollen, um den therapeutischen Selbstpflegebedarf zu erfüllen und die Selbstpflege-Handlungskompetenz zu regulieren. Auf die Pflegediagnose und die Pflegeverordnung folgt die *Bestimmung des Pflegesystems*. Orem (1991) benennt drei Arten von regulativen Pflegesystemen: das *vollständig kompensatorische Pflegesystem*, das *partiell kompensatorische Pflegesystem* und das *unterstützend-edukative Pflegesystem*. In Tabelle 7.3 werden die Unterschiede zwischen den Pflegesystemen deutlich.

Orem (1991) erklärt die Auswahl eines Pflegesystems werde durch die Antwort auf die Frage bestimmt, wer selbstpflegerische Maßnahmen ausführen und welche Rolle die Person bei der Selbstpflege übernehmen kann und sollte. Das vollständig kompensatorische Pflegesystem ist immer dann angezeigt, wenn die Person nicht zu bewußten Handlungen fähig ist und daher die Pflegekraft für sie handeln muß. Das partiell kompensatorische Pflegesystem sollte gewählt werden, wenn die Person einige, aber nicht alle pflegerischen Handlungen ausführen kann. Das unterstützend-edukative Pflegesystem schließlich wird empfohlen, wenn die Person alle pflegerischen Handlungen ausführen kann und lediglich der Anleitung, Unterstützung oder Unterrichtung bedarf.

Natürlich können in ein und demselben Fall nacheinander auch mehrere Arten von Pflegesystemen nötig sein. Während sich bei der Behandlung von Individuen alle drei Arten anwenden lassen, ist bei Familien oder größeren Gruppen meist eine Kombination aus partiell kompensatorischem und unterstützend-edukativem Pflegesystem erforderlich. «Es ist im Bereich des Möglichen, daß für Familien oder Gruppen unter bestimmten Umständen ein vollständig kompensatorisches Pflegesystem angezeigt ist; dennoch ist es bei unserem heutigen Kenntnisstand ratsam, den Einsatz aller drei Pflegesysteme auf Individuen zu beschränken» (Orem, 1991, S. 288/289).

Auf die Bestimmung des adäquaten Pflegesystems folgt die Auswahl der *Methoden der Unterstützung*. Wie in Tabelle 7.3 abzulesen, stehen fünf Methoden zur Verfügung:

1. Handeln für den anderen

2. Anleitung des anderen

3. Physische und psychische Unterstützung des anderen

4. Bereitstellung und Aufrechterhaltung einer entwicklungsfördernden Umwelt

5. Unterrichtung des anderen (Orem, 1991, S. 9)

Tabelle 7.3: Selbstpflegemodell: Verschiedene Arten von Pflegesystemen

I. Vollständig kompensatorisches Pflegesystem

A. *Ergebnisse pflegerischer Handlungen*
  1. Umfassende pflegerische Versorgung der Person
  2. Kompensation der Unfähigkeit der Person, den eigenen Selbstpflegebedarf zu erfüllen
  3. Unterstützung und Schutz der Person
B. *Unterart 1*
  1. Pflegesysteme für Personen, die keine bewußten Handlungen ausführen können
    a. Personen, die ihre Körperhaltung und ihre Körperbewegungen nicht kontrollieren können
    b. Personen, die auf Stimuli nicht oder nur teilweise reagieren können
    c. Personen, die ihre Umwelt wegen des Verlusts motorischer Fähigkeiten nicht ausreichend beobachten können
  2. Methoden der Unterstützung: Handeln für die Person
C. *Unterart 2*
  1. Pflegesysteme für Personen, die bei Bewußtsein sind und zu Beobachtungen, Urteilen und Entscheidungen fähig sind, aufgrund körperlicher Einschränkungen jedoch keine pflegerischen Handlungen ausführen können oder sollen
    a. Personen, die bei Bewußtsein sind, ihre Umwelt wahrnehmen und in normalem oder beschränktem Maße kommunizieren können
    b. Personen, die sich aufgrund pathologischer Prozesse, Verletzungen, medizinischer Behandlungen oder extremer Schwäche bzw. Debilität nicht bewegen oder keine manipulativen Bewegungen ausführen können
    c. Personen, denen eine Bewegungseinschränkung ärztlich verordnet wurde
  2. Methoden der Unterstützung:
    a. Bereitstellen einer entwicklungsfördernden Umwelt
    b. Handeln für die Person
    c. Psychische Unterstützung der Person
    d. Anleitung der Person
    e. Unterrichtung der Person

D. *Unterart 3*
  1. Pflegesysteme für Personen, die sich weder selbst versorgen noch rationale Urteile und Entscheidungen treffen können, aber beweglich und in der Lage sind, einige Maßnahmen der Selbstpflege ohne ständige Anleitung und Überwachung selbst auszuüben
    a. Personen, die bei Bewußtsein sind, ihre Aufmerksamkeit aber nicht auf die Selbstpflege bzw. die Abhängigenpflege konzentrieren können
    b. Personen, die ohne Anleitung keine rationalen Urteile und Entscheidungen über ihre Pflege und ihr tägliches Leben treffen können
    c. Personen, die beweglich und in der Lage sind, einige Maßnahmen der Selbstpflege ohne ständige Anleitung und Überwachung selbst auszuüben
  2. Methoden der Unterstützung:
    a. Bereitstellung einer entwicklungsfördernden Umwelt
    b. Anleitung der Person
    c. Unterstützung der Person
    d. Handeln für die Person

II. Partiell kompensatorisches Pflegesystem

  A. *Ergebnisse*

    1. Handlungen der Pflegekraft

      a. Ausführung einiger Maßnahmen der Selbstpflege für die Person

      b. Kompensation der eingeschränkten Fähigkeit der Person, den eigenen Selbstpflegebedarf zu erfüllen

      c. Leistung erforderlicher Hilfestellung

      d. Regulierung der Selbstpflege-Handlungskompetenz

    2. Handlungen der Person

      a. Ausführung eigener Maßnahmen der Selbstpflege

      b. Regulierung der Selbstpflege-Handlungskompetenz

      c. Akzeptanz der Unterstützung durch die Pflegekraft

  B. *Unterart 1*

    1. Die Person führt die universellen Maßnahmen der Selbstpflege aus, die Pflegekraft übernimmt die medizinisch verordneten und einige universelle Maßnahmen

    2. Methoden der Unterstützung:

      a. Handeln für die Person

      b. Anleitung der Person

      c. Unterstützung der Person

      d. Bereitstellung einer entwicklungsfördernden Umwelt

      e. Unterrichtung der Person

  C. *Unterart 2*

    1. Die Person lernt, einige neue pflegerische Maßnahmen durchzuführen

    2. Methoden der Unterstützung:

      a. Handeln für die Person

      b. Anleitung der Person

      c. Unterstützung der Person

      d. Bereitstellung einer entwicklungsfördernden Umwelt

      e. Unterrichtung der Person

III. *Unterstützend-edukatives Pflegesystem*

  A. *Ergebnisse*

    1. Handlungen der Pflegekraft: Regulierung der Selbstpflege-Handlungskompetenz

    2. Handlungen der Person:

      a. Optimierung der Selbstpflege

      b. Regulierung der Selbstpflege-Handlungskompetenz

  B. *Unterart 1*

    1. Person kann pflegerische Maßnahmen ausführen

    2. Methoden der Unterstützung:

      a. Anleitung der Person

      b. Unterstützung der Person

  C. *Unterart 2*

    1. Person kann pflegerische Maßnahmen ausführen

    2. Methode der Unterstützung: Unterrichtung der Person

  D. *Unterart 3*

    1. Person kann pflegerische Maßnahmen ausführen

    2. Methode der Unterstützung: Bereitstellung einer entwicklungsfördernden Umwelt

Tabelle 7.3: Selbstpflegemodell: Verschiedene Arten von Pflegesystemen (Fortsetzung)

E. Unterart 4
1. Person ist selbstpflegerisch kompetent
2. Methode der Unterstützung: Regelmäßige Anleitung der Person

Nach: Orem, 1991

Pflegekräfte realisieren Pflegesysteme, um Menschen zu helfen, die Defizite bei der Selbstpflege bzw. bei der Kapazität zur Abhängigenpflege aufweisen. Agenten der Abhängigenpflege dagegen wenden *Systeme der Abhängigenpflege* an. Pflegekräfte können sie bei der Entwicklung solcher Systeme unterstützen. Orem betont: «Die Hilfestellung bei der Entwicklung von Systemen der Abhängigenpflege sollte bei dem Bemühen, pflegerische Dienste anzubieten, die den Bedürfnissen der Gesellschaft entsprechen, eine zentrale Rolle spielen. Sie ist stets gefordert, wenn ein Bedürfnis nach pflegerischer Betreuung entsteht, die mit einem vollständig kompensatorischen System der Abhängigenpflege oder einer Kombination von Systemen der Selbstpflege und der Abhängigenpflege verbunden ist» (Orem, 1991, S. 293/293).

Auf die Auswahl des adäquaten Pflegesystems folgt die *Pflegeplanung.* Dazu ist eine Spezifikation von «Zeit, Ort, Umweltbedingungen und jeweiliger Ausstattung ebenso erforderlich ... wie die Bestimmung der Anzahl und der Qualifikation der Pflegekräfte, die notwendig sind ..., um ein Pflegesystem zu realisieren, die Auswirkungen pflegerischer Handlungen zu evaluieren und entsprechende Anpassungen vorzunehmen» (Orem, 1991, S. 279/280). Bei der Pflegeplanung werden auch die Organisation und zeitliche Abfolge der zu leistenden Aufgaben spezifiziert. Es wird festgelegt, welche Aufgaben die Pflegekraft und welche die Person selbst übernimmt. Außerdem werden konkrete Strategien benannt, die von der Pflegekraft eingesetzt werden können, um der Person zu helfen.

In der Phase der *pflegerischen Regulierung oder Behandlung* wird das gewählte Pflegesystem in die Tat umgesetzt, und die damit verbundenen Strategien kommen zur Anwendung. Dazu gehören direkte pflegerische Aktivitäten ebenso wie Entscheidungen über die Fortsetzung dieser Aktivitäten in der jetzigen oder veränderten Form. Regulative pflegerische Kräfte entfalten sich immer dann, «wenn Pflegekräfte mit Patientinnen und Patienten interagieren und konsistente Handlungen ausführen, um den vorher ermittelten therapeutischen Selbstpflegebedarf zu erfüllen und die Selbstpflege-Handlungskompetenz zu stärken» (Orem, 1991, S. 280). Eine Aufstellung regulativer pflegerischer Handlungen bietet Tabelle 7.4.

Bei der *Pflegekontrolle* geht es um die kritische Beurteilung des gewählten Pflegesystems. Im Vordergrund steht die Frage, ob das Pflegesystem, für das man

Tabelle 7.4: Selbstpflegemodell: Regulative Pflegehandlungen

I. Direkte pflegerische Handlungen

A. Selbstpflegerische Aufgaben für Patientinnen und Patienten leisten und regulieren bzw. Patientinnen und Patienten bei der Ausführung selbstpflegerischer Aufgaben helfen

B. Ausführung selbstpflegerischer Aufgaben koordinieren, so daß ein einheitliches Pflegesystem entsteht, das auch mit den anderen Komponenten der gesundheitlichen Versorgung in Einklang steht

C. Patientinnen und Patienten sowie ihren Angehörigen und anderen Bezugspersonen helfen, tägliche Lebensmuster aufzubauen, die dem Selbstpflegebedarf sowie den besonderen Interessen, Begabungen und Zielen der Patientinnen und Patienten möglichst entgegenkommen

D. Patientinnen und Patienten bei der Ausübung oder therapeutisch notwendigen Zurücknahme ihrer Selbstpflege-Handlungskompetenz unterstützen und anleiten

E. Interesse der Patientinnen und Patienten an der Selbstpflege durch Fragen und Diskussionen über pflegerische Probleme stimulieren

F. Patientinnen und Patienten beim Erlernen selbstpflegerischer Aktivitäten unterstützen

G. Patientinnen und Patienten in Zeiten der Krankheit oder Behinderung in ihrem Bedürfnis, sich für neue pflegerische Aktivitäten zu engagieren bzw. die Erfüllung der verschiedenen Selbstpflege-Erfordernisse zu verändern, unterstützen und leiten

II. Entscheidungen über direkte pflegerische Handlungen

A. Selbstpflegerische Aktivitäten überwachen und ihre Auswirkungen auf die Selbstpflege-Handlungskompetenz bzw. die Erreichung pflegerischer Ziele bestimmen

B. Urteile über die Hinlänglichkeit und Effizienz selbstpflegerischer Aktivitäten treffen

C. Urteile über die Bedeutung der Ergebnisse für das Wohlergehen der Patientinnen und Patienten treffen und gegebenenfalls Anpassungen empfehlen oder vornehmen, z. B. durch Veränderungen bei den jeweiligen Rollen der Pflegekraft und des Patienten das Pflegesystem modifizieren

Nach: Orem, 1991, S. 280/281

sich entschieden hat, tatsächlich realisiert werden konnte und ob es dem aktuellen Pflegebedarf noch entspricht. Außerdem gilt es zu hinterfragen, «ob die eingeleiteten pflegerischen Maßnahmen auf adäquate Weise zur Erfüllung des Selbstpflegebedarfs der Patientinnen und Patienten beigetragen haben, ob die Selbstpflege-Handlungskompetenz ausreichend reguliert wurde, ob entwicklungsfördernde Veränderungen in Gang gekommen sind bzw. ob eine notwendige Anpassung an eine möglicherweise nachlassende Selbstpflege-Handlungskompetenz stattgefunden hat» (Orem, 1991, S. 283).

Im Hinblick auf präventive pflegerische Handlungen unterschied Orem (1991) zwischen einer primären, sekundären und tertiären Ebene. Universelle und entwicklungsfördernde Selbstpflege bilden, wenn sie als therapeutisch anzusehen sind, die primäre Ebene der Prävention. Auf dieser Ebene geht es darum, den Patientinnen und Patienten dabei zu helfen, Selbstpflegepraktiken zu erlernen, «die Gesundheit und Entwicklung fördern bzw. aufrechterhalten und spezifischen Krankheiten vorbeugen» (S. 196). Gesundheitlich bedingte Pflege ist, wenn sie als therapeutisch gelten kann, auf der sekundären oder tertiären Ebene der Prävention anzusiedeln. Es geht darum, den Patientinnen und Patienten zu helfen, Selbstpflegepraktiken zu erlernen, die «ungünstige Auswirkungen der Krankheit regulieren, Komplikationen vorbeugen, langfristige Behinderungen möglichst ausschließen bzw. Anpassungen einzuleiten, die dazu geeignet sind, dauerhafte oder langfristige Dysfunktionen zu überwinden oder zu kompensieren» (S. 198).

Zentrale Aussagen

Die Verbindung zwischen Person und Umwelt wird in den folgenden Aussagen deutlich:

> Bestimmte Merkmale der Umwelt stehen in kontinuierlicher oder regelmäßiger Interaktion mit Männern, Frauen und Kindern, die wiederum zu ihrer Umwelt in einer zeitlichen und räumlichen Beziehung stehen.
> Umweltbedingungen können sich auf das Leben, die Gesundheit und das Wohlbefinden von Individuen, Familien und Gemeinschaften positiv und negativ auswirken; am nachhaltigsten werden sie durch Kriege oder Naturkatastrophen gestört bzw. ganz zerstört. (Orem, 1991, S. 38)

Das folgende Zitat schafft eine Verbindung zwischen Person, Umwelt und Pflege:

> In konkreten pflegerischen Situationen suchen Pflegekräfte zunächst nach pflegerelevanten Informationen über die Person, ihre umweltbedingte Situation und ihren Pflegebedarf. (Orem, 1991, S. 38)

Die Verbindung zwischen Person, Gesundheit und Pflege spiegelt sich in den folgenden Aussagen wider:

> Das besondere Interesse der Pflege gilt dem Bedürfnis des Individuums nach selbstpflegerischen Aktivitäten sowie deren Bereitstellung und Organisation auf einer kontinuierlichen Basis, die dazu geeignet ist, das Leben und die Gesundheit des Individuums zu erhalten, die Genesung von Krankheit oder Verletzung zu fördern bzw. die Bewältigung ihrer Auswirkungen zu unterstützen.
> Pflegekräfte handeln bewußt, um Pflegesysteme für Personen zu konzipieren, bei denen ein gesundheitsbedingtes Selbstpflege- bzw. Abhängigenpflege-Defizit besteht. (Orem, 1991, S. 82)

Eine Aussage, die alle vier zum Metaparadigma der Pflege gehörenden Begriffe miteinander verbindet, konnte weder in der vierten Auflage von Orems (1991) Buch noch in irgendeiner anderen jüngeren Publikation der Autorin gefunden werden. Das folgende Zitat stammt aus der zweiten Auflage von Orems (1980) Buch:

> Pflege wird von Pflegekräften gemacht. Sie stellt einen Dienst am Mitmenschen, eine Möglichkeit des Helfens dar ... Die Form oder die Struktur der Pflege ergibt sich aus pflegerischen Handlungen, die von Pflegekräften bewußt ausgewählt und initiiert werden, um Individuen oder Gruppen dabei zu helfen, ihre internen oder externen Lebensbedingungen aufrechtzuerhalten oder zu verändern. Die Betreffenden können lernen, unter Anleitung von Pflegekräften selbst zu handeln; liegen gesundheitsbedingte Einschränkungen vor, die nicht unmittelbar überwunden werden können, übernehmen die Pflegekräfte für sie diese Handlungen. (S. 5)

Evaluation des Selbstpflegemodells

Der nun folgende Abschnitt stellt eine Evaluation des von Dorothea Orem entwickelten Selbstpflegemodells dar. Die Evaluation basiert auf den Ergebnissen der Analyse sowie auf den Publikationen von Orem und anderen Wissenschaftlerinnen und Wissenschaftlern, die das Modell eingesetzt oder kommentiert haben.

Darlegung der Ursprünge

Dorothea Orem hat die Ursprünge des Selbstpflegemodells klar und präzise dargelegt. In der vierten Auflage ihres Buches (Orem, 1991) schildert sie ausführlich seine Entwicklung von den fünfziger bis zu den neunziger Jahren. Die vierte Auflage enthält außerdem große Teile des inzwischen vergriffenen Textes der *Nursing Development Conference Group* (1979) sowie Bemerkungen zur Theorie der Selbstpflege, der Theorie des Selbstpflegedefizits und der Theorie des Pflegesystems.

Die philosophischen Überzeugungen, die ihrem Werk zugrunde liegen, faßt Orem in Aussagen und Prämissen zusammen. Sie deuten darauf hin, daß Orem der Fähigkeit des Individuums, für sich selbst und die von ihm abhängigen Personen zu sorgen, zentrale Bedeutung beimißt und medizinische sowie pflegerische Interventionen nur dann für vertretbar hält, wenn es zu tatsächlichen oder potentiellen Selbstpflegedefiziten kommt. Orem geht davon aus, daß erwachsene Menschen eigenverantwortlich handeln und sich, wenn ihnen die therapeutische Selbstpflege oder Abhängigenpflege nicht mehr möglich ist, hilfesuchend an die entsprechenden Fachleute wenden.

Die Wahrnehmung der Person vom eigenen gesundheitlichen Zustand besitzt

für Orem ebenso großes Gewicht wie die ärztliche Diagnose. Pflegerische Maßnahmen sollten sich ihrer Ansicht nach deshalb auch nie allein auf die Wahrnehmung der Pflegekraft von der Situation ihrer Patientinnen und Patienten stützen.

Orem erkannte die Einflüsse ihrer Kolleginnen in der *Nursing Development
Conference Group* auf die Entwicklung und Verfeinerung ihrer Ideen ausdrücklich an. Sie erwähnte und zitierte auch die Arbeiten von Wissenschaftlerinnen und
Wissenschaftlern aus verwandten Bereichen, wobei sie die Bedeutung der Hand-
lungstheorie für die Entwicklung des Selbstpflegemodells besonders unterstrich.

Inhaltliche Reichweite

Die inhaltliche Tiefe des Selbstpflegemodells kann als ausreichend gelten. Der
Begriff *Person* wird ausführlich definiert und zur Pflege in Beziehung gesetzt.
Mit der korrekten Bezeichnung der Rezipientinnen und Rezipienten der Pflege
nimmt Orem (1991) es sehr genau. Dabei lehnt sie es ab, den Begriff *Klient* zu
verwenden: «Manche Pflegekräfte haben es sich angewöhnt, ihre Patienten
‹Klienten› zu nennen. Offenbar wollen sie den vertraglichen Charakter der Beziehungen zwischen Pflegekräften und pflegebedürftigen Personen unterstreichen und den Eindruck der Passivität vermeiden, der mit dem Begriff ‹Patient›
verbunden ist. Der Begriff ‹Klient› ist in Anwaltspraxen, in der Geschäftswelt und
im Handel üblich … Ein Klient ist eine Art Kunde, der regelmäßig oder gelegentlich die Dienste anderer in Anspruch nimmt … Personen, die regelmäßig oder
gelegentlich die Dienste von Pflegekräften in Anspruch nehmen, also Klienten
bestimmter Pflegekräfte sind, befinden sich möglicherweise zu einem bestimmten Zeitpunkt nicht in pflegerischer Behandlung und besäßen dann auch nicht den
Patientenstatus» (S. 30).

Orems Beschreibung des Begriffs *Umwelt* ist umfassend, obgleich sie Umwelt
niemals explizit definiert. Für Gesundheit und Wohlbefinden gibt sie klare Definitionen, für Krankheit dagegen nicht. Der gesundheitliche Zustand der Person
gilt als entscheidender Faktor für die Veränderung des Selbstpflegebedarfs. Vor
allem Krankheit, Behinderung und Auswirkungen medizinischer Therapien können die Selbstpflege-Handlungskompetenz bzw. die Kapazität zur Abhängigenpflege erheblich mindern und so zu einem Selbstpflegedefizit bzw. einem
Abhängigenpflege-Defizit führen.

Der Geltungsbereich der Pflege ist klar umrissen, und auch pflegerische Handlungen werden ausführlich dargestellt. Orems Beschreibung des Pflegeprozesses
ist allerdings nicht leicht nachzuvollziehen. In der ersten, zweiten und dritten
Auflage ihres Buches *Nursing: Concepts of Practice* (Orem, 1971, 1980, 1985)

hat sie noch einen allgemeinverständlichen, aus drei Schritten (Diagnose und Verordnung, Entwurf und Planung, Umsetzung und Regulation) bestehenden Pflegeprozeß vorgestellt. In der vierten Auflage spricht Orem (1991) dann zwar auch noch von drei Schritten, ordnet aber nur den dritten Schritt (regulative Pflege bzw. Regulierung und Behandlung) dieser Abfolge zu. Weitere Verwirrung über die Anzahl der Schritte des Pflegeprozesses stiftet der Zusatz eines Abschnittes über die Pflegekontrolle. Auch die sprachliche Differenzierung läßt in der vierten Auflage, die technische Fragen und die Dimensionen des professionellen Fall-Managements in den Mittelpunkt rückte, deutlich nach. Die Beschreibung des Pflegeprozesses nach der letzten Version des Selbstpflegemodells konnte nur nach mehrmaliger Lektüre der vierten Auflage und Zusammenstellung relevanter Aussagen aus verschiedenen Kapiteln des Buches konstruiert werden.

Das Selbstpflegemodell basiert auf philosophischem, theoretischem und wissenschaftlichem Wissen über das menschliche Verhalten, wobei der Schwerpunkt auf handlungstheoretischen Gesichtspunkten liegt. Orem (1991) bemerkt, die pflegerische Handlungskompetenz basiere zum großen Teil auf dem individuellen Wissen über Pflegewissenschaft, Naturwissenschaften, Kunst und Geisteswissenschaften; für die Wahl des adäquaten Pflegesystems seien faktisches Wissen über die Patientin bzw. den Patienten, Informationen über den therapeutischem Selbstpflegebedarf und angemessene Hilfsstrategien sowie über die Selbstpflege als bewußte Handlung notwendig.

Der dynamische Charakter des Pflegeprozesses stand in der dritten Auflage von Orems Buch (Orem, 1985) noch im Vordergrund, kommt jedoch in der vierten Auflage (Orem, 1991) nicht mehr zum Tragen. In der dritten Auflage stellte Orem (1985) fest:

> Das Ausmaß, in dem sich die Wahl des geeigneten Pflegesystems und die Planung seiner Realisierung in einem zeitlichen Block zwischen dem ersten und dem dritten Schritt des Pflegeprozesses getrennt leisten läßt, variiert sehr stark. Mehrere Faktoren können dem entgegenstehen: 1. rasche und komplexe Veränderungen im gesundheitlichen Zustand der betreffenden Patientinnen und Patienten; 2. Notwendigkeit der kontinuierlichen Anpassung des therapeutischen Selbstpflegebedarfs der betreffenden Patientinnen und Patienten; 3. unzureichende faktische Informationen über die Patientinnen und Patienten sowie deren Umwelt; und 4. Unvermögen der Pflegekraft, die zukünftige Entwicklung der Variablen ‹therapeutischer Selbstpflegebedarf› und ‹Selbstpflege-Handlungskompetenz› vorauszusagen. (S. 231)

Daß Orem die Wahrnehmung der Person vom eigenen gesundheitlichen Zustand einbezieht, daß sie die Notwendigkeit der Zusammenarbeit zwischen Pflegekraft und Person betont und die umfassende Information über die Person, ihre Umwelt und ihre Lebenssituation als Voraussetzung einer präzisen Diagnose bezeichnet, spricht für ihr starkes Bewußtsein für ethische Standards in der Krankenpflege.

Orem (1991) spricht sogar von der moralischen Komponente der Pflege: «Die Pflegepraxis hat jedoch nicht nur technische, sondern auch moralische Aspekte, da pflegerische Entscheidungen sich auf das Leben, die Gesundheit und das Wohlergehen von Menschen auswirken. Pflegekräfte müssen daher nicht nur fragen, ob eine bestimmte Maßnahme funktioniert, sondern auch ergründen, ob sie für die jeweilige Person die richtige Maßnahme ist» (S. 55).

Eine Aussage des Modells, die alle vier Begriffe des Metaparadigmas verbindet, konnte nur durch den Rückgriff auf ein Zitat aus einer früheren Auflage von Orems Buch (Orem, 1980) gefunden werden.

Auch die inhaltliche Breite des Selbstpflegemodells kann als ausreichend bezeichnet werden. Das Modell ist bereits in einer großen Bandbreite pflegerischer Situationen bei der Behandlung von Individuen und Gruppen mit den unterschiedlichsten gesundheitlichen Zuständen eingesetzt worden. Als Gruppen kommen für Orem Familien, Wohngemeinschaften, Arbeitsgruppen, Selbsthilfegruppen, Geburtsvorbereitungsgruppen, Eltern-Kind-Gruppen, Gruppen zur Gewichtskontrolle sowie Gruppen von Patientinnen und Patienten in Kliniken in Frage.

Doch obgleich Orem (1991) die pflegerische Arbeit mit den oben genannten Gruppen erwähnt, liegt ihr Schwerpunkt doch auf dem Individuum. Sie erklärt: «Personen werden als Individuen oder als Mitglieder von Gruppen pflegerisch versorgt. Pflegekräfte wissen, daß nur Individuen ein bestimmbares Maß an Selbstpflege-Handlungskompetenz besitzen. Es sind die gesellschaftlichen und zwischenmenschlichen Beziehungen von Individuen und ihre Interaktionen untereinander, welche die Aufmerksamkeit der Pflegekräfte auch auf Familien und andere Gruppen als Rezipienten der Pflege lenken» (S. 294).

Für die inhaltliche Breite des Selbstpflegemodells spricht die richtungsweisende Funktion, die es für die Forschung, Ausbildung, Administration und Praxis in der Krankenpflege übernehmen kann. Aus den inhaltlichen Aussagen lassen sich für jeden einzelnen Bereich entsprechende Richtlinien ableiten; in zahlreichen Publikationen wird der erfolgreiche Einsatz dokumentiert.

Was die Pflegeforschung betrifft, sind vor allem Orems Aussagen über die Pflegewissenschaft relevant. Orem (1991) bezeichnet sie «als praxisorientierte Wissenschaft mit theoretisch-praktischen und eher praktischen Komponenten» (S. 86).

Theoretisch-praktisches Wissen «verleiht der Gesamtheit der Handlungen ... eines praktischen Bereichs und seinen Elementen» (S. 87) Einheitlichkeit und Bedeutung. Es umfaßt Konzepte und Theorien. Praktisches Wissen handelt von «Details und einzelnen Fällen, doch stets innerhalb der universellen Konzeptualisierungen» (S. 87/88). Es umfaßt die Regeln und Standards der Praxis, also das Wissen, das notwendig ist, um konkrete Handlungen auszuführen.

Für die Pflegeforschung bedeutet dies, daß sie sich sowohl mit den theoretisch-praktischen als auch mit den praktischen Komponenten der Selbstpflege, der Abhängigenpflege, der Selbstpflege-Handlungskompetenz, der Handlungskompetenz bei der Abhängigenpflege, des therapeutischen Selbstpflegebedarfs, des Selbstpflegedefizits, des Defizits bei der Abhängigenpflege, der Pflege-Handlungskompetenz und der Pflegesysteme zu befassen hat. Smith (1979) benennt spezifische Variablen, die aus der Perspektive des Selbstpflegemodells für das pflegerische Wissen entscheidend sind. Sie betreffen die bedingenden Grundfaktoren des Selbstpflegepotentials, Selbstpflegepraktiken, Selbstpflege-Erfordernisse, gesundheitlichen Zustand, angestrebten gesundheitlichen Zustand, therapeutischen Selbstpflegebedarf, Selbstpflegedefizit, Erfordernisse der Pflege, pflegerische Situationen, Pflegesysteme, Pflegetechniken und Pflegeergebnisse.

Zu untersuchen sind all jene Probleme, die tatsächliche oder vorhersagbare Defizite bei der Selbstpflege bzw. der Abhängigenpflege widerspiegeln. Letztendlich zielt die auf dem Selbstpflegemodell basierende Pflegeforschung darauf ab, die Auswirkungen von Pflegesystemen und den damit verbundenen regulativen pflegerischen Aktivitäten auf die Selbstpflege-Handlungskompetenz bzw. die Handlungskompetenz bei der Abhängigenpflege zu erfassen.

Als Versuchspersonen kommen alle Menschen in Betracht, die als legitime Rezipientinnen und Rezipienten der Pflege gelten, d. h. alle Menschen «mit defizitären Beziehungen zwischen 1. ihrer gegenwärtigen oder projektierten Handlungskompetenz bei der Selbstpflege bzw. Abhängigenpflege und 2. den durch den gesundheitlichen Zustand bedingten qualitativen und quantitativen Erfordernissen» (Orem, 1991, S. 339). Zum Zweck der Forschung können diese Menschen in ihren Wohnungen, in Krankenhäusern und Kliniken, in Pflegeheimen und allen anderen Umgebungen aufgesucht werden, in denen es zu pflegerischen Handlungen kommt.

Geden (1985) vertrat die Ansicht, daß «beim gegenwärtigen Entwicklungsstand der ... Selbstpflegetheorie, alle [Forschungs-]Ansätze angemessen und notwendig sind» (S. 265). Die Entwicklung gültiger und verläßlicher Instrumente zur Messung der im Rahmen des Selbstpflegemodells relevanten Phänomene schreitet voran, wobei die Bestimmung der Selbstpflege-Handlungskompetenz (z. B. Denyes, 1982; Kearney & Fleischer, 1979) und der Fähigkeitskomponenten (Uhanson & Bickel, 1985) inzwischen im Mittelpunkt des Interesses stehen. Eindeutige Richtlinien zu methodologischen Fragen (z. B. Versuchsaufbau, Verfahren, Techniken der Datenanalyse) müssen noch entwickelt werden. Die auf dem Selbstpflegemodell basierende Pflegeforschung trägt zur Weiterentwicklung des pflegerischen Wissens bei, indem sie das Verständnis für die Variablen vertieft, die auf die kontinuierliche therapeutische Selbstpflege und die Abhängigenpflege Einfluß nehmen.

Auch für die Pflegeausbildung hat das Selbstpflegemodell Richtlinien zu bieten. Einen Vorteil sieht Taylor (1985 a) in der «starken Strukturierung des Wissens, die für die Entwicklung von Curricula so wichtig ist» (S. 27). Als zentrale
Komponenten dieser Curricula gelten: Selbstpflege, Abhängigenpflege, Selbstpflege-Handlungskompetenz, Abhängigenpflege-Handlungskompetenz für die
Abhängigenpflege, Selbstpflegedefizite, Defizite bei der Abhängigenpflege, Pflege-Handlungskompetenz und Pflegesysteme. Der Zweck der Pflegeausbildung
besteht nach Orem (1991) darin, zukünftige Pflegekräfte auf die Anfänger- und
Fortgeschrittenen-Ebene der professionellen Pflegepraxis vorzubereiten.

Pflege als Dienstleistung am Menschen erfordert Orems (1991) Ansicht nach
gründliche Kenntnisse in den verschiedenen Geisteswissenschaften, in der Geschichte der Krankenpflege in westlichen und östlichen Zivilisationen, in den
sprachlichen und kulturellen Besonderheiten wichtiger gesellschaftlicher Gruppen,
in den verschiedenen Naturwissenschaften sowie natürlich in der Medizin und
anderen gesundheitsbezogenen Wissensbereichen; ein auf Erfahrungen beruhendes
Wissen über soziale und zwischenmenschliche Situationen sowie kommunikatori-
sche Fähigkeiten für die Arbeit mit Erwachsenen, Kindern und Gruppen; fundierte
Kenntnisse über die Theorie und Praxis der Krankenpflege, den Geltungsbereich
der Pflege und dessen Grenzen, wie sie durch den eigentlichen Gegenstand der
Pflege definiert sind, sowie über alle berufsständischen, rechtlichen, ethischen und
ökonomischen Fragen, die als pflegerelevant angesehen werden können; theoretische und praktische Kenntnisse in der Pflegewissenschaft; und schließlich «persönliche Erkenntnisse, die durch direkte Einsichten in das eigene Selbst und den
Charakter zwischenmenschlicher Beziehungen» (S. 337) entstanden sind. Orem
(1991) empfiehlt dringend, die einzelnen Bestandteile des Curriculums auf «ein
allgemeines Konzept der Pflege und das Selbstverständnis der Pflege als praxisorientierte Wissenschaft» zu gründen und nicht einfach nur ein Sammelsurium von
Kursen anzubieten, «deren Inhalte in erster Linie aus der Biologie, der Verhaltensforschung und der Medizin stammen» (S. 336).

Was den Aufbau der Ausbildungsgänge betrifft, plädiert Riehl-Sisca (1985 a) dafür, den Schwerpunkt in den «Undergraduate»-Studiengängen auf die Vermittlung,
den Erwerb und die Reproduktion von Informationen sowie auf die Prozesse der
Entscheidungsfindung und Problemlösung zu legen. Bei Magisterstudiengängen
sollte die Betonung darauf liegen, die Informationen zu spezialisieren, die Fähigkeiten zur Reflexion sowie zur Urteils- und Entscheidungsfindung auszubauen und
pflegerelevante Phänomene selbständig zu erforschen und zu interpretieren. Der
letzte Aspekt sollte dann bei den Promotionsstudiengängen in Vordergrund stehen.

Die Ausbildung für den Eintritt in den Berufsstand «und für die Weiterentwicklung hin zu einer professionellen (wissenschaftlichen) Ebene der Krankenpflege

wird an Senior Colleges und Universitäten angeboten» (Orem, 1991, S. 333). Die Studentinnen und Studenten sollten in einem allgemeinen, umfassenden Pflegemodell Meisterschaft erlangen, «so daß sie jederzeit in der Lage sind, ein Bewußtsein herzustellen zwischen dem, was sie wissen, und dem, was sie in der Pflegepraxis tun» (Orem, 1991, S. 339). Darüber müssen die Studentinnen und Studenten nach Orem (1991) dazu in der Lage sein,

1. mit pflegebedürftigen Personen Kontakte herzustellen, Vereinbarungen zu treffen und die Kontakte weiterzuentwickeln,

2. mit pflegebedürftigen Personen und deren Bezugspersonen, mit anderen Pflegekräften und Mitgliedern des interdisziplinären Behandlungsteams unter den verschiedensten Umständen zu interagieren und zu kommunizieren,

3. Interaktion und Kommunikation im Sinne der Entwicklung funktionaler zwischenmenschlicher Einheiten zu führen,

4. in den verschiedensten Bereichen (z. B. Beobachtung, Argumentation, Urteils- und Entscheidungsfindung, Erzielen praktischer Ergebnisse) und in den verschiedensten zwischenmenschlichen Situationen professionell-technologische Fertigkeiten zu entwickeln,

5. bei Bedarf pflegerische Konsultation einzuleiten,

6. in allen pflegerischen Situationen ein dynamisches Pflichtgefühl aufrechtzuerhalten.

Taylor (1985 b) führt Lehr- und Lernstrategien auf, die sich im Rahmen des Selbstpflegemodells als effizient erwiesen haben. Als wesentliche Voraussetzung nennt sie, daß die Dozentinnen und Dozenten «das Modell gründlich kennen und auch Erfahrungen mit seinem Einsatz in der Praxis haben, um es ihren Studentinnen und Studenten vermitteln zu können» (S. 41). Sie empfiehlt, die Ausbildung mit einem ausführlichen Überblick über die Struktur des Modells zu beginnen, um dann im weiteren Verlauf stets spezifische Verbindungen zwischen dem Modell und den neuen Inhalten herzustellen. «Gegen Ende der Ausbildung», erklärt Taylor (1985 b), «haben die Studentinnen und Studenten 1. die Gesamtstruktur [des Modells] kennengelernt, 2. seine Elemente im Detail studiert, 3. die einzelnen Elemente auf das Gesamtmodell zurückbezogen und diese 4. in der klinischen Praxis überprüft» (S. 41). Nach Taylors Ansicht ist es besonders wichtig, die Fähigkeiten der Studentinnen und Studenten zur Verarbeitung von Informationen weiterzuentwickeln, indem man mit den konkreteren Elementen des Selbstpflegemodells, also z. B. mit den Erfordernissen der Selbstpflege und den bedingenden Grundfaktoren des Selbstpflegepotentials, beginnt und dann zu abstrakteren Elementen, wie z. B. den Fähigkeitskomponenten, fortschreitet. Darüber hinaus empfiehlt sie die Entwicklung exemplarischer Pflegesysteme für die verschiedensten Situationen. Die Studentinnen und Studenten sollten Gelegenheit haben, diese Pflegesysteme in der klinischen Praxis zu überprüfen und über deren Effizienz bei der Behandlung bestimmter Patientinnen und Patienten zu reflektieren.

Auch für die Pflegeadministration lassen sich aus Orems (1989, 1991) jüngeren Publikationen einige Richtlinien ableiten. Orem sieht den Schwerpunkt der Pflege eindeutig darin, «Individuen mit diagnostizierten gesundheitsbedingten Selbstpflegedefiziten» (1991, S. 305) regulative Pflege anzubieten. Ziel aller pflegerischen Bemühungen ist es, diesen Menschen zu helfen, damit sie den eigenen Pflegebedarf sowie den Pflegebedarf der von ihnen abhängigen Personen im Sinne einer kontinuierlichen therapeutischen Pflege erfüllen können.

Legitimierte Pflegekräfte sind nach Orem und Taylor (1986) «Personen, die über eine Reihe von Eigenschaften oder Merkmalen verfügen, die unter dem Begriff ‹Pflege-Handlungskompetenz› zusammengefaßt werden. Um sich in spezifischen pflegerischen Situationen als legitimierte Pflegekraft zu erweisen, muß die Pflege-Handlungskompetenz der betreffenden Pflegekraft dem entsprechen bzw. über das hinausgehen, was erforderlich ist, um die tatsächlichen oder potentiellen Pflege-Erfordernisse von Individuen zu erkennen und zu erfüllen» (S. 53). Zum Pflegepersonal rechnet Orem (1991) unterschiedlich (d. h. beruflich und akademisch) ausgebildete Pflegekräfte sowie die Pflegeadministration. Zur Pflegeadministration gehören «die Personen, die in situativen Kontexten all die Angelegenheiten regeln, die für die pflegerische Versorgung der von einer Organisation oder Einrichtung betreuten Population oder für Populationen, die man in Zukunft betreuen will, notwendig sind» (S. 308).

Pflegerische Dienste werden in den unterschiedlichsten Umgebungen angeboten. «Pflegekräfte können dorthin gehen, wo ihre Patientinnen und Patienten sind, in deren Wohnungen, in Krankenhäuser, in Pflegeheime. Oder die Patientinnen und Patienten kommen in Kliniken oder andere Einrichtungen, in denen Pflegekräfte ihre Dienste zur Verfügung stellen» (Orem, 1989, S. 56).

Orem (1989, 1991) unterscheidet zwischen den Handlungsschwerpunkten der Pflegepraxis und der Pflegeadministration. «Die Handlungen von Pflegekräften richten sich auf Personen, die aufgrund tatsächlicher oder potentieller gesundheitsbedingter Selbstpflegedefizite der Pflege bedürfen und von der Pflege profitieren» (1989, S. 56), die Handlungen der Pflegeadministration dagegen auf «die pflegerische Versorgung von Personen, mit denen eine Klinik oder andere Einrichtung einen Vertrag geschlossen hat oder noch schließen wird, in den die Bereitstellung pflegerischer und anderer gesundheitsbezogener Dienste eingeschlossen ist» (1991, S. 305).

In diesem Zusammenhang stellen sich der Pflegeadministration zwei Management-Aufgaben. Die erste Aufgabe besteht in der «adäquaten Organisation von Personen und materiellen Ressourcen, so daß ein funktionales Ganzes entsteht, in dessen Rahmen die einzelnen Mitglieder des Teams die ihnen aufgrund ihrer besonderen Position und Rolle zufallenden Verantwortlichkeiten optimal erfüllen können» (Orem, 1989, S. 61). Daraus ergeben sich für die Pflegeadministration folgende konkrete Handlungsbereiche:

1. Zielsetzung in bezug auf die konkrete Population und die Gegebenheiten der Einrichtung

2. Analyse und Organisation von Arbeitsabläufen, um die gesetzten Ziele zu erreichen

3. Festlegung von Standards für die Auswahl von Pflegekräften und des sie unterstützenden Personals

4. Motivation und Kommunikation

5. Entwicklung von Methoden zur Messung pflegerischer Leistungen

6. Meßergebnisse auswerten und für die Einrichtung als Ganzes sowie für alle Teilbereiche nutzen. (Orem 1989, S. 61; 1991, S. 311/312)

Die zweite Management-Aufgabe lautet, «dafür zu sorgen, daß die gegenwärtigen Entscheidungen und Aktivitäten mit zukünftigen Erfordernissen in Einklang stehen» (1989, S. 61). Damit sind folgende konkrete Handlungsbereiche verbunden:

1. Festlegung von Standards für die Auswahl des Verwaltungs- und Management-Personals

2. Berechnung kontinuierlicher Kosten und Sicherstellung von Finanzierungsquellen

3. Entwicklung neuer operationaler Methoden oder Weiterentwicklung der bereits angewandten Methoden bei der Produktion, Distribution und Finanzierung pflegerischer Leistungen

4. Persönliche Weiterentwicklung im Management-Bereich (Orem, 1989, S. 61)

Auch für die Pflegepraxis bietet das Selbstpflegemodell entsprechende Richtlinien. Die Pflegepraxis ist nach Orem (1991) «ein Interaktionsfeld verschiedener Personen, das sowohl durch Zustände charakterisiert ist, die zu Pflege-Erfordernissen führen, als auch durch Handlungen, die Pflegekräfte ausführen, um die davon betroffenen Personen zu versorgen» (S. 340). Orem nennt in diesem Zusammenhang fünf Handlungsbereiche:

1. In eine pflegerische Beziehung mit Individuen, Familien oder Gruppen eintreten und diese aufrechterhalten und weiterentwickeln, bis die betreffenden Patientinnen und Patienten aus der Pflege entlassen werden können

2. Bestimmen, ob und wie den Patientinnen und Patienten durch pflegerische Handlungen geholfen werden kann

3. Auf Bitten, Wünsche und Bedürfnisse der Patientinnen und Patienten nach Kontakt und Hilfe eingehen

4. Den Patientinnen und Patienten sowie ihren Bezugspersonen direkte Hilfe in Form pflegerischer Handlungen verordnen, bereitstellen und regulieren

5. Pflegerische Handlungen koordinieren und in das tägliche Leben und die sonstige (z.B. medizinische, soziale, edukative) Betreuung der Patientinnen und Patienten integrieren (Orem, 1991, S. 340).

Orem (1991) formuliert detaillierte Leitlinien für die Pflegepraxis in den folgenden fünf Bereichen: 1. erste Phase des Kontakts zwischen Pflegekraft und Patientin bzw. Patient, 2. kontinuierlicher Kontakt zwischen Pflegekraft und Patientin bzw. Patient, 3. Qualität der zwischenmenschlichen Situationen mit der Patientin bzw. dem Patienten, 4. Ausführung pflegerischer Handlungen und 5. Beziehungen der Pflegekraft zu ihren Kolleginnen und Kollegen sowie den anderen Mitgliedern des Gesundheitsteams. Aus diesen Leitlinien und dem Inhalt des Selbstpflegemodells geht hervor, daß die Pflegepraxis auf eine Verbesserung der Selbstpflege-Handlungskompetenz bzw. der Abhängigenpflege-Handlungskompetenz abzielt und daß sich die klinischen Probleme, die in diesem Zusammenhang von Interesse sind, auf die Defizite des Individuums bei der Selbstpflege und bei der Abhängigenpflege beziehen. Die Pflegepraxis kann in Wohnungen, Krankenhäusern, Heimen und anderen Institutionen stattfinden. Legitime Rezipientinnen und Rezipienten sind Personen «mit defizitären Beziehungen zwischen 1. ihrer gegenwärtigen oder projektierten Handlungskompetenz bei der Selbstpflege bzw. Abhängigenpflege und 2. den durch den gesundheitlichen Zustand bedingten qualitativen und quantitativen Erfordernissen» (Orem, 1991, S. 339).

Die Pflegepraxis besteht aus einer Abfolge pflegerischer Handlungen, die dem professionellen Fall-Management zugeordnet und in die sozialen, vertraglichen und zwischenmenschlichen Komponenten der Pflegepraxis eingebettet sind. Die Abfolge wird durch die verschiedenen Schritte des Pflegeprozesses (Diagnose, Verordnung, Wahl eines geeigneten Pflegesystems, Planung, Regulation und Kontrolle) strukturiert. Die Diagnose basiert auf der Einschätzung des therapeutischen Selbstpflegebedarfs aufgrund der universellen, entwicklungsbezogenen und gesundheitlich bedingten Selbstpflege-Erfordernisse sowie der jeweiligen Selbstpflege-Handlungskompetenz bzw. Abhängigenpflege-Handlungskompetenz. Regulative Pflege wird im Rahmen vollständig kompensatorischer, partiell kompensatorischer oder unterstützend-edukativer Pflegesysteme ausgeführt. Die auf dem Selbstpflegemodell basierende Pflegepraxis trägt zum Wohlbefinden ihrer Rezipientinnen und Rezipienten bei, indem sie deren Handlungskompetenz für die Selbstpflege bzw. die Abhängigenpflege stärkt und deren Selbstpflegebedarf erfüllt.

Logische Kongruenz

Das Selbstpflegemodell ist logisch kongruent. Sein Inhalt folgert direkt aus Orems philosophischen Überzeugungen. Dabei kommt nur ein Weltbild – das reziprok-interaktive Weltbild – zum Tragen. Obgleich Smith (1987) das Gegenteil behauptete, findet sich kein Hinweis auf ein reaktives Weltbild. Auch die Klassifikation als systemisches (Riehl & Roy, 1980) oder interaktives Modell (Riehl-Sisca, 1989) erscheint nach der im vorliegenden Buch dargestellten Analyse unangemessen, da der entwicklungstheoretische Ansatz deutlich dominiert.

Ableitung von Theorien

Wie bereits zu Beginn dieses Kapitels erwähnt, begreift Orem die Theorie der Selbstpflege, die Theorie des Selbstpflegedefizits und die Theorie des Pflegesystems als konstituierende Elemente ihres allgemeinen Pflegemodells. Ursprünglich wurde deshalb der Versuch gemacht, die drei Theorien in die Analyse des Modells einzubeziehen. Es ergab sich dadurch jedoch eine so unübersichtliche, verwirrende Struktur, daß es zu der Entscheidung kam, die gemeinsamen Begriffe der Selbstpflege, des therapeutischen Selbstpflegebedarfs, der bedingenden Grundfaktoren des Selbstpflegepotentials, der Selbstpflege-Handlungskompetenz, des Selbstpflegedefizits, der Pflege-Handlungskompetenz sowie der Pflegesysteme als Bestandteil des Selbstpflegemodells zu behandeln und die zentralen Ideen und Aussagen der drei Theorien im Rahmen der Evaluation zu diskutieren. Weitere Ausarbeitungen von Orems Werk sind notwendig, um die Struktur und die Zuordnung der einzelnen konzeptuellen und theoretischen Elemente ausreichend zu klären.

Eine Analyse der *Theorie der Selbstpflege* ergab, daß man sie als eine relativ allgemeine, deskriptive Theorie bezeichnen kann, die aus dem Begriff der Selbstpflege und sechs Aussagen besteht, die diesen Begriff näher definieren und beschreiben. Die zentrale These der Theorie der Selbstpflege lautet:

> Im Kontext des Alltags sozialer Gruppen und deren zeitlichen und räumlichen Beziehungen führen erwachsene bzw. heranwachsende Personen erlernte Handlungen und Handlungsabläufe aus, die auf sie selbst oder bestimmte Merkmale ihrer Umwelt gerichtet sind und von denen bekannt ist oder vermutet wird, daß sie die Erfordernisse kontrollierender Faktoren erfüllen, um ihre eigene Funktionalität und Entwicklung zu regulieren ... und somit zur Kontinuität ihres Leben, zur Selbsterhaltung und zum persönlichen Wohlbefinden beizutragen. Sie leisten diese regulativen Handlungen auch für pflegebedürftige Familienmitglieder oder andere abhängige Personen. (Orem, 1991, S. 69)

Mit dieser These sind die folgenden sechs Aussagen verbunden:

1. Selbstpflege wird als regulative menschliche Funktion begriffen, die mit einem gewissen Maß an Vollständigkeit und Effektivität bewußt ausgeführt wird.

2. Selbstpflege ist eine zielgerichtete, bewußte Handlung, die auf dem individuellen Wissen darüber basiert, wie Menschen funktionieren und wie die menschliche Entwicklung innerhalb einer gewissen, mit der Gesundheit und dem individuellen Wohlbefinden unter den gegebenen Umständen verträglichen Bandbreite aufrechterhalten werden kann.

3. Selbstpflege umfaßt den Einsatz von materiellen Ressourcen und von Energie, um die für

die interne Funktionalität und Entwicklung erforderlichen Umstände zu schaffen und günstige Beziehungen zu den verschiedenen Faktoren und Kräften der Umwelt aufzubauen und aufrechtzuerhalten.

4. Selbstpflege, sofern sie extern orientiert ist, besteht aus beobachtbaren Resultaten praktischer, auf die eigene Person oder die Umwelt gerichteter Handlungen. Richtet sie sich auf interne selbstkontrollierende Handlungen, ist sie nicht beobachtbar und kann von anderen nur durch das Erfragen subjektiver Informationen ermittelt werden. Die Gründe für die Handlungen und die angestrebten Resultate können dem die Handlung ausführenden Subjekt bekannt oder unbekannt sein.

5. Über einen gewissen Zeitraum ausgeführte Selbstpflege kann als ‹Handlungssystem› oder ‹Selbstpflegesystem› begriffen werden, sofern Kenntnis darüber besteht, wie die verschiedenen Handlungsabfolgen oder pflegerischen Maßnahmen miteinander zusammenhängen und sich ergänzen.

6. Das Selbstpflegesystem besteht aus Folgen pflegerischer Maßnahmen oder Handlungen mit Hilfe ausgewählter technischer Mittel, die dazu geeignet sind, die bekannten Selbstpflege-Erfordernisse zu erfüllen. (Orem, 1991, S. 69/70)

Auch bei der *Theorie des Selbstpflegedefizits* handelt es sich um eine allgemeine, deskriptive Theorie. Sie umfaßt fünf Begriffe (Selbstpflege, grundlegende Einflußfaktoren, therapeutischer Selbstpflegebedarf, Selbtpflegedefizit und Pflege) sowie sechs Aussagen, die diese Begriffe definieren und erläutern. Die zentrale These der Theorie des Selbstpflegedefizits lautet:

Einschränkungen beim praktischen Engagement im Geltungsbereich der Pflege sind bei erwachsenen und heranwachsenden Menschen mit gesundheitsbezogenen oder gesundheitsbedingten Einschränkungen der Handlungskompetenz verbunden, so daß sie ganz oder teilweise unfähig sind, tatsächliche oder potentielle Erfordernisse der Selbst- oder Abhängigenpflege zu erkennen und kontinuierliche pflegerische Leistungen zu erbringen, um die Funktionalität und Entwicklung der eigenen oder der abhängigen Person zu regulieren. (Orem, 1991, S. 70)

Die sechs Aussagen der Theorie des Selbstpflegedefizits lauten:

1. Personen, die Handlungen der Selbst- oder Abhängigenpflege ausführen, besitzen eine spezialisierte Handlungskompetenz.

2. Die Fähigkeit, sich für die Selbst- oder Abhängigenpflege zu engagieren, wird von Alter, Entwicklungsstadium, Lebenserfahrung, soziokultureller Orientierung, Gesundheit und verfügbaren Ressourcen bestimmt.

3. Ist die Handlungskompetenz eines Individuums für die Selbst- oder Abhängigenpflege bekannt, läßt sich eine Beziehung zu den bestehenden qualitativen und quantitativen Erfordernissen der Selbst- oder Abhängigenpflege herstellen.

4. Die Beziehung zwischen Handlungskompetenz und Pflege-Erfordernissen läßt sich als ‹unzureichend›, ‹ausreichend› und ‹mehr als ausreichend› definieren.

5. Zu einem legitimen Einsatz qualifizierter Pflegekräfte kommt es, wenn a) die Handlungskompetenz des betreffenden Individuums nicht ausreicht, um den Selbstpflegebedarf zu

erfüllen (Defizit); oder b) die Handlungskompetenz ausreicht, jedoch ein sich entwik-kelndes Defizit für die Zukunft erwartet werden kann, weil vorhersehbar ist, daß die Handlungskompetenz abnimmt und/oder der Pflegebedarf steigt.

6. Personen, bei denen ein Pflegedefizit vorliegt oder zu erwarten ist, geraten in einen Zustand der sozialen Abhängigkeit, der eine pflegerische Beziehung legitimiert. (Orem, 1991, S. 71)

Auch die *Theorie des Pflegesystems* kann als allgemeine, deskriptive Theorie gelten. Sie umfaßt vier Begriffe (Patientinnen und Patienten, Selbstpflege, Selbstpflegedefizit und Pflegesystem) sowie acht Aussagen, die diese Begriffe definieren und beschreiben. Die zentrale These der Theorie des Pflegesystems lautet:

Alle Handlungssysteme, soweit sie Pflegesysteme sind, werden von Pflegekräften durch die Ausübung ihrer Pflege-Handlungskompetenz im Rahmen ihrer vertraglichen und zwischenmenschlichen Beziehungen gegenüber Personen ausgeübt, die ein gesundheitsrelevantes Defizit an Selbstpflege aufweisen, um sicherzustellen, daß ihr Bedarf an therapeutischer Selbstpflege ermittelt bzw. erfüllt und ihre Selbstpflege-Handlungskompetenz gestärkt bzw. reguliert wird. Pflegesysteme können für Individuen aufgestellt werden, aber auch für Familien und für Gruppen, deren Mitglieder einen therapeutischen Selbstpflegebedarf mit ähnlichen Komponenten aufweisen oder die in ihrem Engagement für die Selbst- oder Abhängigenpflege auf ähnliche Weise eingeschränkt sind. (Orem, 1991, S. 72)

Die folgenden acht Aussagen ergänzen diese These:

1. Pflegekräfte beziehen sich auf und interagieren mit Personen, die den Status von Patientinnen und Patienten haben.

2. Legitime Patientinnen und Patienten haben tatsächliche oder potentielle Selbstpflege-Erfordernisse.

3. Legitime Patientinnen und Patienten haben tatsächliche oder potentielle Defizite bei der Erfüllung der eigenen Selbstpflege-Erfordernisse.

4. Pflegekräfte diagnostizieren die Selbstpflege-Erfordernisse ihrer Patientinnen und Patienten, wählen gültige und verläßliche Maßnahmen und Techniken aus, die dazu geeignet sind, diese Erfordernisse zu erfüllen, und konzipieren einen Handlungsrahmen für den Einsatz dieser Maßnahmen und Techniken.

5. Pflegekräfte diagnostizieren die Fähigkeiten ihrer Patientinnen und Patienten, die eigenen Pflege-Erfordernisse zu erfüllen, und setzen dabei spezifische Techniken und Instrumente ein.

6. Pflegekräfte schätzen das Potential ihrer Patientinnen und Patienten ein, a) aus therapeutischen Gründen auf selbstpflegerische Maßnahmen zu verzichten oder b) die bisher bestehenden selbstpflegerischen Fähigkeiten jetzt oder in Zukunft weiter zu entwickeln und zu verfeinern.

7. Pflegekräfte und ihre Patientinnen und Patienten bestimmen gemeinsam die jeweiligen Rollen, die sie bei der Realisierung der Pflege übernehmen.

8. Alle Handlungen der Pflegekräfte und die Handlungen ihrer Patientinnen und Patienten, die darauf ausgerichtet sind, die Fähigkeit zur Selbstpflege zu regulieren und den Selbstpflegebedarf zu erfüllen, konstituieren das jeweilige Pflegesystem. (Orem, 1991, S. 72/73)

Moore (1993) unterzog die Theorie des Selbstpflegedefizits einer empirischen Überprüfung, welche die Theorie zu bestätigen scheint. Hinweise auf eine empirische Überprüfung der anderen Theorien konnten nicht ermittelt werden. Allerdings weist Moore (1993) darauf hin, daß sich von den Aussagen der Theorien empirisch überprüfbare Hypothesen ableiten lassen. Auch Orem (1991) begriff diese Aussagen als Ausgangspunkte für eine weitere Verfeinerung der jeweiligen Theorien.

Schließlich entwickelte Orem (1989) eine rudimentäre *Allgemeine Theorie der Pflegeadministration*:

Alle Handlungen, die der Pflegeadministration angemessen sind, werden von Personen ausgeführt, die Vorkenntnis haben von: 1) der Theorie und Praxis der Pflege; 2) dem Zweck und der Aufgabe der Institution, der sie angehören; 3) dem Beitrag der Pflege zur Erfüllung dieser Aufgabe; und 4) dem Geltungsbereich und den Grenzen der eigenen Befugnis, innerhalb der Institution alle Angelegenheiten zu regeln, welche die kontinuierliche pflegerische Versorgung der betreffenden Populationen sicherstellen. Ungeachtet der situativen Faktoren weisen alle Handlungen, die der Pflegeadministration angemessen sind, eine geordnete Reihenfolge auf, die sich durch den jeweiligen Zweck und die Formen der Handlungen bestimmen. Auf die kontinuierliche Beschreibung der zu versorgenden Population aus der pflegerischen Perspektive folgt die kontinuierliche Kalkulation dessen, was zu einer adäquaten pflegerischen Versorgung dieser Population jetzt und in Zukunft notwendig ist. Beide zusammen wiederum bieten die Grundlage und die Verbindungen für ein kontinuierliches Management aller Handlungen, welche die Bereitstellung und praktische Ausführung der pflegerischen Versorgung in der jeweiligen Einrichtung gewährleisten. (S. 57/58)

Glaubwürdigkeit

Praktische Nützlichkeit

Die praktische Nützlichkeit des Selbstpflegemodells ist ausgesprochen gut dokumentiert. Es kommt bei der «pflegerischen Versorgung von Personen unterschiedlichsten Alters, in den unterschiedlichsten Entwicklungsstadien, mit den unterschiedlichsten gesundheitlichen Problemen und in den unterschiedlichsten Umgebungen» (Orem, 1991, S. 101) zum Einsatz. Orems Modell wird von Pflegekräften in den USA, in Kanada, Australien, der Schweiz, Dänemark und Schweden (Orem, persönliche Mitteilung, 6. August 1987) sowie in Brasilien (Beckmann, 1987) angewandt. Bücher, die sich mit dem Modell beschäftigen, sind von Munley und Sayers (1984) sowie Riehl-Sisca (1985c) veröffentlicht worden. Und die University of Missouri-Columbia School of Nursing veranstaltet jährliche Kongresse zur Orems Selbstpflegemodell und den davon abgeleiteten Theorien.

Vor dem Einsatz des Selbstpflegemodells ist jedoch eine ausführliche Beschäftigung mit seinem Inhalt nötig. Es gilt, den besonderen «Denkstil und pflegerischen Ansatz» (Orem, 1991, S. 74) zu verstehen, der sich in Orems Modell widerspiegelt. Ein umfangreiches, teilweise recht ungewöhnliches Vokabular erschwert das Verständnis. Orem und Taylor (1986) erklären jedoch, «die Termini für die einzelnen Elemente [des Modells und seiner Theorien] entsprechen der traditionellen Begrifflichkeit für bewußte, zielorientierte Handlungen» (S. 49). Die Beschäftigung mit verschiedenen Handlungstheorien erleichtert daher das Verständnis von Orems Werk. Für Pflegekräfte, die das Modell umsetzen wollen, ist es besonders wichtig, «all die Handlungen zu verstehen, welche die Selbstpflege und Abhängigenpflege ausmachen, sowie die Handlungskompetenz einschätzen zu können, die das Individuum dazu befähigt, diese Handlungen auszuführen» (Orem, 1991, S. 145). Die Verwirrung über die Bedeutung und Evaluation der einzelnen Komponenten des Selbstpflegemodells, wie sie Anna et al. (1978) sowie Foster und Janssens (1985) beklagten, wird sich durch die weitere Entwicklung adäquater Instrumente für die klinische Arbeit und die Forschung sicherlich mindern lassen.

Für den Einsatz des Selbstpflegemodells sind auch wissenschaftliche Vorkenntnisse nötig, so z. B. über «Ansichten darüber, wie Daten gesammelt, interpretiert und evaluiert werden sollen» (S. 59). Auch für die Beziehungen zwischen den gesellschaftlichen, zwischenmenschlichen und technologischen Komponenten der Pflegepraxis ist ein gewisses Verständnis erforderlich. Darüber hinaus müssen Krankenschwestern und -pfleger ihre «diagnostischen Fähigkeiten weiterentwickeln, um die Selbstpflegedefizite erwachsener Patientinnen und Patienten ... sowie die Handlungskompetenz erwachsener Bezugspersonen für die Pflege von Kindern und alten Menschen ... bestimmen zu können» (Orem, 1991, S. 142).

Die Umsetzung des Selbstpflegemodells ist bei der Behandlung von Patientinnen und Patienten aller Altersgruppen und in den unterschiedlichsten Umgebungen – von ambulanten Praxen bis zu Intensivstationen – möglich. Lediglich für den Einsatz in Spezialkrankenhäusern für psychisch kranke Straffällige könnte das Modell ungeeignet sein. Mason und Chandley (1990) berichten, daß das Modell «einen fundamentalen Konflikt zwischen den Patientinnen und Patienten einerseits und der Gesellschaft andererseits produziert, der dem Zusammenprallen unterschiedlicher Wertvorstellungen in dieser besonderen Krankenhaussituation entspricht» (S. 670).

Taylor (1990) wies darauf hin, daß bei einer Umsetzung des Selbstpflegemodells «die Philosophie und die pflegerischen Ziele, die Standards und Programme zur Qualitätssicherung, die Pflegedokumentation, die Stellenbeschreibungen und die Evaluation pflegerischer Ergebnisse» (S. 65) neu zu überdenken sind. Welche menschlichen und materiellen Ressourcen für ein solches Unterfangen notwendig sind, wird in dem umfassenden Plan für die Umsetzung des Selbstpflegemodells deutlich, wie ihn Nunn und Marriner-Tomey (1989) beschrieben haben.

Für die erste Phase der Umsetzung sehen sie die Ausbildung von Pflegekräften mit Schlüsselpositionen (z. B. Pflegedienstleitung) vor. Hierzu sollen Fachleute von außen hinzugezogen und am besten eine Klausurtagung durchgeführt werden. In der zweiten Phase sollen diese ausgebildeten Pflegekräfte Pläne für die Umsetzung entwickeln und dabei die bisherige in der Institution praktizierte pflegerische Philosophie, Zielsetzung, Behandlungsplanung und Evaluation überprüfen und entsprechend anpassen. In der dritten Phase soll eine Abteilung ausgewählt werden, die in Form eines Pilotprojekts mit der Umsetzung des Modells beginnt. Die vierte Phase dient der Erprobung verschiedener Formen der Pflege. Nunn und Marriner-Tomey (1989) plädieren für die Bezugspflege, also die persönliche Verantwortung einzelner Pflegekräfte, räumen aber auch ein, daß die Teampflege effektiv sein kann, wenn ein Mitglied die Leitung des Teams und damit auch die Verantwortung für die Kontinuität der Pflege übernimmt. Eine rotierende Teamleitung bzw. den Einsatz von Funktionspflegekräften lehnen sie als nicht effektiv ab. In die fünfte Phase fällt die Vorbereitung des Personals der Abteilung, die für das Pilotprojekt ausgewählt wurde. Dazu empfehlen Nunn und Marriner-Tomey (1989) die Durchführung eines strukturierten Unterrichts sowie Lektüreempfehlungen mit anschließenden Gruppendiskussionen.

Ist der Institution eine Krankenpflegeschule angeschlossen, sollten auch die Lehrerinnen und Lehrer der Schule über die Umstellung der Pflegepraxis informiert werden. Darüber hinaus sollten die Krankenhausverwaltung, das ärztliche Team sowie die Patientinnen und Patienten «auf die Veränderungen eingestimmt werden» (S. 67). Selbstverständlich umfaßt der Plan für die Umsetzung des Selbstpflegemodells auch eine Auswertungsphase. Folgende Kriterien halten Nunn und Marriner-Tomey (1989) dabei für ausschlaggebend: «die Unterrichtung der Patientinnen und Patienten sowie deren Familien, die Akzeptanz durch die Patientinnen und Patienten sowie deren Familien, das Erreichen bewußt gesteckter Pflegeziele und die Effektivität der Entlassungsplanung für eine kontinuierliche pflegerische Weiterversorgung. Die Zufriedenheit von Patientinnen und Patienten und deren Familien kann mit Hilfe eines Fragebogens zur Zeit der Entlassung ermittelt werden. Die Pflegeergebnisse müssen zur Zeit der Entlassung und auch danach eingeschätzt werden ... Darüber hinaus ist es sicherlich angemessen, auch die Zufriedenheit der Pflegekräfte und der Ärztinnen und Ärzte mit dem Modell zu prüfen» (S. 67).

Hooten (1992) schildert den festlichen Beginn einer Umsetzung des Selbstpflegemodells durch die Feier eines «Orem Day». Diese Feier hatte die Form einer Konferenz, die von einer bekannten Krankenschwester eingeleitet wurde und bei der auch eine auf dem Selbstpflegemodell basierende Computer-Software vorgestellt wurde. Vor der Feier wurden in der Hauszeitung des Krankenhauses Artikel über das Modell veröffentlicht. Anschließend wurden regelmäßig Fachleute zu Gastvorträgen eingeladen. Paternostro (1992) berichtet von einem auf dem Selbstpflegemodell basierenden, computergestützten Dokumentationssystem, das erfolgreich eingesetzt wurde, nachdem das Modell in die tägliche Pflegepraxis integriert werden konnte.

Wagnild, Rodigruez und Pritchett (1987) untersuchten die Faktoren, die den Einsatz des Selbstpflegemodells durch die Absolventinnen und Absolventen eines auf dem Selbstpflegemodell basierenden Bakkalaureat-Ausbildungsprogrammes förderten oder behinderten. Als förderlich erwiesen sich Umgebungen, in denen die Patientinnen und Patienten zur Selbstpflege ermutigt wurden, die eine frühzeitige Entlassungsplanung favorisierten, die besonderen Wert auf die umfassende Aufklärung der Patientinnen und Patienten legten und sich einem ganzheitlichen Ansatz verpflichtet fühlten. Hinderlich waren Zeitknappheit, Unfähigkeit, das Modell an die klinische Umgebung anzupassen, Probleme bei der Kommunikation mit anderen Pflegekräften aufgrund der besonderen Terminologie des Modells sowie Patientinnen und Patienten, welche die Abhängigkeit von der Pflegekraft bevorzugten und nur wenig Interesse an den Elementen der Selbstpflege zeigten.

Wie bei jedem Pflegemodell kann die Umsetzung in einer Abteilung oder der gesamten klinischen Einrichtung vonstatten gehen. Taylor (1990) stellte fest, daß sie in einzelnen Abteilungen vor allem dann «gut funktioniert, wenn die Abteilungen dezentral organisiert und relativ unabhängig sind» (S. 65).

Pflegeforschung. Bis heute sind bereits eine Fülle von Studien durchgeführt worden, die auf dem Selbstpflegemodell basieren. Auch zahlreiche Magister- und Doktorarbeiten haben das Selbstpflegemodell als Grundlage benutzt. Soweit sie sich durch die *Master's Abstracts International* und *Dissertation Abstracts International* ermitteln ließen, sind sie in der Bibliographie am Ende des Buches aufgeführt. Sie enthält auch die Angaben zu allen anderen auffindbaren Veröffentlichungen. Die Warnung von Orem und Taylor (1986) berücksichtigend, wurden allerdings nur jene Studien einbezogen, die sich auf Orems theoretische Überlegungen zur Selbstpflege beziehen und nicht auf die Selbstpflege im allgemeinen Sinne.

Eine Durchsicht der Forschungsliteratur ergab, daß das Selbstpflegemodell eine große Bandbreite unterschiedlicher Forschungsentwürfe anregte, die von psychometrischen bis zu rein experimentellen Studien reichen. Eine systematische Diskussion aller auf dem Selbstpflegemodell basierenden Untersuchungen würde den Umfang dieses Kapitels sprengen, doch werden die meisten Forschungsberichte im Kontext erwähnt.

Die meisten psychometrischen Studien befassen sich mit der Entwicklung von Instrumenten zur Messung der Selbstpflege-Handlungskompetenz. So überprüften z. B. Kearney und Fleischer (1979) ein von ihnen erarbeitetes Instrument auf seine Validität, indem sie seine Items mit denen anderer Instrumente verglichen, die der Messung verschiedener psychischer Charakteristika dienen. McBride (1987) vertiefte die Erprobung der psychometrischen Eigenschaften dieses Instruments.

Hanson und Bickel (1985) entwickelten einen Fragebogen, um die Wahrnehmungen erwachsener Personen von der eigenen Selbstpflege-Handlungskompetenz zu messen. Die Items ihres *Perceived Self-Care Agency Questionnaire* beziehen sich auf die zehn Fähigkeitskomponenten des Selbstpflegemodells. Weaver (1987) stellte fest, daß die Faktorenstruktur des Instruments sich signifikant von dem unterschied, was Hanson und Bickel ursprünglich vorgeschlagen hatten. Er schließt daraus, daß seine Ergebnisse die Konstruktvalidität des von Hanson und Bickels entwickelten Instruments bei nicht stationär behandelten Erwachsenen in Frage stellten. Cleveland (1989) empfiehlt weitere Forschungsarbeiten über die psychometrischen Eigenschaften dieses Instruments.

Die *Appraisal of Self-Care Agency Scale* soll die selbstberichtete (SAS-A) und die von der Pflegekraft eingeschätzte (ASA-B) Selbstpflege-Handlungskompetenz erwachsener Patientinnen und Patienten messen (van Achterberg, Lorensen, Isenberg, Evers, Levin & Philipsen, 1991; Lorensen, Holter, Evers, Isenberg & van Achterberg, 1993). Im Vordergrund steht dabei die Frage, ob die getestete Person allgemeine Selbstpflegebedürfnisse erfüllen kann. Kulturübergreifende Untersuchungen haben für adäquat übersetzte Versionen beider Formen des Instruments (ASA-A, ASA-B) bei älteren Menschen in den Niederlanden, Norwegen und Dänemark akzeptable psychometrische Eigenschaften nachgewiesen.

Denyes (1982) entwickelte ein Instrument, mit dem sich die Selbstpflege-Handlungskompetenz von Jugendlichen messen läßt. Gaut und Kieckhefer (1988) überprüften die psychometrischen Eigenschaften des Instruments in einer Studie über chronisch kranke Jugendliche.

Für die Messung der Selbstpflege-Handlungskompetenz älterer Menschen konzipierte Biggs (1990) das *Biggs Elderly Self-Care Assessment Tool (BESCAT)*. Die Items des BESCAT basieren auf universellen, entwicklungsbezogenen und gesundheitlich bedingten Selbstpflege-Erfordernissen. Neun Subskalen ermöglichen die Einschätzung von Atmung, Wasseraufnahme, Nahrungsaufnahme, Darm- und Blasenfunktion, Ruhe und Erholung, Ausgleich zwischen Alleinsein und sozialer Interaktion, Sicherheit und Prävention, Förderung von Normalität sowie von durch gesundheitliche Abweichungen verursachten Selbstpflege-Erfordernissen.

Moore und Gaffney (1989) entwickelten den *Dependent Care Agency Questionnaire*, um die Abhängigen-Handlungskompetenz von Müttern zu messen. Obgleich eine Faktorenanalyse die drei Kategorien der universellen, entwicklungsbezogenen und gesundheitlich bedingten Selbstpflege-Erfordernisse nicht bestätigen konnte, spiegelte die Faktorenstrukur verschiedene Variationen dieser Kategorien von Selbstpflege-Erfordernissen wider.

Gulick (1987) verwandte das Selbstpflegemodell als Grundlage für die *Activities of Daily Living (ADL) Self-Care Scale,* die er bei Personen mit Multipler Sklerose einsetzte. Die Faktorenanalyse der ursprünglich 52 Items ergab 15 Items, die für die universellen und entwicklungsbezogenen Selbstpflege-Erfordernisse stehen. Gulick empfahl die Skala vor allem für den Einsatz bei Personen mit chronischen neurologischen Erkrankungen. In einer späteren Veröffentlichung stellte sie eine ebenfalls vom Selbstpflegemodell abgeleitete *MS-Related Symptom Checklist* vor, da sie die Ansicht vertrat, daß «eine wesentliche Voraussetzung selbstpflegerischer Handlungen zur Regulation der eigenen Funktionalität und Entwicklung darin besteht, Symptome zu erkennen und zu überwachen» (Gulick, 1989, S. 147). Durch eine Faktorenanalyse wurde die Anzahl der Items von 26 auf 22 reduziert. Die Skalenwerte lassen sich als Grundlage für die Bestimmung potentieller Defizite bei der Erfüllung universeller Selbstpflege-Erfordernisse nutzen.

Das *Self-Care Assessment Tool (SCAT)* wurde von McFarland et al. (1992) zur Messung kognitiver und funktionaler Fähigkeiten für die Selbstpflege bei Personen mit Rückenmarksverletzungen konzipiert. Es besitzt akzeptable psychometrische Eigenschaften und erlaubt die Einschätzung von Fähigkeiten beim Baden und Kämmen, bei der Ernährung, der Einnahme von Medikamenten, bei der Mobilität und Sicherheit, bei der Hautpflege, der Blasen- und Darmentleerung sowie beim Ankleiden.

Campbell (1986) konstruierte das *Danger Assessment Instrument,* um zu ermitteln, in welchem Maße mißhandelte Frauen lebensbedrohlichen Gefahren ausgesetzt sind. Den Prozeß der Vervollständigung des *Danger Assessment Instruments* wertete sie als «Beispiel dafür, wie sich die Selbstpflege-Handlungskompetenz der Frau bzw. ihre Fähigkeit, bewußte Handlungen auzuführen, verbessern läßt» (S. 37).

Um die Streßfaktoren zu messen, die auf Patientinnen und Patienten einwirken, die gerade eine Nierentransplantation hinter sich haben, entwickelten Haward et al. (1989) einen Fragebogen. Durch ihre Konzeptualisierung von Streß als «Größe, welche die Handlungskompetenz einer Person für die Erfüllung ihres therapeutischen Selbstpflegebedarfs einschränken und damit zu einem Selbstpflegedefizit führen kann» (S. 81), verbanden sie ihren Fragebogen mit dem Selbstpflegemodell.

Die auf dem Selbstpflegemodell basierende deskriptive Forschung befaßt sich vor allem damit, die Bedeutung der Selbstpflege zu bestimmen, die Selbstpflegepraktiken der Patientinnen und Patienten zu erfassen und die Selbstpflege-Handlungskompetenz genauer zu beschreiben. Whetstone (1987) sowie Whetstone und Hansson (1989) berichten von den Ergebnissen ihrer kulturübergreifenden Studien über die Bedeutungen der Selbstpflege für Menschen in Amerika, Deutschland und Schweden. Allison (1971) erforschte die Bedeutung von Ruhe und Erholung. Humphreys (1991) schildert ihre Arbeit mit den Kindern mißhandelter Mütter. Degenhart-Leskosky (1989) verglich die Bedürfnisse von minderjährigen und jungen erwachsenen Müttern nach Informationen über die Säuglingspflege. Neil (1984) maß die Selbstpflege-Handlungskompetenz von Mitgliedern einer Gruppe von Anonymen Alkoholikern. Woods (1985) sowie Maunz und Woods (1988) beschreiben die Selbstpflege-Aktivitäten von jungen erwachsenen Frauen. Patterson und Hale (1985) befaßten sich mit Selbstpflegepraktiken rund um die Menstruation, Hartweg (1993) protokollierte die selbstpflegerischen Handlungen von Frauen mittleren Alters. Baulch et al. (1992) benannten Faktoren, welche die Effizienz älterer Frauen bei der Brust-Selbstuntersuchung beeinflussen, Harris und Williams (1991) widmeten ihre Studie den universellen Selbstpflege-Erfordernisse obdachloser Männer, und Jopp, Carroll und Waters (1993) berichten von den Selbstpflege-Aktivitäten älterer Menschen nach der Entlassung aus dem Krankenhaus.

Die gesundheitsbezogenen Gewohnheiten und Lebensmuster älterer Frauen und Männer sowie deren Vorstellungen über das Bedürfnis nach Agenten der Abhängigenpflege untersuchte Schafer (1989). Brock und O'Sullivan (1985) analysieren die Faktoren, die gerade in ein Pflegeheim aufgenommene ältere Menschen von ihren Altersgenossinnen und -genossen unterscheiden, die in ihrer gewohnten Umgebung bleiben konnten. Hamilton und Creason (1992) beschreiben die Veränderungen beim mentalen Status und den funktionalen Fähigkeiten, die sie im Laufe eines Jahres bei einer Gruppe von Pflegeheimpatientinnen beobachteten. Chang, Uman, Linn, Ware und Kane (1984, 1985) untersuchten, welche Faktoren die Zufriedenheit mit der Pflege und die Einhaltung von Pflegeplänen bei älteren Frauen beeinflussen.

Crockett (1982) beschäftigte sich mit der Frage, welche Selbstpflegepraktiken psychiatrisch behandelte und nicht psychiatrisch behandelte Versuchspersonen zur Bewältigung ihrer Probleme einsetzten. Hamera, Peterson, Young und Schaumloffel (1992) beschreiben die Indikatoren, die Menschen mit Schizophrenie einsetzen, um ihre psychische Erkrankung zu benennen. Sandman, Norberg, Adolfson, Alexsson und Hedly (1986) gründen ihre Analyse der Verhaltensweisen von fünf Patienten mit Alzheimer-Demenz und ihren Pflegekräften während der morgendlichen Pflege auf das Selbstpflegemodell.

Dodd (1982, 1984 b, 1988 a) schildert das Selbstpflegeverhalten von Krebspatientinnen und -patienten, die sich einer Chemo- oder Strahlentherapie unterziehen mußten. Kubricht (1984) ermittelte den therapeutischen Selbstpflegebedarf von ambulant betreuten Patientinnen und Patienten mit Strahlentherapie. Robinson und Posner (1992) beschreiben die Erschöpfung von Patientinnen und Patienten, die mit Interleukin-2, Interferon Alpha oder Tumornekrosefaktor (TNF) behandelt wurden. Hiromoto und Dungan (1991) stellen die Ergebnisse eines Pilotversuchs zu einem klinischen Protokoll für chemotherapeutisch behandelte Patientinnen und Patienten vor. Sie fanden heraus, daß die auf Initiative der Pflegekräfte in Gang gesetzten Lernprozesse zu einem besseren Erkennen von Symptomen, einer stärkeren Berücksichtigung alternativer Handlungsoptionen, einem aktiveren Selbstpflegeverhalten und zu einer eigenständigeren Evaluation selbstpflegerischer Handlungen führten.

Hautman (1987) setzte Orems Definition der Selbstpflege in ihrer Studie über selbstpflegerische Handlungen bei Atemwegserkrankungen bei einer Stichprobe vietnamesischer Einwanderinnen und Einwanderer in Texas ein. Rew (1987) ermittelte das Selbstpflegeverhalten asthmatischer Kinder vor und nach einem einwöchigen Campingaufenthalt. Monson (1992) verglich die Selbstpflege-Handlungskompetenz von gesunden Jugendlichen mit der einer Gruppe von Altersgenossinnen und -genossen mit Spina bifida. Carlisle et al. (1993) beschreiben das Wissen der Bezugspersonen von zwei- bis dreijährigen Kindern mit kardiovaskulären Risikofaktoren über relevante selbstpflegerische Aktivitäten. Utz und Ramos (1993) führten eine Reihe von Untersuchungen über die Selbstpflegebedürfnisse von Personen mit symptomatischem Mitralklappenprolaps durch.

Verschiedene Kategorien von Selbstpflegebedürfnissen bei einer Stichprobe von Diabetikerinnen und Diabetikern benannte Miller (1982). Die Wünsche, Sorgen und Erfahrungen dieser Personengruppe während ihrer die Selbstpflege-Handlungskompetenz einschränkenden Krankenhausaufenthalte erforschten Germain und Nemchik (1988). Storm und Baumgartner (1987) stellen eine auf dem Selbstpflegemodell basierende Fallstudie über eine 41jährige Frau mit Multipler Sklerose vor, die mit einem mechanischen Beatmungsgerät nach Hause entlassen wurde.

Bliss-Holtz (1988) ermittelte ein relativ geringes Interesse erstgebärender Frauen an Fragen der Abhängigenpflege (Säuglingspflege) während der Schwangerschaft. Eine weitere Analyse ihrer Daten ergab ein größeres Interesse an Informationen über die Vorgänge bei der Geburt (Bliss-Holtz, 1991).

Auch Geden (1985) stellt ihre Untersuchungen über den Sauerstoffverbrauch in den Kontext des Selbstpflegemodells. Sie erklärt, ihre Studie aus dem Jahre 1982 sowie die Studien von Hathaway und Geden (1983) und Flanagan (1983) könnten «auf das universelle Selbstpflege-Erfordernis nach einem Ausgleich zwischen Aktivität und Ruhe und/oder auf die Fähigkeitskomponente der Selbstpflege-Handlungskompetenz bezogen werden» (S. 268), welche die Fähigkeit zur Kontrolle der eigenen Körperhaltung umfaßt (S. 268).

Die auf dem Selbstpflegemodell basierenden korrelativen Studien haben sich auf die Benennung von Variablen konzentriert, die mit der Ausübung der Selbstpflege-Handlungskompetenz verbunden sind. Moore (1987a) ermittelte eine positive Korrelation zwischen Autonomie und Selbstpflege-Handlungskompetenz bei einer Stichprobe von Kindern im fünften Schuljahr. In einer späteren Studie stellte Moore (1993) fest, daß die grundlegenden Einflußfaktoren sowie die Selbstpflege-Handlungskompetenz und die Abhängigenpflege-Handlungskompetenz der Mütter mit den selbstpflegerischen Leistungen der Kinder in Beziehung standen. Frey und Fox (1990) fanden heraus, daß die selbstpflegerischen Aktivitäten von Kindern mit Diabetes mit der universellen Selbstpflege, dem gesundheitlichen Zustand und der Stoffwechselkontrolle verbunden waren. Einen Zusammenhang zwischen interner Kontrolle, gesundheitlichem Status und Zufriedenheit mit der eigenen Gesundheit sowie der Selbstpflege-Handlungskompetenz ermittelte Lakin (1988) bei einer Stichprobe berufstätiger Frauen. Eine intensive Beziehung zwischen erlernter Hilflosigkeit und Selbstpflege-Handlungskompetenz wies McDermott (1993) für eine Stichprobe berufstätiger Frauen und Männer nach. Zu ähnlichen Ergebnissen gelangten Smits und Kee (1992) hinsichtlich der Beziehung zwischen Selbstkonzept und Ausübung von Selbstpflege-Handlungskompetenz bei einer Stichprobe alleinlebender älterer Menschen.

Malik (1992) analysierte den Einfluß von Wissen, Überzeugungen und gesundheitsbezogenen Praktiken zum Thema Brustkrebs auf die Brust-Selbstuntersuchung bei indischen Frauen. Weinrichs (1990) Studie beschäftigt sich mit der Verbindung zwischen demographischen und gesundheitlichen Variablen und der Teilnahme an Stuhluntersuchungen zur Krebsvorsorge.

Faktoren der Selbstpflege-Belastung bei Patientinnen und Patienten, die sich einer Strahlentherapie unterziehen müssen, standen im Mittelpunkt der Studie von Oberst, Hughes, Chang und McCubbin (1991). Hanucharurnkul (1989) stellte fest, daß sozioökonomischer Status und soziale Unterstützung bei einer Stichprobe thailändischer Strahlentherapiepatientinnen und -patienten mit dem Selbstpflegeverhalten verbunden waren. Rhodes, Watson und Hanson (1988) berichten, daß Müdigkeit und Schwäche die selbstpflegerischen Aktivitäten von Menschen, die eine Chemotherapie bekamen, am meisten einschränkten. Gammon (1991) wies eine starke positive Beziehung zwischen der Selbstpflege und der Fähigkeit des betreffenden Individuums nach, die eigene Krebserkrankung zu bewältigen.

Auch zahlreiche auf dem Selbstpflegemodell basierende experimentelle Studien sind in der Literatur beschrieben worden. Ein Teil dieser Studien bestätigt die Effektivität der auf dem Selbstpflegemodell basierenden pflegerischen Interventionen. So berichtet z. B. McCord (1990), daß Eltern, die vor dem Eingriff ausführliche Informationen über die bei ihren Kindern durchgeführte Tonsillektomie bekamen, höhere Wissenswerte erzielten und die Anweisungen für die postoperative Pflege genauer befolgten als Eltern, die nur routinemäßig aufgeklärt wurden. Alexander, Younger, Cohen und Croaweford (1988) stellten fest, daß der auf präventive gesundheitsbezogene Maßnahmen konzentrierte Kontakt zu spezialisierten Pflegekräften bei Kindern mit chronischem Asthma über einen Versuchszeitraum von zwölf Monaten zu deutlich weniger Notfallbehandlungen führte als bei den Kindern in der Kontrollgruppe. Blazek und McClellan (1983) bewiesen eine signifikante Verbesserung der Kontrolle über die eigene Gesundheit bei Kindern, die zu selbstpflegerischen Handlungen angehalten wurden. Moore (1987 b) konnte nachweisen, daß ein gezieltes Selbstsicherheitstraining und Erste-Hilfe-Anweisungen die Autonomie von Schulkindern stärkt und ein ausführlicher Erste-Hilfe-Unterricht ihre Selbstpflege-Handlungskompetenz signifikant verbessert.

Die Ergebnisse zweier Studien sprechen für günstige Auswirkungen edukativer Programme auf selbstpflegerische Handlungen bei prämenstruellem Syndrom (Kirkpatrick, Brewer & Stocks, 1990; Seideman, 1990). Buckley (1990) konnte zeigen, daß Frauen, die vor der Entlassung aus einem Zentrum für Risikoschwangerschaften von einer Pflegekraft ausführlich beraten wurden, ihre Nachfolgetermine zuverlässiger einhielten als Frauen, die nicht in den Genuß dieser Beratung kamen. Palmer und Meyers (1990) berichten von den positiven Auswirkungen eines Demonstrationsprojekts zur Sicherheit der ambulanten Chemotherapie bei Patientinnen und Patienten mit akuter Lymphoblastenleukämie. Williams et al. (1988) berichten, daß philippinische Frauen, die sich einer Mastektomie oder Hysterektomie unterziehen mußten und jeweils vor der Operation und vor der Entlassung von einer Pflegekraft ausführlich informiert wurden, während und nach dem Krankenhausaufenthalt mehr selbstpflegerische Aktivitäten ausführten als die Mitglieder einer entsprechenden Kontrollgruppe.

Toth (1980) zeigte, daß strukturierte Informationen vor der Verlegung von einer Herzstation die Ängstlichkeit der betreffenden Patientinnen und Patienten stärker lindern konnten als unstrukturierte Informationen. Stockdale-Woolley (1984) fand heraus, daß ein entsprechender Gruppenunterricht die Selbstpflege-Handlungskompetenz von Patientinnen und Patienten mit chronischer obstruktiver Lungenerkrankung signifikant verbesserte. Patientinnen und Patienten mit Multipler Sklerose, die eine experimentelle Intervention bekamen, die auf der Selbsteinschätzung der eigenen Funktionalität und Selbstüberwachung möglicherweise auftretender Symptome beruhte, mußten, wie Gulick (1991) nachwies, über einen Versuchszeitraum von 27 Monaten weniger ärztliche und pflegerische Hilfe in Anspruch nehmen als die Mitglieder einer entsprechenden Kontrollgruppe. Atopische Asthmatiker, die computergestützte Anweisungen bekamen, befolgten die vorgeschlagenen Techniken zur Vermeidung des Kontakt mit Hausstaubmilben genauer als die Kontrollpersonen (Huss, Alerno & Huss, 1991). Ältere schwarze Frauen, die an einem medizinischen Aufklärungsprogramm teilnahmen, besaßen ein umfangreicheres Wissen über den Einsatz von Medikamenten und größere Sicherheit bei der Selbstmedikation als vergleichbare Frauen, die an dem Programm nicht teilgenommen hatten (Harper, 1984). Und Versuchspersonen mit reaktiver Depression, die in eine Selbsthilfegruppe integriert wurden, zeigten im Vergleich mit den Mitgliedern einer entsprechenden Kontrollgruppe deutlich verminderte Gefühle der Hilf- und Hoffnungslosigkeit (Rothlis, 1984).

Andere Studien führten zu widersprüchlichen Ergebnissen. So fanden z. B. Arneson und Triplett (1990) heraus, daß ein Unterrichtsprogramm für Vorschulkinder zwar deren Wissen über Sicherheitsmaßnahmen im Straßenverkehr vertiefte, den freiwilligen Gebrauch von Sicherheitsgurten jedoch nicht erhöhte. Ähnlich stellte Youssef (1987) fest, daß die Mitglieder der Versuchsgruppe, die an einem speziellen Unterrichtsprogramm für Patientinnen und Patienten und deren Angehörige teilnahmen, auf funktionaler Ebene Verbesserungen erzielen konnten, aber keine geringere Rückfallquote aufwiesen als die Mitglieder der Kontrollgruppe. Versuchspersonen, die kurze Zeit nach einer Lungenoperation eine Anleitungsbroschüre erhielten, waren vor und 30 Tage nach der Entlassung besser über ihre Krankheit informiert, führten die empfohlenen Selbstpflege-Aktivitäten regelmäßiger aus und wiesen bessere Atemfunktionen auf als Patientinnen und Patienten, die diese Broschüre nicht erhalten hatten. Was die Ausführung potentiell schädlicher Aktivitäten, die Körperhaltung, den Bewegungsradius, die Arbeitsfähigkeit und die sozialen Aktivitäten anging, konnten zwischen den beiden Gruppen jedoch keine Unterschiede festgestellt werden (Goodwin, 1979). Wie Dodd (1983, 1984 a) berichtet, legten Krebspatientinnen und -patienten, die chemotherapeutisch behandelt wurden und ausführlich über Techniken zur Bewältigung der Nebenwirkungen informiert wurden, von sich aus mehr und effektivere selbstpflegerische Verhaltensweisen an den Tag als vergleichbare Personen. Zwei spätere Studien im Kontext der Chemo- und Strahlentherapie ergaben jedoch, daß die Mitglieder der Versuchsgruppe weder mehr präventive selbstpflegerische Aktivitäten ausführten noch unter weniger schweren Nebenwirkungen

litten als die Mitglieder der Kontrollgruppe (Dodd, 1987, 1988 b). Widersprüchliche Ergebnisse über die Auswirkungen von Interventionen, die auf dem Selbstpflegemodell basieren, erzielte auch Whetstone (1986) in einer Untersuchung
über chronisch psychisch kranke Patientinnen und Patienten.

Einer Reihe anderer Studien gelang es nicht, die Effektivität der auf dem
Selbstpflegemodell basierenden pflegerischen Interventionen nachzuweisen.
Meeker, Rodriguez und Johnson (1992) stellten fest, daß ein strukturiertes
präoperatives Unterrichtsprogramm nicht die erwarteten günstigen Auswirkungen auf das Auftreten postoperativer Atelektase und die Zufriedenheit der betreffenden Patientinnen und Patienten zeitigte. Hagopian et al. (Hagopian, 1991;
Hagopian & Rubenstein, 1990; Weintraub & Hagopian, 1990) waren nicht in der
Lage, die Wirksamkeit pflegerischer Konsultationen, wöchentlicher Rundbriefe
oder regelmäßiger Telefonanrufe auf die Ängstlichkeit, die Nebenwirkungen oder
selbstpflegerischen Verhaltensweisen von Patientinnen und Patienten nachzuweisen, die sich einer Strahlentherapie unterziehen mußten. Auch Porter, Yousef,
Shaaban und Ibrahim (1992) konnten für ihre Hypothese hinsichtlich einer stärkeren Selbstachtung und Selbstpflege-Handlungskompetenz bei ägyptischen
Müttern kranker Kinder, die an einem Unterrichtsprogramm teilnahmen, keine
Bestätigung finden. Und auch Karl (1982) konnte die erwartete Stärkung der
persönlichen Unabhängigkeit älterer Menschen durch ein körperliches Übungs-
progamm nicht nachweisen.

Einige auf dem Selbstpflegemodell basierende Forschungsarbeiten erhoben die
Pflegekräfte selbst zum Untersuchungsgegenstand. So beschreiben z. B. Bidigare
und Oermann (1991) die Kenntnisse und Einstellungen von Pflegekräften zu
Organspenden. Steele und Sterling (1992) präsentieren eine Fallstudie über ein
Kind, daß der komplexen häuslichen Pflege bedurfte. Denyes, Neuman und
Villarruel (1991) schildern zwei Untersuchungen über schmerzvermeidende und
schmerzlindernde Maßnahmen von Pflegekräften bei der stationären Betreuung von
Kindern. Barron, Ganong und Brown (1987) beschreiben Selbstuntersuchungstech-
niken, die Frauen im Rahmen der regelmäßigen Vorsorge gelehrt wurden.

Kerkstra, Castelein und Philipsen (1991) schildern die präventiven Interventionen niederländischer Gemeindeschwestern und -pfleger bei der häuslichen
Betreuung älterer Menschen. Ewing (1989) stellte fest, daß pflegerische Interventionen bei Stomapatientinnen und -patienten häufig keine adäquate Vorbereitung
auf die Selbstpflege nach der Krankenhausentlassung darstellen. Bennett, De
Mayo und Saint Germian (1993) analysieren die Einstellungen qualifizierter
Pflegekräfte zu AIDS-Kranken und setzten sie mit Empathie, Wissen und Einstellungen zu Sexualität und Homophobie in Beziehung.

Harrison und Novaks (1988) Auswertung kontinuierlicher gerontologischer

Ausbildungsprogramme ergab, daß die betreffenden Pflegekräfte anschließend mehr über die besonderen Lebensumstände älterer Menschen wußten und eine positivere Einstellung zu ihnen hatten. Siebert et al. (1986) stellten fest, daß auszubildende Pflegekräfte Vorschulkinder aus Zweielternfamilien positiver wahrnahmen als Kinder mit einem alleinerziehendem Elternteil, diese Wahrnehmungsunterschiede jedoch keine Rolle mehr spielten, wenn die Kinder als potentielle Patientinnen und Patienten einer Abteilung ihres Krankenhauses gesehen wurden.

Pflegeausbildung.D Die Nützlichkeit des Selbstpflegemodells für die Pflegeausbildung ist vielfach nachgewiesen worden. Mit Bezug auf eine unveröffentlichte Studie von Karb und Von Cannon stellte Berbiglia (1991) fest, daß «von den vier Pflegemodellen, die den von der *National League of Nursing* anerkannten Bakkalaureat-Ausbildungsprogrammen zugrunde liegen, das Selbstpflegemodell am zweithäufigsten benutzt wird» (S. 1159). So wurde das Modell z. B. als Grundlage für den Diplomstudiengang am Methodist Medical Center of Illinois in Peoria, Illinois (Woodley, McLaughin & Durham, 1990), und für das «Associate Degree»-Ausbildungsprogramm am Thornton Community College in South Holland, Illinois (Fenner, 1979), eingesetzt. Ferner diente es als Basis für Bakkalaureat-Ausbildungsprogramme an der George Mason University in Fairfax, Virginia (Mullin & Weed, 1980), der Georgetown University in Washington, DC (Piemme & Trainor, 1977), der Illinois Wesleyan University in Bloomington, Illinois (Woolley et al., 1990), der University of Missouri-Columbia (Taylor, 1985b), der University of Southern Mississippi (Herrington & Houston, 1984; Richeson & Huch, 1988) und der Wichita State University in Wichita, Kansas (Kruger, 1988).

Berbiglia (1991) spricht von «einem konfessionellen College im Südwesten der USA», an dem das Selbstpflegemodell «seit mehr als einem Jahrzehnt allen Lehrplänen zugrunde liegt» (S. 1160), ohne dieses College beim Namen zu nennen. Auch im dritten Studienjahr an der University of Ottawa in Ontario, Kanada, kommt das Selbstpflegemodell zum Einsatz (Story & Ross, 1986).

Herrington und Houston (1984) beschreiben zwei von den Dozentinnen und Dozenten der University of Southern Mississippi in Hattiesburg entwickelten Instrumenten zur Umsetzung eines am Selbstpflegemodell orientierten Pflegeprozesses, und Laschinger (1990) stellt ein auf Orems Modell basierendes klinisches Einschätzungsinstrument vor, das sie erfolgreich in der Pflegeausbildung einsetzte.

Mulkeen (1989) schildert ihre Unterstützung einer zukünftigen Bezirkskrankenschwester bei der Bolton Health Authority in England bei der pflegerischen Betreuung eines Diabetikers; sie ging einen «Lehrvertrag» mit der Krankenschwester ein, die wiederum mit dem Patienten einen «Pflegevertrag» schloß.

Langland und Farrah (1990) nutzten das Selbstpflegemodell für einen Fortbildungskurs in der gerontologischen Pflege; der Kurs wurde innerhalb von drei Jahren an neun verschiedenen Krankenhäusern abgehalten und trug nach Ansicht der Autorinnen signifikant zur Begründung einer «theoriegestützten gerontologischen Krankenpflege» (S. 270) bei.

Pflegeadministrati on. Die Nützlichkeit des Selbstpflegemodells für die Administration der Krankenpflege ist vielfach belegt worden. Viele Publikationen dokumentieren des Einsatz des Modells als Leitlinie für Pflegeadministration und -management in den verschiedensten klinischen Einrichtungen, so z. B. am Johns Hopkins Hospital in Baltimore, Maryland (Allison, 1973; Bachscheider, 1974; Crews, 1972), dem Mississippi Methodist Hospital and Rehabilitation Center (Allison, 1985), am Betty Bachrach Rehabilitation Hospital in Pomona, New Jersey (Derstine, 1992), und am National Jewish Center for Immunology and Respiratory Medicine in Denver, Colorado (Barnes, 1991). Ein von Hale und Rhodes (1985) produziertes Video dokumentiert den Einsatz des Modells in einer Rehabilitationsklinik für Kinder, dem Children's Seashore House in Atlantic City, New Jersey.

Auch zahlreiche kommunale Krankenhäuser und klinische Einrichtungen haben Orems Modell auf der administrativen Ebene umgesetzt, darunter das Binghamton General Hospital in Binghamton, New York (Feldsine, 1982), das Newark Beth Israel Medical Center in Newark, New Jersey (Fernandez, Brennan, Alvarez & Duffy, 1990), das Saint Elizabeth's Hospital in Elizabeth, New Jersey (Fernandez & Wheeler, 1990), das Riverview Medical Center in Red Bank, New Jersey (Fernandez et al. 1990; Brennan & Duffy, 1992), das Phoenixville Hospital in Phoenixville, Pennsylvania (Husted & Strzelecki, 1985), das Georgetown University Hospital in Washington, DC (Van Eron, 1985), und das Tucson Medical Center in Tucson, Arizona (Del Togno-Armanasco, Olivas & Harter, 1989). Darüber hinaus diente das Selbstpflegemodell als Basis für die Administration der Krankenpflege an den Veterans Administration Medical Centers in Fresno, Kalifornien (Rossow-Sebring, Carrieri & Seward, 1992), Indianapolis, Indiana (Nunn & Marriner-Tomey, 1989), und Salem, Virginia (McCoy, 1989).

Das auf dem Selbstpflegemodell basierende Prinzip der kooperativen Pflege, welche selbstpflegerische Initiativen der Patientinnen und Patienten unterstützt und auch die Angehörigen in den Pflegeprozeß aktiv einbezieht, ist in Spezialabteilungen am Medical Center Hospital of Vermont in Burlington (Weis, 1988), am Dorn Veterans Hospital in Columbia, South Carolina (Roach & Woods, 1993), sowie am Veterans Administration Medical Center in Gainsville, Florida (Lott, Blazey & West, 1992), umgesetzt worden.

Darüber hinaus wird Orems Modell für Pflegeadministration und -management in der Spezialabteilung für Nierentransplantation William F. Bowld Hospital der University of Tennessee in Memphis (Hathaway & Strong, 1988) und am Hospiz des Overlook Hospital in Summit, New Jersey (Murphy, 1981), genutzt. Auch der Pflegeadministration der Supervised Environmental Living Facility (ELF) in Waterbury, Connecticut, einem betreuten Wohnprojekt für chronisch psychisch Kranke, das von Dibner und Murphy (1991) gegründet wurde, im Neighborhood Family Service Center in Scottsbluff, Nebraska (McVay, 1984), und in einem von Pflegekräften geleiteten Gesundheitszentrum für ältere Bürger in New York City (Smith & Sorrell, 1989) dient es als Basis.

Was die internationale Verbreitung des Selbstpflegemodells angeht, ist sein Einsatz in der Pflegeadministration vielfach belegt, so z. B. am Vancouver Health Department in British Columbia, Kanada (Duncan & Murphy, 1988; McWilliams, Murphy & Sobiski, 1988); am Toronto General Hospital (Campbell, 1984; Harman et al., 1989; Laurie-Shaw & Ives, 1988 a, 1988 b; Reid, Allen, Gauthier & Campbell, 1989), am Scarborough General Hospital und dem Mississauga Hospital in Toronto, Kanada (Fitch et al., 1991); an der Nursing Clinic for Rheumatoid Arthritis am Sir Mortimer B. Davis-Jewish General Hospital in Montreal, Kanada (Porter & Shamian, 1983); am Prince Henry Hospital in Sydney, Australien (Avery, 1992); am St. John's Dermatology Centre im St. Thomas's Hospital in London, England (Hunter, 1992); an der Tagesklinik im Worthing Hospital in England (Dyer, 1990), und am Birmingham Children's Hospital in Birmingham, England (Clar & Bishop, 1988).

Dier (1987) schlägt ein kanadisch-thailändisches Pflegeprojekt vor, das «die kanadischen Erfahrungen mit dem Einsatz des Selbstpflegemodells mit dem thailändischen Wissen über die primäre Pflege verbindet» (S. 326). Sie verweist dabei auf die «Ähnlichkeiten der beiden Ansätze, deren Schwerpunkt auf der Förderung von Gesundheit und nicht so sehr auf der Behandlung von Krankheit liegt, die *mit* den Klienten arbeiten, anstatt für sie zu handeln, und die sie durch gründliche Information und Aufklärung zu fundierten Entscheidungen über ihre eigene Gesundheit befähigen möchten» (S. 326). Beckmann (1987) beschreibt den Einfluß des Selbstpflegemodells auf die Organisation der Krankenpflege in Brasilien. Dennis (1989) postuliert Ähnlichkeiten zwischen Orems Modell und der Pflegepraxis in der Sowjetunion.

Für die klinische Einschätzung von Selbstpflege-Handlungskompetenz und therapeutischem Selbstpflegebedarf sind mehrere Instrumente entwickelt worden. Drei separate Skalen, welche die Entwicklung der Selbstpflege-Handlungskompetenz, ihre Umsetzbarkeit und Angemessenheit in Relation zu einem bereits ermittelten therapeutischen Pflegebedarf bestimmen, wurden von der Nursing Development Conference Group (1979) vorgestellt.

Snyder et al. (1991) beschreiben das *Self-Management Inventory*, das dazu genutzt werden kann, die universellen, entwicklungsbezogenen und gesundheitlich bedingten Selbstpflege-Erfordernisse älterer Menschen einzuschätzen. Taira (1991) entwickelte ein Instrument, mit dessen Hilfe sich das Wissen chronisch kranker, alleinlebender älterer Menschen über die ihnen verordneten Medikamente bestimmen läßt. Die Daten werden jeweils in Gesprächen mit den Patientinnen und Patienten erhoben.

Johannsen (1992) präsentiert ein Instrument zur Selbsteinschätzung von Herzpatientinnen und -patienten; mit den gewonnenen Daten können individuelle Lehr- und Entlassungspläne entwickelt werden. Das von Graff, Thomas, Hollingsworth, Cohen und Rubin (1992) vorgestellte Formular dient der Selbsteinschätzung von Patientinnen und Patienten, die einen operativen Eingriff hinter sich haben, und soll dazu dienen, den Bedarf an postoperativer häuslicher Pflege zu ermitteln.

Im Hinblick auf die Abhängigenpflege entwickelten Baldwin und Davis (1989) den *Health Education Questionnaire*, um die Selbstwahrnehmungen von Eltern hinsichtlich der gesundheitsbezogenen Erziehung ihrer schulpflichtigen Kinder einzuschätzen. Eine von Angeles (1991) entworfene Checkliste prüft die Handlungskompetenz von Pflegekräften für die Erfüllung der Selbstpflege-Erfordernisse von Neugeborenen. Diese Checkliste wird bei einem Fortbildungsprogramm auf der Säuglings-Intensivstation am Loma Linda University Medical Center in Loma Linda, Kalifornien, eingesetzt.

Auch die auf dem Selbstpflegemodell basierende Pflegediagnostik ist Gegenstand mehrerer Studien. So präsentierte Taylor (1987, 1991) eine vierstufige Diagnosestruktur, die sich an der Beziehung zwischen Handlungsbedarf und Handlungskompetenz orientiert. Jenny (1991) untersuchte die Entsprechungen zwischen der von der *North American Nursing Diagnosis Association (NANDA)* formulierten Diagnose-Taxonomie und Orems Selbstpflege-Erfordernissen und stellte fest, daß es für die meisten Selbstpflege-Erfordernisse adäquate Diagnosen gibt. McKeighen, Mehmert und Dickel (1991) beschrieben, wie sich Selbstpflegedefizite in dem Bereich «Baden/Hygiene» diagnostizieren lassen. Aukamp (1989) formulierte Richtlinien für die pflegerische Diagnose von Wissensdefiziten im letzten Drittel der Schwangerschaft. Jenny (1988, 1989) entwarf ein an Orems Vorstellungen orientiertes Schema der Pflegediagnostik. In einer späteren Publikation erklärte sie allerdings, daß ihr Schema «nicht vom Selbstpflegemodell abgeleitet ist, ja, sich deutlich von Orems Vorstellungen unterscheiden» (Jenny, 1992, S. 44) würde.

O'Connor (1990) umriß die einzelnen Stufen eines umfassenden Lehrprogramms für Patientinnen und Patienten und stellte ein Formular vor, das zu diesem Zweck am Veterans Administration Medical Center in Roseburg, Oregon, zum Einsatz kam.

Auch als Basis von Systemen zur Klassifikation von Patientinnen und Patienten ist das Selbstpflegemodell eingesetzt worden. Miller (1980) erläuterte ein Modell für die dynamische Pflegepraxis, das auf Veränderungen beim gesundheitlichen Zustand der Patientinnen und Patienten mit Veränderungen der pflegerischen Strategien reagiert. Leatt, Bay und Stinson (1981) verwandten Orems Definition von Selbstpflegepraktiken für ihr Klassifikationssystem.

Beim Aspekt der Qualitätssicherung wurde das Selbstpflegemodell ebenfalls berücksichtigt. Clinton, Denyes, Goodwin und Koto (1977) berichteten von der Entwicklung von Ergebniskriterien, die sie von Orems Modell ableiteten. Fukuda (1990) umriß grundlegende Ergebnisstandards für Patientinnen und Patienten mit chronischer Stauungsinsuffizienz, Kitson (1986) für die Qualität der gerontologischen Pflege. Gallant und McLane (1979) schilderten die Validation von Ergebniskriterien, die auf dem Selbstpflegemodell basieren. Horn (1978) erläutert ein von Horn und Swain (1977) entwickeltes, auf den universellen Selbstpflege-Erfordernissen basierendes Instrument zur Qualitätsmessung. Hageman und Ventura (1981) berichten von den Ergebnissen ihrer Studie über den Einsatz eines Instruments, das die Qualität der Pflege mit Hinblick auf die Unterrichtung der Patientinnen und Patienten über die eigene Medikation prüfen soll und den von Horn und Swain verwendeten Items zum Thema Medikation angepaßt ist.

Padilla und Grant (1982) beschreiben ein umfassendes, auf dem Selbstpflegemodell basierendes Programm zur Qualitätssicherung. Dazu gehören Definitionen von Kriterien und Standards, Pflege-Management-Protokolle, kontinuierliche Fortbildungskurse und Methoden zur Überprüfung und Dokumentation von Pflegeprozessen.

Die vielleicht innovativste Umsetzung des Selbstpflegemodells in der Pflegeadministration stellt die Entwicklung des *Professional Care System*, eines Computer-Softwarepakets dar (Bliss-Holtz, Taylor, McLaughlin, Sayers & Nickle, 1992). Sie wurde von Patricia Sayers, der Begründerin und Präsidentin von *Nursing Sytems International Incorporated* in Bordentown, New Jersey, initiiert. McLaughlin, Taylor, Bliss-Holtz, Sayers & Nickle (1990) bezeichnen ihre Software als «ein pflegetheoretisch fundiertes, die Pflegepraxis und das Management pflegerischer Dienste unterstützendes Informationssystem» (S. 175). Strukturiert nach den zentralen Begriffen des Selbstpflegemodells, werden in den Computer klinische Daten über die Patientinnen und Patienten eingegeben. «Der Output des Systems besteht aus individualisierten Pflegeplänen, einem chronologischen Plegebericht, einer graphischen Aufbereitung der Daten, welche die Patientenvariablen zu den pflegerischen Handlungen und den Pflegeergebnissen in Beziehung setzt, Berichten zur Qualitätssicherung und anderen Hinweisen für das Management» (Bliss-Holtz et al., 1990, S. 175). Computer am Krankenbett fördern eine umfassende Pflegedokumentation (Paternostro, 1992).

Pflegepraxis. Die Nützlichkeit des Selbstpflegemodells für die Pflegepraxis ist vielfach belegt worden. Es wurde in den unterschiedlichsten stationären Umgebungen eingesetzt, so z. B. auf Intensivstationen (Fawcett et al., 1987, 1992; Jacobs, 1990; James, 1992; Miller, 1989); auf Säuglings-Intensivstationen (Tolentino, 1990); in Operationssälen (Caradus, 1991; Kam & Werner, 1990); auf Akutpflegestationen (Mullin, 1980); auf chirurgischen Stationen (Robihaus-Ekstrand, 1990); auf Wöchnerinnenstationen (Fields, 1987; Wollery, 1983); auf psychiatrischen Stationen (Davidhizar & Cosgray, 1990; Fuffey, Miller & Parlocha, 1993; Lacey, 1993; Moscovitz, 1984); in Rehabilitations-Kliniken (Bracher, 1989; Smith, 1977); auf Kinderstationen (Titus & Porter, 1989); und in Pflegeheimen (Anna, Christensen, Hohon, Ord & Wells, 1978).

Auch in ambulanten Umgebungen kam das Modell zum Einsatz, so z. B. in Notfallambulanzen (Hughes, 1983); in ambulanten Kliniken (Alford, 1985; Allison, 1973; Backscheider, 1974; Crews, 1972; Vasquez, 1992); in einer interdisziplinären Einrichtung zur Behandlung von Kindern mit Phenylketonurie (Hurst & Stellenbarger, 1986); in einem College-Gesundheitszentrum (Hedahl, 1983); in der Industrie (Komulainen, 1991; Ruddick-Bracken & Mackie, 1989); und in Hospizen (Murphy, 1981; Walborn, 1980).

Die pflegerische Betreuung von Patientinnen und Patienten mit den folgenden Erkrankungen ist in der Literatur dokumentiert: Asthma (Walsh, 1989); Infektionen der oberen Luftwege und Gastroenteritis (Facteau, 1980); Diabetes (Allison, 1973; Backscheider, 1974; Petrlik, 1976; Zach, 1982); Herz- und Kreislauferkrankungen (Crews, 1972; Dumas, 1992; Flanagan, 1991); Hirnverletzungen (Anna et al., 1978; Redfern, 1990); neurologische Erkrankungen (Mitchell & Irvin, 1977); Multiple Sklerose (MacLellan, 1989); Parkinson-Krankheit (Mac Sweeney, 1992); Guillain-Barré-Syndrom (Anderson, 1992); Nierenerkrankungen mit Peritonealdialysebedarf (Perras & Zappacosta, 1982; Turner, 1989); emotionale Probleme und psychische Erkrankungen (MacDonald, 1991; Moore, 1989; Wright, 1988); sowie unheilbare Erkrankungen (Walborn, 1980).

Darüber hinaus ist eine auf dem Selbstpflegemodell basierende Pflege bei Patientinnen und Patienten mit den folgenden chirurgischen Eingriffen beschrieben worden: Kleinere Wahloperationen (Swindale, 1989); Staroperationen (Beed, 1991); Kopf- und Halsoperationen (Dropkin, 1981); Bypass-Operationen (Campuzano, 1982); Nierentransplantationen (Norris, 1991); Hüftgelenkplastik (Boon & Graham, 1992; Craig, 1989); und Hysterektomie (Thomas, Graff, Hollingsworth, Cohen & Rubin, 1992)

Orems Modell ist außerdem bei Patientinnen und Patienten der verschiedensten Altersgruppen mit einer großen Bandbreite von Selbstpflege-Erfordernissen zum Einsatz gekommen. So beschreibt z. B. Facteau die Pflege von Säuglingen, Kleinkindern, Vorschulkindern und Schulkindern und Foote et al. (1993) die pflegerische Betreuung von Kindern mit Krebs. Gantz (1980) entwickelte ein Unterrichtsprogramm, um die Selbstpflege-Handlungskompetenz von zehnjährigen Schulkindern zu verbessern. Harrigan, Faro, Van Putte und Stoler (1987) entwarfen ein ähnliches Programm für jugendliche Diabetiker. Rew (1990) schildert auf dem Selbstpflegemodell basierende Interventionen bei sexuell mißbrauchten Kindern, Atkins (1992) bei Kindern mit psychisch kranken Eltern. Raven (1988/ 1989, 1989) geht auf die pflegerische Betreuung von Kindern und Erwachsenen mit Entwicklungsstörungen ein.

Richtlinien für die Pflege jugendlicher Alkoholabhängiger stellen Michael und Sewall (1980) auf, Dunn (1990) und Compton (1989) behandeln das Problem der Alkoholabhängigkeit bzw. Drogensucht bei Erwachsenen und Park (1989) beschreibt eine auf dem Selbstpflegemodell basierende pflegerische Betreuung obdachloser Menschen.

Harris (1980) nutzte das Selbstpflegemodell, um Pflegepläne für Patientinnen zu entwerfen, die einen Kaiserschnitt hinter sich hatten. Oakley, Denyes und O'Conner (1989) beschreiben pflegerische Handlungen, die ihrer Meinung nach dazu geeignet sind, den effektiven Einsatz von Kontrazeptiva zu fördern. Cretain (1989) erörtert die Motivation zur regelmäßigen Brust-Selbstuntersuchung im Kontext des Selbstpflegemodell. Andere Autorinnen befassen sich mit der Pflege von Krebspatientinnen und -patienten auf der Grundlage des Selbstpflegemodells (Mack, 1992; Meriney, 1990; Morse & Werner, 1988; Richardson, 1991; Whenery-Tedder, 1991). Petrlik (1976) schreibt über Erwachsene mit diabetischer Polyneuropathie.

Sullivan und Munroe (1986) erläutern die Anwendung des Selbstpflegemodells in der gerontologischen Pflege; auf spezifische Bereiche gehen Garvan, Lee Lloyd und Sullivan (1980) sowie Finnegan (1986) ein. O'Donovan (1990a, 1990b) beschreibt die pflegerische Betreuung älterer Menschen mit psychischen Erkrankungen. Blaylock (1991) und Priddy (1989) machen praktische Vorschläge für die Pflege älterer Patientinnen und Patienten mit Stomaanlage, und Langley (1989) umreißt einen Pflegeplan für einen älteren inkontinenten Patienten.

Auch bei der pflegerischen Betreuung von Familien ist das Selbstpflegemodell angewendet worden (Chin, 1985; Gray & Sergi, 1989; Orem, 1983a, 1983b, 1983c; Tadych, 1985). Die Einbeziehung der Eltern in die Pflege ihrer stationär behandelten Kinder diskutiert Palmer (1993). Stelle et al. (1989) beschreiben die häusliche Pflege von Kindern mit Down-Syndrom bei leichten Infektionen der oberen Atemwege. Haas (1990) beschäftigt sich mit häufigen Problemen bei der Abhängigenpflege chronisch kranker Kinder.

Zum Einsatz des Selbstpflegemodells bei der pflegerischen Betreuung von größeren Gruppen nimmt Orem (1984) Stellung. Hanchett (1990) erklärt, die Gruppe müsse dabei als Aggregat von Individuen angesehen werden. Taylor und McLaughlin (1991) begreifen menschliche Gemeinschaften als Ansammlungen von Individuen, die eine eigenständige Größe bilden, in ihrer Bedeutung und ihrer Zielrichtung über das Individuum hinausweisen und untereinander die vielfältigsten Beziehungen eingehen. Nowakowski (1980) beschreibt ein Programm zur gesundheitlichen Aufklärung von Gruppen und Gemeinschaften, das an der Georgetown University entwickelt wurde.

Orems Selbstpflegemodell ist unter den verschiedensten kulturellen Rahmenbedingungen erfolgreich eingesetzt worden. Branch (1985) diskutiert die Voraussetzungen für die pflegerische Betreuung schwarzer Patientinnen und Patienten in den USA, Chamorro (1985) beschreibt die auf dem Selbstpflegemodell basierende Pflege in Puerto Rico, Hammonds (1985) die Selbstpflegepraktiken der Navajo-Indianer in Shiprock, New Mexico. Wie das Modell schließlich in der chinesischen Krankenpflege umgesetzt wurde, erläutern Morales-Mann und Jiang (1993).

Kulturelle Kongruenz

Orems Selbstpflegemodell entspricht den heutigen Erwartungen an die Krankenpflege. Vor allem die Idee der Selbstpflege ist für viele Pflegekräfte sowie Patientinnen und Patienten attraktiv. Riehl-Sisca (1985 b) weist darauf hin, daß Orems Ansatz «zu einer Zeit bekannt wurde, als die allgemeine Öffentlichkeit offen über die Möglichkeiten medizinischer Behandlung zu diskutieren begann und sich von der ärztlichen Betreuung und Motivation zunehmend ernüchtert zeigte ... Heutzutage scheinen manche Patientinnen und Patienten über ihren Zustand ebenso viel zu wissen wie ihre Ärztinnen und Ärzte, und das macht ihnen Mut, für sich selbst zu sorgen» (S. 308).

Das Selbstpflegemodell wird der gesellschaftlichen Erwartung gerecht, daß jeder einzelne bei der Entscheidungsfindung über alle ihn betreffenden gesundheitlichen Fragen Verantwortung übernehmen soll. Bramlett, Gueldner und Sowell (1990) heben den partnerschaftlichen Charakter der am Selbstpflegemodell ausgerichteten pflegerischen Beziehung hervor: «Obgleich Orem nicht ausdrücklich davor gewarnt hat, dem kranken Menschen jede Eigeninitiative abzunehmen, wird durch ihre Ausführungen deutlich, daß Pflegekräfte nur in den Fällen für andere Menschen handeln sollen, in denen diese zur Selbstpflege unfähig sind, daß es stets nur vorübergehend zu solchen stellvertretenden Handlungen kommen darf und daß die Patientinnen und Patienten so umfassend wie möglich über ihren gesundheitlichen Zustand informiert werden müssen» (S. 160).

Die Stärkung der Selbstpflege-Handlungskompetenz auch in Zeiten der Krankheit stimmt jedoch nicht immer mit den Erwartungen kranker Menschen an die Krankenpflege überein. Dabei sind vor allem auch regionale und kulturelle Unterschiede zu beachten. So mußten z. B. Anna et al. (1978) feststellen, daß die Stärkung der Selbstpflege-Handlungskompetenz als Ziel der Pflege sowohl für das Personal als auch für die Patientinnen und Patienten eines Pflegeheims wenig akzeptabel war. Bei einem Patienten mexikanischer Abstammung war die Ablehnung besonders groß. Er sah «die Relevanz selbstpflegerischer Aktivitäten nicht ein und ging einfach davon aus, daß das Personal alles für ihn tat» (S. 11). Roach und Woods (1993) berichten, daß das Selbstpflegemodell zwar im allgemeinen gut aufgenommen wird, die Vorstellung der kooperativen Pflege «jedoch nicht für alle Patientinnen und Patienten attraktiv zu sein scheint» (S. 28). Sie schreiben die mangelnde Akzeptanz der Tatsache zu, daß «es sich bei vielen unserer Patientinnen und Patienten um ältere, traditionell orientierte Männer aus den Südstaaten handelte, die es gewohnt waren, von ihren Ehefrauen und weiblichen Verwandten rundum versorgt zu werden» (S. 29).

Orem (1991) vertritt die Ansicht, daß Personen, die zwar in der Lage, aber nicht bereit sind, sich für die Selbstpflege zu engagieren, dazu ermutigt werden müssen, sich überhaupt als Agenten der Selbstpflege wahrzunehmen. «Selbstpflegerische Aktivitäten sind häufig eine Sache der Gewohnheit; wer jedoch noch nie über seine eigene Rolle bei der Selbstpflege nachgedacht hat, braucht möglicherweise Unterstützung, um sich selbst als Agent der Selbstpflege zu sehen, das eigene Verhalten zu neuen Werten in Beziehung zu setzen und die eigenen Fähigkeiten wertzuschätzen» (S. 147). Roach und Woods (1993) berichten, ihre Patienten in diesem Sinne dazu ermutigt zu haben, «für den Fall, daß ihre Ehefrauen nicht mehr in der Lage waren, sie zu versorgen, selbstpflegerische Aktivitäten zu erlernen» (S. 29).

Dem Verständnis des Prinzips der Selbstpflege dient das von Kyle und Pitzer (1990) entwickelte *Self-Care Manual for Patients*. Sie kommentieren: «Der Schlüssel zum Erfolg der Selbstpflege liegt darin, passive, abhängige Menschen in aktive Partner zu verwandeln» (S. 39).

Was den Einsatz des Selbstpflegemodells in Großbritannien betrifft, stellt Behi (1986) fest: «Die vielleicht größte Einschränkung für den Einsatz des Modells bildet die allgemeingesellschaftliche Einstellung zur Krankenpflege. Die Selbstpflege als Vorstellung und – noch wichtiger – als erstrebenswertes Ziel ist in der amerikanischen Gesellschaft, wo die Verantwortung des einzelnen bei der Kontrolle der eigenen Gesundheit viel stärker hervorgehoben wird, leichter zu verankern» (S. 35). Dennoch vertritt Behi die Ansicht, daß sich Orems Selbstpflegemodell in den Krankenhäusern des National Health Service in Großbritannien umsetzen ließe.

Auch bei dem für das Selbstpflegemodell charakteristischen Aspekt der primären Prävention müssen die gesellschaftlichen Erwartungen berücksichtigt werden. Obgleich die Förderung der Gesundheit und die Rolle der Pflegekraft in diesem Prozeß zunehmend positiv gesehen werden, ist in diesem Bereich möglicherweise noch unterstützende Aufklärung nötig.

Für die Behauptung, das Selbstpflegemodell stimme im allgemeinen mit den Erwartungen von Patientinnen und Patienten sowie den im Gesundheitsbereich tätigen Menschen überein, liegen eine Reihe anekdotischer Hinweise vor. Dafür spricht schon Orems (1991) Liste möglicher Reaktionen von Pflegekräften auf den Einsatz des Modells:

1. Pflegekräfte entwickeln ihren persönlichen Stil der Pflegepraxis innerhalb des vom Modell umrissenen Geltungsbereichs der Krankenpflege.

2. Pflegekräfte (und auch immer mehr Ärztinnen und Ärzte) erkennen den Bedarf an einer eigenständigen pflegerischen Entlassungsplanung.

3. Pflegekräfte lernen es zu schätzen, sich bei der Planung und dem Einsatz spezifischer Pflegesysteme auf eine theoretische Basis stützen zu können.

4. Durch den Einsatz spezifischer Pflegesysteme rücken Pflegekräfte ihre eigene Rolle und Verantwortung in den Mittelpunkt, ohne gleichzeitig die Eigenständigkeit und Verantwortung ihrer Patientinnen und Patienten und deren Angehörigen, die möglicherweise als Agenten der Abhängigenpflege fungieren, aus den Augen zu verlieren. (S. 74/75)

Doherty (1992) berichtet, das Selbstpflegemodell habe zu ihrem Denken über die Pflegeplanung wichtige Beiträge geleistet. Roach und Woods (1993) stellten fest, daß «Patientinnen und Patienten bei einer wiederholten Krankenhauseinweisung ausdrücklich eine [auf Orems Modell basierende] kooperative Pflege wünschten» (S. 29). Nach Scherer (1988) führte der Einsatz des Modells am Beth Israel Medical Center in Newark, New Jersey, zu einer größeren Zufriedenheit der Patientinnen und Patienten mit der pflegerischen Betreuung, zu einer geringeren Fluktuation beim Pflegepersonal sowie zu reduzierten Kosten. Empirische Hinweise liefern Nunn und Marriner-Tomey (1989), die berichten, am Veterans Administration Medical Center in Indianapolis, Indiana, hätten «30 von 39 Pflegekräften angegeben, die auf Orems Modell basierende Praxis habe ihre Jobzufriedenheit erhöht; fünf verneinten dies, vier waren unentschieden» (S. 67). Von 39 Pflegehelferinnen und -helfern zeigten sich 34 davon überzeugt, daß ihre Patientinnen und Patienten von der auf dem Selbstpflegemodell basierenden Pflegepraxis profitieren; zwei glaubten an keinen besonderen Nutzen des Modells, und drei waren unentschieden (Nunn & Marriner-Tomey, 1989). Rossow-Sebring, Carrieri und Seward (1992) schildern die Umsetzung des Modells am Veterans

Administration Medical Center in Fresno, Kalifornien, und konnten eine «erhöhte Zufriedenheit des Pflegepersonals und eine stärkere Betonung von Information und Aufklärung» (S. 212) nachweisen.

Soziale Signifikanz

Orem (1991) behauptet, eine auf ihrem Selbstpflegemodell basierende Pflegepraxis könne «gesundheitlich bedingte Einschränkungen beim Engagement für die Selbst- oder Abhängigenpflege kompensieren oder gar überwinden» und trage damit zur «Förderung von Gesundheit, Prävention von Krankheit und Aufrechterhaltung funktionaler Lebensprozesse bei» (S. 38). Die empirischen Beweise für diese Behauptung scheinen sich zu mehren. So konnten Buckwalter und Kerfoots (1982) nachweisen, daß eine auf dem Prinzip der Selbstpflege beruhende, ausführliche Entlassungsplanung bei Psychiatriepatientinnen und -patienten die Bereitschaft, sich an den medikamentösen Behandlungspläne zu halten, sowie den angemessenen Rückgriff auf öffentliche Ressourcen erheblich verbesserte. Die Betonung der Selbstpflege-Handlungskompetenz könnte auch zu einer effizienteren Inanspruchnahme gesundheitlicher Einrichtungen führen. Gulicks (1991) Untersuchungsergebnisse zeigen, daß eine Intervention, bei der die Selbsteinschätzung und Überwachung der eigenen Funktionalität und Symptomatologie im Vordergrund stand, über einen Versuchszeitraum von 27 Monaten bei einer Gruppe von Patientinnen und Patienten mit Multipler Sklerose zu einer weniger häufigen Inanspruchnahme professioneller gesundheitlicher Dienste führte als bei der Kontrollgruppe.

Die gezielte Stärkung der Selbstpflege-Handlungskompetenz könnte auch die Verweildauer in stationären Einrichtungen verkürzen – in der Ära der allgegenwärtigen Bemühungen um Kostendämpfung besonders interessant.

Die empirischen Untersuchungen zur sozialen Signifikanz des Selbstpflegemodells sind jedoch widersprüchlich. Während einige Untersuchungsergebnisse günstige Auswirkungen von entsprechenden pflegerischen Interventionen belegen, können andere Ergebnisse den erwarteten Nutzen nicht bestätigen. Weitere Forschungsarbeiten sind daher wünschenswert. Angesichts der Vielzahl der vorliegenden Ergebnisse scheint außerdem eine Meta-Analyse sinnvoll, die auf die verschiedenen Charakteristika der einzelnen Studien eingehen und damit das Verständnis der einander widersprechenden Ergebnisse verbessern könnte (Rosenthal, 1991).

Beiträge zur Pflegewissenschaft

Ein wichtiger Beitrag des Selbstpflegemodells sowie der Theorie der Selbstpflege, des Selbstpflegedefizits und des Pflegesystems besteht darin, daß sie pflegerischen Handlungen einen expliziten, spezifischen Schwerpunkt verleihen, der sie von den Handlungen aller anderen Berufsgruppen im Gesundheitswesen deutlich unterscheidet. Das selbstgesteckte Ziel, den Geltungsbereich und die Grenzen der Krankenpflege zu umreißen, hat Orem damit voll erfüllt.

Indem es die Selbstpflege-Handlungskompetenz des einzelnen betont und seine Wahrnehmung vom eigenen Gesundheitszustand berücksichtigt, unterstreicht Orems Pflegemodell die Bedeutung der Person in der pflegerischen Situation. Die breite Akzeptanz ihres Modells läßt darauf schließen, daß diese Vorstellungen für Pflegekräfte, die davon ausgehen, daß ihre Patientinnen und Patienten zu unabhängigen Handlungen fähig sind, besondere Attraktivität besitzen. Der erfolgreiche Einsatz unter den unterschiedlichsten Bedingungen legt nahe, daß diese Sichtweise für die Krankenpflege durchaus angemessen sein kann.

Orem (persönliche Mitteilung, 6. August, 1987) ist auch weiterhin damit beschäftigt, einzelne Aspekte des Selbstpflegemodells und der davon abgeleiteten Theorien weiterzuentwickeln. Ihre zukünftige Arbeit, erklärt sie, werde sich «vor allem mit der Entwicklung von Praxismodellen und von Richtlinien für konkrete pflegerische Situationen, mit der Untersuchung ‹grundlegender Fähigkeiten und Dispositionen› und deren Beziehung zu bewußten Handlungen ... sowie mit Modellen für die einzelnen Fähigkeitskomponenten befassen.» Obgleich sich in den jüngsten Publikationen von Orem und anderen in diesen Bereichen bereits einige Fortschritte erkennen lassen, ist hier noch viel Forschungsarbeit notwendig.

Die auf dem Selbstpflegemodell basierende Pflegeforschung sowie die systematische Überprüfung von Pflegeergebnissen soll durch zwei Organisationen gewährleistet werden. Das *Self-Care Institute* an der George Mason University School of Nursing in Fairfax, Virginia, wurde eingerichtet, um eine Datenbasis aufzubauen, zu der Individuen und Organisationen beitragen, die ein gemeinsames Interesse an der Selbstpflege verbindet. Dieses Interesse geht allerdings über Orems Vorstellungen hinaus und ist einer eher allgemeinen Definition von Selbstpflege verpflichtet. Die *International Orem Society for Nursing Science and Scholarship* wurde 1991 ins Leben gerufen, «um die Pflegewissenschaft durch den Einsatz von Dorothea E. Orems Pflegekonzeptualisierungen in der Ausbildung, Praxis und Forschung der Pflege voranzubringen» (*Bylaws of the International Orem Society for Nursing Science and Scholarship*, April 1992, S. 1). Die Gesellschaft gibt eine Zeitschrift heraus, die eine Erweiterung des ehemals von der University of Missouri-Columbia veröffentlichten *Self-Care Deficit Nursing Theory Newsletter* darstellt. Auch die 1992 an der Wayne State University in Detroit, Michigan, eingerichteten und von der amerikanischen Bundesregierung subventionierten Doktoranden- und Postdoktorandenstipendien werden sicherlich zum Umfang und zur Qualität der Forschung zum Thema Selbstpflege beitragen.

Das Selbstpflegemodell wurde von vielen Krankenschwestern und -pflegern begeistert aufgenommen. In Übereinstimmung mit den heute sich entwickelnden gesellschaftlichen Werten sieht es den möglichen Beitrag der Patientinnen und Patienten zu ihrer eigenen Gesundheitsversorgung in einem optimistischen Licht. Trotz der vielen Vorteile des Selbstpflegemodells sollten seine potentiellen Anwenderinnen und Anwender ermutigt werden, die Effektivität des Modells in pflegerischen Situationen auch weiterhin durch systematische Forschungsarbeit auszuwerten, so daß seine Glaubwürdigkeit noch genauer bestimmt werden kann.

Zitierte Literatur

Alexander, J. S., Younger, R. E., Cohen, R. M. & Crawford, L. V. (1988). Effectiveness of a nurse-managed program for children with chronic asthma. *Journal of Pediatric Nursing, 3,* 312–317.

Alford, D. M. (1985). Self-care practices in ambulatory nursing clinics for older adults. In J. Riehl-Sisca, *The science and art of self-care* (pp. 253–261). Norwalk, CT: Appleton-Century-Crofts.

Allison, S. E. (1971). The meaning of rest: An exploratory nursing study. In *ANA clinical sessions* (pp. 191–205). New York: Appleton-Century-Crofts.

Allison, S. E. (1973). A framework for nursing action in a nurse-conducted diabetic management clinic. *Journal of Nursing Administration, 3*(4), 53–60.

Allison, S. E. (1985). Structuring nursing practice based on Orem's theory of nursing: A nurse administrator's perspective. In J. Riehl-Sisca, *The science and art of self-care* (pp. 225–235). Norwalk, CT: Appleton-Century-Crofts.

Anderson, S. B. (1992). Guillain-Barré syndrome: Giving the patient control. *Journal of Neuroscience Nursing, 24,* 158–162.

Angeles, D. M. (1991). An Orem-based NICU orientation checklist. *Neonatal Network, 9*(7), 43–48.

Anna, D. J., Christensen, D. G., Hohon, S. A., Ord, L. & Wells, S. R. (1978). Implementing Orem's conceptual framework. *Journal of Nursing Administration, 8*(11), 8–11.

Arneson, S. W. & Triplett, J. L. (1990). Riding with Bucklebear: An automobile safety program for preschoolers. *Journal of Pediatric Nursing, 5,* 115–122.

Arnold, M. B. (1960). Deliberate action. In *Emotion and personality*. Vol. 11. *Neurological and physiological aspects* (pp. 193–204). New York: Columbia University Press.

Atkins, F. D. (1992). An uncertain future: Children of mentally ill patients. *Journal of Psychosocial Nursing and Mental Health Services, 30*(8), 13–16.

Aukamp, V. (1988). Defining characteristics of knowledge deficit in the third trimester. In R. M. Carroll-Johnston (Ed.), *Classification of nursing diagnoses: Proceedings of the Eighth Conference: North American Nursing Diagnosis Association* (pp. 299–306). Philadelphia: JB Lippincott.

Avery, P. (1992). Self-care in the hospital setting: The Prince Henry Hospital experience. *The Lamp, 49*(2), 26–28.

Backscheider, J. E. (1974). Self-care requirements, self-care capabilities and nursing systems in the diabetic nurse management clinic. *American Journal of Public Health, 64,* 1138–1146.

Baldwin, J. & Davis, L. L. (1989). Assessing parents as health educators. *Pediatric Nursing, 15,* 453–457.

Barnes, L. P. (1991). Teaching self-care to children. *Journal of Maternal Child Nursing, 16,* 101.

Barnum, B. J. S. (1994). *Nursing theory: Analysis, application, evaluation* (4th ed.). Philadelphia: JB Lippincott.

Barron, M. L., Ganong, L. H. & Brown, M. (1987). An examination of preconception health teaching by nurse practitioners. *Journal of Advanced Nursing, 12,* 605–610.

Baulch, Y. S., Larson, P. J., Dodd, M. J. & Dietrich, C. (1992). The relationship of visual acuity, tactile sensitivity, and mobility of the upper extremities to proficient breast self-examination in women 65 and older. *Oncology Nursing Forum, 19,* 1367–1372.

Beckman, C. A. (1987). Maternal-child health in Brazil. *Journal of Obstetric, Gynecologic, and Neonatal Nursing, 16,* 238–241.

Beed, P. (1991). Sight restored. *Nursing Times, 87*(30), 46–48.

Behi, R. (1986). Look after yourself. *Nursing Times, 82*(37), 35–37.

Bennett, J. A., DeMayo, M. & Saint Germain, M. (1993). Caring in the time of AIDS: The importance of empathy. *Nursing Administration Quarterly, 17*(2), 46–60.

Berbiglia, V. A. (1991). A case study. Perspectives on a self-care deficit nursing theory-based curriculum. *Journal of Advanced Nursing, 16,* 1158–1163.

Bidigare, S. A. & Oermann, M. H. (1991). Attitudes and knowledge of nurses regarding organ procurement. *Heart and Lung, 20,* 20–24.

Biggs, A. J. (1990). Family care-giver versus nurse assessments of elderly self-care abilities. *Journal of Gerontological Nursing, 16*(8), 11–16.

Blaylock, B. (1991). Enhancing self-care of the elderly client: Practical teaching tips for ostomy care. *Journal of Enterostomal Therapy Nursing, 18,* 118–121.

Blazek, B. & McClellan, M. (1983). The effects of self-care instruction on locus of control in children. *Journal of School Health, 53,* 554–556.

Bliss-Holtz, V. J. (1988). Primiparas' prenatal concern for learning infant care. *Nursing Research, 37,* 20–24.

Bliss-Holtz, V. J. (1991). Developmental tasks of pregnancy and parental education. *International Journal of Childbirth Education, 6*(1), 29–31.

Bliss-Holtz, J., McLaughlin, K. & Taylor, S. G. (1990). Validating nursing theory for use within a computerized nursing information system. *Advances in Nursing Science, 13*(2), 46–52.

Bliss-Holtz, J., Taylor, S. G. & McLaughlin, K. (1992). Nursing theory as a base for a computerized nursing information system. *Nursing Science Quarterly, 5,* 124–128.

Bliss-Holtz, J., Taylor, S. G., McLaughlin, K., Sayers, P. & Nickle, L. (1992). Development of a computerized information system based on self-care deficit nursing theory. In J. M. Arnold

& G. A. Pearson, *Computer applications in nursing education and practice* (pp. 87–93). New York: National League for Nursing.

Boon, E. & Graham, L. (1992). Hip arthoplasty for osteoarthritis. *British Journal of Nursing, 1,* 562–566.

Bracher, E. (1989). A model approach. *Nursing Times, 85*(43), 42–43.

Bramlett, M. H., Gueldner, S. H. & Sowell, R. L. (1990). Consumer-centric advocacy: Its connection to nursing frameworks. *Nursing Science Quarterly, 3,* 156–161.

Branch, M. (1985). Self-care: Black perspectives. In J. Riehl-Sisca, *The science and art of self-care* (pp. 181–188). Norwalk, CT: Appleton-Century-Crofts.

Brennan, M. & Duffy, M. (1992). Utilizing theory in practice to empower nursing. *Nursing Administration Quarterly, 16*(3), 32–33.

Brock, A. M. & O'Sullivan, P. (1985). A study to determine what variables predict institutionalization of elderly people. *Journal of Advanced Nursing, 10,* 533–537.

Buckley, H. B. (1990). Nurse practitioner intervention to improve postpartum appointment keeping in an outpatient family planning clinic. *Journal of the American Academy of Nurse Practitioners, 2*(1), 29–32.

Buckwalter, K. C. & Kerfoot, K. M. (1982). Teaching patients self care: A critical aspect of psychiatric discharge planning. *Journal of Psychiatric Nursing and Mental Health Services, 20*(5), 15–20.

Campbell, C. (1984). Orem's story. *Nursing Mirror, 159*(13), 28–30.

Campbell, J. C. (1986) Nursing assessment for risk of homicide of battered women. *Advances in Nursing Science, 8*(4), 36–51.

Campbell, J. C. (1989). A test of two explanatory models of women's response to battering. *Nursing Research, 38,* 18–24.

Campuzano, M. (1982). Self-care following coronary artery bypass surgery. *Focus on Critical Care, 9*(2), 55–56.

Caradus, A. (1991). Nursing theory and operating suite nursing practice. *ACORN Journal, 4*(2), 29–30, 32.

Carlisle, J. B., Corser, N., Cull, V., DiMicco, W., Luther, L., McCaleb, A., Robuck, J. & Powell, K. (1993). Cardiovascular risk factors in young children. *Journal of Community Health Nursing, 10,* 1–9.

Chamorro, L. C. (1985). Self-care in the Puerto Rican community. In J. Riehl-Sisca, *The science and art of self-care* (pp. 189–195). Norwalk, CT: Appleton-Century-Crofts.

Chang, B., Uman, G., Linn, L., Ware, J. & Cane, R. (1984). The effect of systematically varying components of nursing care on satisfaction in elderly ambulatory women. *Western Journal of Nursing Research, 6,* 367–386.

Chang, B., Uman, G., Linn, L., Ware, J. & Cane, R. (1985). Adherence to health care regimens among elderly women. *Nursing Research, 34,* 27–31.

Chin, S. (1985). Can self-care theory be applied to families? In J. Riehl-Sisca, *The science and art of self-care* (pp. 56–62). Norwalk, CT: Appleton-Century-Crofts.

Clark, J. & Bishop, J. (1988). Model-making. *Nursing Times, 84*(27), 37–40.

Cleveland, S. A. (1989). Re: Perceived self-care agency: A LISREL factor analysis of Bickel and Hanson's Questionnaire [Letter to the editor]. *Nursing Research, 38,* 59.

Clinton, J. F., Denyes, M. J., Goodwin, J. O. & Coto, E. M. (1977). Developing criterion measures of nursing care: Case study of a process. *Journal of Nursing Administration, 7*(7), 41–45.

Compton, P. (1989). Drug abuse: A self-care deficit. *Journal of Psychosocial Nursing and Mental Health Services, 27*(3), 22–26.

Craig, C. (1989). Mr. Simpson's hip replacement: *Nursing (London), 3*(44), 12–19.

Cretain, G. K. (1989). Motivational factors in breast self-examination: Implications for nurses. *Cancer Nursing, 12,* 250–256.

Crews, J. (1972). Nursed-managed cardiac clinics. *Cardiaovascular Nursing, 8,* 15–18.

Crockett, M. S. (1982). Self-reported coping histories of adult psychiatric and nonpsychiatric subjects and controls (Abstract). *Nursing Research, 31,* 122.

Davidhizar, R. & Cosgray, R. (1990). The use of Orem's model in psychiatric rehabilitation assessment. *Rehabilitation Nursing, 15*(1), 39–41.

Degenhart-Leskosky, S. M. (1989). Health education needs of adolescent and nonadolescent mothers. *Journal of Obstetric, Gynecologic, and Neonatal Nursing, 18,* 238–244.

Del Togno-Armanasco, V., Olivas, G. S. & Harter, S. (1989). Developing an integrated nursing care management model. *Nursing Management, 20*(10), 26–29.

Dennis, L. I. (1989). Soviet hospital nursing: A model for self-care. *Journal of Nursing Education, 28,* 76–77.

Denyes, M. J. (1982). Measurement of self-care agency in adolescents (Abstract). *Nursing Research, 31,* 63.

Denyes, M. J., Neuman, B. M. & Villarruel, A. M. (1991). Nursing actions to prevent and alleviate pain in hospitalized children. *Issues in Comprehensive Pediatric Nursing, 14,* 31–48.

Derstine, J. B. (1992). Theory-based advanced rehabilitation nursing: Is it a reality? *Holistic Nursing Practice, 6*(2), 1–6.

Dibner, L. A. & Murphy, J. S. (1991). Nurse entrepreneurs. *Journal of Psychosocial Nursing and Mental Health Services, 29*(5), 30–34.

Dier, K. A. (1987). A model for collaboration in nursing practice: Thailand and Canada. In K. J. Hannah, M. Reimer, W. C. Mills & S. Letourneau (Eds.), *Clinical judgment and decision making: The future with nursing diagnosis* (pp. 323–327). New York: John Wiley & Sons.

Dodd, M. J. (1982). Assessing patient self-care for side effects of cancer chemotherapy – Part 1. *Cancer Nursing, 5,* 447–451.

Dodd, M. J. (1983). Self-care for side effects in cancer chemotherapy: An assessment of nursing interventions – Part 2. *Cancer Nursing, 6,* 63–67.

Dodd, M. J. (1984 a). Measuring informational intervention for chemotherapy knowledge and self-care behavior. *Research in Nursing and Health, 7,* 43–50.

Dodd, M. J. (1984 b). Patterns of self-care in cancer patients receiving radiation therapy. *Oncology Nursing Forum, 11,* 23–27.

Dodd, M. J. (1987). Efficacy of proactive information on self-care in radiation therapy patients. *Heart and Lung, 16,* 538–544.

Dodd, M. J. (1988 a). Efficacy of proactive information on self-care in chemotherapy patients. *Patient Education and Counseling, 11,* 215–225.

Dodd, M. J. (1988 b). Patterns of self-care in patients with breast cancer. *Western Journal of Nursing Research, 10,* 7–24.

Doherty, S. (1992). Care plans - a personal view. *British Journal of Theatre Nursing, 2*(5), 4–5.

Dropkin, M. J. (1981). Development of a self-care teaching program for postoperative head and neck patients. *Cancer Nursing, 4,* 103–106.

Duffey, J., Miller, M. P. & Parlocha, P. (1993). Psychiatric home care: A framework for assessment and intervention. *Home Healthcare Nurse, 11*(2), 22–28.

Duman, L. (1992). [Nursing care based on Orem's theory.] *The Canadian Nurse, 88*(6), 36–39.

Duncan, S. & Murphy, F. (1988). Embracing a conceptual model. *The Canadian Nurse, 84*(4), 24–26.

Dunn, B. (1990). Alcohol dependency: Health promotion and Orem's model. *Nursing Standard, 4*(40), 34.

Dyer, S. (1990). Team work for personal patient care. *Nursing the Elderly, 3*(7), 28–30.

Ewing, G. (1989). The nursing preparation of stoma patients for self-care. *Journal of Advanced Nursing, 14,* 411–420.

Facteau, L. M. (1980). Self-care concepts and the care of the hospitalized child. *Nursing Clinics of North America, 15,* 145–155.

Fawcett, J., Archer, C. L., Becker, D., Brown, K. K., Gann, S., Wong, M. J. & Wurster, A. B. (1992). Guidelines for selecting a conceptual model of nursing: Focus on the individual patient. *Dimensions of Critical Care Nursing, 11,* 268–277.

Fawcett, J., Cariello, F. P., Davis, D. A., Farley, J., Zimmaro, D. M. & Watts, R. J. (1987). Conceptual models of nursing: Application to critical care nursing practice. *Dimensions of Critical Care Nursing, 6,* 202–213.

Feldsine, F. (1982). Options for transition into practice: Nursing process orientation program. *Journal of New York State Nurses' Association, 13,* 11–16.

Fenner, K. (1979). Developing a conceptual framework. *Nursing Outlook, 27,* 122–126.

Fernandez, R., Brennan, M. L., Alvarez, A. R. & Duffy, M. A. (1990). Theory-based practice: A model for nurse retention. *Nursing Administration Quarterly, 14*(4), 47–53.

Fernandez, R., Wheeler, J. I. (1990). Organizing a nursing system through theory-based practice. In G. G. Mayer, M. J. Madden & E. Lawrenz (Eds.), *Patient care delivery models* (pp. 63–83). Rockville, MD: Aspen.

Fields, L. M. (1987). A clinical application of the Orem nursing model in labor and delivery. *Emphasis: Nursing, 2,* 102–108.

Finnegan, T. (1986). Self-care and the elderly. *New Zealand Nursing Journal, 79*(4), 10–13.

Fitch, M., Rogers, M., Ross, E., Shea, H., Smith, I. & Tucker, D. (1991). Developing a plan to evaluate the use of nursing conceptual frameworks. *Canadian Journal of Nursing Administration, 4*(1), 22–28.

Flanagan, M. (1991). Self-care for a leg ulcer. *Nursing Times, 87*(23), 67–68, 70, 72.

Flanagan, R. (1983). *Energy expenditure of normal females during three bathing techniques.* Unpublished thesis, University of Missouri, Columbia.

Foote, A., Holcombe, J., Piazza, D. & Wright, P. (1993). Orem's theory used as a guide for the nursing care of an eight-year-old child with leukemia. *Journal of Pediatric Oncology Nursing, 10*(1), 26–32.

Foster, P. C. & Janssens, N. P. (1985). Dorothea E. Orem. In Nursing Theories Conference Group, *Nursing theories: The base for professional nursing practice* (2nd ed., pp. 124–139). Englewood Cliffs, NJ: Prentice Hall.

Frederick, H. K. & Northam, E. (1938). *A textbook of nursing practice* (2nd ed.). New York: Macmillan.

Frey, M. A. & Fox, M. A. (1990). Assessing and teaching self-care to youths with diabetes mellitus. *Pediatric Nursing, 16,* 597–800.

Fukuda, N. (1990). Outcome standards for the client with chronic congestive heart failure. *Journal of Cardiovascular Nursing, 4*(3), 59–70.

Gallant, B. W. & McLane, A. M. (1979). Outcome criteria: A process for validation at the unit level. *Journal of Nursing Administration, 9*(1), 14–21.

Gammon, J. (1991). Coping with cancer: The role of self-care. *Nursing Practice, 4*(3), 11–15.

Gantz, S. B. (1980). A fourth-grade adventure in self-directed learning. *Topics in Clinical Nursing, 2*(2), 29–38.

Garvan, P., Lee, M., Lloyd, K. & Sullivan, T. J. (1980). Self-care applied to the aged. *New Jersey Nurse, 10*(1), 3–5.

Gaut, D. A. & Kieckhefer, G. M. (1988). Assessment of self-care agency in chronically ill adolescents. *Journal of Adolescent Health Care, 9,* 55–60.

Geden, E. A. (1982). Effects of lifting techniques on energy expenditure: A preliminary investigation. *Nursing Research, 31,* 214–218.

Geden, E. A. (1985). The relationship between self-care theory and empirical research. In J. Riehl-Sisca, *The science and art of self-care* (pp. 265–270). Norwalk, CT: Appleton-Century-Crofts.

Germain, C. P. & Nemchik, R. M. (1989). Diabetes self-management and hospitalization. *Image: Journal of Nursing Scholarship, 20,* 74–78.

Goodwin, J. O. (1979). Programmed instruction for self-care following pulmonary surgery. *International Journal of Nursing Studies, 16,* 29–40.

Graff, B. M., Thomas, J. S., Hollingsworth, A. D., Cohen, S. M. & Rubin, M. M. (1992). Development of a postoperative self-assessment form. *Clinical Nurse Specialist, 6,* 47–50.

Gray, V. R. & Sergi, S. J. (1989). Family self-care. In P. J. Bomar (Ed.), *Nurses and family health promotion: Concepts, assessment, and interventions* (pp. 67–77). Baltimore: Williams & Wilkins.

Gulick, E. E. (1987). Parsimony and model confirmation of the ADL self-care scale for multiple sclerosis persons. *Nursing Research, 36,* 278–283.

Gulick, E. E. (1989). Model confirmation of the MS-related symptom checklist. *Nursing Research, 38,* 147–153.

Gulick, E. E. (1991). Self-assessed health and use of health services. *Western Journal of Nursing Research, 13,* 195–219.

Haas, D. L. (1990). Application of Orem's self-care deficit theory to the pediatric chronically ill population. *Issues in Comprehensive Pediatric Nursing, 13,* 253–264.

Hageman, P. & Ventura, M. (1981). Utilizing patient outcome criteria to measure the effects of a medication teaching regimen. *Western Journal of Nursing Research, 3,* 25–33.

Hagopian, G. A. (1991). The effects of a weekly radiation therapy newsletter on patients. *Oncology Nursing Forum, 18,* 1199–1203.

Hagopian, G. A. & Rubenstein, J. H. (1990). Effects of telephone call interventions on patients' well-being in a radiation therapy department. *Cancer Nursing, 13,* 339–344.

Hale, M. & Rhodes, G. (1985). *Care with a concept.* Chapel Hill, NC: Health Sciences Consortium. (Videotape.)

Hamera, E. K., Peterson, K. A., Young, L. M. & Schaumloffel, M. M. (1992). Symptom monitoring in schizophrenia: Potential for enhancing self-care. *Archives of Psychiatric Nursing, 6,* 324–330.

Hamilton, L. W. & Creason, N. S. (1992). Mental status and functional abilities: Change in institutionalized elderly women. *Nursing Diagnosis, 3,* 81–86.

Hammonds, T. A. (1985). Self-care practices of Navajo Indians. In J. Riehl-Sisca, *The science and art of self-care* (pp. 171–180). Norwalk, CT: Appleton-Century-Crofts.

Hanchett, E. S. (1990). Nursing models and community as client. *Nursing Science Quarterly, 3,* 67–72.

Hanson, B. R. & Bickel, R. (1985). Development and testing of the questionnaire on perception of self-care agency. In Riehl-Sisca, *The science and art of self-care* (pp. 271–278). Norwalk, CT: Appleton-Century-Crofts.

Hanucharurnkul, S. (1989). Predictors of self-care in cancer patients receiving radiotherapy. *Cancer Nursing, 12,* 21–27.

Harman, L., Wabin, D., MacInnis, L., Baird, D., Mattiuzzi, D. & Savage, P. (1989). Developing clinical decision-making skills in staff nurses: An educational program. *Journal of Continuing Education in Nursing, 20,* 102–106.

Harper, D. (1984). Application of Orem's theoretical concepts to self-care medication behaviors in the elderly. *Advances in Nursing Science, 6*(3), 29–46.

Harrigan, J. F., Faro, B. Z., VanPutte, A. & Stoler, P. (1987). The application of locus of control to diabetes education in school-aged children. *Journal of Pediatric Nursing, 2,* 236–243.

Harris, J. K. (1980). Self-care is possible after cesarean delivery. *Nursing Clinics of North America, 15,* 191–204.

Harris, J. L. & Williams, L. K. (1991). Universal self-care requisites as identified by homeless elderly men. *Journal of Gerontological Nursing, 17*(6), 39–43.

Harrison, L. L. & Novak, D. (1988). Evaluation of a gerontological nursing continuing education programme: Effect on nurses' knowledge and attitudes and on patients' perceptions and satisfaction. *Journal in Advanced Nursing, 13,* 684–692.

Hartweg, D. (1993). Self-care actions of healthy middle-aged women to promote well-being. *Nursing Research, 42,* 221–227.

Hathaway, D. K. & Geden, E. A. (1983). Energy expenditure during leg exercise programs. *Nursing Research, 32,* 147–150.

Hathaway, D. & Strong, M. (1988). Theory, practice, and research in transplant nursing. *Journal of the American Nephrology Nurses' Association, 15,* 9–12.

Hautman, M. A. (1987). Self-care responses to respiratory illnesses among Vietnamese. *Western Journal of Nursing Research, 9,* 223–243.

Hayward, M. B., Kish, J. P., Jr., Frey, G. M., Kirchner, J. M., Carr, L. S. & Wolfe, C. M. (1989). An instrument to identify stressors in renal transplant recipients. *Journal of the American Nephrology Nurses' Association, 16,* 81–84.

Hedahl, K. (1983). Assisting the adolescent with physical disabilities through a college health program. *Nursing Clinics of North America, 18,* 257–274.

Henderson, V. (1955). *Textbook of the principles and practice of nursing* (5th ed.). New York: Macmillan.

Herrington, J. & Houston, S. (1984). Using Orem's theory: A plan for all seasons. *Nursing and Health Care, 5*(1), 45–47.

Hiromoto, B. M. & Dungan, J. (1991). Contract learning for self-care activities: A protocol study among chemotherapy out-patients. *Cancer Nursing, 14,* 148–154.

Hooten, S. L. (1992). Education of staff nurses to practice within a conceptual framework. *Nursing Administration Quarterly, 16*(3), 34–35.

Horn, B. (1978). Development of criterion measures of nursing care (Abstract). In *Communicating nursing research.* Vol 11. *New approaches to communicating nursing research* (pp. 87–89). Boulder, CO: Western Interstate Commission for Higher Education.

Horn, B. J. & Swain, M. A. (1977). *Development of criterion measures of nursing care* (Vols. 1–2, NTIS Nos. PB-267 004 and PB-267 005). Ann Arbor, MI: University of Michigan.

Hughes, M. M. (1983). Nursing theories and emergency nursing. *Journal of Emergency Nursing, 9,* 95–97.

Humphreys, J. (1991). Children of battered women: Worries about their mothers. *Pedriatric Nursing, 17,* 342–345, 354.

Hunter, L. (1992). Applying Orem to skin. *Nursing (London), 5*(4), 16–18.

Hurst, J. D. & Stullenbarger, B. (1986). Implementation of a self-care approach in a pediatric interdisciplinary phenylketonuria (PKU) clinic. *Journal of Pediatric Nursing, 1,* 159–163.

Huss, K., Salerno, M. & Huss, R. W. (1991). Computer-assisted reinforcement of instruction: Effects on adherence in adult atopic asthmatics. *Research in Nursing and Health, 14,* 259–267.

Husted, E. & Strzelecki, S. (1985). Orem: A foundation for nursing practice in a community hospital. In J. Riehl-Sisca, *The science and art of self-care* (pp. 199–207). Norwalk, CT: Appleton-Century-Crofts.

Jacobs, C. J. (1990). Orem's self-care model: Is it relevant to patients in intensive care? *Intensive Care Nursing, 6,* 100–103.

James, L. A. (1992). Nursing theory made practical. *Journal of Nursing Education, 31,* 42–44.

Jenny, J. (1988). Classification of nursing diagnosis: A self-care approach. In R. M. Carroll-Johnston (Ed.), *Classification of nursing diagnoses: Proceedings of the Eighth Conference: North American Nursing Diagnosis Association* (pp. 152–157). Philadelphia. JB Lippincott.

Jenny, J. (1989). Classifying nursing diagnoses: A self-care approach. *Nursing and Health Care, 10,* 83–88.

Jenny, J. (1991). Self-care deficit theory and nursing diagnosis: A test of conceptual fit. *Journal of Nursing Education, 30,* 227–232.

Jenny, J. (1992). Self-care taxonomy [Letter to the editor]. *Nursing Diagnosis, 3*(1), 44.

Johannsen, J. M. (1992). Self-care assessment: Key to teaching and discharge planning. *Dimensions of Critical Care Nursing, 11,* 48–56.

Jopp, M., Carroll, M. C. & Waters, L. (1993). Using self-care theory to guide nursing management to the older adult after hospitalization. *Rehabilitation Nursing, 18,* 91–94.

Kam, B. W. & Werner, P. W. (1990). Self-care theory: Application to perioperative nursing. *Association of Operating Room Nurses Journal, 51,* 1365–1370.

Karl, C. (1982). The effect of an exercise program on self-care activities for the institutionalized elderly. *Journal of Gerontological Nursing, 8,* 282–285.

Kearney, B. Y. & Fleischer, B. J. (1979). Development of an instrument to measure exercise of self-care agency. *Research in Nursing and Health, 2,* 25–34.

Kerkstra, A., Castelein, E. & Philipsen, H. (1991). Preventive home visits to elderly people by community nurses in the Netherlands. *Journal of Advanced Nursing, 16,* 631–637.

Kirkpatrick, M. K., Brewer, J. A. & Stocks, B. (1990). Efficacy of self-care measures for premenstrual syndrome (PMS). *Journal of Advanced Nursing, 15,* 281–285.

Kitson, A. L. (1986). Indicators of quality in nursing care - an alternative approach. *Journal of Advanced Nursing, 11,* 133–144.

Kolumainen, P. (1991). Occupational health nursing based on self-care theory. *American Association of Occupational Health Nursing Journal, 39,* 333–335.

Kotarbinski, T. (1965). *Praxiology: An introduction to the sciences of efficient action* (Trans. O. Wojtasiewicz). New York: Pergamon Press.

Kruger, S. F. (1988). The application of the self-care concept of nursing in the Wichita State University baccalaureate program. *Kansas Nurse, 63*(12), 6–7.

Kubricht, D. (1984). Therapeutic self-care demands expressed by outpatients receiving external radiation therapy. *Cancer Nursing, 7,* 43–52.

Kyle, B.A.S. & Pitzer, S.A. (1990). A self-care approach to today's challenges. *Nursing Management, 21*(3), 37–39.

Lacey, D. (1993). Using Orem's model in psychiatric nursing. *Nursing Standard, 7*(29), 28–30.

Lakin, J.A. (1988). Self-care, health locus of control, and health value among faculty women. *Public Health Nursing, 5,* 37–44.

Langland, R.M. & Farrah, S.J. (1990). Using a self-care framework for continuing education in gerontological nursing. *Journal of Continuing Education in Nursing, 21,* 267–270.

Langley, T. (1989). Please, deliver more incontinence pads. *Nursing Times, 85*(15), 73–75.

Laschinger, H.S. (1990). Helping students apply a nursing conceptual framework in the clinical setting. *Nurse Educator, 15*(3), 20–24.

Laurie-Shaw, B. & Ives, S.M. (1988a). Implementing Orem's self-care deficit theory: Part I - Selecting a framework and planning for implementation. *Canadian Journal of Nursing Administration, 1*(1), 9–12.

Laurie-Shaw, B. & Ives, S.M. (1988b). Part II: Implementing Orem's self-care deficit theory - Adopting a conceptual framework of nursing. *Canadian Journal of Nursing Administration, 1*(2), 16–19.

Leatt, P., Bay, K.S. & Stinson, S.M. (1981). An instrument for assessing and classifying patients by type of care. *Nursing Research, 30,* 145–150.

Lonergan, B.J.F. (1958). *Insight: A study of human understanding.*-New York: Philosophical Library.

Lorensen, M., Holter, I.M., Evers, G.C., Isenberg, M.A. & van Achterberg, T. (1993). Cross-cultural testing of the appraisal of self-care agency: ASA scale in Norway. *International Journal of Nursing Studies, 30,* 15–23.

Lott, T.F., Blazey, M.E. & West, M.G. (1992). Patient participation in health care: An under-used resource. *Nursing Clinics of North America, 27,* 61–76.

MacDonald, G. (1991). Plans for a better future. *Nursing Times, 87*(31), 42–43.

Mack, C.H. (1992). Assessment of the autologous bone marrow transplant patient according to Orem's self-care model. *Cancer Nursing, 15,* 429–436.

MacLellan, M. (1989). Community care of a patient with multiple sclerosis. *Nursing (London), 3*(33), 28–32.

MacSweeny, J. (1992). A helpful assessment. *Nursing Times, 88*(29), 32–33.

Malik, U. (1992). Women's knowledge, beliefs and health practices about breast cancer and breast self-examination. *Nursing Journal of India, 83,* 186–190.

Marriner-Tomey, A. (1989). *Nursing theorists and their work* (2nd ed.). St. Louis: CV Mosby.

Mason, T. & Chandley, M. (1990). Nursing models in a special hospital: A critical analysis of efficacity. *Journal of Advanced Nursing, 15,* 667–673.

Maunz, E.R. & Woods, N.F. (1988). Self-care practices among young adult women: Influence of symptoms, employment, and sex-role orientation. *Health Care for Women International, 9,* 29–41.

McBride, S. (1987). Validation of an instrument to measure exercise of self-care agency. *Research in Nursing and Health, 10,* 311–316.

McCord, A.S. (1990). Teaching for tonsillectomies: Details mean better compliance. *Today's OR Nurse, 12*(6), 11–14.

McCoy, S. (1989): Teaching self-care in a market-oriented world. *Nursing Management, 20*(5), 22, 26.

McDermott, M.A.N. (1993). Learned helplessness as an interacting variable with self-care agency: Testing a theoretical model. *Nursing Science Quarterly, 6,* 28–38.

McFarland, S.M., Sasser, L., Boss, B.J., Dickerson, J.L. & Stelling, J.D. (1992). Self-Care Assessment Tool for spinal cord injured persons. *SCI Nursing, 9,* 111–116.

McKeighen, R.J., Mehmert, P.A. & Dickel, C.A. (1991). Self-care deficit, bathing/hygiene: Defining characteristics and related factors utilized by staff nurses in an acute care setting. In R.M. Carroll-Johnston (Ed.), *Classification of nursing diagnoses: Proceedings of the Ninth Conference: North American Nursing Diagnosis Nurses Association* (pp.247–248). Philadelphia: JB Lippincott.

McLaughlin, K., Taylor, S., Bliss-Holtz, J., Sayers, P. & Nickle, L. (1990). Shaping the future: The marriage of nursing theory and informatics. *Computers in Nursing, 8,* 174–179.

McVay, J. (1985). A beginning of service and caring. In J. Riehl-Sisca, *The science and art of self-care* (pp.245–252). Norwalk, CT: Appleton-Century-Crofts.

McWilliams, B., Murphy, F. & Sobiski, A. (1988). Why self-care theory works for us. *The Canadian Nurse, 84*(9), 38–40.

Meeker, B.J., Rodriguez, L. & Johnson, J.M. (1992). A comprehensive analysis or pre-operative patient education. *Today's OP Nurse, 14*(3), 11–18, 33–34.

Meleis, A.I. (1991). *Theoretical nursing: Development and progress* (2nd ed.). Philadelphia: JB Lippincott.

Meriney, D.K. (1990). Application of Orem's conceptual framework to patients with hypercalcemia related to breast cancer. *Cancer Nursing, 13,* 316–323.

Michael, M.M. & Sewall, K.S. (1980). Use of the adolescent peer group to increase the self-care agency of adolescent alcohol abusers. *Nursing Clinics of North America, 15,* 157–176.

Miller, J. (1989). DIY health care. *Nursing Standard, 3*(43), 35–37.

Miller, J.F. (1980). The dynamic focus of nursing: A challenge to nursing administration. *Journal of Nursing Administration, 10*(1), 13–18.

Miller, J.F. (1982). Categories of self-care needs of ambulatory patients with diabetes. *Journal of Advanced Nursing, 7,* 25–31.

Mitchell, P. & Irvin, N. (1977). Neurological examination: Nursing assessment for nursing purposes. *Journal of Neurosurgical Nursing, 9*(1), 23–28.

Monsen, R.B. (1992). Autonomy, coping, and self-care agency in healthy adolescents and in adolescents with spina bifida. *Journal of Pediatric Nursing, 7,* 9–13.

Moore, J.B. (1987a). Determining the relationship of autonomy to self-care agency or locus of control in school-age children. *Maternal-Child Nursing Journal, 16,* 47–60.

Moore, J.B. (1987b). Effects of the assertion training and first aid instruction on children's autonomy and self-care agency. *Research in Nursing and Health, 10,* 101–109.

Moore, J.B. (1993). Predictors of children's self-care performance: Testing the theory of self-care deficit. *Scholarly Inquiry for Nursing Practice, 7,* 199–212.

Moore, J.B. & Gaffney, K.F. (1989). Development of an instrument to measure mothers' performance of self-care activities for children. *Advances in Nursing Science, 12*(1), 76–83.

Moore, R. (1989). Diogenes syndrome. *Nursing Times, 85*(30), 46–48.

Morales-Mann, E.T. & Jiang, S.L. (1993). Applicability of Orem's conceptual framework: A cross-cultural point of view. *Journal of Advanced Nursing, 18,* 737–741.

Morse, W. & Werner, J.S. (1988). Individualization of patient care using Orem's theory. *Cancer Nursing, 11,* 195–202.

Moscovitz, A. (1984). Orem's theory as applied to psychiatric nursing. *Perspectives in Psychiatric Care, 22*(1), 36–38.

Mulkeen, H. (1989). Diabetes: Teaching the teaching of self-care. *Nursing Times, 85*(3), 63–65.

Mullin, V. I. (1980). Implementing the self-care concept in the acute care setting. *Nursing Clinics of North America, 15,* 177–190.

Mullin, V. I. & Weed, F. (1980, October). *Orem's self-care concept as a conceptual framework for a nursing curriculum.* Paper presented at Virginia Nurses' Association State Convention.

Munley, M. J. & Sayers, P. A. (1984). *Self-care deficit theory of nursing: A primer for application of the concepts.* North Brunswick, NJ: Personal and Family Health Associates.

Murphy, P. P. (1981). A hospice model and self-care theory. *Oncology Nursing Forum, 8*(2), 19–21.

Neil, R. M. (1984). Self care agency and spouses/companions of alcoholics. *Kansas Nurse, 59*(10), 3–4.

Norris, M. K. G. (1991). Applying Orem's theory to the long-term care of adolescent transplant recipients. *American Nephrology Nurses' Association Journal, 18,* 45–47. 53.

Nowakowski, L. (1980). Health promotion/self-care programs for the community. *Topics in Clinical Nursing, 2*(2), 21–27.

Nunn, D. & Marriner-Tomey, A. (1989). Applying Orem's model in nursing administration. In B. Henry, C. Arndt, M. DiVincenti & A. Marriner-Tomey (Eds.), *Dimensions of nursing administration: Theory, research, education, practice* (pp. 63–67). Boston: Blackwell Scientific Publications.

Nursing Development Conference Group. (1973). *Concept formalization in nursing: Process and product.* Boston: Little, Brown.

Nursing Development Conference Group. (1979). *Concept formalization in nursing: Process and product.* Boston: Little, Brown.

Oakley, D., Denyes, M. J. & O'Connor, N. (1989). Expanded nursing care for contraceptive use. *Applied Nursing Research, 2,* 121–127.

Oberst, M. T., Hughes, S. H., Chang, A. S. & McCubbin, M. A. (1991). Self-care burden, stress appraisal, and mood among persons receiving radiotherapy. *Cancer Nursing, 14,* 71–78.

O'Connor, C. T. (1990). Patient education with a purpose. *Journal of Nursing Staff Development, 6,* 145–147.

O'Donovan, S. (1990a). Nursing models: More of Orem. *Nursing the Elderly, 2*(3), 22–23.

O'Donovan, S. (1990b). Nursing models: More of Orem - Part 2. *Nursing the Elderly, 2*(4), 20–22.

Orem, D. E. (1956). *Hospital Nursing service: An analysis.* Indianapolis: Division of Hospital and Institutional Services in the Indiana State Board of Health.

Orem, D. E. (1959). *Guides for developing curricula for the education of practical nurses.* Washington, DC: US Government Printing Office.

Orem, D. E. (1971). *Nursing: Concepts of practice.* New York: McGraw-Hill.

Orem, D. E. (1978, December). *A general theory of nursing.* Paper presented at the Second Annual Nurse Educator Conference, New York. (Cassette recording.)

Orem, D. E. (1980). *Nursing: Concepts of practice* (2nd. ed.). ew York: McGraw-hill.

Orem, D. E. (1983a). The family coping with a medical illness: Analysis and application of Orem's theory. In I. W. Clements & F. B. Roberts, *Family health: A theoretical approach to nursing care* (pp. 385–386). New York: John Wiley & Sons.

Orem, D. E. (1983b). The family experiencing emotional crisis. Analysis and application of Orem's self-care deficit theory. In I. W. Clements & F. B. Roberts, *Family health: A theoretical approach to nursing care* (pp. 367–368). New York: John Wiley & Sons.

Orem, D. E. (1983c). The self-care deficit theory of nursing: A general theory. In I. W. Clements

& F.B. Roberts, *Family health: A theoretical approach to nursing care* (pp. 205–217). New York: John Wiley & Sons.

Orem, D.E. (1984). Orem's conceptual model and community health nursing. In M.K. Asay & C.C. Ossler (Eds.), *Conceptual models of nursing: Applications in community health nursing. Proceedings of the Eighth Annual Community Health Nursing Conference* (pp. 35–50). Chapel Hill: Department of Public Health Nursing, School of Public Health, University of North Carolina.

Orem, D.E. (1985). *Nursing: Concepts of practice* (3rd ed.). New York: McGraw-Hill.

Orem, D.E. (1989). Theories and hypotheses for nursing administration. In B. Henry, M. DiVincenti, C. Arndt, & A. Marriner-Tomey (Eds.), *Dimensions of nursing administration: Theory, research, education and practice* (pp. 55–62). Boston: Blackwell Scientific Publications.

Orem, D.E. (1990). A nursing practice theory in three parts, 1956–1989. In M.E. Parker (Ed.), *Nursing theories in practice* (pp. 47–60). New York: National League for Nursing.

Orem, D.E. (1991). *Nursing: Concepts of practice* (4th ed.). St. Louis: CV Mosby.

Orem, D.E. & Taylor, S.G. (1986). Orem's general theory of nursing. In P. Winstead-Fry (Ed.), *Case studies in nursing theory* (pp. 37–71). New York: National League for Nursing.

Padilla, G.V. & Grant, M.M. (1982). Quality assurance programme for nursing. *Journal of Advanced Nursing, 7,* 135–145.

Palmer, P. & Meyers, F.J. (1990). An outpatient approach to the delivery of intensive consolidation chemotherapy to adults with acute lymphoblastic leukemia. *Oncology Nursing Forum, 17,* 553–558.

Palmer, S.J. (1993). Care of sick children by parents: A meaningful role. *Journal of Advanced Nursing, 18,* 185–191.

Park, P.B. (1989). Health care for the homeless: A self-care approach. *Clinical Nurse Specialist, 3,* 171–175.

Parsons, T. (1937). *The structure of social action.* New York: McGraw-Hill.

Parsons, T. (1951). *The social system.* New York: The Free Press.

Paternostro, I. (1992). Developing theory-based software for nurses, by nurses. *Nursing Administration Quarterly, 16*(3), 33–34.

Patterson, E. & Hale, E. (1985). Making sure: Integrating menstrual care practices into activities of daily living. *Advances in Nursing Science, 7*(3), 18–31.

Perras, S. & Zappacosta, A. (1982). The application of Orem's theory in promoting self-care in a peritoneal dialysis facility. *American Association of Nephrology Nurses and Technicians Journal, 9*(3), 37–39.

Petrlik, J.C. (1976). Diabetic peripheral neuropathy. *American Journal of Nursing, 76,* 1794–1797.

Phillips, J.R. (1977). Nursing systems and nursing models. *Image, 9,* 4–7.

Piemme, J.A. & Trainor, M.A. (1977). A first-year nursing course in a baccalaureate program. *Nursing Outlook, 25,* 184–187.

Porter, D. & Shamian, J. (1983). Self-care in theory and practice. *The Canadian Nurse, 79*(8), 21–23.

Porter, L., Youssef, M., Shaaban, I. & Ibrahim, W. (1992). Parenting enhancement among Egyptian mothers in a tertiary care setting. *Pediatric Nursing, 18,* 329–336, 386.

Priddy, J. (1989). Surgical care of the elderly. Home help. *Nursing Times, 85*(29), 30–32.

Raven, M. (1988–1989). Application of Orem's self-care model to nursing practice in developmental disability. *Australian Journal of Advanced Nursing, 6*(2), 16–23.

Raven, M. (1989). A conceptual model for care in developmental disability services. *Australian Journal of Advanced Nursing, 6*(4), 10–17.

Redfern, S. (1990). Care after a stroke. *Nursing (London), 4*(4), 7–11.

Reid, B., Allen, A. F., Gauthier, T. & Campbell, H. (1989). Solving the Orem mystery: An educational strategy. *Journal of Continuing Education in Nursing, 20,* 108–110.

Rew, L. (1987). Children with asthma: The relationship between illness behaviors and health locus of control. *Western Journal of Nursing Research, 9,* 465–483.

Rew, L. (1990). Childhood sexual abuse: Toward a self-care framework for nursing intervention and research. *Archives of Psychiatric Nursing, 4,* 147–153.

Rhodes, V. A., Watson, P. M. & Hanson, B. M. (1988). Patients' descriptions of the influence of tiredness and weakness on self-care abilities. *Cancer Nursing, 11,* 186–194.

Richardson, A. (1991). Theories of self-care: Their relevance to chemotherapy-induced nausea and vomiting. *Journal of Advanced Nursing, 16,* 671–676.

Richeson, M. & Huch, M. (1988). Self-care and comfort: A framework for nursing practice. *New Zealand Nursing Journal, 81*(6), 26–27.

Riehl, J. P. & Roy, C. (1980). *Conceptual models for nursing practice* (2nd ed.). New York: Appleton-Century-Crofts.

Riehl-Sisca, J. (1985 a). Determining criteria for graduate and undergraduate self-care curriculums. In J. Riehl-Sisca, *The science and art of self-care* (pp. 20–24). Norwalk, CT: Appleton-Century-Crofts.

Riehl-Sisca, J. (1985 b). Epilogue: Future implications for the science and the art of self-care. In J. Riehl-Sisca, *The science and art of self-care* (pp. 307–309). Norwalk, CT: Appleton-Century-Crofts.

Riehl-Sisca, J. (1985 c). *The science and art of self-care.* Norwalk, CT: Appleton-Century-Crofts.

Riehl-Sisca, J. (1989). *Conceptual models for nursing practice* (3rd ed.). Norwalk, CT: Appleton & Lange.

Roach, K. G. & Woods, H. B. (1993). Implementing cooperative care on an acute care medical unit. *Clinical Nurse Specialist, 7,* 26–29.

Robichaud-Ekstrand, S. (1990). [Orem in medical-surgical nursing.] *The Canadian Nurse, 86*(5) 42–47.

Robinson, K. D. & Posner, J. D. (1992). Patterns of self-care needs and interventions related to biologic response modifier therapy: Fatigue as a model. *Seminars in Oncology Nursing, 8*(4, Suppl 1), 17–22.

Rosenthal, R. (1991). *Meta-analytic procedures for social research* (rev. ed.). Newbury Park, CA: Sage.

Rossow-Sebring, J., Carrieri, V. & Seward, H. (1992). Effect of Orem's model on nurse attitudes and charting behavior. *Journal of Nursing Staff Development, 8,* 207–212.

Rothlis, J. (1984). The effect of a self-help group on feelings of hopelessness and helplessness. *Western Journal of Nursing Research, 6,* 157–173.

Ruddick-Bracken, H. & Mackie, N. (1989). Helping the workers help themselves. *Nursing Times, 85*(24), 75–76.

Sandman, P. O., Norberg, A., Adolfsson, R., Alexsson, K. & Hedley, V. (1986). Morning care of patients with Alzheimer-type dementia: A theoretical model based on direct observation. *Journal of Advanced Nursing, 11,* 369–378.

Schafer, S. L. (1989). An aggressive approach to promoting health responsibility. *Journal of Gerontological Nursing, 15*(4), 22–27.

Scherer, P. (1988). Hospitals that attract (and keep) nurses. *American Journal of Nursing, 88,* 34–40.

Seideman, R. Y. (1990). Effects of a premenstrual syndrome education program on premenstrual symptomatology. *Health Care for Women International, 11,* 491–501.

Siebert, K. D., Ganong, L. H., Hagemann, V. & Coleman, M. (1986). Nursing students' perceptions of a child: Influence of information on family structure. *Journal of Advanced Nursing, 11,* 333–337.

Smith, M. C. (1977). Self-care: A conceptual framework for rehabilitation nursing. *Rehabilitation Nursing, 2*(2), 8–10.

Smith, M. C. (1979). Proposed metaparadigm for nursing research and theory development: An analysis of Orem's self-care theory. *Image, 11,* 75–79.

Smith, M. J. (1987). A critique of Orems theory. In R. R. Parse, *Nursing science: Major paradigms, theories, and critiques* (pp. 91–105). Philadelphia: WB Saunders.

Smith, J. M. & Sorrell, V. (1989). Developing wellness programs: A nurse-managed stay well center for senior citizens. *Clinical Nurse Specialist, 3,* 198–202.

Smits, J. & Kee, C. C. (1992). Correlates of self-care among the independent elderly: Self-concept affects well-being. *Journal of Gerontological Nursing, 18*(9), 13–18.

Snyder, M., Brugge-Wiger, P., Ahern, S., Connelly, S., De Pew, C., Kappas-Larson, P., Semmerling, E. & Wyble, S. (1991). Complex health problems: Clinically assessing self-management abilities. *Journal of Gerontological Nursing, 17*(4), 23–27.

Steele, N. F. & Sterling, Y. M. (1992). Application of the case study design: Nursing interventions for discharge readiness. *Clinical Nurse Specialist, 6,* 79–84.

Steele, S., Russell, F., Hansen, B. & Mills, B. (1989). Home management of URI in children with Down syndrome. *Pediatric Nursing, 15,* 484–488.

Stockdale-Woolley, R. (1984). The effects of education on self-care agency. *Public Health Nursing, 1,* 97–106.

Storm, D. S. & Baumgartner, R. G. (1987). Achieving self-care in the ventilator-dependent patient: A critical analysis of a case study. *International Journal of Nursing Studies, 24,* 95–106.

Story, E. L. & Ross, M. M. (1986). Family centered community health nursing and the Betty Neuman Systems Model. *Nursing Papers, 18*(2), 77–88.

Sullivan, T. & Monroe, D. (1986). A self-care practice theory of nursing the elderly. *Educational Gerontology, 12,* 13–26.

Swindale, J. E. (1989). The nurse's role in giving pre-operative information to reduce anxiety in patients admitted to hospital for elective minor surgery. *Journal of Advanced Nursing, 14,* 899–905.

Tadych, R. (1985). Nursing in multiperson units: The family. In J. Riehl-Sisca, *The science and art of self-care* (pp. 49–55). Norwalk, CT: Appleton-Century-Crofts.

Taira, F. (1991). Individualized medication sheets. *Nursing Economics, 9,* 56–58.

Taylor, S. G. (1985 a). Curriculum development for preservice programs using Orem's theory of nursing. In J. Riehl-Sisca, *The science and art of self-care* (pp. 25–32). Norwalk, CT: Appleton-Century-Crofts.

Taylor, S. G. (1985 b). Teaching self-care deficit theory to generic students. In J. Riehl-Sisca, *The science and art of self-care* (pp. 41–46). Norwalk, CT: Appleton-Century-Crofts.

Taylor, S. G. (1987). A model for nursing diagnosis and clinical decision making using Orem's self-care deficit theory of nursing. In K. J. Hannah, M. Reimer, W. C. Mills & S. Letourneau

(Eds.), *Clinical judgment and decision making: The future with nursing diagnosis* (pp. 84–86). New York: John Wiley & Sons.

Taylor, S. G. (1990). Practical applications of Orem's self-care deficit nursing theory. In M. E. Parker (Ed.), *Nursing theories in practice* (pp. 61–70). New York: National League for Nursing.

Taylor, S. G. (1991). The structure of nursing diagnoses from Orem's theory. *Nursing Science Quarterly, 4,* 24–32.

Taylor, S. G. & McLaughlin, K. (1991). Orem's general theory of nursing and community nursing. *Nursing Science Quarterly, 4,* 153–160.

Thomas, J. S., Graff, B. M., Hollingsworth, A. O., Cohen, S. M. & Rubin, M. M. (1992). Home visiting for a posthysterectomy population. *Home Healthcare Nurse, 10*(3), 47–52.

Titus, S. & Porter, P. (1989). Orem's theory applied to pediatric residential treatment. *Pediatric Nursing, 15,* 465–468, 556.

Tolentino, M. B. (1990). The use of Orem's self-care model in the neonatal intensive care unit. *Journal of Obstetric, Gynecologic, and Neonatal Nursing, 19,* 496–500.

Toth, J. C. (1980). Effect of structured preparation for transfer on patient anxiety on leaving coronary care unit. *Nursing Research, 29,* 28–34.

Turner, K. (1989). Orem's model and patient teaching. *Nursing Standard, 50*(3), 32–33.

Utz, S. W. & Ramos, M. C. (1993). Mitral value prolaps and its effects: A programme of inquiry within Orem's self-care deficit theory of nursing. *Journal of Advanced Nursing, 18,* 742–751.

van Achterberg, T., Lorensen, M., Isenberg, M. A., Evers, G. C. M., Levin, E. & Philipsen, H. (1991). The Norwegian, Danish and Dutch version of the Appraisal of Self-Care Agency Scale: Comparing reliability aspects. *Scandinavian Journal of Caring Sciences, 5,* 101–108.

Van Eron, M. (1985). Clinical application of self-care deficit theory. In J. Riehl-Sisca, *The science and art of self-care* (pp. 208–224). Norwalk, CT: Appleton-Century-Crofts.

Vasquez, M. A. (1992). From theory to practice: Orem's self-care nursing model and ambulatory care. *Journal of Post Anesthesia Nursing, 7,* 251–255.

Wagnild, G., Rodriguez, W. & Pritchett, P. (1987). Orem's self-care theory: A tool for education and practice. *Journal of Nursing Education, 26,* 343.

Walborn, K. A. (1980). A nursing model for the hospice: Primary and self-care nursing. *Nursing Clinics of North America, 15,* 205–217.

Walsh, M. (1989). Asthma: The Orem self-care nursing model approach. *Nursing (London), 3*(38), 19–21.

Weaver, M. T. (1987). Perceived self-care agency: A LISREL factor analysis of Bickel and Hanson's questionnaire. *Nursing Research, 36,* 381–387.

Weinrich, S. P. (1990). Predictors of older adults' participation in fecal occult blood screening. *Oncology Nursing Forum, 17,* 715–720.

Weintraub, F. N. & Hagopian, G. A. (1990). The effect of nursing consultation on anxiety, side effects, and self-care of patients receiving radiation therapy. *Oncology Nursing Forum, 17*(3, Suppl), 31–36.

Weis, A. (1988). Cooperative care: An application of Orem's self-care theory. *Patient Education and Counseling, 11,* 141–146.

Whenery-Tedder, M. (1991). Teaching acceptance. *Nursing Times, 87*(12), 36–39.

Whetstone, W. R. (1986). Social dramatics: Social skills development for the chronically ill. *Journal of Advanced Nursing, 11,* 67–74.

Whetstone, W. R. (1987). Perceptions of self-care in East Germany: A cross-cultural empirical investigation. *Journal of Advanced Nursing, 12,* 167–176.

Whetstone, W. R. & Hansson, A. M. O. (1989). Perceptions of self-care in Sweden: A cross-cultural replication. *Journal of Advanced Nursing, 14,* 962–969.

Williams, P. D., Valderrama, D. M., Gloria, M. D., Pascoguin, L. G., Saavedra, L. D., De La Rama, D. T., Feny, T. C., Abaguin, C. M. & Zaldivar, S. B. (1988). Effects of preparation for mastectomy/hyterectomy on women's post-operative self-care behaviors. *International Journal of Nursing Studies, 25,* 191–206.

Wollery, L. (1983). Self-care for the obstetrical patient. *Journal of Obstetric, Gynecologic, and Neonatal Nursing, 12,* 33–37.

Woods, N. F. (1985). Self-care practices among young adult married women. *Research in Nursing and Health, 8,* 227–233.

Woolley, A. S., McLaughlin, J. & Durham, J. D. (1990). Linking diploma and bachelor's degree nursing education: An Illinois experiment. *Journal of Professional Nursing, 6,* 206–212.

Wright, J. (1988). Trolley full of trouble. *Nursing Times, 84*(9), 24–26.

Youssef, F. A. (1987). Discharge planning for psychiatric patients: The effects of a family-patient teaching programme. *Journal of Advanced Nursing, 12,* 611–616.

Zach, P. (1982). Self-care agency in diabetic ocular sequelae. *Journal of Ophthalmic Nursing Techniques, 1*(2), 21–31.

Kapitel 8:

Rogers' Wissenschaft vom unitären Menschen

Dieses Kapitel beschäftigt sich mit der Analyse und Evaluation des von Martha E. Rogers entwickelten Pflegemodells, das unter der Bezeichnung «Wissenschaft vom unitären Menschen» bekannt geworden ist. Rogers (persönliche Mitteilung, 17. Juni 1987) selbst begriff es als abstraktes konzeptuelles System, das «auf einer anderen Ebene angesiedelt ist als die übrigen konzeptuellen Modelle, sich mit anderen Phänomenen beschäftigt und sich auch aus einem anderen Weltbild speist.» Dennoch entspricht Rogers' Wissenschaft vom unitären Menschen der in diesem Buch vorgestellten Definition eines konzeptuellen Pflegemodells.

Die von Rogers entwickelten Schlüsselbegriffe sind in der folgenden Liste aufgeführt. Sie werden im Laufe des Kapitels ausführlich beschrieben und definiert.

Schlüsselbegriffe

Energiefelder
  Menschliche Energiefelder
  Umweltbezogene Energiefelder

Offenheit

Muster

Pandimensionalität

Prinizipien der Homöodynamik
  Resonanz
  Helizität
  Integralität

Gesundheit
  Ein Ausdruck des Lebensprozesses

Schlüsselbegriffe (Fortsetzung)

Pflege
Ein akademischer Beruf
Eine Wissenschaft und Kunst

Ziel der Pflege
Förderung von Gesundheit und Wohlbefinden

Pflegeprozess
Einschätzung der Manifestation von Mustern
Bewußte gemeinsame Musterbildung

Theorie der beschleunigten Evolution

Theorie der rhythmischen Korrelate der Veränderung

Theorie der paranormalen Phänomene

Analyse der Wissenschaft vom unitären Menschen

Dieser Abschnitt stellt eine Analyse der von Martha E. Rogers entwickelten Wissenschaft vom unitären Menschen dar. Die Analyse stützt sich auf zahlreiche Veröffentlichungen der Autorin, vor allem aber auf ihr Buch, *An Introduction to the Theoretical Basis of Nursing* (1970), ihre Buchbeiträge «Nursing: A science of unitary man» (1989) und «Nursing: Science of unitary, irreducible human beings: Update 1990» (1990 a) sowie ihren Zeitschriftenartikel «Nursing science and the space age» (1992 b).

Ursprünge des Modells

Historische Entwicklung und Motivation

Ihr später als «Wissenschaft vom unitären Menschen» bekanntgewordenes Pflegemodell stellte Rogers erstmals in ihrem 1970 erschienenen Buch *An Introduction to the Theoretical Basis of Nursing* einem breiten Publikum vor. Eine neuere Fassung erläuterte sie in einem Vortrag bei der *Second Annual Nurse Educator Conference* (Rogers, 1978 a), der mit einigen Veränderungen später in Riehl und Roys (1980) Buch *Conceptual Models for Nursing Practice* (Rogers, 1980 a) aufgenommen wurde. In diesen Fassungen führte sie auch erste, von ihrem Modell

abgeleitete theoretische Formulierungen ein. Mit einer Reihe von Video- und Au-
diokassetten (Rogers, 1980 b–g) bot sie eine umfassende Diskussion ihrer pflege-
theoretischen Überlegungen an. Neuere Formulierungen finden sich in Malinskis
(1986 a) Buch *Explorations on Martha Rogers' Science of Unitary Human Beings*
(Rogers, 1986), Barretts (1990 d) Buch, *Visions of Rogers' Science-Based Nursing*
(Rogers, 1990 a) sowie in Rogers Zeitschriftenartikel «Nursing science and the
space age» (1992 b).

Von Anfang an formulierte Rogers ihre Überlegungen immer wieder neu, um
dem im Laufe der Jahre dazugewonnenen Wissen gerecht zu werden.

> Die Entwicklung einer Wissenschaft vom unitären Menschen ist ein niemals endender
> Prozeß. Das ursprünglich vor einigen Jahren vorgestellte abstrakte System hat laufend an
> Substanz gewonnen. Gleichzeitig habe ich frühere Fehler korrigiert, Definitionen im Sinne
> größerer Klarheit und Genauigkeit revidiert und die inhaltlichen Aussagen aktualisiert.
> (Rogers, 1992 b, S. 28)

Einige Veränderungen sind besonders auffällig. So ließ Rogers z. B. den Begriff *Entwicklung* fallen, weil «er eine gewisse Art von Linearität impliziert» (Rogers, zitiert
in Malinski, 1986 b, S. 11). In ihren späteren Publikationen sprach Rogers auch nicht
mehr von «der Person» oder «dem Individuum», sondern von «unitären Menschen»
oder gar von «unitären menschlichen Wesen» (Rogers, 1980 a, 1986).

An die Stelle der grundlegenden Begriffe Energiefeld, Ganzheit, Offenheit, Eindimensionalität, Muster und Organisation, Empfindungsvermögen und Denken
(Rogers, 1970) traten zunächst die Begriffe Energiefeld, Offenheit, Muster und
Vierdimensionalität (Rogers, 1980 a). Später wurden daraus Energiefeld, Offenheit, Muster und Multidimensionalität (Rogers, 1990 a), und in ihrer letzten Veröffentlichung schließlich präsentierte sie die Begriffe Energiefeld, Offenheit, Muster
und Pandimensionalität (Rogers, 1992 b).

Den Begriff der Eindimensionalität verwarf Rogers, weil dahinter fälschlicherweise eine lineare Entwicklung des Menschen vermutet werden könnte, und ersetzte ihn durch den Begriff der Multidimensionalität, von dem sie sagte, er sei
«am besten geeignet, meine Überlegungen wiederzugeben ... Multidimensionalität birgt eine unendliche Vielfalt von Möglichkeiten ohne irgendwelche Beschränkungen» (Rogers, 1990 a, S. 7). Mit der gleichen Begründung sprach sie
später von der Pandimensionalität, erklärte aber, trotz der veränderten Begrifflichkeit sei die Definition die gleiche geblieben (Rogers, 1992 b).

Die Prinzipien der Homöodynamik verband Rogers zunächst mit den Begriffen
Reziprozität, Synchronizität, Helizität und Resonanz (Rogers, 1970), später mit
Helizität, Resonanz und Komplementarität (Rogers, 1980 a) und schließlich mit
Helizität, Resonanz und Integralität (Rogers, 1986). Die Prinzipien der Rezipro-

zität und Synchronizität wurden aufgegeben, und das Prinzip der Komplementarität wurde durch das Prinzip der Integralität ersetzt, weil sonst fälschlicherweise
der Eindruck entstehen könnte, daß es sich bei den menschlichen und umweltbezogenen Energiefeldern um getrennte Größen handelt.

Rogers (1978 b) gab an, am Beginn der Entwicklung ihres Pflegemodells habe
die Erkenntnis gestanden, daß «es einen spezifischen und einzigartigen Wissensfundus der Krankenpflege geben muß, denn sonst könnte an einer höheren Bildung in diesem Bereich gar kein Interesse bestehen». Die Notwendigkeit eines
organisierten Wissensfundus betonte Rogers denn auch vor allem in ihren frühen
Veröffentlichungen, z. B. in den Büchern *Educational Revolution in Nursing*
(Rogers, 1961) und *Reveille in Nursing* (Rogers, 1964).

Die im März 1994 gestorbene Martha E. Rogers kann mit Fug und Recht als
Pionierin der Pflegewissenschaft bezeichnet werden. Sie war eine der ersten, die
den Menschen explizit als Mittelpunkt aller pflegewissenschaftlichen Bemühungen definierte (Newman, 1972). Gleichzeitig lenkte sie die Aufmerksamkeit auf
die Umwelt des Menschen, die sie als gleichermaßen wichtiges, pflegewissenschaftlich relevantes Phänomen begriff. Rogers (1978 a, 1992 a) selbst führte ihre
Sicht von Mensch und Umwelt auf Florence Nightingale zurück. Sie erklärte:
«Die Wissenschaft vom unteilbaren Menschen bietet der Krankenpflege einen
Bezugsrahmen, der in einer neuen Realität verwurzelt und darauf ausgerichtet ist,
uns von der vorwissenschaftlichen in eine wissenschaftliche Ära voranzubringen.
Für einen solchen Ansatz hat Florence Nightingale sicherlich eine erste Grundla-
ge geschaffen» (Rogers, 1992 a, S. 61).

Philosophische Überzeugungen

Rogers (1978 a) handelte in dem Bemühen, «ein konzeptuelles Modell zu entwikkeln, das der Krankenpflege als eigenständigem, wissenschaftlichem Unterneh-
men Identität verleihen kann.» Folgende Annahmen liegen der Wissenschaft vom
unitären Menschen zugrunde:

1. Die Krankenpflege ist ein akademischer Beruf.

2. Ein organisierter Fundus abstrakten, für die Pflege spezifischen Wissens ist für den Übergang vom vorwissenschaftlichen zum wissenschaftlichen Stadium unentbehrlich.

3. Die Krankenpflege ist sowohl eine empirische Wissenschaft als auch eine Kunst.

4. Die Pflegewissenschaft ist ein organisierter Fundus abstrakten, durch wissenschaftliche
   Forschung und logische Analyse gewonnenen Wissens.

5. Die Kunst der Krankenpflege besteht darin, die Erkenntnisse der Pflegewissenschaft zum
   Wohle der pflegerisch betreuten Menschen einzusetzen.

6. Pflegebedürftige Menschen brauchen eine wissenschaftlich fundierte Pflege.

7. Die Pflegepraxis besteht im Einsatz pflegerischen Wissens im Dienste des Menschen.

8. Die deskriptiven, diagnostischen und prognostischen Prinzipien der Pflegepraxis sind von einem konzeptuellen System abgeleitet.

9. Die Sorge der Krankenpflege gilt seit jeher dem Menschen und seiner Umwelt.

10. Menschen besitzen die Fähigkeit, wissentlich und probabilistisch an dem Veränderungsprozeß zu partizipieren. (Rogers, 1970, 1978 a, 1978 b, 1980 a, 1986, 1992 b)

Für die Wissenschaft vom unitären Menschen ist Rogers' (1980 a, 1992 b) Ablehnung des Prinzips der Kausalität von zentraler Bedeutung. «Der Anschein der Kausalität ist eine Illusion, ein Trugbild», stellte Rogers (1980 a, S. 334) fest, und an anderer Stelle erklärte sie: «In einem Universum der offenen Systeme kann es keine Kausalität geben» (1992 b, S. 30).

Rogers (1992 b) glaubte an «eine humane, optimistische Sicht des Lebenspotentials, das mit den neuen Realitäten wächst» und sah die Pflege als eine grundlegende, unbegrenzte Wissenschaft, die sich «durch neues Wissen und neue Einsichten ständig weiterentwickelt» (S. 28).

Darüber hinaus sah Rogers (1992 b) in Energiefeldern «die grundlegenden Einheiten sowohl der belebten als auch der unbelebten Welt», die allerdings «weder als biologische, physikalische, soziale oder psychische Felder noch als Summe solcher Felder zu verstehen sind» (S. 30).

Rogers (1992 b) glaubte an eine «neue Vision von einer Welt, die weit mehr umfaßt als den Planeten Erde ... [und eine Zukunft] der wachsenden Vielfalt, der sich beschleunigenden Evolution und der sich nicht wiederholenden Rhythmizität» (S. 33).

Strategien zur Wissensermittlung

Bei der Entwicklung ihres Pflegemodells, «einer kreativen Synthese aus Fakten und Ideen ..., einem jungen, völlig neuen Produkt» (Rogers, 1992 b, S. 28), folgte Rogers der deduktiven Methode. Sie erklärte, sie habe ihre Wissenschaft vom unitären Menschen

> nicht von einer oder mehreren grundlegenden Wissenschaften abgeleitet. Aber natürlich ist sie auch nicht aus einem Vakuum entstanden. Statt dessen speist sie sich aus einer Vielfalt des Wissens, aus zahlreichen Quellen, die ein wahres Kaleidoskop an Möglichkeiten geschaffen haben. Die grundlegenden Vorstellungen und signifikanten Begriffe wurden in Übereinstimmung mit dem sich entwickelnden System beschrieben und definiert ... Dieses System leitet sich weder von ... angewandten Wissenschaften her, noch stellt es eine Zusammenfassung der in anderen Wissenschaftsbereichen gewonnenen Erkenntnisse dar. Nein, die Pflege besteht aus ihrer eigenen, einzigartigen, unteilbaren Mixtur. (S. 28)

Einflüsse

Rogers hat die Einzigartigkeit der Pflegewissenschaft im allgemeinen sowie der Wissenschaft vom unitären Menschen im besonderen immer wieder hervorgehoben. Gleichzeitig hat sie sich aber auch explizit auf die Werke bedeutender Wissenschaftlerinnen und Wissenschafter bezogen, darunter Bertalanffy (1960), Bohm (1980), Burr und Northrop (1935), Capra (1982), Chardin (1961), Einstein (1961), Fuller (1981), Goldstein (1939), Herrick (1956), Lewin (1964), Polanyi (1958), Russell (1953), Sheldrake (1981) und Stewart (1989).

Systemtheorien und neue wissenschaftliche Erkenntnisse im Zuge der Erforschung des Weltalls waren nach Rogers (1985 c) besonders einflußreich.

> Die vor einigen Jahrzehnten einsetzende Entwicklung der Systemtheorien eröffnete neue Sichtweisen bei der Wahrnehmung des Menschen und seiner Umwelt. Wissenschaft und Technologie machten enorme Fortschritte. Die Erforschung des Alls brachte völlig neue Einsichten. Das neue Wissen verschmolz mit den neuen Denkweisen. Die zweite industrielle Revolution war geboren – und in ihren Auswirkungen und Potentialen erwies sie sich als viel dramatischer als die erste. Es galt, den Menschen neu zu sehen, um seine Menschlichkeit mit dem sich ständig beschleunigenden technischen Fortschritt zu versöhnen, und das erzwang die Suche nach völlig neuen Wissensmodellen. (S. 16)

Weltbild

Rogers (1992 b) war der Meinung, daß ein «neues, mit dem fortschrittlichsten Wissen kompatibles Weltbild ... unentbehrlich geworden ist, um die menschliche Gesundheit zu untersuchen und Modalitäten für deren Förderung sowohl auf diesem Planeten als auch im gesamten Weltall bestimmen zu können. Die [Wissenschaft vom unitären Menschen] wurzelt in diesem neuen Weltbild, einer pandimensionalen Sicht des Menschen und seiner Welt» (S. 27/28). An anderer Stelle kommentierte Rogers (1990 b): «Meine eigene Arbeit konzentriert sich darauf, auf der Basis eines ganzheitlichen Weltbildes eine Wissenschaft von unitären, unteilbaren Wesen zu entwickeln und dabei die durch die Erforschung des Weltalls gewonnenen Erkenntnisse einzubeziehen ... Ein ganzheitlich orientiertes Paradigma des Weltraum-Zeitalters bildet den Kern einer pflegerischen Wissenschaft vom unitären, unteilbaren Menschen» (S. 106/107).

Sellers (1991) behauptete, Rogers' Modell stelle «eine eklektische Synthese aus Idealismus, Progressismus und Humanismus dar, die sich vom Rationalismus und wissenschaftlichen Realismus immer weiter entferne» (S. 147). Sarter (1988) bezeichnete «Holismus, Prozeß, Pandimensionalität, Evolution, Energiefelder, Offenheit, Nonkausalität und Muster» (S. 54) als grundlegende philosophische Prinzipien der Wissenschaft vom unitären Menschen. Hanchett (1992) wies auf die

Ähnlichkeiten zwischen Rogers' Ansatz und der Madhyamika-Prasangika-Schule im tibetischen Buddhismus hin: «Aktivität und Bewußtsein des Energiefelds haben Ähnlichkeit mit buddhistischen Vorstellungen wie Karma ... und direkte Wahrnehmung. Rogers' Überzeugung von der Unteilbarkeit der Person erinnert an das buddhistische Argument, die Person sei keinesfalls als Aggregat zu sehen» (S. 170). Rogers' Vorstellung von den einzigartigen Mustern bei den eng verwobenen menschlichen und umweltbezogenen Energiefeldern verglich Hanchett außerdem «mit der Funktionalität erkennbarer, konventioneller Personen und Phänomene im dichten Netz der Abhängigkeiten, wie wir es aus der Philosophie des tibetischen Buddhismus kennen» (S. 170). Rogers' eigene Beschreibungen sowie die Beobachtungen von Sellers (1991), Sarter (1988) und Hanchett (1992) deuten darauf hin, daß sich die Wissenschaft vom unitären Menschen auf ein *simultan-aktives Weltbild* gründet.

In Übereinstimmung mit dem simultan-aktiven Weltbild ist Rogers' Modell von einer ganzheitlichen Sicht der Person und ihrer Umwelt geprägt. Ja, Person und Umwelt werden als nicht auf einzelne Elemente reduzierbares, unteilbares Ganzes konzeptualisiert. Dennoch meidet Rogers die ihrer Meinung nach doppeldeutigen Begriffe «holistisch» oder «ganzheitlich»: «Der Begriff ‹unitär› darf nicht mit den gegenwärtig so beliebten Begriffen ‹holistisch› oder ‹ganzheitlich› verwechselt werden, die im allgemeinen doch nur wieder eine Summe von Einzelteilen beschreiben. ... Die Vorstellung vom Energiefeld dagegen bietet die Möglichkeit, Mensch und Umwelt als unteilbares Ganzes zu sehen» (S. 29).

Das menschliche Energiefeld gilt Rogers als aktiver, mit dem umweltbezogenen Energiefeld integrierter Organismus. Rogers (1992 b) legt großen Wert auf die Feststellung, «daß der Mensch fähig ist, wissentlich am Prozeß der Veränderung zu partizipieren» (S. 28).

Darüber hinaus sind menschliche und umweltbezogene Energiefelder einem kontinuierlichen Wandel unterzogen. Veränderung wird im Rahmen der Wissenschaft vom unitären Menschen als natürlich und wünschenswert erachtet (Rogers, Doyle, Racolin & Walsh, 1990, S. 377). Sie gilt als kreativ und innovativ und führt zu einer immer größeren Vielfalt. Sie erlaubt der Person, in ihrer Entwicklung voranzuschreiten und das eigene Potential zu verwirklichen. «Veränderung ist kontinuierlich, relativ und innovativ. Sie ist durch eine wachsende Vielfalt von Mustern gekennzeichnet. Individuelle Unterschiede dienen nur dazu, die Bedeutung dieser relativen Vielfalt zu unterstreichen» (Rogers, 1992 b, S. 31).

Rogers (1970) hat das reaktive Weltbild, das sich vor allem für die Teile des Ganzen interessiert, strikt abgelehnt: «Der diesem atomistischen Weltbild innewohnende Reduktionismus, der alle komplexen Dinge auf ihre einfachen Elemente zurückführen will, ist mit der Vorstellung von Ganzheit nicht vereinbar» (S. 87). An anderer Stelle bezeichnet sie ihr konzeptuelles Modell als «humanistisch, nicht mechanistisch. Außerdem ist es ein optimistisches, wenn auch kein utopisches Modell»(Rogers, 1987 d, S. 141). Die Existenz mechanistischer Kausalitäten weist sie z. B. mit der Aussage zurück: «In einem Universum der offenen Systeme kann es keine Kausalität geben. Die Quantentheorie hat uns die Akausalität gebracht ... Das Argument der Kausalität ist damit endgültig entkräftet» (Rogers, 1986, S. 5). Darüber hinaus lehnte es Rogers (1970) ab, die Person vornehmlich durch ihre Reaktion auf Umweltreize zu bestimmen. «Die leider weitverbreitete Vorstellung vom Menschen als reaktives Wesen, das den verschiedensten negativen Umwelteinflüssen ausgesetzt ist und in Reaktion auf diese Reize pathologische Symptome entwickelt, verleugnet nicht nur die Einheit des Menschen mit der Natur, sondern auch sein evolutionäres Werden» (S. 85).

Besonderer Schwerpunkt

Die Wissenschaft vom unitären Menschen beschäftigt sich mit «Menschen und ihren Welten in einem pandimensionalen Universum» (Rogers, 1992 b, S. 29). Der Unterschied zwischen der Krankenpflege und anderen wissenschaftlichen Disziplinen liegt nach Rogers (1990 b) genau in diesem Interessensschwerpunkt, also eher im Wissen als in der konkreten Praxis. Die Wissenschaft vom unitären Menschen interessiert sich in erster Linie für den «unitären, unteilbaren Menschen in seiner jeweiligen Umwelt» (S. 108). Rogers (1992 b) erklärte dazu:

> Die Besonderheiten von wissenschaftlichen Disziplinen bestimmen sich durch den zentralen Gegenstand ihres Interesses. Für Pflegekräfte steht seit jeher die Sorge um die Menschen und die Welt, in der sie leben, im Mittelpunkt. Dieser Schwerpunkt kann als natürlicher Vorläufer einer organisierten, abstrakten Wissenschaft vom unitären Menschen und seiner Umwelt gelten. Das unitäre, unteilbare Wesen des Menschen unterscheidet sich von der Summe seiner Teile. Darüber hinaus steht die Vorstellung von der Integralität des Menschen und seiner Umwelt in Übereinstimmung mit einem pandimensionalen Universum offener Systeme, weist auf ein neues Paradigma hin und begründet die Identität der Pflege als Wissenschaft. (S. 28).

Menschliche und umweltbezogene Energiefelder gelten also nach Rogers als die besonderen Interessensbereiche der Pflegewissenschaft. Dabei sind vor allem diejenigen Muster dieser Felder relevant, die mit maximalem Wohlbefinden verbunden sind. Rogers (1987 c) betont, daß sich ihre Wissenschaft vom unitären Menschen nicht mit gesundheitlichen Problemen befaßt, sondern mit Evolution und Veränderung in integrierten Energiefeldern.

Riehl und Roy (1974, 1980) klassifizieren Rogers' Wissenschaft vom unitären Menschen als systemisches Modell, Riehl-Sisca (1989) betont eher die entwick-

lungstheoretischen Komponenten. Eine genauere Beschäftigung mit Rogers'
Aussagen zeigt, daß sich in ihnen Elemente beider Modelle widerspiegeln.

Das grundlegende Charakteristikum systemischer Modelle, die Integration von
Teilen, findet sich in Rogers' (1992 b) Aussage wieder, daß unitäre Menschen und
ihre Umgebungen unteilbare Energiefelder bilden, «die eine eigene Identität be-
sitzen und nicht mit ihren einzelnen Elementen verwechselt werden dürfen»
(S. 30). Rogers sieht den unitären Menschen als «unteilbares Ganzes, und ein
Ganzes kann man nicht verstehen, wenn man es auf seine Teile reduziert» (S. 29).

In Rogers' Diskussion der menschlichen und umweltbezogenen Energiefelder
als offene Systeme kommt das für systemische Modelle typische Charakteristikum des Systems zum Tragen. Rogers (1992 b) meint, Energiefelder seien immer
offen – «nicht ein bißchen oder manchmal, sondern ständig offen» (S. 30). Im
gleichen Zusammenhang definiert sie auch das für systemische Modelle typische
Charakteristikum der Umwelt als pandimensionales Energiefeld, das mit dem
menschlichen Energiefeld eng verwoben ist (Rogers, 1992 b).

Die Grenzen von Systemen werden von Rogers allerdings nicht angesprochen.
Im Gegenteil, sie beschreibt Energiefelder als «unendlich und unlösbar miteinander verbunden» (Rogers, 1986, S. 5). Auch von Spannung, Streß, Belastung und
Konflikt spricht Rogers nicht, sondern weist die Vorstellung, irgendeine externe
Kraft würde von außen auf das menschliche Energiefeld einwirken, explizit zurück und sieht die menschlichen und umweltbezogenen Energiefelder als integrierte Einheit an.

Die für systemische Modelle charakteristischen Begriffe «Gleichgewicht» und
«Stabilität» hält Rogers für obsolet. Statt dessen plädiert sie für eine innovative
Sicht der Beziehung zwischen Mensch und Umwelt, die über das allgemeine systemische Denken weit hinausging. Für Rogers gibt es weder ein festes oder dynamisches Gleichgewicht noch ein durch Input und Output bestimmtes Feedback.
Ihr Prinzip der Integralität besagt vielmehr, daß die menschlichen und umweltbezogenen Energiefelder in einen kontinuierlichen gemeinsamen Prozeß der Veränderung verwickelt sind.

Rogers' Modell enthält also einige, wenn auch nicht alle Charakteristika systemischer Modelle. Gleichzeitig stellt es in Form von evolutionären Veränderungen
bei den Mustern des menschlichen Energiefelds die menschliche Entwicklung in
den Vordergrund. Rogers (zitiert in Malinski, 1986 b) selbst lehnt den Begriff Entwicklung allerdings ab, «weil er eine gewisse Art von Linearität impliziert» (S. 11).

Die für entwicklungstheoretisch orientierte Modelle typischen Begriffe wie
Wachstum, Entwicklung, Reifung und Veränderung sind in Rogers' Prinzipien
der Helizität und Resonanz repräsentiert. Diese Prinzipien postulieren, daß die
Muster der menschlichen und umweltbezogenen Energiefelder durch kontinuier-

liche Veränderungen gekennzeichnet sind. Diese Veränderungen sind innovativ, unvorhersehbar und mit wachsender Vielfalt verbunden. Die wachsende Vielfalt wird durch Wellen mit höheren Frequenzen repräsentiert (Rogers, 1992 b).

In den jeweiligen Mustern drücken sich verschiedene Entwicklungsstadien aus. Anhand ihrer Muster «lassen sich einzelne Energiefelder voneinander unterscheiden ... Sie verleihen dem Feld Identität» (S. 30).

Der Entwicklungsfortschritt wird von Rogers sehr differenziert gesehen. Das Prinzip der Helizität postuliert, daß sich die menschlichen und umweltbezogenen Energiefelder in ihrer Vielfalt kontinuierlich steigern und eine sich nicht wiederholende Rhythmizität entwickeln. Obgleich der Begriff Helizität an eine spiralförmige Entwicklung denken läßt, die nach Chin (1980) mit einem periodischen Zurückkehren zu früheren Problemen verbunden ist, die dann auf höherer Ebene erneut durchgearbeitet werden, betonte Rogers (1980 a), in der Entwicklung der Energiefelder gebe es «keine Wiederholung und keine Wiederkehr» (S. 333).

Die für entwicklungstheoretische Modelle typische Vorstellung von verschiedenen Kräften, welche die menschliche Entwicklung beeinflussen, läßt sich bei Rogers nicht wiederfinden. Im Gegenteil, sie wird von Rogers explizit verworfen. Das Wesen eines Energiefelds besteht ihrer Ansicht nach darin, sich weiterzuentwickeln. Dafür sind keine besonderen Kräfte erforderlich.

Meleis (1991) sieht in der Wissenschaft vom unitären Menschen ein herausragendes Beispiel für ein ergebnisorientiertes Modell an und ordnete es ihrer Kategorie der Interaktion zwischen Person und Umwelt zu. Für Marriner-Tomey (1989) steht die Kategorie des Energiefelds im Vordergrund, während Barnum (1994) die Kategorie des Fortschritts als vorherrschend ansieht.

Zentrale Begriffe

Person und Umwelt

Rogers (1986) machte den unitären Menschen und seine Umwelt zum zentralen Schwerpunkt ihres konzeptuellen Systems. Die Beziehung zwischen beiden ist so eng, daß sie gemeinsam im Kontext der vier grundlegenden Begriffe des Modells – *Energiefeld, Offenheit, Muster* und *Pandimensionalität* – erörtert werden müssen. Die Vorstellung vom *Energiefeld* dient laut Rogers dazu, «Menschen und ihre jeweilige Umwelt als unteilbares Ganzes wahrzunehmen» (S. 29). Weiter erklärt sie: «Feld ... ist eine vereinheitlichende Vorstellung, und Energie bezeichnet den dynamischen Charakter. Energiefelder sind unendlich und pandimensional; sie sind ständig in Bewegung» (S. 30).

Rogers (1992 b) unterscheidet zwei Energiefelder – das *menschliche Energie-*

feld und das *umweltbezogene Energiefeld.* Den unitären Menschen definiert sie als «nicht auf einzelne Elemente reduzierbares, unteilbares, pandimensionales Energiefeld, dem durch Muster, die für das Ganze spezifisch sind und nicht durch die Kenntnis seiner Teile vorausgesagt werden können, Identität verliehen wird» (S. 29). Umwelt definiert sie als «nicht auf einzelne Elemente reduzierbares, [unteilbares], pandimensionales Energiefeld, dem durch spezifische Muster Identität verliehen wird und das mit dem menschlichen Energiefeld eine integrierte Einheit bildet» (S. 29).

Rogers (1992 b) legt Wert auf die Feststellung, daß «Menschen und ihre Umwelt Energiefelder *sind*; sie *haben* oder *besitzen* diese Energiefelder nicht» (S. 30). Im Zusammenhang mit menschlichen und umweltbezogenen Energiefeldern Possessivpronomen zu benutzen, ist also nicht angebracht.

Menschliche und umweltbezogene Energiefelder sind grundsätzlich *offen.* Rogers (1992 b) behauptet, daß zwischen der Offenheit der menschlichen und umweltbezogenen Energiefelder kein Unterschied bestehe, und erklärt, Energiefelder seien immer offen – «nicht ein bißchen oder manchmal, sondern ständig offen» (S. 30).

Energiefelder haben *Muster.* Rogers (1992 b) definiert diese Muster als «unterscheidendes Merkmal eines Energiefeldes, das als einzelne Welle wahrnehmbar wird» (S. 30). Weiter erklärte sie: «Muster sind Abstraktionen, ihr Wesen wandelt sich ständig und verleiht dem einzelnen Feld Identität ... Jedes Muster eines menschlichen Energiefelds ist einzigartig und mit dem entsprechenden Muster eines umweltbezogenen Energiefelds integriert» (S. 30).

Das Muster eines Energiefelds wird als Welle konzeptualisiert. Rogers (1970) stellt fest: «Eine Vielfalt von Wellen charakterisiert das Universum: Lichtwellen, Schallwellen, elektromagnetische Wellen usw., die rhythmische Muster bilden» (S. 101).

Die Muster von Energiefeldern verändern sich ständig. Ihre Veränderung ist nach Rogers (1992 b) kontinuierlich, relativ, innovativ, zunehmend vielfältig und unvorhersagbar. Daher gibt es im Leben des Menschen keine Wiederholungen, keine Regression in frühere Zustände oder Entwicklungsphasen. Vielmehr verwandeln sich die Muster der menschlichen und umweltbezogenen Energiefelder in immer neue, innovative Formen (Rogers, 1970). Obgleich die Richtung dieser Veränderungen unveränderlich ist, kann ihr Tempo in den verschiedenen Lebensphasen unterschiedlich sein. Außerdem gibt es «individuelle Unterschiede ..., [welche] die Bedeutung dieser relativen Vielfalt unterstreichen» (Rogers, 1992 b, S. 31).

Die Muster von Energiefeldern sind nach Rogers (1992 b) nicht direkt beobachtbar. «In der realen Welt manifestieren sich die Muster jedoch in beobachtbaren Ereignissen. Es wird postuliert, daß sie durch den gemeinsamen Veränderungsprozeß von menschlichen und umweltbezogenen Energiefeldern entstehen» (S. 31). Als Manifestationen der Muster gelten Körper ebenso wie rhythmische Phänomene, z. B. vergangene Erfahrungen, die Geschwindigkeit der Bewegung und der Wach-Schlaf-Zyklus. Im Hinblick auf Körper stellt Rogers fest: «Ich begreife Körper als Manifestation spezifischer Feldmuster» (Rogers et al., 1990, S. 377). Die relevanten rhythmischen Phänomene sind in Tabelle 8.1 aufgeführt. Mit Bezug auf diese Tabelle erklärt Rogers (1990 a): «Die Evolution belebter und unbelebter Dinge ist ein dynamischer, nicht auf einzelne Elemente reduzierbarer, nicht linearer Prozeß, der durch eine zunehmende Komplexität der Energiefeldmuster gekennzeichnet ist. Das Wesen der Veränderung ist unvorhersagbar und mit wachsender Vielfalt verbunden» (S. 8).

Tabelle 8.1: Manifestationen relativer Vielfalt in Feldmustern

Geringere Vielfalt	Größere Vielfalt	
Längere Rhythmen	Kürzere Rhythmen	Scheinbar gleichmäßig
Langsamere Bewegung	Schnellere Bewegung	Scheinbar gleichmäßig
Niedrigere Frequenz	Höhere Frequenz	Scheinbar gleichmäßig
Langsameres Zeiterleben	Schnelleres Zeiterleben	Zeitlosigkeit
Pragmatisch	Imaginativ	Visionär
Schlafend	Wachend	Höherer Wachzustand

Nach: Rogers, 1990, S. 9

Rogers (1992 b) beschreibt menschliche und umweltbezogene Energiefelder als pandimensional. *Pandimensionalität* definierte sie als «einen nicht linear strukturierten Funktionsbereich ohne räumliche oder zeitliche Merkmale» (S. 29). Der Begriff könne ihrer Meinung nach «die Idee des unitären Ganzen am besten zum Ausdruck bringen» (S. 31). Darüber hinaus stellte sie fest, daß «man nicht pandimensional ist und wird, sondern sich hinter diesem Begriff eine bestimmte Art der Wahrnehmung von Realität verbirgt» (S. 31). Für Rogers ist daher jede Realität pandimensional, und in einer derart pandimensionalen Welt «wird der relative Charakter der Veränderung explizit» (S. 31).

Rogers (1992 b) weitet die Vorstellung vom menschlichen Energiefeld auch auf Gruppen aus. Ihre Wissenschaft vom unitären Menschen sei, wie sie erklärt, «gleichermaßen auf Gruppen wie auf Individuen anwendbar, weil auch Gruppen spezifische Energiefelder bilden. Dabei kann es sich um eine Familie, eine soziale Gruppe, eine Menschenmenge oder eine sonstige Kombination von Individuen handeln» (S. 30). Die Energiefelder von Gruppen haben die gleichen Charakteri-

stika wie individuelle Energiefelder: Sie sind durch kontinuierliche Offenheit geprägt und mit ihren jeweiligen umweltbezogenen Feldern integriert, sie sind pandimensional, und sie haben Muster, die sich kontinuierlich verändern.

Um ihre Vorstellungen über menschliche und umweltbezogene Energiefelder
zu verdeutlichen, formuliert Rogers (1992 b) drei *Prinzipien der Homöodynamik*.
Diese Prinzipien sind gleichermaßen auf individuelle wie von Gruppen gebildete
Energiefelder anwendbar.

Das *Prinzip der Resonanz* beschreibt die Richtung der evolutionären Veränderungen bei den Mustern von Energiefeldern. Resonanz bezeichnet die «kontinuierliche Veränderung von niedrigeren zu höheren Frequenzen bei den durch Wellen repräsentierten Mustern menschlicher und umweltbezogener Energiefelder»
(Rogers, 1990 a, S. 8).

Das *Prinzip der Helizität* spricht den kontinuierlichen Wandel an, der
menschliche und umweltbezogene Energiefelder charakterisiert. Helizität
bezeichnet die «kontinuierliche, innovative, unvorhersagbare und stetig wachsende Vielfalt menschlicher und umweltbezogener Energiefelder» (Rogers,
1990 a, S. 8).

Das *Prinzip der Integralität* rückt die Beziehung zwischen menschlichen und
umweltbezogenen Energiefeldern in den Vordergrund. Es steht für den «kontinuierlichen gemeinsamen Prozeß von menschlichen und umweltbezogenen Energiefeldern» (Rogers, 1990 a, S. 8).

Gesundheit

Rogers (1970) definiert *Gesundheit* als *einen Ausdruck des Lebensprozesses.* Sie
spricht von Gesundheit und Krankheit, Wohlbefinden und Unwohlbefinden, normalen und pathologischen Prozessen, maximalem Wohlbefinden und Erkrankung
und bezeichnet solche dichotomen Vorstellungen als «willkürlich definiert, kulturell beeinflußt und von Werten beladen» (Rogers, 1970, S. 85). Weiter erklärt
sie:

> Gesundheit und Krankheit, wie man sie auch immer im einzelnen definiert, sind verschiedene
> Ausdrücke des Lebensprozesses. Welche Bedeutung ihnen beigemessen wird, leitet sich vom
> jeweiligen Verständnis des Lebensprozesses in seiner Totalität ab. Abweichende Lebensver-
> läufe müssen in all ihren Dimensionen gesehen werden, wenn es zu gültigen Erklärungen
> ihrer vielfältigen Manifestationen kommen soll. (S. 85)

Gesundheit und Krankheit werden in Rogers' Modell nicht weiter differenziert,
sondern lediglich als gesellschaftlich gesetzte Werte begriffen: «Bestimmte Manifestationen von menschlichen und umweltbezogenen Energiefeldmustern werden von der Gesellschaft als Krankheit bezeichnet» (Rogers, 1980 f). «Wohlbe-

finden ist ein Wert, keine absolute Größe» (Rogers et al., 1990, S. 378). «Krankheit und Pathologie sind wertende Begriffe, die zum Einsatz kommen, sobald das menschliche Energiefeld Charakteristika zeigt, die als nicht wünschenswert gelten» (Rogers, 1992 b, S. 33). In der Wissenschaft vom unitären Menschen jedoch

> gibt es keine absolute Norm für Gesundheit. Es gibt lediglich Muster, die aus menschlichen Prozessen entstehen und Schmerz, Verzweiflung oder ungewöhnliche Körperprozesse verursachen können. Die Gesellschaft belegt diese Erscheinungen mit dem Begriff ‹Krankheit›. Welche Erscheinungen ihr jedoch im einzelnen als ‹krank› oder ‹gesund› gelten, ist kulturell und historisch höchst unterschiedlich. Darüber hinaus hat jede Familie ihre eigenen Definition von ‹Gesundheit› und ‹Krankheit› ... Beide stellen daher keine absoluten Größen dar. (Madrid & Winstead-Fry, 1986, S. 91)

Madrid und Winstead-Fry definieren Gesundheit in diesem Zusammenhang als «Partizipation am Lebensprozeß durch die Entscheidung für Verhaltensweisen, die zu einer maximalen Verwirklichung persönlicher Potentiale führen» (S. 91).

Trotz der mangelnden Differenzierung beider Begriffe spricht Rogers (1970) von einem Kontinuum. Sie erklärt:

> Gesundheit und Krankheit sind Teile desselben Kontinuums, also keine dichotomen Größen. Die vielfältigen Ereignisse im gesamten Verlauf der Lebensachse stehen für das Ausmaß, in dem der Mensch sein maximales gesundheitliches Potential verwirklichen konnte. In ihren Erscheinungsformen reichen sie von bester Gesundheit bis zu Bedingungen, die mit der Aufrechterhaltung der Lebensprozesse nicht mehr vereinbar sind. (S. 125)

In der Gesellschaft sind, wie Rogers (1970) bemerkt, dennoch die Vorstellungen von Gesundheit und Krankheit als dichotome Größen vorherrschend.

Pflege

Rogers (1992 b) erachtet die *Pflege* als *akademischen Beruf*, als *Wissenschaft*, aber auch als *Kunst*. Die *Pflegewissenschaft* bezeichnet sie als «organisierten, durch wissenschaftliche Forschung und logische Analyse gewonnenen Fundus abstrakten Wissens», die *Kunst der Pflege* als «kreativen Einsatz der Pflegewissenschaft zum Wohle der Menschen» (S. 28). An anderer Stelle formuliert Rogers (1992 c): «Es ist das Herz, das mitfühlend versteht, es ist die Hand, die lindert. Und es ist der Intellekt, der Wissen und Gelehrsamkeit in bedeutsame Fürsorge verwandelt» (S. 1339).

Rogers (1970, 1992 c) betont die soziale Aufgabe der Pflege:

> Pflege ist dazu da, den Menschen zu dienen. Ihre direkte und vordringlichste Verantwortung trägt sie gegenüber der Gesellschaft ... Doch die Qualität der Pflege hängt von dem wissenschaftlich fundierten Wissen ab, das die einzelne Pflegekraft in die Praxis einbringt, und von der imaginativen, intellektuellen Urteilskraft, mit der sie dieses Wissen im Dienste der Menschheit umzusetzen vermag. (1970, S. 122)

Das abstrakte Pflegemodell ist eine Folge der Besorgnis um die Gesundheit und das Wohlergehen von Menschen. Die Pflegewissenschaft strebt einen wachsenden Fundus an theoretischem Wissen an, mit dessen Hilfe die Pflegepraxis neue Ebenen bedeutsamen Dienstes am Menschen erreichen kann. (1970, S. 88).
Die Geschichte der Pflege ist ein großartiges Epos vom Dienst an der Menschheit. Schließlich dreht sich in der Pflege alles um den Menschen: Wie er geboren wird, wie er stirbt, wie er in Gesundheit und Krankheit, in Freude und Trauer lebt und sich weiterentwickelt. Die zentrale Aufgabe der Pflege besteht darin, theoretisches Wissen in den praktischen Dienst am Menschen umzusetzen. (1992 c, S. 1339)

Die soziale Aufgabe der Pflege kommt auch in Rogers' (1970) Aussage zum Geltungsbereich der Pflege zum Tragen:

Das Wirkungsgebiet pflegerischer Dienste erstreckt sich auf alle Bereiche, in denen sich Menschen befinden: zu Hause, in der Schule, bei der Arbeit, beim Spielen; im Krankenhaus, im Pflegeheim, in der Spezialklinik; auf diesem Planeten und von nun an auch im Weltall. (S. 86)

Rogers' Auffassung vom *Ziel der Pflege* basiert auf der Vorstellung, daß die Pflegekraft zu «einer Umweltkomponente des Individuums [wird], das in den Genuß pflegerischer Dienste kommt» (Rogers, 1970, S. 124/125). Die folgenden Zitate weisen darauf hin, daß das Ziel der Pflege in der *Förderung von Gesundheit und Wohlbefinden* besteht und um die integrale Beziehung zwischen menschlichem und umweltbezogenem Energiefeld kreist.

Der primäre Schwerpunkt der Pflege besteht darin, Gesundheit zu fördern. (Rogers, 1992 a, S. 61)
Zweck der Pflege ist es, Gesundheit und Wohlbefinden aller Personen zu fördern, wo auch immer sie sich aufhalten mögen. (Rogers, 1992 b, S. 28)
Die Pflege soll zur Verbesserung des gesundheitlichen Zustands von Menschen beitragen, ob sie sich nun auf dem Planeten Erde oder im Weltall befinden. (Rogers, 1992 b, S. 33)
Pflegekräfte nehmen am Prozeß der Veränderung teil, um Menschen zu helfen, eine Ebene zu erreichen, die mit besserer Gesundheit assoziiert wird. (Rogers, 1980 g)

Wie in der folgenden Aussage deutlich wird, engagiert sich die Pflege in allen Bereichen des Gesundheitswesens: «Die Pflege ist mit der Aufrechterhaltung und Förderung von Gesundheit und Rehabilitation von kranken und behinderten Menschen befaßt, und zwar in allen Lebensphasen, von der Empfängnis bis zum Tod» (Rogers, 1978 a). Obgleich Rogers 1970 noch von der präventiven Pflege sprach, bezeichnete sie die Prävention später als negative Vorstellung, die den Grundsätzen der Wissenschaft vom unitären Menschen widersprechen würde (Rogers, 1980 g). Im gleichen Zusammenhang wies sie darauf hin, daß die Förderung von Gesundheit eine positivere, optimistischere Vorstellung und daher der Wissenschaft vom unitären Menschen angemessener sei.

Der *Pflegeprozeß* wird nach Rogers (1970) von der Pflegewissenschaft bestimmt. Sie erklärt:

Allgemeingültige Prinzipien werden auf neue Weise kombiniert, um eine große Bandbreite von Ereignissen und individuellen Unterschieden zu erklären. Handlungen, die auf Voraussagen basieren, entstehen durch intellektuelle Fertigkeiten bei der Verschmelzung wissenschaftlicher Prinzipien, getragen von intellektuellem Urteilsvermögen. (S. 87/88)

Rogers (1978 b) begreift den Pflegeprozeß als Modalität der Umsetzung pflegerischen Wissens, die selbst keine eigene Substanz besitzt. Sie beschreibt keine besondere Abfolge von Schritten im Zuge des Pflegeprozesses, erwähnt jedoch Einschätzung, Diagnose, Zielsetzung, Intervention und Evaluation (Rogers, 1970). Obgleich in Rogers' jüngeren Publikationen nicht mehr vom Pflegeprozeß die Rede ist, lassen sich doch einige relevante Elemente extrahieren.

So behauptet Rogers (1970) z. B., der Pflegeprozeß müsse sich auf die Person als einheitliches Ganzes beziehen. In späteren Veröffentlichungen betont Rogers (1980 f, 1980 g, 1992 b) den Bedarf an individualisierter Pflege. Was auf die Vielfalt der Muster eines Energiefelds zuträfe, erklärt sie, gelte «auch für die Individualisierung pflegerischer Dienste» (1992 b, S. 33). Diese Individualisierung sei notwendig, um Menschen zu helfen, auf positive Weise ihr maximales Potential zu realisieren. Um die Bandbreite von Verhaltensweisen zu bestimmen, die im Einzelfall als normal angesehen werden müssen, ist eine intensive Beschäftigung mit dem Individuum unabdingbar. Nur so läßt sich beurteilen, was zu tun ist und wie es zu geschehen hat.

Es sind die unterschiedlichen Manifestationen von Mustern menschlicher und umweltbezogener Energiefelder, die im Rahmen der Wissenschaft vom unitären Menschen für die individuellen Unterschiede verantwortlich sind (Rogers, 1990 a, 1992 b). Barrett (1988) bezeichnet daher die *Einschätzung der Manifestation von Mustern* als erste Phase der auf Rogers' Pflegemodell basierenden Praxismethodologie und definiert sie als «kontinuierlichen Prozeß, in dem alle Manifestationen der menschlichen und umweltbezogenen Energiefelder identifiziert werden, die sich auf aktuelle gesundheitliche Ereignisse beziehen» (S. 50). Cowling (1990 b) erklärt, die Muster menschlicher Energiefelder ließen sich «durch Manifestationen der Muster in Form von Erfahrung, Wahrnehmung und Ausdruck» (S. 52) beurteilen, wobei er sich auf Erfahrung im weitesten Sinne, also nicht nur die sensorische Erfahrung bezog. Die Erfahrung von Manifestationen bestimmter Muster wird von Wahrnehmung begleitet und findet ihren Ausdruck in so unterschiedlichen Dingen wie verbalen Äußerungen, Reaktionen auf Fragebögen und persönlichen Lebens- und Beziehungsformen. Relevante Informationen umfassen Empfindungen, Gedanken, Gefühle, Bewußtsein, Phantasie, Gedächtnis, introspektive Einsichten, intuitive Befürchtungen, wiederkehrende, das ganze Leben durchziehende Themen, Metaphern, Visualisierungen, Bilder, Ernährungsgewohnheiten, Arbeit und Spiel, Sport und Körperübungen, Konsum von Genußmitteln, Schlaf-Wach-Zyklen, Sicherheit, verlangsamte/beschleunigte

Feldrhythmen, Verschiebungen bei Raum und Zeit, zwischenmenschliche Netzwerke sowie Zugang zu und Inanspruchnahme von Einrichtungen und Diensten des Gesundheitswesens (Barrett, 1990 b; Cowling, 1990 b).

Die Vielfalt und die individuellen Unterschiede bei den Manifestationen von Feldmustern verlangen nach stets neuen, dem Einzelfall angepaßten pflegerischen Interventionen:

> Der umsichtige und kluge Einsatz intervenierender Maßnahmen, die mit der Diagnose und den angestrebten Zielen im Einklang stehen, macht stets aufs neue die phantasievolle Umsetzung pflegerischen Wissens erforderlich, um den besonderen Bedürfnissen des Individuums oder der Gruppe gerecht zu werden. (Rogers, 1970, S. 125)

Rogers (1970) erkennt die Wichtigkeit technischer Verfahren für erfolgreiche pflegerische Interventionen an, vertritt jedoch den Standpunkt, daß «Instrumente und Verfahren stets nur Anhängsel der Praxis sind und ihr Einsatz nur in dem Maße, in dem sie von theoretisch fundierten pflegerischen Urteilen getragen werden, gesichert und bedeutsam ist» (S. 126). Die Wissenschaft vom unitären Menschen initiiert, wie Rogers (1990 a) erklärt, «neue Modalitäten der Intervention», von denen viele nicht-invasiv seien, «da die Praxis der Pflege primär durch nicht-invasive Modalitäten bestimmt wird» (S. 10). Als Beispiele für solche Modalitäten, die im Rahmen der Wissenschaft vom unitären Menschen als besonders sinnvoll anzusehen sind, nennt sie therapeutische Berührung, Meditation, Entspannung, vorbehaltlose Liebe, Hoffnung, Humor, optimistische Grundhaltung und den Einsatz von Musik, Farbe und Bewegung (Rogers, 1985 c, 1987 b, 1990 a, 1992 b; Rogers et al., 1990).

Beispiele für andere angemessene nicht-invasive Modalitäten sind Gesundheitserziehung, Ernährungsberatung, bedeutsamer Dialog, Bibliotherapie, Tagebuchschreiben und ästhetische Erfahrungen mit Kunst, Dichtung und Natur (Barrett, 1990 b). Auch die virtuelle Realität, eine «vom Computer geschaffene Realität, welche die Illusion vermittelt, daß der Körper sich an einem ganz anderen Ort manifestiert, als er tatsächlich lokalisiert ist» (Barrett, 1993, S. 11), wird in diesem Zusammenhang erwähnt. Sie könnte als «eine Form von Kraft gesehen werden, durch die sich die Fähigkeit, wissentlich am Prozeß der Veränderung teilzunehmen, stärken läßt. Jedenfalls kann durch sie die Erfahrung unseres gemeinsamen Prozesses mit der Umwelt dramatisch verändert werden» (Barrett, 1993, S. 15).

In der zweiten Phase der auf Rogers' Modell basierenden Praxismethodologie, der *bewußten gemeinsamen Musterbildung*, werden pflegerische Interventionen umgesetzt. Barrett (1988) beschreibt diese Phase als «kontinuierlichen Prozeß, in dem Pflegekraft und Klient gemeinsam die Muster des umweltbezogenen Energiefelds beeinflussen, um hinsichtlich der aktuellen gesundheitlichen Ereignisse Harmonie herzustellen» (S. 50). Die Pflegekraft unterstützt in dieser Phase «die Aktualisierung von Potentialen für Gesundheit und Wohlbefinden ... Sie versucht nicht, den Klienten zu verändern, damit er irgendwelchen willkürlich gesetzten Gesundheitsidealen entspricht. Vielmehr unterstützt sie die Bemühungen des Klienten, die gesundheitlichen Potentiale aus seiner Perspektive zu aktualisieren, indem sie eine Umwelt mit optimalen Heilungsbedingungen schafft und den Klienten zur Selbstheilung einlädt, indem beide an verschiedenen Modalitäten der bewußten gemeinsamen Musterbildung partizipieren» (Barrett, 1990 c, S. 34, 36).

Anschließend werden die Ergebnisse der pflegerischen Interventionen ausgewertet, indem man zu einer Beurteilung der Manifestation von Mustern zurückkehrt. Cowling (1990 b) erklärt: «Die pflegerische Evaluation erfordert eine Rückkehr zum ursprünglichen Format zur Beurteilung der vorhandenen Manifestationen von Mustern bei den menschlichen und umweltbezogenen Energiefeldern. Dabei werden zusätzliche Informationen über Muster einbezogen, die sich während der Umsetzung pflegerischer Interventionsstrategien entfaltet haben. Die Informationen sind im Kontext der sich kontinuierlich entwickelnden, vom Klienten bestätigten gesundheitlichen Ziele zu verstehen und zu bewerten» (S. 61).

Zentrale Aussagen

Rogers hat die zum Metaparadigma gehörenden Begriffe Person und Umwelt wiederholt miteinander verbunden. Am deutlichsten offenbart sich diese Verbindung im Prinzip der Integralität, dem «kontinuierlichen gemeinsamen Prozeß von menschlichen und umweltbezogenen Energiefeldern» (Rogers, 1990 a, S. 8).

Person, Umwelt und Pflege sind in der folgenden Aussage miteinander verknüpft: «Für Pflegekräfte steht seit jeher die Sorge um die Menschen und die Welt, in der sie leben, im Mittelpunkt. Dieser Schwerpunkt kann als natürlicher Vorläufer einer organisierten, abstrakten Wissenschaft vom unitären Menschen und seiner Umwelt gelten» (Rogers, 1992 b, S. 28).

Person, Gesundheit und Pflege werden in dem folgenden Zitat zueinander in Beziehung gesetzt:

Pflegekräfte nehmen am Prozeß der Veränderung teil, um Menschen zu helfen, eine Ebene zu erreichen, die mit besserer Gesundheit assoziiert wird. (Rogers, 1980 g)

Die Verbindung aller vier zum Metaparadigma der Pflege gehörenden Begriffe spiegelt sich in den folgenden Aussagen wider:

Zweck der Pflege ist es, Gesundheit und Wohlbefinden aller Personen zu fördern, wo auch immer sie sich aufhalten mögen. (Rogers, 1992 b, S. 28)
Die Pflege soll zur Verbesserung des gesundheitlichen Zustands von Menschen beitragen, mögen sie sich nun auf dem Planeten Erde oder im Weltall befinden. (Rogers, 1992 b, S. 33)

Evaluation der Wissenschaft vom unitären Menschen

Dieser Abschnitt beschäftigt sich mit der Evaluation der Wissenschaft vom unitären Menschen. Sie basiert auf den Ergebnissen der Analyse sowie auf den Publikationen von Wissenschaftlerinnen und Wissenschaftlern, die Rogers' konzeptuelles Modell eingesetzt oder kommentiert haben.

Darlegung der Ursprünge

Martha E. Rogers hat die Ursprünge ihrer Wissenschaft vom unitären Menschen
offen dargelegt sowie spätere Veränderungen explizit erklärt und begründet. Auch
ihre Motivation zur Entwicklung eines konzeptuellen Modells erläuterte sie und
benannte viele der philosophischen Überzeugungen, die der Wissenschaft vom
unitären Menschen zugrunde liegen. Andere Überzeugungen lassen sich aus ihren
Publikationen ableiten. Sie deuten darauf hin, daß Rogers die Krankenpflege als
Wissenschaft, aber auch als Kunst begreift, die sich auf einem Fundus an theoretischem, durch empirische Forschung bestätigtem Wissen gründet. Charakteristisch für Rogers' Modell ist die unitäre Sicht von Person und Umwelt. Rogers
hält diesen Aspekt für ausschlaggebend, um die Krankenpflege als eigenständige
Disziplin begründen zu können.

Gesundheit hält Rogers für einen sozial definierten Wert, was darauf schließen
läßt, daß sie die spezifischen Ziele pflegerischer Interventionen an den Werten
der Gesellschaft, nicht bloß an denen der Pflegekraft ausgerichtet wissen wollte.
Auch auf die individualisierte Pflege der Person legt sie äußerst großen Wert. Ja,
die Einzigartigkeit und Vielfalt des einzelnen Energiefelds führen im Rahmen der
Wissenschaft vom unitären Menschen geradezu zwangsläufig zu einer individualisierten Pflege.

Bei der Entwicklung ihres Pflegemodells bezieht sich Rogers explizit auf Vertreterinnen und Vertreter verwandter wissenschaftlicher Disziplinen. Auch bei
den späteren Veränderungen können die Einflüsse anderer Wissenschaftlerinnen
und Wissenschaftler zurückverfolgt werden. So zitiert Rogers (1990 a, 1992 b) bei
der Herleitung des Prinzips der Helizität mehrere Publikationen über die Chaos-
theorie.

Inhaltliche Reichweite

Die inhaltliche Tiefe des von Martha E. Rogers entwickelten Pflegemodells kann
als ausreichend erachtet werden. Die vielen späteren Veränderungen bei der Ter-

minologie sprechen für die Wichtigkeit, die Rogers dem genauen sprachlichen Ausdruck beimaß. Rogers definiert und beschreibt die vier zum Metaparadigma gehörenden Begriffe – Person, Umwelt, Gesundheit, Pflege – in ausreichendem Maße. Die Begriffe Person und Umwelt sowie die enge Beziehung zwischen diesen beiden Begriffen stehen dabei im Vordergrund. Gesundheit definiert sie als Teil des Lebensprozesses und erachtet die Bestimmung von Krankheit und Gesundheit als sozial determiniert.

Schwerpunkt und Ziel der Pflege werden von Rogers explizit definiert. Die verschiedenen Phasen eines Pflegeprozesses bzw. einer Praxismethodologie können aus Rogers' Veröffentlichungen abgeleitet werden.

Rogers' Pflegemodell ist mit wissenschaftlichen Erkenntnissen konsistent. Rogers beharrt wiederholt darauf, daß pflegerische Handlungen und Urteile sich stets auf eine organisierte und gültige Basis empirisch abgesicherten Wissens stützen müssen. Sie kommentiert: «Die Ausbildung von Pflegekräften gewinnt ihre Identität durch die Vermittlung von theoretischem Pflegewissen. Die Praxis der Pflege wiederum besteht aus der kreativen Umsetzung dieses Wissens zum Wohle der Menschen» (Rogers, 1992 b, S. 29).

An anderer Stelle betont Rogers (1970): «Die Pflegepraxis muß flexibel und kreativ, individualisiert und sozial orientiert, mitfühlend und kundig sein. Professionelle Pflegekräfte setzen theoretisches Wissen in einen Dienst am Menschen um ... Die Pflegepraxis gründet sich auf ein konzeptuelles Pflegesystem» (1970, S. 128).

Außerdem stellt sie fest: «Damit Pflegekräfte auch in Zukunft ihre sozialen und beruflichen Aufgaben erfüllen können, muß sich ihre praktische Arbeit auf eine theoretische Basis stützen, die für die Pflege spezifisch ist» (1987 a, S. 121/122). Und schließlich: «Theoretisch fundierte Richtlinien für die Pflegepraxis müssen an die Stelle überkommener Faustregeln treten» (S. 337).

Der dynamische Charakter der Pflege klingt in der Aussage an: «Da das Leben selbst dynamisch ist, müssen sich auch die Erhebung und die Interpretation diagnostischer Daten kontinuierlich wandeln, und die gewählten Maßnahmen zur Intervention müssen stetig revidiert werden» (Rogers, 1970, S. 125). Auch in der bewußten gemeinsamen Musterbildung und der erneuten Einschätzung der Manifestationen vorhandener Muster in der Phase der Evaluation werden dynamische Aspekte deutlich.

Rogers' Wissenschaft vom unitären Menschen ist mit ethischen Standards der Pflegepraxis kompatibel. Rogers (1992 b) bezeichnet «die konsequente Wahrung der Menschenrechte, das Mitspracherecht des Klienten und die Ablehnung überkommener Faustregeln» als «notwendige Dimensionen der neuen Wissenschaft und Kunst der Krankenpflege» (S. 33).

Die zum Metaparadigma gehörenden Begriffe Person und Umwelt verknüpft Rogers besonders eng und verbindet beide mit den Begriffen Gesundheit und Pflege. Zwei Aussagen über den Zweck der Pflege lassen eine Verbindung aller vier zum Metaparadigma der Pflege gehörenden Begriffe erkennen.

Auch die inhaltliche Breite des von Rogers entwickelten Pflegemodells kann als ausreichend gelten. Es läßt sich in den unterschiedlichsten Umgebungen – in der Gemeindepflege ebenso wie in Allgemeinkrankenhäusern oder Spezialkliniken –, aber auch bei den unterschiedlichsten gesundheitlichen Problemen einsetzen. Als Rezipientinnen und Rezipienten der Pflege kommen Individuen, Familien, soziale Gruppen, Gemeinschaften oder Menschenmengen in Frage (Rogers, 1992 b).

In Rogers' Modell finden sich Richtlinien für die Forschung, Ausbildung, Administration und Praxis der Pflege. Was die Pflegeforschung betrifft, stellt Rogers fest: «Wissenschaft ist nie zu Ende, sie ist immer offen und unbegrenzt» (Rogers et al., 1990, S. 380). An anderer Stelle (Rogers, 1987 a) bemerkt sie: «Die Zukunft der Pflegeforschung basiert auf einem Bekenntnis zur Pflege als eigenständiger Wissenschaft – der Wissenschaft vom unitären Menschen» (S. 123). Kontinuierliche Forschung ist also für die Weiterentwicklung der Wissenschaft vom unitären Menschen wesentlich.

Als zu untersuchende Phänomene gelten unitäre Menschen und ihre Umgebungen. «Die Pflegewissenschaft befaßt sich mit den für die Pflege zentralen Phänomenen: mit unitären, nicht auf einzelne Elemente reduzierbaren Menschen und ihren Umgebungen. Sie speist sich *nicht* aus anderen Disziplinen, ist kein Teilbereich einer anderen Disziplin ... und ihr Forschungsgegenstand ist nicht das, was Pflegekräfte tun. Schließlich besteht der Forschungsgegenstand der Biologie auch nicht darin, was Biologen tun» (S. 111).

Die zu untersuchenden Probleme sind die Manifestationen menschlicher und umweltbezogener Energiefelder, also z. B. besondere Musterprofile oder die Häufung ähnlicher bzw. gleicher Muster (Phillips, 1989, 1991). Der Zweck der auf der Wissenschaft vom unitären Menschen basierenden Forschung besteht darin, theoretisches Wissen über «unitäre, nicht auf einzelne Elemente reduzierbare Menschen und umweltbezogene Energiefelder zu erarbeiten» (Rogers, 1992 b, S. 29).

Nach Rogers ist Pflegeforschung praktisch in jeder Umgebung und mit jeder Person bzw. jeder Personengruppe möglich. Einzige Bedingung ist, daß auch die Umwelt der Person bzw. der Personengruppe berücksichtigt werden muß. Dabei kommt sowohl die Grundlagenforschung als auch die angewandte Forschung in Betracht. Grundlagenforschung schafft nach Rogers (1992 b) «neues Wissen» (S. 28). «Das Ziel der Grundlagenforschung ... besteht im Erkennen von Mustern» (Reeder, 1984, S. 22). Im Gegensatz dazu steht die angewandte Forschung, die «das neue Wissen in praktischen Situationen überprüft» (Rogers, 1992 b, S. 28). Rogers (1987 a) plädiert dafür, «den Begriff ‹klinische Forschung› durch ‹angewandte Forschung› zu ersetzen. Laut Wörterbuch ist ‹klinische Forschung› mit ‹Untersuchungen über Erkrankungen durch Beobachtung von Versuchspersonen am Krankenbett› gleichzusetzen. Für die Reichweite und den Zweck der Pflegeforschung sind die mit dieser Definition verbundenen Einschränkungen nicht angemessen» (S. 22).

Rogers (1992 b) befürwortet den Einsatz einer großen Bandbreite qualitativer und quantitativer Forschungsmethoden einschließlich philosophischer und deskriptiver Ansätze. Reeder (1986) ist der Ansicht, Husserls Phänomenologie sei für die auf der Wissenschaft vom unitären Menschen basierende Forschung besonders interessant. Cowling (1986 b) fügt den Existentialismus, das ökologische, dialektische und historische Denken sowie Methoden hinzu, welche die Einzigartigkeit des Individuums in den Mittelpunkt stellen, z. B. direkte Befragung, persönliche Strukturanalyse und Q-Sortierung. Darüber hinaus sind Fallstudien und Längsschnittstudien angesichts der großen Bedeutung, die Rogers der Einzigartigkeit des Individuums beimißt, angemessener als Querschnittstudien (Fawcett, 1994).

Cowling (1986 b) weist darauf hin, daß im Rahmen der Wissenschaft vom unitären Menschen deskriptive und korrelative Studien möglich sind, «der Wert strikt experimenteller Arbeiten angesichts der Tatsache, daß das unitäre System ein nonkausales Modell der Realität darstellt, jedoch eher fraglich ist» (S. 73). Cowlings (1986 b) Empfehlung, Korrelationen zu erforschen, wird von Rogers' Aussagen unterstützt, daß «es keine Kausalität gibt, sondern Beziehungen» (Rogers et al., 1990, S. 380) und «Assoziation nicht mit Kausalität gleichzusetzen ist» (Rogers, 1992 b, S. 30). Quasi-experimentelle oder experimentelle Studien «können allerdings bei der Überprüfung spezifischer theoretischer Annahmen nützlich sein, weil sich mit ihrer Hilfe probabilistische Veränderung überprüfen läßt» (S. 73).

Rogers (1987 a) weist darauf hin, daß «es zwischen der ganzheitlichen Grundorientierung und den eingesetzten Untersuchungsmethoden in der Pflegeforschung häufig Unstimmigkeiten und Widersprüche gibt ... Wir brauchen daher dringend neue Meßinstrumente, die den neuen Paradigmen angemessen sind» (S. 122). Tatsächlich sind einige solcher Instrumente direkt von der Wissenschaft vom unitären Menschen abgeleitet worden. Sie werden in dem Abschnitt über die soziale Nützlichkeit des Modells näher beschrieben.

Die Verfahren zur Datenanalyse müssen dem unitären Charakter des Menschen und der Integralität der menschlichen und umweltbezogenen Energiefelder gerecht werden. Folglich «ist der Einsatz von Standardverfahren zur Datenanalyse, die Komponenten des statistischen Varianzmodells enthalten, ausgeschlossen, denn dieses statistische Modell ist mit dem Grundsatz, daß das Ganze mehr ist als die Summe seiner Teile, logisch nicht konsistent» (Fawcett & Downs, 1986, S. 87). «Multivariate Analyseverfahren, vor allem die kanonische Korrelation, können allerdings nützlich sein, wenn es darum geht, eine Konstellation von Variablen zu schaffen, welche die Eigenschaften der Muster menschlicher Energiefelder repräsentieren» (Cowling, 1986 b, S. 73). Problematisch ist nur, daß die kanonische Korrelation, wie alle parametrischen Korrelationstechniken, als eine Komponente des Varianzmodells anzusehen ist.

Reeder (1984) vertritt die Ansicht, daß die kontinuierliche Überprüfung der Wissenschaft vom unitären Menschen «nicht durch das logische, empiristische Kriterium der Bedeutung realisiert werden kann, indem man zuerst das hypodeduktive System auf Konsistenz und dann seine Entsprechung zur Welt überprüft (Dualismus von Geist und Körper). Vielmehr läßt sich das [konzeptuelle] System durch die Manifestation integraler Evidenz menschlicher und umweltbezogener Energiefelder und durch die im Zuge dieser Evidenz entstehenden Beziehungen zwischen den Phänomenen überprüfen» (S. 22).

Das besondere Gewicht, das Rogers' Modell auf die Integralität der menschlichen und umweltbezogenen Energiefelder legt, deutet darauf hin, daß die im Rahmen dieses Modells durchgeführte Forschung das Verständnis der kontinuierlichen gemeinsamen Prozesse dieser Energiefelder und ihrer Manifestationen verbessern wird. Letztendlich soll die auf der Wissenschaft vom unitären Menschen basierende Pflegeforschung «einen für die Pflege spezifischen Wissensfundus herausarbeiten» (Rogers, 1992 b, S. 29).

Was die Pflegeausbildung betrifft, unterscheidet Rogers (1985 a) je nach absolvierter Ausbildung und theoretischem Kenntnisstand zwischen professioneller und technischer Krankenpflege. Den Schwerpunkt der Curricula und den Zweck der professionellen Pflegeausbildung erläutert sie in den folgenden Stellungnahmen:

> Bei der Ausbildung professioneller Pflegekräfte geht es darum, einen Fundus an wissenschaftlichen, für die Pflege spezifischen Erkenntnissen zu vermitteln. Dieser Fundus bestimmt über Qualität und Umfang der Pflegepraxis. Die phantasievolle, kreative Umsetzung theoretischer Erkenntnisse zum Wohl der Menschen findet ihren Ausdruck in der Kunst der Pflege. Die Pflegeausbildung öffnet das Tor zur Entwicklung dieser Kunst. Sie stellt das Wissen und die Mittel bereit, mit deren Hilfe sich das Individuum auf dem Gebiet der Pflege zu einem Künstler entwickeln kann. (Rogers, 1970, S. 88)
> Die Ausbildung von Pflegekräften bezieht ihre Identität aus der Vermittlung von theoretischem Pflegewissen. (Rogers, 1987 a, S. 121)
> Primärer Zweck der Pflegeausbildung ist es, einen gewissen Fundus an pflegerelevanten wissenschaftlichen Erkenntnissen zu vermitteln. (Rogers, 1985 a, S. 382)

Rogers (zitiert in Takahashi, 1992) vertritt die Ansicht, daß das Studium der Pflegewissenschaft «im Studium der Menschheit verwurzelt» (S. 89) und das

Studium der Wissenschaft vom unitären Menschen «für die Ausbildung von Pflegekräften von zentraler Bedeutung» (S. 111) sein sollte. Der Inhalt der Kurse sollte breiter angelegt sein, als dies normalerweise in der Pflegeausbildung üblich sei; «Geistes- und Naturwissenschaften sowie die Erkenntnisse der Weltraumforschung» erklärt Rogers (1987 a, S. 121) zu integralen Bestandteilen der Curricula in der technischen und professionellen Pflegeausbildung.

Außerdem sieht sie Kurse in der Muttersprache und mehreren Fremdsprachen, Mathematik und Geschichte sowie in der Astronomie, modernen Physik, östlichen Philosophie, Logik, Ethik, Kulturanthropologie, Ökonomie, Politik und Computerwissenschaft vor (Rogers, 1961; Barrett, 1990 a). Den Unterschied zwischen den einzelnen Abschlußgraden erklärte Rogers (1987 a) wie folgt: «Pflegekräfte, die einen Bakkalaureat-Studiengang absolviert haben, beherrschen grundlegende Methoden für eigenständige Untersuchungen und sind in der Lage, das erlernte Wissen in die Praxis umzusetzen. Absolventinnen und Absolventen mit einem Magistergrad verfügen über anspruchsvollere Untersuchungsmethoden, können komplexere Probleme benennen und angewandte Forschung durchführen. Die Grundlagenforschung erfordert ein Promotionsstudium verbunden mit einem hohen wissenschaftlichen Anspruch und der Fähigkeit, den Horizont des Wissens ständig auszuweiten» (S. 122).

Young (1985) plädiert dafür, die Prinzipien der Resonanz, Helizität und Integralität zu den «wichtigsten, integrativen Komponenten des Curriculums» (S. 60) zu erklären und entwirft ein entsprechendes Ausbildungsprogramm für eine Krankenpflegeschule. Als organisierende Themen für die Abfolge der einzelnen Kurse und Praktika werden die von der Empfängnis bis zum Tod reichenden verschiedenen Phasen des menschlichen Lebensprozesses empfohlen (Mathwig, Young & Pepper, 1990; Young, 1985).

Rogers' Ausführungen zur Pflegeausbildung lassen darauf schließen, daß sie die Ausbildung von professionellen Pflegekräften in Bakkalaureats-, Magister- und Promotionsstudiengängen an Colleges und Universitäten vorsah. Als Voraussetzung für ein Studium der Pflegewissenschaft gelten ihr die an den jeweiligen Einrichtungen üblichen Anforderungen für die Immatrikulation. Darüber hinaus merkt Rogers (1985 a) an: «Die Qualität der professionellen Ausbildung ist natürlich an die Qualität des Lehrkörpers gebunden. Die Vorbereitung auf die Lehre an Colleges und Universitäten muß daher bereits auf der Promotionsebene erfolgen» (S. 382).

Lehren und Lernen bezeichnet Young (1985) als «komplexen, interaktiven Wachstums- und Entwicklungsprozeß. Während die Dozentinnen und Dozenten gemeinsam mit den Studentinnen und Studenten die Bedeutung der von Rogers entwickelten Begriffe erforschen, entwickeln sie kontinuierliche neue Einsichten und kreative Anwendungsmöglichkeiten für die Pflegepraxis» (S. 68). Barrett (1990 a) betont die Notwendigkeit, «Prozesse einzusetzen, die den Studentinnen und Studenten vermitteln, wie sie lernen, kritisch denken, Muster erkennen, Bedeutungen ergründen und wissenschaftliche Einsichten gewinnen können» (S. 312). Mathwig et al. (1990) wollen betont wissen, daß «die Studentinnen und Studenten im Laufe ihrer Ausbildung ein Bewußtsein dafür entwickeln müssen, daß sie selbst einen Aspekt der umweltbezogenen Energiefelder ihrer Klientinnen und Klienten bilden und bei der Bildung von Mustern dieser Energiefelder eine dynamische Rolle spielen» (S. 320). Rogers (1990 b) ergänzt: «In der Ausbildung brauchen wir den Studentinnen und Studenten nicht beizubringen, wie sie jede Situation bewältigen. Vielmehr müssen wir ihnen beibringen, eigenständig herauszufinden, wie sie jede Situation bewältigen können» (S. 111).

Auch für die Pflegeadministration lassen sich aus den Publikationen von Rogers und anderen Vertreterinnen und Vertretern der Wissenschaft vom unitären Menschen entsprechende Richtlinien extrahieren. Im Rahmen des von Rogers entwickelten Modells werden Pflegedienste als Energiefelder begriffen, «die aus weit mehr bestehen als bloß aus Personalpolitik und Personalplänen und der Anzahl von Funktionsträgern, die notwendig sind, um eine Schicht zu beschicken. Alle Schichten, ja, alle Mitglieder des Pflegepersonals sollten in ihrer wechselseitigen Abhängigkeit gesehen werden» (Caroselli-Dervan, 1990, S. 154). Gueldner (1989) fügt hinzu, das «administrative System [bestehe] aus allen menschlichen und umweltbezogenen Energiefeldern, die für dieses System integral sind, und es [sei] potentiell so komplex, daß es als offenes, unendliches System angesehen werden muß» (S. 114).

Die auf der Wissenschaft vom unitären Menschen basierende Pflegepraxis wird durch die Aufgabe geprägt, pflegerisches Wissen auf kreative Weise in praktische pflegerische Handlungen umzusetzen. Der Zweck der Pflegepraxis besteht in der Förderung von Gesundheit.

Niedergelassene Pflegekräfte sollten nach Rogers mindestens einen Bakkalaureats-Studiengang absolviert haben. Rogers (1992 b) ist davon überzeugt, daß «autonome Pflegepraxen, die von Pflegekräften mit Bakkalaureat oder einem höheren pflegewissenschaftlichen Abschluß geleitet werden, für die Zukunft von zentraler Wichtigkeit sein werden» (S. 33). Darüber hinaus vertritt Rogers die Ansicht, daß niedergelassene Pflegekräfte eine Lizenz besitzen müßten. «Die Lizensierung in der professionellen Krankenpflege», erklärte sie, «ist lange überfällig. Ohne Lizensierung gefährden wir die menschliche Gesundheit und begünstigen Ignoranz und Betrügereien. Es müssen dringend verbindliche Regeln für die Vergabe von Lizenzen und die dafür erforderlichen Voraussetzungen entwickelt werden. Immerhin stehen Menschenleben auf dem Spiel» (S. 384).

Pflegerische Dienste werden in den verschiedensten Umgebungen geleistet. Rogers (1992 b) empfiehlt «breitangelegte, auf der Ebene der Gemeinden angesiedelte Dienste der Gesundheitsförderung» (S. 33), die als eine Art Schaltstelle zu den anderen Einrichtungen des Gesundheitswesen fungieren (S. 33). Eine solche gemeindenahe Gesundheitsversorgung sollte auf jeden Fall Vorrang vor der Versorgung in Krankenhäusern und Pflegeheimen haben, die sie als ergänzende, pathologie- bzw. krankheitsorientierte Einrichtungen begriff (Rogers, 1990 a, 1990 b). «Wenn die Gesundheitsförderung an Boden gewinnt», prophezeit sie, «werden immer weniger Menschen krankheitsorientierte Dienste in der heutigen Form in Anspruch nehmen müssen» (Rogers, 1990 a, S. 10).

Pflegedienstleitungen sollten, wie Caroselli-Dervan (1990) feststellt, visionär und jederzeit bereit sein, sich auf innovative und kreative Veränderungen einzulassen. Alligood (1989) sieht eine wichtige Funktion von Pflegedienstleitungen darin, «neue Wege der Musterbildung zu beschreiten, um zu integrierten Verhaltensweisen von Klienten und Personal zu kommen» (S. 109). Nach Gueldner (1989) besteht das Ziel aller pflegerischen Administration darin, «die Fähigkeit des einzelnen, am Prozeß der Veränderung wissentlich teilzunehmen, nach Kräften zu stärken. Die administrative Energie sollte sich daher auf Veränderungen in der Umwelt richten, um harmonische Interaktionen zwischen menschlichen und umweltbezogenen Energiefeldern zu erleichtern» (S. 115). Letztendliches Ziel all dieser Bemühungen sei «das Wohlbefinden jedes einzelnen Klienten» (S. 117).

Praktische Management-Strategien sollten nach Gueldner (1989) darauf abzielen, «positive Feldinteraktionen zwischen den Mitgliedern des Personals und ihren jeweiligen Umgebungen zu verbessern ... Das administrative Klima sollte offen und unterstützend sein, und das administrative Modell sollte die Selbstachtung, das Selbstvertrauen, die verfügbaren Optionen, die Entscheidungsfreiheit und die Entwicklung von Individuen und Gruppen verbessern» (S. 117).

Caroselli-Dervan (1990) und Rizzo (1990) halten die Strategie des partizipatorischen Managements im Rahmen der Wissenschaft vom unitären Menschen für besonders sinnvoll, da sie «Pflegekräfte in die Lage versetzt, autonome Entscheidungen zu treffen und auch ihre Klienten und deren Bezugspersonen in die Entscheidungsfindung einzubeziehen» (Rizzo, 1990, S. 161).

Nach Gueldner (1989) sollten administrative Strategien für eine angemessene Personalentwicklung, kontinuierliche Fortbildung und angemessene Kommunikationssysteme sorgen.

Entsprechende Richtlinien für die Pflegepraxis lassen sich aus Rogers' Veröffentlichungen sowie der von Barrett (1988, 1990 b) und Cowling (1990 b) entwickelten Praxismethodologie ableiten. Rogers (1992 b) definiert die Pflegepraxis als «kreativen Einsatz des theoretischen Pflegewissens im Dienste des Menschen»

(S. 29), den Zweck der Pflegepraxis als «Förderung von Gesundheit und Wohlbefinden aller Personen, wo auch immer sie sich aufhalten mögen mögen» (Rogers, 1992 b, S. 28). Als klinische Probleme gelten ihr alle Manifestationen von Mustern menschlicher und umweltbezogener Energiefelder, welche gesellschaftlich und pflegewissenschaftlich als relevant gelten können. Pflege läßt sich in jeder Umgebung praktizieren, in der Pflegekräfte mit anderen Menschen in Berührung kommen, von der häuslichen Umgebung der Klienten über Krankenhäuser bis zum Weltall. Menschen jeden Alters und Individuen ebenso wie Gruppen sind legitime Rezipientinnen und Rezipienten pflegerischer Handlungen.

Die von Barrett (1988, 1990 b) und Cowling (1990 b) beschriebene Praxismethodologie ist an den menschlichen und umweltbezogenen Energiefeldern ausgerichtet. Ihre beiden Hauptphasen, die Einschätzung der sich manifestierenden Muster und die bewußte gemeinsame Musterbildung, «stehen für die Sorge um menschliche Lebensmuster und spiegeln die Ganzheit der unitären Person in ihrem kontinuierlichen Veränderungsprozeß mit dem Universum wider» (Barrett, 1990 b, S. 35). Betont wird die Notwendigkeit einer individualisierten Pflege; nicht-invasive pflegerische Interventionen werden favorisiert.

Die auf der Wissenschaft vom unitären Menschen basierende Pflege trägt zur Förderung der Gesundheit bei, wie auch immer diese von der jeweiligen Gesellschaft definiert wird. Darüber hinaus hilft die an Rogers' Modell ausgerichtete Pflege sowohl den Patientinnen und Patienten als auch den Pflegekräften dabei, «sich ihrer eigenen Rhythmen bewußt zu werden und zwischen einer Bandbreite von Optionen, die mit ihren Wahrnehmungen von Wohlbefinden kongruent sind, auszuwählen» (Malinski, 1986 c, S. 29). Sie führt außerdem zur Akzeptanz der Vielfalt als Norm, zu einem vertieften Bewußtsein für die integrale Verbundenheit von Mensch und Umwelt sowie zu einer positiven Einstellung zum Prozeß der Veränderung (Malinski, 1986 c).

Logische Kongruenz

Es gibt keinerlei Hinweise auf logische Unstimmigkeiten in den inhaltlichen Aussagen der Wissenschaft vom unitären Menschen. Sie sind direkt von Rogers' philosophischen Überzeugungen abgeleitet, und die für Rogers typische Sicht der Person und ihrer Umwelt spiegelt sich konsequent in allen Komponenten des Modells wider. Auch die Charakteristika von Systemen und Entwicklungsmodellen, welche die inhaltlichen Aussagen der Wissenschaft vom unitären Menschen prägen, werden auf logisch kongruente Weise aufgegriffen.

Ableitung von Theorien

Von der Wissenschaft vom unitären Menschen leitete Rogers (1980 a, 1986, 1992 b) drei rudimentäre Theorien ab. Die *Theorie der beschleunigten Evolution* postuliert, daß sich die evolutionäre Veränderung beschleunigt und die Vielfalt von Lebensprozessen ständig vergrößert. Dies schlägt sich nach Rogers' Theorie in «höheren Wellenfrequenzen der Feldmuster» (1980 a, S. 334) nieder. Um der sich beschleunigenden Veränderung gerecht zu werden, «bilden sich neue Normen heraus» (1992 b, S. 32). Beispiele hierfür sind die im Vergleich zu den noch vor einigen Jahrzehnten gemessenen Werten deutlich höheren Blutdruckwerte und die längeren durchschnittlichen Wachphasen bei Menschen aller Altersgruppen. Darüber bietet Rogers' Theorie eine neue Erklärung für die Hyperaktivität bei Kindern, indem sie diese als Manifestation der beschleunigten Evolution des menschlichen Energiefelds deutet. Rogers (1992 b) bemerkte dazu: «Interessanterweise zeigen begabte und sogenannte hyperaktive Kinder häufig die gleichen Verhaltensweisen. Es scheint daher vernünftiger, die Hypothese aufzustellen, daß die sogenannte Hyperaktivität für eine beschleunigte Evolution steht, als ein Energiefeldmuster zu verurteilen, weil es von überholten Normen und irrigen Erklärungen abweicht» (S. 32).

Bei der *Theorie der rhythmischen Korrelate der Veränderung* geht es um die Rhythmen menschlicher und umweltbezogener Energiefelder, die «nicht mit den biologischen oder psychischen Rhythmen bzw. ähnlichen partikulär auftretenden Phänomenen verwechselt werden dürfen» (Rogers, 1980 a, S. 335). «Manifestationen der Beschleunigung menschlicher Feldrhythmen», erklärt Rogers (1992 b), «gehen mit höheren Frequenzen umweltbezogener Feldmuster einher. Menschen und ihre Umwelt entwickeln und verändern sich gemeinsam» (S. 32). Die Theorie postuliert, daß die beschleunigte Evolution und zunehmende Vielfalt menschlicher Feldmuster integral mit einer vergleichbaren Entwicklung bei den umweltbezogenen Feldmustern korreliert. Als Beispiele gelten Bevölkerungsexplosion und steigende Lebenserwartung sowie raschere Umweltveränderungen, wachsende atmosphärische und kosmologische Komplexität, eskalierender Fortschritt von Wissenschaft und Technologie und die Ausdehnung des menschlichen Lebens ins Weltall.

Die *Theorie der paranormalen Phänomene* bietet eine Erklärung für Phänomene wie Präkognition, Déjà-vu und Telepathie. Im Rahmen der Wissenschaft vom unitären Menschen, erklärt Rogers (1980 a), «werden solche Vorkommnisse eher ‹normal› als ‹paranormal›» (S. 335). Dies liegt daran, daß in einer pandimensionalen Welt weder ein linearer Zeitbegriff noch irgendeine Trennung zwischen menschlichen und umweltbezogenen Energiefeldern existiert, so daß die Gegenwart für die Person relativ ist. Die Theorie bietet auch eine Erklärung für die Wirksamkeit alternativer Heilmethoden wie Meditation und therapeutische Berührung. Rogers (1992 b) bemerkt dazu: «Meditative Modalitäten lassen Manifestationen eines höheren Wachzustands erkennen» (S. 32).

Krieger (1975) führt die alternative, nicht-invasive Heilmethode der therapeutischen Berührung in die Pflegeliteratur ein. Miller (1979) integriert diese Methode in Rogers' Pflegemodell, indem sie feststellte, daß «die Wissenschaft vom unitären Menschen, wie Rogers sie formulierte, dazu genutzt werden kann, die heilende Wirkung der therapeutischen Berührung zu erklären – ein Phänomen, das andere Theorien nicht zu deuten vermochten» (S. 279). Im Rahmen der Wissenschaft vom unitären Menschen gilt die therapeutische Berührung als nicht-invasive Modalität, die hinsichtlich der menschlichen und umweltbezogenen Energiefelder sowohl eine Einschätzung der sich manifestierenden Muster als auch eine bewußte Musterbildung umfaßt. Insofern spiegeln sich in ihr die Prinzipien der Resonanz und der Integralität wider (Quinn & Strelkauskas, 1993). Boguslawski (1979) interpretiert sie als Energietransfer von der Pflegekraft zum Klienten, aus dem eine Veränderung im Energiefeldmuster resultiert. Die therapeutische Berührung wird als «bewußte, zweckgerichtete Musterbildung im Pflegekraft-Umwelt/Patient-Umwelt-Energiefeldprozeß (Meehan, 1993, S. 73) konzeptualisiert.

Rogers (1980 a, 1986) weist auf mehrere Beispiele für Veränderungen im menschlichen Leben hin, die sie als Unterstützung für ihre Theorie wertet. Dabei bezieht sie sich z. B. auf Tofflers (1970, 1980) Untersuchungen über das menschliche Schlaf- und Wachverhalten, aus denen ersichtlich wird, daß Menschen aller Altersgruppen insgesamt deutlich weniger schlafen. Auch die Arbeiten von Johnson, Fitzpatrick und Donovan (1982) zur Beziehung von Entwicklungsstadium und Zeitorientierung werden bei Rogers ausführlich zitiert.

Aber auch andere Autorinnen und Autoren haben von Rogers' Pflegemodell Theorien abgeleitet. So entwickelte z. B. Newman (1986) eine allgemeine Theorie der Gesundheit als sich erweiterndes Bewußtsein, die sich auf die Begriffe Zeit, Raum, Bewegung, Bewußtsein und Muster stützt. Die zentrale These dieser Theorie besagt, daß die Gesundheit mit der Erweiterung des Bewußtseins gleichzusetzen ist. Nach Newman (1986) ist «jede Person in jeder Situation, egal wie krank sie ist oder wie hoffnungslos ihre Lage scheint, Teil des universellen Prozesses des sich erweiternden Bewußtseins» (Newman, 1992, S. 650).

Parse (1981, 1992) formulierte die ebenfalls sehr allgemeine Theorie des menschlichen Werdens, in der er «Martha E. Rogers' Prinzipien und Vorstellungen mit wichtigen Grundsätzen und Komponenten des existentialistisch-phänomenologischen Denkens» (1981, S. 4) zu vereinen versuchte. Dabei standen Rogers' Prinzipien der Helizität, der Integralität und der Resonanz, ihre Begriffe Energiefeld, Offenheit, Muster und Pandimensionalität sowie die existentialistisch-phänomenologischen Grundsätze der menschlichen Subjektivität und Intentio-nalität und die Begriffe der Ko-Konstitution, der Ko-Existenz und der situativen Freiheit im Vordergrund. Die zentrale These der Theorie des menschlichen Werdens lautet, daß «Menschen sich mit dem Universum in einem gemeinsamen Prozeß der Schaffung von Gesundheit befinden» (1992, S. 37).

Fitzpatricks (1983, 1989) Rhythmusmodell stützt sich auf Rogers' Pflegemodell und die Forschungsergebnisse von Fitzpatrick (1980), Fitzpatrick und Donovan (1978) sowie Fitzpatrick, Donovan und Johnston (1980). Es handelt sich um «ein Entwicklungsmodell, das davon ausgeht, daß die Prozesse der menschlichen Entwicklung von Rhythmen bestimmt sind. Die menschliche Entwicklung tritt im Kontext der kontinuierlichen Interaktion zwischen Person und Umwelt auf. Grundlegende menschliche Rhythmen, in denen sich diese Entwicklung manifestiert, geben Hinweise auf die ganzheitliche Funktionalität des Menschen. Dazu gehören zeitliche Muster, Bewegungsmuster, Bewußtseinsmuster und perzeptuelle Muster. Die von Rogers entwickelten rhythmischen Korrelate sind mit diesem Rhythmusmodell konsistent» (Fitzpatrick, 1989, S. 405).

Barrett (1986) formulierte die konkretere Theorie der wissentlichen Teilhabe am Veränderungsprozeß, die sie vom Prinzip der Helizität ableitete. «Die Fähigkeit, wissentlich am Prozeß der Veränderung teilzunehmen», bezeichnet sie als wesentliche Voraussetzung «für die kontinuierliche Neubildung menschlicher und umweltbezogener Energiefeldmuster» (S. 174) und fährt fort: «Wissentliche Teilhabe heißt, sich der eigenen Entscheidung bewußt zu sein, sich frei zu fühlen, der eigenen Entscheidung zu folgen und dies mit voller Absicht zu tun. Bewußtsein und die Freiheit zu zielgerichtetem Handeln sind für die eigene Teilhabe an kreativen Veränderungsprozessen ausschlaggebend» (S. 175).

Bei der Entwicklung der konkreteren Theorie des menschlichen Energiefelds bezog sich Ference (1986b, 1989b) in erster Linie auf das Prinzip der Resonanz. Ihre Theorie besagt, daß «sich das menschliche Energiefeld kontinuierlich auf größere Komplexität, Vielfalt und Differenzierung zubewegt» (1989b, S. 123).

Reed (1991) formuliert die Erkenntnisse mehrerer Lebensspannen-Theorien zur Selbst-Transzendenz im Kontext der Wissenschaft vom unitären Menschen neu. Dabei definiert sie Selbst-Transzendenz als «besonderes Muster der Expansion konzeptueller Grenzen» (S. 72). Ihre Theorie postuliert, daß «die Expansion konzeptueller Grenzen durch intrapersonale, interpersonale und zeitliche Erfahrungen bei Individuen, die mit dem möglichen Ende des eigenen Lebens konfrontiert sind, von ihrer Entwicklung her angemessen und mit Indikatoren des Wohlbefindens verbunden ist» (S. 72).

Leddy (1993) hat das Prinzip der Integralität durch ein ausführliches Studium der Literatur verwandter Disziplinen neu konzeptualisiert. Dies führte zur Entwicklung des *Human Energy Systems (HES) Model*, von dem sie drei konkretere Theorien (des Wohlbefindens, der Gesundheit und der Pflege) sowie zwei Instrumente ableitete. Der *Well-Being Index* soll das als «dynamischer, durch Ziel und wahrgenommene Möglichkeit der Beeinflussung von Veränderungsprozessen charakterisierter Zustand» (Leddy, 1993, S. 57) charakterisierte Wohlbefinden messen. Die *Synchrony Scale* dagegen mißt Wohlergehen und die Expansion von Synchronie – eine Musterbildung, welche die Teilhabe an menschlichen und umweltbezogenen Veränderungen begleitet (Leddy, persönliche Mitteilung, 4. September 1993).

Glaubwürdigkeit

Praktische Nützlichkeit

Die praktische Nützlichkeit der Wissenschaft vom unitären Menschen ist durch ihren vielfältigen Einsatz in der Forschung, Ausbildung, Administration und Praxis der Krankenpflege ausführlich belegt. Seit 1983 werden in New York alle zwei bis drei Jahre «National Rogerian Conferences» abgehalten; Sponsoren sind die New York University Division of Nursing, die Division of Nursing Alumni Association und das Upsilon Chapter of Sigma Theta Tau International. Zwei Bücher, *Exploration on Martha Rogers' Science of Unitary Human Beings* (Malinski, 1986 a) und *Visions of Rogers' Science-Based Nursing* (Barrett, 1990 d) sind ausschließlich der Diskussion der auf Rogers' Wissenschaft vom unitären Menschen basierenden Forschung und Pflegepraxis gewidmet. 1994 kamen zwei weitere Bücher, *Martha E. Rogers: Eighty Years of Excellence* und *Martha E. Rogers: Her Life and Her Work* (Barrett & Malinksi, 1994 a, 1994 b), heraus, die sich mit dem Werk und der Biographie Martha E. Rogers' beschäftigen. Die gesammelten Vorträge der vierten «National Rogerian Conference» erschienen im gleichen Jahr in Buchform unter dem Titel *Rogers' Scientific Art of Nursing Practice* (Madrid & Barrett, 1994). Seit 1993 erscheint die Zeitschrift *Visions: The Journal of Rogerian Nursing Science.*

Die konkrete Arbeit mit Rogers' Pflegemodell erfordert ein beachtliches Vorwissen und kontinuierliche Weiterbildung. Rogers (1990 b) selbst meint, die Umsetzung ihres Modells in der Pflegepraxis sei mit lebenslangem Lernen verbunden. Darüber hinaus sind Kreativität und Mitgefühl erforderlich. Die besondere Perspektive der Wissenschaft vom unitären Menschen bedarf «neuer Denkweisen, neuer Fragen, neuer Interpretationen» (Rogers, 1990 b, S. 111). Doch wenn Krankenschwestern und -pfleger «erst einmal gelernt haben, stets aufs neue zu durchdenken, womit sie es zu tun haben, wird die Praxis immer wieder neu und innovativ sein» (Rogers, zitiert in Takahashi, 1992, S. 89).

Rogers' Vorstellung von der Person als unitärem Wesen und die Zusammenfassung ihres Pflegemodells in nur wenige Begriffe und Prinzipien mögen in ihrer Einfachheit auf den ersten Blick bestechend und elegant erscheinen, doch stellt Newman (1972) fest: «Viele Absolventinnen und Absolventen der Pflegewissenschaft können bezeugen, wie schwierig es ist, das eigene Denken neu zu organisieren, um sich und andere als unitäre Wesen, nicht als Ansammlung von Organen, Systemen und verschiedenen psychosozialen Komponenten zu begreifen» (S. 451/452).

Obgleich das gleiche im Prinzip für alle Pflegemodelle gilt, die einen ganzheitlichen Ansatz verfolgen, fällt der Zugang zu Rogers' Wissenschaft vom unitären Menschen manchen Pflegekräften besonders schwer.

Dies mag daran liegen, daß die Übernahme von Rogers' Sichtweise «eine neue Synthese, einen kreativen Sprung und die Verinnerlichung neuer Überzeugungen und Werte notwendig macht» (Rogers, 1989, S. 188). Vielleicht liegt es aber auch daran, daß die Begrifflichkeit der Wissenschaft vom unitären Menschen für manche sehr ungewohnt ist. Rogers (1970, 1978 a, 1980 b, 1986, 1990 a, 1992 b) hat ihre Terminologie wiederholt verteidigt, dabei aber auch eingeräumt, daß Neulinge sich mit einem umfangreichen Vokabular vertraut machen müssen, das den meisten Pflegekräften eher fremd ist. Um ihnen diese Aufgabe zu erleichtern, sind ihren jüngeren Publikationen (Rogers, 1986, 1990 a, 1992 b) ausführliche Glossare beigefügt.

Ungeachtet dieser Problematik ist die Umsetzung der Wissenschaft vom unitären Menschen in der Pflegepraxis durchaus möglich. Ference (1989 b) beschreibt einen zwölfmonatigen Umsetzungsplan, der auch die erforderlichen menschlichen und materiellen Ressourcen berücksichtigt. Der erste, sich über etwa sechs Monaten erstreckende Teil besteht aus fünf Phasen und beinhaltet die Einführung des Modells bei der Pflegeleitung und dem Pflegepersonal.

In der ersten Phase werden über einen Zeitraum von vier bis sechs Wochen etwa zehn Unterrichtsstunden abgehalten, in denen das Erlernen der Begriffe und Prinzipien im Vordergrund steht. Strukturierte Diskussionen mit einer «Expertin» werden durch Lektüreempfehlungen und kommentierte Bibliographien ergänzt.

In der zweiten Phase wird das Personal mit Rogers' Modell in Pflegekonferenzen vertraut gemacht. In diesen Konferenzen wird über die Integration der Begriffe und Prinzipien in tägliche klinische Situationen beraten.

In der dritten Phase entwirft das Personal erste Pflegepläne und nutzt diese dazu, ihren Kolleginnen und Kollegen Rogers' Modell zu erklären. Gleichzeitig beginnt es, die Pflegepläne umzusetzen.

In der vierten Phase steht das Feedback durch eine «Expertin» im Vordergrund. Ference (1989 b) stellte fest, daß die Vorbildfunktion in dieser Phase besonders wirksam ist, vor allem bei Pflegekräften, die zunächst skeptisch waren oder Verständnisschwierigkeiten hatten.

In der fünften Phase wird der nach Rogers' Modell gestaltete Pflegeprozeß mit Hilfe eines besonderen Instruments überprüft. Zusätzlich wird durch Pflegekonferenzen, direkte gegenseitige Beobachtung sowie Beratung durch die Expertin die Umsetzung des Modells diskutiert und weiter intensiviert.

Der zweite Teil erstreckt sich ebenfalls über sechs Monate und beinhaltet die administrative Umsetzung des Pflegemodells. Standards, Dokumentationssysteme und Programme zur Qualitätssicherung müssen so revidiert werden, daß sie mit der Wissenschaft vom unitären Menschen in Übereinstimmung stehen.

Mason und Patterson (1990) stellten fest, daß Rogers' Modell sicherlich in die pflegerische Praxis umsetzbar sei und zu günstigen Ergebnissen führe, die Möglichkeiten seines Einsatzes in Spezialkliniken für geistig behinderte Menschen jedoch beschränkt seien. Mason und Chandley (1990) halten die Anwendung des Modells in Spezialkrankenhäusern für forensische Psychiatrie für «wenig erfolgversprechend, und zwar nicht nur wegen der komplexen Philosophie des Modells, sondern auch, weil es die politisch-legalen Komponenten nicht beeinflussen kann» (S. 671).

Pflegeforschung. Die Nützlichkeit der Wissenschaft vom unitären Menschen für die Pflegeforschung ist ausreichend dokumentiert. In ihrem Überblick über die auf Rogers' Modell basierende Forschungstätigkeit stellt Ference (1986 a) fest, daß die frühen, ausnahmslos als Dissertationen an der New York University durchgeführten Studien «auf einigen groben Richtlinien und der Philosophie beruhten, daß Pflegekräfte für ganzheitliche Menschen zu sorgen haben» (S. 37). Mitte der sechziger Jahre konzentrierten sich die Arbeiten auf die menschliche Entwicklung (z. B. Porter, 1968) und die Interaktion zwischen Mensch und Umwelt (z. B. Mathwig, 1968). In den späten sechziger und frühen siebziger Jahren standen Untersuchungen über das Körperbild (z. B. Fawcett, 1977; Chodil, 1979) und in der Mitte der siebziger Jahre Untersuchungen über die Variable Zeit (z. B. Newman, 1971; Fitzpatrick, 1976) im Vordergrund. Darüber hinaus gab es Studien zur Kontrolle, Feldunabhängigkeit und Differenzierung (z. B. Barnard, 1973; Miller, 1974; Swanson, 1976).

Ference (1986 a) weist darauf hin, daß die meisten frühen Arbeiten Rogers' Werk nur zitierten, um dann als Basis für ihre Hypothesen Theorien von anderen Disziplinen zu entlehnen. Die in den späten siebziger und in den achtziger Jahren durchgeführten Forschungsprojekte dagegen stützten sich ausschließlich auf

Rogers' Modell und rückten meist ein ausgewähltes Prinzip der Homöodynamik in den Mittelpunkt der Untersuchungen. Eine der ersten Studien dieser Art wurde von Ference (1980) selbst durchgeführt. Alle auf der Wissenschaft vom unitären Menschen basierenden Dissertationen und Magisterarbeiten, die mit Hilfe von *Dissertation Abstracts International* und *Master's Abstracts International* ermittelbar waren, sind in der Bibliographie am Ende dieses Kapitels aufgeführt.

Von den auf der Wissenschaft vom unitären Menschen basierenden Forschungsberichten beziehen sich einige auf die Entwicklung neuer Meßinstrumente; außerdem liegen einige wenige deskriptive und experimentelle Studien sowie mehrere Korrelationsstudien vor. Ference (1986 b) entwickelte den *Human Field Motion Test*, um die Wahrnehmung der Person von der Frequenz der Energiefeldbewegung zu messen, Barrett (1986) den *Power as Knowing Participation in Change Test*, um die Fähigkeit der Person, wissentlich am Prozeß der Veränderung teilzuhaben, ermitteln zu können. Die von Paletta (1990) vorgestellten, dreiteiligen *Temporal Experience Scales (TES)* messen die subjektive Zeitwahrnehmung. Wrights (1991) *Human Energy Field Assessment Form* unterstützt die «Einschätzung des menschlichen Energiefelds bei der therapeutischen Berührung» (S. 635) und ermöglicht es, Störungen zu lokalisieren und deren Intensität zu bestimmen. Carboni (1992) entwickelte ein Instrument zur Erforschung der Beziehung zwischen menschlichem und umweltbezogenem Energiefeld, «um die heilenden Aspekte dieser Beziehung … besser zu verstehen und zu nutzen» (S. 137). Johnston (1993) entwarf die *Human Field Image Metaphor Scale*, mit der sich «das individuelle Bewußtsein von der unendlichen Ganzheit des menschlichen Energiefelds» (persönliche Mitteilung von Rogers, 1991, zitiert in Johnson, 1993, S. 55) ergründen läßt.

Banonis (1989) beschrieb die Erfahrungen ehemaliger Suchtkranker und bezog sich dabei sowohl auf Parse (1981) als auch auf Rogers' Wissenschaft vom unitären Menschen. Malinski (1991) und Reeder (1991) beschäftigten sich mit dem Humor und dessen positiver Funktion im Prozeß der bewußten gemeinsamen Musterbildung. Gulick und Bugg (1992) schilderten die Musterbildung bei Menschen mit Multipler Sklerose, und Heidt (1990) und Samarel (1992) berichteten von den positiven Auswirkungen der therapeutischen Berührung.

Von Rogers' Modell abgeleitete Korrelationsstudien haben sich mit den Beziehungen so unterschiedlicher Variablen beschäftigt wie Kreativität, Verwirklichung und Empathie (Alligood, 1986, 1991); mystische Erfahrung, Differenzierung und Kreativität (Cowling, 1986 a); die Erfahrung des Sterbens, die Erfahrung paranormaler Ereignisse und Kreativität (McEvoy, 1990); verschiedene Umweltbedingungen und die Wahrnehmung von Zeit und Erholsamkeit (Smith, 1984, 1986); Zeitwahrnehmung, Offenheit, kontinuierliche Verände-

rung, Kreativität und Innovation (Paletta, 1990); Zeitwahrnehmung und Sterbe-
prozeß (Rawnsley, 1986); Zeiterfahrung, Kreativität, Differenzierung und Feldbewegung (Ference, 1986 b); Feldbewegung, Feldrhythmen, Kreativität, Vielfalt sensorischer Phänomene und Zeitwahrnehmung (Yarcheski & Mahon,
1991); aufgezwungene und natürliche Feldbewegung (Gueldner, 1986); Feldbewegung und Macht (Barrett, 1986); Feldbewegung und Wellenfrequenz
(Benedict & Burge, 1990); sichtbare Lichtwellen und Schmerzerfahrung (Mac
Donald, 1986); Hyperaktivität und Wahrnehmung von kurzen Lichtwellen
(Malinski, 1986 d); Geschlechterrolle, Identität, Weiblichkeit und Selbstkonzept
während der Schwangerschaft (Brouse, 1985); Selbstverwirklichung, Vorstellung von Gesundheit und Gesundheitsverhalten (Laffrey, 1985); wahrgenommene Körpergröße, soziale Distanz, Körpergewicht und Selbstverwirklichung
(Clarke, 1986); Körpertemperatur, Aktivität und Wohlbefinden (Mason, 1988).

Verschiedene experimentelle Studien haben sich mit den Auswirkungen nicht-
invasiver Modalitäten, darunter therapeutische Berührung und geführte Phantasiereisen, beschäftigt. Hinsichtlich der therapeutischen Berührung ging es dabei
um die Hämoglobinwerte (Krieger, 1974); Angst (Quinn, 1984, 1989); Angst,
Stimmung, Zeitwahrnehmung, Wahrnehmung von der Effektivität der therapeutischen Berührung und Immunfunktion (Quinn & Strelkauskas, 1993); Zeit-
verzerrung (Quinn, 1992); Spannungskopfschmerz (Keller & Bzdek, 1986); und
postoperative Schmerzen (Meehan, 1993). Bei den geleiteten Phantasiereisen
wurden die Auswirkungen auf die Zeitwahrnehmung und die Feldbewegung
untersucht (Butcher & Parker, 1988, 1990).

Darüber hinaus beschrieben Goldberg und Fitzpatrick (1980) die Auswirkungen von Bewegungstherapie auf Moral und Selbstachtung, Gil und Atwood
(1981) die Auswirkungen des epidermalen Wachstumsfaktors auf die Wundheilung. Meehan (1992) studierte den Einfluß von Kenntnissen über die aktuelle
Finanzlage des Krankenhauses auf die Einstellung der Pflegekräfte zur Krankenhausverwaltung und zur Kostendämpfung. Floyd (1983, 1984) untersuchte die
Schlaf-/Wachzyklen von Schichtarbeitern sowie die Wechselwirkung von individuellen zirkadianen Rhythmen und den Ruhe- bzw. Aktivitätsphasen im Tages-
ablauf eines psychiatrischen Krankenhauses. Gaydos und Farnham (1988)
erforschten Blutdruck und Herzfrequenz und Blutdruck beim Streicheln eines
vertrauten Hundes, beim Streicheln eines fremden Hundes und beim Lesen.

Andere Studien widmeten sich familiären Phänomenen. So untersuchte z. B.
Schodt (1989) die Beziehungsmuster zwischen Vater/Fötus-Beziehung, Mut-
ter/Fötus-Beziehung und Couvade («Männerkindbett»). Boyd (1990) stellte die
Mutter/Tochter-Identifikation in den Mittelpunkt seiner Studie, Sanchez (1989)
befaßte sich mit den Beziehungen zwischen Empathie, Vielfalt und Telepathie in

Mutter/Tochter-Dyaden. Die Ausweitung von Rogers' Modell auf die Familie wird auch in Fawcetts (1989) zusammenfassender Beschreibung eines Forschungsprojekts deutlich, das die Ähnlichkeiten bei den schwangerschaftsbezogenen Erfahrungen von Männern und Frauen (Veränderungen beim Körperbild, körperliche und psychische Symptome) zum Gegenstand hatte.

In anderen Forschungsberichten wird Rogers' Werk zitiert, ohne daß es einen Hinweis auf eine direkte Ableitung von Rogers' Modell gäbe. Lum et al. (1978) bezogen sich bei ihrer Untersuchung über die Ergebnisse pflegerischer Aktivitäten bei Krebspatientinnen und -patienten, die sich einer Chemotherapie unterziehen müssen, auf Rogers' (1970) Definition der Pflege. Reed (1987) verband ihre Studie über die Beziehung zwischen Spiritualität und Wohlbefinden bei unheilbar kranken Menschen mit der Vorstellung von der Transzendenz, die sie als Aspekt verschiedener Modelle, darunter Rogers' Wissenschaft vom unitären Menschen, begriff. Tompkins (1980) bezog sich bei der Diskussion ihrer Untersuchungsergebnisse auf Rogers' Arbeit sowie auf andere konzeptuelle Modelle. Smith (1983) stellte fest, daß die ihrer Studie über die familiäre Entwicklung in Haushalten mit minderjährigen Müttern und deren Kindern zugrundeliegende Sicht der Familie mit Rogers' Modell übereinstimmte.

Pflegeausbildung. Die Nützlichkeit der Wissenschaft vom unitären Menschen für die Pflegeausbildung ist ausreichend dokumentiert. Rogers (zitiert in Safier, 1977) stellte fest: «Ich weiß, daß viele Schulen mein Buch [*An Introduction to the Theoretical Basis of Nursing*] benutzen und viele zukünftige Krankenschwestern und -pfleger mit dieser Art des Denkens vertraut gemacht werden» (S. 328). Riehls (1980) Ergebnis, daß Rogers' Modell «gelehrt, von zukünftigen Pflegekräften praktiziert und von ihren Lehrerinnen und Lehrern umgesetzt wird» (S. 398), unterstützt diese Aussage. Allerdings gab Riehl nicht die Namen der Schulen an, die Rogers' konzeptuelles Modell einsetzen.

Allerdings gibt es spezifischere Hinweise auf den Einsatz des Modells, z. B. bei den Bakkalaureat-, Magister- und Promotionsstudiengängen an der New York University Division of Nursing in New York City. Rogers (1978 b) beschreibt die Abfolge der einzelnen Kurse im Bakkalaureat-Studiengang, die sich nach den chronologischen Phasen der menschlichen Entwicklung richtet. Auch Mathwig et al. (1990) schildern den Einsatz des Modells an der New York University. Young (1985) und Mathwig et al. (1990) schildern den auf Rogers' Wissenschaft vom unitären Menschen orientierten Aufbau des Bakkalaureat-Studiengangs an der Washburn University School of Nursing in Topeka, Kansas, sowie am Mercy College in Dobbs Ferry, New York.

Pflegeadministration. Auch über die Nützlichkeit der Wissenschaft vom unitären Menschen für die Pflegeadministration liegen inzwischen erste Berichte vor, so z. B. von der Umsetzung des Modells am Veterans Administration Medical Center in San Diego, Kalifornien (Garon, 1991; Kodiath, 1991); der University of Michigan Surgical Intensive Care Unit in Ann Arbor (Smith, Kupferschmid, Dawson & Briones, 1991); an einer interdisziplinären Schmerzklinik (Joseph, 1990) sowie in privaten Pflegepraxen (Barrett, 1990a, 1992; Hill & Oliver, 1993; Forker & Billings, 1989).

Garon (1991) präsentiert ein auf der Wissenschaft vom unitären Menschen basierendes Formular zur ganzheitlichen Einschätzung von Schmerzpatientinnen und -patienten, die in ihrer häuslichen Umgebung pflegerisch betreut werden. Tettero, Jackson und Wilson (1993) beschreiben ein entsprechendes Instrument für die pflegerische Diagnose in verschiedenen klinischen Situationen. Madrid und Winstead-Fry (1986) entwickelten ein Einschätzungsformular, das auf den Korrelaten der Musterbildung beruht.

Falco und Lobo (1985) stellten einen detaillierten, auf den Prinzipien der Homöodynamik beruhenden Leitfaden für die Pflegeprozesse vor, der bei der Pflege von Menschen mit den unterschiedlichsten gesundheitlichen Problemen eingesetzt werden kann, während der von Smith et al. (1991) entwickelte Pflegeprozeß vor allem für den Einsatz auf einer familienzentrierten chirurgischen Intensivstation geeignet ist.

Decker (1989) entwickelte ein auf der Wissenschaft vom unitären Menschen basierendes Pflegepraxismodell für ein ambulantes geriatrisches Diagnosezentrum und wies darauf hin, daß «sich die Rolle der professionellen Pflegekraft als Mitglied des geriatrischen Diagnoseteams problemlos klären läßt, wenn die pflegerischen Handlungen auf den Prinzipien der Helizität, Resonanz und Integralität beruhen» (S. 28).

Die von Hanchett (1979) vorgestellten diagnostischen Instrumente gründen sowohl auf Rogers' Modell als auch auf der allgemeinen Systemtheorie. Sie wurden in erster Linie für die Einschätzung von Energie, Individualität, Mustern sowie Organisationsformen von Gemeinschaften konzipiert.

Pflegepraxis. Rogers (1987a) behauptet, die positiven Auswirkungen ihres Modells auf Gesundheit und Wohlbefinden seien «bereits nachweisbar» (S. 123). Tatsächlich finden sich in der Fachliteratur zahlreiche Hinweise auf die Nützlichkeit der Wissenschaft vom unitären Menschen für die kreative pflegerische Betreuung von Menschen in den verschiedensten Altersgruppen und mit den unterschiedlichsten gesundheitlichen Problemen. Blair (1979) und Rogers (1986) diskutieren die pflegerische Betreuung hyperaktiver Kinder. Katch (1983),

Rogers (1986), Alligood (1990) und Cowling (1990a) diskutieren die Nützlichkeit von Rogers' Modell für die Pflege älterer Menschen.

Levine (1976) leitete ihre theoretische Erklärung für Erfahrungen während der Schwangerschaft und deren Implikationen für die Pflegepraxis von einer frühen Version des von Rogers entwickelten Modells ab. Rogers (1986) diskutiert die Nützlichkeit ihres Modells für die pflegerische Betreuung von Sterbenden sowie von Personen mit Hypertonie. Madrid und Winstead-Fry (1986) nutzen ihr auf der Wissenschaft vom unitären Menschen basierendes Einschätzungsformular, um die Energiefeldmuster einer 35jährigen Frau mit Hirnarterienaneurysma zu bestimmen, und beschreiben die daraus folgende pflegerische Planung, Intervention und Evaluation des Pflegeprozesses. Whelton (1979) kombinierte Rogers' Pflegeprozeß und verschiedene Erkenntnisse aus der Physiologie, Psychologie und Soziologie, um für Patientinnen und Patienten mit vermindertem Herzminutenvolumen und eingeschränkten neurologischen Funktionen entsprechende Pflegepläne zu entwerfen, und schildert die Umsetzung der Ergebnisse bei der Pflege eines Patienten mit vermindertem Herzminutenvolumen, Diabetes und Hypertonie sowie starker Behinderung durch ein wiederkehrendes Meningiom.

Kodiath (1991) schildert die Pflege einer 51jährigen Frau mit chronischen Schmerzen im Kontext der Wissenschaft vom unitären Menschen. Buczny, Speirs und Howard (1989) sowie Ference (1989a) wandten Rogers' Modell auf die Pflege unheilbarer kranker Patientinnen und Patienten an.

Tuyn (1992) beschreibt eine Kombination aus Rogers' Pflegemodell mit einer kurzen, lösungsorientierten Psychotherapie. Thompson (1990) diskutiert die Psychodynamik und Pflege eines Klienten mit einer Borderline-Persönlichkeitsstörung im Rahmen der Wissenschaft vom unitären Menschen.

Meehan (1990) schildert die Auswirkungen der therapeutischen Berührung bei einem Patienten mit Schmerzen durch Krebsmetastasen, Newshan (1989) bei Atembeschwerden, gastrointestinalen Symptomen, Fieber, Schmerz und Angst bei einem 29jährigen AIDS-Patienten. Madrid (1990) nutzte die therapeutische Berührung in Kombination mit der bewußten Musterbildung bei der Pflege eines 30jährigen AIDS-Patienten. Payne (1989) wandte die therapeutische Berührung bei den in einem Rehabilitationszentrum behandelten Patientinnen und Patienten an. Hill und Oliver (1993) gehen auf die therapeutische Berührung in der psychiatrischen Pflege ein.

Barrett (1990b) erläutert die bewußte Bildung von Gesundheitsmustern in ihrer privaten Pflegepraxis. Sie begreift diesen Ansatz als «eine Alternative der Pflegewissenschaft zur Psychotherapie» (S. 105) und als «wichtige Möglichkeit, die Klienten bei der wissentlichen Teilhabe am Veränderungsprozeß zu unterstützen» (Barrett, 1990c, S. 38).

Andere Veröffentlichungen berichten vom Einsatz der Wissenschaft vom unitären Menschen bei der pflegerischen Betreuung von Familien. Whall (1981) leitet von Rogers' Modell, Fawcetts (1975) Erweiterung des Modells auf das Familiensystem sowie verschiedenen Theorien zur Funktionalität von Familien ein logisch kongruentes konzeptuell-theoretisches System pflegerischen Wissens ab, das ihr als Basis für praktische Richtlinien bei der pflegerischen Betreuung und Behandlung von Familien dient. Auch Rogers (1983 a, 1983 b) selbst bezieht ihr Pflegemodell auf das Familiensystem und diskutiert dessen Einsatz in spezifischen familiären Situationen. Johnston (1986) und Reed (1986) entwickelten auf der Grundlage von Rogers' Modell verschiedene Ansätze zur Familientherapie. Hanchett (1990) geht auf den Einsatz des von Rogers formulierten Modells in der pflegerischen Betreuung größerer Gruppen oder Gemeinschaften ein, während Forker und Billings (1989) über den Umgang mit größeren Gruppen älterer Menschen berichten.

Kulturelle Kongruenz

Die Umsetzung der Wissenschaft vom unitären Menschen beruht auf dem Verständnis, daß «die Krankenpflege ein akademischer Beruf ist und keine abhängigen Funktionen hat. Wie alle anderen Berufe hat sie zahlreiche kooperative Funktionen, die unerläßlich sind, um die Gesellschaft mit den Dienstleistungen zu versorgen, die nur die Krankenpflege bieten kann. Über diese Kooperation hinaus hat keine Berufsgruppe das Recht, irgendwelche Aufgaben an andere Berufsgruppen zu delegieren. Jede Berufsgruppe ist dafür verantwortlich, im Kontext der sozialen Notwendigkeit die Grenzen des eigenen Tätigkeitsbereichs selbst zu bestimmen» (Rogers, 1985 a, S. 381). Professionelle Pflegekräfte sind «unabhängige Spezialistinnen und Spezialisten, die dazu ausgebildet wurden, Individuen, Familien, Gruppen und Gemeinschaften mit qualifizierten gesundheitsbezogenen Dienstleistungen zu versorgen. Sie sind für ihre Handlungen selbst verantwortlich und nur der Öffentlichkeit, der sie dienen, Rechenschaft schuldig. Darüber hinaus nehmen sie an der kooperativen Entscheidungsfindung mit Fachleuten anderer gesundheitsbezogener Berufe teil» (Rogers, 1985 a, S. 382).

Rogers' Sicht der professionellen Pflegepraxis, der Schwerpunkt auf der Förderung der Gesundheit aller Menschen, wo auch immer sie sich aufhalten mögen, und die Betonung der nicht-invasiven Modalitäten der pflegerischen Intervention, mag die Erwartungen mancher Verbraucherinnen und Verbraucher, aber auch mancher Pflegekräfte und Mitglieder anderer Berufsgruppen im Gesundheitswesen übersteigen. Tatsächlich spiegelt sich in Rogers' Wissenschaft vom unitären Menschen eine Sicht vom Menschen und seiner Umwelt wider, die eine neue Art des Denkens erforderlich macht, für die nicht alle Menschen Interesse oder Bereitschaft empfinden. Kann eine Pflegekraft «Energiefelder und Wellen nicht als ‹reale Welt› der Pflege wahrnehmen, wird sie auch die Wissenschaft vom unitären Menschen nicht akzeptieren» (Barnum, 1990, S. 43). Angesichts der breiten gesellschaftlichen Diskussion über die Kosteneffektivität im Gesundheitswesen, den Nutzen der Gesundheitsförderung und die Vorteile nicht-invasiver Behandlungsmodalitäten dürfte die Akzeptanz dieser Ideen allerdings steigen.

Mit der gesellschaftlichen Erwartung, daß Individuen an Entscheidungen, die ihre Gesundheit betreffen, aktiv teilnehmen sollten, ist Rogers' Wissenschaft vom unitären Menschen kongruent. Rogers (zitiert in Randell, 1992) stellt fest: «Unser Ziel ist die verbesserte Gesundheit, und in dieser Hinsicht schneiden Menschen, die ihre eigenen Entscheidungen treffen, am günstigsten ab. Die positivsten Prognosen hat das Individuum, das sich nicht passiv den Entscheidungen anderer beugt» (S. 181). Bramlet, Gueldner und Sowell (1990) unterstreichen den verbraucherorientierten Charakter von Rogers' Position.

Für die Befürworterinnen und Befürworter einer auf der Wissenschaft vom unitären Menschen basierenden Pflegepraxis stimmen Rogers' Vorstellungen natürlich mit ihren Ansichten über die Pflege überein. Ja, für viele von ihnen besteht die Pflegewissenschaft aus Rogers' Modell und den davon abgeleiteten Theorien. So kommentiert z. B. Blair (1979): «Die Pflegewissenschaft, wie sie von Rogers konzeptualisiert wurde, bietet eine solide Basis für die zentrale Aufgabe der Pflege – den Menschen über seinen gesamten Lebensprozeß hinweg helfend zu begleiten» (S. 302).

Rogers (1987 c) selbst hat ihre Vorstellungen über die Pflege als humanistisch und optimistisch, aber nicht utopisch charakterisiert. Der Arzt Hugh R. K. Barber (1987) bezeichnet sie als «nacheifernswertes Modell» (S. 12) und stellt fest: «Die neue Orientierung des Pflegeberufs erreicht auf subtilere Weise, was Ärzte seit jeher zu erreichen versuchen, wobei die Pflege diesem Ziel näherkommt und wir Ärzte uns langsam immer mehr von ihm zu entfernen scheinen» (S. 15).

Soziale Signifikanz

Rogers (1992 b) sieht den Zweck der Pflege darin, «Gesundheit und Wohlbefinden aller Personen zu fördern, wo auch immer sie sich aufhalten mögen» (S. 28). Whelton (1979) vertritt die Ansicht, daß die Umsetzung von Rogers' Modell den gesundheitlichen Status von Patientinnen und Patienten positiv beeinflussen könnte. «Indem wir mit ihnen eine wissenschaftlich begründete therapeutische Beziehung eingehen, können wir dazu beitragen, daß die möglicherweise vorhandenen Muster der unbewußten Selbstzerstörung außer Kraft gesetzt und durch das Streben nach dem optimalen Gesundheitspotential ersetzt werden» (S. 19). Miller (1979) spekuliert: «Würde Rogers' Modell befolgt, würden pflegerische Ansätze vielleicht eine größere Bandbreite individueller Verhaltensabweichungen berücksichtigen» (S. 286).

Die Hinweise für die soziale Signifikanz der auf der Wissenschaft vom unitären Menschen basierenden Pflegepraxis sind gemischt. Betont wird vor allem eine positive Auswirkung der therapeutischen Berührung auf Grundstimmung, Angst, Schmerz und den Bedarf an Schmerzmedikamenten (Jurgens, Meehan & Wilson, 1987; Newshan, 1989).

Empirische Untersuchungen unterstützen diese Behauptungen. Qualitative und quantitative Studien haben die günstigen Effekte der therapeutischen Berührung – stärkere Entspannung, geringere Schmerzen, nachlassende Ängstlichkeit und positivere Grundstimmung – systematisch dokumentiert (Heidt, 1990; Meehan, 1993; Samarel, 1992). Experimentelle Studien führten jedoch zu widersprüchlichen Ergebnissen. Die in einer Studie (Quinn, 1984) belegte Reduktion von Angst konnte in einer späteren Untersuchung (Quinn, 1989) nicht bestätigt werden. Weitere Forschungsprojekte sind notwendig.

Beiträge zur Pflegewissenschaft

Rogers war eine der ersten Pflegewissenschaftlerinnen, welche die Person explizit in den Mittelpunkt aller Überlegungen stellte. In einer zusammenfassenden Einschätzung der Bedeutung dieses Ansatzes stellt Newman (1972) fest: «Ein großer Teil der Verwirrung darüber, was der eigentliche Untersuchungsgegenstand der Pflegewissenschaft sei, wurde meiner Meinung nach aufgelöst, als Rogers das Phänomen benannte, das im Zentrum aller pflegerischen Bemühungen steht. Den Menschen … als Mittelpunkt der Pflege zu begreifen, machte die Entwicklung einer Theorie möglich, die nicht bloß für die Pflege relevant, sondern grundlegend ist» (S. 451/452).

Obgleich auch andere Pflegemodelle die Person ganzheitlich definieren, ist Rogers' Sichtweise einzigartig, da sie keine Teile, Komponenten oder Subsysteme der Person beschreibt, sondern die Person als unitäres, nicht teilbares und nicht reduzierbares Ganzes begreift. Anders als bei den übrigen ganzheitlichen Modellen ist darüber hinaus Rogers' Definition von Person und Umwelt als integrales Energiefeld einzigartig und visionär.

Rogers (zitiert in Safier, 1977) selbst stellt fest: «Mein konzeptuelles System … bietet einen grundlegenden Fundus pflegerischen Wissens, der nicht für alle, die mit Menschen arbeiten, relevant ist, aber für Pflegekräfte besondere Relevanz besitzt, nicht weil er für sie *per se* wichtig wäre, sondern weil er für Menschen und daher auch für Pflegekräfte wichtig ist» (S. 320). Rogers (1986) weist außerdem darauf hin, daß «die Wissenschaft vom unitären Menschen den spezifischen Geltungsbereich der Pflege benennt und das Potential von Pflegekräften beschreibt, beim Dienst am Menschen ihre soziale Verantwortung zu erfüllen» (S. 8).

Whall (1987) vertritt die Ansicht, daß Rogers' Modell die Pflegewissenschaft allein schon durch die vielen Debatten, die es ausgelöst hat, enorm vorangebracht hat. Es hat «lebhafte Diskussionen hervorgebracht und vielleicht mehr Fragen aufgeworfen als beantwortet. Durch die Debatte über verschiedene Techniken, die sich für die Messung einzelner Elemente einsetzen ließen, hat es verschiedene Ansätze deutlich gemacht und ... die Pflegewissenschaft durch diese Debatte gezwungen, sich weiter zu entwickeln, immer neue Fragen zu stellen und immer neue Antworten zu finden. Wenn dies ... im Endeffekt den Wert eines konzeptuellen Modells ausmacht, kann Rogers' Modell als Meilenstein gelten» (S. 158).

Wie die meisten anderen Autorinnen von Pflegemodellen, hat Rogers ihr Modell im Laufe der Jahre stets weiter ausgearbeitet und verfeinert. Rogers (1970) betont die Notwendigkeit der kontinuierlichen Weiterentwicklung ihres Modells: «Die Entstehung einer neuen Wissenschaft von der Pflege macht einen klaren, unmißverständlichen Bezugsrahmen erforderlich. Das soll nicht heißen, daß dieser Bezugsrahmen statisch oder inflexibel sein soll. Ganz im Gegenteil, er wird ständig weiterentwickelt, verändert und um neue Formulierungen ergänzt, während das empirische Wissen wächst, die konzeptuellen Daten an Klarheit gewinnen und die Verbindung zwischen den einzelnen Ideen neue Dimensionen annimmt» (S. 84).

Rogers hat ihr Ziel, die Krankenpflege durch die Entwicklung eines grundlegenden Fundus an pflegespezifischem Wissen voranzubringen, größtenteils erreicht. Sie selbst kommentiert: «Die Zukunft unseres Berufsstandes basiert darauf, daß sich die Krankenpflege als eigenständige wissenschaftliche Disziplin bekennt. Die Wissenschaft von der Pflege ist als Wissenschaft vom unitären Menschen definiert. Die Forschungspotentiale dieses abstrakten Modells sind vielfältig. Es ist logisch und wissenschaftlich haltbar, es ist flexibel und offen, und die Implikationen der auf ihm basierenden Praxis für die menschliche Gesundheit und menschliches Wohlbefinden sind bereits nachweisbar» (Rogers, 1987 a, S. 123).

Potentielle Anwenderinnen und Anwender des von Rogers entwickelten Modells sind genötigt, seine Stärken und Grenzen in Betracht zu ziehen und daran zu arbeiten, die Glaubwürdigkeit der relevanten konzeptuell-theoretisch-empirischen Strukturen systematisch zu überprüfen. Der kontinuierlichen Weiterentwicklung der Wissenschaft vom unitären Menschen haben sich die Mitglieder der 1986 gegründeten *Society of Rogerian Scholars* verpflichtet. Die Gesellschaft bringt die vierteljährlich erscheinenden *Rogerian Nursing Science News* und das Jahrbuch *Visions: The Journal of Rogerian Nursing Science* heraus.

Zusammenfassend läßt sich sagen, daß Martha E. Rogers einen wesentlichen Beitrag zur Pflegewissenschaft leistet, indem sie auf der Schwelle zum Weltraumzeitalter ein visionäres Paradigma vorstellt, das geeignet ist, der Wissenschaft und der Praxis der Krankenpflege Richtung und Orientierung zu geben. Wie Rogers (1990 b) selbst formuliert:

> Während eine ganzheitliche Realität unser Denken revolutioniert und die Erforschung des Weltalls Nebenprodukte liefert, die auch für das Leben auf dem Planeten Erde hilfreich sein können, wird sich die Krankenpflege ebenso verändern wie alle anderen Lebensbereiche. Wir stehen an der Schwelle einer phantastischen, ungeahnten Zukunft, und unser Potential für den Dienst am Menschen ist größer denn je zuvor. (S. 112)

Zitierte Literatur

Alligood, M.R. (1986). The relationship of creativity, actualization, and empathy in unitary human development. In V.M. Malinski (Ed.), *Explorations on Martha Rogers' Science of Unitary Human Beings* (pp. 145–160). Norwalk, CT: Appleton-Century-Crofts.

Alligood, M.R. (1989). Applying Rogers' model to nursing administration: Emphasis on environment, health. In B. Henry, C. Arndt, M. DiVincenti & A. Marriner-Tomey (Eds.), *Dimensions of nursing administration: Theory, research, education, and practice* (pp. 105–111). Boston: Blackwell Scientific Publications.

Alligood, M.R. (1990). Nursing care of the elderly: Futuristic projections. In E.A.M. Barrett (Ed.), *Visions of Rogers' science based nursing* (pp. 129–142). New York: National League for Nursing.

Alligood, M.R. (1991). Testing Rogers' theory of accelerating change. The relationships among creativity, actualization, and empathy in persons 18 to 92 years of age. *Western Journal of Nursing Research, 13,* 84–96.

Banonis, B.C. (1989). The lived experience of recovering from addiction: A phenomenological study. *Nursing Science Quarterly, 2,* 37–43.

Barber, H.R.K. (1987). Editorial: Trends in nursing: A model for emulation. *The Female Patient, 12*(3), 12, 14.

Barnard, R.M. (1973). Field independence-dependence and selected motor abilities. *Dissertation Abstracts International, 34,* 2737B.

Barnum, B.J.S. (1990). *Nursing theory: Analysis, application, evaluation* (3rd ed.). Glenview, IL: Scott, Foresman/Little, Brown Higher Education.

Barnum, B.J.S. (1994). *Nursing theory: Analysis, application, evaluation* (4th ed.). Philadelphia: JB Lippincott.

Barrett, E.A.M. (1986). Investigation of the principle of helicy: The relationship of human field motion and power. In V.M. Malinski (Ed.), *Explorations on Martha Rogers' Science of Unitary Human Beings* (pp.173–188). Norwalk, CT: Appleton-Century-Crofts.

Barrett, E.A.M. (1988). Using Rogers' science of unitary human beings in nursing practice. *Nursing Science Quarterly, 1,* 50–51.

Barrett, E.A.M. (1990a). The continuing revolution of Rogers' science-based nursing education. In E.A.M. Barrett (Ed.), *Visions of Rogers' science-based nursing* (pp.303–317). New York: National League for Nursing.

Barrett, E.A.M. (1990b). Health patterning with clients in a private practice environment. In E.A.M. Barrett (Ed.), *Visions of Rogers' science-based nursing* (pp.105–115). New York: National League for Nursing.

Barrett, E.A.M. (1990c). Rogers' science-based nursing practice. In E.A.M. Barrett (Ed.), *Visions of Rogers' science-based nursing* (pp.31–44). New York: National League for Nursing.

Barrett, E.A.M. (Ed.) (1990d). *Visions of Rogers' science-based nursing.* New York: National League for Nursing.

Barrett, E.A.M. (1992). Innovative imagery: A health-patterning modality for nursing practice. *Journal of Holistic Nursing, 10,* 154–166.

Barrett, E.A.M. (1993). Virtual reality: A health patterning modality for nursing in space. *Visions: The Journal of the Rogerian Nursing Science, 1,* 10–21.

Barrett, E.A.M. & Malinski, V.M. (Eds.) (1994a). *Martha E. Rogers: Eighty years of excellence.* New York: Society of Rogerian Scholars.

Barrett, E.A.M. & Malinski, V.M. (Eds.) (1994b). *Martha E. Rogers: Her life and her work.* Philadelphia: FA Davis.

Benedict, S.C. & Burge, J.M. (1990). The relationship between human field motion and preferred visible wavelenghts. *Nursing Science Quarterly, 3,* 73–80.

Bertalanffy, L. (1960). *Problems of life.* New York: Harper Torchbooks.

Blair, C. (1979). Hyperactivity in children: Viewed within the framework of synergistic man. *Nursing Forum, 18,* 293–303.

Boguslawski, M. (1979). The use of therapeutic touch in nursing. *Journal of Continuing Education in Nursing, 10*(4), 9–15.

Bohm, D. (1980). *Wholeness and the implicate order.* Boston: Routledge & Kegan Paul.

Boyd, C. (1990). Testing a model of mother-daughter identification. *Western Journal of Nursing Research, 12,* 448–468.

Bramlett, M.H., Gueldner, S.H. & Sowell, R.L. (1990). Consumer-centric advocacy: Its connection to nursing frameworks. *Nursing Science Quarterly, 3,* 156–161.

Brouse, S.H. (1985). Effect of gender role identity on patterns of feminine and self-concept scores from late pregnancy to early postpartum. *Advances in Nursing Science, 7*(3), 32–40.

Buczny, B., Speirs, J. & Howard, J.R. (1989). Nursing care of a terminally ill client. Applying Martha Rogers' conceptual framework. *Home Healthcare Nurse, 7*(4), 13–18.

Burr, H.S. & Northrop, F.S.C. (1935). The electro-dynamic theory of life. *Quarterly Review of Biology, 10,* 322–333.

Butcher, H.K. & Parker, N.I. (1988). Guided imagery with Rogers' Science of Unitary Human Beings. An experimental study. *Nursing Science Quarterly, 1,* 103–110.

Butcher, H.K. & Parker, N.I. (1990). Guided imagery within Rogers' Science of Unitary Human

Beings: An experimental study. In E.A.M. Barrett (Ed.), *Visions of Rogers' science-based nursing* (pp. 269–286). New York: National League for Nursing.

Capra, F. (1982). *The turning point*. New York: Simon & Schuster.

Carboni, J.T. (1992). Instrument development and the measurement of unitary constructs. *Nursing Science Quarterly, 5,* 134–142.

Caroselli-Dervan, C. (1990). Visionary opportunities for knowledge development in nursing administration. In E.A.M. Barrett (Ed.), *Visions of Rogers' science-based nursing* (pp. 151–158). New York: National League for Nursing.

Chardin, P.T. (1961). *The phenomenon of man*. New York: Harper Torchbooks.

Chin, R. (1980). The utility of systems models and developmental models for practitioners. In J.P. Riehl & C. Roy, *Conceptual models for nursing practice* (2nd ed., pp. 21–37). New York: Appleton-Century-Crofts.

Chodil, J.J. (1979). An investigation of the relation between perceived body space, actual body space, body image boundary, and self-esteem. *Dissertation Abstracts International, 39,* 3760B.

Clarke, P.N. (1986). Theoretical and measurement issues in the study of field phenomena. *Advances in Nursing Science, 9*(1), 29–39.

Cowling, W.R. III. (1986a). The relationship of mystical experience, differentiation, and creativity in college students. In V.M. Malinski (Ed.), *Explorations on Martha Rogers' Science of Unitary Human Beings* (pp. 131–143). Norwalk, CT: Appleton-Century-Crofts.

Cowling, W.R. III. (1986b). The science of unitary human beings: Theoretical issues, methodological challenges, and research realities. In V.M. Malinski (Ed.), *Explorations on Martha Rogers' Science of Unitary Human Beings* (pp. 65–77). Norwalk, CT: Appleton-Century-Crofts.

Cowling, W.R. III. (1990a). Chronological age as an anomalie of evaluation. In E.A.M. Barrett (Ed.), *Visions of Rogers' science based nursing* (pp. 143–150). New York: National League for Nursing.

Cowling, W.R. III. (1990b). A template for unitary pattern-based nursing practice. In E.A.M. Barrett (Ed.), *Visions of Rogers' science based nursing* (pp. 45–65). New York: National League for Nursing.

Decker, K. (1989). Theory in action. The geriatric assessment team. *Journal of Gerontological Nursing, 15*(19), 25–28.

Einstein, A. (1961). *Relativity*. New York: Crown.

Falco, S.M. & Lobo, M.L. (1985). Martha E. Rogers. In Nursing Theories Conference Group, *Nursing theories: The base for professional nursing practice* (2nd ed., pp. 214–234). Englewood Cliffs, NJ: Prentice-Hall.

Fawcett, J. (1975). The family as a living open system: An emerging conceptual framework for nursing. *International Nursing Review, 22,* 113–116.

Fawcett, J. (1977). The relationship between spouses' strength of identification and their patterns of change in perceived body space and articulation of body concept during and after pregnancy. *Dissertation Abstracts International, 37,* 4396B.

Fawcett, J. (1989). Spouses' experiences during pregnancy and the postpartum: A program of research and theory development. *Image: Journal of Nursing Scholarship, 21,* 149–152.

Fawcett, J. (1994). Theory development using quantitative methods within the science of unitary human beings. In M. Madrid & Barrett, E.A.M. (Eds.), *Rogers' scientific art of nursing practice*. New York: National League for Nursing.

Fawcett, J. & Downs, F.S. (1986). *The relationship of theory and research.* Norwalk, CT: Appleton-Century-Crofts.

Ference, H.M. (1980). The relationship of time experience, creativity traits, differentiation and human field motion: An empirical investigation of Rogers' correlates of synergistic human development. *Dissertation Abstracts International, 40,* 5206B.

Ference, H.M. (1986a). Foundations of a nursing science and its evolution: A perspective. In V.M. Malinski (Ed.), *Explorations on Martha Rogers' Science of Unitary Human Beings* (pp.25–32). Norwalk, CT: Appleton-Century-Crofts.

Ference, H.M. (1986b). The relationship of time experience, creativity traits, differentiation and human field motion. In V.M. Malinski (Ed.), *Explorations on Martha Rogers' Science of Unitary Human Beings* (pp.95–106). Norwalk, CT: Appleton-Century-Crofts.

Ference, H.M. (1989a). Comforting the dying: Nursing practice according to the Rogerian model. In J.P. Riehl-Sisca, *Conceptual models for nursing practice* (3rd ed., pp.197–205). Norwalk, CT: Appleton & Lange.

Ference, H.M. (1989b). Nursing science theories and administration. In B. Henry, C. Arndt, M. DiVincenti & A. Marriner-Tomey (Eds.), *Dimensions of nursing administration: Theory, research, education, practice* (pp.121–131). Boston: Blackwell Scientific Publications.

Fitzpatrick, J.J. (1976). An investigation of the relationship between temporal orientation, temporal extension, and time perception. *Dissertation Abstracts International, 36,* 3310B.

Fitzpatrick, J.J. (1980). Patients' perceptions of time: Current research. *International Nursing Review, 27,* 148–153, 160.

Fitzpatrick, J.J. (1983). Life perspective rhythm model. In J.J. Fitzpatrick & A.L. Whall, *Conceptual models of nursing: Analysis and application* (pp.295–302). Bowie, MD: Brady.

Fitzpatrick, J.J. (1989). A life perspective rhythm model. In J.J. Fitzpatrick & A.L. Whall, *Conceptual models of nursing: Analysis and application* (2nd ed., pp.401–407). Norwalk, CT: Appleton & Lange.

Fitzpatrick, J.J. & Donovan, M.J. (1978). Temporal experience and motor behavior among the aging. *Research in Nursing and Health, 1,* 60–68.

Fitzpatrick, J.J., Donovan, M.J. & Johnston, R.L. (1980). Experience of time during the crisis of cancer. *Cancer Nursing, 3,* 191–194.

Floyd, J.A. (1983). Research using Rogers's conceptual system: Development of a testable theorem. *Advances in Nursing Science, 5*(2), 37–48.

Floyd, J.A. (1984). Interaction between personal sleep-wake rhythms and psychiatric hospital rest-activity schedule. *Nursing Research, 33,* 255–259.

Forker, J.E. & Billings, C.V. (1989). Nursing therapeutics in a group encounter. *Archives of Psychiatric Nursing, 3,* 108–112.

Fuller, R.B. (1981). *Critical path.* New York: St. Martin's Press.

Garon, M. (1991). Assessment and management of pain in the home care setting: Application of Rogers' Science of Unitary Human Beings. *Holistic Nursing Practice, 6*(1), 47–57.

Gaydos, L.S. & Farnham, R. (1988). Human-animal relationship within the context of Rogers' principle of integrality. *Advances in Nursing Science, 10*(4), 72–80.

Gill, B.P. & Atwood, J.R. (1981). Reciprocy and helicy used to relate mEFG and wound healing. *Nursing Research, 30,* 68–72.

Goldberg, W.G. & Fitzpatrick, J.J. (1980). Movement therapy with the aged. *Nursing Research, 29,* 339–346.

Goldstein, K. (1939). *The organism.* New York: American Book Company.

Gueldner, S.H. (1986). The relationship between imposed motion and human field motion in elderly individuals living in nursing homes. In V. M. Malinski (Ed.), *Explorations on Martha Rogers' Science of Unitary Human Beings* (pp. 161–172). Norwalk, CT: Appleton-Century-Crofts.

Gueldner, S. H. (1989). Applying Rogers' model to nursing administration: Emphasis on client and nursing. In B. Henry, C. Arndt, M. DiVincenti & A. Marriner-Tomey (Eds.), *Dimensions of nursing administration: Theory, research, education, and practice* (pp. 113–119). Boston: Blackwell Scientific Publications.

Gulick, E. E. & Bugg, A. (1992). Holistic health patterning in multiple sclerosis. *Research in Nursing and Health, 15,* 175–185.

Hanchett, E. S. (1979). *Community health assessment: A conceptual tool kit.* New York: John Wiley & Sons.

Hanchett, E. S. (1990). Nursing models and community as client. *Nursing Science Quarterly, 3,* 67–72.

Hanchett, E. S. (1992). Concepts from eastern philosophy and Rogers' Science of Unitary Human Beings. *Nursing Science Quarterly, 5,* 164–170.

Heidt, P. R. (1990). Openness: A qualitative analysis of nurses' and patients' experiences of therapeutic touch. *Image: Journal of Nursing Scholarship, 22,* 180–186.

Herrick, J. (1956). *The evolution of human nature.* Austin: University of Texas Press.

Hill, L. & Oliver, N. (1993). Technique integration: Therapeutic touch and theory-based mental health nursing. *Journal of Psychosocial Nursing and Mental Health Services, 31*(2), 19–22.

Johnston, L. W. (1993). The development of the human field image metaphor scale. *Visions: The Journal of Rogerian Nursing Science, 1,* 55–56.

Johnston, R. L. (1986). Approaching family intervention through Rogers' conceptual model. In A. L. Whall, *Family therapy theory for nursing* (pp. 11–32). Norwalk, CT: Appleton-Century-Crofts.

Johnston, R. L., Fitzpatrick, J. J & Donovan, M. J. (1982). Developmental stage: Relationship to temporal dimensions (Abstract). *Nursing Research, 31,* 120.

Joseph, L. (1990). Practical application of Rogers' theoretical framework for nursing. In M. E. Parker (Ed.), *Nursing theories in practice* (pp. 115–125). New York: National League for Nursing.

Jurgens, A., Meehan, T. C. & Wilson, H. L. (1987). Therapeutic touch as a nursing intervention. *Holistic Nursing Practice, 2*(1), 1–13.

Katch, M. P. (1983). A negentropic view of the aged. *Journal of Gerontological Nursing, 9,* 656–660.

Keller, E. & Bzdek, V. M. (1986). Effects of therapeutic touch on tension headache pain. *Nursing Research, 35,* 101–106.

Kodiath, M. F. (1991). A new view of the chronic pain client. *Holistic Nursing Practice, 6*(1), 41–46.

Krieger, D. (1974). The relationship of touch, in intent to help or heal to subjects' in vivo hemoglobin values: A study in personalized interaction. In American Nurses' Association, *Ninth Nursing Research Conference* (pp. 39–58). Kansas City, MO: American Nurses' Association.

Krieger, D. (1975). Therapeutic touch: The imprimatur of nursing. *American Journal of Nursing, 75,* 784–787.

Laffrey, S. C. (1985). Health behavior choice as related to self-actualization and health conception. *Western Journal of Nursing Research, 7,* 279–295.

Leddy, S. K. (1993). Controversies column: Commentary and critique. *Visions: The Journal of Rogerian Nursing Science, 1,* 56–57.

Levine, N.H. (1976). A conceptual model for obstetric nursing. *Journal of Obstetric, Gynecologic, and Neonatal Nursing, 5*(2), 9–15.

Lewin, K. (1964). *Field theory in the social sciences.* (D. Cartwright, Ed.) New York: Harper Torchbooks.

Lum, J.J., Chase, M., Cole, S.M., Johnson, A., Johnson, J.A. & Link, M.R. (1978). Nursing care of oncology patients receiving chemotherapy. *Nursing Research, 27,* 340–346.

Madrid, M. (1990). The participating process of human field patterning in an acute-care environment. In E.A.M. Barrett (Ed.), *Visions of Rogers' science based nursing* (pp.93–104). New York: National League for Nursing.

Madrid, M. & Barrett, E.A.M. (1994). *Rogers' scientific art of nursing practice.* New York: National League for Nursing.

Madrid, M. & Winstead-Fry, P. (1986). Rogers's conceptual model. In P. Winstead-Fry (Ed.), *Case studies in nursing theory* (pp.73–102). New York: National League for Nursing.

Malinski, V.M. (Ed.) (1986 a). *Explorations on Martha Rogers' Science of Unitary Human Beings.* Norwalk, CT: Appleton-Century-Crofts.

Malinski, V.M. (1986 b). Further ideas from Martha Rogers. In V.M. Malinski (Ed.), *Explorations on Martha Rogers' Science of Unitary Human Beings* (pp.9–14). Norwalk, CT: Appleton-Century-Crofts.

Malinski, V.M. (1986 c). Nursing practice within the science on unitary human beings. In V.M. Malinski (Ed.), *Explorations on Martha Rogers' Science of Unitary Human Beings* (pp.25–32). Norwalk, CT: Appleton-Century-Crofts.

Malinski, V.M. (1986 d). The relationship between hyperactivity in children and perception of short wavelength light. In V.M. Malinski (Ed.), *Explorations on Martha Rogers' Science of Unitary Human Beings* (pp.107–118). Norwalk, CT: Appleton-Century-Crofts.

Malinski, V.M. (1991). The experience of laughing at oneself in older couples. *Nursing Science Quarterly, 4,* 69–75.

Marriner-Tomey, A. (1989). *Nursing theorists and their work* (2nd ed.). St. Louis: CV Mosby.

Mason, D.J. (1988). Circadian rhythms of body temperature and activation and the well-being of older women. *Nursing Research, 37,* 276–281.

Mason, T. & Chandley, M. (1990). Nursing models in a special hospital: A critical analysis of efficacity. *Journal of Advanced Nursing, 15,* 667–673.

Mason, T. & Patterson, R. (1990). A critical review of the use of Rogers' model within a special hospital: A single case study. *Journal of Advanced Nursing, 15,* 130–141.

Mathwig, G.M. (1968). Living open systems, reciprocal adaptations and the life process. *Dissertation Abstracts International, 29,* 666B.

Mathwig, G.M., Young, A.A. & Pepper, J.M. (1990). Using Rogerian science in undergraduate and graduate nursing education. In E.A.M. Barrett (Ed.), *Visions of Rogers' science based nursing* (pp.319–334). New York: National League for Nursing.

McDonald, S.F. (1986). The relationship between visible lightwaves and the experience of pain. In V.M. Malinski (Ed.), *Explorations on Martha Rogers' Science of Unitary Human Beings* (pp.119–130). Norwalk, CT: Appleton-Century-Crofts.

McEvoy, M.D. (1990). The relationships among the experience of dying, the experience of paranormal events, and creativity in adults. In E.A.M. Barrett (Ed.), *Visions of Rogers' science based nursing* (pp.209–228). New York: National League for Nursing.

Meehan, D.B. (1992). Effects of budgetary knowledge on staff nurses attitudes toward administration and cost containment (Abstract). *Kentucky Nurse, 40*(2), 12.

Meehan, T.C. (1990). The science of unitary human beings and theory-based practice: Therapeutic touch. In E.A.M. Barrett (Ed.), *Visions of Rogers' science based nursing* (pp. 67–82). New York: National League for Nursing.

Meehan, T.C. (1993). Therapeutic touch and postoperative pain: A Rogerian research study. *Nursing Science Quarterly, 6,* 69–78.

Meleis, A.I. (1991) *Theoretical nursing: Development and progress* (2nd ed.). Philadelphia: JB Lippincott.

Miller, L.A. (1979). An explanation of therapeutic touch using the science of unitary man. *Nursing Forum, 18,* 278–287.

Miller, S.R. (1974). An investigation of the relationship between mothers' general fearfulness, their daughters' locus of control, and general fearfulness in the daughter. *Dissertation Abstracts International, 35,* 2281B.

Newman, M.A. (1971). An investigation of the relationship between gait tempo and time perception. *Dissertation Abstracts International, 32,* 2821B.

Newman, M.A. (1972). Nursing's theoretical evolution. *Nursing Outlook, 20,* 449–453.

Newman, M.A. (1986). *Health as expanding consciousness.* St. Louis: CV Mosby.

Newman, M.A. (1992). Window on health as expanding consciousness. In M. O'Toole (Ed.), *Miller-Keane encyclopedia and dictionary of medicine, nursing, and allied health* (5th ed., p. 650). Philadelphia: WB Saunders.

Newshan, G. (1989). Therapeutic touch for symptom control in persons with AIDS. *Holistic Nursing Practice, 3*(4), 45–51.

Paletta, J.R. (1990). The relationship of temporal experience to human time. In E.A.M. Barrett (Ed.), *Visions of Rogers' science based nursing* (pp. 239–254). New York: National League for Nursing.

Parse, R.R. (1981). *Man-Living-Health: A theory of nursing.* New York: John Wiley & Sons. Reprinted 1989. Albany, NY: Delmar.

Parse, R.R. (1992). Human becoming: Parse's theory of nursing. *Nursing Science Quarterly, 5,* 35–42.

Payne, R.R. (1989). The use of therapeutic touch with rehabilitation clients. *Rehabilitation Nursing, 14* (2), 69–72.

Phillips, J.R. (1989). Science of Unitary Human Beings: Changing research perspectives. *Nursing Science Quarterly, 2,* 57–60.

Phillips, J.R. (1990). Changing human potentials and future visions of nursing: A human field image perspective. In E.A.M. Barrett (Ed.), *Visions of Rogers' science based nursing* (pp. 13–25). New York: National League for Nursing.

Phillips, J.R. (1991). Human field research. *Nursing Science Quarterly, 4,* 142–143.

Polanyi, M. (1958). *Personal knowledge.* Chicago: University of Chicago Press.

Porter, L. (1968). Physical-physiological activity and infants' growth and development. *Dissertation Abstracts International, 28,* 4829B.

Quinn, J.F. (1984). Therapeutic touch as energy exchange: Testing the theory. *Advances in Nursing Science, 6*(2), 42–49.

Quinn, J.F. (1989). Therapeutic touch as energy exchange: Replication and extension. *Nursing Science Quarterly, 2,* 79–87.

Quinn, J.F. (1992). Holding sacred space: The nurse as healing environment. *Holistic Nursing Practice, 6*(4), 26–36.

Quinn, J.F. & Strelkauskas, A.J. (1993). Psychoimmunologic effects of Therapeutic Touch on practitioners and recently bereaved recipients: A pilot study. *Advances in Nursing Science, 15*(4), 13–26.

Randell, B. P. (1992). Nursing theory: The 21st century. *Nursing Science Quarterly, 5,* 175–184.

Rawnsley, M. M. (1986). The relationship between the perception of the speed of time and the process of dying. In V. M. Malinski (Ed.), *Explorations on Martha Rogers' Science of Unitary Human Beings* (pp. 79–93). Norwalk, CT: Appleton-Century-Crofts.

Reed, P. G. (1986). The developmental conceptual framework: Nursing reformulations and applications for family therapy. In A. L. Whall, *Family therapy theory for nursing: Four approaches* (pp. 69–91). Norwalk, CT: Appleton-Century-Crofts.

Reed, P. G. (1987). Spirituality and well-being in terminally ill hospitalized adults. *Research in Nursing and Health, 10,* 335–344.

Reed, P. G. (1991). Toward a nursing theory of self-transcendence: Deductive reformulation using developmental theories. *Advances in Nursing Science, 13*(4), 64–77.

Reeder, F. (1984). Philosophical issues in the Rogerian science of unitary human beings. *Advances in Nursing Science, 6*(2), 14–23.

Reeder, F. (1986). Basic theoretical research in the conceptual system of unitary human beings. In V. M. Malinski (Ed.), *Explorations on Martha Rogers' Science of Unitary Human Beings* (pp. 45–64). Norwalk, CT: Appleton-Century-Crofts.

Reeder, F. (1991). The importance of knowing what to care about: A phenomenological inquiry using laughing at oneself as a clue. In P. L. Chinn (Ed.), *Anthology on caring* (pp. 259–279). New York: National League for Nursing.

Riehl, J. P. (1980). Nursing models in current use. In J. P. Riehl & C. Roy, *Conceptual models for nursing practice* (2nd ed., pp. 393–398). New York: Appleton-Century-Crofts.

Riehl, J. P. & Roy, C. (1974). *Conceptual models for nursing practice.* New York: Appleton-Century-Crofts.

Riehl, J. P. & Roy, C. (1980). *Conceptual models for nursing practice* (2nd ed.). New York: Appleton-Century-Crofts.

Riehl-Sisca, J. P. (1989). *Conceptual models for nursing practice* (3rd ed.). New York: Appleton & Lange.

Rizzo, J. A. (1990). Nursing service as an energy field: A response to «Visionary opportunities for knowledge development in nursing administration». In E. A. M. Barrett (Ed.), *Visions of Rogers' science based nursing* (pp. 159–164). New York: National League for Nursing.

Rogers, M. E. (1961). *Educational revolution in nursing.* New York: Macmillan.

Rogers, M. E. (1964). *Reveille in nursing.* Philadelphia: FA Davis.

Rogers, M. E. (1970). *An introduction to the theoretical basis of nursing.* Philadelphia: FA Davis.

Rogers, M. E. (1978 a, December). *Nursing science: A science of unitary man.* Paper presented at Second Annual Nurse Educator Conference, New York. (Cassette recording.)

Rogers, M. E. (1978 b, December). *Application of theory in education and service.* Paper presented at Second Annual Nurse Educator Conference, New York. (Cassette recording.)

Rogers, M. E. (1980 a). Nursing: A science of unitary man. In J. P. Riehl & C. Roy, *Conceptual models for nursing practice* (2nd ed., pp. 329–337). New York: Appleton-Century-Crofts.

Rogers, M. E. (1980 b). *Science of unitary man. Tape I: Unitary man and his world: A paradigm for nursing.* New York: Media for Nursing. (Cassette recording.)

Rogers, M. E. (1980 c). *Science of unitary man. Tape II: Developing an organized abstract system: Synthesis of facts and ideas for a new product.* New York: Media for Nursing. (Cassette recording.)

Rogers, M. E. (1980 d). *Science of unitary man. Tape III: Principles and theories: Directions for desription, explanation and prediction.* New York: Media for Nursing. (Cassette recording.)

Rogers, M. E. (1980 e). *Science of unitary man. Tape IV: Theories of accelerating evolution, paranormal phenomena and other events.* New York: Media for Nursing. (Cassette recording.)

Rogers, M. E. (1980 f). *Science of unitary man. Tape V: Health and illness: New perspectives.* New York: Media for Nursing. (Cassette recording.)

Rogers, M. E. (1980 g). *Science of unitary man. Tape VI: Interventive modalities: Translating theories into practice.* New York: Media for Nursing. (Cassette recording.)

Rogers, M. E. (1983 a). The family coping with a surgical crisis: Analysis and application of Rogers' theory of nursing. In I. W. Clements & F. B. Roberts, *Family health: A theoretical approach to nursing care* (pp. 390–391). New York: John Wiley & Sons.

Rogers, M. E. (1983 b). Science of unitary human beings: A paradigm for nursing. In I. W. Clements & F. B. Roberts, *Family health: A theoretical approach to nursing care* (pp. 219–227). New York: John Wiley & Sons.

Rogers, M. E. (1985 a). The nature and characteristics of professional education for nursing. *Journal of Professional Nursing, 1,* 381–383.

Rogers, M. E. (1985 b). The need for legislation for licensure to practice professional nursing. *Journal of Professional Nursing, 1,* 384.

Rogers, M. E. (1985 c). A paradigm for nursing. In R. Wood & J. Kekahbah (Eds.), *Examining the cultural implications of Martha E. Rogers' Science of Unitary Human Beings* (pp. 13–23). Lecompton, KS: Wood-Kekahbah Associates.

Rogers, M. E. (1986). Science of unitary human beings. In V. M. Malinski (Ed.), *Explorations on Martha Rogers' Science of Unitary Human Beings* (pp. 3–8). Norwalk, CT: Appleton-Century-Crofts.

Rogers, M. E. (1987 a). Nursing research in the future. In J. Roode (Ed.), *Changing patterns in nursing education* (pp. 121–123). New York: National League for Nursing.

Rogers, M. E. (1987 b, May). *Rogers' framework.* Paper presented at Nurse Theorist Conference, Pittsburgh, PA. (Cassette recording.)

Rogers, M. E. (1987 c, May). *Small group D.* Discussion at Nurse Theorist Conference, Pittsburgh, PA. (Cassette recording.)

Rogers, M. E. (1987 d). Rogers' Science of Unitary Human Beings. In R. R. Parse, *Nursing science: Major paradigms, theories, and critique* (pp. 139–146). Philadelphia: WB Saunders.

Rogers, M. E. (1989). Nursing: A science of unitary human beings. In J. P. Riehl-Sisca, *Conceptual models for nursing practice* (3rd ed., pp. 181–188). Norwalk, CT: Appleton & Lange.

Rogers, M. E. (1990 a). Nursing: Science of unitary, irreducible, human beings: Update 1990. In E. A. M. Barrett (Ed.), *Visions of Rogers' science based nursing* (pp. 5–11). New York: National League for Nursing.

Rogers, M. E. (1990 b). Space-age paradigm for new frontiers in nursing. In M. E. Parker (Ed.), *Nursing theories in practice* (pp. 105–113). New York: National League for Nursing.

Rogers, M. E. (1992 a). Nightingale's notes on nursing: Prelude to the 21st century. In F. N. Nightingale, *Notes on nursing: What it is, and what it is not* (commemorative edition, pp. 58–62). Philadelphia: JB Lippincott.

Rogers, M. E. (1992 b). Nursing science and the space age. *Nursing Science Quarterly, 5,* 27–34.

Rogers, M. E. (1992 c). Window on science of unitary human beings. In M. O'Toole (Ed.), *Miller-Keane encyclopedia and dictionary of medicine, nursing, and allied health* (5th ed., p. 1339). Philadelphia: WB Saunders.

Rogers, M. E., Doyle, M. B., Racolin, A. & Walsh, P. C. (1990). A conversation with Martha Rogers on nursing in space. In E. A. M. Barrett (Ed.), *Visions of Rogers' science based nursing* (pp. 375–386). New York: National League for Nursing.

Russell, B. (1953). On the notion of cause, with applications to the free-will problem. In H. Feigl & M. Brodbeck (Eds.), *Readings in the philosophy of science* (pp. 387–407). New York: Appleton-Century-Crofts.

Safier, G. (1977). *Contemporary American leaders: An oral history.* New York: McGraw-Hill.

Samarel, N. (1992). The experience of receiving therapeutic touch. *Journal of Advanced Nursing, 17,* 651–657.

Sanchez, R. (1989). Empathy, diversity, and telepathy in mother-daughter dyads: An empirical investigation utilizing Rogers' conceptual framework. *Scholarly Inquiry for Nursing Practice, 3,* 29–44.

Sarter, B. (1988). Philosophical sources of nursing theory. *Nursing Science Quarterly, 1,* 52–59.

Schodt, C. M. (1989). Parental-fetal attachment and couvade: A study of patterns of human-environment integrality. *Nursing Science Quarterly, 2,* 88–97.

Sellers, S. C. (1991). A philosophical analysis of conceptual models of nursing. *Dissertation Abstracts International, 52,* 1937B. (University Microfilms No. AAC9126248.)

Sheldrake, R. (1981). *A new science of life.* Los Angeles: Jeremy Tarcher.

Smith, K., Kupferschmid, B. J., Dawson, C. & Briones, T. L. (1991). A family-centered critical care unit. *AACN Clinical Issues, 2,* 258–268.

Smith, L. (1983). A conceptual model of families incorporating an adolescent mother and child into the household. *Advances in Nursing Science, 6*(1), 45–60.

Smith, M. J. (1984). Temporal experience and bed rest: Replication and refinement. *Nursing Research, 33,* 298–302.

Smith, M. J. (1986). Human-environment process: A test of Rogers' principle of integrality. *Advances in Nursing Science, 9*(1), 21–28.

Society of Rogerian Scholars. (1993). *Membership brochure.* Pensacola, FL: The Society.

Stewart, I. (1989). *Does God play dice? The mathematics of chaos.* Cambridge, MA: Brasil Blackwell.

Swanson, A. (1976). An investigation of the relationship between a child's general fearfulness and the child's mother's anxiety, self differentiation, and accuracy of perception of her child's general fearfulness. *Dissertation Abstracts International, 36,* 3313B.

Takahashi, T. (1992). Perspectives on nursing knowledge. *Nursing Science Quarterly, 5,* 86–91.

Tettero, I., Jackson, S. & Wilson, S. (1993). Theory to practice: Developing a Rogerian-based assessment tool. *Journal of Advanced Nursing, 18,* 776–782.

Tompkins, E. S. (1980). Effect of restricted mobility and dominance on perceived duration. *Nursing Research, 29,* 333–338.

Thompson, J. E. (1990). Finding the borderline's border: Can Martha Rogers help? *Perspectives in Psychiatric Care, 26*(4), 7–10.

Toffler, A. (1970). *Future shock.* New York: Random House.

Toffler, A. (1980). *The third wave.* New York: William Morrow.

Tuyn, L. K. (1992). Solution-oriented therapy and Rogerian nursing science: An integrated approach. *Archives of Psychiatric Nursing, 6,* 83–89.

Whall, A. L. (1981). Nursing theory and the assessment of families. *Journal of Psychiatric Nursing and Mental Health Services, 19*(1), 30–36.

Whall, A. L. (1987). A critique of Rogers's framework. In R. R. Parse, *Nursing science: Major paradigms, theories, and critique* (pp. 147–158). Philadelphia: WB Saunders.

Whelton, B. J. (1979). An operationalization of Martha Rogers' theory throughout the nursing process. *International Journal of Nursing Studies, 16,* 7–20.

Wright, S. M. (1991). Validity of the human energy field assessment form. *Western Journal of Nursing Research, 13,* 635–647.

Yarcheski, A. & Mahon, N. E. (1991). An empirical test of Rogers' original and revised theory of correlates in adolescents. *Research in Nursing and Health, 14,* 447–455.

Young, A. A. (1985). The Rogerian conceptual system: A framework for nursing education and service. In R. Wood & J. Kekahbah (Eds.), *Examining the cultural implications of Martha E. Rogers' Science of Unitary Human Beings* (pp. 53–69). Lecompton, KS: Wood-Kekahbah Associates.

Kapitel 9:

Roys Adaptationsmodell

Dieses Kapitel befaßt sich mit der Analyse und Evaluation des von Sister (Ordensschwester) Callista Roy entwickelten Adaptationsmodells. Es erfüllt eindeutig die im vorliegenden Buch verwendete Definition konzeptueller Modelle und wurde von ihr selbst auch stets als solches klassifiziert.

Die Schlüsselbegriffe des Adaptationsmodell sind in der folgenden Liste aufgeführt. Sie werden im Laufe des Kapitels ausführlich erörtert und definiert.

Schlüsselbegriffe

Adaptives System
   Regulatives Subsystem
   Kognitives Subsystem

Adaptive Modi
   Physiologischer Bereich
   Physiologische Grundbedürfnisse
   Regulationsprozeß
   Selbstkonzept
   P hysisches Selbstkonzept
   Persönliches Selbst
   Rollenfunktion
   Primäre Rolle
   Sekundäre Rolle
   Tertiäre Rolle
   Interdependenz
   Wichtige Bezugspersonen
   Soziale Unterstützung

Umwelt
   Fokaler oder Hauptreiz
   Kontextuelle Reize
   Residuale Reize

Schlüsselbegriffe (Fortsetzung)

Adaptationsniveau

Adaptive Reaktionen

Ineffektive Reaktionen
  Ziel der Pflege
  Förderung der Adaptation

Pflegeprozess
  Einschätzung des Verhaltens
  Einschätzung der relevanten Reize
  Pflegediagnose
  Zielsetzung
  Intervention
  Evalua tion

Theorie des Menschen als Adaptives System

Theorie des Physiologischen Modus

Theorie des Selbstkonzept-Modus

Theorie des Rollenfunktions-Modus

Theorie des Interdependenz-Modus

Pflegemodell der Kognitiven Verarbeitung

Analyse des Adaptationsmodells

Dieser Abschnitt stellt eine Analyse des von Roy entwickelten Adaptationsmodells dar. Diese stützt sich hauptsächlich auf die jüngste umfangreiche Buchver-
öffentlichung zum Thema, *The Roy Adaptation Model: The Definitive Statement*
(Roy & Andrews, 1991).

Ursprünge des Modells

Historische Entwicklung und Motivation

Die Grundideen ihres konzeptuellen Modells veröffentlichte Roy erstmals 1970
in dem Artikel «Adaptation: A conceptual framework for nursing.» Die nachfolgenden Veröffentlichungen von 1971 und 1973 enthielten Ergänzungen zum Mo-

dell sowie dessen Einbettung in die Pflegepraxis und Ausbildung. Eine ausführlichere Erläuterung des Modells findet sich in der 1974 erschienenen Auflage des Buches von Riehl und Roy, *Conceptual Models for Nursing Practice* (Roy, 1974). Eine Erweiterung ihres Modells stellte Roy in dem Aufsatz *Introduction to Nursing: An Adaptation Model* (1976 b) vor. In einer anläßlich der *Second Annual Nurse Educator Conference* (1978 a) gehaltenen Rede, die in ihrem gemeinsam mit Riehl verfaßten Buch (Roy, 1980) abgedruckt wurde, sowie in Roys und Roberts Aufsatz, *Theory Construction in Nursing: An Adaptation Model* (1981) fügte sie weitere Ergänzungen an. In der zweiten Auflage (1984 a) von Roys Beitrag *Introduction to Nursing: An Adaptation Model* zu dem Buch *Essentials of the Roy Adaptation Model* von Andrews und Roy (1986) sowie in einem Kapitel (Roy, 1989) der dritten Auflage von *Conceptual Models for Nursing Practice* (Riehl-Sisca, 1989) stellte sie die aktuelle Version ihres Pflegemodells vor.

Ihre philosophischen Überzeugungen legte Roy in dem Zeitschriftenartikel «An explication of the philosophical assumptions of the Roy Adaptation Model» (1988 b) dar; ihre Definitionen von Adaptation und Gesundheit erörterte sie in dem 1990 erschienenen Artikel «Strengthening the Roy adaptation model through conceptual clarification: Commentary and response» (Artinian & Roy, 1990). Das Buch *The Roy Adaptation Model: The Definitive Statement* aus dem Jahre 1991 (Roy & Andrews, 1991) enthält weitere Ergänzungen, wobei die Autorinnen ausdrücklich ihre Absicht erklärten, «die definitive Beschreibung des Modells niederzulegen» (Roy & Andrews, 1991, S. 17). In dem kürzlich erschienenen Buchbeitrag «The Roy Adaptation Model: Theoretical update and knowledge for practice» (Roy & Corliss, 1993) wurden die vorangegangenen Versionen jedoch noch einmal ergänzt.

Zur historischen Entwicklung ihres konzeptuellen Modells erklärt Roy (1989):

Die Geburtsstunde des Roy-Modells geht auf das Jahr 1964 zurück, als die Autorin – angeregt durch ein von Dorothy E. Johnson an der University of California in Los Angeles gehaltenes Seminar – sich der Herausforderung stellte, ein eigenes Pflegemodell zu entwickeln. Der im Psychologieunterricht vorgestellte Anpassungsbegriff überzeugte die Autorin damals als angemessener Bezugsrahmen für die Krankenpflege. Die Adaptationstheorie des Physiologen und Psychologen Harry Helson floß in das entstehende Modell mit ein, so daß es allmählich seine aktuelle Form bekam. In den nachfolgenden Jahren wurde das Modell als Bezugsrahmen für die Pflegepraxis sowie für Lehre und Forschung weiter ausgearbeitet. 1968 wurde es in den Lehrplan für den Bakkalaureat-Studiengang am Mount Saint Mary's College in Los Angeles aufgenommen. Die ersten Studentinnen und Studenten der Pflegewissenschaft, die mit dem Modell vertraut gemacht wurden, nahmen ihr Studium im Frühjahr 1970 auf und erwarben ihren Abschluß im Juni 1972. Der Einsatz des Modells in der Pflegepraxis führte zu weiteren Erkenntnissen und Verfeinerungen. Im Sommer 1971 war das Adaptationsmodell Objekt einer Pilotstudie, und zwischen 1976 und 1977 wurde ein Forschungsgutachten darüber erstellt – beide ergaben einige vorläufige Bestätigungen des Modells. (S. 105)

Im Laufe der 1970er Jahre «trugen über 1500 Studentinnen und Lehrkräfte am Mount St. Mary's College in Los Angeles dazu bei, Roys Grundkonzept für ein Adaptationsmodell in der Krankenpflege weiter auszuarbeiten, zu verfeinern und zu erweitern» (Andrews & Roy, 1991 a, S. 4).

Indem sie Johnsons Aufforderung nachkam und ein konzeptuelles Pflegemodell entwickelte, reihte sich Roy in die Gruppe der Pflegewissenschaftlerinnen und -wissenschaftler ein, die die Notwendigkeit einer fundierten theoretischen Basis für die Krankenpflege erkannten.

> Da die Ausbildung von Pflegekräften in zunehmendem Umfang von höheren Bildungsein-richtungen geleistet wird, benötigen die Dozentinnen und Dozenten eine Grundlage, auf der sie die Pflegewissenschaft weiterentwickeln können. Gleichzeitig bildet sich in der Bevöl-kerung ein umfassenderes Gesundheitsverständnis heraus, so daß sie eine von wissenschaft-lichen Erkenntnissen geleitete pflegerische Versorgung erwartet. Jede Disziplin benötigt eine theoretisch-konzeptuelle Basis, auf der sich ihre Praxis, ihr theoretisches Wissen und ihre wissenschaftliche Forschung entwickeln können. (Roy, 1970, S. 42)

Philosophische Überzeugungen

Roy (1987 c, 1988 b, 1989) hat die ihrem Modell zugrundliegenden philosophi-schen Überzeugungen in ihren wissenschaftlichen und philosophischen Annah-men über die Pflege zum Ausdruck gebracht. «Diese Annahmen bilden die Grundlage für die spezifische Definition der Begriffe Mensch, Umwelt, Gesund-heit und Pflege im Rahmen des Adaptationsmodells» (Andrews & Roy, 1991 a, S. 6).

Roy erläutert (1992), das Adaptationsmodell betone «die große Bedeutung ei-ner effektiven Förderung der Adaptation bei gesunden und kranken Menschen» (S. 66) und gründe auf wissenschaftlichen und philosophischen Annahmen, die sich in den Begriffen «Ganzheitlichkeit, Gegenseitigkeit, Kontrollprozesse, Ak-tivität, Kreativität, Ziel und Wert» (Roy, 1987 c, S. 43) widerspiegeln.

Ihre wissenschaftlichen Annahmen leitet Roy aus der allgemeinen Systemtheo-rie (Bertalanffy, 1968) sowie aus Helsons Theorie des Adaptationsniveaus ab.

> Die aus der allgemeinen Systemtheorie stammenden Annahmen legen den Schwerpunkt auf Ganzheitlichkeit, gegenseitige Abhängigkeit, Kontrollprozesse, Informations-Feedbacks und vor allem auf die hohe Komplexität lebender Systeme. Helson begriff jegliches Verhalten als adaptiv, d.h., er war davon überzeugt, daß es sowohl vom ankommenden Reiz (Helligkeit oder Dunkel-heit, Wärme oder Kälte) als auch vom Adaptationsniveau bestimmt wird. Positive wie aktive Reaktionsprozesse sind aus Helsons Sicht gleichermaßen signifikant. (Roy, 1987 c, S. 37)

Roy (1989) führt die folgenden wissenschaflichen Annahmen aus:

1. Die Person ist ein bio-psycho-soziales Wesen.

2. Die Person steht ständig in Interaktion mit einer sich verändernden Umwelt.

3. Um die Veränderungen in ihrer Umwelt zu bewältigen, setzt die Person angeborene und erworbene biologische, psychische und soziale Fähigkeiten ein.

4. Gesundheit und Krankheit gehören zu den unvermeidlichen Dimensionen des menschlichen Lebens.

5. Um auf die Veränderungen in seiner Umwelt positiv zu reagieren, muß sich die Person anpassen.

6. Anpassung ist eine Funktion des Reizes, dem die Person ausgesetzt ist, und ihres jeweiligen Adaptationsniveaus.

7. Das jeweilige Adaptationsniveau definiert die Bandbreite von Stimulationen, die bei einer bestimmten Person zu einer positiven Reaktion führen.

8. Die Person verfügt über vier Modi der Adaptation: physiologische Bedürfnisse, Selbstkonzept, Rollenfunktion sowie Beziehungen wechselseitiger Abhängigkeit. (S. 106–108)

Roy und Corliss (1993) revidierten die wissenschaftlichen Annahmen und benannten die folgenden von der allgemeinen Systemtheorie abgeleiteten Prämissen:

1. Ganzheitlichkeit – ein System ist eine Gruppe von Elementen, die so eng miteinander verbunden bzw. aufeinander bezogen sind, daß sie zusammen ein Ganzes bilden.

2. Wechselseitige Abhängigkeit – ein System funktioniert als Ganzes, weil seine Teile voneinander wechselseitig abhängig sind.

3. Kontrollprozesse – über den Input und Output des Systems kommt es zu Kontroll- und Feedbackprozessen.

4. Informations-Feedback – Input in Form eines Standards oder eines Feedbacks wird häufig als Information bezeichnet.

5. Komplexität lebender Systeme – lebende Systeme sind unendlich komplexer als mechanische Systeme und verfügen über Standards und Feedbacks, die ihr Funktionieren als Ganzes leiten. (S. 216–217)

Die folgenden wissenschaftlichen Annahmen leiteten Roy und Corliss (1993) von Helsons (1964) Theorie des Adaptationsniveaus ab:

1. Verhalten als Adaptation – menschliches Verhalten ist durch Adaptation an die sich verändernde Umwelt geprägt.

2. Adaptation ist eine Funktion des jeweiligen Reizes und des Adaptationsniveaus – der Reiz initiiert die Adaptation, das Anpassungsniveau bestimmt über die Gesamtwirkung fokaler, kontextueller und residualer Reize.

3. Das Adaptationsniveau ist dynamisch und individuell unterschiedlich – Adaptation steht für einen positiven Reaktionsprozeß, der durch Veränderungen in der Umwelt ausgelöst wurde; die positive Reaktion vermindert die an die Reizbewältigung gebundenen Reaktionen und setzt Kräfte für die Reaktion auf andere Reize frei.

4. Positive und aktive Reaktionsprozesse – Reaktionen geben über den Zustand eines Organismus ebenso Aufschluß wie über die Eigenschaften der auslösenden Reize, daher werden sie als aktive Prozesse angesehen. (Roy & Corliss, 1993, S. 217)

Zu den philosophischen Überzeugungen, die Roys Adaptationsmodell zugrunde liegen, gehören auch die Grundprinzipien des Humanismus und der «Veritivität». Roy (1988 b) beschreibt den Humanismus als «breite Strömung in der Philosophie und Psychologie, welche die Person und die subjektive Dimension der menschlichen Erfahrung als Kernpunkt des Wissens und des Bewertens erachtet» (S. 29). Die für Roys Adaptationsmodell entscheidenden Grundsätze des Humanismus sind: kreative Kraft, Zielgerichtetheit, Ganzheitlichkeit, Subjektivität und zwischenmenschliche Beziehungen. Dahinter steht die Überzeugung, daß das Individuum «a) kreative Kraft besitzt, b) zielgerichtet und nicht als Teil einer kausalen Kette handelt, c) intrinsische Ganzheitlichkeit besitzt und d) nach Integrität und der Erfüllung des Bedürfnisses nach zwischenmenschlichen Beziehungen strebt» (Roy, 1988 b, S. 32).

Roy (1984 a) betont, daß die Krankenpflege stets «am Wert des Menschen ausgerichtet» (S. 36) gewesen sei. Die Verbindung ihres konzeptuellen Modells mit dem Humanismus beschreibt sie wie folgt:

> Als humanistische Pflegekräfte glauben wir an die schöpferische Kraft des Menschen. Roy betont stets die eigenen Bewältigungsfähigkeiten des Menschen. Pflegekräfte beobachten, wie sich Prozesse zielgerichtet und nicht bloß als Kette von Ursachen und Wirkungen entfalten. Roy betrachtet Anpassung als kontinuierlichen, zielorientierten Prozeß. Der ganzheitliche Ansatz in der Pflege geht auf den Humanismus zurück. In ihrem theoretischen Werk ist Roy bestrebt, die Funktionalität des Menschen ganzheitlich zu beschreiben und auch ganzheitliche Ansätze für die pflegerische Betreuung des Menschen aufzuzeigen. Die Pflege respektiert die humanistische Forderung, die Meinungen und Standpunkte anderer zu berücksichtigen ... Die Bedeutung zwischenmenschlicher Beziehungen hat die Pflege schon früh erkannt. Dieser humanistische Grundsatz bildet einen Hauptpfeiler des Pflegeprozesses nach Roys Adaptationsmodell. (S. 30)

Die philosophische Prämisse der «Veritivität» besagt, daß «es eine absolute Wahrheit gibt» (Roy, 1988 b, S. 29). Das erläutert Roy (1987 c) so:

> Auf der allgemeinen Ebene führt das Primat der Integration, das sich in Ganzheitlichkeit, Gegenseitigkeit und den Kontrollprozessen des Systems niederschlägt, zum Prinzip der ‹Veritivität›, einem jüngst zur Bezeichnung ethischer Werte in der Wissenschaft geprägten Begriff. Er stammt vom lateinischen Wort *veritas* (‹Wahrheit›). Beim adaptiven Menschen äußert sich Veritivität durch Aktivität, Kreativität, Einheit, Zielgerichtetheit und Wert. (S. 45)

Als menschliches Prinzip bejaht die Veritivität «eine gemeinsame Zielrichtung aller menschlichen Existenz» (Roy, 1988 b, S. 30). Roy (1988 b) geht davon aus, daß «das Individuum in der Gesellschaft im Kontext der a) Zielgerichtetheit der menschlichen Existenz, b) des einheitlichen Zieles der Menschheit, c) der Aktivität und Kreativität im Sinne des Gemeinwohls sowie d) der Bedeutung des Lebens gesehen wird» (S. 32).

Roy und Corliss (1993) bestätigen die Prinzipien von Humanismus und Veritivität als Wurzeln der Roys Adaptationsmodell zugrundeliegenden philosophischen Annahmen. Auf den Humanismus führen sie die folgenden Annahmen zurück:

1. Kreativität – die eigene schöpferische Kraft des Menschen.

2. Zielgerichtetheit – das menschliche Verhalten ist auf ein Ziel ausgerichtet, ist also nicht bloß Teil einer kausalen Kette.

3. Ganzheitlichkeit – der Mensch ist ein ganzheitliches Wesen.

4. Zwischenmenschlicher Prozeß – zwischenmenschliche Beziehungen sind signifikant. (S. 217–218)

Die folgenden Annahmen zur Veritivität gründen nach Roy und Corliss (1993) auf «Teilhards [de Chardin, 1959, 1965] Weltbild und seine Orthogenese der Menschheit» (S. 218):

1. Zielgerichtetheit der menschlichen Existenz.

2. Einheitlichkeit des Ziels.

3. Aktivität [und] Kreativität.

4. Bedeutung des Lebens. (S.218)

Roy (1989) benennt vier Werte, die dem Ziel der Pflege zugrunde liegen. Sie erklärt dazu: «Diese Werte werden nicht im Rahmen des Modells ausgeführt, denn es sind Wahrheiten, die das übergeordnete Ziel der Pflege betreffen» (S.109):

1. Die pflegerische, an einem ganzheitlichen Ansatz orientierte Betreuung der Person ist eine wichtige soziale Tätigkeit.

2. Das pflegerische Ziel, die Person bei der Adaptation zu unterstützen, ist für das Wohlergehen der Person bedeutsam.

3. Die Förderung des Adaptationsprozesses dient dazu, die Energie der Person zu erhalten. Damit leistet die Pflege einen wichtigen Beitrag zum übergeordneten Ziel des Behandlungsteams, Energie für den Heilungsprozeß freizusetzen.

4. Das Besondere an der Pflege ist, daß sie den kranken Menschen als Person sieht, die sich gemäß ihrer jeweiligen Position auf dem Kontinuum mit den Polen Gesundheit und Krankheit den gegebenen Reizen anpaßt. (S. 109)

Strategien zur Wissensermittlung

Roys Adaptationsmodell entstand aus einer Verknüpfung induktiver und deduktiver Methoden. Roy (1992) erklärt: «Als junge Krankenschwester beobachtete ich fasziniert, mit welcher Zähigkeit sich Kinder von Krankheiten und den vielen

Veränderungen durch den Krankenhausaufenthalt erholten, auch wenn die pflegerische Fürsorge des Personals nur äußerst knapp bemessen war. Durch diese Erfahrung gelangte ich zu der Auffassung, daß der Mensch angeborene und erworbene Fähigkeiten besitzt, mit deren Hilfe er die kontinuierlichen Veränderungen in seiner Umwelt bewältigen kann. Später integrierte ich diese Überzeugung in meinem Adaptationsbegriff» (S. 64).

Bei der Entwicklung ihrer Begriffe bediente sich Roy deduktiver Methoden. Die Ergebnisse von Helsons (1964) Untersuchung über die Anpassung der Augennetzhaut auf die jeweilige Umgebung flossen direkt in ihre Überlegungen ein. Die Sicht des Menschen als adaptives System leitete sie von der allgemeinen Systemtheorie ab.

Bei der Spezifizierung der vier Modi der Adaptation griff Roy auf induktive Methoden zurück. Sie bediente sich einer Klassifikation von «etwa 500 Verhaltensmustern bei Patientinnen und Patienten, die über mehrere Monate hinweg in den verschiedensten klinischen Umgebungen von angehenden Pflegekräften gesammelt worden waren» (Roy, 1971, S.255). Die Klassifizierung basierte teilweise auf Strickler und LaSors (1970) Arbeit über Bedrohungen in Krisensituationen. Anschließend verglich sie die Modi der Adaptation mit den von Abdellah, Beland, Martin, Matheney (1960) und McCain (1965) entwickelten Typologien.

Einflüsse

Roy erklärte (1988 c), ihr persönlicher und beruflicher Werdegang sei von «meiner Familie, meinem Glauben, meinen Lehrern und meinen Mentoren» (S. 292) geprägt. Sie wurde als zweites Kind und erste Tochter in eine Großfamilie hineingeboren. Nach Abschluß der High School trat sie der Ordensgemeinschaft der Sisters of Saint Joseph of Cardondelet bei. Sie studierte Pflegewissenschaft am Mount St. Mary's College in Los Angeles und schloß an der University of California in Los Angeles ein Aufbaustudium an.

Andrews und Roy (1991 a) vertreten die Ansicht, «daß der Ursprung des [Adaptations-]Modells in Roys persönlichem und beruflichem Werdegang zu suchen ist ... Wie ihre Mentorin Dorothy E. Johnson war Roy bald von der Notwendigkeit überzeugt, die Pflege als eine eigenständige wissenschaftliche Disziplin zu definieren. Prägend waren außerdem ihre Beschäftigung mit der Sozialwissenschaft und ihre praktische Arbeit in der Kinderkrankenpflege» (S.4).

Neben ihrer Mentorin Dorothy Johnson zählt Roy (1978 a) ihre Kolleginnen und Kollegen am Mount St. Mary's College, Studentinnen und Studenten der Pflegewissenschaft im ganzen Land und andere Pflegetheoretikerinnen und -theoretiker zu denen, die ihr Denken beeinflußten. Insbesondere Dorothy Johnsons Arbeiten zum Verhalten, Martha Rogers' ganzheitliche Sicht des Menschen und Dorothea Orems Begriff der Selbstpflege waren bei der Entwicklung ihres eigenen Pflegemodells einflußreich. Außerdem erwähnt Roy (1988 c) Dr. Burton Meyer, der ihr während ihres Studiums an der University of California in Los Angeles «im Umgang mit induktiven und deduktiven Methoden solide Kenntnisse vermittelte und in die exakten Schritte wissenschaftlichen Arbeitens, vom ersten Forschungsentwurf über die Sammlung von Daten bis hin zur Datenanalyse, eine gründliche Einführung gab» (S. 239), sowie Dr. Connie Robinson, ihre Mentorin «in der Welt der allgemeinen und klinischen Neurowissenschaft» während ihres Postdoktorandenstipendiums der Robert-Wood-Johnson-Stiftung an der University of California in San Francisco (S. 269).

Die wissenschaftliche Grundlage des Adaptationsmodells bildeten, wie Roy (1970; Andrews & Roy, 1991; Roy & Corliss, 1993) selbst bestätigt, die Arbeiten von Helson (1964) und Bertalanffy. Roys Bewältigungsbegriff geht auf Coelho, Hamburg und Adams (1974) sowie Lazarus, Averill und Opton (1974) zurück. Außerdem bezog sie sich auf Levine (1966) und verglich die Grundlagen ihres Modells mit den von Henderson (1960), Nightingale (1859) und Peplau (1952) entwickelten Ideen. Hinsichtlich des Einflusses von Florence Nightingale bemerkt Roy (1992), daß sich ihre eigene Vorstellungen mit Nightingales Ansichten darüber deckt, «wie sich eine ‹gesunde Existenz› fördern und die Umwelt zur Unterstützung der natürlichen Heilungsprozesse einbeziehen läßt» (S. 64).

Darüber hinaus erwähnt Roy (1988 b) den Einfluß verschiedener Philosophen, darunter de Chardin (1956, 1959, 1965), Ewing (1951), Kant (Boas, 1957), Popper (Popper & Eccles, 1981) und Rush (1981). Roy und Corliss (1993) führen aus, daß Roys philosophische Überzeugungen

> ... aus einem lebenslangen Studium, fester Überzeugung und einem theologisch fundierten und gelebten Glauben stammen. Darüber hinaus beschäftigte sich Roy in ihrer Studienzeit mit der Philosophie und dabei vor allem mit der menschlichen Natur und dem Platz des Menschen in dem von einem liebenden Schöpfer ins Leben gerufenen Kosmos. Anfangs befaßte sie sich mit Aristoteles und Thomas von Aquin sowie den philosophischen Wurzeln und historischen Methoden zur hermeneutischen Bibelexegese. Später kam das Studium der Werke von Freud, Jung, Adler, de Chardin, Kant, Hegel, Marx und Freire hinzu. Ein weitgestreutes, fundiertes Wissen in der Soziologie, in der Sozialpsychologie und Anthropologie bahnten ihr den Weg zur Strukturanalyse, zur empirisch deduktiven Wissensermittlung, zur Interaktionstheorie und Phänomenologie. Zeitgenössische erkenntnistheoretische Pflegeansätze ermöglichten es Roy, sich mit der Philosophie der wissenschaftlichen Strömungen der vergangenen Jahrzehnte und dem Denken der Pflegephilosophinnen und –philosophen der Gegenwart auseinanderzusetzen. (S. 218)

Weltbild

Roys Adaptationsmodell spiegelt das *reziprok-interaktive* Weltbild wider. Roy betont immer wieder die Notwendigkeit, den Menschen als ganzheitliches adaptives System zu begreifen, das «als Ganzes funktioniert und mehr ist als nur die Summe seiner Teile ... Die Person funktioniert ganzheitlich, jeder Aspekt ist auf alle anderen bezogen und beeinflußt sie» (Andrews & Roy, 1991 a, S. 6–7, 21).

Roy betont den aktive Charakter der Person: «Das menschliche System besitzt die Fähigkeit, sich den Veränderungen in seiner Umwelt effektiv anzupassen; gleichzeitig wirkt es selbst auf die Umwelt ein» (Andrews & Roy, 1991, S. 7). Dem aktiven Charakter des Menschen trägt auch dessen aktive Beteiligung am Pflegeprozeß Rechnung:

> Nach Roys Modell ist die aktive Teilhabe der Person an ihrer eigenen Pflege zu respektieren. Schließlich ist die pflegerische Diagnose nur durch den Austausch zwischen Person und Pflegekraft möglich, und für die Erreichung der pflegerischen Ziele ist ein Einvernehmen zwischen beiden nötig. Interventionen sind die Optionen, die von der Pflegekraft für die Person bereitgestellt werden. (Roy & Roberts, 1981, S. 47)

Roys Modell hebt die stetige Veränderung hervor. So wendet sich Roy (1978 a) sogar entschieden gegen die Behauptung, ihr Modell fördere eine Stagnation und leiste einem statischen Weltbild Vorschub. Sie sagte: «Bewältigung bedeutet, daß die Person ihr Adaptationsniveau ständig erhöht». Daraus ließe sich folgern, daß Veränderung eine natürliche und erstrebenswerte Lebensbedingung des Menschen ist. Die Kontinuität der Veränderung brachte Roy explizit zum Ausdruck, indem sie Leben und Umwelt als stetigem Wandel unterworfene Kräfte beschrieb. Diese Vorstellung von der fortwährenden Veränderung liegt auch Roys Definition der adaptiven Reaktionen (Reaktionen, die das Wachstum fördern) sowie ihrer Überzeugung zugrunde, daß «der Mensch als Ganzheit ein großes Selbsterneuerungspotential besitzt» (Roy, 1978 a).

Besonderer Schwerpunkt

Den besonderen Schwerpunkt von Roys Adaptationsmodell bilden die Reaktionen des adaptiven Systems auf eine sich ständig verändernde Umwelt. Hauptanliegen und Kernstück des Modells ist die Adaptation. Anpassungsschwierigkeiten treten dann auf, wenn das adaptive System unfähig ist, die ständig wechselnden Reize aus der inneren und äußeren Umwelt so zu bewältigen oder darauf so zu reagieren, daß die Integrität des Systems gewahrt wird (Andrews & Roy, 1991 b; Roy, 1989). Eine Typologie der Indikatoren für eine positive Anpassung und häufiger Anpassungsprobleme findet sich in Tabelle 9.1.

Tabelle 9.1: Typologie der Indikatoren für eine positive Anpassung und häufige Anpassungsprobleme

Indikatoren positiver Anpassung	Häufig auftretende Anpassungsprobleme
Physiologischer Modus: Sauerstoffzufuhr	**Physiologischer Modus: Sauerstoffzufuhr**
Stabiler Atmungsprozeß	Hypoxie/Schock
	Atmungsstörungen
Stabiler Gasaustausch	Inadäquater Gasaustausch oder -transport
Adäquater Gastransport	Veränderte Gewebeperfusion
Adäquate Kompensationsprozesse	Mangelhafte Erschließung kompensatorischer
	Prozesse für veränderten Sauerstoffbedarf
Physiologischer Modus: Nahrungszufuhr	**Physiologischer Modus: Nahrungszufuhr**
Stabile Verdauungsprozesse	20–25% Über- oder Untergewicht
Adäquates Ernährungsmuster für den	Zu hohe/geringe Nahrungszufuhr für den
Körperbedarf	Körperbedarf
Stoffwechsel- und übriger Ernährungsbedarf	Appetitlosigkeit
bei veränderter Nahrungszufuhr gedeckt	Übelkeit und Erbrechen
	Ineffektive Strategien zur Bewältigung einer
	veränderten Ernährung
Physiologischer Modus: Ausscheidung	**Physiologischer Modus: Ausscheidung**
Effektive Homöostase der Darmtätigkeit	Diarrhoe
Stabile Darmausscheidung	Harn-/Stuhlinkontinenz
	Verstopfung
Effektive Harnbildung	Harnverhaltung
Stabile Harnausscheidung	Flatulenz
Effektive Bewältigungsstrategien	Ineffektive Strategien bei veränderter
veränderter Ausscheidung	Ausscheidung
Physiologischer Modus: Bewegung und Ruhe	**Physiologischer Modus: Bewegung und Ruhe**
Integrierter Mobilitätsprozeß	Inadäquates Ruhe- und Bewegungsmuster
Adäquate Erschließung kompensatorischer	Eingeschränkte Mobilität und/oder
Bewegungsprozesse in Phasen der Inaktivität	Koordination
Effektives Ruhe- und Bewegungsmuster	Bewegungsintoleranz, Immobilität
Effektives Schlafmuster	Folgen von Bewegungsmangel
Effektive Veränderungen der Umgebung	Schlafstörungspotential
für veränderte Schlafbedingungen	Erschöpfung, Schlaflosigkeit
Physiologischer Modus: Hautintegrität	**Physiologischer Modus: Hautintegrität**
Intakte Haut	Gestörte Integrität der Haut
Effektive Abwehrprozesse	Druckgeschwüre
Effektive Heilreaktionen	Juckreiz, Verzögerte Wundheilung, Infektion
Adäquater sekundärer Schutz bei	Potential für ineffektive Bewältigung
Veränderungen der Hautintegrität und	allergischer Reaktionen
der Immunfunktion	Ineffektive Bewältigung von Veränderungen
	im Immunsystem

Tabelle 9.1: Typologie der Indikatoren für eine positive Anpassung und häufige Anpassungsprobleme (Fortsetzung)

Physiologischer Modus: Sinneswahrnehmung	Physiologischer Modus: Sinneswahrnehmung
Effektives Empfindungsvermögen Effektive Umsetzung sensorischer Inputs in Informationen Stabile Wahrnehmungsmuster/Interpretation und Einschätzung von Inputs)	Beeinträchtigung eines primären Sinnes- organs Verletzungsgefahr/drohender Verlust der Selbstschutzmechanismen Potential für gestörte Kommunikation Stigma Sensorische Monotonie/Verzerrung Sensorische Überreizung/Deprivation Akute Schmerzen, Chronische Schmerzen Wahrnehmungsstörungen
Effektive Bewältigungsstrategien veränderter Empfindungen	Ineffektive Strategien zur Bewältigung sensorischer Störungen
Physiologischer Modus:	Physiologischer Modus:
Körperflüssigkeiten und Elektrolyte: Stabiler Wasserhaushalt Stabilität der Salze in den Körperflüssigkeiten	Körperflüssigkeiten und Elektrolyte: Dehydration, Ödeme, Intrazelluläre Wasserretention, Schock Hyper- oder Hypokalzämie, -kaliämie oder -natriämie
Säure-Basen-Gleichgewicht Effektiver chemischer Pufferausgleich	Säure-Basen-Ungleichgewicht Ineffektiver Pufferausgleich bei verändertem PH-Wert
Physiologischer Modus: Neurologische Funktion	Physiologischer Modus: Neurologische Funktion
Effektive Erregungsreaktion/Aufmerksamkeit; Empfindung/Perzeption; Kodierung, Begriffsbildung, Gedächtnis, Sprache; Planung; motorische Reaktionen, integriertes Denken und Fühlen Plastizität und funktionale Effektivität von Entwicklung, Alterung und verändertem Nervensystem	Getrübtes Wachbewußtsein Mangelhafte kognitive Prozesse Gedächtnisdefizite Verhaltens- und Stimmungsschwankungen Ineffektive Kompensation für kognitive Defizite Potential für sekundäre Hirnschädigung
Physiologischer Modus: Endokrine Funktion	Physiologischer Modus: Endokrine Funktion
Effektive hormonelle Regulation von Stoffwechsel und Körpervorgängen Effektive hormonelle Regulation des Reproduktionssystems Stabilität der geschlossenen negativen Feedbackschleifen hormoneller Systeme Regelmäßiger hormoneller Zyklus Effektive Strategien zur Streßbewältigung	Ineffektive hormonelle Regulation, angezeigt durch Müdigkeit, Reizbarkeit, Hitzeunverträglichkeit Ineffektive Entwicklung des Reproduktionssystems Instabilität hormoneller Systemschleifen Instabilität zyklischer Rhythmen Streß

Selbstkonzept-Modus: Physisches Selbst	Selbstkonzept-Modus: Physisches Selbst
Positives Körperbild	Störung des Körperbilds
Effektives Sexualverhalten Kongruenz von psychischer Integrität und physischem Wachstum Adäquate Kompensation körperlicher Veränderungen Effektive Strategien zur Bewältigung von Verlusten Effektiver Abschluß des Lebensprozesses	Sexuelle Störungen Traumatische Syndrome Verlust
Selbstkonzept-Modus: Persönliches Selbst	Selbstkonzept-Modus: Persönliches Selbst
Stabile Selbstkonsistenz Effektive Integration des Selbstideals Effektive moralisch-ethisch-spirituelle Wachstumsprozesse Selbstachtung Effektive Strategien zur Bewältigung von Bedrohungen für das Selbst	Angst Ohnmachtsgefühl Schuldgefühle Mangelnde Selbstachtung
Rollenfunktions-Modus	Rollenfunktions-Modus
Effektiver Rollenwechsel Integration instrumentellen und expressiven Rollenverhaltens Integration primärer, sekundärer und tertiärer Rollen Stabile Rollenbeherrschung Effektive Bewältigung von Rollenveränderungen	Ineffektiver Rollenwechsel Distanz zur Rolle Rollenkonflikt Scheitern in der Rolle
Interdependenz-Modus	Interdependenz-Modus
Stabile Muster des Gebens und Nehmens Angemessene affektive Integration Effektiver Wechsel von Alleinsein und Gemeinschaft Effektive Strategien zur Bewältigung von Trennung und Einsamkeit	Ineffektive oder unausgeglichene Muster des Gebens und Nehmens Sprunghafter Wechsel von Alleinsein und Geselligkeit Trennungsangst Einsamkeit

Aus: Roy, C. & Andres, H.A. (1991).

Roy (1989) vertritt den Standpunkt, das von ihr entwickelte Adaptationsmodell könne «in erster Linie als systemisches Modell betrachtet werden, obwohl es auch interaktive Aspekte enthält» (S. 105). Eine Untersuchung der Inhalte des Modells bestätigte diese Klassifikation.

Dem systemischen Ansatz entspricht die im Modell enthaltene Vorstellung des Menschen als offenes adaptives System. Dazu erläutern Andrews und Roy

(1991 a): «Die Person als adaptives System zu begreifen, setzt voraus, daß wir die Bedeutung des Begriffs System verstanden haben. Ein System besteht aus einer bestimmten Anzahl von Teilen, die zu einem Ganzen verbunden sind und zu einem gemeinsamen Zweck zusammenwirken; alle Teile sind wechselseitig voneinander abhängig» (S. 7). Die Subsysteme stellen die regulativen und kognitiven, durch den Wahrnehmungsprozeß verknüpften Mechanismen dar (Roy & Roberts, 1981).

Umwelt wird als «die Welt außerhalb und innerhalb» des Adaptationssystems beschrieben (Andrews & Roy, 1991 a, S. 8). Sie besteht aus fokalen, kontextuellen und residualen Reizen. Die Beziehung zwischen dem adaptiven System und seiner Umwelt ist dadurch geprägt, daß das System von der Umwelt beeinflußt wird, diese aber auch verändern kann. «Die Pflegekraft lernt rasch, daß das Individuum nie isoliert handelt, sondern durch seine Umgebung beeinflußt wird und seinerseits auf seine Umgebung einwirkt» (Andrews & Roy, 1991 a, S. 8).

Die Grenzen des Systems werden in Roys Adaptationsmodell nicht explizit behandelt. Spannung, Streß, Belastung und Konflikt finden in Form interner und externer Umweltbelastungen Erwähnung. Roy (1989) führte dazu aus: «Erhöhter Kraftaufwand und Anspannung sind auf Belastungen aus dem Innern des [adaptiven] Systems oder aus der auf das System einwirkenden Umwelt zurückzuführen» (S.105). Das bedeutet, daß Spannung durch fokale, kontextuelle und residuale Reize aus der inneren bzw. äußeren Umwelt entsteht.

Was die Stabilität des Systems betrifft, erklären Roy und Roberts (1981): «In Helsons Sinne ist mit der erfolgreichen Adaptation ein Zustand des dynamischen Gleichgewichts sowohl gesteigerter als auch verringerter Reaktionen gemeint. Sie werden durch automatische und kognitive Prozesse ausgelöst, deren Ursprung interne und externe Reize sind» (S. 54).

Als Input des Systems fungieren nach Andrews und Roy (1991 a) «Reize oder Stimuli, die von außen, also aus der Umwelt [externe Reize], oder von innen, aus dem Selbst [interne Reize], stammen. Die Gesamtwirkung bestimmter Reize führt zu einem besonderen Input: dem persönlichen Adaptationsniveau» (S. 7). Als Output des adaptiven Systems gelten adaptive oder ineffektive Reaktionen. Diese wirken «als Feedback oder zusätzlicher Input auf das System zurück und ermöglichen der betreffenden Person die Entscheidung, ihre Bemühungen zur Reizbewältigung zu verstärken oder zurückzunehmen» (Andrews & Roy, S. 7/8).

Roys Adaptationsmodell weist darüber hinaus einige Merkmale eines Interaktionsmodells auf. Der Adaptationsmodus «Rollenfunktion» bezieht sich auf die soziale Integrität der Person. Die Wahrnehmung ist für die Erörterung der regulativen und kognitiven Mechanismen relevant:

Inputs des regulativen Systems werden in Wahrnehmungen umgewandelt. Die Wahrnehmung ist ein kognitiver Prozeß. Die aus ihr folgenden Reaktionen fungieren als Feedback für Kognition und Regulation. (Roy & Roberts, 1981, S. 67)

Die Kommunikation wird in Roys Adaptationsmodell nicht direkt angesprochen. Dagegen werden Rolle und Selbstkonzept in Form der Adaptationsmodi «Rollenfunktion» und «Selbstkonzept» ausführlich behandelt; beide Modi wurden übrigens bewußt vor dem Hintergrund der Interaktionstheorie entwickelt (Roy, 1989).

Meleis (1991) bezeichnet Roys Adaptationsmodell als gutes Beispiel für einen ergebnisorientierten und klientenzentrierten Ansatz. Marriner-Tomey (1989) dagegen kategorisiert es als systemisch, und für Barnum (1994) stand der Aspekt der Intervention im Vordergrund.

Zentrale Begriffe

Person

«Rezipientinnen und Rezipienten der Pflege», so Andrews und Roy (1991 a), «können Individuen, Familien oder Gruppen, Gemeinschaften oder gar die Gesellschaft als Ganzes sein» (S. 6). Dabei ist unerheblich, ob sie krank oder gesund, positiv oder nicht effektiv angepaßt sind (Roy, 1989).

Im Rahmen des Adaptationsmodells wird die Rezipientin bzw. der Rezipient der Pflege als *adaptives System* verstanden. «Ein System besteht aus einer bestimmten Anzahl von Teilen, die zu einem Ganzen verbunden sind und zu einem gemeinsamen Zweck zusammenwirken; alle Teile sind wechselseitig voneinander abhängig ... Adaptiv bedeutet, daß das menschliche System die Fähigkeit besitzt, sich den Veränderungen seiner Umwelt effektiv anzupassen und seinerseits auf seine Umwelt einzuwirken» (Andrews & Roy, 1991 a, S. 7).

Das adaptive System gilt als ganzheitliches System. «Damit ist gemeint, daß das menschliche System als Ganzes funktioniert und mehr darstellt als die Summe seiner Teile» (Andrews & Roy, 1991 a, S. 6–7). Darüber hinaus wird es als offenes System angesehen (Roy, 1984 a).

Das adaptive System besitzt zwei wichtige interne Kontrollprozesse, die als *regulatives bzw. kognitives Subsystem* bezeichnet   werden (Andrews & Roy, 1991 a). Diese Subsysteme bestehen aus angeborenen oder erworbenen Bewältigungsmechanismen des Anpassungssystems und werden vom adaptiven System eingesetzt, um auf wechselnde interne und externe Umweltreize zu reagieren. Andrews und Roy (1991 a) erklären dazu: «Angeborene Bewältigungsmechanismen sind artspezifisch oder genetisch bestimmt und werden im allgemeinen als automatische Prozesse angesehen; der Mensch braucht nicht über sie nachzudenken ..., [während] erworbene Bewältigungsmechanismen in Lernprozessen entwickelt werden» (S. 13).

Das *regulative Subsystem* «reagiert automatisch durch neurale, chemische und endokrine Bewältigungsvorgänge. Reize aus der internen und externen Umwelt gelangen (über die Sinne) als Input in das zentrale Nervensystem und beeinflussen das Verhalten der Körperflüssigkeiten, der Elektrolyten und des endokrinen Systems. Die Information wird automatisch auf adäquaten Weise kanalisiert, und es kommt zu einer unbewußten Reaktion» (Andrews & Roy, 1991 a, S. 14). Genauer betrachtet, «sind die internen und externen Reize hauptsächlich chemischer oder neuraler Natur; sie gelangen als Inputs in das zentrale Nervensystem und können in neurale Inputs umgewandelt werden. Das Rückenmark, das Stammhirn und die unwillkürlichen Reflexe erzeugen über Effektoren automatische, unbewußte Körperreaktionen. Die chemischen Reize im Kreislauf bewirken, daß die endokrinen Drüsen entsprechende Hormone produzieren. Die Reaktionsbereitschaft der Zielorgane oder -gewebe führt dann zur körperlichen Reaktion. Durch einen bislang unbekannten Vorgang werden neurale Inputs im Gehirn in bewußte Wahrnehmung transformiert. Diese Wahrnehmung führt möglicherweise zu einer Reihe psychomotorischer Reaktionen, die wiederum eine Körperreaktion aktivieren. Diese über die neuro-chemo-endokrinen Kanäle ausgelösten Körperreaktionen gelangen als zusätzliche Reize erneut in das regulative System» (Roy, 1984 a, S. 31).

Das *kognitive Subsystem* reagiert auf den externen und internen Reiz-Input mit psychischen, sozialen, physischen und physiologischen Komponenten sowie auf den Output des regulativen Subsystems. Andrews und Roy (1991 a) führen aus, daß diese Reize «durch vier kognitiv-emotionale Kanäle weitergeleitet werden: Wahrnehmungs-/Informationsverarbeitung, Lernen, Urteil und Emotion» (S. 14), und weiter: «Die Wahrnehmungs-/Informationsverarbeitung schließt die selektive Aufmerksamkeit, die Kodierung und das Gedächtnis ein ... Das Lernen umfaßt Nachahmung, Verstärkung und Verstehen, während der Urteilsprozeß Problemlösung und Entscheidungsfindung umfaßt. Über seine Emotionen wehrt das Individuum Ängste ab, nimmt affektive Bewertungen vor und geht Bindungen ein» (S. 14).

Roy und Corliss (1993) fügen ergänzend hinzu, daß «die kognitiv-emotionalen Prozesse des kognitiven Subsystems auf verschiedenen Bewußtseinsebenen stattfinden, [während] die chemo-neuro-endokrinen Vorgänge im regulativen Subsystem sich zwar jenseits der bewußten Wahrnehmung abspielen, jedoch die Grundlagen für die menschlichen Bewußtseinsprozesse und Handlungen schaffen» (S. 219).

Die regulativen und kognitiven Vorgänge äußern sich durch Bewältigungsverhalten, das durch vier *adaptive Modi* gekennzeichnet ist. Verhalten definieren Andrews und Roy (1991 a) im weitesten Sinne als «innerliche und äußerliche

Handlungen und Reaktionen in bestimmten Situationen» (S. 12). Die vier adaptiven Modi sind: der *physiologische Modus*, der *Selbstkonzept-Modus*, der *Rollenfunktions-Modus* und der *Interdependenz-Modus*. Das regulative Subsystem hängt vor allem mit dem physiologischen Modus zusammen, wogegen das kognitive Subsystem mit allen vier Modi verknüpft ist (Roy & Roberts, 1981).

Die vier Adaptationsmodi ergeben sich aus dem menschlichen Bedürfnis nach physiologischer, psychischer und sozialer Integrität. Der *physiologische Modus* betrifft das Bedürfnis nach physiologischer Integrität. Dieser Modus ist in *fünf physiologische Grundbedürfnisse* und *vier regulative Prozesse* untergliedert. In der Rangfolge ihrer Wichtigkeit sind die physiologischen Bedürfnisse: Atmung, Nahrungsaufnahme, Ausscheidung, Ruhe und Bewegung sowie Schutz. Die regulativen Prozesse sind: Sinneswahrnehmung, Körperflüssigkeiten und Elektrolyte, neurologische Funktionen und endokrine Funktionen. «Der physiologische Modus», erläutern Andrews und Roy (1991 a), «bezeichnet die Art und Weise, wie ein Mensch als physisches Wesen auf Umweltreize reagiert. Das Bewältigungsverhalten manifestiert sich im Rahmen dieses Modus in der physiologischen Aktivität sämtlicher Zellen, Gewebe, Organe und organischer Systeme im menschlichen Körper» (S. 15).

Der *Selbstkonzept-Modus* trägt dem Bedürfnis nach psychischer Integrität Rechnung, also «der Notwendigkeit zu wissen, *wer man ist*, so daß man mit einem Gefühl [der] Einheit leben kann» (Andrews & Roy, 1991 a, S. 16). Das Selbstkonzept setzt sich aus «allen Meinungen und Gefühlen des Individuums über sich selbst» zusammen (Andrews & Roy, 1991 a, S. 16). Dabei ist die eigene Wahrnehmung ebenso wichtig wie die Wahrnehmung und das Feedback durch andere. Im Rahmen des Selbstkonzept-Modus geht es daher auch vornehmlich um die Wahrnehmung des körperlichen und persönlichen Selbst. Das *körperliche Selbst* betrifft das Körpergefühl und das Körperbild. Das Körpergefühl beschreibt, «wie sich das Individuum als physisches Wesen fühlt und selbst erfährt», wogegen das Körperbild Aufschluß darüber gibt, «wie das Individuum den eigenen Körper betrachtet und das eigene Erscheinungsbild beurteilt» (Andrews, 1991 b, S. 269). Das *persönliche Selbst* umfaßt Selbstkonsistenz, Selbstideal und die moralisch-ethisch-spirituelle Ebene des Selbst. Mit Selbstkonsistenz ist die Bestrebung des Menschen gemeint, «das Selbst konsistent zu gestalten, um das innere Gleichgewicht zu wahren» (Andrews, 1991 b, s. 270). Das Selbstideal bezieht sich auf das, «was man gerne wäre oder täte» (Andrews, 1991 b, S. 271). Das moralisch-ethisch-spirituelle Selbst schließlich umfaßt «das persönliche Glaubenssystem sowie eine Beurteilung darüber, wer man ist ..., also die Selbstwahrnehmung und -beobachtung, die eigenen Ansprüche, Träume, Vergleiche und Bewertung der eigenen Person» (Andrews, 1991 b, S. 270–271).

Andrews (1991 b) erklärt, daß die Selbstachtung, «also die eigene Wahrnehmung des Selbstwertes ... in jeder Komponente des Selbstkonzept-[Modus] enthalten ist ... Die Selbstachtung der Person spiegelt sich im Selbstkonzept, und die darin sichtbaren Verhaltensweisen geben Aufschluß über die Adaptation im Selbstkonzept-Modus» (S. 270–272).

Der *Rollenfunktions-Modus* entspricht dem Bedürfnis nach sozialer Integrität, nämlich «dem Bedürfnis zu wissen, wer man im Verhältnis zu den anderen ist, so daß man auf dieser Grundlage handeln kann» (Andrews & Roy, 1991 a, S. 16). Das Modell bezeichnet Rollen als «Funktionszellen der Gesellschaft; ... und jede Rolle ergibt sich im Bezug auf eine andere [Rolle]» (Andrews, 1991 a, S. 348). Jede Rolle enthält «eine Reihe von Erwartungen darüber, wie sich die eine Person gegenüber einer anderen Person verhält» (Andrews, 1991 a, S. 348). Der Mensch muß wissen, wer er ist, d. h. welche Rolle er hat, und er muß die an die Rolle geknüpften Erwartungen kennen, um angemessen handeln zu können (Andrews, 1991 a).

Rollen werden als primär, sekundär oder tertiär klassifiziert. Die *primäre Rolle* «bestimmt das menschliche Verhalten im jeweiligen Lebensabschnitt und richtet sich nach Alter, Geschlecht und Reife» (Andrews, 1991 a, S. 349). Ein Beispiel für die primäre Rolle wäre es, einen 43jährigen Mann als «zeugungsfähigen Erwachsenen» zu bezeichnen. *Sekundäre Rollen* «werden von der Person übernommen, um die durch die primäre Rolle und die jeweilige Entwicklungsphase bedingten Aufgaben zu erfüllen ... Sekundäre Rollen hängen – im gegensatz zur primären Rolle – in der Regel mit erworbenen Positionen zusammen und erfordern eine spezifische Ausgestaltung. Kennzeichnend für sekundäre Rollen ist, daß sie stabil sind und nicht ohne weiteres aufgegeben werden, da die Person sie sich über einen gewissen Zeitraum erschlossen und angeeignet hat» (Andrews, 1991 a, S. 349). Beispiele für sekundäre Rollen sind: Ehefrau oder Ehemann, Künstlerin oder Künstler, Lehrerin oder Lehrer.

Tertiäre Rollen «leiten sich vor allem von den sekundären Rollen ab. Sie spezifizieren, wie das jeweilige Individuum seinen Rollenverpflichtungen nachkommt ... Sie sind normalerweise zeitlich begrenzt und frei gewählt, betreffen z.B: Mitgliedschaften in Parteien und Vereinen oder persönliche Hobbys» (Andrews, 1991 a, S. 349). Als Beispiel könnte die Rolle des Baseball-Trainers einer Kindermannschaft angeführt werden, die sich aus der sekundären Rolle des Vaters ergibt.

Jede Rolle hat sowohl instrumentelle als auch expressive Komponenten. Die instrumentelle oder zielgerichtete Komponente bezieht sich darauf, «ein Rollenverhalten zu demonstrieren, das den gesellschaftlichen Erwartungen entspricht» (Andrews, 1991 a, S. 348 u. 350). Die expressive Komponente betrifft «die Gefühle, Meinungen, Neigungen oder Aversionen, die das jeweilige Individuum einer bestimmten Rolle bzw. der Ausgestaltung dieser Rolle entgegenbringt» (Andrews, 1991 a, S. 348).

Der *Interdependenz-Modus* bezieht sich ebenfalls auf das Bedürfnis nach sozialer Integrität. Interdependenz oder wechselseitige Abhängigkeit bezeichnet eine «Art, die eigene Integrität zu wahren, indem man bereit und fähig ist, anderen Liebe, Respekt und Wertschätzung entgegenzubringen und von anderen Liebe, Respekt und Wertschätzung zu empfangen» (Roy, 1987 c, S. 41). Wer in Beziehungen, die durch wechselseitige Abhängigkeit gekennzeichnet sind, Liebe, Respekt und Wertschätzung gibt, zeigt ein «kontributives Verhalten»; Liebe, Respekt und Wertschätzung anzunehmen, gilt als «rezeptives Verhalten» (Andrews & Roy, 1991 a). Die Funktion des Interdependenz-Modus besteht nach Andrews und Roy (1991 a) darin, in den persönlichen und sozialen Beziehungen eine affektive Ausgewogenheit und damit ein «Gefühl der Geborgenheit» herzustellen (S. 17).

Obwohl die vier adaptiven Modi nacheinander erörtert wurden, sind sie eng miteinander verknüpft. Denn «das Verhalten in einem [Modus] kann sich – auch als Reiz – auf einen oder alle anderen Modi auswirken» (Andrews & Roy, 1991 a, S. 17).

Umwelt

Andrews und Roy (1991 a) definieren *Umwelt* als «sämtliche die Person umgebende und auf ihre Entwicklung und ihr Verhalten einwirkende Bedingungen, Umstände und Einflüsse» (S. 18). Aus Roys Sicht hat die Umwelt interne und externe Komponenten und verändert sich ständig. Interne und externe Umwelt wirken in Form von Reizen als Input auf das adaptive System. In Anlehnung an Helson (1964) unterscheiden Andrews und Roy (1991 a) drei Reizkategorien. Der *fokale Reiz* ist «der interne oder externe Reiz, dem die Person am unmittelbarsten ausgesetzt ist – ein Objekt oder Ereignis, das ihre Aufmerksamkeit in Anspruch nimmt» (S. 8). *Kontextuelle Reize* sind «alle anderen in der Situation vorhandenen und die Wirkung des fokalen Reizes verstärkenden Reize. Sie umfassen … alle Umweltfaktoren, mit denen die Person intern oder extern konfrontiert ist und die nicht im Zentrum ihrer Aufmerksamkeit stehen. Sie beeinflussen, wie die Person auf den Hauptreiz reagieren kann» (S. 9). Die *residualen Reize* beziehen sich auf all jene «Umweltfaktoren, deren Wirkung auf die aktuelle Situation unklar ist. Häufig bleibt der Einfluß dieser Faktoren der Person selbst verborgen, und auch der Beobachter erkennt ihre Wirkung nicht» (S. 9). Residuale Reize gehören also «zur Interaktion der Person mit ihrer kosmischen Umwelt, als Elemente innerhalb oder außerhalb des Bewußtseins der Person, die [im Gegensatz zu den fokalen und kontexutellen Reize] nicht ohne weiteres als Bestandteile der aktuellen Interaktion von Mensch und Umwelt erkannt werden» (Roy & Corliss, 1993, S. 220). Residuale Reize werden zu kontextuellen oder fokalen Reizen, wenn ihre Auswirkungen auf die Person offensichtlich werden (Andrews & Roy, 1991 b).

Roy und Corliss (1993) heben hervor, daß die Kategorie der residualen Reize «in besonderer Weise [Roys] philosophischem Menschenbild entspricht ... Sie trägt dem scheinbar Unerklärlichen, dem Wunderbaren und dem Geheimnisvollen Rechnung, sie betont die Einzigartigkeit jedes einzelnen Individuums und macht damit jeder Pflegekraft klar, daß sie nicht erwarten darf, das Individuum so zu kennen, wie nur es sich selbst oder sein Schöpfer es zu kennen vermag» (S. 220–221).

Die Klassifizierung eines bestimmten Reizes als fokal, kontextuell oder residual wandelt sich mit jeder Veränderung der Situation. «Was in dem einen Augenblick noch fokal ist, kann im nächsten schon mit dem Kontext verschmelzen, was kontextuell ist, kann so weit in den Hintergrund treten, daß man es höchstens noch zum restlichen Einflußpotential, also zu den residualen Reizen zählen kann» (Andrews & Roy, 1991 a, S. 10). Die jeweilige Klassifizierung hängt davon ab, wie stark der jeweilige Reiz in einer bestimmten Situation auf die Anpassung Einfluß nimmt.

Andrews und Roy (1991 b) haben verschiedene Bereiche benannt, aus denen die Umweltreize stammen können. In den Bereich «Kultur» gehören der sozioökonomische Status, Volkszugehörigkeit, Religion und philosophische Überzeugungen. Beispiele für den Bereich «Familie» sind Familienstruktur und familiäre Pflichten. Zum Bereich «Entwicklungsphase» zählen Alter, Geschlecht und Aufgaben sowie genetische und erbliche Faktoren. Zum «kognitiven Potential» gehören Wahrnehmung, Wissen und Begabung, zum Bereich «Umwelt» interne wie externe Veränderungen, medizinische Behandlungen sowie Drogen-, Alkohol- und/oder Tabakkonsum. Zusätzliche Bereiche ergeben sich aus dem Inhalt der vier adaptiven Modi.

Person und Umwelt

«Person und Umwelt befinden sich in einer kontinuierlichen Interaktion» (Andrews & Roy, 1991 a, S. 10). Um den Begriff «Umwelt» genauer erörtern zu können, ist es daher erforderlich, diese Interaktion genauer zu analysieren:

> Die sich ständig verändernde Umwelt stimuliert den Menschen zu Anpassungsreaktionen. Das Leben ist für ihn nie dasselbe, ständig wandelt es sich und stellt ihn vor neue Herausforderungen. Doch er besitzt die Fähigkeit, auf diese sich verändernden Bedingungen immer

wieder neu zu reagieren. Indem sich seine Umwelt verändert, erhält der Mensch die Möglichkeit, weiter zu wachsen, zu reifen und zum Wohle aller Menschen beizutragen. (Andrews
& Roy, 1991 a, S. 18)

Die Gesamtwirkung oder das Zusammenspiel aller fokalen, kontextuellen und residualen Reize aus der internen oder externen Umwelt bilden das jeweilige *Adaptationsniveau* des betreffenden Menschen. Adaptation gilt «zugleich als Zustand und Prozeß. Als Prozeß besteht sie aus einer systematischen Abfolge
zielgerichteter Handlungen ... Als Zustand [bezieht sie sich auf] die umweltbedingte Verfassung der Person. Wird Zeit als Dimension der Umwelt gesehen, kann
die Person ... zu einem bestimmten Zeitpunkt betrachtet und der Grad ihrer Adaptation beschrieben werden» (Artinian & Roy, 1990, S 64). Das Adaptationsniveau steht für den «sich ständig verändernden Grad der Fähigkeit, in einer Situation positiv reagieren zu können» (Andrews & Roy, 1991 a, S. 10). Es hängt von
«den Erfordernissen der Situation und der gegenwärtigen inneren Befindlichkeit
der Person ab ... Ausschlaggebend sind die unterschiedlichen Reize und deren
Wirkung auf die Person» (Andrews & Roy, 1991 a, S. 10).

Reaktionen auf Umweltreize sind entweder anpassungsfördernd, also adaptiv,
oder der Anpassung weniger förderlich, also ineffektiv. *Adaptive Reaktionen* sind
«Reaktionen, welche die Integrität der Person im Sinne der Adaptationsziele, des
Überlebens, des Wachstums, der Reproduktion und der Rollenbeherrschung unterstützen» (Andrews & Roy, 1991 a, S. 12). *Ineffektive Reaktionen* dagegen sind
«solche Reaktionen, die weder der Integrität noch dem Überleben, dem Wachs-

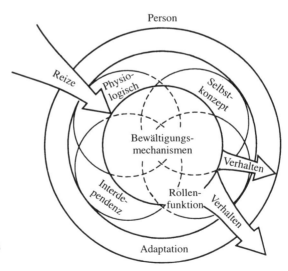

Abbildung 9.1: Der Mensch als
adaptives System.
Aus: Roy & Andrews (1991)

tum, der Reproduktion oder der Rollenbeherrschung förderlich sind» (Andrews & Roy, 1991 a, S. 12).

Roy (Artinian & Roy, 1990) weist ausdrücklich darauf hin, daß die von ihr erarbeiteten Ziele der Adaptation nicht auf die physiologische Ebene beschränkt sind, sondern in einem größeren Zusammenhang gesehen werden müssen. Mit Reproduktion beispielsweise sei «nicht allein die Fortpflanzung, sondern auch alle anderen Arten von Produktivität, z. B. schöpferische oder künstlerische Arbeit, gemeint» (S. 65).

Adaptive und ineffektive Reaktionen können bei jeder Komponente der vier Adaptationsmodi auftreten. Verhaltensreaktionen, in denen sich die Aktivierung von regulativen oder kognitiven Bewältigungsmechanismen widerspiegelt, gelten als Output des adaptiven Systems; sie wirken als Feedback auf das System zurück, so daß ein gewisser Kreislauf entsteht. Abbildung 9.1. veranschaulicht die verschiedenen Komponenten der Person als adaptives System. Das Schema zeigt den Input fokaler, kontextueller und residualer Reize, die durch regulative und kognitive Bewältigungsmechanismen in Verhaltensreaktionen der vier wechselseitig aufeinander bezogenen Adaptationsmodi münden.

Der im äußeren Ring endende Pfeil symbolisiert adaptive, nämlich für die Vollständigkeit und Integrität des adaptiven Systems förderliche Verhaltensreaktionen, während der über den Ring der Adaptation hinausgehende Pfeil ineffektive Verhaltensreaktionen repräsentiert, die nicht zur Ganzheit und Integrität des adaptiven Systems beitragen.

Gesundheit

Roy definiert Gesundheit als «Zustand und Prozeß, eine ganze, integrierte Person zu sein bzw. zu werden» (Andrews & Roy, 1991 a, S. 19). «In der Integration», erläutert Roy (Artinian & Roy, 1991 a), «spiegelt sich der Grad der Adaptation wider; sie wird von der Ganzheit und Integration der physiologischen Komponenten, des Selbstkonzepts, der Rollenfunktion und der Interdependenz bestimmt ... Es handelt sich um einen kontinuierlichen Prozeß, der sich aus systematischen, in eine Richtung weisenden Serien von Handlungen konstituiert ... Die jeweilige Richtung hängt sowohl mit den persönlichen Zielen des einzelnen als auch mit dem Sinn des menschlichen Lebens zusammen» (S. 65). Eine ganze, integrierte Person hat nach Andrews und Roy (1986) «die größtmögliche Verwirklichung des menschlichen Potentials erreicht» (S. 8). Die Autorinnen schließen daraus, daß «mangelnde Integration mit mangelnder Gesundheit gleichzusetzen ist» (S. 8).

Die Definition der Gesundheit in Roys Pflegemodell ist mit der Interaktion zwischen Mensch und Umwelt, also der Adaptation, verknüpft. Andrews und Roy

(1991 a) erläutern: «[Die] Person [wird] als adaptives System beschrieben, das in einer sich ständig verändernden Umwelt kontinuierlich wächst und sich weiterentwickelt. Gesundheit ist demzufolge ein Ausdruck dieser Interaktion oder Adaptation ... Gesundheit kann an den Zielen des einzelnen und dem Sinn des menschlichen Lebens gemessen werden. Je stärker eine Person ihren Lebenssinn erfüllt, desto stärker sind ihre Ganzheit und Integration» (S. 19).

Roy und Corliss (1993) bezeichnen Adaptation und Gesundheit als «kontinuierliche Prozesse» (S. 221) und erläutern die Anpassung als «integritätsfördernden Vorgang»; Anpassung bedeute, positiv mit der Umwelt zu interagieren, was der eigenen Gesundheit zugute komme. «Gesundheit hängt weniger von der Frage ab, ob eine Krankheit besteht oder nicht, als vielmehr von der Entwicklung integrativer Persönlichkeitsmuster und von der Fähigkeit, die Adaptationsmodi immer stärker miteinander in Einklang zu bringen» (S. 221).

In jüngeren Veröffentlichungen verwirft Roy (1987 c; Artinian & Roy, 1990) ihre frühere Definition von Gesundheit als Kontinuum mit den Polen «maximales Wohlbefinden» und «maximale Erkrankung». Sie betont, ihre heutige Auffassung von Gesundheit stimme nicht mehr mit der Vorstellung eines Kontinuums überein, denn dies sei «eine beschränkte Sicht, die stets nur einen bestimmten Punkt auf dem Kontinuum berücksichtigen kann» (1987 c, S. 42). Integration und Ganzheit entstünden über die gesamte Lebensspanne. Selbst «beim Sterben durchlaufen Menschen diesen Prozeß des letztendlichen Seins und Werdens, der mit einem höheren Grad an Integration verbunden ist» (1987 c, S. 42–43). Inzwischen, so Roy, «entspricht es den wissenschaftlichen und philosophischen Überzeugungen des Modells eher, die Gesundheit ohne jeden Bezug auf die Krankheit konzeptuell zu erklären» (Artinian & Roy, 1990, S. 65).

Daraus können wir schließen, daß Gesundheit im Rahmen des Adaptationsmodells als Dichotomie adaptiver und ineffektiver Reaktionen auf eine sich verändernde Umwelt aufgefaßt wird. Diese Auslegung bestätigt Roy, indem sie adaptive Reaktionen als integritätsfördernd und ineffektive Reaktionen als integritätshemmend definierte.

Pflege

Roy (1976 a) definiert die Pflege als «theoretisches Wissenssystem, das einen Analyse- und Handlungsprozeß zur Versorgung kranker oder potentiell kranker Personen vorgibt» (S. 3). Darüber hinaus bezeichnet sie die Pflege als «praxisorientierte wissenschaftliche Disziplin» (Andrews & Roy, 1991 b, S. 27). Nach Roys Adaptationsmodell werden Pflegekräfte benötigt, «wenn ungewöhnliche Belastungen oder geschwächte Bewältigungsmechanismen die üblichen Bewältigungsversuche des Menschen ineffektiv werden lassen» (Roy & Roberts, 1981, S. 45).

Die Abgrenzung von Medizin und Pflege spiegelt sich in der Aussage wider, die Medizin richte ihr Augenmerk auf biologische Systeme und die Erkrankung einer Patientin oder eines Patienten, während bei der Pflege die auf interne und externe Reize reagierende Person als Ganzes im Mittelpunkt stehe (Roy 1970; Roy & Roberts, 1981). Diese Unterscheidung wird im Vergleich medizinischer und pflegerischer Ziele vertieft. Das Ziel der Medizin besteht darin, «die Patientinnen und Patienten auf dem Kontinuum mit den Polen Krankheit und Gesundheit voranzubringen» (Roy, 1970, S. 43). Das *Ziel der Pflege* dagegen liegt in der *«Förderung der Anpassung in allen vier [Adaptations]modi*, um dem Menschen zu Gesundheit, Lebensqualität und würdigem Sterben zu verhelfen» (Andrews & Roy, 1991 a, S. 20). Darüber hinaus «strebt die Pflege danach, die adaptiven Reaktionen des Individuums zu verstärken und die ineffektiven Reaktionen zu verringern» (Roy, 1984 a, S. 37).

Roy räumt allerdings ein, daß ein «vollkommenes körperliches, geistiges und soziales Wohlbefinden, also eine nach allgemeiner Vorstellung optimale Gesundheit, nicht für jeden möglich ist. Es ist die Aufgabe der Pflegekraft, die Adaptation bei Krankheit und/oder Gesundheit zu fördern sowie die Interaktion der Person mit ihrer Umwelt zu unterstützen und damit die Genesung voranzubringen» (Andrews & Roy, 1991 a, S. 20).

Im Kontext der übergeordneten Ziele des Behandlungsteams beschreibt Roy das Ziel der Pflege wie folgt:

> Das angestrebte Ergebnis [der Pflege] ist ein Grad der Adaptation, der es der Person ermöglicht, auf andere Reize zu reagieren. Mit dieser Freisetzung von Energie trägt die Pflege zum übergeordneten Ziel des Behandlungsteams bei. Die zuvor durch inadäquate Bewältigungsversuche gebundene Energie kann zur Heilung und Genesung genutzt werden. (Roy & Roberts, 1981, S. 45)

Roys Adaptationsmodell enthält eine ausführliche Beschreibung des *Pflegeprozesses*; dieser wird «als problemlösender Ansatz zum Sammeln von Daten, zur Benennung der Bedürfnisse der Person, zur Auswahl und Durchführung pflegerischer Maßnahmen und zur Evaluation der Ergebnisse bereits erbrachter pflegerischer Leistungen» definiert (Andrews & Roy, 1991 b, S. 27). Der Pflegeprozeß umfaßt sechs Schritte: *Einschätzung des Verhaltens, Einschätzung der Reize, Pflegediagnose, Zielsetzung, Intervention und Evaluation.*

Bei der *Einschätzung des Verhaltens* werden durch Beobachtung oder andere Ermittlungsverfahren Daten gesammelt. Besonders interessant ist für die Pflegekraft das Verhalten, das «der Person durch die infolge von Umweltveränderungen in Gang gesetzten Bewältigungsmechanismen weitere Anpassungsreaktionen abfordert» (Andrews & Roy, 1991 b, S. 29). Dabei wird das Verhalten in jedem der vier Adaptationsmodi in Betracht gezogen. Die Methoden zur Einschätzung erstrecken sich von der direkten Verhaltensbeobachtung, über objektive Verhaltensmessungen mit entsprechenden Hilfsmitteln bis hin zu Messungen physiologischer Parameter und dem persönlichen Gespräch, in dem subjektive Informationen gesammelt werden (Andrews & Roy, 1991 b).

Sobald sämtliche Daten vorliegen, beurteilt die Pflegekraft, ob das Verhalten der Adaptation förderlich ist oder nicht. Zur Beurteilung adaptiven oder ineffektiven Verhaltens wird die Wahrnehmung der Person mitberücksichtigt. «Für die Entscheidung, ob eine Verhaltensweise adaptiv oder ineffektiv ist, ist es von großer Wichtigkeit, daß die Pflegekraft die von ihr betreute Person kontinuierlich miteinbezieht. Die Wahrnehmung der Person zur Effektivität ihres eigenen Verhaltens ist ein wesentlicher Bestandteil der Einschätzung» (Andrews & Roy, 1991 b, S. 32). Die Beurteilung erfolgt im Hinblick auf die persönlichen Ziele der Person ebenso wie auf die Überprüfung ihres Verhaltens anhand von Normen, die durch Untersuchungen und kulturelle Erwartungen festgesetzt und mit Anpassung gleichbedeutend sind. In Bereichen ohne solche Normenfestsetzungen dienen die allgemeinen Anzeichen für Adaptationsprobleme als Maßstab. Diese Anzeichen definieren Andrews und Roy (1991 b) als «ausgeprägte Aktivität des Regulationssystems bei kognitiver Ineffektivität» (S. 32). Sie manifestiert sich unter anderem in erhöhtem Puls oder Blutdruck, nervöser Spannung, Erregung, Appetitlosigkeit und einem erhöhtem Cortisolspiegel im Blut. Manifestationen für eine kognitive Ineffektivität sind beispielsweise Fehlwahrnehmungen/-informationen, ineffektives Lernen, unzulängliches Urteilsvermögen und unausgeglichene Affekte.

Der erste Abschnitt im Pflegeprozeß endet und der zweite beginnt mit der Aufstellung einer Prioritätenliste für weitere Verhaltenseinschätzungen. «An erster Stelle stehen die Verhaltensweisen, welche die Integrität der Person bedrohen und ihre Adaptation hemmen» (Andrews & Roy, 1991 b, S. 32). Roy (1984 a) regt an, die Prioritäten anhand der Ziele des adaptiven Systems zu bestimmen. Die höchste Priorität besäßen danach alle für das adaptive System lebensbedrohlichen Verhaltensweisen; an zweiter Stelle stünden Verhaltensweisen, die das Wachstum des Systems beeinträchtigen; an dritter Stelle folgten die für das Fortbestehen der Menschheit oder der betreffenden Gesellschaft bedrohlichen Verhaltensweisen; die vierte Position schließlich nähmen die Verhaltensweisen ein, die verhindern, daß das adaptive System sein Potential voll ausschöpft.

Der zweite Schritt im Pflegeprozeß ist die *Einschätzung der Reize*. Dabei geht es um «die Benennung aller internen und externen Reize, welche die [im ersten Schritt des Pflegeprozesses benannten] Verhaltensweisen beeinflussen» (Andrews & Roy, 1991, S. 33). Ineffektive Verhaltensweisen sind deshalb interessant, weil sie in adaptive Verhaltensweisen umgewandelt werden sollten, wogegen sich das Interesse an adaptiven Verhaltensweisen dadurch begründet, daß sie im Zuge des Pflegeprozesses aufrechterhalten oder bestärkt werden sollten. Darüber hinaus «kann es auch dann, wenn sämtliche Verhaltensweisen adaptiv erscheinen, sinnvoll sein, eine [Einschätzung der Reize] vorzunehmen, um die potentiellen Gefahren für diese Anpassung erkennen zu können» (K. Des Rosiers, zitiert in Roy, 1984 a, S. 51).

Die Einschätzung befaßt sich vorrangig damit, die fokalen, kontextuellen und residualen Reize zu identifizieren, welche die betreffenden Verhaltensweisen beeinflussen und für die adaptiven bzw. ineffektiven Reaktionen verantwortlich sind. Für jedes relevante Verhalten werden die Reize in der Rangfolge ihrer am Ende des ersten Pflegeabschnitts festgelegten Wichtigkeit benannt.

Logan (1990) vertritt die Ansicht, die Reize müßten «den selbständigen Funktionen der Krankenpflege zugänglich sein» (S. 469). Medizinische Diagnosen und Behandlungen sollten nicht als Reize bezeichnet werden, weil sie von den Pflegekräften nicht selbstständig beeinflußt werden könnten.

Roy (1984 a) tritt dafür ein, die betreffende Person an der Einschätzung der Reize aktiv zu beteiligen. Dabei empfiehlt sie die Verwendung des von Orlando (1961) entwickelten Verfahrens, nach dem die Pflegekraft der Person ihre Vorstellungen über die maßgeblichen Einflußfaktoren mitteilt, sich diese bestätigen läßt oder mit der Person ausführlich bespricht, bis eine Übereinstimmung erzielt werden kann.

Der dritte Schritt im Pflegeprozeß besteht aus der *Pflegediagnose*, definiert als «Beurteilung mit dem Ziel, eine Aussage über den jeweiligen Grad der Adaptation treffen zu können» (Andrews & Roy, 1991 b, S. 37). Andrews und Roy (1991 b) bieten drei Ansätze zur Pflegediagnostik an: «(1) die Verhaltensweisen innerhalb eines Adaptationsmodus mit den einflußreichsten Reizen benennen, (2) die Verhaltensweisen in einem Adaptationsmodus mit den einflußreichsten Reizen auf eine Kurzformel bringen oder (3) das in mehreren Adaptationsmodi erkennbare und durch dieselben Reize ausgelöste Verhaltensmuster zusammenfassen» (S. 37). Andrews und Roy (1991 b) weisen darauf hin, daß die drei Möglichkeiten jeweils in unterschiedlichen Situationen nützlich sein können. Die beiden ersten Ansätze seien am besten geeignet, um die Typologie der Indikatoren einer positiven Anpassung und die damit zusammenhängenden Adaptationsprobleme darzustellen (siehe Tabelle 9–1). Die dritte Methode dagegen komme «den Bemühungen der Krankenpflege am nächsten, eine eigenständige diagnostische Sprache zu entwickeln, mittels derer über ausschließlich von Pflegekräften erbrachte Leistungen kommuniziert werden kann» (S. 39).

Der vierte Schritt im Pflegeprozeß besteht aus der *Zielsetzung*. Sie wird als

«Formulierung eindeutiger Aussagen über die im Verhalten sichtbaren Ergebnisse pflegerischer Handlungen» definiert (Andrews & Roy, 1991 b, S. 42). Die Ziele der Pflege ergeben sich aus der in den ersten drei Abschnitten des Pflegeprozesses erfolgten Beschreibung des Verhaltens der Person in ihrer jeweiligen Situation. Als Ziele gelten sowohl kurzfristige als langfristige Verhaltensresultate, die als anpassungsfördernd eingestuft werden. Dabei sollte «die Zielvorgabe nicht nur das zu beobachtende Verhalten, sondern auch die Art der angestrebten Verhaltensänderung umschreiben (nach Beobachtung, Messung oder subjektivem Bericht) und einen zeitlichen Rahmen für die Erreichung der Ziele festlegen» (Andrews & Roy, 1991 b, S. 43). Es können Ziele formuliert werden, um ineffektive Verhaltensweisen in adaptives Verhalten umzuwandeln, aber auch, um adaptive Verhaltensweisen aufrechtzuerhalten oder zu verstärken. Andrews und Roy (1991 b) heben hervor, daß die Person in die Formulierung der Verhaltensziele soweit wie irgend möglich aktiv einbezogen werden sollte. «Im Austausch mit der Patientin oder dem Patienten kann die Pflegekraft bestimmte Ziele auf ihre Zweckmäßigkeit hin überprüfen; gleichzeitig kann die oder der Betroffene eigene Zielsetzungen einbringen und abschätzen, ob die Vorschläge realisierbar sind. Jemand, der aktiv in die Zielsetzung einbezogen wird, fühlt sich dem [einzelnen] Ziel sicherlich stärker verpflichtet» (S. 43–44).

Den fünften Schritt im Pflegeprozeß bildet die *Intervention*. Durch sie werden die relevanten fokalen und kontextuellen Reize so gesteuert, daß die pflegerischen Ziele erreicht werden können. Steuerung bedeutet in diesem Zusammenhang das «Verändern, Verstärken, Abschwächen, Entfernen oder Beibehalten» (Andrews & Roy, 1991 b, S. 44) der maßgeblichen fokalen und/oder kontextuellen Reize. Soweit dies möglich ist, wird der fokale Reiz zuerst ausgewählt, da er die betreffenden Verhaltensweisen am stärksten beeinflußt. Kann er nicht verändert werden, gilt es, auf die kontextuellen Reize Einfluß zu nehmen. Andrews und Roy schlagen vor, die zu verändernden Reize mit Hilfe des von McDonald und Harms (1966) entworfenen Entscheidungsverfahrens zu ermitteln. Dabei würde «zunächst eine Liste der verschiedenen Ansätze erstellt, aus denen dann derjenige mit der größten Erfolgswahrscheinlichkeit ausgewählt wird. Auf Roys Modell übertragen bedeutet das, eine Liste der Reizauslöser für ein spezifisches Verhalten zusammenzustellen, dann die Folgen jeder Reizveränderung und die Wahrscheinlichkeit ihres Eintretens zu bestimmen und schließlich die Folgen als *wünschenswert* oder *nicht wünschenswert* zu bewerten. Dies geschieht nach Möglichkeit gemeinsam mit der betroffenen Person» (S. 45). Andrews und Roy (1991 b) ergänzen: «Sobald entschieden ist, welcher Ansatz für eine pflegerische Intervention am besten geeignet ist, muß die Pflegekraft den Reiz adäquat verändern, indem sie die entsprechenden Schritte bestimmt und initiiert» (S. 46).

Der sechste und letzte Schritt im Pflegeprozeß konzentriert sich auf die *Evaluation* der Effektivität pflegerischer Interventionen. Die Wirksamkeit einer Pflegeintervention wird daran gemessen, ob das angestrebte Ziel erreicht wurde, d. h., ob die betreffende Person sich nach der Intervention adaptiv verhält. «Jede positive Reaktion auf die vorhandenen Reize ist ein Kriterium für das Erreichen des Ziels, wenn dadurch Energien freigesetzt werden, welche die Reaktion auf andere Reize möglich machen. Dieses Kriterium muß auf jeden einzelnen Aspekt der pflegerischen Intervention angewendet werden» (Roy, 1989, S. 109). Inwieweit sich die angestrebten Ziele tatsächlich im Verhalten der Person niederschlagen, wird durch eine erneute Verhaltenseinschätzung (siehe erster Schritt des Pflegeprozesses) überprüft.

Wenn die Zielvorgaben realisiert wurden und kein Rückfall in ineffektive Verhaltensweisen mehr zu befürchten ist, ist der Pflegeprozeß abgeschlossen (Roy, 1984 a). Konnten die Ziele nicht erreicht werden, «muß die Pflegekraft herausfinden, wo der Fehler lag. Möglicherweise war die Zielsetzung unrealistisch oder für die betreffende Person inakzeptabel; auch können die Daten der Einschätzung ungenau oder unvollständig gewesen sein, oder aber die gewählten Interventionen sind nicht richtig ausgeführt worden. In diesem Falle kehrt man zum Anfang des Pflegeprozesses zurück, untersucht die ineffektiv gebliebenen Verhaltensweisen noch einmal eingehend und bemüht sich um ein besseres Verständnis der Situation» (Andrews & Roy, 1991 b, S. 47). Am Ende des sechsten Schrittes steht die Aktualisierung des Pflegeplans.

Eine Zusammenfassung des Pflegeprozesses in Rahmen von Roys Adaptationsmodell findet sich in Tabelle 9.2.

Tabelle 9.2: Roys Adaptationsmodell: Pflegeprozeß

I.   Einschätzung des Verhaltens

    A.   *Methoden zum Sammeln von Daten*
       1. Beobachtung
          a. Augenschein
          b. Klang
          c. Berührung
          d. Geschmack
          e. Geruch
       2. Objektive Messungen
          a. Schriftliche Tests
          b. Messungen physiologischer Parameter
       3. Persönliches Gespräch

B. *Einzuschätzende Verhaltensweisen*
  1. Physiologischer Modus
     a. Sauerstoffzufuhr
     b. Nahrungszufuhr
     c. Ausscheidung
     d. Bewegung und Ruhe
     e. Schutz
     f. Sinneswahrnehmung
     g. Körperflüssigkeiten und Elektrolyte
     h. Neurologische Funktionen
     i. Endokrine Funktionen
  2. Selbstkonzept-Modus
     a. Physisches Selbst
        (1) Körperbild
        (2) Körpergefühl
     b. Persönliches Selbst
        (1) Selbstkonsistenz
        (2) Selbstideal
        (3) Moralisch-ethisch-spirituelles Selbst
  3. Rollenfunktion
     a. Primäre Rollen
        (1) Instrumentelle Komponente(n)
        (2) Expressive Komponente(n)
     b. Sekundäre Rollen
        (1) Instrumentelle Komponente(n)
        (2) Expressive Komponente(n)
     c. Tertiäre Rollen
        (1) Instrumentelle Komponente(n)
        (2) Expressive Komponente(n)
  4. Interdependenz-Modus
     a. Wichtige Bezugspersonen
        (1) Gebendes Verhalten
        (2) Nehmendes Verhalten
     b. Soziale Bindung
        (1) Gebendes Verhalten
        (2) Nehmendes Verhalten
C. *Beurteilung der Verhaltensweisen*
  1. Adaptive bzw. ineffektive Reaktionen
     a. Urteil der Pflegekraft
     b. Wahrnehmung der Person
  2. Beurteilungskriterien
     a. Persönliche Ziele der betreffenden Person
     b. Vergleich des Verhaltens mit Anpassungsnormen
     c. Aktivität der Regulationsmechanismen
     d. Effektivität der kognitiven Mechanismen

Tabelle 9.2: Roys Adaptationsmodell: Pflegeprozeß (Fortsetzung)

II. Einschätzung der Reize

    A. *Prioritätskriterien bei weiteren Verhaltenseinschätzungen*
        1. Verhaltensweisen, die das Überleben des Individuums, der Familie, Gruppe oder Gemeinschaft gefährden
        2. Verhaltensweisen, die das Wachstum des Individuums, der Familie, Gruppe oder Gemeinschaft beeinträchtigen
        3. Verhaltensweisen, die das Überleben der Menschheit oder der Gesellschaft bedrohen
        4. Verhaltensweisen, die der Erfüllung des vollen Potentials des Individuums oder der Gruppe entgegenstehen
    B. *Methoden, um den Einfluß der Reize zu bestimmen*
        1. Beobachtung
        2. Objektive Messungen
        3. Gespräch
        4. Validierung der relevanten Reize mit der Person
    C. *Reize*
        1. Fokaler oder Hauptreiz
        2. Kontextuelle Reize
            a. Kultur
                (1) Sozio-ökonomischer Status
                (2) Ethnische Zugehörigkeit
                (3) Glaubenssystem
            b. Familienstruktur und Aufgaben
            c. Entwicklungsstand
                (1) Alter
                (2) Geschlecht
                (3) Aufgaben
                (4) Vererbungen
                (5) Genetische Faktoren
            d. Integrität der Adaptationsmodi
                (1) Physiologischer Modus und Krankheitspathologie
                (2) Selbstkonzept
                (3) Rollenfunktion
                (4) Interdependenz
            e. Kognitive Effektivität
                (1) Perzeption
                (2) Wissen
                (3) Können
            f. Umweltfaktoren
                (1) Veränderung der inneren oder äußeren Umwelt
                (2) Medizinische Behandlung
                (3) Drogen-, Alkohol- oder Tabakkonsum
        3. Residuale Reize
            a. Überzeugungen
            b. Haltungen
            c. Eigenarten
            d. Kulturelle Determinanten

III. Pflegediagnose

   A. *Drei Ansätze*
1. Die Verhaltensweisen innerhalb eines Adaptationsmodus mit den einflußreichsten Reizen benennen
2. Die Verhaltensweisen innerhalb eines Adaptationsmodus mit den einflußreichsten Reizen auf eine Kurzformel bringen
3. Das in mehreren Adaptationsmodi erkennbare und durch dieselben Reize ausgelöste Verhaltensmuster in einer Formel zusammenfassen

   B. *Die Diagnosen nach der Rangfolge ihrer in Punkt II.A. definierten Priorität anordnen*

IV. Zielsetzung

   A. *Aussage über verhaltensrelevante Folgen der Pflegeintervention treffen*

   B. *Ermitteln, ob die Person mit dem Ziel einverstanden ist*

V. Pflegerische Intervention

   A. *Reizsteuerung*
1. Reize verändern
2. Reize vermehren
3. Reize verringern
4. Reize entfernen
5. Reize beibehalten

   B. *Prioritäten*
1. Nach Möglichkeit zuerst den fokalen Reiz beeinflussen
2. Danach die kontextuellen Reize beeinflussen

   C. *Einen Ansatz für die pflegerische Intervention wählen*
1. Eine Liste der möglichen Interventionen erstellen
2. Die Folgen jeder Reizsteuerung umreißen
3. Bestimmen, wie hoch die Wahrscheinlichkeit für das Eintreten der jeweiligen Folge ist
4. Die Ergebnisse jedes Ansatzes bewerten
5. Die Optionen mit der Person besprechen
6. Den Ansatz wählen, mit der sich das angestrebte Ziel mit größter Wahrscheinlichkeit erreichen läßt

VI. Evaluation

   A. *Methoden*
1. Beobachtung
2. Objektive Messungen
3. Gespräch

   B. *Kriterien zur Beurteilung der Effektivität einer Pflegeintervention*
1. Ziel erreicht bzw. nicht erreicht
2. Das Verhalten der Person entspricht dem angestrebten Ziel bzw. entspricht ihm nicht

Nach: Roy & Andrews, 1991

Zentrale Aussagen

Eine Verknüpfung der zum Metaparadigma gehörenden Begriffe Person, Umwelt
und Gesundheit spiegelt sich in den folgenden Aussagen wider:

> Umweltveränderungen stimulieren die Person zu adaptiven Reaktionen. (Andrews & Roy,
> 1991 a, S. 18)
>
> [Die] Person [wird] als ein konstant wachsendes und sich entwickelndes adaptives System
> innerhalb einer sich stetig verändernden Umwelt beschrieben. Diese Interaktion oder Adap-
> tation kann als Maßstab für die Gesundheit einer Person angesehen werden. (Andrews &
> Roy, 1991 a, S. 19)

Die Begriffe Person, Gesundheit und Pflege werden in den folgenden Aussagen
verknüpft:

> Das Ziel der Pflege besteht in der *Förderung der Anpassung in allen vier [Adaptations]modi,*
> um dem Menschen zu Gesundheit, Lebensqualität und würdigem Sterben zu verhelfen.
> (Andrews & Roy, 1991 a, S. 20)
>
> Das Ziel der pflegerischen Intervention besteht darin, adaptives Verhalten zu erhalten und
> zu verstärken und ineffektives Verhalten in adaptives umzuwandeln. (Andrews & Roy,
> 1991 b, S. 42)

Alle vier Begriffe des Metaparadigmas werden in dieser Aussage verbunden:

> Die Pflegekraft hat die Aufgabe, in Situationen, die von Gesundheit oder Krankheit geprägt
> sind, die Adaption zu fördern sowie die Interaktion der Person mit [der] Umwelt zu unter-
> stützen, um auf diese Weise der Adaptation förderlich zu sein. (Andrews & Roy, 1991 a,
> S. 20)

Evaluation des Adapationsmodells

Dieser Abschnitt befaßt sich mit einer Evaluation von Roys Adaptationsmodell.
Die Evaluation basiert auf Ergebnissen der Analyse des konzeptuellen Modells
sowie auf Veröffentlichungen anderer, die Roys Arbeit in die Praxis umgesetzt
oder kommentiert haben.

Darlegung der Ursprünge

Roy hat die Ursprünge des Adaptationsmodells klar und präzise dargelegt. Sie
beschreibt, wie sich das Modell im Laufe der Zeit entwickelte und wodurch sie
sich motivieren ließ, ein eigenes konzeptuelles Pflegemodell zu formulieren.
Außerdem hat sie ihr Weltbild in Form von wissenschaftlichen und philosophischen Annahmen über die Person und das Ziel der Pflege ausführlich erläutert.

Roys (1989) Aussagen, die sie als wissenschaftliche Prämissen bezeichnet, dienen dazu, die Begriffe des Modells zu definieren, zu beschreiben und zu verknüpfen. Streng genommen sind diese Aussagen daher nicht die wissenschaftlichen Prämissen, auf denen das Modell beruht. Die von Roy und Corliss (1993) angeführten wissenschaftlichen Prämissen sind jedoch in den philosophischen Überzeugungen enthalten.

Roy begreift den Menschen als integriertes, handlungsfähiges Ganzes und räumt der aktiven Beteiligung der Person an der eigenen pflegerischen Versorgung einen hohen Stellenwert ein. Obwohl diese Beteiligung – z. B. bei Kindern, Bewußtlosen oder suizidgefährdeten Patientinnen und Patienten – nicht immer möglich sei, müsse sich die Pflegekraft «stets darüber im klaren sein, daß Patientinnen und Patienten für die aktive Beteiligung an ihrer Pflege verantwortlich sind, sofern sie dazu in der Lage sind» (Roy & Roberts, 1981, S. 47).

Roy erwähnt Pflegekräfte sowie andere Wissenschaftlerinnen und Wissenschaftler, die auf ihr Denken Einfluß nahmen. Außerdem macht sie bibliographische Angaben zu den besonders relevanten Werken und erläutert, wie jedes davon zur Entwicklung des Adaptationsmodells beitrug.

Inhaltliche Reichweite

Roy befaßt sich ausführlich mit den einzelnen Begriffen des Metaparadigmas; das Abstraktionsniveau ist einem konzeptuellen Modell angemessen. Der Begriff *Person* wurde eindeutig definiert und beschrieben. Zwar ist berichtet worden, daß es Schwierigkeiten gebe, bei der Zuordnung einer bestimmten Verhaltensweise die Adaptationsmodi, und zwar vor allem die Modi Selbstkonzept, Rollenfunktion und Interdependenz, zu unterscheiden (Wagner, 1976), doch führten Klarstellungen in diesem Bereich zu einer besseren Abgrenzung der einzelnen Schwerpunkte. Roy bemerkt dazu: «Nach entsprechenden Anregungen zahlreicher Vertreterinnen und Vertreter der Pflegetheorie und Pflegepraxis wurde der physiologische Modus neu gegliedert und kann nun bei der pflegerischen Einschätzung und der Gestaltung von Lehrinhalten Anwendung finden» (S. 39). Sie fährt fort: «Im Laufe der vergangenen Jahre sind vor allem am Interdependenz-Modus ganz erhebliche inhaltliche Veränderungen vorgenommen worden, so daß sich die Interdependenz heute eindeutig vom Selbstkonzept und der Rollenfunktion unterscheidet» (S. 41).

Die *Umwelt* ist für ein konzeptuelles Modell ausreichend definiert, doch die Grenzen zwischen der internen und der externen Umwelt sind nicht immer klar. Roy und Roberts (1981) kennen diesen Einwand und erklären dazu: «Eine weiterführende Klärung der Umwelt als eine von internen Reizen unterschiedene Größe erfordert zusätzliche theoretische Arbeit am Modell» (S. 43). Auch die Art der Umweltveränderungen müßte näher beschrieben werden. Eine Fortentwicklung des Umweltbegriffs wurde von Randell, Poush-Tedrow und Van Landingham (1982) unternommen. Die Verbindung mit den Begriffen «Transaktion» und «Perzeption» erkennt Roy (1982) explizit als Erweiterung des konzeptuellen Modells an.

Der Begriff *Gesundheit* ist klar definiert und wird bei den inhaltlichen Erläuterungen der Begriffe Adaptation, Anpassungsniveau sowie adaptive und ineffektive Reaktionen eingehend behandelt. Da Roy (1987c) die Vorstellung eines Kontinuums mit den Polen Gesundheit und Krankheit als eine begrenzte Sichtweise ablehnt, erstaunt es wenig, daß sie Wohlbefinden und Krankheit nicht explizit definiert. Zwar liegt die Versuchung nahe, adaptive Reaktionen als ein Merkmal für Gesundheit und ineffektive als ein Zeichen für Krankheit auszulegen, doch wissen wir nicht, ob Roy mit einer solchen Interpretation einverstanden wäre. Daher ist es notwendig zu klären, was die beiden Reaktionsarten im Hinblick auf den Gesundheitszustand genau zu bedeuten haben, so daß Verwechslungen und Fehlinterpretationen vermieden werden können.

Klärungsbedarf besteht auch hinsichtlich der Verwendung des Krankheitsbegriffs im Sprachgebrauch des Adaptationsmodells. Roy macht zu diesem Punkt in ihrem Zeitschriftartikel von 1990 (Artinian & Roy, 1990) und ihrem 1991 erschienenen Buch (Roy & Andrews, 1991) widersprüchliche Aussagen. In dem Artikel erklärt sie, Gesundheit von nun an «ohne Bezug auf Krankheit» (S. 65) behandeln zu wollen. Doch ist in der 1991 erschienenen «definitiven Version» des Modells (S. XVII) wiederum von «Gesundheits- und Krankheitssituationen» die Rede (siehe z. B. S. 20).

Ein weiterer, in Roys Gesundheitsbegriff zu klärender Punkt ist die Verbindung zwischen Bedürfnissen und Reaktionen. Roy (1987b) weist darauf hin, daß der Begriff «Bedürfnisse» in ihrer Sichtweise der Person als adaptives System (1984a) gestrichen worden sei. Dennoch bespricht sie in einem Kapitel des 1989 erschienenen Buches die Quelle der Schwierigkeiten für die Person im Zusammenhang mit einem Bedürfnisüberschuß bzw. -defizit und stellt diese auch graphisch dar. Außerdem gehört, laut Andrew und Roy (1991), «das Benennen der Bedürfnisse der Person» (S. 29) zum Pflegeprozeß im Rahmen des Adaptationsmodells.

Auch der Begriff des «Adaptationsbereichs» ist bis heute ungeklärt. Er taucht in Roys (1989) Liste der wissenschaftlichen Annahmen auf und wird auch bei Roy & Andrews (1991, z. B. S. 29) erwähnt, ohne je definiert oder beschrieben zu werden. Auch in die Register der beiden Veröffentlichungen wurde er nicht aufgenommen.

Der Begriff *Pflege* ist klar definiert und beschrieben. Das Ziel der Pflege wird formuliert, und dem Pflegeprozeß wird eine sehr detaillierte Beschreibung gewidmet. Roys Pflegeprozeß stimmt mit den wissenschaftlichen Erkenntnissen zum menschlichen Verhalten überein. Was die wissenschaftliche Basis betrifft, ist allerdings anzumerken, daß Roys Modell von Helsons (1964) Arbeit zur Adaptation abgeleitet wurde, die auf die Erforschung der Netzhautreaktionen des Auges auf Umweltreize beschränkt war. Die Zulässigkeit der Verallgemeinerung von Helsons Erkenntnissen auf den ganzen Menschen wurde nicht nachgewiesen. Somit ist die Glaubwürdigkeit der wichtigsten Prämisse des Modells, nämlich daß es sich bei der Person um ein adaptives System handelt, bislang noch nicht belegt.

Roy betont immer wieder, wie wichtig es sei, die Verhaltensweisen, die für die Einschätzung des adaptiven Systems beobachtet werden sollten, auf den Grundlagen der Pflegewissenschaft auszuwählen. Eine Beurteilung des Verhaltens sollte nur aufgrund expliziter, mit dem existierenden wissenschaftlichen Wissen zu vereinbarenden Kriterien stattfinden. Auch die Intervention sollte aufgrund der größten empirisch dokumentierten Erfolgswahrscheinlichkeit ausgewählt werden.

Der Pflegeprozeß ist dynamisch, weil seine Schritte als «kontinuierlich und simultan» anzusehen sind (Andrews & Roy, 1991 b, S. 29). Außerdem führen die Ergebnisse des letzten Schrittes, der Evaluation, an den Anfang, nämlich zur Einschätzung des Verhaltens zurück und leiten eine entsprechende Aktualisierung des Pflegeplans ein.

In Roys nachdrücklicher Forderung, die Person aktiv an sämtlichen Aspekten der Entscheidungsfindung im Pflegeprozeß zu beteiligen, wird ihre Besorgnis um die Einhaltung ethischer Standards in der Pflegepraxis deutlich. «Bei jedem Schritt des Pflegeprozesses ist die Zusammenarbeit mit der Person wichtig. Das Individuum muß an der Beobachtung seiner Adaptation und allen Entscheidungen über seine Pflege beteiligt werden. In diesem Austausch kann die Pflegekraft wertvolle Erkenntnisse gewinnen, die bei dem Versuch, die Adaptation zu fördern, nützlich sind» (Andrews & Roy, 1991 b, S. 28). Außerdem stimmt der Pflegeprozeß mit den von der *American Nurses Association* aufgestellten Standards für die Pflegepraxis (Roy & Roberts, 1981) überein.

Die inhaltliche Reichweite von Roys Adaptationsmodell ermöglicht seine Anwendung bei der pflegerischen Betreuung von Individuen, Familien, Gruppen und Gemeinschaften, aber auch der gesamten Gesellschaft in unterschiedlichen Gesundheits- und/oder Krankheitssituationen.

Darüber hinaus wurde die umfassende inhaltliche Reichweite des Modells durch seinen richtungsweisenden Einfluß auf Forschung, Ausbildung, Administration und Praxis unter Beweis gestellt. Für jeden dieser Anwendungsbereiche wurden Richtlinien formuliert.

Nach Roy (1988 b) hat die Pflegeforschung den Auftrag, sowohl die theoretische als auch die klinische Pflegewissenschaft fortzuentwickeln. «In ihrem Grundsatz konzentriert sich die Pflegewissenschaft als Kernstück ihrer Wissensentwicklung auf die menschlichen Lebensprozesse ... Die klinische Pflegewissenschaft basiert zu gleichen Teilen auf der Pflegetheorie und auf der Geschichte bzw. Philosophie der Pflege mit ihrem starken ethischen Erbe. Sie [strebt die Entwicklung] eines eigenständigen Wissensfundus über die Diagnose und Behandlung der musterhaften Lebensprozesse an, und zwar sowohl in gesunden und alltäglichen Lebenssituationen als auch bei chronischer und akuter Krankheit, vor allem jedoch in Lebenssituationen, in denen die positiven [Adaptations-]Prozesse durch Gesundheitstechnologien und verhaltensbedingte Gesundheitsprobleme bedroht werden» (S. 27–28).

Richtlinien für die Forschung auf der Basis von Roys Adaptationsmodell wurden von Fawcett und Downs (1992) aufgestellt und in Roys Stellungnahmen zur Forschung erweitert. Die zu untersuchenden Phänomene bilden die fundamentalen Lebensprozesse und die Frage, wie die Pflege auf der Ebene der physiologischen Grundbedürfnisse und komplexen Körpervorgänge, des Selbstkonzepts, der Rollenfunktion und der Interdependenz adaptive Reaktionen aufrechterhalten und verstärken bzw. ineffektive Reaktionen in adaptive umwandeln kann. Die Forscher erhielten den Auftrag, Anpassungschwierigkeiten an die ständig sich verändernden Umweltreize zu untersuchen. Die im Rahmen von Roys Adaptationsmodell durchgeführten Forschungsprojekte sollen die Frage klären, wie sich der Mensch an die Reize aus seiner Umwelt anpaßt und wie diese Anpassungsprozesse sich auf seine Gesundheit auswirken. Aufgrund dieser Erkenntnisse sollen sich die Folgen pflegerischer Interventionen für die adaptiven Lebensprozesse und -funktionen besser vorhersagen lassen.

Die Untersuchungen können an gesunden oder akut bzw. chronisch kranken Individuen oder Gruppen durchgeführt werden. Für die Erhebung von Daten eignet sich jede Form gesundheitsbezogener Umgebung. Durch die Forschung soll ein Grundwissen über «Personen und Gruppen als adaptive Systeme und deren zentrale Prozesse und Anpassungsmodi» erworben werden (Artinian & Roy, 1990, S. 66). Das Hauptinteresse gilt den Bewältigungsstrategien im Sinne einer effektiven Anpassung an sich kontinuierliche wandelnde Umweltreize. Darüber hinaus dient die Pflegeforschung dem Erwerb von klinischem Wissen zur Diagnose adaptiver und ineffektiver Reaktionen und anpassungsfördernder Pflegeinterventionen (Artinian & Roy, 1990). Dabei können sowohl qualitative als auch quantitative Ansätze eingesetzt werden (Roy, 1991 a). Die Forschungsinstrumente sollten dem besonderen Schwerpunkt von Roys Adaptationsmodell gerecht werden. Roy (Artinian & Roy, 1990) bemerkt dazu, daß «einige gebräuchliche

Verfahren zur Ermittlung psychosozialer oder physiologischer Variablen [zwar] nützlich sind ..., ihre inhaltliche Validität jedoch im Kontext der Anpassungssituation erst geprüft werden muß» (S. 6). Verfahren zur Datenanalyse decken qualitative Inhaltsanalysen und statistische Verfahren mit und ohne Parameter ab. Forschungen im Rahmen von Roys Adaptationsmodell schaffen ein besseres Verständnis für die Bewältigungsmechanismen des einzelnen und für die Rolle pflegerischer Interventionen bei der Förderung der Adaptation.

Richtlinien für die Pflegeausbildung können dem Inhalt und Schwerpunkt des Adaptationsmodells sowie Roys Veröffentlichungen entnommen werden. Im Mittelpunkt der Ausbildung stehen die Reaktionen des adaptiven Systems auf die sich ständig verändernden Umweltreize. Die Pflegeausbildung soll mit den Grundsätzen der Adaptation vertraut machen, indem sie die Studentinnen und Studenten «an das Wissen der Pflegewissenschaft und die erforderlichen Fertigkeiten für die Pflegepraxis heranführt» (Roy, 1979 b, S. 17).

Der Studienplan baut inhaltlich auf den verschiedenen Komponenten des Adaptationsmodells auf (Roy, 1979 b). Die vertikalen Stränge des Curriculums konzentrieren sich auf Theorie und Praxis. Im theoretischen Teil geht es um die Person als adaptives System, Gesundheit/Krankheit und Streß/Störung. Der praxisbezogene Teil vermittelt die zur Beeinflussung und Steuerung von Umweltreizen nötigen Kenntnisse. Die horizontalen Stränge des Curriculums betreffen den Pflegeprozeß sowie die Adaptation der Studentinnen und Studenten selbst. Der Studienplan für ein Bakkalaureat-Ausbildungsprogramm m könnte mit einem einjährigen Einführungskurs in die Inhalte von Roys Adaptationsmodell und die Aufgaben der Krankenpflege beginnen. In bezug auf den Pflegeprozeß liegt der Schwerpunkt hier auf der Benennung von Verhaltensweisen. Im zweiten Studienjahr stehen dann Pflegewissenschaft und medizinische Wissenschaft auf dem Lehrplan. Was den Pflegeprozeß betrifft, stehen dabei die Verhaltenseinschätzung und die Einschätzung gewöhnlicher Reize sowie die Intervention unter Anwendung bekannter Ansätze zur Reizsteuerung im Vordergrund. Im letzten Studienjahr schließlich geht es um die Pflegetheorie, deren Umsetzung und Fragen der allgemeinen Gesundheitsversorgung. Mit Hinblick auf den Pflegeprozeß werden kreative Ansätze bei der Reizsteuerung behandelt.

Roys Adaptationsmodell bietet adäquate Richtlinien für schwierige pflegerische Fragestellungen, die während der Pflegeausbildung in krankenhausinternen Pflegeschulen, öffentlichen Colleges und Universitäten auftreten. Daher kann sich der Aufbau von akademischen Pflegestudiengängen mit den Abschlüssen Diplom, «Associate Degree», Bakkalaureat, Magister oder Promotion an Roys Adaptationsmodell orientieren. Die Studenten müssen zunächst die Zulassungsbedingungen zum jeweiligen Pflegestudium erfüllen. Dann werden sie sich an die vielfältigen Umweltreize in der Bildungseinrichtung anpassen müssen. Camooso, Greene und Reilly (1981) erklären, daß die Anpassung der Studenten durch «die Unterstützung der Fakultätsmitglieder und der Kommilitoninnen und Kommilitonen, aber auch durch ein geschärftes Bewußtsein für die Problematik», erheblich erleichtert würde (S. 109).

Morales-Mann und Logan (1990) fordern, die Lehr- und Lernstrategien mit den Inhalten des Modells in Einklang zu bringen. Sie empfehlen dringend, die Verfahren des Pflegeprozesses mit den Komponenten des Modells zu verbinden. Außerdem regen sie für ein Einführungsseminar verschiedene Unterrichtsverfahren an, z. B.: die Studentinnen und Studenten an die Standpunkte verwandter Disziplinen und die Begrifflichkeiten der allgemeinen Systemtheorie heranzuführen, bevor sie mit den Inhalten des Adaptationsmodells vertraut gemacht würden; einen Studenten als Klienten auszuwählen, für den ein Pflegeplan aufgestellt und Interventionen zur Erhaltung der Gesundheit oder zur Korrektur vorhandener Probleme erarbeitet würden; oder Arbeit in Kleingruppen (bis 15 Mitgliedern), Gruppendiskussionen, Einzelkonsultationen und schriftliche Tests.

Morales-Mann und Logan (1990) legen den Studenten nahe, die Krankenakte «als Informationsquelle, nicht als Pflegeanleitung» (S. 146) zu benutzen, solange sich die klinische Praxis der betreffenden Einrichtung nicht an Roys Adaptationsmodell orientiere. Baldwin und Schaffer (1990) empfehlen, die Modellinhalte über ein gesamtes Studienjahr hinweg in eine Fallstudie mit einer fiktiven vielköpfigen Familie umzusetzen. Porth (1977) verweist darauf, daß sich die Inhalte des physiologischen Modus am einleuchtendsten durch die Fragestellung vermitteln lassen: «Was ... veranlaßt den Körper zu bestimmten physiologischen Verhaltensäußerungen?» (S. 782).

Richtlinien für die Pflegeadministration wurden von Fawcett, Botter, Burritt, Crosslex und Frink (1989) erarbeitet und in der Veröffentlichung von Roy und Anway (1989) erweitert. Der besondere Schwerpunkt und Zweck der Pflege in einer Einrichtung besteht nach diesen Überlegungen darin, Pflegeleistungen zu erbringen, welche die Adaptation im physiologischen Modus sowie in den Selbstkonzept-, Rollenfunktions- und Interdependenzmodi fördern. Auf der Ebene der Pflegedienste bedeutet dies, «dem Klienten die effektivsten Dienstleistungen zuzusichern, indem die Organisationssysteme und ihre Ressourcen auf ihn abgestimmt werden» (Roy & Anway, 1989, S. 78).

Das Pflegepersonal wird kollektiv als adaptives System in einer Umwelt mit ständig sich verändernden internen und externen Bedingungen betrachtet. Aber auch die gesamte klinische Einrichtung kann als adaptives System begriffen werden. Alle Einheiten müssen in der Lage sein, sich den wandelnden Umweltbedingungen anzupassen. Roy (1991 b) vertritt die Ansicht, es sei weitaus sinnvoller, das Pflegepersonal weniger nach Ausbildung und Dienstrang, sondern eher danach zu unterscheiden, ob es mit dem Adaptationsmodell vertraut ist oder nicht. Gleichzeitig unterschied sie zwischen Krankenpflegehelferinnen und -helfern und professionellen Pflegekräften. Die Helferinnen und Helfer verfügen über «ein gutes Allgemeinwissen, gesunden Menschenverstand und ein Basiswissen über die Person und deren Bedürfnisse in den Adaptationsmodi, [das] sie dazu nutzen können, professionellen Pflegekräften zu assistieren» (S. 37/38). Professionelle Pflegekräfte unterscheiden sich von den Krankenpflegehelferinnen und -helfern und dem übrigen Personal durch ihre Fachkenntnisse. Sie befassen sich mit komplexen Entwicklungsmustern und deren Veränderung, beteiligen sich an der Forschung und an der allgemeingesellschaftlichen Diskussion über die beste gesundheitliche Versorgung der Bevölkerung (S. 37/38).

Die Management-Strategien im Rahmen des Adaptationsmodells dienen vor allem dazu, die Adaptation des Personals, der Station, der Abteilung oder der klinischen Einrichtung an die sich ständig verändernden Umweltreize zu unterstützung. «Die Pflegedienstleitung sollte», wie Roy und Anway (1989) erklären, «darauf achten, daß die auf das System wirkenden Reize die Grenzen des internen Adaptationsbereichs der Organisation nicht überschreiten bzw. daß dieser Bereich ständig weiter ausgedehnt wird» (S. 83). Mit anderen Worten: Es ist die Aufgabe der Pflegedienstleitung, die Gesundheit der Organisation zu erhalten bzw. zu stärken. Roy und Anway (1989) bezeichnen «Planung, Organisation, Personalführung und Kontrolle ... sowie die Formulierung klarer Zielsetzungen im Management ... [als] wichtigste Funktionen eines effektiven Pflege-Managements» (S. 79). Dilorio (1989) vertritt die Ansicht, die Pflegedienstleitung nehme Verhaltenseinschätzungen in den Bereichen Planung, Organisation, Personalführung und Kontrolle vor; benenne die relevanten fokalen, kontextuellen und residualen Reize; erstelle eine administrativ orientierte Pflegediagnose; setze Ziele; interveniere, indem sie den Hauptreiz verändere, die kontextuellen Reize steuere, das Adaptationsniveau erhöhe und die Interventionsergebnisse evaluiere.

Zu den Richtlinien für die Pflegepraxis erklärt Roy (1987a): «Als praktische Disziplin konzentriert sich die Krankenpflege auf ihre Aufgabe, die Adaptation zu fördern. Dies geschieht mit Hilfe der Pflegediagnose, der Pflegeintervention und der Auswertung der Ergebnisse pflegerischen Handelns. Im Hinblick auf die Rolle der Pflegekraft kann die Pflege als praktische Disziplin betrachet werden. Eine modellorientierte Praxis rückt den Inhalt der Pflege in den Mittelpunkt der Aufmerksamkeit» (S. 44).

Aufgabe der Pflegepraxis ist es, die Adaptation der Person im physiologischen Modus sowie in den Selbstkonzept-, Rollenfunktions- und Interdependenzmodi voranzubringen. «Die Pflegekraft unterstützt die Person dabei, ihre Umwelt so zu steuern, daß es zu adäquaten Anpassungsreaktionen kommt» (Roy & Anway, 1989, S. 78). Klinische Probleme schließen adaptive und ineffektive Reaktionen in den vier Adaptationsmodi ein (siehe Tabelle 9–1). Die Pflegepraxis kann sich auf Individuen, aber auch auf Familien oder sonstige Gruppen und Gemeinschaften bis hin zur Gesellschaft als Ganzes beziehen. Legitime Rezipientinnen und Rezipienten der Pflege sind kranke oder gesunde Person, die möglicherweise bestimmte Adaptationsschwierigkeiten haben. Die Pflegepraxis kann in klinischen Einrichtungen, in der häuslichen Umgebung der Person oder im gesamtgesellschaftlichen Rahmen erfolgen.

Der Pflegeprozeß umfaßt die Einschätzung des Verhaltens in den vier Adaptationsmodi, die Einschätzung der fokalen, kontextuellen und residualen Reize, die Pflegediagnose, die Zielsetzung, die Intervention und die Evaluation. Die pflegerische Intervention besteht in der Reizsteuerung. Dabei werden die relevanten fokalen und/oder kontextuellen Reize verändert, vermehrt, verringert, entfernt oder aufrechterhalten. Die Intervention kann als erfolgreich gelten, wenn ineffektive Reaktionen in adaptive umgewandelt oder bereits bestehende adaptive Reaktionen aufrechterhalten werden konnten. Durch die Aufrechterhaltung oder Erhöhung des Adaptationsniveaus leistet die auf Roys Adaptationsmodell basierende Pflegepraxis einen Beitrag zum Wohlbefinden von Individuen und Gruppen.

Logische Kongruenz

Roys Adaptationsmodell ist allgemein logisch kongruent. Das anfänglich stark reaktiv geprägte Weltbild wurde durch die Neuformulierungen von Roy und Roberts (1981) von einem eher reziprok-interaktiven Weltbild abgelöst. «Der neue Adaptationsbegriff berücksichtigt die Tatsache, daß der Mensch nicht nur passiv auf Umweltreize reagiert, sondern auch initiativ werden kann, um seine Umgebung zu verändern» (S. 45). In späteren Ausführungen erklären Roy und Corliss (1993): «Die Verwendung des Begriffes‹Reiz› führte teilweise zu Fehlinterpretationen, die das Modell einem verhaltensorientierten Ansatz zuschreiben wollten. Das Vokabular des Behaviorismus war in den ersten Entwicklungsstadien des Modells zwar vorherrschend, doch stand von Anfang an fest, daß Roy mit Hilfe der Reizkategorien die Komplexität der von der Person wahrgenommenen Umwelt beschrieb, von einer einfachen Reiz-Reaktions-Wirkung also nie die Rede war» (S. 220). Ferner heben Roy und Corliss (1993) hervor, daß die wissenschaftlichen Annahmen von Roys Modell «den Glauben an die Ganzheitlichkeit und Eigeninitiative der Person festigten. Bei der Gestaltung des Austausches mit ihrer Umwelt werden dynamische Energien freigesetzt, die sich auf die Gesundheit und eine effektive Lebensführung positiv auswirken» (S. 217).

Logisch inkonsistent ist Roys und Corliss' (1993) Aussage, daß kognitive Prozesse typischerweise auf «unterschiedlichen Bewußtseinsebenen» und regulative Prozesse «außerhalb des Bewußtseins» (S. 219) wirken. Ohne weitere Klärung wird hier der Begriff «Bewußtsein» mit den reaktiven Vorstellungen der psychoanalytischen Theorie verbunden.

Sellers (1991) behauptet, Roys Modell entwerfe «eine von wissenschaftlichem Realismus und Behaviorismus geprägte Pflegephilosophie», und in ihrer Sicht von der Person spiegele sich «ein mechanistisches, deterministisches, persistentes Weltbild [wider] ..., welche die Person in der Wechselbeziehung zwischen Mensch und Umwelt zur passiven, reaktiven Größe degradiert» (S. 150–151). Diese Aussage steht in einem krassen Gegensatz zu den Ergebnissen der Analyse von Roys Modell im vorliegenden Kapitel. Roy (1988 b) entkräftet den Vorwurf eines mechanistischen Weltbildes, indem sie erklärt: «Die Komplexität und Subtilität des Prozesses, durch den die Person die Umwelt in sich aufnimmt und auf sie reagiert, macht es unmöglich, die Begriffe‹Reiz› und‹Verhalten› im Sinne des Behaviorismus zu verwenden» (S. 32). Darüber hinaus ist die Adaptation «alles andere als ein passiver Vorgang, weil das Adaptationsniveau die ganze Bandbreite menschlicher Eigenschaften sowie Hoffnungen, Träume, Wünsche und Motivationen einschließt – also alles, was den Menschen kontinuierlich zu höherer Meisterschaft hinführt» (Artinian & Roy, 1990, S. 64).

Ableitung von Theorien

Von Roys Adaptationsmodell wurden eine allgemeine *Theorie der Person als adaptives System* sowie einzelne Theorien zu den vier Adaptationsmodi abgeleitet: Die *Theorie des physiologischen Modus*, die *Theorie des Selbstkonzept-Modus*, die *Theorie des Rollenfunktions-Modus* und die *Theorie des Interdependenz-Modus* (Roy & Roberts, 1981). Roy (1984 a, 1987 a) verweist darauf, daß sie konzeptuelle Modelle und Theorien, anders als im vorliegenden Buch geschehen, eher nach Form und Funktion als nach ihrem Abstraktionsgrad unterscheidet. Dennoch läßt sich kaum bestreiten, daß Roy und Roberts (1981) mit ihrer 1981 vorgelegten Arbeit eindeutig die Absicht verfolgen, Theorien mittleren Abstraktionsniveaus zu entwickeln.

Die *Theorie der Person als adaptives System* begreift die Person als ganzheitliches Wesen. Die wichtigsten Begriffe dieser Theorie lauten: System, Adaptation, regulatives und kognitives Subsystem (Roy & Roberts, 1981). Die Subsysteme werden jeweils durch eine Reihe von Annahmen detailliert erklärt. Das regulative Subsystem stützt sich auf folgende Grundannahmen:

1.1. Interne und externe Reize sind grundsätzlich chemisch oder neural; chemische Reize können in neurale Inputs in das Zentralnervensystem umgewandelt werden.

1.2. Zuführende und abführende Nerven des Zentralnervensystems müssen unversehrt und funktionsfähig sein, damit neurale Reize die Körperreaktionen beeinflussen können.

2.1. Rückenmark, Stammhirn und unwillkürliche Reflexe erzeugen durch Effektoren autmatische und unbewußte Körperreaktionen.

3.1. Der Kreislauf muß intakt sein, damit die chemischen Reize die endokrinen Drüsen dazu anregen können, das adäquate Hormon zu produzieren.

3.2. Zielorgane und Gewebe müssen fähig sein, auf Hormonwerte zu reagieren, um körperliche Reaktionen zu bewirken.

4.1. Neurale Inputs werden im Gehirn in bewußte Wahrnehmungen umgewandelt (Vorgang unbekannt).

4.2. Die Verbesserung des Langzeit- oder Kurzzeitgedächtnisses unterstützt die effektive Auswahl psychomotorischer Reaktionen auf neurale Inputs.

4.3. Die im Langzeitgedächtnis gespeicherte effektive Reaktionsauswahl erleichtert die zukünftige effektive Reaktionsauswahl.

4.4. Die gewählte psychomotorische Reaktion bestimmt die aktivierten Zielorgane und damit auch die Körperreaktion.

5.1. Die durch den regulativen Prozeß erfolgte Körperreaktion wird erneut in das System eingegeben. (Roy, persönliche Mitteilung vom 22. September 1982; Roy & Roberts, 1981, S. 62)

Durch die folgenden zusätzlichen Annahmen zum regulativen Subsystem werden die Grundannahmen miteinander verknüpft:

Die Stärke der inneren und äußeren Reize äußert sich positiv in der Stärke der physiologischen Reaktion eines intakten Systems. (1.1. mit 2.1., 3.2., 4.4.)
Intakte Nervenbahnen begünstigen den neuralen Output in die Effektoren. (3.1. mit 2.1., 4.4.)
Chemische und neurale Inputs regen normal reaktionsfähige endokrine Drüsen zu einer Hormonausschüttung an, um einen Zustand des dynamischen Gleichgewichts aufrechtzuerhalten. (1.1. mit 3.2.)
Körperreaktionen auf externe und interne Reize verändern diese. (1.1. mit 5.1.)
Die Stärke äußerer und innerer Reize kann so groß sein, daß das adaptive System das dynamische Gleichgewicht im Körper nicht wiederherstellen kann. (1.1. mit 5.1.) (Roy & Roberts, 1981, S. 62).

Die Annahmen zum kognitiven Subsystem lauten wie folgt:

1.1. Ein Input aus internen und externen Reizen in optimaler Menge und Klarheit unterstützt die Angemessenheit der selektiven Aufmerksamkeit, der Kodierung und des Gedächtnisses.

1.2. Ein Input aus internen und externen Reizen in optimaler Menge und Klarheit unterstützt adäquate Nachahmung, Verstärkung und Einsicht.

1.3. Ein Input aus internen und externen Reizen in optimaler Menge und Klarheit unterstützt die adäquate Problemlösung und Entscheidungsfindung.

1.4. Ein Input aus internen und externen Reizen in optimaler Menge und Klarheit unterstützt zum einen die adäquate Abwehr und zum anderen die adäquate affektive Bewertung und Bindung.

2.1. Intakte Bahnen und ein unversehrter Apparat zur Wahrnehmung und Informationsverarbeitung unterstützen die Angemessenheit der selektiven Aufmerksamkeit, der Kodierung und des Gedächtnisses.

2.2. Intakte Bahnen und ein unversehrter Lernapparat unterstützen Nachahmung, Verstärkung und Einsicht.

2.3. Intakte Bahnen und ein unversehrter Urteilsapparat unterstützen Problemlösungen und Entscheidungsfindung.

2.4. Intakte Bahnen und ein unversehrter emotioneller Apparat unterstützen Abwehr, affektive Bewertung und Bindung.

3.1. Je größer die Angemessenheit sämtlicher kognitiver Prozesse, desto effektiver die psychomotorische Reaktionsauswahl.

4.1. Die gewählte psychomotorische Reaktion wird durch intakte Zielorgane aktiviert.

5.1. Die Aktivierung der Zielorgane erzeugt die Reaktion auf einem durch die gesamte Funktionalität des kognitiven Subsystems bestimmten Adaptationsniveau.

6.1. Das adaptive Reaktionsniveau auf innere und äußere Reize verändert diese. (Roy & Roberts, 1981, S. 65)

Die *Theorie des physiologischen Modus* wendet die Grundsätze des regulativen Subsystems auf physiologische Bedürfnisse an. Die Theorie befaßt sich mit adaptiven und ineffektiven regulativen Reaktionen in bezug auf Ruhe und Bewegung, Nahrungszufuhr, Ausscheidung, Körperflüssigkeiten und Elektrolyte, Sauerstoff und Kreislauf, Körpertemperatur, die Sinne und das endokrine Drüsensystem. Roy und Roberts (1981) wiesen darauf hin, daß sie bei der Betrachtung der regulativen Aktivität die Untersuchung biologischer Systeme vermieden haben, die sie als Untersuchungsgegenstand der Medizin begriffen.

Roy und Roberts (1981) stellten Musterhypothesen für die einzelnen Komponenten des physiologischen Modus auf. Die einzelnen Hypothesen basieren auf einem deduktiven Denkansatz, der von einem allgemeinen Grundsatz (Axiom) über einen speziellen Grundsatz (Theorem) zur Hypothese führt:

Bewegung

— *Axiom:* Die Stärke der internen und externen Reize äußert sich positiv in der Stärke der physiologischen Reaktion eines intakten Systems.

— *Theorem:* Das Ausmaß an körperlicher Mobilität äußert sich positiv in der Muskelintegrität.

– *Hypothese:* Verhilft die Pflegekraft der Person dazu, ihren Muskeltonus durch angemessene Körperübungen zu erhalten, hat die Person weniger Probleme durch Immobiliät. (S. 90)

Ruhe

– *Axiom:* Die Stärke der internen und externen Reize äußert sich positiv in der Stärke der physiologischen Reaktion eines intakten Systems.

– *Theorem:* Die Qualität ungestörten REM-Schlafes äußert sich positiv in der Vermeidung von REM-Schlafentzug.

– *Hypothese:* Verhilft die Pflegekraft der Person zu einem ungestörten Schlaf mit ausreichenden REM-Phasen, hat die Person weniger Probleme durch Schlafentzug. (S. 9)

Ernährung

– *Axiom:* Die Stärke der internen und externen Reize äußert sich positiv in der Stärke der physiologischen Reaktion eines intakten Systems.

– *Theorem:* Eine Diät, die sowohl den biologischen Bedürfnisse als auch den Vorlieben der Person entspricht, wirkt positiv auf die Ernährungssituation.

– *Hypothese:* Paßt die Pflegekraft die Diät den Vorlieben der Person an, kann eine optimale Nahrungsaufnahme erzielt werden. (S. 109–110)

– *Axiom:* Die Stärke der internen und externen Reize äußert sich positiv in der Stärke der physiologischen Reaktion eines intakten Systems.

– *Theorem:* Eine appetitanregende Umgebung während der Mahlzeiten wirkt Appetitlosigkeit und Übelkeit entgegen.

– *Hypothese:* Ermöglicht die Pflegekraft der Person die Nahrungsaufnahme in einer appetitanregenden Umgebung, hat die Person weniger Probleme mit Appetitlosigkeit oder Übelkeit. (S. 110)

Ausscheidung

– *Axiom:* Die Stärke der internen und externen Reize äußert sich positiv in der Stärke der physiologischen Reaktion eines intakten Systems.

– *Theorem:* Die Stärke der internen und externen Reize wirkt positiv auf die Entleerung von Blase und Darm.

– *Hypothese:* Verhilft die Pflegekraft der Person zu einer optimalen Entleerung von Blase und Darm, erhöht sich die Leistungsfähigkeit des Ausscheidungssystems. (S. 129)

Körperflüssigkeiten und Elektrolyte

— *Axiom:* Die Stärke der internen und externen Reize äußert sich positiv in der Stärke der physiologischen Reaktion eines intakten Systems.

— *Theorem:* Eine hohe Flüssigkeitszufuhr unterstützt einen ausgewogenen Flüssigkeits- und Elektrolythaushalt.

— *Hypothese:* Sorgt die Pflegekraft für eine optimale Flüssigkeitszufuhr, kann die Versorgung der Zellen optimiert werden. (S. 156)

Sauerstoff und Kreislauf

— *Axiom:* Die Stärke der internen und externen Reize äußert sich positiv in der Stärke der physiologischen Reaktion eines intakten Systems.

— *Theorem:* Ein starker alveolar-kapillärer Austausch und eine ebensolche Perfusion wirken positiv auf die Sauerstoffversorgung und einen stabilen Kreislauf.

— *Hypothese:* Ermöglicht die Pflegekraft der Person eine optimale Sauerstoffversorgung und Blutzirkulation, erhöht sich die Leistungsfähigkeit des alveolar-kapillären Systems. (S. 181)

Körpertemperatur

— *Axiom:* Die Stärke der internen und externen Reize äußert sich positiv in der Stärke der physiologischen Reaktion eines intakten Systems.

— *Theorem:* Die Menge des Inputs in Form von Wärme wirkt positiv auf das Temperaturausgleichssystem.

— *Hypothese:* Verhilft die Pflegekraft der Person zur Erhaltung einer angemessenen Temperatur für normale physiologische Funktionen, erhöht sich die Leistungsfähigkeit der Zellaktivität, und der Stoffwechsel wird verbessert. (S. 190)

Sinneswahrnehmung

— *Axiom:* Die Stärke der internen und externen Reize äußert sich positiv in der Stärke der physiologischen Reaktion eines intakten Systems.

— *Theorem:* Die Menge sensorischer Inputs über die einzelnen Sinnesorgane wirkt positiv auf das Maß der kortikalen Erregung.

– *Hypothese:* Sorgt die Pflegekraft für optimalen sensorischen Input, kann die Person ein optimales Maß an kortikaler Erregung erreichen. (S. 218)

Endokrines Drüsensystem

– *Axiom:* Chemische und neurale Inputs regen normal reaktionsfähige endokrine Drüsen zu einer Hormonausschüttung an, die sich positiv in der Erhaltung eines dynamischen Gleichgewichtszustandes auswirkt.

– *Theorem:* Die Menge hormonellen Inputs und hormoneller Kontrolle wirkt positiv auf ein hormonelles Gleichgewicht.

– *Hypothese:* Verhilft die Pflegekraft der Person zu einer optimalen hormonellen Sekretion, kann die Person ein besseres hormonelles oder endokrines Gleichgewicht erreichen. (S. 243)

Die von Roys Adaptationsmodell abgeleiteten Theorien zu den psychosozialen Modi (Selbstkonzept, Rollenfunktion und Interdependenz) begreifen diese Modi als Systeme, «mittels derer die regulativen und die kognitiven Subsysteme agieren, um die Adaptation zu fördern» (Roy & Roberts, 1981, S. 248).

Die folgenden Annahmen gehören zu der *Theorie des Selbstkonzept-Modus*:

1.1. Positive soziale Erfahrungen und Wertschätzung durch andere wirken sich auf das Selbstgefühl positiv aus.

1.2. Eine adäquate Erfüllung sozialer Rollen wirkt sich auf die Qualität des Inputs in Form sozialer Erfahrungen positiv aus.

1.3. Das Ausmaß der sozialen Anerkennung wirkt sich auf die Qualität der sozialen Erfahrung positiv aus.

1.4. Negatives Feedback in Form von Leistungsvergleichen führt zu Korrekturen des Selbstgefühls.

1.5. Widersprüchliche Inputs in Form unterschiedlicher Wertschätzung führen zu Verunsicherungen im Selbstkonzept.

1.6. Verunsicherungen im Selbstkonzept führen zur Aktivierung von Mechanismen, die darauf ausgerichtet sind, Dissonanzen zu verringern und Konsistenz zu bewahren.

1.7. Die Aktivierung der unter 1.6 erwähnten Mechanismen führt in aller Regel zu einem positiveren Selbstgefühl.

1.8. Ein starkes Selbstgefühl wirkt sich auf die Qaulität der Selbstdarstellung positiv aus. (Roy & Roberts, 1981, S. 255)

Im Rahmen der *Theorie des Selbstkonzept-Modus* formulierten Roy und Roberts (1981) die folgende Musterhypothese:

– *Axiom1:* Eine adäquate Erfüllung sozialer Rollen wirkt sich auf die Qualität des Inputs in Form sozialer Erfahrungen positiv aus.

– *Axiom2:* Positive soziale Erfahrungen und Wertschätzung durch andere wirken sich auf das Selbstgefühl positiv aus.

– *Theorem:* Eine adäquate Erfüllung sozialer Rollen wirkt sich auf das Selbstgefühl positiv aus.

– *Hypothese:* Hilft die Pflegekraft einer jungen Mutter bei der Bewältigung ihrer neuen Rolle, entwickelt die Mutter eine positiveres Selbstgefühl. (S. 258)

Der *Theorie des Rollenfunktions-Modus* liegen die folgenden Annahmen zugrunde:

1.1. Die Klarheit des Inputs in Form von Rollenmerkmalen und kulturellen Normen wirkt sich auf die adäquate Erfüllung sozialer Rollen positiv aus.

1.2. Die Genauigkeit der Wahrnehmung wirkt sich auf die Klarheit des Inputs in Form von Rollenmerkmalen und kulturellen Normen positiv aus.

1.3. Adäquates soziales Lernen wirkt sich auf die Klarheit des Inputs in Form von Rollenmerkmalen und kulturellen Normen positiv aus.

1.4. Negative Rückmeldungen in Form interner und externer Bewertungen führt zu Korrekturen der adäquaten Erfüllung sozialer Rollen.

1.5. Widersprüchliche Inputs in Form gegensätzlicher Rollenbilder verstärken den mit der Rolle verbundenen sozialen Druck.

1.6. Der mit der Rolle verbundene soziale Druck führt zur Aktivierung von Maßnahmen zur Verringerung des Rollendrucks und zur Formulierung des Rollenbildes.

1.7. Die Aktivierung der in 1.6 erwähnten Maßnahmen führt zur adäquaten Erfüllung sozialer Rollen.

1.8. Die Angemessenheit der Rollenübernahme wirkt sich auf die Rollenbeherrschung positiv aus. (Roy & Roberts, 1981, S. 267).

Im Rahmen der *Theorie des Rollenfunktions-Modus* entwickelten Roy und Roberts die folgende Musterhypothese:

– *Axiom1:* Die Klarheit des Inputs in Form von Rollenmerkmalen wirkt sich auf die adäquate Rollenübernahme positiv aus.

– *Axiom2:* Die Angemessenheit der Rollenübernahme wirkt sich auf die Rollenbeherrschung positiv aus.

– *Theorem:* Die Klarheit des Inputs in Form von Rollenmerkmalen wirkt sich auf die Rollenbeherrschung positiv aus.

– *Hypothese:* Hilft die Pflegekraft der Person beim Umgang mit der Rolle des Kranken, kann die Person diese Rolle besser bewältigen. (Roy & Roberts, 1981, S. 270)

Folgende Grundannahmen sind der *Theorie des Interdependenz-Modus* zugeordnet:

1.1. Ein ausgeglichener und flexibler Bewältigungsstil wirkt sich auf die angemessene Suche nach unterstützenden Beziehungen positiv aus.

1.2. Ein optimales Maß an Umweltveränderungen wirkt sich auf die angemessene Suche nach unterstützenden Beziehungen positiv aus.

1.3. Eine klare Rückmeldung über das Selbst wirkt sich auf einen ausgeglichenen und flexiblen Bewältigungsstil positiv aus.

1.4. Eine klare Bewertung anderer wirkt sich auf einen ausgeglichenen und flexiblen Bewältigungsstil positiv aus.

1.5. Geselligkeit und ungezwungene Kommunikationsmuster wirken sich auf die angemessene Suche nach unterstützenden Beziehungen positiv aus.

1.6. Ein ausgeglichenes Verhältnis von Abhängigkeit und Aggression wirkt sich auf die angemessene Suche nach unterstützenden Beziehungen positiv aus.

1.7. Eine angemessene Suche nach unterstützenden Beziehungen wirkt sich auf die Eigenständigkeit positiv aus. (Roy & Roberts, 1981, S. 277)

Im Rahmen der *Theorie des Interdependenz-Modus* wurde die folgende Musterhypothese formuliert:

– *Axiom1:* Ein optimales Maß an Umweltveränderungen wirkt sich auf die angemessene Suche nach unterstützenden Beziehungen positiv aus.

– *Axiom2:* Eine angemessene Suche nach unterstützenden Beziehungen wirkt sich auf die Eigenständigkeit positiv aus.

– *Theorem:* Ein optimales Maß an Umweltveränderungen wirkt sich auf die Eigenständigkeit positiv aus.

– *Hypothese:* Gibt die Pflegekraft dem privaten Besuch von Familienangehörigen der Person ausreichend Zeit und Raum, kann die Person bei ihrer Suche nach Aufmerksamkeit ein angemesseneres Verhalten an den Tag legen. (Roy & Roberts, 1981, S. 280)

Die aus den Grundannahmen der einzelnen Theorien abgeleiteten Hypothesen wurden bislang nicht empirisch überprüft. Roy und Roberts (1981) erkennen jedoch die Notwendigkeit, die Musterhypothesen und weitere ableitbare Theorien in einem systematischen Forschungsprogramm zu testen. Die Fortentwicklung und zusätzliche Überprüfung der allgemeinen *Theorie der Person als adaptives System* bezeichnen sie ebenfalls als dringend erforderlich. Sie erklärten: «Wir müssen unser Augenmerk auf die Theorie der Person als adaptives System richten, um das Ineinandergreifen der Anpassungsmodi umfassender darstellen zu können. Dabei stellt sich uns auch die Aufgabe, die multivariablen und nicht linearen Bezüge herauszuarbeiten. Die kognitiven und regulativen Prozesse müssen untersucht werden, damit wir die Annahmen zu ihrer hierarchischen Abfolge überprüfen können» (S. 289). Außerdem, so betonen Roy und Roberts (1981), müsse die inzwischen von Roy (1988 b) als klinische Wissenschaft bezeichnete Theorie der Pflegepraxis im Rahmen von Roys Adaptationsmodell entwickelt werden. Das bedeutet, daß Theorien formuliert werden, mit deren Hilfe die Wirkungen bestimmter Pflegeinterventionen auf die Reaktionen Einzelner oder von Gruppen erläutert und vorhergesagt werden können.

Auch das *Pflegemodell der kognitiven Verarbeitung* ging aus Roys Adaptationsmodell (Roy 1988 a) hervor. Dieses momentan als rudimentäre Theorie mittleren Abstraktionsgrads existierende Modell konzentriert sich auf die grundsätzlichen kognitiven Vorgänge (Erregung/Aufmerksamkeit, Empfindung/Wahrnehmung, Kodierung/Begriffsbildung, Gedächtnis, Sprache, Planung und motorische Reaktionen). Dem Modell liegt die Annahme zugrunde, daß die grundsätzlichen kognitiven Vorgänge, die auf der Ebene des Wachbewußtseins erfolgen, neurologisch und neurochemisch bedingt sind. Außerdem setzt das Modell voraus, daß kognitive Prozesse dazu dienen, mit dem fokalen Reiz der unmittelbaren sensorischen Empfindung umzugehen, und zwar innerhalb des Bezugsrahmens aus kontextuellen und residualen Reizen in Form von Erziehung und Erfahrung der Person.

Für die Untersuchung der Vorbereitung auf eine Kaiserschnittentbindung (Fawcett, 1990), der Funktionsfähigkeit in alltäglichen pflegerischen Situationen und bei ernsthaften Erkrankungen (Fawcett & Tulman, 1990; Samarel & Fawcett, 1992; Tulman & Fawcett, 1990 a, 1990 b), der Anpassung an eine chronische Krankheit (Pollock, 1993), der kulturübergreifenden Schmerzreaktionen (Clavillo & Flaskerud, 1993) sowie der Streßerfahrungen der Angehörigen von Patientinnen und Patienten nach Bypass-Operationen (Artinian, 1991, 1992) wurden darüber hinaus explizite konzeptuell-theoretisch-empirische Strukturen entwickelt.

Glaubwürdigkeit

Praktische Nützlichkeit

Die Nützlichkeit von Roys Adaptationsmodell für die Forschung, Ausbildung, Verwaltung und Praxis der Pflege ist ausführlich dokumentiert worden. Das Pflegemodell wurde von Pflegekräften in allen Teilen der Vereinigten Staaten sowie in anderen Ländern, z. B. in Kanada und in der Schweiz, angewendet (Roy, persönliche Mitteilung vom 15. Mai 1982). Abgesehen von Roys eigenen Texten (Andrews & Roy, 1986; Roy, 1976b, 1984a; Roy & Andrews, 1991; Roy & Roberts, 1981) sind Bücher zum Adaptationsmodell von Randell et al. (1982), Rambo (1984) sowie Welsh und Clochesy (1990) erschienen.

Das Adaptationsmodell bedient sich eines umfangreichen Vokabulars mit zahlreichen Neuschöpfungen. Darüber hinaus bekamen geläufige Begriffe (z. B. «Adaptation») im Zuge des Versuchs, sie aus dem begrifflichen Zusammenhang mit dem reaktiven Weltbild herauszulösen, neue Bedeutungen. Roys Adaptationsmodell will daher eingehend studiert sein, um seinen besonderen Schwerpunkt und seine Inhalte vollständig zu verstehen. Roy (1991b) verweist auf die Notwendigkeit, «die Entwicklung, das Ineinandergreifen [sowie] die kulturellen und übrigen Einflüsse» der Adaptationsmodi (S. 35) genauestens zu prüfen. Andrews (1989) hebt hervor, daß «es eine besondere Herausforderung darstellt und von größter Wichtigkeit ist, das Verständnis der Hauptelemente eines Pflegemodells eindeutig zu konzipieren» (S. 139). Sie empfiehlt, den Inhalt der vier Adaptationsmodi ausführlich zu studieren und betont die Bedeutung graphischer Darstellungen (wie z. B. in Abbildung 9.1) zur Veranschaulichung der verschiedenen Komponenten des Adapta-tionsmodells.

Roys Adaptationsmodell kann in die Pfelgepraxis umgesetzt werden. Über die menschlichen und materiellen Voraussetzungen für die Umsetzung des Modells in verschiedenen klinischen Einrichtungen geben die im folgenden zitierten Berichte über verschiedene Umsetzungsprojekte Aufschluß.

Gray (1991) legte einen umfangreichen Bericht über den Einsatz von Roys Modell in fünf Krankenhäusern Südkaliforniens vor. Mit Bezug auf Ingall (1972) beschreibt Gray die einzelnen Verfahren, von der ersten Einschätzung des Betriebsklimas, der gemeinsamen Planung und Zielsetzung bis hin zur Anwendung und Evaluation des Pflegemodells. Bei der Einschätzung des Betriebsklimas wurde der psychologische und organisatorische Ist-Zustand aufgenommen, auf den im Zuge des Umsetzungsprozesses Rücksicht genommen werden muß. «Will ein Krankenhaus den perfekten Zeitpunkt für ein Umsetzungsprojekt abwarten, wartet es ewig» (S. 433). In die Planung sollten das gesamte Pflegepersonal, aber auch die für die Krankenberichte, den Einkauf, die Zentralversorgung, die sozialen Dienste, Labors, Röntgenabteilungen und andere Einheiten verantwortlichen Kräfte einbezogen werden. Gray (1991) betont, wie wichtig es sei, immer wieder darauf hinzuweisen, daß die auf einem konzeptuellen Modell basierende Pflegepraxis zur Wirtschaftlichkeit der klinischen Einrichtung beitragen kann.

Mastal, Hammond und Roberts (1982) verweisen auf die Bedeutung einer sorgfältigen Analyse des Modells, den heuristischen Wert einer schematischen Darstellung der Beziehungen zwischen den einzelnen Komponenten des Modells sowie die pragmatische Notwendigkeit, die Unterstützung der Klinikverwaltung einzuholen. Außerdem erwähnen sie die Möglichkeit, die Kosten für die erforderliche Schulung des Personals aus den bestehenden Posten für Aus- und Fortbildungen zu bestreiten.

Mastal et al. (1982) empfehlen, ein Umsetzungsteam zu ernennen und das gesamte Personal zu einer Einführungsversammlung zusammenzurufen. Ferner weisen sie darauf hin, daß sich der gemeinschaftliche Krafteinsatz sowie die Diskussion, Entscheidungsfindung und Problemlösung in der Gruppe in der Umsetzungsphase als besonders effektiv erwiesen haben.

Dorsey und Purcell (1987) berichten von der Neugestaltung einer Station auf der Grundlage von Roys Adaptationsmodell. Vor allem die Entfernung von Zwischenwänden habe zur Interaktion zwischen den Patientinnen und Patienten sowie dem Personal in einem Pflegeheim erheblich beigetragen. Auch sie halten eine umfassende Information und intensive Schulung des Personals für unerläßlich.

Die Dringlichkeit, die in der Einrichtung verwendeten Formulare auf ihre Vereinbarkeit mit dem Adaptationsmodell hin zu überprüfen, wurde von verschiedenen Autoren unterstrichen (Jakocko & Sowden, 1986; Mastal et al., 1982; Rogers et al. 1991). Dabei sind die philosophischen Überzeugungen, Aussagen zum Pflegeauftrag, zur pflegerischen Diagnose und Intervention, zur Patientenklassifikation, zum EDV-System und zur Qualitätskontrolle besonders relevant. Aber auch Stellenbeschreibungen und Leistungskriterien müssen entsprechend angepaßt werden.

In ihrem Bericht über den Einsatz von Roys Adaptationsmodell am Sharp Memorial Hospital in San Diego, Kalifornien, führen Weiss, Hastings, Holly und Craig (1992) Faktoren auf, welche die Integration des Modells in die Pflegepraxis förderten bzw. behinderten. So wurde die Integration u.a. durch den Erwerb entsprechender Vorkenntnisse im Rahmen entsprechender Unterrichtsprogramme, gemeinsame Besprechungen verschiedener Krankenhausbereiche und kontinuierliche Fortbildung gefördert. Hindernisse stellten dagegen der Widerstand gegen Veränderungen und eine mangelnde Kenntnis des Pflegemodells dar.

Die Anwendung des Adaptationsmodells ist in den unterschiedlichsten klinischen Umgebungen möglich. Mason und Chandley (1990) räumen ein, die Ursache für den mangelhaften Erfolg des Modells in Spezialkliniken für straffällige Geisteskranke könne «erstens darin liegen, daß die adaptiven Reaktionen aufgrund des hohen Sicherheitsstandards in dieser Umgebung begrenzt sind und zweitens Frustrationen entstehen, wenn die Werte der ‹Behandlung› den sozialen, politischen und legalen Normen widersprechen» (S. 671). Dennoch beschreibt Miller (1991), wenn auch mit gewissen Einschränkungen, den weitgehend erfolgreichen Einsatz von Roys Adaptationsmodell in entsprechenden Spezialeinrichtungen.

Pflegeforschung. Roys Adaptationsmodell hat sich als nützlicher Leitfaden für die Pflegeforschung erwiesen. Eine Fachkonferenz zur Pflegeforschung auf der Grundlage des Adaptationsmodells wurde im Juni 1989 vom Department of Nursing des William Patterson College of New Jersey durchgeführt. Das Modell ist Thema zahlreicher Dissertationen und Magisterarbeiten. Sofern sie mittels *Dissertation Abstracts International* und *Master's Abstracts International* ausfindig gemacht werden konnten, sind sie in der Bibliographie am Ende des Kapitels aufgeführt.

Berichte zu Forschungen auf der Grundlage des Adaptationsmodells schließen Arbeiten zur Entwicklung von Instrumenten, Studien zu Patientenreaktionen auf unterschiedliche Umweltreize sowie zu den Auswirkungen pflegerischer Interventionen auf die Adaptation ein. Zu den Neuentwicklungen gehören Ides (1978) Verfahren zur Messung des selbstwahrgenommenen Adaptationsniveaus älterer Klientinnen und Klienten; Roys (1979 a) Verfahren zur Messung von Ohnmachtsgefühlen hospitalisierter Patientinnen und Patienten und der Selbstwahrnehmung ihrer Entscheidungsfindungskompetenz; sowie Lewis, Firsich und Parsells (1978, 1979) Instrument zur Messung von Pflegeergebnissen bei erwachsenen Krebspatientinnen und -patienten, die sich einer Chemotherapie unterziehen müssen. Tulman et al. haben aus dem Rollenfunktions-Modus des Adaptationsmodells direkt abgeleitete Fragebögen zur Funktionalität verschiedener Populationen entwickelt, nämlich das *Inventory of Functional Status-Antepartum* (Tulman, Higgins, et al., 1991), das *Inventory of Functional Status After Childbirth* (Fawcett, Tulman & Myers, 1988), das *Inventory of Functional Status-Fathers* (Tulman, Fawcett & Weiss, 1993), das *Inventory of Functional Status-Cancer* (Tulman, Fawcett & McEvoy, 1991), und das *Inventory of Functional Status in the Elderly* (Paier, im Druck). Roy und Corliss (1993) machen darauf aufmerksam, daß darüber hinaus auch Verfahren zur Ermittlung kognitiver Adaptationsprozesse entwickelt wurden.

Einige Studien widmen sich hauptsächlich der Beschreibung von Patientenreaktionen auf verschiedene Umweltreize. So klassifizierte Fawcett (1981 b) die

Reaktionen von Müttern und Vätern auf die Kaiserschnittgeburt ihrer Kinder hinsichtlich der vier Adaptationsmodi. Auch Kehoe (1981) beschäftigte sich mit den pflegerischen Bedürfnissen von Müttern, deren Kinder durch Kaiserschnitt zur Welt gekommen waren. Fawcett und Weiss (1993) führten eine kulturvergleichende Untersuchung zum gleichen Thema durch, und Tulman et al. befaßten sich mit dem funktionalen Status von Müttern nach der Geburt (Tulman & Fawcett, 1988, 1990c; Tulman, Fawcett, Groblewski & Silverman, 1990) sowie von Frauen mit Brustkrebs (Tulman & Fawcett, 1993). Craig (1990) schildert die Erfahrungen von Schwangeren mit Rückenmarksverletzungen. Khanobdee, Sukratanachaiyakul und Gay (1993) beschreiben das Phänomen der Couvade bei werdenden Vätern in Thailand. Norris, Campbell und Brenkert (1982) untersuchten die Reaktionen von Frühgeborenen auf verschiedene pflegerische Maßnahmen und Harrison, Leeper und Yoon (1990) die Reaktionen von Frühgeborenen auf die körperliche Berührung durch ihre Eltern.

Hunter (1991) ermittelte die Zeit, die für die Messung einer stabilen Achseltemperatur bei Neugeborenen benötigt wird. Nyqvist und Sjoden (1993) berichten von den Ratschlägen schwedischer Mütter für das Stillen Neugeborener auf einer Intensivstation. Broeder (1985) schildert die von Kindern mit Infektionskrankheiten oder einer Immunschwäche wahrgenommene Isolation. Germain (1984) berichtet über den allgemeinen Gesundheitszustand mißhandelter Frauen und Kinder, die in einem Frauenhaus Zuflucht gefunden hatten. Roy (1987 d) beschreibt die Patientenreaktionen auf die operative Behandlung eines Akustikus-Neurinoms. Jackson et al. (Frederickson, Jackson, Strauman & Strauman, 1991) berichten von den bio-psycho-sozialen Patientenreaktionen auf eine Interleukin-2-Therapie während der fünfzehntägigen Behandlungphase sowie vier Wochen, sechs Wochen und zwölf Monate nach deren Beendigung.

Strohmyer, Noroian, Patterson und Carlin (1993) untersuchten die funktionelle und psychosoziale Adaptation erwachsener Schwerverletzter sechs Monate nach ihrer Entlassung aus dem Krankenhaus. Selman (1989) überprüfte die Lebensqualität von Frauen und Männern 12 bis 24 Monate nach einer Hüftoperation. Leonard (1975) ermittelte die Einstellung psychiatrischer Patientinnen und Patienten zu verschiedenen pflegerischen Interventionen, und Pollock (1993) legt die Ergebnisse eines Forschungsprogramms zu physiologischen und psychosozialen Patientenreaktionen auf chronische Krankheit vor.

Smith, Gravin und Martinson (1983) berichten über die adaptiven Potentiale krebskranker Kinder und ihrer Eltern. Gagliardi (1991) beschreibt die Erfahrungen von Familien mit einem von der Duchenneschen Lähmung betroffenen Kind. Bradley und Williams (1990) beschäftigten sich mit den Sorgen von Patientinnen oder Patienten und deren Angehörigen vor einer Herzoperation. Silvia (1987 b) spezifizierte die Bedürfnisse von Patientinnen oder Patienten und deren Partnerinnen oder Partnern vor chirurgischen Eingriffen. Artinian (1991, 1992) befaßte sich mit der Adaptation bei Angehörigen von Patientinnen und Patienten, die sich einer Bypass-Operation unterziehen mußten, nach der Entlassung aus dem Krankenhaus. Farkas (1981) ermittelte die für ältere Menschen und deren Bezugspersonen typischen Adaptationsprobleme. Smith et al. (1991) berichten über Bewältigungsstrategien bei Angehörigen von Patientinnen und Patienten, die in ihrer häuslichen Umgebung künstlich beatmet werden. Hazlett (1989) stellte fest, daß die häusliche Betreuung künstlich beatmeter Kinder sowohl medizinisch vertretbar als auch weniger kostspielig ist als ein langer Krankenhausaufenthalt. Gleichzeitig untersuchte sie die psychosozialen Reaktionen der betreuenden Eltern auf pflegerische Interventionen während der Entlassungsplanung und nach der Entlassung aus dem Krankenhaus.

Cheng und Williams (1989) untersuchten das Verhältnis der eingeatmeten Sauerstoffkonzentration und der Anzahl von manuellen Beatmungsvorgängen zum transkutanen Sauerstoffdruck bei intubierten Kindern mit sehr niedrigem Geburtsgewicht. Christian (1993) überprüfte die Beziehung zwischen Endometriose und Schmerzempfinden. Roy (1978 b) erforschte das Verhältnis zwischen der Adaptation an fokale Reize und subjektivem Leidempfinden während eines Krankenhausaufenthaltes und am Vortag der Entlassung. Phillips und Brown (1992) setzten die Adaptationsmuster von Schichtarbeitern mit ihrem zirkadianen Typus, ihren konkreten Arbeitsbedingungen und ihrem Bewältigungsstil in Beziehung. McGill (1992) konnte eine positive Korrelation zwischen physischer Gesundheit und Hoffnung krebskranker und gesunder älterer Menschen nachweisen. Preston und Dellasega (1990) stellten fest, daß ältere verheiratete Frauen im Vergleich zu gleichaltrigen verheirateten Männern und ledigen Altersgenossinnen und -genossen gesundheitlich am schlechtesten dastanden und für Streß am anfälligsten waren. Baker (1993) berichtet, daß verheiratete Patientinnen und -patienten nach der Rehabilitation infolge eines Schlaganfalls einen höheren funktionalen Status aufwiesen als ledige oder verwitwete Altersgenossinnen und -genossen.

Calvillo und Flaskerud (1993) untersuchten kulturelle Normen, Ängste, physiologische Adaptation, Selbstachtung, Selbstkohärenz, Adaptation an die Rolle des Kranken und soziale Bindungen als Korrelate der Schmerzreaktion infolge einer Cholezystektomie. Sie stellten fest, daß die ethnische Zugehörigkeit, die Adaptation an die Rolle des Kranken sowie die sozialen Bindungen ohne Einfluß auf die Schmerzreaktion waren, zwischen Angst und Schmerz, Selbstachtung und Schmerz sowie Selbstkohärenz und Schmerz jedoch negative Korrelationen bestanden.

Lutjens (1992) berichtet, daß pflegerische Maßnahmen, darunter auch der zeitliche Rahmen der Betreuung und die pflegerische Diagnose, für die unterschiedliche Dauer des Krankenhausaufenthaltes von Patientinnen und Patienten wichtiger sind als medizinische Maßnahmen und die Ernsthaftigkeit der Erkrankung.

Andere Studien befassen sich mit dem Einfluß verschiedener pflegerischer Interventionen auf die Adaptation. So stellte Nolan (1977) pflegerische Interventionen im Operationssaal und postoperative Berichte von Patientinnen und Patienten über ihre pflegerische Betreuung gegenüber. Bokinskie (1992) berichtet, daß eingehende Gespräche mit den Angehörigen über die Pflege und die Ausstattung einer allgemeinen Krankenstation dazu beitragen, Ängste abzubauen, wenn die Patientinnen oder Patienten von der Intensivstation auf eine Allgemeinstation verlegt werden. Guzzetta (1979) konnte nachweisen, daß männliche Patienten mit Myokardinfarkt durch ein spezielles Schulungsprogramm einen besseren Informationsstand über ihre Erkrankung und die sich daraus ergebenden Fragen erlangten. Campbell (1992) ermittelte, daß die depressiven Symptome älterer Heimbewohnerinnen und -bewohner nach einer achtwöchigen Pflegeintervention zur Stärkung des positiven Inputs deutlich nachließen, während eine Kontrollgruppe keine Veränderungen aufwies. Francis, Turner und Johnson (1985) sowie Calvert (1989) konstatierten, daß der regelmäßige Kontakt zu Haustieren die Adaptation von Pflegeheimbewohnerinnen und -bewohnern merklich unterstützte. Für Hospizpatientinnen und -patienten konnte Meek (1993) nachweisen, daß eine sanfte Rückenmassage zur Entspannung beitrug, was sich durch entsprechende Blutdruck-, Puls- und Hauttemperaturwerte ablesen ließ.

Roy (1991 a) legte die zur Überprüfung ihres Modells der kognitiven Verarbeitung durchgeführten Studien über Patientinnen und Patienten mit Kopfverletzungen vor. In einer dieser Untersuchungen wurde die sich langsam wieder verbessernde kognitive Verarbeitung von Patientinnen und Patienten mit kleinen und mittleren Kopfverletzungen beschrieben und dabei festgestellt, daß die «Muster der defizitären Informationsverarbeitung bei sukzessiven und planenden Funktionen ausgeprägter sind als bei simultaner Verarbeitung» (S. 453). In einer anderen zur Überprüfung eines Pflegeinterventionsprotokolls für Patientinnen und Patienten mit Kopfverletzungen durchgeführten Studie konnte die Brauchbarkeit des Protokolls nachgewiesen werden; die Testgruppe erzielte infolge der spezifischen Interventionen eine deutlich größere Verbesserung als die Kontrollgruppe.

Vicenzi und Thiel (1992) berichten, daß eine zweistündige Unterrichtseinheit zum Thema «Safer Sex» bei College-Studenten zwar zu einer veränderten Einstellung gegenüber AIDS, nicht jedoch zu einer verstärkten Anwendung entsprechender Praktiken geführt habe. Shannahan und Cottrell (1985) sowie Cottrell und Shannahan (1986, 1987) untersuchten die Auswirkungen eines Gebärstuhls während der Preßphase der Entbindung anhand verschiedener Werte bei Mutter und Kind. Sie stellten fest, daß der Gebärstuhl eine sichere alternative Entbindungsmethode darstellt, obwohl der mütterliche Blutverlust bei Verwendung des Gebärstuhles zunahm und die Preßphase im Vergleich zur herkömmlichen Gebärhaltung nicht kürzer war. Fawcett und Burritt (1985) sowie Fawcett und Henklein (1987) berichten von den erfolgreichen Ergebnissen ihrer Feldstudien über einen Kurs zur Vorbereitung werdender Eltern auf eine ungeplante Kaiserschnittgeburt. Allerdings, so räumen Fawcett et al. (1993) ein, habe der Geburtsvorbereitungskurs ein bis drei Tage und sechs Wochen nach der Entbindung bei der Testgruppe im Vergleich zur Kontrollgruppe nicht in allen vier Adaptationsmodi den erwarteten Erfolg gezeigt.

Auch in manchen anderen Studien konnte eine positive Auswirkung pflegerischer Interventionen nicht nachgewiesen werden. So berichtet Gaberson (1991), daß der Einsatz von Musikkassetten auf die präoperativen Ängste der untersuchten Patientinnen und Patienten ohne Einfluß geblieben sei. Komelasky (1990) räumt ein, daß regelmäßige pflegerische Hausbesuche die Ängste und das Wissen über adäquate Wiederbelebungsmaßnahmen bei Familien, deren Kinder wegen der Gefahr einer Apnoe mit einem entsprechenden Gerät überwacht wurden, nicht in einem statistisch signifikanten Ausmaß beeinflussen konnten. Die Auswertung einer Pilotstudie durch Samarel, Fawcett und Tulman (1993) ergab außer einem tendenziellen Rückgang der Symptome bei Frauen mit Brustkrebs, die regelmäßig an einer von einer Pflegekraft geleiteten Selbsthilfegruppe teilgenommen hatten, keine statistisch relevanten Auswirkungen. Und auch Printz-Feddersen (1990) konnte bei einer ebenfalls von einer Pflegekraft geleiteten Gruppe für die Pflegepersonen von Patientinnen und Patienten, die einen Schlaganfall überlebt hatten, keine nennenswerten Einflüsse nachweisen.

Manche Studien stellen die Pflegekraft selbst in den Mittelpunkt des Interesses. So verglichen Lynam und Miller (1992), wie Pflegekräfte und Mütter die Bedürfnisse der Frauen während der Eröffnungsphase der Geburt wahrnahmen. Munn und Tichy (1987) beschäftigten sich mit den von Pflegekräften wahrgenommenen Streßfaktoren auf einer pädiatrischen Intensivstation. Kiikkala und Peitsi (1991) beschreiben die Komponenten der pflegerischen Versorgung bei finnischen Vorschulkindern mit minimalen zerebralen Dysfunktionen (MCD). Hammond, Roberts und Silva (1983) überprüften Roys Behauptung, daß für exakte Pflegediagnosen im Adaptationsmodell zweierlei Einschätzungen (Verhaltens- und Reizeinschätzungen) unerläßlich seien. Ihre Untersuchungsergebnisse bestätigen die Hypothese, daß pflegerische Diagnosen, die allein auf einer Verhaltenseinschätzung basieren, ebenso exakt sind wie nach einer Einschätzung beider Aspekte, was nahelegte, daß Roys Behauptung unzutreffend sein könnte. Allerdings, so räumt Silva (1987 a) ein, «... beziehen sich diese Schlußfolgerungen auf eine kleine Versuchsgruppe, und bei der exakten Definition der Pflegediagnosen ergaben sich praktische Schwierigkeiten» (S. 234). Leuze und McKenzies (1987) Untersuchungsergebnisse unterstützen die Hypothese, daß Pflegekräfte, die eine auf Roys Modell basierende präoperative pflegerische Diagnose vornahmen, besser über die psychosozialen Bedürfnisse der betreffenden Patientinnen und Patienten informiert waren als Pflegekräfte, die eine herkömmliche präoperative Einschätzung vorgenommen hatten.

Pflegeausbildung. Die Nützlichkeit von Roys Adaptationsmodell für die Pflegeausbildung wurde umfassend nachgewiesen. Das frühe und breite Interesse am Einsatz des Modells in den verschiedensten Ausbildungsplänen wurde im Rahmen von drei Konferenzen für Dozentinnen und Dozenten bestätigt, die das Modell an ihren Schulen als Grundlage zur Entwicklung von Curricula einsetzen wollten oder es bereits einsetzten. Die ersten beiden Konferenzen fanden 1978 und 1979 im Alverno College in Milwaukee, Wisconsin, statt. Die dritte Konferenz wurde 1981 im Mount St. Mary's College in Los Angeles, Kalifornien, veranstaltet. Einmal jährlich findet darüber hinaus im Mount St. Mary's College, das bei der anfänglichen Entwicklung des Adaptationsmodells eine führende Rolle spielte, eine Konferenz statt, die sich als anerkanntes Forum für die Erörterung aller Fragen, welche die Umsetzung des Modells in der Pflegepraxis und -ausbildung betreffen, etabliert hat (Wallace, 1993).

Roy (persönliche Mitteilung vom 15. Mai 1982) erstellte eine Liste der Einrichtungen, mit denen sie oder ein anderes Fakultätsmitglied vom Mount St. Mary's College «konsultierende Gespräche geführt» habe und «bei der Entwicklung der Curricula helfen» werde. Auf dieser Liste standen: Cerritos Community College in Cerritos, Kalifornien; Golden West College in Huntington Park, Kalifornien; Point Loma College in San Diego, Kalifornien; Harbor Community College in San Pedro, Kalifornien; Wesley Passavant School of Nursing in Chicago, Illinois; Kansas State College in Pittsburg, Kansas; Maryland General Hospital in Baltimore, Maryland; Graceland College in Independence, Missouri; Northwest Missouri State University in Kirksville; William Patterson College in Wayne, New Jersey; Central State College in Edmond, Oklahoma; University of Tulsa in Tulsa, Oklahoma; University of Portland in Portland, Oregon; Widener University in Chester, Pennsylvania; Edinboro State College in Edinboro, Pennsylvania; Villa Maria College in Erie, Pennsylvania; University of Texas in Arlingon und in Austin; Alverno College und Columbia Hospital in Milwaukee, Wisconsin; Royal Alexander Hospital in Edmonton und Universität von Calgary in Calgary, beide in Alberta, Kanada; Health Sciences Centre in Winnipeg, Manitoba, Kanada; Vanier College in Montreal, Quebec,

Kanada; und Ecole Génévoise d'Infirmière, Le Bon Secours in Genf, Schweiz.
Das Modell dient auch als Grundlage der Kurse im ersten, zweiten und dritten
Studienjahr an der University of Ottawa in Ottawa, Ontario, Kanada (Morales-
Mann & Logan, 1990; Story & Ross, 1986).

Roy beschreibt das Pflegecurriculum am Mount St. Mary's College in aller
Ausführlichkeit. In anderen Veröffentlichungen weist sie darauf hin, daß der Einsatz des Adaptationsmodells zur Entwicklung von Lehrplänen an diesem College
seinen Anfang nahm (Roy, 1974, 1980, 1989).

Heinrich (1989) berichtet von der 1980 an der University of Hartford, Con-
necticut, begonnenen Umsetzung von Roys Pflegemodell. Mengel, Sherman,
Nahigian und Colman (1989) schildern ihre Erfahrungen mit dem Einsatz des
Modells am Community College in Philadelphia seit 1978. Den Einsatz von Roys
Adaptationsmodell bei einem zehnmonatigen Ausbildungsprogramm für Alten-
pflegehelferinnen und -helfer an der University of Miami in Coral Gables,
Florida, beschreiben Brower und Baker (1976). Die Autorinnen heben hervor,
daß die vier Adaptationsmodi eine gute Möglichkeit boten, die Pflegepraxis von
der medizinischen Praxis zu unterscheiden: «Wenn wir Rollenfunktion, Selbstkonzept und Interdependenz als Teile des Pflegebereichs konzeptualisieren und
die Pathophysiologie und deren Behandlungsmodalitäten dem gemeinsamen
Bereich von Medizin und Krankenpflege sowie dem physiologischen Modus
zuordnen, kann ein praktisch orientierter Lehrplan für die Pflege entstehen, der
beide Bereiche integriert, aber auch deutlich differenziert» (S. 687).

Auch Knowlton et al. (1983) beschreiben die Entwicklung eines auf Roys
Modell basierenden Curriculums für die Pflegeausbildung. Dabei betonen sie,
daß das Modell auf die verschiedensten adaptiven Systeme, also nicht nur auf
Individuen, sondern auch auf Familien, Gruppen, soziale Gemeinschaften oder
das gesamte Gesundheitswesen angewendet werden kann.

Eine besonders interessante Anwendung des Adaptationsmodells auf die Pflegeausbildung demonstrierten Camooso, Greene und Reilly (1981), als sie ihre
eigene Ausbildung im Rahmen des Modells rekapitulierten. Sie beschreiben ihre
anfänglichen Eingewöhnungsschwierigkeiten mit Hilfe der vier von Roy entwikkelten Adaptationsmodi und schildern ihre adaptiven und ineffektiven Verhaltensweisen während der Vorbereitung auf die Magisterprüfung.

Pflegeadministration. Roy (1987 a) meint, «die Anwendung des Modells in der
gesamten pflegerischen Einrichtung erfordert ... ein fundiertes Fachwissen, nicht
nur, was die Umsetzung, sondern auch, was die Evaluation der Ergebnisse betrifft.
Letzteres ist deshalb so wichtig, weil die Ergebnisse zeigen, was das Modell für
die Pflege leistet, ob es deren Verantwortlichkeit und fachliche Kompetenz er-

weitert und ob es ihr Verhältnis zu anderen Disziplinen positiv verändert hat» (S. 44).

Die Nützlichkeit von Roys Modell für die Pflegeadministration ist ausreichend dokumentiert. Roy und Anway (1989) überarbeiteten das Modell für den Einsatz in der Pflegeadministration. Als organisatorische Adaptationsmodi fungieren das physische System, das Rollensystem, das interpersonelle System und das Interdependenz-System. Diese Systeme passen sich den internen und externen Umweltbedingungen durch stabilisierende und innovative zentrale Mechanismen an. Auch Dilorio (1989) beschreibt die Umsetzung des Modells für die Pflegeadministration. Roy und Martinez (1983) entwarfen darüber hinaus einen konzeptuellen Bezugsrahmen für eine auf dem Adaptationsmodell und einer systemischen Begrifflichkeit basierende klinische Pflegepraxis.

Mastal et al. (1982) beschreiben die anfängliche Umsetzung des Modells am National Hospital for Orthopaedics and Rehabilitation in Arlington, Virginia. Silva und Sorrel (1992) berichten, das Modell sei im Jahre 1981 im gesamten Krankenhaus eingeführt worden. Sie zitieren A. Debisette, ein Mitglied der Pflegedienstleitung, mit der Aussage, daß «das Modell nach wie vor gut funktioniert und das Pflegepersonal auch weiterhin erfolgreich damit arbeitet» (S. 20).

Torosian, Destefano und Dietrick-Gallagher (1985) schildern den Aufbau einer gynäkologischen Tagesklinik für chemotherapeutische Behandlungen am Hospital of the University of Pennsylvania in Philadelphia. Roys Adaptationsmodell diente als Grundlage für die pflegerischen Interventionen und zur Auswertung der pflegerischen Ergebnisse.

In den folgenden Einrichtungen orientiert sich die Pflegepraxis an Roys Adaptationsmodell: Henry and Lucy Moses Division, Neurosurgical Nursing Unit of Montefiore Medical Center in New York City (Montefiore Medical Center, 1989, Studio Three, 1992); Providence Hospital in Oakland, Kalifornien (Laros, 1977); Children's Hospital of Orange County in Orange, Kalifornien (Jakocko & Sowden, 1986); Anaheim Memorial Hospital in Anaheim, Kalifornien (Gray, 1991); South Coast Medical Center in Laguna Beach, Kalifornien (Gray, 1991); Sharp Memorial Hospital in San Diego, Kalifornien (Studio Three, 1992); die Nursing Home Care Unit am Veterans Administration Medical Center in Roseburg, Oregon (Dorsex & Purcell, 1987); das Orthopaedic and Arthritic Hospital (Rogers et al. 1991) und Mount Sinai Hospital (Fitch et al, 1991) in Toronto, Ontario, Kanada; und das Centre Hospalier Pierre Janet in Hull, Quebec, Kanada (Robitaille-Tremblay, 1984).

Auf Roys Modell basierende Verfahren zur pflegerischen Dokumentation werden in verschiedenen Veröffentlichungen beschrieben. So entwarfen Jakocko und Sowden (1986) ein Anamnese- und Diagnoseformular für hospitalisierte Kinder, dessen Aufbau den vier Adaptationsmodi von Roys Modell entspricht. Robi-taille-Tremblay (1984) entwickelte ein Instrument zur pflegerischen Anamnese für Psychiatriepatientinnen und -patienten, das sich ebenfalls an den vier Adaptationsmodi orientiert. Rogers et al. (1991) stellen Exzerpte aus Stellenbeschreibungen, pflegerischen Standards und Instrumenten zur Leistungsbewertung vor, die auf Roys Adaptationsmodell beruhen.

Fawcett (1992) entwarf einen an Roys Modell orientierten Pflegeplan. Peters (1993) beschreibt den Einsatz verschiedener Instrumente der pflegerischen Dokumentation auf einer Allgemeinstation.

Starn und Niederhausers (1990) *MCN-Developmental/Diagnostic Model* bietet eine formalisierte Grundlage für die Erstellung von Pflegeplänen für Familien mit Kindern an. Hinmans (1983) Diagnoseverfahren, der *Family Development/Nursing Intervention Identifier,* dient der Pflegediagnostik bei Schulkindern und deren Familien.

Laros (1977) nutzte Roys Adaptationsmodell zur Entwicklung von Ergebniskriterien für Patientinnen und Patienten mit chronisch obstruktiver Lungenerkrankung. Das Evaluationsinstrument besteht aus einer progressiven Kriterienliste für jeden Anpassungsmodus für die Dauer des Krankenhausaufenthalts. Zarle (1987) entwarf ein Konzept für die Planung der Nachsorge im Anschluß an den Krankenhausaufenthalt.

Riegel (1985) schildert Methoden der formalisierten schriftlichen Kommunikation zwischen verschiedenen Pflegedienstschichten im Krankenhaus. Die einzelnen Punkte sind nach den Komponenten des Modells, wie z. B. Pflegediagnose, Reize und adaptive Reaktionen, angeordnet.

Pflegepraxis. Das Adaptationsmodell hat sich in der Pflegepraxis mit Patientinnen und Patienten aller Altersstufen, bei den unterschiedlichsten Gesundheitsproblemen und in verschiedenen Situationen als nützlich erwiesen. Galligan (1979) formulierte einen an Roys Modell orientierten Pflegeplan für stationär behandelte Kinder. Eine Besonderheit dieses Pflegeplanes ist die Unterscheidung von vier Phasen: dem Zeitraum vor der Aufnahme, der präoperativen Phase, der postoperativen Phase und der Entlassung. Nash (1987) entwickelte einen Pflegeplan für Kinder mit Kawasaki-Syndrom. Wright, Holcombe, Foote und Piazza (1993) nutzten das Modell für die pflegerische Betreuung eines achtjährigen Jungen mit akuter Lymphozyten-Leukämie.

Barnfather, Swain und Erickson (1989) stellten auf der Basis des Adaptationsmodells einen Pflegeplan für einen 19jährigen College-Studenten auf. Roy (1971) beschreibt die Anwendung des Modells auf die Pflege eines jugendlichen Diabetikers. Ellis (1991) beschreibt häufig auftretende Adaptationsprobleme und adäquate Pflegeinterventionen bei krebskranken Jugendlichen.

Gerrish (1989) erläutert ausführlich die pflegerische Diagnostik bei einer 25jährigen Frau mit Hodgkin-Syndrom. Limandri (1986) schildert den Einsatz des Modells bei der Betreuung mißhandelter Frauen.

Mit der Anwendung von Roys Adaptationsmodell bei der pflegerischen Betreuung von werdenden Müttern und ihren Partnern befassen sich eine ganze Reihe von Arbeiten. So beschreibt Sato (1986) einen auf Roys Adaptationsmodell basierenden Vorsorgeplan für Schwangere, während Stringer, Librizzi und Weine (1991) auf die pflegerische Diagnose und Intervention bei Schwangeren eingehen, die sich einem Gentest unterzogen. Taylor (1993) verfaßte einen praktischen Ratgeber für Schwangere mit vorzeitigem Wehenbeginn. Kehoe (1981) spezifizierte mit Hilfe des Adaptationsmodells die besonderen Bedürfnisse von Müttern, deren Kinder durch einen Kaiserschnitt zur Welt gekommen waren. Fawcett (1981 a) verwendete das Modell für die Betreuung von Vätern, deren Kinder durch Kaiserschnitt zur Welt gekommen waren, Downey (1974) für die Pflege einer 27jährigen Frau, die bei der Geburt ihres Kindes unter Atemnot gelitten hatte, und Sirignano (1987) beschreibt die auf dem Adaptationsmodell basierende Pflege von Patientinnen mit Kardiomyopathie in der peripartalen Phase.

Mit der Pflege alter Menschen auf der Grundlage von Roys Modell beschäftigt sich Janelli (1980). Smith (1988) bezieht sich in ihrem Bericht auf die Bewohnerinnen und Bewohner von Altenheimen, während Thornbury und King (1992) vor allem auf ältere Menschen mit der Alzheimerschen Krankheit eingehen.

Wagner (1976) beschreibt die Anwendung des Adaptationsmodells in zahlreichen akuten und ambulanten pflegerischen Situationen, Hughes (1983) erläutert in knapper Form den Einsatz des Modells in der Notfallpflege, Fawcett et al. (1992) nutzten das Modell als Richtlinie für die Versorgung von Patientinnen und Patienten auf Wachstationen, und Hammer (1989) erläutert dessen Einsatz auf Spezialstationen für Herzerkrankungen.

Auch zur Linderung spezifischer Symptome wurde Roys Adaptationsmodell vielfach eingesetzt. So erläutert Frederickson (1993) den Einsatz entsprechender Intervention zur Linderung von Ängsten. In diesem Zusammenhang präsentiert sie zwei ausführliche Fallstudien: die einer 34jährigen Frau, die sich zwecks Entfernung eines Schädelbasistumors einer Kraniotomie unterziehen mußte, und eines 39jährigen Mannes mit Myokardinfarkt. Schmidt (1981) befaßte sich mit dem Rückzugsverhalten von Menschen mit Schizophrenie.

Hamer (1991) erklärt die Musiktherapie bei Klienten mit organischen Hirnschädigungen, leichter bis mittlerer geistiger Behinderung und schizoaffektiven Störungen auf der Grundlage von Roys Pflegemodell. Zwar konnte die Wirkung der Musiktherapie von der anderer therapeutischer Maßnahmen nicht deutlich unterschieden werden, doch ließen sich bei den Klienten Verbesserungen der Ich-Stärke, der sozialen Integration, der Aktivität und der psychotischen Symptome feststellen. Kurek-Ovshinsky (1991) nutzte das Modell, um mit fünfzehn akut erkrankten Patienten einer geschlossenen psychiatrischen Abteilung eine Gruppentherapie durchzuführen.

Das Adaptationsmodell diente auch als Leitfaden zur Pflege von Erwachsenen mit den unterschiedlichsten gesundheitlichen Störungen, z. B. Myokardinfarkt (Gordon, 1974), Atemstörungen (Innes, 1992), Diabetes (O'Reilly, 1989), Nierendysfunktion (Frank, 1988), Hypernatriämie (Aaronson & Seaman, 1989), Alkoholismus (McIver, 1987), Osteoporose (Doyle & Rajacich, 1991) und Sklerodermie (Crossfield, 1990).

Auch der Einsatz des Adaptationsmodells bei der pflegerischen Versorgung von Patientinnen und Patienten während der perioperativen Phase war Gegenstand zahlreicher Veröffentlichungen. So beschrieb Fox (1990) die Pflegebedürfnisse vor einer Operation und entwarf einen Pflegeplan für eine Frau, die auf eine bilaterale Brustknoten-Exzision wartete. West (1992) plante die präoperative und postoperative Pflege einer 37jährigen Frau mit einer gutartigen Thoraxgeschwulst. Rogers (1991) und Jackson (1990) befaßten sich mit der am Adaptationsmodell orientierten Pflege in der Aufwachphase. Roy (1971) berichtet von der postoperativen Pflege einer Patientin nach einem gynäkologischen Eingriff. Hughes (1991) diskutiert die psychischen Schwierigkeiten der Patientinnen und Patienten nach einer Stomaverlegung. Cardiff (1989) erweiterte die Anwendung von Roys Adaptationsmodell auf die postoperative Pflege von Patientinnen oder Patienten nach einer Herztransplantation.

Giger, Bower und Miller (1987) nutzten Roys Adaptationsmodell als Leitfaden zur Pflege eines 23jährigen Mannes, der schwer verletzt wurde, als er von einem Mähdrescher fiel und darunter eingeklemmt wurde. In Anlehnung an den im Modell beschriebenen Pflegeprozeß entwickelten sie einen detaillierten Pflegeplan. DiMaria (1989) beschreibt die am Modell orientierte Pflege von Schwerverletzten. Summers (1991) legte eine umfassende Diskussion der Pflege von Patientinnen und Patienten mit Verbrennungen vor. Riazza und Foote (1990) setzten das Adaptationsmodell in der Rehabilitation ein und führten als Beispiel den Fall eines Patienten mit einer Rückenmarksverletzung an.

Starr (1980) strukturierte die Pflege sterbender Menschen anhand von Roys Modell und betonte, wie wichtig es sei, adaptive Verhaltensweisen, relevante Reize und angemessene Pflegeinterventionen genau zu benennen. Logan (1986) legte eine umfangreiche Erörterung der palliativen Krankenpflege auf der Grundlage von Roys Modell vor.

Die Angehörigen stationär behandelter Patientinnen und Patienten standen im Mittelpunkt einiger anderer praktischer Umsetzungen. Miles und Carter (1983) entwickelten ein Verfahren zur Einschätzung der psychischen Belastung von Eltern, deren Kinder auf einer Intensivstation behandelt werden. Bawden, Ralph und Herrick (1991) beschreiben gruppentherapeutische Interventionen zur Unterstützung von Müttern, deren Kinder in ihrer Entwicklung gestört sind. E. Jay (1990) befaßte sich mit den Bedürfnissen und der pflegerischen Versorgung von Menschen, die todkranke Angehörige betreuen, und Logan (1988) erörtert die pflegerische Diagnose von Familienangehörigen todkranker Patientinnen und Patienten.

Roy (1983a, 1983b, 1983c) dehnte ihr konzeptuelles Modell auf die pflegerische Betreuung von Familien aus. Whall (1986) formulierte die Theorie der strategischen Familientherapie neu und verknüpfte sie mit Roys Adaptationsmodell zu einer konzeptuell-theoretischen Struktur für die Familientherapie. DeMontigny (1992a, 1992b) beschreibt die Entwicklung, Durchführung und Evaluation eines Pflegeplans für ein Familiensystem. Dudek (1989) schildert die pflegerische Diagnose bei rachitischen Kindern und deren Eltern.

Roy (1984b), Hanchett (1990) und Schmitz (1980) erweiterten die Anwendung des Modells auf soziale Gemeinschaften.

Kulturelle Kongruenz

Roys Adaptationsmodell stimmt im allgemeinen mit den gesellschaftlichen Erwartungen an die Krankenpflege überein. Es wird vor allem den Patientinnen und Patienten gerecht, die in allen Fragen ihrer Gesundheit mitbestimmen wollen. Der Schwerpunkt des Modells, nämlich die Anpassung an eine sich stetig verändernde Umwelt, ist mit dem weitverbreiteten zeitgenössischen Bild von der Welt als hektischem Ort der raschen Veränderungen durchaus vereinbar. Mastal et al. (1982) konnten dementsprechend nach der Umsetzung des Adaptationsmodells am National Hospital for Orthopaedics and Rehabilitation in Arlington, Virginia, von einer wachsenden Zufriedenheit der Patientinnen und Patienten berichten. Auch Robitaille-Tremblay (1984; persönliche Mitteilung vom 4. August 1982) erwähnt die zunehmende Zufriedenheit von Patientinnen und Patienten mit der pflegerischen Betreuung, seit die pflegerische Anamnese psychiatrischer Patientinnen und Patienten mit einem nach Roys Adaptationsmodell entwickelten Instrumentarium durchgeführt werde, und belegt dies mit den folgenden Äußerungen der Betroffenen: «Zum ersten Mal hat mich eine qualifizierten Fachkraft untersucht.» «Mir ist klargeworden, daß fast alle meine Probleme miteinander zusammenhängen.» Und:

«Ich habe mich selbst hier besser kennengelernt als in allen bisherigen Krankenhäusern» (1984, S. 28).

Roys Adaptationsmodell entspricht jedoch ebensowenig wie andere konzeptuelle Modelle, die neben der kranken auch die gesunde Person gleichwertig in
ihre Überlegungen einbeziehen, den herkömmlichen Erwartungen an ein Kran-
kenpflegemodell. Das trifft vor allem für Bereiche zu, in denen die Tätigkeit der
Pflegekraft sich auf die Verstärkung bereits bestehender adaptiver Verhaltensweisen beschränkt.

Roys Adaptationsmodell erfüllt die Erwartungen von Pflegekräften, Ärzten
und Krankenhausverwaltungen an die Pflege. Robitaille-Tremblay (1984) erwähnt eine größere Zufriedenheit der Pflegekräfte, seit die Pflegeanamnese von
psychiatrischen Patientinnen und Patienten am Centre Hospitalier Pierre Janet mit
einem anhand von Roys Adaptationsmodell entwickelten Instrumentarium
erstellt werde. Dieses Instrument, so bemerkt sie, habe «den [Pflegekräften] geholfen, die Patienten besser kennenzulernen und ihren Blickwinkel bei der Formulierung von Prioritäten aufgrund der benannten Reize zu erweitern. Einige
gaben an, sich mit den Patientinnen oder Patienten, bei denen sie das Instrumentarium angewandt hatten, enger verbunden zu fühlen. Eine Pflegekraft erklärte:
‹Ich habe größeres Vertrauen in meine Eigenständigkeit gewonnen und bin stolz,
sehr stolz darauf›» (S. 28). Auch die rückläufige Personalfluktuation diente als
Hinweis auf die größere Zufriedenheit der Pflegekräfte mit einer auf Roys Modell
basierenden Pflegepraxis. So konnte das Montefiore Medical Center in New York
City Kosten in Höhe von fast 300.000 US-Dollar für die Einarbeitung von neuem
Personal einsparen, da nach der Einführung des Modells in der Neurochirurgie
fast keine Kündigungen mehr eingereicht wurden (K. Frederickson, zitiert in
Studio Three, 1992).

Außerdem berichten Mastal et al. (1982), daß die Einführung des Modells im
National Hospital for Orthopaedics and Rehabilitation in Arlington, Virginia, zu
einer besseren Qualität der Pflegepraxis geführt habe. «Das Personal beteiligte
sich an der Entwicklung eines Verfahrens zur Einschätzung des bio-psycho-sozialen Zustands von Patienten. Bei der Planung der pflegerischen Betreuung stellen die Pflegekräfte nicht nur äußerst gewissenhaft und selbständig vollständige
Pflegepläne auf, sondern benennen auch die relevanten Probleme im Sinne einer
mit Roys Vorstellungen übereinstimmenden Pflegediagnose» (S. 14).

Davon abgesehen läßt sich die zunehmende Fachkompetenz der Pflegepraxis
am National Hospital for Orthopaedics and Rehabilitation daran ablesen, daß seit
der Einführung des Adaptationsmodells eine wachsende Zahl von Pflegekräften
einen Bakkalaureat- oder Magister-Studiengang absolviert hat (Silva & Sorrell,
1992). Nicht zuletzt haben auch die Ärztinnen und Ärzte ebenso wie die Kran-

kenhausverwaltung ihre Akzeptanz des Adaptationsmodells als adäquate Richtlinie für die Pflegepraxis zum Ausdruck gebracht (Studio Three, 1992).

Soziale Signifikanz

Die soziale Signifikanz von Roys Adaptationsmodell beginnt sich allmählich
deutlicher abzuzeichnen. Starn und Niederhauser (1990) schildern den Zuspruch,
den eine auf Roys Adaptationsmodell basierende Pflege gefunden hat. Viele professionelle Pflegekräfte seien durch die Anwendung des auf der Grundlage von
Roys Modell entwickelten *MCN Developmental/Diagnostic Model* «besser in der
Lage, Probleme zu erkennen [und] effektivere Interventionen zu initiieren»
(S. 182).

Die Akzeptanz des Modells wird von Robitaille-Tremblay (persönliche Mitteilung am 4. August 1982) bestätigt, die betont, daß «die Patienten seit der Einführung des‹Instrumentariums zur pflegerischen Anamnese› interessanterweise län-
ger im Krankenhaus bleiben», was auf eine umfassendere pflegerische Diagnostik
und Behandlung hindeute. Nun solle erforscht werden, ob die längere Dauer des
Krankenhausaufenthaltes tatsächlich auf die Anwendung des Instrumentariums
zurückzuführen sei. Bis heute wurden dazu noch keine Forschungsberichte veröffentlicht.

Dafür wies Hoch (1987) durch ihre Forschungen die soziale Signifikanz des
Modells auch empirisch nach. Sie untersuchte die Ergebnisse eines aus Roys
Adaptationsmodell abgeleiteten Behandlungsprotokolls zu den Bereichen
Depression und Lebensfreude bei einer Gruppe älterer Männer und Frauen. Dabei
stellte sie fest, daß die nach den Richtlinien des Adaptationsmodells behandelte
Gruppe weniger depressive Indikatoren und mehr Indikatoren für Lebensfreude
aufwies als eine Kontrollgruppe, deren pflegerische Betreuung nicht auf einem
konzeptuellen Modell beruhte. Obwohl die logische Verknüpfung von Depression bzw. Lebensfreude und den Adaptationsmodi von Roys Modell hinterfragt
werden muß, markiert Hochs Studie den Beginn der empirischen Arbeit zur
Glaubwürdigkeit konzeptueller Pflegemodelle.

Zusätzliche Hinweise auf die soziale Signifikanz liefern die explizit auf den
Grundsätzen des Adaptationsmodells basierenden Forschungsarbeiten über die
Beziehungen der Adaptationsmodi zueinander und die Auswirkungen der am
Modell orientierten Interventionen.

Calvillo und Flaskerud (1993) präsentieren einen sorgfältig erarbeiteten
konzeptuell-theoretisch-empirischen Bezugsrahmen zur Überprüfung der empirischen Angemessenheit des von Roy formulierten Modells. Ihre recht unterschiedlichen Feststellungen über die Beziehungen der Adaptationsmodi untereinander

zeigen, daß «die empirische Angemessenheit des Modells als Ganzes nicht nachzuweisen war» (S. 127).

Einige experimentelle Studien haben für bestimmte pflegerische Interventionen die erwarteten Adaptationsreaktionen nachgewiesen, andere führten zu gemischten Resultaten, wieder andere ließen keine belegbaren Auswirkungen erkennen. Fawcett et al. (1993) betonen, bei der geburtsvorbereitenden Information über Kaiserschnittentbindungen unter experimentellen und nicht experimentellen Bedingungen keine Unterschiede festgestellt zu haben, und werfen daraufhin die Frage nach der Glaubwürdigkeit von Roys Adaptationsmodell auf. Allerdings räumen sie ein, daß die zunehmende Berücksichtigung von Kaiserschnittentbindungen bei herkömmlichen Geburtsvorbereitungskursen eine adäquate Überprüfung der Wirkung eines verstärkten Inputs verhindert haben mag.

In diesem Bereich sind weitere an Roys Adaptationsmodell orientierte Forschungsarbeiten vorgesehen. Darüber hinaus wäre eine Meta-Analyse sinnvoll, in der sich klären ließe, welche Faktoren zu der Widersprüchlichkeit mancher Ergebnisse beigetragen haben könnten (Rosenthal, 1991).

Beiträge zur Pflegewissenschaft

Durch die Konzentration auf das Wesen der menschlichen Anpassung an eine sich ständig verändernde Umwelt leistet Roy mit ihrem Adaptationsmodell einen bedeutenden Beitrag zur Pflegewissenschaft. Roys Adaptationsbegriff ist umfassender als der anderer Disziplinen, da sie ihn in einen ganzheitlichen Kontext stellte. Auf diese Weise ermöglicht Roy eine neue Sicht des Menschen, welche die Pflegewissenschaft von anderen Disziplinen deutlich unterscheidet.

Roy selbst, aber auch andere Autorinnen und Autoren (z.B. Randell et al., 1982) haben die verschiedenen Komponenten ihres Pflegemodells weiterentwickelt, so daß es heute nur noch wenige Lücken aufweist. In diesem Zusammenhang sind vor allem Roys und Roberts' (1981) Bemühungen bei der Entwicklung ihrer *Theorie der Person als adaptives System* und ihrer Theorien zu den einzelnen Adaptationsmodi erwähnenswert. Ihre Arbeit bildete den Grundstein für den Aufbau logisch kongruenter konzeptuell-theoretisch-empirischer Strukturen, die sich für alle möglichen pflegerischen Aktivitäten nutzen lassen. Die Bedeutung der *Theorie der Person als adaptives System* für die Pflegewissenschaft wird von Roy und Roberts (1981) folgendermaßen zusammengefaßt: «Die wissenschaftliche Erforschung adaptiver Systeme wird in der Fachliteratur zahlreicher Disziplinen, so z. B. in der Genetik, Biologie, Physiologie, Physik, Psychologie, Anthropologie und Soziologie belegt. Alle darin enthaltenen Ansätze sind für die Konzeption

des adaptiven Systems hilfreich, obwohl sie die Person jeweils nur aus dem Blickwinkel ihrer eigenen Disziplin sehen. Das Pflegemodell fordert von den Krankenschwestern und -pflegern, daß sie ihre Patientinnen und Patienten ganzheitlich
sehen. Deshalb müssen wir eine Theorie der ganzheitlichen Person als adaptives
System formulieren. Und da die anderen Wissenschaften keine brauchbare Theorie anbieten, muß die Krankenpflege ihre eigene Theorie kreieren» (S. 49).
Angesichts der Bedeutung dieser Theorie ist es bedauerlich, daß es bisher keine
Forschungsprogramme zur systematischen Überprüfung der mit ihr verbundenen
Annahmen gab.

Für eine umfassende Bestätigung der Glaubwürdigkeit der aus Roys Adaptationsmodell abgeleiteten konzeptuell-theoretisch-empirischen Strukturen ist
weitere Arbeit nötig. Die von Gerrish (1989) sorgfältig evaluierte Anwendung
des Modells in der Pflegepraxis kann in diesem Zusammenhang als Muster einer
klinischen Fallstudie gelten, während Hochs (1987) Studie als hervorragendes
Beispiel für eine systematische Überprüfung der Glaubwürdigkeit angesehen
werden kann. Ehe hinsichtlich der Glaubwürdigkeit von Roys Modell endgültige
Schlußfolgerungen gezogen werden können, werden noch umfangreichere Fallstudien und klinische Forschungsprojekte gebraucht.

Alles in allem ist Roys Adaptationsmodell von vielen Fachleuten in der Pflegeausbildung und Pflegepraxis begeistert aufgenommen worden. Einer unkriti-
schen Anwendung des Modells im Zuge dieser Begeisterung hat Roy vorgebeugt,
indem sie die Aspekte benannte, die einer weiteren Klärung und Fortentwicklung
bedürfen.

> Während die verschiedenen Pflegemodelle bereits praktische Anwendung finden, wird die
> konzeptuelle Klärung und theoretische Weiterentwicklung fortgesetzt ... Im Zusammenhang
> mit Roys Adaptationsmodell haben sich eine ganze Reihe von Fragen ergeben. Wesentliche
> Änderungen am Modell werden wohl nicht mehr erforderlich sein, doch wollen einige grund-
> legende Definitionen und Unterscheidungen von Schlüsselbegriffen noch einmal überdacht
> sein, um so dem weiteren theoretischen und empirischen Ausbau neue Impulse zu geben.
> (Artinian & Roy, 1990, S. 66)

> Einige Grundannahmen des Modells sollten unbedingt validiert werden, so z. B. die Annah-
> me, daß die Person vier Adaptationsmodi besitzt. Angenommene Werte wie die Eigenstän-
> digkeit der Pflege müssen stärker hervortreten und auch empirisch nachgewiesen werden.
> Auch das Ziel des Modells, der Status des Patienten, die Problemquellen sowie die Schwer-
> punkte und Mittel der Intervention müßten zum Gegenstand weiterer Klärungsprozesse wer-
> den. Ein besonders ergiebiges Untersuchungsfeld wären darüber hinaus die verschiedenen
> Adaptationsmechanismen der Patientinnen und Patienten und die Möglichkeiten der Pflege-
> kraft, diese in den einzelnen Adaptationsmodi zu fördern. (Roy, 1989, S. 113)

Für die weitere Klärung und Fortentwicklung von Roys Adaptationsmodell und
Roys *Theorie der Person als adaptives System* bürgt die *Adaptation Research in*

Nursing Society mit Sitz in Boston. Zum den erklärten Zielen der Gesellschaft gehört «die Unterstützung der Pflegepraxis durch die Entwicklung von theoretischem und klinischem Pflegewissen auf der Basis von Roys Adaptationsmodell, das Angebot eines für die Wissensentwicklung und Forschung notwendigen wissenschaftlichen Austausches, die Schaffung von Netzwerken zur Verbreitung praxisorientierter Forschung, die Unterstützung von Wissenschaftlerinnen und Wissenschaftlern sowie die Förderung konkreter Forschungsprogramme» (Wallace, 1993, S. 308).

Zitierte Literatur

Aaronson, L. & Seaman, L.P. (1989). Managing hypernatremia in fluid deficient elderly. *Journal of Gerontological Nursing, 15*(7), 29–34.

Abdellah, F.G., Beland, I., Martin, A. & Matheney, R. (1960). *Patient-centered approaches to nursing.* New York: Macmillan.

Andrews, H.A. (1989). Implementation of the Roy adaptation model: An application of education change research. In J.P. Riehl-Sisca, *Conceptual models for nursing practice* (3rd ed., pp. 133–148). Norwalk, CT: Appleton & Lange.

Andrews, H.A. (1991 a). Overview of the role function mode. In C. Roy & H.A. Andrews, *The Roy adaptation model: The definitive statement* (pp. 347–361). Norwalk, CT: Appleton & Lange.

Andrews, H.A. (1991 b). Overview of the self-concept mode. In C. Roy & H.A. Andrews, *The Roy adaptation model: The definitive statement* (pp. 269–279). Norwalk, CT: Appleton & Lange.

Andrews, H.A. & Roy, C. (1986). *Essentials of the Roy adaptation model.* Norwalk, CT: Appleton-Century-Crofts.

Andrews, H.A. & Roy, C. (1991 a). Essentials of the Roy adaptation model. In C. Roy & H.A. Andrews, *The Roy adaptation model: The definitive statement* (pp. 3–5). Norwalk, CT: Appleton & Lange.

Andrews, H.A. & Roy, C. (1991). The nursing process according to the Roy adaptation model. In C. Roy & H.A. Andrews, *The Roy adaptation model: The definitive statement* (pp. 27–54). Norwalk, CT: Appleton & Lange.

Artinian, N.T. (1991). Stress experience of spouses of patients having coronary artery bypass during hospitalization and 6 weeks after discharge. *Heart and Lung, 20,* 52–59.

Artinian, N.T. (1992). Spouse adaptation to mate's CABG surgery: 1-year follow-up. *American Journal of Critical Care, 1,* 36–42.

Artinian, N.T. & Roy, C. (1990). Strengthening the Roy adaptation model through conceptual clarification. Commentary [Artinian] and response [Roy]. *Nursing Science Quarterly, 3,* 60–66.

Baker, A.C. (1993). The spouse's positive effect on the stroke patient's recovery. *Rehabilitation Nursing, 18,* 30–33, 67–68.

Baldwin, J. & Schaffer, S. (1990). The continuing case study. *Nurse Educator, 15*(5), 6–9.

Barnfather, J. S., Swain, M.A.P. & Erickson, H.C. (1989). Evaluation of two assessment techniques for adaptation to stress. *Nursing Science Quarterly, 2,* 172–182.

Barnum, B. J. S. (1994). *Nursing theory: Analysis, application, evaluation* (4th ed.). Philadelphia: JB Lippincott.

Bawden, M., Ralph, J. & Herrick, C. A. (1991). Enhancing the coping skills of mothers with developmentally delayed children. *Journal of Child and Adolescent Psychiatric Mental Health Nursing, 4,* 25–28.

Bertalanffy, L. (1968). *General system theory.* New York: Braziller.

Boas, G. (1957). *Dominant themes of modern philosophy.* New York: Ronald Press.

Bokinskie, J. C. (1992). Family conferences: A method to diminish transfer anxiety. *Journal of Neuroscience Nursing, 24,* 129–133.

Bradley, K. M. & Williams, D. M. (1990). A comparison of the preoperative concerns of open heart surgery patients and their significant others. *Journal of Cardiovascular Nursing, 5,* 43–53.

Broeder, J. L. (1985). School-age children's perceptions of isolation after hospital discharge. *Maternal-Child Nursing Journal, 14,* 153–174.

Brower, H. T. F. & Baker, B. J. (1976). Using the adaptation model in a practitioner curriculum. *Nursing Outlook, 24,* 686–689.

Calvert, M. M. (1989). Human-pet interaction and loneliness: A test of concepts from Roy's adaptation model. *Nursing Science Quarterly, 2,* 194–202.

Calvillo, E. R. & Flaskerud, J. H. (1993). The adequacy and scope of Roy's adaptation model to guide cross-cultural pain research. *Nursing Science Quarterly, 6,* 118–129.

Camooso, C., Greene, M. & Reilly, P. (1981). Students' adaptation according to Roy. *Nursing Outlook, 29,* 108–109.

Campbell, J. M. (1992). Treating depression in well older adults: Use of diaries in cognitive therapy. *Issues in Mental Health Nursing, 13,* 19–29.

Cardiff, J. (1989). Heartfelt care. *Nursing Times, 85*(3), 42–45.

Chardin, P. T. de (1956). *Man's place in nature.* New York: Harper & Row.

Chardin, P. T. de (1959). *The phenomenon of man.* New York: Harper & Row.

Chardin, P. T. de (1965). *Hymn of the universe* (Trans. S. Bartholomew). New York: Harper & Row.

Cheng, M. & Williams, P. D. (1989). Oxygenation during chest physiotherapy of very-low-birth-weight infants: Relations among fraction of inspired oxygen levels, number of hand ventilations, and transcutaneous oxygen pressure. *Journal of Pediatric Nursing, 4,* 411–418.

Christian, A. (1993). The relationship between women's symptoms of endometriosis and self-esteem. *Journal of Obstetric, Gynecologic, and Neonatal Nursing, 22,* 370–376.

Coelho, G., Hamburg, D. & Adams, J. (Eds.) (1974). *Coping and adaptation.* New York: Basic Books.

Cottrell, B. & Shannahan, M. (1986). Effect of the birth chair on duration of second stage labor and maternal outcome. *Nursing Research, 35,* 364–367.

Cottrell, B. & Shannahan, M. (1987). A comparison of fetal outcome in birth chair and delivery table births. *Research in Nursing and Health, 10,* 239–243.

Craig, D. I. (1990). The adaptation to pregnancy of spinal cord injured women. *Rehabilitation Nursing, 15*(1), 6–9.

Crossfield, T. (1990). Patients with scleroderma. *Nursing (London), 4*(10), 19–20.

DiIorio, C. (1989). Applying Roy's model to nursing administration. In B. Henry, M. DiVincenti, C. Arndt & A. Marriner (Eds.), *Dimensions of nursing administration: Theory, research, education, and practice* (pp. 89–104). Boston: Blackwell Scientific Publications.

DiMaria, R. A. (1989). Posttrauma responses: Potential for nursing. *Journal of Advanced Medical-Surgical Nursing 2*(1), 41–48.

Dorsey, K. & Purcell, S. (1987). Translating a nursing theory into a nursing system. *Geriatric Nursing, 8,* 167–137.

Downey, C. (1974). Adaptation nursing applied to an obstetric patient. In J. P. Riehl & C. Roy, *Conceptual models for nursing practice* (pp. 151–159). New York: Appleton-Century-Crofts.

Doyle, R. & Rajacich, D. (1991). The Roy adaptation model: Health teaching about osteoporosis. *American Association of Occupational Health Nursing Journal, 39,* 508–512.

Dudek, G. (1989). Nursing update: Hypophosphatemic rickets. *Pediatric Nursing, 15*(1), 45–50.

Ellis, J. A. (1991). Coping with adolescent cancer: It's a matter of adaptation. *Journal of Pediatric Oncology Nursing, 8,* 10–17.

Ewing, A. C. (1951). *The fundamental questions of philosophy.* London: Routledge & Kegan Paul.

Farkas, L. (1981). Adaptation problems with nursing home application for elderly persons: An application of the Roy Adaptation Nursing Model. *Journal of Advanced Nursing, 8,* 363–368.

Fawcett, J. (1981 a). Assessing and understanding the cesarean father. In C. F. Kehoe (Ed.), *The cesarean experience. Theoretical and clinical perspectives for nurses* (pp. 143–156). New York: Appleton-Century-Crofts.

Fawcett, J. (1981 b). Needs of cesarean birth parents. *Journal of Obstetric, Gynecologic, and Neonatal Nursing, 10,* 371–376.

Fawcett, J. (1990). Preparation for cesarean childbirth: Derivation of a nursing intervention from the Roy adaptation model. *Journal of Advanced Nursing, 15,* 1418–1425.

Fawcett, J. (1992). Documentation using a conceptual model of nursing: *Nephrology Nursing Today, 2*(5), 1–8.

Fawcett, J., Archer, C. L., Becker, D., Brown, K. K., Gann, S., Wong, M. J. & Wurster, A. B. (1992). Guidelines for selecting a conceptual model of nursing: Focus on the individual patient. *Dimensions of Critical Care Nursing, 11,* 268–277.

Fawcett, J., Botter, M. L., Burritt, J., Crossley, J. D. & Fink, B. B. (1989). Conceptual models of nursing and organization theories. In B. Henry, M. DiVincenti, C. Arndt & A. Marriner (Eds.), *Dimensions of nursing administration: Theory, research, education, and practice* (pp. 143–154). Boston: Blackwell Scientific Publications.

Fawcett, J. & Burritt, J. (1985). An exploratory study of antenatal preparation for cesarean birth. *Journal of Obstetric, Gynecologic, and Neonatal Nursing, 14,* 224–230.

Fawcett, J. & Downs, F. S. (1992). *The relationship of theory and research* (2nd ed.). Philadelphia: FA Davis.

Fawcett, J. & Henklein, J. (1987). Antenatal education for cesarean birth: Extension of a field test. *Journal of Obstetric, Gynecologic, and Neonatal Nursing, 16,* 61–65.

Fawcett, J., Pollio, N., Tully, A., Baron, M., Henklein, J. C. & Jones, R. C. (1993). Effects of information on adaptation to cesarean birth. *Nursing Research, 42,* 49–53.

Fawcett, J. & Tulman, L. (1990). Building a programme of research from the Roy adaptation model of Nursing. *Journal of Advanced Nursing, 15,* 720–725.

Fawcett, J., Tulman, L. & Myers, S. (1988). Development of the Inventory of Functional Status after childbirth. *Journal of Nurse-Midwifery, 33,* 252–260.

Fawcett, J. & Weiss, M. E. (1993). Cross cultural adaptation to cesarean birth. *Western Journal of Nursing Research, 15,* 282–297.

Fitch, M., Rogers, M., Ross, E., Shea, H., Smith, I. & Tucker, D. (1991). Developing a plan to evaluate the use of nursing conceptual frameworks. *Canadian Journal of Nursing Administration, 4*(1), 22–28.

Fox, J.A. (1990). Bilateral breast lumps: A care plan in theatre using a stress adaptation model. *NATNews: British Journal of Theatre Nursing, 27*(11), 11–14.

Francis, G., Turner, J.T. & Johnson, S.B. (1985). Domestic animal visitation as therapy with adult home residents. *International Journal of Nursing Studies, 22*, 201–206.

Frank, D.I. (1988). Psychosocial assessment of renal dialysis patients. *Journal of the American Nephrology Nurses' Association, 15*, 207–232.

Frederickson, K. (1992). Research methodology and nursing science. *Nursing Science Quarterly, 5*, 150–151.

Frederickson, K. (1993). Using a nursing model to manage symptoms: Anxiety and the Roy adaptation model. *Holistic Nursing Practice, 7*(2), 36–42.

Frederickson, K., Jackson, B.S., Strauman, T. & Strauman, J. (1991). Testing hypotheses derived from the Roy adaptation model. *Nursing Science Quarterly, 4*, 168–174.

Gaberson, K.B. (1991). The effect of humorous distraction on preoperative anxiety. A pilot study. *Association of Operating Room Nurse Journal, 54*, 1258–1261, 1263–1264.

Gagliardi, B.A. (1991). The impact of Duchenne muscular dystrophy on families. *Orthopaedic Nursing, 10*(5), 41–49.

Galligan, A.C. (1979). Using Roy's concept of adaptation to care for young children. *American Journal of Maternal Child Nursing, 4*, 24–28.

Germain, C.P. (1984). Sheltering abused women: A nursing perspective. *Journal of Psychosocial Nursing, 22*(9), 24–31.

Gerrish, C. (1989). From theory to practice. *Nursing Times, 85*(35), 42–45.

Giger, J.A., Bower, C.A. & Miller, S.W. (1987). Roy Adaptation Model: ICU application. *Dimensions of Critical Care Nursing, 6*, 215–224.

Gordon, J. (1974). Nursing assessment and care plan for a cardiac patient. In J.P. Riehl & C. Roy, *Conceptual models for nursing practice* (pp. 144–151). New York: Appleton-Century-Crofts.

Gray, J. (1981). The Roy adaptation model in nursing practice. In C. Roy & H.A. Andrews, *The Roy adaptation model: The definitive statement* (pp. 429–443). Norwalk, CT: Appleton & Lange.

Guzzetta, C. (1979). Relationship between stress and learning. *Advances in Nursing Science, 1*(4), 35–49.

Hamer, B.A. (1991). Music therapy: Harmony for change. *Journal of Psychosocial Nursing and Mental Health Services, 29*(12), 5–7.

Hammond, H., Roberts, M. & Silva, M. (1983, Spring). The effect of Roy's first level and second level assessment on nurses' determination of accurate nursing diagnoses. *Virginia Nurse*, 14–17.

Hamner, J.B. (1989). Applying the Roy adaptation model to the CCU. *Critical Care Nurse, 9*(3), 51–61.

Hanchett, E.S. (1990). Nursing models and community as client. *Nursing Science Quarterly, 3*, 67–72.

Harrison, L.L., Leeper, J.D. & Yoon, M. (1990). Effects of early parents touch on preterm infants' heart rates and arterial oxygen saturation levels. *Journal of Advanced Nursing, 15*, 877–885.

Hazlett, D. E. (1989). A study of pediatric home ventilator management: Medical, psychosocial, and financial aspects. *Journal of Pediatric Nursing, 4,* 284–294.

Heinrich, K. (1989). Growing pains: Faculty stages in adopting a nursing model. *Nurse Educator, 14*(1), 3–4, 29.

Helson, H. (1964). *Adaptation-level theory.* New York: Harper & Row.

Henderson, V. (1960). *Basic principles of nursing care.* London: International Council of Nurses.

Hinman, L. M. (1983). Focus on the school-aged child in family intervention. *Journal of School Health, 53,* 499–502.

Hoch, C. C. (1987). Assessing delivery of nursing care. *Journal of Gerontological Nursing, 13,* 10–17.

Hughes, A. (1991). Life with a stoma. *Nursing Times, 87*(25), 67–68.

Hughes, M. M. (1983). Nursing theories and emergency nursing. *Journal of Emergency Nursing, 9,* 95–97.

Hunter, L. P. (1991). Measurement of axillary temperatures in neonates. *Western Journal of Nursing Research, 13,* 324–335.

Ide, B. A. (1978). SPAL: A tool for measuring self-perceived adaptation level appropiate for an elderly population. In E. E. Bauwens (Ed.), *Clinical nursing research: Its strategies and findings* (Monograph series 1978: Two, pp. 56–63). Indianapolis: Sigma Theta Tau.

Ingalls, J. D. (Ed.) (1972). *A trainer's guide to androgogy* (rev. ed.). Waltham, MA: Data Education, Inc.

Innes, M. H. (1992). Management of an inadequatly ventilated patient. *British Journal of Nursing, 1,* 780–784.

Jackson, D. A. (1990). Roy in the postanesthesia care unit. *Journal of Post Anesthesia Nursing, 5,* 143–148.

Jackson, B. S., Strauman, J., Frederickson, K. & Strauman, T. J. (1991). Long-term biopsychosocial effects of interleukin-2-therapy. *Oncology Nursing Forum, 18,* 683–690.

Jakocko, M. T. & Sowden, L. A. (1986). The Roy adaptation model in nursing practice. In H. A. Andrews & C. Roy, *Essentials of the Roy adaptation model* (pp. 165–177). Norwalk, CT: Appleton & Lange.

Janelli, L. (1980). Utilizing Roy's adaptation model from a gerontological perspective. *Journal of Gerontological Nursing, 6,* 140–150.

Jay, P. (1990). Relatives caring for the terminally ill. *Nursing Standard, 5*(5), 30–32.

Kehoe, C. F. (1981). Identifying the nursing needs of the postpartum cesarean mother. In C. F. Kehoe (Ed.), *The cesarean experience. Theoretical and clinical perspectives for nurses* (pp. 85–141). New York: Appleton-Century-Crofts.

Khanobdee, C., Sukratanachaiyakul, V. & Gay, J. T. (1993). Couvade syndrome in expectant Thai fathers. *International Journal of Nursing Studies, 30,* 125–131.

Kiikkala, I. & Peitsi, T. (1991). The care of children with minimal brain dysfunction: A Roy adaptation analysis. *Journal of Pediatric Nursing, 6,* 290–292.

Knowlton, C., Goodwin, M., Moore, J., Alt-White, A., Guarino, S. & Pyne, H. (1983). Systems adaptation model for nursing for families, groups, and communities. *Journal of Nursing Education, 22,* 128–131.

Komelasky, A. L. (1990). The effect of home nursing visits on parental anxiety and CPR knowledge retention of parents of apnea-monitored infants. *Journal of Pediatric Nursing, 5,* 387–392.

Kurek-Ovshinsky, C. (1991). Group psychotherapy in an acute inpatient setting: Techniques that nourish self-esteem. *Issues in Mental Health Nursing, 12,* 81–88.

Laros, L. (1977). Deriving outcome criteria from a conceptual model. *Nursing Outlook, 25,* 333–336.

Lazarus, R. S., Averill, J. R. & Opton, E. M. Jr. (1974). The psychology of coping: Issues of research and assessment. In G. V. Coelho, D. A. Hamburg & J. E. Adams (Eds.), *Coping and adaptation* (pp. 249–315). New York: Basic Books.

Leonard, C. (1975). Patient attitudes toward nursing interventions. *Nursing Research, 24,* 335–339.

Leuze, M. & McKenzie, J. (1987). Preoperative assessment using the Roy adaptation model. *Association of Operating Room Nurses Journal, 46,* 1122–1134.

Levine, M. E. (1966). Adaptation and assessment: A rationale for nursing intervention. *American Journal of Nursing, 66,* 2450–2453.

Lewis, F. M., Firsich, S. C. & Parsell, S. (1978). Development of reliable measures of patient health outcomes related to quality nursing care for chemotherapy patients. In J. C. Kreuger, A. H. Nelson & M. O. Wolanin, *Nursing research: Development, collaboration, and utilization* (pp. 225–228). Germantown, MD: Aspen.

Lewis, F. M., Firsich, S. C. & Parsell, S. (1979). Clinical tool development for adult chemotherapy patients: Process and content. *Cancer Nursing, 2,* 99–108.

Limandri, B. (1986). Research and practice with abused women: Use of the Roy adaptation model as an exploratory framework. *Advances in Nursing Science, 8*(4), 52–61.

Logan, M. (1986). Palliative care nursing: Applicability of the Roy model. *Journal of Palliative Care, 1*(2), 18–24.

Logan, M. (1988). Care of the terminally ill includes the family. *The Canadian Nurse, 84*(5), 30–33.

Logan, M. (1990). The Roy adaptation model: Are nursing diagnoses amenable to independent nurse functions? *Journal of Advanced Nursing, 15,* 468–470.

Lutjens, L. R. J. (1992). Derivation and testing of tenets of a theory of social organizations as adaptive systems. *Nursing Science Quarterly, 5,* 62–71.

Lynam, L. E. & Miller, M. A. (1992). Mothers' and nurses' perceptions of the needs of women experiencing preterm labor. *Journal of Obstetric, Gynecologic, and Neonatal Nursing, 21,* 126–136.

Marriner-Tomey, A. (1989). *Nursing theorists and their work* (2nd ed.). St. Louis: CV Mosby.

Mason, T. & Chandley, M. (1990). Nursing models in a special hospital: A critical analysis of efficacity. *Journal of Advanced Nursing, 15,* 667–673.

Mastal, M. F., Hammond, H. & Roberts, M. P. (1982). Theory into hospital practice: A pilot implementation. *Journal of Nursing Administration, 12*(6), 9–15.

McCain, R. F. (1965). Nursing by assessment – not intuition. *American Journal of Nursing, 65*(4), 82–84.

McDonald, F. J. & Harms, M. (1966). Theoretical model for an experimental curriculum. *Nursing Outlook, 14*(8), 48–51.

McGill, J. S. (1992). Functional status as it relates to hope in elders with and without cancer (Abstract). *Kentucky Nurse, 40*(4), 6.

McIver, M. (1987). Putting theory into practice. *The Canadian Nurse, 83*(10), 36–38.

Meek, S. S. (1993). Effects of slow stroke back massage on relaxation in hospice clients. *Image: Journal of Nursing Scholarship, 25,* 17–21.

Meleis, A.I. (1991). *Theoretical nursing: Development and progress* (2nd ed.). Philadelphia: JB Lippincott.

Mengel, A., Sherman, S., Nahigian, E. & Coleman, I. (1989). Adaptation of the Roy model in an educational setting. In J.P. Riehl-Sisca, *Conceptual models for nursing practice* (3rd ed., pp. 125–131). Norwalk, CT: Appleton & Lange.

Miles, M.S. & Carter, M.C. (1983). Assessing parental stress in intensive care units. *American Journal of Maternal Child Nursing, 8,* 354–359.

Miller, F. (1991). Using Roy's model in a special hospital. *Nursing Standard, 5*(27), 29–32.

Montefiore Medical Center. (1989). There's more at Montefiore (Advertisement). *The New York Times,* November 19, 18.

deMontigney, F. (1992a). L'Intervention familiale selon Roy: La famille Joly: Cueillette et analyse des données. [Family intervention according to Roy.] *The Canadian Nurse, 88*(8), 41–45.

deMontigney, F. (1992b). L'Intervention familiale selon Roy: Planification, exécution et évaluation. [Family intervention according to Roy]. *The Canadian Nurse, 88*(9), 43–46.

Morales-Mann, E.T. & Logan, M. (1990). Implementing the Roy model: Challenges for nurse educators. *Journal of Advanced Nursing, 15,* 142–147.

Munn, V.A. & Tichy, A.M. (1987). Nurses' perceptions of stressors in pediatric intensive care. *Journal of Pediatric Nursing, 2,* 405–411.

Nash, D.J. (1987). Kawasaki disease: Application of the Roy adaptation model to determine interventions. *Journal of Pediatric Nursing, 2,* 308–315.

Nightingale, F. (1859). *Notes on nursing: What it is, and what it is not.* London: Harrison. Reprinted 1946. Philadelphia: JB Lippincott.

Nolan, M. (1977). Effects of nursing intervention in the operating room as recalled on the third postoperative day. In M.V. Batey (Ed.), *Communicating nursing research in the bicentennial year* (Vol. 9, pp. 41–50). Boulder, CO: Western Interstate Commission for Higher Education.

Norris, S., Campbell, L. & Brenkert, S. (1982). Nursing procedures and alternations in transcutaneous oxygen tension in premature infants. *Nursing Research, 31,* 330–336.

Nyqvist, K.H. & Sjoden, P.O. (1993). Advice concerning breastfeeding from mothers of infants admitted to a neonatal intensive care unit: The Roy adaptation model as a conceptual structure. *Journal of Advanced Nursing, 18,* 54–63.

O'Reilly, M. (1989). Familiarity breeds acceptance. *Nursing Times, 85*(12), 29–30.

Orlando, I.J. (1961). *The dynamic nurse-patient relationship.* New York: GP Putnam's Sons.

Paier, G.S. (in press). Development and testing of an instrument to assess functional status in the elderly. *Dissertation Abstracts International.*

Peplau, H. (1952). *Interpersonal relations in nursing.* New York: GP Purnam's Sons.

Peters, V.J. (1993). Documentation using the Roy adaptation model. *American Nephrology Nurses' Association Journal, 20,* 522.

Phillips, J.A. & Brown, K.C. (1992). Industrial workers on a roating shift pattern: Adaptation and injury status. *American Association of Occupational Health Nurses Journal, 40,* 468–476.

Piazza, D. & Foote, A. (1990). Roy's adaptation model: A guide for rehabilitation nursing practice. *Rehabilitation Nursing, 15,* 254–259.

Pollock, S.E. (1993). Adaptation to chronic illness: A program of research for testing nursing theory. *Nursing Science Quarterly, 6,* 86–92.

Popper, K.R. & Eccles, J.C. (1981). *The self and its brain.* New York: Springer.

Porth, C.M. (1977). Physiological coping: A model for teaching pathophysiology. *Nursing Outlook, 25,* 781–784.

Preston, D.B. & Dellasega, C. (1990). Elderly women and stress. Does marriage make a difference? *Journal of Gerontological Nursing, 16,* 26–32.

Printz-Feddersen, V. (1990). Effect of group process on caregiver burden (Abstract). *Journal of Neuroscience Nursing, 22,* 50–51.

Rambo, B. (1984). *Adaptation nursing: Assessment and intervention.* Philadelphia: WB Saunders.

Randell, B., Poush Tedrow, M. & Van Landingham, J. (1982). *Adaptation nursing: The Roy conceptual model applied.* St. Louis: CV Mosby.

Riegel, B. (1985). A method of giving intershift report based on a conceptual model. *Focus on Critical Care, 12*(4), 12–18.

Riehl, J.P. & Roy, C. (1974). *Conceptual models for nursing practice.* New York: Appleton-Century-Crofts.

Riehl, J.P. & Roy, C. (1980). *Conceptual models for nursing practice.* (2nd ed.). New York: Appleton-Century-Crofts.

Riehl-Sisca, J.P. (1989). *Conceptual models for nursing practice.* (3rd ed.). New York: Appleton & Lange.

Robitaille-Tremblay, M. (1984). A data collection tool for the psychiatric nurse. *The Canadian Nurse, 80*(7), 26–28.

Rogers, E.J. (1991). Postanesthesia care of the cocaine abuser. *Journal of Post Anesthesia Nursing, 6,* 102–107.

Rogers, M., Paul. L.J., Clarke, J., MacKay, C., Potter, M. & Ward, W. (1991). The use of the Roy adaptation model in nursing administration. *Canadian Journal of Nursing Administration, 4*(2), 21–26.

Rosenthal, R. (1991). *Meta-analytic procedures for social research* (rev. ed.). Newbury Park, CA: Sage.

Roy, C. (1970). Adaptation: A conceptual framework for nursing: *Nursing Outlook, 18*(3), 42–45.

Roy, C. (1971). Adaptation: A basis for nursing practice. *Nursing Outlook, 19,* 254–257.

Roy, C. (1973). Adaptation: Implications for curriculum change. *Nursing Outlook, 21,* 163–168.

Roy, C. (1974). The Roy Adaptation Model. In J.P. Riehl & C. Roy, *Conceptual models for nursing practice* (pp. 135–144). New York: Appleton-Century-Crofts.

Roy, C. (1976a). Comment. *Nursing Outlook, 24,* 690–691.

Roy, C. (1976b). *Introduction to nursing: An adaptation model.* Englewood Cliffs, NJ: Prentice-Hall.

Roy, C. (1978a, December). *Adaptation model.* Paper presented at Second Annual Nurse Educator Conference, New York. (Cassette recording.)

Roy, C. (1978b). The stress of hospital events: Measuring changes in level of stress (Abstract). In *Communicating nursing research.* Vol. 11. *New approaches to communicating nursing research* (pp. 70–71). Boulder, CO: Western Interstate Commission for Higher Education.

Roy, C. (1979a). Health-illness (Powerlessness) questionnaire and hospitalized patient decision making. In M.J. Ward & C.A. Lindeman (Eds.), *Instruments for measuring nursing practice and other health care variables* (Vol. 1., pp. 147–153). Hyattsville, MD: US Department of Health, Education, and Welfare.

Roy, C. (1979b). Relating nursing theory to education: A new era. *Nurse Educator, 4*(2), 16–21.

Roy, C. (1980). The Roy adaptation model. In J.P. Riehl & C. Roy, *Conceptual models for nursing practice* (2nd ed., pp. 179–188). New York: Appleton-Century-Crofts.

Roy, C. (1982). Foreword. In B. Randell, M. Poush Tedrow & J. Van Landingham, *Adaptation nursing: The Roy conceptual model applied* (pp. vii-viii). St. Louis: CV Mosby.

Roy, C. (1983 a). The expectant family: Analysis and application of the Roy Adaptation Model. In I. W. Clements & F. B. Roberts, *Family health: A theoretical approach to nursing care* (pp. 298–303). New York: John Wiley & Sons.

Roy, C. (1983 b). The family in primary care: Analysis and application of the Roy adaptation model. In I. W. Clements & F. B. Roberts, *Family health: A theoretical approach to nursing care* (pp. 375–378). New York: John Wiley & Sons.

Roy, C. (1983 c). Roy adaptation model. In I. W. Clements & F. B. Roberts, *Family health: A theoretical approach to nursing care* (pp. 255–278). New York: John Wiley & Sons.

Roy, C. (1984 a). *Introduction to nursing: An adaptation model* (2nd ed.). Englewood Cliffs, NJ: Prentice-Hall.

Roy, C. (1984 b). The Roy Adaptation Model: Applications in community health. In M. S. Asay & C. C. Ossler (Eds.), *Conceptual models of nursing: Applications in community health nursing: Proceedings of the Eights Annual Community Health Nursing Conference* (pp. 51–73). Chapel Hill: Department of Public Health Nursing, School of Public Health, University of North Carolina.

Roy, C. (1987 a). The influence of nursing models on clinical decision making II. In K. J. Hannah, M. Reimer, W. C. Mills & S. Letourneau (Eds.), *Clinical judgment and decision making: The future with nursing diagnosis* (pp. 42–47). New York: John Wiley & Sons.

Roy, C. (1987 b). Response to «Needs of spouses of surgical patients: A conceptualization within the Roy adaptation model». *Scholarly Inquiry for Nursing Practice, 1,* 45–50.

Roy, C. (1987 c). Roy's adaptation model. In R. R. Parse, *Nursing science: Major paradigms, theories, and critiques* (pp. 35–45). Philadelphia: WB Saunders.

Roy, C. (1987 d, May). *Roy's model.* Paper presented at the Nurse Theorist Conference, Pittsburgh, PA. (Cassette recording.)

Roy, C. (1988 a). Altered cognition: An information processing approach. In P. H. Mitchell, L. C. Hodges, M. Muwaswes & C. A. Walleck (Eds.), *AANN's neuroscience nursing: Phenomenon and practice: Human responses to neurological health problems* (pp. 185–211). Norwalk, CT: Appleton & Lange.

Roy, C. (1988 b). An explication of the philosophical assumptions of the Roy Adaptation Model. *Nursing Science Quarterly, 1,* 26–34.

Roy, C. (1988 c). Sister Callista Roy. In T. M. Schorr & Zimmerman, *Making choices: Taking chances: Nurse leaders tell their stories* (pp. 291–298). St. Louis: CV Mosby.

Roy, C. (1989). The Roy adaptation model. In J. P. Riehl-Sisca, *Conceptual models for nursing practice* (3rd ed., pp. 105–114). Norwalk, CT: Appleton & Lange.

Roy, C. (1991 a). The Roy adaptation model in nursing research. In C. Roy & H. A. Andrews, *The Roy adaptation model: The definitive statement* (pp. 445–458). Norwalk, CT: Appleton & Lange.

Roy, C. (1991 b). Structure of knowledge: Pradigm, model, and research specifications for differentiated practice. In I. E. Goertzen (Ed.), *Differentiating nursing practice: Into the twenty-first century* (pp. 31–39). Kansas City, MO: American Academy of Nursing.

Roy, C. (1992). Vigor, variables, and vision: Commentary on Florence Nightingale. In F. N. Nightingale, *Notes on nursing: What it is, and what it is not* (commemorative edition, pp. 63–71). Philadelphia: JB Lippincott.

Roy, C. & Andrews, H. A. (1991). *The Roy adaptation model: The definitive statement.* Norwalk, CT: Appleton & Lange.

Roy, C. & Anway, J. (1989). Theories and hypotheses for nursing administration. In B. Henry, M. DiVincenti, C. Arndt & A. Marriner (Eds.), *Dimensions of nursing administration: Theory, research, education, and practice* (pp. 75–88). Boston: Blackwell Scientific Publications.

Roy, C. & Corliss, C. P. (1993). The Roy adaptation model: Theoretical update and knowledge for practice. In M. E. Parker (Ed.), *Patterns of nursing theories in practice* (pp. 215–229). New York: National League for Nursing.

Roy, C. & Martinez, C. (1983). A conceptual framework for CNS practice. In A. Hamric & J. Spross (Eds.), *The clinical nurse specialist in theory and practice* (pp. 3–20). New York: Grune & Stratton.

Roy, C. & Roberts, S. L. (1981). *Theory construction in nursing: An adaptation model.* Englewood Cliffs, NJ: Prentice-Hall.

Rush, J. E. (1981). *Towards a general theory of healing.* Washington, DC: University Press of America.

Samarel, N. & Fawcett, J. (1992). Enhancing adaptation to breast cancer: The addition of coaching to support groups. *Oncology Nursing Forum, 19,* 591–596.

Samarel, N., Fawcett, J. & Tulman, L. (1993). The effects of coaching in breast cancer support groups: A pilot study. *Oncology Nursing Forum, 20,* 795–798.

Sato, M. K. (1986). The Roy adaptation model. In P. Winstead-Fry (Ed.), *Case studies in nursing theory* (pp. 103–125). New York: National League for Nursing.

Schmidt, C. S. (1981). Withdrawal behavior of schizophrenics: Application of Roy's model. *Journal of Psychosocial Nursing and Mental Health Services, 19*(11), 26–33.

Schmitz, M. (1980). The Roy adaptation model: Application in a community setting. In J. P. Riehl & C. Roy, *Conceptual models for nursing practice* (2nd ed., pp. 193–206). New York: Appleton-Century-Crofts.

Sellers, S. C. (1991). A philosophical analysis of conceptual models of nursing. *Dissertation Abstracts International, 52,* 1937B. (University Microfilms No. AAC9126248.)

Selman, S. W. (1989). Impact of total hip replacement on quality of life. *Orthopaedic Nursing, 8*(5), 43–49.

Shannahan, M. & Cottrell, B. (1985). Effect of the birth chair on duration of second stage labor, fetal outcome, and maternal blood loss. *Nursing Research, 34,* 89–92.

Silva, M. C. (1987 a). Conceptual models of nursing. In J.J Fitzpatrick & R. L. Taunton (Eds.), *Annual review of nursing research* (Vol. 5, pp. 229–246). New York: Springer.

Silva, M. C. (1987 b). Needs of spouses of surgical patients: A conceptualization within the Roy adaptation model. *Scholarly Inquiry for Nursing Practice, 1,* 29–44.

Silva, M. C. & Sorrell, M. M. (1992). Testing of nursing theory: Critique and philosophical expansion. *Advances in Nursing Science, 14*(4), 12–23.

Sirignano, R. G. (1987). Peripartum cardiomyopathy: An application of the Roy adaptation model. *Journal of Cardiovascular Nursing, 2,* 24–32.

Smith, C., Garvis, M. & Martinson, I. (1983). Content analysis of interviews using nursing model: A look at parents adepting to the impact of childhood cancer. *Cancer Nursing, 6,* 269–275.

Smith, C. E., Mayer, L. S., Parkhurst, C., Perkins, S. B. & Pingleton, S. K. (1991). Adaptation in families with a member requiring mechanical ventilation at home. *Heart and Lung, 20,* 349–356.

Smith, M. C. (1988). Roy's adaptation model in practice. *Nursing Science Quarterly, 1,* 97–98.

Starn, J. & Niederhauser, V. (1990). An MCN model for nursing diagnosis to focus intervention. *American Journal of Maternal Child Nursing, 15,* 180–183.

Starr, S. L. (1980). Adaption applied to the dying client. In J. P. Riehl & C. Roy, *Conceptual models for nursing practice* (2nd ed., pp. 189–192). New York: Appleton-Century-Crofts.

Story, E. L. & Ross, M. M. (1986). Family centered community health nursing and the Betty Neuman systems model. *Nursing Papers, 18*(2), 77–88.

Strickler, M. & LaSor, B. (1970). Concept of loss in crisis intervention. *Mental Hygiene, 54,* 301–305.

Stringer, M., Librizzi, R. & Weiner, S. (1991). Establishing a prenatal genetic diagnosis: The nurse's role. *American Journal of Maternal Child Nursing, 16,* 152–156.

Strohmyer, L. L., Noroian, E. L., Patterson, L. M. & Carlin, B. P. (1993). Adaptation six months after multiple trauma: A pilot study. *Journal of Neuroscience Nursing, 25,* 30–37.

Studio Three. (1992). *The nurse theorists: Excellence in action – Callista Roy.* Athens, OH: Fuld Institute of Technology in Nursing Education.

Summers, T. M. (1991). Psychosocial support of the burned patient. *Critical Care Nursing Clinics of North America, 3,* 237–244.

Taylor, C. (1993). *The patient's guide to preterm labor.* Woodbury, NJ: Underwood-Memorial Hospital.

Thornburry, J. M. & King, L. D. (1992). The Roy adaptation model and care of persons with Alzheimer's disease. *Nursing Science Quarterly, 5,* 129–133.

Torosian, L. C., DeStefano, M. & Dietrick-Gallagher, M. (1985). Day gynecologic chemotherapy unit: An innovative approach to changing health care systems. *Cancer Nursing, 8,* 221–227.

Tulman, L. & Fawcett, J. (1988). Return of functional ability after childbirth. *Nursing Research, 37,* 77–81.

Tulman, L. & Fawcett, J. (1990a). A framework for studying functional status after diagnosis of breast cancer. *Cancer Nursing, 13,* 95–99.

Tulman, L. & Fawcett, J. (1990b). Functional status during pregnancy and the postpartum: A framework for research. *Image: Journal of Nursing Scholarship, 22,* 191–194.

Tulman, L. & Fawcett, J. (1990c). Maternal employment following childbirth. *Research in Nursing and Health, 13,* 181–188.

Tulman, L. & Fawcett, J. (1993). *Functional status following diagnosis of breast cancer: A pilot study.* Manuscript submitted for publication.

Tulman, L., Fawcett, J., Groblewski, L. & Silverman, L. (1990). Changes in functional status after childbirth. *Nursing Research, 39,* 70–75.

Tulman, L., Fawcett, J. & McEvoy, M. D. (1991). Development of the inventory of functional status-cancer. *Cancer Nursing, 14,* 254–260.

Tulman, L., Fawcett, J. & Weiss, M. (1993). The inventory of functional status-fathers: Development and psychometric testing. *Journal of Nurse-Midwifery, 38,* 117–123.

Tulman, L., Higgins, K., Fawcett, J., Nunno, C., Vansickel, C., Haas, M. B. & Speca, M. M. (1991). The inventory of functional status-antepartum period: Development and testing. *Journal of Nurse-Midwifery, 36,* 117–123.

Vicenzi, A. E. & Thiel, R. (1992). AIDS education on the college campus: Roy's adaptation model directs inquiry. *Public Health Nursing, 9,* 270–276.

Wagner, P. (1976). Testing the adaptation model in practice. *Nursing Outlook, 24,* 682–685.

Wallace, C. L. (1993). Resources for nursing theories in practice. In M. E. Parker (Ed.), *Patterns of nursing theories in practice* (pp. 301–311). New York: National League for Nursing.

Weiss, M. E., Hastings, W. J., Holly, D. C. & Craig, D. I. (1992). *Using the Roy model in nursing practice: Clinical nurses' perspectives.* Unpublished manuscript, Sharp Memorial Hospital, San Diego.

Welsh, M. D. & Clochesy, J. M. (Eds.) (1990). *Case studies in cardiavascular critical care nursing.* Rockville, MD: Aspen.

West, S. (1992). Number one priorities. *Nursing Times, 88*(17), 28–31.

Whall, A. L. (1986). Strategic family therapy: Nursing reformulations and applications. In A. L. Whall, *Family therapy theory for nursing* (pp. 51–67). Norwalk, CT: Appleton-Century-Crofts.

Wright, P. S., Holcombe, J., Foote, A. & Piazza, D. (1993). The Roy adaptation model used as a guide for the nursing care of an 8-year-old child with leukemia. *Journal of Pediatric Oncology Nursing, 10,* 68–74.

Zarle, N. C. (1987). *Continuing care: The process and practice of discharge planning.* Rockville, MD: Aspen.

Kapitel 10:

Umsetzung konzeptueller Modelle in die Pflegepraxis

In diesem Kapitel sollen die Bedingungen der Umsetzung konzeptueller Pflege-modelle in die reale Welt der klinischen Praxis diskutiert werden. Zu Beginn wird der Wert einer solchen Umsetzung hinterfragt. Anschließend werden die grund-legenden Elemente einer auf einem konzeptuellen Modell basierenden Pflegepra-xis diskutiert. Dabei steht die Übertragung der einzelnen Komponenten der hier-archischen Struktur des pflegerischen Wissens in die Pflegepraxis im Vorder-grund. Danach wird der Prozeß der Umsetzung beschrieben, der in acht Phasen gegliedert und für die betreffenden Pflegekräfte mit einer perspektivischen Trans-formation verbunden ist. Abschließend werden Schlußfolgerungen für die zu-künftige Arbeit mit konzeptuellen Pflegemodellen in der Pflegepraxis diskutiert.

Die für dieses Kapitel relevanten Schlüsselbegriffe sind in der folgenden Liste aufgeführt. Sie werden im Laufe des Kapitels ausführlich erläutert und definiert.

Schlüsselbegriffe

Vorteile einer auf einem konzeptuellen Modell basierenden Pflegepraxis

Grundlegende Elemente der Umsetzung von Pflegemodellen
Übertragung der zum Metaparadigma der Pflege gehörenden Begriffe
Rezipient der Pflege
Umwelt des Rezipienten
Gesundheitlicher Zustand des Rezipienten
Pflegeprozeß
Übertragung von Philosophien
ANA Code of Ethics
Patient's Bill of Rights
Übertragung des konzeptuellen Modells, seiner Theorien und empirischen Indikatoren
Klinisches Spezialwissen
Form der Pflege
Standards für die Pflegepraxis

Schlüsselbegriffe (Fortsetzung)

Einschätzungsformulare
Diagnostische Taxonomien
Interventionsprotokolle
Evaluationskriterien

Prozess der Umsetzung eines Pflegemodells
Erste Phase: Idee oder Vision
Zweite Phase: Bildung einer Spezialeinheit, Durchführung einer Machbarkeitsstudie
Dritte Phase: Bildung eines Planungskomitees
Vierte Phase: Sichtung von Dokumenten, Erstellung eines langfristigen Aktionsplans
Fünfte Phase: Auswahl und Entwicklung konzeptuell-theoretisch-empirischer Systeme
des Pflegewissens
Sechste Phase: Fortbildung des Pflegepersonals
Siebte Phase: Durchführung eines Pilotprojekts
Achte Phase: Umsetzung in der gesamten Einrichtung, Auswertung der Ergebnisse
Perspektivische Transformation
Stabilität
Dissonanz
Verwirrung
Akzep tanz der Unsicherheit
Sättigung
Synthese
Resolution
Rekonzep tualisierung
Rückkehr zur Stabilität

Schlussfolgerungen für die Zukunft

Wert der Umsetzung konzeptueller Pflegemodelle

Die Anzahl der Krankenschwestern und -pfleger, welche die *Vorteile einer auf einem konzeptuellen Modell basierenden Pflegepraxis* anerkennen, steigt weltweit. Cashs (1990) Behauptung, daß «kein zentraler Kern existiert, durch den sich die Pflege theoretisch von anderen Berufen im Gesundheitswesen unterscheiden läßt» (S. 255), wird von zahlreichen Hinweisen widerlegt. Offensichtlich berücksichtigt seine Behauptung nicht die Beiträge expliziter konzeptueller Modelle zu einer Artikulation der Praxis, die ganz unverkennbar pflegerisch ist. Wie Chalmers (zitiert in Chalmers, Kershaw, Melia & Kendrich, 1990) betont: «Pflegemodelle schaffen eine – zumindest nach unserer Ansicht – dringend erforderliche, eigenständige Wissensbasis, die Pflegekräfte zum informierten, qualifizierten Handeln befähigt und zum medizinischen Modell, das die verschiedensten Aspekte der gesundheitlichen

Versorgung so viele Jahre dominiert hat, eine Alternative bietet» (S. 34). Pflegemodelle können auch als Alternative zum institutionellen Modell gesehen werden, in dem «Effizienz, standardisierte pflegerische Handlungen, Richtlinien und Regeln als hervorstechendste Werte gelten» (Rogers, 1989, S. 113). Das medizinische wird vom institutionellen Modell traditionellerweise bestärkt und unterstützt (Grossman & Hooton, 1993).

Konzeptuelle Pflegemodelle bieten einen expliziten Bezugsrahmen für die professionelle Pflegepraxis, indem sie den Geltungsbereich der Krankenpflege umreißen, die legitimen Rezipientinnen und Rezipienten der Pflege benennen, die relevante Umwelt und die zu berücksichtigenden gesundheitlichen Aspekte definieren sowie die einzelnen Schritte des Pflegeprozesses spezifizieren. Auf diese Weise gelingt es diesen Modellen, die Pflegepraxis aus der Abhängigkeit von medizinischen oder institutionellen Modellen herauszulösen, die Autonomie der Krankenpflege zu fördern und ihrer Praxis einen kohärenten Sinn zu verleihen (Bélanger, 1991; Bridges, 1991; Ingram, 1991). Darüber hinaus formulieren konzeptuelle Modelle innovative Ziele für die Pflegepraxis und fördern die Umsetzung neuer Ideen zur Verbesserung der Praxis (Lindsey, 1990), indem sie das Aufspüren relevanter Informationen erleichtern, der Zersplitterung der Praxis entgegenwirken und die Koordination intensivieren (Chalmers, zitiert in Chalmers et al., 1990). Vor allem die theoretische Basis konzeptueller Modelle hat auf die Pflegepraxis einen positiven Effekt, «da sie für eine gute Koordination pflegerischer Handlungen sorgt, die fundierte Rechtfertigung pflegerischer Handlungen ermöglicht und Krankenschwestern und -pfleger in die Lage versetzt, über die Pflege zu sprechen» (Chalmers, zitiert in Chalmers et al., 1990, S. 34) und über die Pflege nachzudenken (Perry, 1985).

Darüber hinaus weist Hayne (1992) darauf hin, daß «zwar einige praktisch arbeitende Pflegekräfte die unglückselige Auffassung vertreten, konzeptuelle Pflegemodelle seien bloß die Erfindung von ein paar abgehobenen Akademikern und hätten für ihre praktische Arbeit wenig Bedeutung», viele andere aber die positiven Auswirkungen der Modelle auf die Praxis anerkennen (S. 105). Neff betont, eine auf einem Modell basierende Pflegepraxis helfe «Krankenschwestern und -pflegern, über das, was sie tun, auch zu kommunizieren» (1991, S. 534). Auch Feeg (1989) unterstreicht die Bedeutung der Kommunikation und führt die folgenden Gründe für die Umsetzung konzeptueller Modelle in die Pflegepraxis an:

1. In einer Zeit der Informationsflut und der raschen Veränderung wissen wir, daß es nicht sinnvoll ist, sich auf jedes Detail einzulassen; deshalb brauchen wir konzeptuelle Modelle, die uns dabei helfen, auch in neuen Situationen gesicherte Urteile zu treffen.

2. In einer Zeit des raschen technischen Fortschritts brauchen wir eine ganzheitliche Orien-

tierung, die uns daran erinnert, daß unsere Aufgabe in erster Linie darin besteht, für andere Menschen zu sorgen.

3. In einer Zeit der professionellen Abgrenzung ist es für uns wichtig denn je, unsere eigene Identität zu finden und unsere berufliche Praxis auf eine ... fundierte Wissensbasis zu gründen.

4. In einer Zeit der Reformbestrebungen im Gesundheitsbereich ist es von entscheidender Bedeutung, daß wir offen darlegen, was wir wissen, was wir tun und warum wir es tun. Mit anderen Worten: Wir müssen erklären, daß pflegerisches Wissen alle Handlungen beherrscht, die wir im Interesse pflegebedürftiger Menschen durchführen. (S. 450)

Johnson (1990) stellt fest, daß einzelne Pflegekräfte bzw. pflegerische Einrichtungen zwar ein gewisses Risiko eingehen, wenn sie den Entschluß fassen, ihre Pflegepraxis an einem konzeptuellen Modell auszurichten, der zu erwartende Nutzen dieses Risiko jedoch bei weitem aufwiegt.

Die eigene berufliche Praxis auf ein bestimmtes Pflegemodell umzustellen, bedeutet für die einzelne Pflegekraft ein gewisses Risiko; für Stationen oder gar den gesamten Pflegedienst einer Einrichtung ist dieses Risiko noch größer. Der Lohn für die Risikobereitschaft liegt in der großen Befriedigung, die wir daraus ziehen, bei der Betreuung unserer Patientinnen und Patienten konkrete Pflegeziele spezifizieren und die Ergebnisse unserer Bemühungen dokumentieren und auswerten zu können. Dem Pflegedienst bietet sich eine rationale, in sich stimmige und umfassende Basis für die Entwicklung pflegepraktischer Standards sowie eine einheitliche Evaluation pflegerischer Ergebnisse – und damit eine für jeden nachvollziehbare Dokumentation des eigenständigen Beitrags der Pflege zum Wohlergehen der Patientinnen und Patienten. (S. 32)

Verschiedene Forschungsergebnisse deuten darauf hin, daß die auf einem konzeptuellen Modell basierende Pflegepraxis die Fluktuation des Personals verringern (Fernandez, Brennan, Alvarez & Duffy, 1990; K. Frederickson, zitiert in Studio Three, 1992; Scherer, 1988), eine raschere Einarbeitung neuer Pflegekräfte fördern (Field, 1989) und die Zufriedenheit der Patientinnen und Patienten mit der Pflege erhöhen kann (Scherer, 1988).

Der mit dem Einsatz konzeptueller Modelle verbundene Übergang von implizitem zu explizitem Wissen verleiht außerdem sowohl den Pflegekräften als auch den Rezipientinnen und Rezipienten der Pflege größere Macht – ja, «Pflegewissen ist Macht», wie Orr (1991, S. 218) bemerkt, und diese Macht kann, wie Lister (1991) sowie Malin und Teasdale (1991) betonen, dazu genutzt werden, die Patientinnen und Patienten an allen Entscheidungen, die ihre Gesundheit betreffen, aktiv teilhaben zu lassen. Die große Aufgabe besteht also darin, jeder einzelnen Pflegekraft und jeder einzelnen pflegerischen Einrichtung dabei zu helfen, ein explizites Pflegemodell zu übernehmen und zur Basis der eigenen praktischen Arbeit zu machen.

Praktische Umsetzung von Pflegemodellen

Der praktischen Umsetzung eines Pflegemodells geht ein beachtliches Maß an gedanklicher Arbeit und sorgfältiger Planung voraus. Viel Engagement und ein «langer Atem» sind für ein solches Projekt notwendig, das Form und Reichweite der bisher praktizierten Pflege gründlich verändert. Im folgenden Abschnitt werden die *grundlegenden Elemente* und der *Prozeß der Umsetzung* diskutiert. Die Darstellung beruht auf einer Kombination verschiedener Berichte über die erfolgreiche Umsetzung konzeptueller Modelle in die Pflegepraxis (z. B. Byrne-Coker & Schreiber, 1990a, 1990b; Capers, O'Brien, Quinn, Kelly & Fenerty, 1985; Caramanica & Thibodeau, 1987; Cox, 1991; Dee, 1990; Ference, 1989; Fitch et al., 1991; Gray, 1991; Nunn & Marriner-Tomey, 1989). Andere informative Publikationen, die wichtige Hinweise für die Umsetzung bestimmter Modelle enthalten, sind in der Bibliographie am Ende dieses Kapitels aufgeführt.

Obgleich sich die Diskussion hauptsächlich auf die Umsetzung konzeptueller Modelle in größeren Einrichtungen bezieht, gelten die grundlegenden Elemente und einzelnen Phasen des Umsetzungsprozesses gleichermaßen für einzelne Pflegekräfte, kleinere pflegerische Einrichtungen oder eigenständige Pflegepraxen. Darüber hinaus sind sie auch auf die Pflegeausbildung anwendbar, wo die Modelle als Grundlage für Curricula dienen und die Studentinnen und Studenten lernen, ihre berufliche Praxis an einem oder mehreren expliziten Pflegemodellen auszurichten.

Grundlegende Elemente

Zu den *grundlegenden Elemente der Umsetzung von Pflegemodellen* gehören die Komponenten der hierarchischen Struktur des Pflegewissens, die es in die reale Welt der klinischen Pflegepraxis zu übertragen gilt (siehe Abb. 10.1). Die einzelnen Komponenten dieser Struktur – Metaparadigma, Philosophien, konzeptuelle Modelle, Theorien, empirische Indikatoren – wurden in Kapitel 1 dieses Buches ausführlich beschrieben. Will man ein Pflegemodell erfolgreich umsetzen, muß man alle diese Komponenten und ihren Bezug zur jeweiligen pflegerischen Einrichtung berücksichtigen.

Begriffe

Das erste grundlegende Element der Umsetzung eines Pflegemodells besteht in der *Übertragung der zum Metaparadigma der Pflege gehörenden Begriffe*. Die

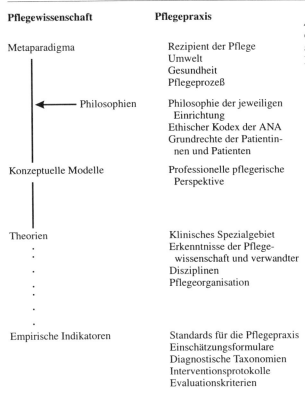

Pflegewissenschaft

Metaparadigma

Philosophien

Konzeptuelle Modelle

Theorien
.
.
.
.
.
.

Empirische Indikatoren

Pflegepraxis

Rezipient der Pflege
Umwelt
Gesundheit
Pflegeprozeß

Philosophie der jeweiligen
    Einrichtung
Ethischer Kodex der ANA
Grundrechte der Patientin-
    nen und Patienten

Professionelle pflegerische
    Perspektive

Klinisches Spezialgebiet
Erkenntnisse der Pflege-
    wissenschaft und verwandter
Disziplinen
Pflegeorganisation

Standards für die Pflegepraxis
Einschätzungsformulare
Diagnostische Taxonomien
Interventionsprotokolle
Evaluationskriterien

Abbildung 10.1: Übertragung der hierarchischen Struktur des aktuellen Pflegewissens in die Pflegepraxis.

Person wird dabei zum *Rezipienten der Pflege*; als Rezipienten kommen einzelne Individuen, Familien, andere Gruppen oder gar die Gesellschaft als Ganzes in Frage. Die Umwelt wird spezifiziert als *Umwelt des Rezipienten*; dazu gehören seine Angehörigen und anderen wichtigen Bezugspersonen, seine materiellen und sonstigen Lebensbedingungen sowie die unmittelbare Umgebung der pflegerischen Situation. Die Gesundheit wird zum *gesundheitlichen Zustand des Rezipienten*, der einen bestimmten *Pflegeprozeß* initiiert.

Krankenhäuser und sonstige Einrichtungen im Gesundheitswesen sind durch die Spezifika ihrer Ausrüstung und der zu versorgenden Patientenpopulation charakterisiert. So ist z. B. ein allgemeines Kinderkrankenhaus der Betreuung von Kindern mit den unterschiedlichsten gesundheitlichen Problemen verpflichtet, während ein Rehabilitationszentrum nur für Kinder mit solchen gesundheitlichen Problemen zuständig ist, die eine intensive Phase der ambulanten oder stationären Rehabilitation nach sich ziehen. Und ein großes Spezialkrankenhaus hat meist ein sehr viel größeres Einzugsgebiet als die Stadt, in der es sich befindet, während kleinere Stadt- oder Kreiskrankenhäuser in der Mehrzahl Einwohnerinnen und Einwohner aus der unmittelbaren Umgebung betreuen.

Die besonderen Aufgaben, die Ausrüstung, die Zielpopulation sowie der struktu-relle Aufbau der Institution haben großen Einfluß auf die Umgebung der Rezi-pienten und die Ausgestaltung des Pflegeprozesses. So kann die pflegerische Betreuung z. B. auf großen, offenen Stationen oder in privater Abgeschiedenheit erfolgen. Und bei Krankenhäusern mit großem Einzugsgebiet kann die direkte Einschätzung der häuslichen Ressourcen schlichtweg unmöglich sein. Auch die Bedingungen für präventive pflegerische Maßnahmen sind je nach Aufgabe der Einrichtung sehr unterschiedlich.

Philosophie

Das zweite grundlegende Element der Umsetzung eines Pflegemodells besteht in der Übertragung der *Philosophie*. Im Kontext der Pflegepraxis besteht sie aus allen allgemeinen Aussagen des Berufsstands zu den Aufgaben und Standards der Krankenpflege; aus allen Aussagen der jeweiligen Einrichtung zu den Rezi-pientinnen und Rezipienten der Pflege und deren gesundheitlichen Versorgung; sowie aus allen Überzeugungen und Wertvorstellungen der in dieser Einrichtung arbeitenden Pflegekräfte zu den Rezipientinnen und Rezipienten der Pflege, de-ren Umwelt und Gesundheit und der Ausgestaltung des Pflegeprozesses. Die all-gemeinen Aussagen des Berufsstands sind in dem von der *American Nurses' Association (ANA)* entwickelten *Code of Ethics*, die Grundrechte der Patientin-nen und Patienten in der *Patient's Bill of Rights* zusammengefaßt.

Konzeptuelles Modell, Theorien und empirische Indikatoren

Das dritte grundlegende Element der Umsetzung konzeptueller Modelle besteht in der Übertragung von *konzeptuellen Modellen, Theorien* und *empirischen Indi-katoren* in ein konzeptuell-theoretisch-empirisches System. Solche Systeme entstehen, wenn das konzeptuelle Modell mit relevanten Theorien und angemes-senen empirischen Indikatoren verknüpft wird. Sie können als umfassende pro-fessionelle Praxismodelle gesehen werden, die über die Hierarchien, strukturellen Beziehungen und Kommunikationskanäle innerhalb des Pflegedienstes hinaus-weisen (Zelauskas & Howes, 1992; Stenglein et al., 1993).

Zu den relevanten konzeptuellen Modellen gehören Johnsons Verhaltenssy-stemmodell, Kings allgemeines Systemmodell, Levines Konservationsmodell, Neumans Systemmodell, Orems Selbstpflegemodell, Rogers' Wissenschaft vom unitären Menschen sowie Roys Adaptationsmodell. Jedes dieser Pflegemodelle wurde in den vorangegangenen Kapiteln dieses Buches eingehend diskutiert.

Auf die Auswahl eines geeigneten Modells wird später noch einmal ausführlicher eingegangen. An dieser Stelle mag der Hinweis genügen, daß das gewählte Modell der jeweiligen Patientenpopulation und der Philosophie der jeweiligen Einrichtung entsprechen muß. Hat man sich für ein bestimmtes Modell entschieden, müssen Theorien aus der Pflegewissenschaft und verwandten Disziplinen gefunden werden, welche die für die pflegerische Betreuung der jeweiligen Patientenpopulation relevanten Wissensgebiete abdecken. Diese Theorien stellen ein *klinisches Spezialwissen* dar, das sich, je nach den besonderen Erfordernissen der fraglichen Patientenpopulation, in einer allgemeinen Einrichtung von Abteilung zu Abteilung durchaus unterscheiden kann. Es besteht aus relativ spezifischen und konkreten Beschreibungen, Erklärungen und Voraussagen über verschiedene Elemente der Pflegepraxis und ist aus den Ergebnissen der Pflegeforschung sowie der Forschung verwandter Disziplinen (z. B. Physiologie, Biochemie, Ernährungswissenschaft, Pharmakologie, Soziologie, Psychologie und Pädagogik) abgeleitet.

Auch die jeweilige *Form der Pflege* ist für die Umsetzung von Pflegemodellen in die klinische Praxis ausschlaggebend. Dabei geht es um die Art und Weise, wie die Pflege organisiert ist – also z. B. als Teampflege, Bezugspflege, primäre Pflege oder Fall-Management (Manthey, 1990; Rafferty, 1992; Zander 1990) –, nicht aber um inhaltliche Methoden, die durch das konzeptuelle Modell und das klinische Spezialwissen bestimmt werden (Brazen, 1992).

Die Erkenntnis der Notwendigkeit, Theorien mit konzeptuellen Modellen zu verbinden, spiegelt ein Verständnis der unterschiedlichen Funktionen von konzeptuellen Modellen und Theorien wider. Wie Aggleton und Chalmers (1990) erklären, «können wir von einem Pflegemodell vernünftigerweise erwarten, daß es allgemeine Richtlinien für pflegerische Interventionen bietet, doch ist eher unwahrscheinlich, daß es detaillierte Anweisungen für das Verhalten in konkreten Situationen gibt. Dieser allgemeine Charakter ist absolut notwendig, denn er animiert Pflegekräfte, anderswo zu schauen, wenn sie zu einem bestimmten Thema mehr herausfinden wollen ... Auf diese Weise werden sie ermutigt, ihre Pflegepraxis stets auf aktuelle Untersuchungen zu stützen» (S. 42). Tatsächlich repräsentieren die Ergebnisse solcher Untersuchungen die Theorien, welche die von dem konzeptuellen Modell umrissenen allgemeinen Parameter der pflegerischen Diagnose, Planung, Intervention und Evaluation weiter spezifizieren.

Nach der Auswahl des Modells und der relevanten Theorien erfolgt die Entscheidung für angemessene empirische Indikatoren. Übertragen in die Pflegepraxis, werden sie Form von *Standards für die Pflegepraxis, Einschätzungsfor-*

mularen, diagnostischen Taxonomien, Interventionsprotokollen und *Evaluations-kriterien* im Zuge des Pflegeprozesses eingesetzt.

Prozeß der Umsetzung

Der *Prozeß der Umsetzung konzeptueller Pflegemodelle in die Pflegepraxis* be-steht aus acht Phasen und ist mit einer perspektivischen Transformation verbun-den.

Die acht Phasen des Umsetzungsprozesses

Die *erste Phase* der Umsetzung eines konzeptuellen Modells besteht aus einer *Idee oder Vision*, was Pflegepraxis sein könnte. Unabhängig davon, von wem die Idee ursprünglich kommt – ob von einer oder mehreren Pflegekräften oder auch von der Pflegedienstleitung -, entscheidend ist, daß Verwaltung und Personal be-reit sind, eine Neugestaltung der Pflegepraxis zumindest in Erwägung zu ziehen. Darüber hinaus müssen alle Beteiligten eine gehörige Portion Abenteuerlust und Risikobereitschaft sowie ein hohes Maß an Toleranz gegenüber Skepsis und Wi-derstand aufbringen.

In der *zweiten Phase* wird eine *Spezialeinheit* gebildet und beauftragt, eine *Machbarkeitstudie* durchzuführen. Die Erfahrung hat gezeigt, daß sich viel Zeit sparen und Frustration vermeiden läßt, wenn noch vor Beginn des eigentlichen Umsetzungsprozesses die grundsätzlichen Chancen eines solchen Projekts eruiert werden (Capers, 1986; Gray, 1991). Der Spezialeinheit sollten Vertreterinnen bzw. Vertreter der Pflegedienstleitung sowie der verschiedenen, in der jeweiligen Einrichtung tätigen Pflegepersonalgruppen angehören. Mit einem an alle Mitglie-der des Pflegepersonals verteilten Fragebogen sollte ermittelt werden, ob das all-gemeine Klima für eine Neugestaltung der Pflegepraxis günstig ist (Gray, 1991).

Bei einem positiven Ergebnis der Machbarkeitsstudie kann die *dritte Phase* des Umsetzungsprozesses eingeleitet werden. Dazu gehören die Bildung eines *Pla-nungskomitees* und die Entwicklung eines *langfristigen Aktionsplans*.

Zum *Planungskomitee* sollten die Mitglieder der Spezialeinheit und/oder andere interessierte Pflegekräfte gehören. Auch Vertreterinnen und Vertreter der anderen in der jeweiligen Einrichtung tätigen Berufsgruppen (z.B. Medizin, Sozialarbeit, Diätetik, Physiotherapie, Ergotherapie) sowie die Krankenhausver-waltung sollten in das Planungskomitee einbezogen werden. Auf den ersten Blick mag eine so große Zahl von Mitgliedern unpraktisch erscheinen, doch ist es wich-tig, alle Gruppen, die von der Neugestaltung der Pflegepraxis betroffen sein werden, von vornherein in den Veränderungsprozeß einzubinden. Zu einzelnen Themen können kleinere Arbeitsgruppen gebildet werden. Außerdem ist es sinnvoll, die Beratung einer Expertin bzw. eines Experten für das jeweilige Pflegemodell und dessen Umsetzung in Anspruch zu nehmen. Auch wenn möglicherweise einige Pflegekräfte innerhalb der Einrichtung über ein entsprechendes Expertenwissen verfügen, hat sich erwiesen, daß Fachleute, die nicht formal in die Institution eingebunden sind, den Umsetzungsprozeß häufig effektiver voranbringen können.

Der *langfristige Aktionsplan* sollte spezifische Zeitvorgaben sowie Angaben über die erforderlichen menschlichen und materiellen Ressourcen enthalten. Folgende vier Punkte sollten berücksichtigt werden:

– Die durch den Einsatz des Modells erwarteten Ergebnisse

– Das für den Einsatz vorgesehene Personal

– Die verschiedenen Phasen der Umsetzung mit entsprechenden Zeitvorgaben

– Die notwendigen bzw. verfügbaren finanziellen Ressourcen

Die Entscheidung, die eigene Pflegepraxis an einem Pflegemodell auszurichten, ist meist mit dem Wunsch verknüpft, die Charakteristika und den Geltungsbereich der professionellen Pflegepraxis gegenüber den anderen Berufsgruppen im Gesundheitswesen und der Öffentlichkeit deutlicher zu artikulieren und die Bedingungen, aber auch die Ergebnisse der Pflegepraxis zu verbessern. Darüber hinaus werden meist eine größere Zufriedenheit des Pflegepersonals mit der eigenen Pflegepraxis sowie eine verbesserte Kommunikation und Dokumentation erwartet (Fitch et al., 1991). Auch eine größere Zufriedenheit der Patientinnen und Patienten mit der pflegerischen Betreuung gehört meist zu den erwarteten Ergebnissen.

Andere, spezifischere Erwartungen, die für eine bestimmte Einrichtung relevant sind, können bei der Entwicklung eines langfristigen Aktionsplans formuliert werden. So kann z. B. ein computergestütztes Dokumentations- oder Patientenklassifikationssytem zu den wünschenswerten Ergebnissen gehören – ja, es kann sogar als Katalysator für die Umsetzung eines konzeptuellen Modells fungieren. Die erwarteten Ergebnisse können aber auch mit dem jeweils ausgewählten Pflegemodell zusammenhängen. So kann man sich z. B. von der Umsetzung von Orems Selbstpflegemodell eine verbesserte Handlungskompetenz bei der Selbst- und Abhängigenpflege versprechen.

Die auf einem Pflegemodell basierende klinische Praxis ist am effektivsten, wenn alle Mitglieder des Pflegepersonals, von den Pflegehelferinnen und -helfern bis zur Pflegedienstleitung, ihre Handlungen an diesem Modell ausrichten. Allerdings läßt sich die jeweilige Ausgestaltung an den besonderen Schwerpunkt des jeweiligen Arbeitsbereichs anpassen. So kann z. B. die Pflegedienstleitung eine Version des Modells einsetzen, die den Erfordernissen der Pflegeadministration angepaßt ist, während die übrigen Krankenschwestern und -pfleger in der gleichen Einrichtung eine Version des Modells benutzen, die direkt auf die pflegerische Praxis zugeschnitten ist. Das Ausmaß des bewußten Einsatzes ist vom jeweiligen Ausbildungsgrad der beteiligten Pflegekräfte abhängig (Cox, 1991).

Im langfristigen Aktionsplan muß auch der für die Realisierung der weiteren Phasen des Umsetzungsprozesses erforderliche Zeitrahmen geschätzt werden. Insgesamt sind für alle acht Phasen mindestens 27 bis 36 Monate zu veranschlagen. Die ersten fünf Phasen nehmen etwa 9 bis 12 Monate in Anspruch, für die sechste Phase werden mindestens weitere sechs Monate benötigt. Für die siebte und achte Phase sind zusätzlich mindestens 12 bis 18 Monate erforderlich. Zu der grundsätzlichen Bereitschaft, ein konzeptuelles Modell in die Praxis umzusetzen, muß also auch eine gehörige Portion Durchhaltevermögen kommen.

Über die Kosten der Umsetzung eines Pflegemodells ist bisher in der Literatur wenig geschrieben worden. Wahrscheinlich variieren die Kosten von Einrichtung zu Einrichtung, je nach den vorhandenen Vorkenntnissen des Personals, existierenden Fortbildungsmöglichkeiten und notwendigen Veränderungen im Dokumentationsbereich. Zu berücksichtigen sind u.a. Gebühren für die Konsultation von Expertinnen und Experten, Druckkosten für neue Informationsblätter und Formulare, Kosten für Fortbildung und Personalentwicklung sowie für die Analyse relevanter Daten. Einige dieser Posten lassen sich aus bestehenden Haushaltsstellen bestreiten, andere kommen völlig neu hinzu. So verfügen z. B. die meisten Krankenhäuser über Mittel zur Fortbildung des Personals, doch weisen die wenigsten eine Haushaltsstelle für die Konsultation von Pflegeexpertinnen und -experten aus. Die Pflegedienstleitung muß sich daher für zähe Verhandlungen mit der Verwaltung der jeweiligen Einrichtung wappnen. Darüber hinaus kann sie sich um Zuschüsse von Behörden, Stiftungen oder anderen externen Geldgebern bemühen (Capers et al., 1985).

In der *vierten Phase* werden alle in der Pflegepraxis eingesetzten Informationsblätter und Formulare durchgesehen und auf ihre Kongruenz mit der aktuellen Situation überprüft. In dieser Phase bietet sich für alle Mitglieder des Personals die Chance, bisherige Auffassungen kritisch zu hinterfragen. Ja, das Umsetzungsprojekt kann als Katalysator für die Bestätigung oder Revision der bis dahin vertretenen Pflegephilosophie fungieren.

Eine umfassende Bestandsaufnahme könnte die Form einer Umfrage beim gesamten Pflegepersonal annehmen, bei der die Überzeugungen und Wertvorstellungen jeder einzelnen Pflegekraft ermittelt werden. Sie könnte auch die Bitte enthalten, zur bis dahin vertretenen Philosophie Stellung zu nehmen. Unabhängig vom gewählten Ansatz sollten die Ergebnisse in einem Dokument zusammengefaßt werden, das die Überzeugungen und Wertvorstellungen des Pflegepersonals zusammenfaßt. Das Dokument muß der jeweiligen Patientenpopulation, Form der Pflege und Organisation der Einrichtung angemessen sein (Johns, 1989). Möglicherweise sind mehrere Entwürfe notwendig, bis ein Dokument erstellt ist, das inhaltlich und sprachlich vom gesamten Pflegepersonal akzeptiert wird (Johns, 1990).

In der *fünften Phase* kommt es zur eigentlichen *Auswahl eines konzeptuellen Modells* und zur *Entwicklung eines konzeptuell-theoretisch-empirischen Systems*. Die Auswahl des Modells sollte in den folgenden vier Schritten erfolgen:

1. Gründliche Analyse und Evaluation mehrerer konzeptueller Modelle

2. Vergleich der Inhalte mit den eigenen pflegerischen Aufgaben, um sicherzustellen, ob die favorisierten Modelle für die pflegerische Betreuung der spezifischen Patientenpopulation überhaupt geeignet sind

3. Vergleich der philosophischen Überzeugungen, die den einzelnen Pflegemodellen zugrunde liegen, mit der eigenen Pflegephilosophie

4. Auswahl des Modells, das dem eigenen Aufgabengebiet und der eigenen Pflegephilosophie am nächsten kommt

Die Kapitel 3 bis 9 des vorliegenden Buches enthalten gründliche Analysen und Evaluationen von Johnsons Verhaltenssystemmodell, Kings allgemeinem Systemmodell, Levines Konservationsmodell, Neumans Systemmodell, Orem Selbstpflegemodell, Rogers' Wissenschaft vom unitären Menschen und Roys Adaptationsmodell. Die Lektüre dieser Kapitel in Verbindung mit einem gründlichen Studium der angegebenen Primärquellen bietet eine gute Grundlage für die Auswahl eines geeigneten Pflegemodells.

Die Literatur zu den besprochenen Modellen legt nahe, daß alle sieben für eine große Bandbreite pflegerischer Spezialgebiete geeignet sind. Ja, Aggleton und Chalmers (1985) befürchten, dies «könne einige Pflegekräfte zu dem Gefühl verleiten, es sei eigentlich ziemlich egal, welches Modell sie als theoretischen Bezugsrahmen für die Pflegepraxis wählen» (S. 39). Außerdem «könnten sie vermuten, daß die Auswahl eines Modells mehr oder weniger intuitiv aufgrund bestimmter persönlicher Vorlieben erfolgt. Und was noch schlimmer wäre, bei einigen Pflegekräften könnte der Eindruck entstehen, ihre alltäglichen Probleme würden gegenstandslos, wenn es ihnen nur gelänge, bei der Umsetzung eines Modells die ‹richtige Wahl› zu treffen» (S. 39).

Bisher hat es auch noch keine kritische Einschätzung der Literatur gegeben, die sich mit einer forcierten Anpassung des gewählten Pflegemodells an bestimmte Patientengruppen oder pflegerische Situationen befaßt hätten (C.P. Germain, persönliche Mitteilung, 21. Oktober 1987). Obgleich solche zweckmäßigen Modifikationen sicherlich akzeptabel sind, ist es wichtig, daß sie offen dargelegt werden. Vor allem durch eine entsprechende Umbenennung läßt sich deutlich machen, daß Modifikationen vorgenommen wurden. Eine systematische Erforschung der Auswirkungen der verschiedenen Modelle auf die klinische Praxis verschiedener Spezialgebiete steht bis heute aus.

Obgleich vieles für ein pluralistisches Nebeneinander unterschiedlicher Modelle spricht (Kristjanson, Tamblyn & Kuypers, 1987; Nagle & Mitchell, 1991; Sotry & Ross, 1986), wird empfohlen, für den Einsatz auf den verschiedenen Stationen einer Institution nur ein Pflegemodell auszuwählen. Ist die Institution auf eine bestimmte Patientenpopulation bzw. ein bestimmtes klinisches Gebiet spezialisiert, dürfte es kein Problem sein, ein Modell auszumachen, das sich für alle anfallenden pflegerischen Aktivitäten eignet. An Allgemeinkrankenhäusern könnte es zu Schwierigkeiten kommen, wenn sich das gewählte Modell nicht für alle Spezialgebiete als gleichermaßen praktikabel erweist. Der Einsatz mehrerer Modelle innerhalb einer Institution ist jedoch sowohl für Pflegekräfte, die auf verschiedenen Stationen arbeiten, als auch für Patientinnen und Patienten, die von einer Station zur anderen verlegt werden, äußerst problematisch.

Schmieding (1984) vertritt die Ansicht, daß die Umsetzung eines einzigen Modells in einem Krankenhaus oder Pflegeheim «eine gute Kommunikation und damit eine hochqualifizierte Pflege unterstützen kann» (S. 759). Mascord (1988/ 1989) argumentiert: «Ohne klares Bekenntnis zu einem Modell wird es über kurz oder lang zu Verwirrung kommen: Wertvorstellungen und Überzeugungen sind von Pflegekraft zu Pflegekraft unterschiedlich, und die Praxis der Pflege wird der Laune des Augenblicks überlassen, so daß von den Patientinnen und Patienten an einem Tag ein hohes Maß an Selbstpflege und am nächsten eine eher abhängige und passive Rolle verlangt wird» (S. 15). Außerdem beziehen sich alle in der Literatur beschriebenen erfolgreichen Umsetzungsprojekte auf nur ein Pflegemodell.

Hat man sich erst einmal für ein bestimmtes Modell entschieden, kann man ein konzeptuell-theoretisch-empirisches System des Pflegewissens entwickeln, welches das relevante klinische Spezialwissen, Aussagen zur adäquaten Pflegeform und eine Methodologie der Pflegepraxis umfaßt. Wie bereits erwähnt, besteht das klinische Spezialwissen aus Theorien, die der Pflegewissenschaft und verwandten Disziplinen entnommen sind und auf bestimmte Aspekte der pflegerischen Betreuung spezifischer Patientengruppen eingehen. Am ehesten findet man sie in Lehrbüchern und klinischen Fachzeitschriften.

Da die auf einem konzeptuellen Modell basierende Pflege meist dem Prinzip der individualisierten Pflege folgt, muß die Form der Pflege entsprechend angepaßt sein. Besonders empfohlen werden die primäre Pflege (Shea et al., 1989; Walsh, 1989) und das pflegerische Fall-Management (Ethridge, 1991).

Die Methodologie der Pflegepraxis wird durch empirische Indikatoren in Form von Dokumenten und Techniken bestimmt, welche eingesetzt werden, um die Pflegepraxis zu leiten, Beobachtungen und Ergebnisse festzuhalten sowie das Erreichte zu beschreiben und zu evaluieren. Mit anderen Worten, sie umfaßt die Standards der Pflege, Pflegeziele und -pläne, Klassifikationssysteme, Karteien und Krankenakten, computergestützte Informationssysteme, Instrumente zur Qualitätssicherung und andere relevante Verfahren (Fawcett, 1992; Fitch et al., 1991; Laurie-Shaw & Ives, 1988). Alles, was in diesem Bereich bisher angewendet wurde, muß im Zuge der Umsetzung eines konzeptuellen Pflegemodells gesichtet, auf seine Kongruenz mit dem Modell überprüft und, falls notwendig, verändert werden. Obgleich solche Revisionen in den allermeisten Fällen notwendig sind und der damit verbundene Arbeitsaufwand anfangs schier überwältigend erscheint, kann die Notwendigkeit einer solchen Anpassung gar nicht oft genug betont werden. Ja, die Kongruenz von Pflegemodell und Methodologie kann als *sine qua non* einer erfolgreichen Umsetzung eines Pflegemodells in die klinische Praxis gelten.

Am offensichtlichsten ist der Revisionsbedarf bei den Dokumenten oder Techniken, die direkten Einfluß auf die Pflegepraxis haben, also z. B. bei den Standards der Pflege, den Pflegeplänen oder den Klassifikationssystemen. Aber auch bei zunächst vielleicht weniger offensichtlichen Dingen wie Stellenbeschreibungen und Instrumenten zur Qualitätssicherung ist häufig eine Revision notwendig. Wie Laurie-Shaw und Ives (1988) betonten, sollten auch in ihnen die Grundsätze des gewählten Modells zum Ausdruck kommen, «um so die Realisierung der angestrebten Standards auf allen Ebenen zu unterstützen» (S. 18).

In der *sechsten Phase* steht die *Fortbildung des Pflegepersonals* im Mittelpunkt. Sie kann durch die Teilnahme an kontinuierlichen Fortbildungskursen, Workshops, Klausurtagungen, Diskussionsgruppen, Stationskonferenzen und «runden Tischen» sowie durch Selbststudium ermöglicht werden. Neben den Fortbildungsmaßnahmen für das bereits vorhandene Personal sollten spezielle Einführungskurse für neu hinzukommende Pflegekräfte konzipiert werden.

Die Fortbildungsprogramme sollten Informationen über den Inhalt des jeweiligen Modells und realistische Beispiele für seinen Einsatz in der Pflegepraxis enthalten. Anfangs können diejenigen, die bereits mit dem Modell Erfahrung haben, für das übrige Personal Lehrfunktionen übernehmen. Dieses kann dann später neu hinzukommende Pflegekräfte in der Anwendung des Modells unterweisen.

In der *siebten Phase* wird die Umsetzung des Modells auf einer ausgewählten Station zum *Pilotprojekt* erklärt. In vielen Berichten über die erfolgreiche Umsetzung konzeptueller Pflegemodelle wird diese Phase als besonders sinnvoll bezeichnet. Am besten scheint sie zu funktionieren, wenn die einzelnen Verfahren «für den besonderen Stil und die Variablen jeder Pflegestation maßgeschneidert sind» (Laurie-Shaw & Ives, 1988, S. 19). In diese Phase gehört auch die Auswertung des Pilotprojekts und die Durchführung der sich eventuell daraus ergebenden Modifikationen.

Die *achte Phase* besteht aus der Umsetzung *des Modells in der gesamten Einrichtung* und deren Auswertung. Die kontinuierliche Fortbildung des bereits auf den betreffenden Stationen arbeitenden Personals sowie die gründliche Einführung neu hinzukommender Pflegekräfte dürfen dabei nicht aus den Augen verloren werden. Darüber hinaus müssen die Verfahren zur Umsetzung fortlaufend überwacht und verfeinert werden. Wie bereits erwähnt, sollten dabei die Besonderheiten einzelner Stationen berücksichtigt werden.

In der achten Phase sollten außerdem die administrativen, pflegerischen und gesundheitlichen Ergebnisse der Umsetzung regelmäßig ausgewertet werden, «um den Prozeß und die zeitliche Abfolge der Veränderung dokumentieren zu können» (Fitch et al., 1991, S. 25). Dabei sollten auch umweltbezogene Faktoren einbezogen werden, wie z. B. organisatorische Veränderungen oder personelle Wechsel in der Klinik- oder Pflegedienstleitung (Fitch et al., 1991), aber auch Veränderungen bei den Aufnahmekriterien der Einrichtungen oder bei den von nationalen und internationalen Pflegeorganisationen entwickelten Pflegestandards.

Die aus dieser Auswertung gezogenen Schlußfolgerungen sollten als Aussagen über die Glaubwürdigkeit des Modells formuliert werden. Wie in Kapitel 2 erklärt, bestimmt sich die Glaubwürdigkeit eines Pflegemodells durch seine richtungsweisende Funktion in spezifischen pflegerischen Situationen (soziale Nützlichkeit), seine Übereinstimmung mit den Erwartungen der Patientinnen und Patienten, der Gesellschaft und der anderen Teilbereiche des Gesundheitswesens an die Krankenpflege (soziale Kongruenz) und durch den günstigen Einfluß, den es auf den gesundheitlichen Zustand der Patientinnen und Patienten nimmt (soziale Signifikanz).

Perspektivische Transformation

Bei der Umsetzung konzeptueller Pflegemodelle gilt es zu beachten, daß jede einzelne an diesem Prozeß beteiligte Pflegekraft genügend Zeit braucht, um sich von ihrem individuellen, impliziten Bezugsrahmen für die eigene Pflegepraxis zu lösen und ein explizites, konzeptuelles Modell zu übernehmen. Der mit diesem

Übergang verbundene Bewußtseinsprozeß wird *perspektivische Transformation* genannt. Mit Bezug auf Mezirows (1975, 1978) frühe Arbeiten zur Lerntheorie erklärt Rogers (1989), der Begriff der perspektivischen Transformation beruhe auf der Annahme, daß «jedes Individuum eine persönliche Bedeutungsperspektive besitzt, welche die Art und Weise strukturiert, in der es seine Umwelt existentiell erfährt, interpretiert und versteht» (S. 112). Sie definiert die perspektivische Transformation als «Prozeß, in dem die Annahmen, Wertvorstellungen und Überzeugungen einer gegebenen Bedeutungsperspektive bewußt gemacht, reflektiert und kritisch hinterfragt werden. Im Zuge dieses Prozesses wird allmählich eine neue Perspektive mit neuen Annahmen, Wertvorstellungen und Überzeugungen angenommen. Die Art und Weise, wie Individuen sich selbst und ihre Beziehungen zu anderen sehen, wird neu strukturiert, und es kommt zu einer neuen Interpretation ihrer persönlichen, sozialen und beruflichen Welten» (S. 112).

Der Prozeß der perspektivischen Transformation beinhaltet also den Übergang von einer Bedeutungsperspektive, einer Art «des Sehens und des Zusammenlebens mit anderen Menschen» zu einer anderen (Nagle & Mitchell, 1991, S 22). Da es sich bei einer nicht auf einem Pflegemodell basierenden Pflegepraxis um ein implizites, privates Bild von der Krankenpflege handelt (Reilly, 1975), geht es um die Verschiebung von einem privaten zu einem öffentlichen Bild der Pflege, d. h., zu einer expliziten, «professionellen Bedeutungsperspektive» (Rogers, 1989, S. 113).

Rogers (1989, 1992), eine kanadische Krankenschwester, die nicht mit der Autorin des in diesem Buch vorgestellten Pflegemodells verwandt ist, berichtet, während ihrer langjährigen Tätigkeit als Beraterin klinischer Einrichtungen bei der Umsetzung konzeptueller Pflegemodelle habe sie festgestellt, daß die emotionalen und kognitiven Aspekte der perspektivischen Transformation «für die betreffenden Pflegekräfte mit dramatischen individuellen Veränderungen verbunden sind» (1989, S. 112). Daher gelte es anzuerkennen, daß die Pflegekräfte «ein tiefes Gefühl des Verlusts» erlitten, auf das aber letztendlich «ein Gefühl der Befreiung und der Bestärkung» folge (1992, S. 23). Wie auch Nagle und Mitchell (1991) betonen, ist der Prozeß der perspektivischen Transformation mit einer beachtlichen Anstrengung verbunden und erfordert eine starke Bereitschaft zur Veränderung.

Der Prozeß der perspektivischen Transformation läßt sich in neun Phasen unterteilen, die in Abbildung 10.2 dargestellt sind: *Stabilität, Dissonanz, Verwirrung, Akzeptanz der Unsicherheit, Sättigung, Synthese, Lösung, Rekonzeptualisierung* und *Rückkehr zur Stabilität* (Rogers, 1992). Kommt es zur Idee der Umsetzung eines konzeptuellen Modells, wird die bestehende *Stabilität* gestört. Während die Pflegekraft beginnt, ihre privaten Bilder im Gegensatz zu der nun geforderten

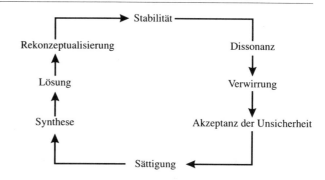

Abbildung 10.2:
Erlernen eines konzep-
tuellen Pflegemodells:
Phasen des Transforma-
tionsprozesses.

professionellen Bedeutungsperspektive bewußt wahrzunehmen, kommt es zur *Dissonanz*. Je stärker sie sich mit dem Inhalt des umzusetzenden Pflegemodells auseinandersetzt, desto stärker treten zwischen der gegenwärtigen Pflegepraxis und dem, was Pflegepraxis sein könnte, Diskrepanzen hervor. Es folgt die Phase der *Verwirrung*. Während die Pflegekraft noch bemüht ist, mehr über das konzeptuelle Modell und dessen Auswirkungen auf die Praxis zu erfahren, hängt sie «zwischen verschiedenen Bedeutungsperspektiven in der Luft» (Rogers, 1992, S. 22). Angst, Wut und die Unfähigkeit, klar zu denken, sind für diese Phase typische Begleiterscheinungen. Rogers (1992) erklärt, diese negativen Gefühle entstünden «aus der Trauer um den Verlust eines vertrauten Teils des Selbst. Die bisherige Bedeutungsperspektive macht keinen Sinn mehr, und die neue Perspektive ist noch nicht ausreichend verinnerlicht, um eine Lösung bieten zu können» (S. 22).

Auf die Phase der Verwirrung folgt die *Akzeptanz der Unsicherheit*. An diesem Punkt erkennt die betreffende Pflegekraft an, daß ihre Verwirrung «nicht die Folge persönlicher Unzulänglichkeiten ist» (Rogers, 1992, S. 22). An die Stelle der Angst tritt ein «Gefühl der Freiheit, alte Denkweisen kritisch zu überprüfen und die neue Bedeutungsperspektive erkunden zu können» (Rogers, 1992, S. 22). In diese Phase fällt die Konfrontation mit einer Vielzahl von Informationen, die häufig unklar und irrelevant erscheinen. Es ist eine Zeit, «in der man im Dunkeln tappt und auf Momente der Klarheit wartet, die zu einer neuen Einheit des Denkens führen» (Smith, 1988, S. 3).

Die Phase der *Sättigung* setzt ein, wenn die Pflegekraft das Gefühl bekommt, «nun nicht mehr über das Modell an sich nachdenken oder noch etwas Neues darüber lernen zu können» (Rogers, 1992, S. 22). Das Sättigungsgefühl ist nicht mit Widerstand gleichzusetzen; vielmehr verbirgt sich dahinter «das Bedürfnis, sich vom schwierigen Prozeß der Transformation zu lösen und die Lernerfahrung zum Abschluß zu bringen» (Rogers, 1992, S. 22).

Während die Einblicke in die inhaltlichen Zusammenhänge des konzeptuellen

Modells immer kohärenter und bedeutsamer werden, beginnt die Phase der *Synthese*. Die anstrengende Lernerfahrung scheint nun der Mühe wert. An die Stelle der Anspannung tritt Erleichterung, zumal die Verbindung zwischen theoretischen Einsichten und praktischen Anwendungsmöglichkeiten des Modells immer deutlicher wird (Rogers, 1992) «Es sind Momente der Einheit und der Kohärenz, so als würde sich plötzlich ein dichter Nebel lichten und endlich Klarheit bringen. In solchen Momenten wird das Verständnis für die neue Bedeutungsperspektive jenseits aller formalen Lernprozesse menschlich vertieft» (S. 3).

Die Phase der *Lösung* ist durch «ein Gefühl der Zufriedenheit mit dem neuen Pflegemodell charakterisiert. Die Gefühle der Dissonanz und der Unsicherheit zerstreuen sich . . . , und die Angst löst sich auf» (Rogers, 1992, S. 23). In dieser Phase, «fühlt sich die betreffende Pflegekraft verändert, sie hat das Gefühl, die Welt mit anderen Augen zu sehen und empfindet ein deutliches Gefühl der Bestärkung» (Rogers, 1992, S. 23).

In der *Rekonzeptualisierung* wird die neue Bedeutungsperspektive verinnerlicht und mit der eigenen Pflegepraxis verbunden (Rogers, 1992). Die letzte Phase, die *Rückkehr zur Stabilität* schließlich kann beginnen, wenn die neue Bedeutungsperspektive vorherrscht, d. h., wenn die Pflegepraxis völlig auf einem konzeptuellen Modell basiert.

Strategien zur Erleichterung der Perspektivischen Transformation. Rogers (1989) nennt verschiedene Strategien, die sich einsetzen lassen, um den Prozeß der perspektivischen Transformation für die beteiligten Krankenschwestern und -pfleger zu erleichtern und die Umsetzung konzeptueller Modelle zu unterstützen. Diese Strategien sind besonders effektiv, wenn sie in den frühen Phasen der perspektivischen Transformation eingesetzt werden – also in der Zeit, in der die Ablösung von der impliziten, privaten Bedeutungsperspektive im Vordergrund steht.

So lassen sich z. B. Analogien einsetzen, um das Verständnis der Struktur und Bedeutung konzeptueller Modelle zu erleichtern. Außerdem kann man den Prozeß der Konzeptualisierung entmystifizieren, «indem man klarstellt, daß er nicht irgendwelchen Intellektuellen vorbehalten ist, sondern als kognitiver Prozeß für alle Menschen gültig ist und bereits in der frühen Kindheit beginnt, wenn der Säugling versucht, all die Mosaiksteinchen zusammenzusetzen, die das Konzept ‹Mutter› bilden» (Rogers, 1989, S. 114).

Zwei weitere Strategien zielen darauf ab, persönliche Bedeutungsperspektiven zu ergründen und bewußt zu machen. Die erste besteht darin, die Pflegekräfte zu bitten, alle Worte aufzulisten, in denen sich ihre Sicht der Pflegepraxis widerspiegelt; aber auch von den Pflegekräften erstellte Zeichnungen oder Collagen zur Pflegepraxis können als Hilfsmittel dienen. Die zweite Strategie besteht darin, die Pflegekräfte zu bitten, eine nur kurze Zeit zurückliegende Interaktion mit einer

Patientin oder einem Patienten zu schildern. Ungeachtet der jeweils gewählten Strategie werden dann in Gruppendiskussionen die jeweiligen Bedeutungsperspektiven herausgearbeitet.

Haben die Pflegekräfte aufgrund dieses Prozesses ein klares Bild von ihren persönlichen Bildern und Vorstellungen gewonnen, geht es darum, ihnen dabei zu helfen, die Unterschiede zwischen ihrer jetzigen und der von ihnen gewünschten Pflegepraxis, also zwischen idealer und realer Pflege zu erkennen. Dies kann durch die Reflexion über den Umgang mit existentiellen Situationen geschehen, also indem man z.B. fragt, wie man mit der Geburt oder dem Tod eines Menschen umgehen sollte und wie unter den gegenwärtigen Arbeitsbedingungen damit umgegangen wird. Man kann die betreffenden Krankenschwestern und -pfleger auch bitten zu beschreiben, was eigentlich an der Krankenpflege so einzigartig ist und was sie tun würden, wenn sie nicht die Anordnungen von Ärztinnen und Ärzten zu befolgen hätten.

Rogers (1989) weist darauf hin, daß sich Pflegekräfte, die sich der Unterschiede zwischen der realen und der idealen Pflegepraxis bewußt seien, eine Art kognitive Dissonanz erfahren – ein Unbehagen, verursacht durch «die Diskrepanz zwischen dem, was ist, und dem, was sein sollte» (S. 115). Sie fuhr fort:

> Die meisten Krankenschwestern und -pfleger haben ein klares Bild von der idealen Pflegekraft und der idealen Pflegepraxis. Es wurde während ihrer Ausbildung weiter ausgeformt und im günstigen Fall durch den kollegialen Austausch mit anderen Pflegekräften, die sich dem gleichen Ideal verbunden fühlen, wachgehalten. Gleichzeitig waren sie vielfach gezwungen, dieses Bild zu sublimieren, um einem System gerecht zu werden, das sich ihm nicht verpflichtet fühlt. Für viele war oder ist dieser Prozeß mit einem Verlustgefühl verbunden. Nun geht es darum, die Begeisterung für das Bild wieder zu entfachen und mit einem konzeptuellen Pflegemodell zu verbinden. Es muß ihnen wieder das Gefühl vermittelt werden, daß sich die ideale Vision realisieren läßt. Wesentlich ist die Erkenntnis, wie bedeutsam pflegerisches Wissen und Handeln sind. (S. 115/116)

Rogers (1989) schließt mit der Bemerkung, daß es bei kognitiven Dissonanzen, die «sowohl individuell als auch kollektiv erfahren werden, zu einer perspektivischen Transformation kommen kann, die ein für die Umsetzung konzeptueller Modelle günstiges Klima schafft» (S. 116).

Die Phase der perspektivischen Transformation und Umsetzung eines Modells kann durch ständige Bestärkung erleichtert werden. Alle pflegerischen Aktivitäten in der fraglichen Einrichtung sollten auf systematische Weise mit dem konzeptuellen Modell verbunden sein. Neulinge sollten durch erste Unsicherheiten nicht entmutigt, sondern konstruktiv an das Modell herangeführt werden.

Mit der Übernahme eines expliziten Modells müssen sich auch die Denkweise und die Begrifflichkeit der Pflegekräfte verändern, doch auch dies läßt sich im Rahmen eines systematisch organisierten Umsetzungsprozesses erlernen. Broncatello (1980) stellt fest: «Die konsequente Umsetzung eines Pflegemodells in allen Aspekten der Pflegepraxis sind keine leichte Aufgabe. Bis eine neue Routine entwickelt ist, sind viel Gedankenarbeit, Disziplin und Geduld erforderlich. Letztendlich werden die Entscheidungsprozesse, da sie sich an einem einheitlichen System orientieren, einfacher und fundierter» (S. 23).

Perspektiven für die Zukunft

Die Zukunft der Krankenpflege hängt zumindest teilweise von sozialen und politischen Faktoren ab, die sich durch die unüberhörbare Artikulation eines spezifischen Pflegewissens positiv beeinflussen lassen. An der Weiterentwicklung und Überprüfung dieses Wissens in Form konzeptuell-theroetisch-empirischer Strukturen müssen alle Bereiche der Krankenpflege zusammenwirken.

Das ausführliche Studium der bisher vorhandenen Pflegeliteratur, das der Entstehung des vorliegenden Buches vorausging, ergab, daß diese Weiterentwicklung und Überprüfung im Rahmen der *Pflegeforschung* zunehmend an Bedeutung gewinnt, die Entwicklung solcher Strukturen für die *Pflegepraxis* jedoch vergleichsweise wenig Aufmerksamkeit erhält. Wenn die Pflege als wissenschaftliche Disziplin sich jedoch auch weiter etablieren und den ihr zustehenden Platz im Gesundheitswesen erkämpfen will, müssen Entwicklung und Überprüfung konzeptuell-theoretisch-empirischer Strukturen für die Pflegepraxis absolute Priorität besitzen. Alle Krankenschwestern und -pfleger, aber auch die Pflegedienstleitungen klinischer Einrichtungen sollten ihre Bemühungen darauf konzentrieren, solche Strukturen für spezifische Patientenpopulationen zu formulieren und die Glaubwürdigkeit dieser Strukturen durch formelle Forschungsprojekte sowie durch eine systematische Analyse der Daten zur Qualität der Pflege sowie zur Zufriedenheit von Personal und Patienten auf die Probe stellen.

Darüber hinaus könnten die breit angelegte Umsetzung konzeptueller Pflegemodelle in Krankenhäusern und anderen Einrichtungen des Gesundheitswesens sehr erleichtert und die emotionalen und kognitiven Schwierigkeiten bei der perspektivischen Transformation deutlich vermindert oder gar ganz vermieden werden, wenn der Umgang und die Umsetzung konzeptueller Pflegemodelle bereits Teil der *Pflegeausbildung* wären. Schon heute haben zahlreiche Pflegeschulen, Colleges und Universitäten in den USA und anderen Ländern ihre Curricula auf der Grundlage eines oder mehrerer konzeptueller Modelle entwickelt. Andere bieten zumindest Wahl- oder Pflichtkurse an, die sich mit verschiedenen Pflegemodellen befassen. Die Frage, wie man sich mit einem neuen Modell vertraut macht und es in seine Pflegepraxis umsetzt, wird allerdings noch immer vernachlässigt. Es wird daher dringend empfohlen, auch Kurse zu den in diesem Kapitel beschriebenen Elementen des Umsetzungsprozesses anzubieten.

Darüber hinaus sollten erfahrene Pflegekräfte, die bereits mit dem Umsetzungsprozeß vertraut sind, als Rollenmodelle für die Studentinnen und Studenten fungieren. Grossman und Hooton (1993) behaupten: «Nur wenn Wissen und Fähigkeiten von akademisch Lehrenden und klinischen Spezialisten praktisch ununterscheidbar werden ..., kann eine Welt der professionellen Krankenpflege erfahrbar werden, die auf Wissen, Forschung und sozialer Relevanz basiert» (S. 871).

Schlußfolgerungen

In diesem Kapitel wurden die wichtigsten Aspekte der Umsetzung von konzeptuellen Modellen in die Pflegepraxis erörtert. Die Diskussion wurde von der Überzeugung geleitet, daß Pflegemodelle, nicht jedoch medizinische oder institutionelle Modelle angemessene Richtlinien für die Pflegepraxis darstellen und daß diese Praxis von expliziten konzeptuellen Modellen, nicht jedoch von impliziten persönlichen Anschauungen geleitet werden sollte. Die Autorin ist davon überzeugt, daß die Pflegewissenschaft sich nur dann durchsetzen und fortentwickeln kann, wenn sich alle Krankenschwestern und -pfleger – unter welchen Bedingungen sie auch immer arbeiten mögen – auf die Eigenständigkeit der Pflege besinnen und ihre Aktivitäten an einem expliziten Pflegemodell orientieren. Ob es sich dabei um eines der hier vorgestellten Modelle oder irgendein anderes, möglicherweise sogar selbst entworfenes Modell handelt, ist dabei unerheblich. Wichtig ist, daß es sich um ein explizites Modell handelt, daß der allgemeinen Überprüfung zugänglich ist, so daß seine Glaubwürdigkeit kritisch hinterfragt werden kann.

Zitierte Literatur

Aggleton, P. & Chalmers, H. (1985). Critical examination. *Nursing Times, 81*(14), 38–39.

Aggleton, P. & Chalmers, H. (1990). Model future. *Nursing Times, 86*(3), 41–43.

Bélanger, P. (1991). Nursing models – A major step towards professional autonomy. *AARN Newsletter, 48*(8), 13.

Brazen, L. (1992). Project 2000: The difference between conceptual models, practice models. *Association of Operating Room Nurses Journal, 56*, 840–842, 844.

Bridges, J. (1991). Working with doctors: Distinct from medicine. *Nursing Times, 87*(27), 42–43.

Broncatello, K. F. (1980). Auger in action: Application of the model. *Advances in Nursing Science, 2*(2), 13–23.

Byrne-Coker, E. & Schreiber, R. (1990a). Implementing King's conceptual framework at the bedside. In M. E. Parker (Ed.), *Nursing theories in practice* (pp. 85–102). New York: National League for Nursing.

Byrne-Coker, E. & Schreiber, R. (1990b). King at the bedside. *The Canadian Nurse, 86*(1), 24–26.

Capers, C. F. (1986). Some basic facts about models, nursing conceptualizations, and nursing theories. *Journal of Continuing Education, 16,* 149–154.

Capers, C. F., O'Brien, C., Quinn, R., Kelly, R. & Fenerty, A. (1985). The Neuman systems model in practice: Planning phase. *Journal of Nursing Administration, 15*(5), 29–39.

Caramanica, L. & Thibodeau, J. (1987). Nursing philosophy and the selection of a model for practice. *Nursing Management, 10*(10), 71.

Cash, K. (1990). Nursing models and the idea of nursing. International Journal of Nursing Studies, 27, 249–256.

Chalmers, H., Kershaw, B., Melia, K. & Kendrich, M. (1990). Nursing models: Enhancing or inhibiting practice? *Nursing Standard, 5*(11), 34–40.

Cox, R. A., Sr. (1991). A tradition of caring: Use of Levine's model in long-term care. In K. M. Schaefer & J. P. Bond (Eds.), *Levine's conservation model: A framework for nursing practice* (pp. 179–197). Philadelphia: FA Davis.

Dee, V. (1990). Implementation of the Johnson model: One hospital's experience. In M. E. Parker (Ed.), *Nursing theories in practice* (pp. 33–44). New York: National League for Nursing.

Ethridge, P. (1991). A nursing HMO: Carondelet St. Mary's experience. *Nursing Management, 22*(7), 22–27.

Fawcett, J. (1992). Conceptual models and nursing practice: The reciprocal relationship. *Journal of Advanced Nursing, 17,* 224–228.

Feeg, V. (1989). From the editor: Is theory application merely an intellectual exercise? *Pediatric Nursing, 15,* 450.

Ference, H. M. (1989). Nursing science theories and administration. In B. Henry, M. DiVincenti, C. Arndt & A. Marriner (Eds.), *Dimensions of nursing administration: Theory, research, education, and practice* (pp. 121–131). Boston: Blackwell Scientific Publications.

Fernandez, R., Brennan, M. L., Alvarez, A. & Duffy, M. R. (1990). Theory-based practice: A model for nurse retention. *Nursing Administration Quarterly, 12*(4), 47–53.

Field, P. A. (1989). Brenda, Beth, and Susan: Three approaches to health promotion. *The Canadian Nurse, 85*(5), 20–24.

Fitch, M., Rogers, M., Ross, E., Shea, H., Smith, I. & Tucker, D. (1991). Developing a plan to evaluate the use of nursing conceptual frameworks. *Canadian Journal of Nursing Administration, 4*(1), 22–28.

Gray, J. (1991). The Roy adaptation model in nursing practice. In C. Roy & H. A. Andrews, *The Roy adaptation model: The definitive statement* (pp. 429–443). Norwalk, CT: Appleton & Lange.

Grossman, M. & Hooton, M. (1993). The significance of the relationship between a discipline and its practice. *Journal of Advanced Nursing, 18,* 866–872.

Hayne, Y. (1992). The current status and future significance of nursing as a discipline. *Journal of Advanced Nursing, 17,* 104–107.

Ingram, R. (1991). Why does nursing need theory? *Journal of Advanced Nursing, 16,* 350–353.

Johns, C. (1989). Developing a philosophy. *Nursing Practice, 3*(1), 2–4.

Johns, C. (1990). Developing a philosophy (Part 2). *Nursing Practice, 3*(2), 2–6.

Johnson, D. E. (1990). The behavioral system model for nursing. In M. E. Parker (Ed.), *Nursing theories in practice* (pp. 23–32). New York: National League for Nursing.

Kristjanson, L. J., Tamblyn, R. & Kuypers, J. A. (1987). A model to guide development and application of multiple nursing theories. *Journal of Advanced Nursing, 12,* 523–529.

Laurie-Shaw, B. & Ives, S. M. (1988). Implementing Orem's self-care deficit theory: Part II – Adopting a conceptual framework of nursing. *Canadian Journal of Nursing Administration, 1*(2), 16–19.

Lindsay, B. (1990). The gap between theory and practice. *Nursing Standard, 5*(4), 34–35.

Lister, P. (1991). Approaching models of nursing from a postmodernist perspective. *Journal of Advanced Nursing, 16,* 206–212.

Malin, N. & Teasdale, K. (1991). Caring versus empowerment: Considerations for nursing practice. *Journal of Advanced Nursing, 16,* 657–662.

Manthey, M. (1990). Definitions and basic elements of a patient care delivery system with an emphasis on primary nursing. In G. G. Mayer, M. J. Madden & E. Lawrenz (Eds.), *Patient care delivery model* (pp. 201–211). Rockville, MD: Aspen.

Mascord, P. (1988/1989). Five days: Five nursing theories. *Australian Journal of Advanced Nursing, 6*(2), 13–15.

Mezirow, J. (1975). *Education for perspective transformation: Women's re-entry programs in community colleges.* New York: Center for Adult Education, Teachers College, Columbia University.

Mezirow, J. (1978). Perspective transformation. *Adult Education, 28,* 100–110.

Nagle, L. M. & Mitchell, G. J. (1991). Theoretic diversity: Evolving paradigmatic issues in research and practice. *Advances in Nursing Science, 14*(1), 17–25.

Neff, M. (1991). President's message: The future of our profession from the eyes of today. *American Nephrology Nurses' Association Journal, 18,* 534.

Nunn, D. & Marriner-Tomey, A. (1989). Applying Orem's model in nursing administration. In B. Henry, C. Arndt, M. DiVincenti & A. Marriner-Tomey (Eds.), *Dimensions of nursing administration: Theory, research, education, practice* (pp. 63–67). Boston: Blackwell Scientific Publications.

Orr, J. (1991). Knowledge is power. *Health Visitor, 64,* 218.

Perry, J. (1985). Has the discipline of nursing developed to the stage where nurses do «think nursing»? *Journal of Advanced Nursing, 10,* 31–37.

Rafferty, D. (1992). Team and primary nursing. *Senior Nurse, 12*(1), 31–34, 39.

Reilly, D. E. (1975). Why a conceptual framework? *Nursing Outlook, 23,* 566–569.

Rogers, M. E. (1992). Creating a climate for the implementation of a nursing conceptual framework. *Journal of Continuing Education in Nursing, 20,* 112–116.

Rogers, M. E. (1992, February-April). *Transformative learning: Understanding and facilitating nurses' learning of nursing conceptual frameworks.* Paper presented at Sigma Theta Tau Conference, «Improving Practice and Education Through Theory». Chicago, IL; Pittsburgh, PA; Wilkes-Barre, PA.

Scherer, P. (1988). Hospitals that attract (and keep) nurses. *American Journal of Nursing, 88,* 34–40.

Schmideing, N. J. (1984). Putting Orlando's theory into practice. *American Journal of Nursing, 84,* 759–761.

Shea, H., Rogers, M., Ross, E., Tucker, D., Fitch, M. & Smith, I. (1989). Implementation of nursing conceptual models: Observations of a multi-site research team. *Canadian Journal of Nursing Administration, 2*(1), 15–20.

Smith, M.J. (1988). Wallowing while waiting. *Nursing Science Quarterly, 1,* 3.

Stenglein, E., Doepke, C., Hall, J., Lochner, L., Piersol, L., Szalapski, J., Vanderbilt, D. & Winston, P.B. (1993). Transforming beliefs into action: A professional practice model. *Aspen's Advisor for Nurse Executives, 8*(6), 1, 4–5, 8.

Story, E.L. & Ross, M.M. (1986). Family centered community health nursing and the Betty Neuman Systems Model. *Nursing Papers, 18*(2), 77–78.

Studio Three. (1992). *The nurse theorists: Excellence in action – Callista Roy.* Athens, OH: Fuld Institute of Technology in Nursing Education.

Walsh, M. (1989). Nursing models: Model example. *Nursing Standard, 3*(22), 22–24.

Zander, K. (1990). Managed care and nursing case managing. In G.G. Mayer, M.J. Madden & E. Lawrenz (Eds.), *Patient care delivery model* (pp.37–61). Rockville, MD: Aspen.

Zelauskas, B. & Howes, D.G. (1992). The effects of implementing a professional practice model. *Journal of Nursing Adminsitration, 22*(7/8), 18–23.

Bibliographie zu Kapitel 1

Konzeptuelle Modelle in der Pflegewissenschaft

Allgemeine Stellungnahmen

Adam, E. (1983). Frontiers of nursing in the 21st century: Development of models and theories on the concept of nursing. *Journal of Advanced Nursing, 8,* 41–45.

Adam, E. (1983). Modèles conceptuels (French). *Nursing Papers, 15*(2), 10.

Winkler, J. (1983). Conceptual models (Response to Adam). *Nursing Papers, 15*(4), 69–71.

Adam, E. (1983). (Reply to Winkler). *Nursing Papers, 15*(4), 71.

Adam, E. (1985). Toward more clarity in terminology: Frameworks, theories and models. *Journal of Nursing Education, 24,* 151–155.

Adam, E. (1987). Nursing theory: What it is and what it is not. *Nursing Papers, 19*(1), 5–14, [Rez.: Hardy, L.K. (1987). A response to «Nursing theory: What it is and what it is not» (Letter). *Nursing Papers, 19*(3), 5–7].

Aggleton, P. & Chalmers, H. (1985). Critical examination. *Nursing Times 81*(14), 38–39.

Aggleton, P. & Chalmers, H. (1986). Nursing research, nursing theory, and the nursing process. *Journal of Advanced Nursing, 11,* 197–202.

Aggleton, P. & Chalmers, H. (1989). Next year's models. *Nursing Times, 85*(51), 24–27.

Aggleton, P. & Chalmers, H. (1987). Models of nursing practice and nursing education. *Journal of Advanced Nursing, 12,* 573–581.

Akinsanya, J.A. (1989). Introduction. *Recent Advances in Nursing,* I–II.

Algase, D.L. & Whall, A.F. (1993). Rosemary Ellis's views on the substantive structure of nursing. *Image: Journal of Nursing Scholarship, 25,* 69–72.

Antrobus, S. (1993). Nursing's nature and boundaries. *Senior Nurse, 13*(2), 46–50.

Barnum, B.J.S. (1994). *Nursing theory: Analysis, application, evaluation* (4th ed.). Philadelphia: JB Lippincott.

Betz, C.L. (1990). Where's the nursing? (Editorial). *Journal of Pediatric Nursing, 5,* 245.

Biley, F. (1990). Wordly wise. *Nursing (London), 4*(24), 37.

Botha, M.E. (1989). Theory development in perspective: The role of conceptual frameworks and models in theory development. *Journal of Advanced Nursing, 14,* 49–55.

Bridges, J. (1991). Distinct from medicine. *Nursing Times, 87*(27), 42–43.

Brink, H. (1992). The science of nursing: Current issues and dilemmas. *Curationis, 15*(2), 12–18.

Brower, H.T. (1985). Gerontological nursing: Movement towards a paradigm state. *Journal of Professional Nursing, 1,* 328–335.

Bunting, S.M. (1988). The concept of perspection in selected nursing theories. *Nursing Science Quarterly, 1,* 168–174.

Burnard, P. (1991). Towards enlightenment. *Nursing Standard, 5*(45), 48–49.

Carryer, J. (1992). A critical reconceptualisation of the environment in nursing: Developing a new model. *Nursing Praxis in New Zealand, 7*(2), 9–14.

Cash, K. (1990). Nursing models and the idea of nursing. *International Journal of Nursing Studies, 27,* 249–256.

Cowling, W.R. III. (1987). Metatheoretical issues: Development of new theory. *Journal of Gerontological Nursing, 13*(9), 10–13.

Cruickshank, C.N. (1992). Creating your own conceptual framework. *The Canadian Nurse, 88*(2), 31–32.

Davis, M. (1992). Models for care: Part (I): Medical, social and nursing models. *Nursing Times, 88*(48), I-VIII.

Davis, M. (1993a). Models for care: Part (II): Two contrasting nursing models. *Nursing Times, 89*(4), I-VIII.

Davis, M. (1993b). Models for care: Part (III): Your own nursing model. *Nursing Times, 89*(5), I-VIII.

Dickoff, J. & James, P. (1988). Theoretical pluralism for nursing diagnosis. In R.M. Carrol-Johnston (Ed.), *Classification of nursing diagnoses: North American Nursing Diagnosis Association* (pp. 98–125). Philadelphia: JB Lippincott.

Draper, P. (1990). The development of theory in British nursing: Current position and future prospects. *Journal of Advanced Nursing, 15,* 12–15.

Draper, P. (1991). The ideal and the real: Some thoughts on theoretical developments in British nursing. *Nurse Education Today, 11,* 292–294.

Dylak, P. (1986). The state of the art? *Nursing Times, 82*(42), 72.

Emden, C. & Young, W. (1987). Theory development in nursing: Australian nurses advance global debate. *Australien Journal of Advanced Nursing, 4*(3), 22–40.

Engstrom, J.L. (1984). Problems in development, use and testing of nursing theory. *Journal of Nursing Education, 23,* 245–251.

Ellis, R. (1982). Conceptual issues in nursing. *Nursing Outlook, 32,* 406–410.

Falco, S.M. (1989). Major concepts in the development of nursing theory. *Recent Advances in Nursing, 24,* 1–17.

Fawcett, J. (1986). Conceptual models of nursing, nursing diagnosis, and nursing theory development. (Guest editorial). *Western Journal of Nursing Research, 8,* 397–399.

Fawcett, J. (1988). Conceptual models and theory development. *Journal of Obstetric, Gynecologic, and Neonatal Nursing, 17,* 400–403.

Fawcett, J. (1991). Approaches to knowledge development in nursing. *Canadian Journal of Nursing Research, 23*(4), 23–34.

Fitzpatrick, J.J. & Whall, A.L. (1989). *Conceptual models of nursing: Analysis and application* (2nd ed.). Norwalk, CT: Appleton & Lange.

Friedemann, M.L. (1989a). Closing the gap between grand theory and mental health practice with families. Part 1: The framework of systemic organizations for nursing of families and family members. *Archives of Psychiatric Nursing, 3,* 10–19.

Friedemann, M.L. (1989b). Closing the gap between grand theory and mental health practice with families. Part 2: The control-congruence model for mental health nursing of families. *Archives of Psychiatric Nursing, 3,* 20–28.

Frost, S. & Nunkoosing, K. (1989). Building a strong foundation. *Nursing 85*(1), 59–60.

George, J.B. (Ed.). (1989). *Nursing theories: The base for professional nursing practice* (3rd ed.). Norwalk, CT: Appleton & Lange.

Grahame, C. (1987). Frontline revolt. *Nursing Times, 83*(16), 60.

Grinnell, F. (1992). Theories without thought? *Nursing Times, 88*(22), 57.

Hardy, L.K. (1986). Identifying the place of theoretical frameworks in an evolving discipline. *Journal of Advanced Nursing, 11,* 103–107.

Hardy, L.K. (1988). Excellence in nursing through debate - the case of nursing theory. *Recent Advances in Nursing, 21,* 1–13.

Hardy, L.K. (1990). The path to knowledge - personal reflections. *Nurse Education Today, 10,* 325–332.

Hardy, M.E. (1978). Perspectives on nursing theory. *Advances in Nursing Science, 1*(1), 37–48.

Hawkett, S.(1989). A model marriage? *Nursing Times, 85*(1), 61–62.

Herbert, M. (1988). The value of nursing models. *The Canadian Nurse, 84*(11), 32–34.

Ho, P. (1990, March). Nursing theories and nursing diagnosis. *Hong Kong Nursing Journal,* 15–16.

Hodgson, R. (1992). A nursing muse. *British Journal of Nursing, 1,* 330–333.

Holden, R.J. (1990). Models, muddles and medicine. *International Journal of Nursing Studies, 27,* 223–234.

Holmes, C.A. (1990). Alternatives to natural science foundations for nursing. *International Journal of Nursing Studies, 27,* 187–198.

Huckabay, L.M.D. (1991). The role of conceptual frameworks in nursing practice, administration, education, and research. *Nursing Administration Quarterly, 15*(3), 17–28.

Ingram, R. (1991). Why does nursing need theory? *Journal of Advanced Nursing, 16,* 350–353.

Jackson, M. (1986). On maps and models. *Senior Nurse, 5*(4), 24–26.

Jacobs, M.K. (1986). Can nursing theory be tested? In P.L. Chinn (Ed.), *Nursing research methodology: Issues and implementation* (pp. 39–53). Rockville, MD: Aspen.

Johnson, D.E. (1987). Evaluating conceptual models for use in critical care nursing practice. (Guest editorial). *Dimensions of Critical Care Nursing, 6,* 195–197.

Johnson, D.E. (1989). Some thoughts on nursing (Editorial). *Clinical Nurse Specialist, 3,* 1–4.

Jones, S.(1989). Is unity possible? *Nursing Standard, 3*(1), 22–23.

King, I.M. (1991). Nursing theory 25 years later. *Nursing Science Quarterly, 4,* 94–95.

Koziol-McLain, J. & Maeve, M.K. (1993). Nursing theory in perspective. *Nursing Outlook, 41,* 79–81.

Levine, M.E. (1988). Antecedents from adjunctive disciplines: Creation of nursing theory. *Nursing Science Quarterly, 1,* 16–21.

Lippit, G.L. (1973). *Visualizing change: Model building and the change process.* Fairfax, VA: NTL Learning Resources.

Lister, P. (1987). The misunderstood model. *Nursing Times, 83*(41), 40–42.

Lister, P. (1991). Approaching models of nursing from a postmodernist perspective. *Journal of Advanced Nursing, 16,* 206–212.

Lundh, U., Soder, M. & Waerness, K. (1988). Nursing theories: A critical view. *Image: Journal of Nursing Scholarship, 20,* 36–40.

Madden, B.P. (1990). The hybrid model for concept development: Its value for the study of therapeutic alliance. *Advances in Nursing Science, 12*(3), 75–87.

Maher, A.B. (1986). Putting nursing in your article on nursing care. *Orthopedic Nursing, 5*(2), 42–43. (Reprinted in *Dermatology Nursing, 2*(2), 88–89, 1990.)

Marriner-Tomey, A. (1994). *Nursing theorists and their work* (3rd ed.). St. Louis: Mosby-Year Book.

Martin, P.A. & Frank, B. (1988). NANDA nursing diagnostic categories and their relationship to specific nursing theories. In R.M. Carrol-Johnston (Ed.), *Classification of nursing diag-*

noses: Proceedings of the eighth conference: North American Nursing Diagnosis Association (pp. 411–413). Philadelphia: JB Lippincott.

McGee, P. (1992). Developing a model for theatre nursing. *British Journal of Nursing, 2*, 262–264, 266.

McMahon, S. (1991). The quest for synthesis: Human-companion animal relationships and nursing theories. *Holistic Nursing Practice, 5*(2), 1–5.

Meleis, A.I. (1991). *Theoretical nursing. Development and progress* (2nd ed.). Philadelphia: JB Lippincott.

Murphey, C.J. (1987). The nurse's liberation: An evolutionary epistemological paradigm for nursing. *Dissertation Abstracts International, 48*, 1303B.

O'Berle, K. & Davies, B. (1992). Support and caring: Exploring the concepts. *Oncology Nursing Forum, 19*, 763–767.

Orr, J. (1991). Knowledge is power. *Health Visitor, 64*(7), 218.

Parker, M.E. (Ed.). (1990). *Nursing theories in practice*. New York: National League for Nursing.

Pearson, A. & Vaughan, B. (1986). *Nursing models for practice*. Rockville, MD: Aspen.

Randell, B.P. (1992). Nursing theory: The 21st century. *Nursing Science Quarterly, 5*, 176–184.

Rasch, R.F.R. (1988). The development of a taxonomy for the nursing process: A decutive approach based on an analysis of the discipline of nursing and set theory. *Dissertation Abstracts International, 49*, 2132B.

Reed, P.G. (1989). Nursing theorizing as an ethical endeavor. *Advances in Nursing Science, 11*(3), 1–9.

Riehl-Sisca, J.P. (1989). *Conceptual models for nursing practice* (3rd ed.). Norwalk, CT: Appleton & Lange.

Ramprogus, V. (1992). Developing nursing theory. *Senior Nurse, 12*(1), 46–51.

Reilly, D.E. & Oermann, M.H. (1992). *Clinical teaching in nursing education* (2nd ed.). New York: National League for Nursing.

Searle, C. (1988). Nursing theories. What is our commitment? *Nursing RSA Verpleging, 3*(2), 15–21.

Smith, M.C. (1992). The distinctiveness of nursing knowledge. *Nursing Science Quarterly, 5*, 148–149.

Theory development. What, why, how? (1978). New York: National League for Nursing.

Thibodeau, J.A. (1983). *Nursing models: Analysis and evaluation*. Monterey, CA: Wadsworth.

Thompson, J.E., Oakley, D., Burke, M., Jay S. & Conklin, M. (1989). Theory building in nurse-midwifery: The care process. *Journal of nurse-Midwifery, 34*, 120–130.

Torres, G. (1986). *Theoretical foundations of nursing*. Norwalk, CT: Appleton-Century-Crofts.

Walker, L.O. & Avent, K.C. (1988). *Strategies for theory construction in nursing* (2nd ed.). Norwalk, CT: Appleton & Lange.

Walker, L. & Phillips, J.R. (1989). The future of theory development: Commentary and response. *Nursing Science Quarterly, 2*, 118–119.

Whall, A.L. (1987). Conceptual model directions (Guest editorial). *Journal of Gerontological Nursing, 13*(9), 6–7.

Wheeler, K. (1989). Self-psychology's contributions to understanding stress and implications for nursing. *Journal of Advanced Medical-Surgical Nursing, 1*(4), 1–10.

Wilford, S.L. (1990). Knowledge development in nursing: Emergence of a paradigm. *Dissertation Abstracts International, 50*, 3408B.

Winstead-Fry, P. (Ed.). (1986). *Case studies in nursing theory*. New York: National League for Nursing.

Yeo, M. (1989). Integration of nursing theory and nursing ethics. *Advances in Nursing Science, 11*(3), 33–42.

Konzeptuelle Modelle

Christensen, P.J. & Kenney, J.W. (Eds.). (1990). *Nursing process: Application of conceptual models*. St. Louis: CV Mosby.

Eckberg, D.L. & Hill, L., Jr. (1979). The paradigm concept and sociology: A critical review. *American Sociological Review, 44*, 925–937.

Erickson, H.C., Tomlin, E.M. & Swain, M.A.P. (1983). *Modeling and role-modeling: A theory and paradigm for nursing*. Englewood Cliffs, NJ: Prentice-Hall.

Johnson, D.E. (1974). Development of theory: A requisite for nursing as a primary health profession. *Nursing Research, 23*, 372–377.

Johnson, D.E. (1980). The behavioral system model for nursing. In J.P. Riehl & C. Roy, (Eds.), *Conceptual models for nursing practice* (2nd ed., pp. 207–216). New York: Appleton-Century-Crofts.

Johnson, D.E. (1990). The behavioral system model for nursing. In M.E. Parker (Ed.), *Nursing theories in practice* (pp. 23–32). New York: National League for Nursing.

King, I.M. (1981). *A theory for nursing: Systems, concepts, process*. New York: John Wiley & Sons.

King, I.M. (1990). King's conceptual framework and theory of goal attainment. In M.E. Parker (Ed.), *Nursing theories in practice* (pp. 73–84). New York: National League for Nursing.

Levine, M.E. (1973). *Introduktion to nursing* (2nd ed.). Philadelphia: FA Davis.

Levine, M.E. (1991). The conservation principles: A model for health. In K.M. Schaefer & J.B. Pond (Eds.), *Levine's conservation model: A framework for nursing practice* (pp. 1–11). Philadelphia: FA Davis.

Neumann, B. (1989). *The Neuman systems model* (2nd ed.). Norwalk, CT: Appleton & Lange.

Nightingale, F. (1992). *Notes on nursing: What it is, and what it is not* (Commemorative ed.). Philadelphia: JB Lippincott (Originally published in 1859).

Nye, F.I. & Berardo, F.N. (Eds.). (1981). *Emerging conceptual frameworks in family analysis*. New York: Praeger.

Orem, D.E. (1991). *Nursing: Concepts of practice* (4th ed.). St. Louis: Mosby-Year-Book.

Peterson, C.J. (1977). Questions frequently asked about the development of a conceptual framework. *Journal of Nursing Education, 16*(4), 22–32.

Reilly, D.E. (1975). Why a conceptual framework? *Nursing Outlook, 23*, 566–569.

Rogers, M.E. (1970). *An introduction to the theoretical basis of nursing*. Philadelphia: FA Davis.

Rogers, M.E. (1990). Nursing: Science of unitary, irreducible, human beings: Update 1990. In E.A.M. Barrett (Ed.), *Visions of Rogers' science-based nursing* (pp. 5–11). New York: National League for Nursing.

Roy, C. & Andrews, H.A. (1991). *The Roy Adaptation Model: The definitive statement*. Norwalk, CT: Appleton & Lange.

Webb, C. (1986). Nursing models: A personal view. *Nursing Practice, 1*, 208–212.

Williams, C.A. (1979). The nature and development of conceptual frameworks. In F.S. Downs

& J.W. Fleming, (Eds.), *Issues in nursing research* (pp. 89–106). New York: Appleton-Century-Crofts.

Wright, S.C. (1986). *Building and using a model of nursing.* Baltimore: Edward Arnold.

Metaparadigma

Conway, M.E. (1985). Toward greater specificity in defining nursing's metaparadigm. *Advances in Nursing Science, 8*(4), 73–81.

Donaldson, S.K. & Crowley, D.M. (1978). The discipline of nursing. *Nursing Outlook, 26,* 113–120.

Eriksson, K. (1989). Caring paradigms: A study of the origins and the development of caring paradigms among nursing students. *Scandinavian Journal of Caring Science, 3,* 169–176.

Fawcett, J. (1984). The metaparadigm of nursing: Current status and future refinements. *Image: The Journal of Nursing Scholarship, 16,* 84–87.

Brodie, J.M. (1984). A response to Dr. J. Fawcett's paper «The metaparadigm of nursing: Current status and future refinements.» *Image: The Journal of Nursing Scholarship, 16,* 87–89.

Fawcett, J. (1992). The metaparadigm of nursing: International in scope and substance. In K. Krause & P. Astedt-Kurki (Eds.), *International perspectives on nursing: A joint effort to explore nursing internationally* (Serie A 3/92, pp. 13–21). Tampere, Finland: Tampere University Department of Nursing.

Flaskerud, J.H. & Halloran, E.J. (1980). Areas of agreement in nursing theory development. *Advances in Nursing Science, 3*(1), 1–7.

Forchuk, C. (1991). Reconceptualizing the environment of the individual with a chronic mental illness. *Issues in Mental Health Nursing, 12,* 159–170.

Gortner, S.R. (1980). Nursing science in transition. *Nursing Research, 29,* 180–183.

Hanna, K.M. (1989). The meaning of health for graduate nursing students. *Journal of Nursing Education, 28,* 372–376.

Janhonen, S. (1992). Swedish nursing instructors' views of nursing. *Nurse Education Today, 12,* 329–339.

Janhonen, S. (1993). Finish nurse instructors' view of the core of nursing. *International Journal of Nursing Studies, 30,* 157–169.

Jennings, B.M. (1987). Nursing theory development: Successes and challenges. *Journal of Advanced Nursing, 12,* 63–69.

Kleffel, D. (1991). An ecofeminist analysis of nursing knowledge. *Nursing Forum, 26*(4), 5–18.

Kleffel, D. (1991). Rethinking the environment as a domain of nursing knowledge. *Advances in Nursing Science, 14*(1), 40–51.

Kim, H.S. (1983). *The nature of theoretical thinking in nursing.* Norwalk, CT: Appleton-Century-Crofts.

Kim, H.S. (1987). Structuring the nursing knowledge system: A typology of four domains. *Scholarly Inquiry for Nursing Practice, 1,* 99–110.

Hinshaw, A.S. (1987). Response to «Structuring the nursing knowledge system: A typology of four domains.» *Scholarly Inquiry for Nursing Practice, 1,* 111–114.

Kim, H.S. (1989). Theoretical thinking in nursing: Problems and prospects. *Recent Advances in Nursing, 24,* 106–122.

King, I.M. (1984). Philosophy of nursing education: A national survey. *Western Journal of Nursing Research, 6,* 387–406.

Kuhn, T.S. (1970). *The structure of scientific revolutions* (2nd ed.). Chicago: University of Chicago Press.

Kuhn, T.S. (1977). Second thoughts on paradigms. In F. Suppe (Ed.), *The structure of scientific theories* (2n ed., pp. 459–517). Chicago: University of Illinois Press.

Mandelbaum, J. (1991). Why there cannot be an international theory of nursing. *International Nursing Review, 38,* 53–55, 48.

McKenna, G. (1993). Caring is the essence of nursing practice. *British Journal of Nursing, 2,* 72–76.

Newman, M.A. (1983). The continuing revolution: A history of nursing science. In N.L. Chaska (Ed.), *The nursing profession: A time to speak* (pp. 385–393). New York: McGraw-Hill.

Newman, M.A. (1991). Health conceptualizations. In J.J. Fitzpatrick, R.L. Taunton & A.K. Jacox (Eds.), *Annual review of nursing research* (Vol. 9, pp. 221–243). New York: Springer.

Newman, M.A., Sime, A.M. & Corcoran-Perry, S.A. (1991). The focus of the discipline of nursing. *Advances in Nursing Science, 14*(1), 1–6.

    Fawcett, J. (1992). Letter to the editor. *Advances in Nursing Science, 14*(3), vi.

    Newman, M.A., Sime, A.M. & Corcoran-Perry, S.A. (1992). Authors' reply (Letter). *Advances in Nursing Science, 14*(3), vi-vii.

    Malloch, K., Martinez, R., Nelson, L., Predeger, B., Speakman, L., Steinbinder, A. & Tracy, J. (1992) (Letter). *Advances in Nursing Science, 15*(2), vi-vii.

Olson, T.C. (1993). Laying claim to caring: Nursing and the language of training, 1915–1937. *Nursing Outlook, 41,* 68–72.

Stevens, P.E. (1989). A critical social reconceptualization of environment in nursing: Implications for methodology. *Advances in Nursing Science, 11*(3), 56–68.

Taylor, B.J. (1992). From helper to human: A reconceptualization of the nurse as person. *Journal of Advanced Nursing, 17,* 1042–1049.

Wagner, J.D. (1986). Nurse scholars' perceptions of nursing's metaparadigms. *Dissertation Abstracts International, 47,* 1932B.

Webb C. (1992). What is nursing? *British Journal of Nursing, 1,* 567–568.

Woods, N.F., Laffrey, S., Duffy, M., Lentz, M.J., Mitchell, E.S., Taylor, D. & Cowan, K.A. (1988). Being healthy: Women's images. *Advances in Nursing Science, 11*(1), 36–46.

Weltbild

Allen, C.E. (1991). An analysis of the pragmatic consequences of holism for nursing. *Western Journal of Nursing Research, 13,* 256–272.

Altman, I. & Rogoff, B. (1987). World views in psychology: Trait, interactional, organismic, and transactional perspectives. In D. Stokols & I. Altman (Eds.), *Handbook of environmental psychology* (pp. 7–40). New York: John Wiley & Sons.

Barnum, B.J. (1987). Holistic nursing and nursing process. *Holistic Nursing Practice, 1*(3), 27–35.

Battista, J.R. (1977). The holistic paradigm and general system theory. *General Systems, 22,* 65–71.

Brouse, S.H. (1992). Analysis of nurse theorists' definition of health for congruence with holism. *Journal of Holistic Nursing, 10,* 324–336.

Cull-Wilby, B.L. & Pepin, J.I. (1987). Towards a coexistence of paradigms in nursing knowledge development. *Journal of Advanced Nursing, 12,* 515–521.

Fawcett, J. (1993). From a plethora of paradigms to parsimony in worldviews. *Nursing Science Quarterly, 6,* 56–58.

Gortner, S.R. (1990). Nursing values and science: Toward a science philosophy. *Image: Journal of Nursing Scholarship, 22,* 101–105.

Hall, B.A. (1981). The change paradigm in nursing: Growth versus persistence. *Advances in Nursing Science, 3*(4), 1–6.

Hall, B.A. (1983). Toward an understanding of stability in nursing phenomena. *Advances in Nursing Science, 5*(3), 15–20.

Johns, C. (1989). Developing a philosophy. *Nursing Standard, 3*(1 Suppl.), 2–4.

Johnson, M.B. (1990). The holistic paradigm in nursing: The diffusion of an innovation. *Research in Nursing and Health, 13,* 129–139.

Kershaw, B. (1990). Nursing models as philosophies of care. *Nursing Practice, 4*(1), 25–27.

Kim, H.S. (1993). Identifying alternative linkages among philosophy, theory and method in nursing science. *Journal of Advanced Nursing, 18,* 793–800.

Kobert, L. & Folan, M. (1990). Coming of age in nursing: Rethinking the philosophies behind holism and nursing process. *Nursing and Health Care, 11,* 308–312.

Looft, W.R. (1973). Socialization and personality throughout the life span: An examination of contemporary psychological approaches. In P.B. Baltes & K.W. Schaie (Eds.), *Life span developmental psychology: Personality and socialization* (pp. 25–52). New York: Academic Press.

Muller-Smith, P.A. (1992). When paradigms shift. *Journal of Post-Anesthesia Nursing, 7,* 278–280.

Murphy, C.J. (1987). The nurse's liberation: An evolutionary epidemiological paradigm for nursing. *Dissertation Abstracts International, 48*(05), 1303B.

Nagle, L.M. & Mitchell, G.J. (1991). Theoretic diversity: Evolving paradigmatic issues in research and practice. *Advances in Nursing Science, 14*(1), 17–25.

Newman, M.A. (1992). Prevailing paradigms in nursing. *Nursing Outlook, 40,* 10–13, 32.

Parse, R.R. (1987). *Nursing science: Major paradigms, theories, and critiques.* Philadelphia: WB Saunders.

Polifroni, E.C. & Packard, S.(1993). Psychological determinism and the evolving nursing paradigm. *Nursing Science Quarterly, 6,* 63–68.

Reese, H.W. & Overton, W.F. (1970). Models of development and theories of development. In L.R. Goulet & P.B. Baltes (Eds.), *Life span developmental psychology: Research and theory* (pp. 115–145). New York: Academic Press.

Sarkis, J.M. & Skoner, M.M. (1987). An analysis of the concept of holism in nursing literature. *Holistic Nursing Practice, 2*(1), 61–69.

Sarter, B. (1988). Philosophical sources of nursing theory. *Nursing Science Quarterly, 1,* 52–59.

Seaver, J.W. & Cartwright, C.A. (1977). A pluralistic foundation for training early childhood professionals. *Curriculum Inquiry, 7,* 305–329.

Sellers, S.C. (1991). A philosophical analysis of conceptual models of nursing. *Dissertation Abstracts International, 52,* 1937B.

Smith, M.J. (1988a). Perspectives on nursing science. *Nursing Science Quarterly, 1,* 80–85.

Smith, M.J. (1988b). Perspective of wholeness: The lens makes a difference. *Nursing Science Quarterly, 1,* 94–95.

Smith, M.J. (1988c). Whallowing while waiting. *Nursing Science Quarterly, 1,* 3.

Smith, M.J. (1989). Knowledge development: Pushing from within or pulling for without. *Nursing Science Quarterly, 2,* 156.

Upvall, M.J. (1993). Therapeutic syncretism: A conceptual framework of persistence and change for international nursing. *Journal of Professional Nursing, 9,* 56–62.

Williams, K. (1988). World view and the facilitation of wholeness. *Holistic Nursing Practice,* 2(3), 1–8.

Wissenschaftliche Ansätze

Ackoff, R.L. (1974). *Redesigning the future: A systems approach to societal problems.* New York: John Wiley & Sons.

Barnum, B.J.S. (1990). *Nursing theory: Analysis, application, evaluation* (3rd ed.). Glenview, IL: Scott, Foresman/Little, Brown Higher Education.

Benoliel, J.Q. (1977). The interaction between theory and research. *Nursing Outlook, 25,* 108–113.

Bertalanffy, L. (1968). *General system theory.* New York: George Braziller.

Chin, R. (1980). The utility of systems models and developmental models for practitioners. In J.P. Riehl & C. Roy, *Conceptual models for nursing practice* (2nd ed., pp. 21–37). New York: Appleton-Century-Crofts.

Hall, A.D. & Fagen, R.E. (1968). Definition of system. In W. Buckley (Ed.), *Modern systems research for the behavioral scientist* (pp. 81–92). Chicago: Aldine.

Heiss, J. (1981). *The social psychology of interaction.* Englewood Cliffs, NJ: Prentice-Hall.

Marriner-Tomey, A. (1989). *Nursing theorists and their work* (2nd ed.). St. Louis: Mosby-Yearbook.

Meleis, A.I. (1991) *Theoretical nursing: Development and progress* (2nd ed.). Philadelphia: JB Lippincott.

Thomae, H. (1979). The concept of development and life-span development psychology. In P.B. Baltes & O.G. Brim, Jr. (Eds.), *Life-span development and behavior* (Vol. 2, pp. 281–312). New York: Academic Press.

Theorien

Chinn, P.L. & Kramer , M.K. (1991). *Theory and nursing: a systematic approach* (3rd ed.). St. Louis: Mosby-Yearbook.

Duldt, B.W. & Giffin, K. (1985). *Theoretical perspectives for nursing.* Boston: Little, Brown.

Fawcett, J. (1993). *Analysis and evaluation of nursing theories.* Philadelphia: FA Davis.

Henderson, V. (1986). *The nature of nursing: A definition and its implications for practice, research, and education.* New York: Macmillan.

Leininger, M.M. (Ed.) (1991). *Culture care diversity and universality: A theory of nursing.* New York: National League for Nursing.

McKenna, G. (1993). Unique theory – Is it essential in the development of a science of nursing? *Nurse Education Today, 13,* 121–127.

Newman, M.A. (1986). *Health as expanding consciousness.* St. Louis: CV Mosby.

Orlando, I.J. (1972). *The discipline and teaching of nursing process (An evaluation study).* New York: GP Putnam's Sons.

Parse, R.R. (1981). *Man-living-health: A theory of nursing.* New York: John Wiley & Sons.

Parse, R.R. (1992). Human becoming: Parse's theory of nursing. *Nursing Science Quarterly, 5,* 35–42.

Paterson, J.G & Zderad, L.T. (1988). *Humanistic nursing.* New York: National League for Nursing (Originally published in 1976).

Peplau, H.E. (1952). *Interpersonal relations in nursing.* New York: GP Putnam's Sons.

Peplau, H.E. (1992). Interpersonal relations: A theoretical framework for application in nursing practice. *Nursing Science Quarterly, 5,* 13–18.

Rubin, R. (1984). *Maternal identity and the maternal experience.* New York: Springer.

Travelbee, J. (1966). *Interpersonal aspects of nursing.* Philadelphia: FA Davis.

Watson, I. (1985). *Nursing: Human science and human care: A theory of nursing.* Norwalk, CT: Appleton-Century-Crofts. [Deutsch: Pflege-Wissenschaft und menschliche Zuwendung. Göttingen, Toronto, Seattle: Hans Huber 1996.]

Neuformulierung von Theorien

Engle, V.F. (1988). Reformulating middle-range nursing theory. *Journal of Gerontological Nursing, 14*(9), 8–10.

Fitzpatrick, J.J., Whall, A., Johnston, R. & Floyd, J. (1982). *Nursing models and their psychiatric mental health applications.* Bowie, MD: Brady.

McFarlane, A.J. (1988). A nursing reformulation of Bowen's family systems theory. *Archives of Psychiatric Nursing, 2,* 319–324.

Reed, P.G. (1991). Toward a nursing theory of self-transcendence: Deductive reformulation using developmental theories. *Advances in Nursing Science, 13*(4), 64–77.

Whall, A.L. (1980). Congruence between existing theories of family functioning and nursing theories. *Advances in Nursing Science, 3*(1), 59–67.

Whall, A.L. (1986). *Family therapy theory for nursing: Four approaches.* Norwalk, CT: Appleton-Century-Crofts.

Empirische Indikatoren

Creasia, J.L. (1991). Nursing theories, measurement resources, and methods for data collection in nursing. In C.F. Waltz, O.L. Strickland & E.R. Lenz, *Measurement in nursing research* (2nd ed., pp. 461–511). Philadelphia: FA Davis.

Quayhagen, M.P. & Roth, P.A. (1989). From model to measures in assessment of mature families. *Journal of Professional Nursing, 5,* 144–151.

Konzeptuelle Modelle und Pflegeforschung

Allen, M.N. & Hayes, P. (1989). Models of nursing: Implications for research in nursing. *Recent Advances in Nursing, 24,* 77–92.

Beck, C.T. (1985). Theoretical frameworks cited in Nursing Research from January 1974-June 1985. *Nurse Educator, 10*(6), 36–38.

Brallier, M.F. (1991). Research: Concept and theory identification in nursing administration. *Nursing Administration Quarterly, 15*(3), 79–80.

Fawcett, J. & Downs, F.S. (1992). *The relationship of theory and research* (2nd ed.). Philadelphia: FA Davis.

Flaskerud, J.H. (1984). Nursing models as conceptual frameworks for research. *Western Journal of Nursing Research, 6,* 153–155, 197–199.

Grant, J.S., Kinney, M.R. & Davis, L.L. (1993). Using conceptual frameworks of models to guide nursing research. *Journal of Neuroscience Nursing, 25,* 52–56.

Haller, K.B. (1988). Theoretically speaking. *American Journal of Maternal Child Nursing, 13,* 238.

Hardy, L.K. (1982). Nursing models and research – a restricting view? *Journal of Advanced Nursing, 7,* 447–451.

Hinshaw, A.S. (1979). Theoretical substruction: An assessment process. *Western Journal of Nursing Research, 1,* 319–324.

Hymovich, D.P. (1993). Designing a conceptual or theoretical framework for research. *Journal of Pediatric Oncology Nursing, 10,* 75–78.

Jaarsma, T. & Dassen, T. (1993). The relationship of nursing theory and research: The state of the art. *Journal of Advanced Nursing, 18,* 783–787.

Laschinger, H.K., Docherty, S. & Dennis, C. (1992). Helping students use nursing models to guide research. *Nurse Educator, 17*(2), 36–38.

Laudan, L. (1977). *Progress and its problems.* Berkeley: University of California Press.

Laudan, L. (1981). A problem-solving approach to scientific progress. In I. Hacking (Ed.), *Scientific revolutions* (pp. 144–155). Fair Lawn, NJ: Oxford University Press.

McSkimming, S., Johnson, K. & Harrison, C. (1991). Proposed role of a clinical conceptual framework in the development of a research program. *Western Journal of Nursing Research, 13,* 539–542.

Moody, L.E. & Hutchinson, S.A. (1989). Relating your study to a theoretical context. In H.S. Wilson, *Research in nursing* (2nd ed., pp. 274–332). Redwood City, CA: Addison-Wesley.

Penticuff, J.H. (1991). Conceptual issues in nursing ethics research. *Journal of Medicine and Philosophy, 16,* 235–258.

Schlotfeldt, R.M. (1975). The need for a conceptual framework. In P.J. Verhonick (Ed.), *Nursing research I* (pp. 3–24). Boston: Little, Brown.

Schoenhofer, S.O. (1993). What constitutes nursing research? *Nursing Science Quarterly, 6,* 509–560.

Silva, M.C. (1986). Research testing nursing theory: State of the art. *Advances in Nursing Science, 9*(1), 1–11.

Silva, M.C. (1987). Conceptual models of nursing. In J.J. Fitzpatrick & R.L. Taunton (Eds.), *Annual review of nursing research* (Vol. 5, pp. 229–246). New York: Springer.

VanCott, M.L., Tittle, M.B., Moody, L.E. & Wilson, M.E. (1991). Analysis of a decade of critical care nursing practice research: 1979 to 1988. *Heart and Lung, 20,* 394–397.

Wells, T.J. (1987). Nursing model and research compatibility: Concerns and possibilities. *Journal of Gerontological Nursing, 13*(9), 20–23.

Konzeptuelle Modelle und Pflegeausbildung

Batra, C. (1987). Nursing theory for undergraduates. *Nursing Outlook, 35,* 189–192.

Bramadat, I.J. & Chalmers, K.I. (1989). Historical «pro-gress» – contemporary issues. *Journal of Advanced Nursing, 14,* 719–726.

Clifford, C. (1989). An experience of transition from a medical model to a nursing model in nurse education. *Nurse Education Today, 9*, 413–418.

Curriculum innovation through framework application. (1975). Loma Linda, CA: Loma Linda University School of Nursing.

DeBeck, V. (1981). The relationship between senior nursing students' ability to formulate nursing diagnoses and the curriculum model. *Advances in Nursing Science, 3*(3), 51–66.

Derdiarian, A.K. (1970). Education: A way to theory construction in nursing. *Journal of Nursing Education, 18*(2), 35–47.

Dowie, S. & Park, C. (1988). Relating nursing theory to students' life experiences. *Nurse Education Today, 8*, 191–196.

Faculty-curriculum development. Part III: Conceptual framework – its meaning and function. (1975). New York: Natio-nal League for Nursing.

Fawcett, J. (1985). Theory: Basis for the study and practice of nursing education. *Journal of Nursing Education, 24*, 226–229.

Flaskerud, J.H. (1983). Utilizing a nursing conceptual model in basic level curriculum development. *Journal of Nursing Education, 22*, 224–227.

Gould, D. (1989). Teaching theories and models of nursing: Implications for a common foundation programme for nurses. *Recent Advances in Nursing, 24*, 93–105.

Green, C. (1985). An overview of the value of nursing models in relation to education. *Nurse Education Today, 5*(2), 67–71.

Hall, K.V. (1979). Current trends in the use of conceptual frameworks in nursing education. *Journal of Nursing Education, 18*(4), 26–29.

Jacobs-Kramer, M.K. & Huether, S.E. (1988). Curricular considerations for teaching nursing theory. *Journal of Professional Nursing, 4*, 373–380.

Jopp, M.C. (1989). Nursing conceptual frameworks: Content analysis of themes related to humans, environment, health, and nursing used in nursing education. In J.P. Riehl-Sisca, *Conceptual models for nursing practice* (3rd ed., pp. 35–46). Norwalk, CT: Appleton & Lange.

Kermode, S. (1988). How nurses use curriculum concepts. *Australian Journal of Advanced Nursing, 6*, 21–26.

Kuhn, R.C., Alspach, J.A.G. & Roberts, W.L. (1985). Educational standards for critical care nursing: Conceptual framework. *Heart and Lung, 14*, 187–190.

Laschinger, H.K. & Boss, M.K. (1989). Learning styles of baccalaureate nursing students toward theory-based nursing. *Journal of Professional Nursing, 5*, 215–223.

Lutjens, L.R.J. & Horan, M.L. (1992). Nursing theory in nursing education: An educational imperative. *Journal of Professional Nursing, 8*, 276–281.

MacNeil, M. (1987). Models and the curriculum. *Senior Nurse, 6*(6), 22.

Masters, M. (1988). Nursing theory: An eclectic approach in baccalaureate education. *The Kansas Nurse, 63*(12), 1–2.

McCaugherty, D. (1991). The theory-practice gap in nurse education: Its causes and possible solutions. Findings from an action research study. *Journal of Advanced Nursing, 16*, 1055–1061.

Murphy, R.M. (1991). Creatively teaching the interrelation-ship of a nursing model. *Nurse Educator, 16*(4), 24–29.

Orb, A. & Reilly, D.E. (1991). Changing to a conceptual base curriculum. *International Nursing Review, 38*, 56–60.

Radke, K.J., Adams, B.N., Anderson, J., Bouman, C., Rideout, K. & Zigrossi, S. (1991). Curriculum blueprints for the future: The process of blending belief. *Nursing Educator, 16*(2), 9–13.

Rambur, B. (1991). Human environments, phenomena, crises, and lifestyles: Unifying concepts of a nursing curriculum. *Nursing and Health Care, 12,* 464–468.

Smith, L. (1987). Application of nursing models to a curriculum: Some considerations. *Nurse Education Today, 7,* 109–115.

Greenwood, J. (1988). More considerations concerning the application of nursing models to curricula: A reply to Lorraine Smith. *Nurse Education Today, 8,* 187–190.

Sohn, K.S. (1991). Conceptual frameworks and patterns of nursing curriculum. *Journal of Advanced Nursing, 16,* 858–866.

Toney, S.P. (1989). Relationship between conceptual frameworks, selected program, faculty, and student variables and faculty's perceived competency of graduates in associate degree nursing programs. *Dissertation Abstracts International, 50,* 2344B.

Webb, C. (1990). Nursing models in the curriculum: The nursing degree course at Bristol Polytechnic. *Nurse Education Today, 10,* 299–206.

White, M.B. (Ed.) (1983). *Curriculum development from a nursing model: The crisis theory framework.* New York: Springer.

Konzeptuelle Modelle und Pflegeadministration

Anderson, R.A. (1988). Development of a strategy for testing borrowed theory: An analysis using a conceptual model of nursing administration and contingency theory. *Dissertation Abstracts International, 48,* 3530B.

Anderson, R.A. & Scalzi, C. (1989). A theory development role for nurse administration. *Journal of Nursing Administration, 19*(5), 23–29.

Davis, D.L. & Salmen, K.M. (1991). Nursing, planning, and marketing: From theory to practice. *Nursing Administration Quarterly, 15*(3), 66–71.

Fawcett, J., Botter, M.L., Burritt, J., Crossley, J.D. & Frink, B.B. (1989). Conceptual models of nursing and organization theories. In B. Henry, M. Di Vincenti, C. Arndt & A. Marriner (Eds.), *Dimensions of nursing administration: Theory, research, education, and practice* (pp. 143–154). Boston: Blackwell Scientific Publications.

Flarey, D.L. (1991). Nursing practice in an osteopathic community. *Nursing Administration Quarterly, 15*(3), 29–36.

Haddon, R. (1991). The implications of shifting paradigms. *Aspen's Advisor for Nurse Executives, 6*(22), 1, 3–6.

Marriner-Tomey, A. (1989). Survey of theory in nursing administration textbooks. *Nursing Administration Quarterly, 13*(4), 69–70.

Mayberry, A. (1991). Merging nursing theories, models, and nursing practice: More than an administrative challenge. *Nursing Administration Quarterly, 15*(3), 44–53.

Pagana, K.D. (1986). Consider this. *Journal of Nursing Administration, 21*(2), 11.

Smith, M.C. (1993). The contribution of nursing theory to nursing administration practice. *Image: Journal of Nursing Scholarship, 25,* 63–67.

Sorrentino, E.A. (1991). Making theories work for you. *Nursing Administration Quarterly, 15*(3), 55–59.

Konzeptuelle Modelle und Pflegepraxis

Akinsanya, J.A. (1984). The uses of theories in nursing. *Nursing Times, 80*(28), 59–60.

Ali, L. (1990). Clinical nursing assessment: Models in accident and emergency. *Nursing Standard, 5*(3), 33–35.

Bélanger, P. (1991). Nursing models – A major step towards professional autonomy. *AARN Newsletter, 48*(8), 13 (Alberta Association of Registered Nurses [Canada]).

Biley, F. (1991). The divide between theory and practice. *Nursing (London), 4*(29), 30–33.

Carveth, J.A. (1987). Conceptual models in nurse-midwifery. *Journal of Nurse-Midwifery, 32,* 20–25.

Chalmers, H.A. (1989). Theories and models of nursing and the nursing process. *Recent Advances in Nursing, 24,* 32–46.

Chalmers, H., Kershaw, B., Melia, K. & Kendrich, M. (1990). Nursing models: Enhancing or inhibiting practice? *Nursing Standard, 5*(11), 34–40.

Christmyer, C.S., Catanzariti, P.M., Langford, A.M. & Reitz, J.A. (1988). Bridging the gap: Theory to practice – Part I, Clinical applications. *Nursing Management, 19*(8), 42–50.

Curtin, L.L. (1988). Thought-full nursing practice (Editorial). *Nursing Management, 19*(10), 7–8.

Davis, B. & Simms, C.L. (1992). Are we providing safe care? *The Canadian Nurse, 88*(1), 45–47.

Derstine, J.B. (1989). The development of theory-based practice by graduate students in rehabilitation nursing. *Rehabilitation Nursing, 14,* 88–89.

Derstine, J.B. (1992). Theory-based advanced rehabilitation nursing: Is it reality? *Holistic Nursing Practice, 6*(2), 1–6.

Dyer, S. (1990). Team work for personal patient care. *Nursing the Elderly, 3*(7), 28–30.

Fawcett, J. (1990). Conceptual models and rules for nursing practice. In N.L. Chaska (Ed.), *The nursing profession: Turning points* (pp. 255–262). St. Louis: CV Mosby.

Fawcett, J., Archer, C.L., Becker, D., Brown, K.K., Gann, S., Wong, M.J. & Wurster, A.B. (1992). Guidelines for selecting a conceptual model of nursing: Focus on the individual patient. *Dimensions of Critical Care Nursing, 11,* 268–277.

Field, P.A. (1987). The impact of nursing theory on the cli-nical decision making process. *Journal of Advanced Nursing, 12,* 563–571.

Field, P.A. (1989). Brenda, Beth, and Susan: Three approaches to health promotion. *The Canadian Nurse, 85*(5), 20–24.

Fitzpatrick, J.J. (1987). Use of existing nursing models. *Journal of Gerontological Nursing, 13*(9), 8–9.

Fitzpatrick, J.J. (1988). How can we enhance nursing know-ledge and practice? *Nursing and Health Care, 9,* 517–521.

Freda, M.C. (1991). Home care for preterm birth prevention: Is nursing monitoring the interventions. *American Journal of Maternal-Child Nursing, 16,* 9–14.

Gilbert, E.S. & Harmon, J.S. (1986). *High-risk pregnancy and delivery: Nursing perspectives.* St. Louis: CV Mosby.

Godin, M.E. (1991). Using conceptual models (Letter). *Focus on Critical Care, 18,* 108.

Rodgers, B.L. (1991). Reply (Letter). *Focus on Critical Care, 18,* 108.

Gordon, M. (1990). Toward theory-based diagnostic categories. *Nursing Diagnosis, 1*(1), 5–11.

Hanchett, E.S. (1988). *Nursing frameworks and community as client: Bridging the gap.* Norwalk, CT: Appleton & Lange.

Hanchett, E.S. & Clarke, P.N. (1988). Nursing theory and public health science: Is synthesis possible? *Public Health Nursing, 5*(1), 2–6.

Hawkett, S. (1991). A gap which must be bridged: Nurses' attitudes to theory and practice. *Professional Nurse, 6,* 166, 168–170.

Huch, M.H. (1988). Theory-based practice: Structuring nursing care. *Nursing Science Quarterly, 1,* 6–7.

Hughes, D.J.F. & Goldstone, L.A. (1989). Frameworks for midwifery care in Great Britain: An exploration of quality assurance. *Midwifery, 5,* 163–171.

Kappeli, S. (1987). The influence of nursing models on clinical decision making I. In K.J. Hannah, M. Reimer, W.C. Mills & Letourneau, S. (Eds.), *Clinical judgement and decision making: The future with nursing diagnosis* (pp. 33–41). New York: John Wiley & Sons.

Kennedy, A. (1989). How relevant are nursing models? *Occupational Health, 41,* 352–354.

Lansberry, C.R. & Richards, E. (1992). Family nursing practice paradigm perspectives and diagnostic approaches. *Advances in Nursing Science, 15*(2), 66–75.

Laschinger, H.S. (1991). Nurses' attitudes about nursing models in practice. *Journal of Nursing Administration, 21*(10), 12, 15, 18.

Laschinger, H.K. & Duff, V. (1991). Attitudes of practicing nurses towards theory-based nursing practice. *Canadian Journal of Nursing Administration, 4*(1), 6–10.

Lindsay, B. (1990). The gap between theory and practice. *Nursing Standard, 5*(4), 34–35.

Loughlin, M. (1988). Modelled, muddled and befuddled. *Nursing Times, 84*(5), 30–31.

Luker, K. (1988). Do models work? *Nursing Times, 84*(5), 26–29.

MacVicar, B. & Swan, J. (1992). Mental health: Theory into practice. *Nursing Times, 84*(5), 38–40.

McCaugherty, D. (1992). The concepts of theory and practice. *Senior Nurse, 12*(2), 29–33.

McCaugherty, D. (1992). The gap between nursing theory and practice. *Senior Nurse, 12*(6), 44–48.

McCaugherty, D. (1992). Integrating theory and practice. *Senior Nurse, 12*(1), 36–39.

McKenna, H.P. (1990). The preception of psychiatric-hospital ward sisters/charge nurses towards nursing models. *Journal of Advanced Nursing, 15,* 1319–1325.

Mitchell, G.J. (1992). Specifying the knowledge base of theory in practice. *Nursing Science Quarterly, 5,* 6–7.

Norberg, A. & Wickstrom, E. (1990). The perception of Swedish nurses and nurse teachers of the integration of theory with nursing practice: An explorative qualitative study. *Nurse Education Today, 10,* 38–43.

Northrup, D.T. & Varrett, E.A.M. (1992). Disciplinary perspective: Unified or diverse? Commentary and response. *Nursing Science Quarterly, 5,* 154–157.

Oliver, N.R. (1991). True believers: A case for model-based nursing practice. *Nursing Administration Quarterly, 15*(3), 37–43.

Parse, R.R. (1990). Nursing theory-based practice: A challenge for the 90s (Editorial). *Nursing Science Quarterly, 3,* 53.

Savage, P. (1991). Patient assessment in psychiatric nursing. *Journal of Advanced Nursing, 16,* 311–316.

Schneider, P. (1991). Is an educational paradigm fundamental to clinical nursing practice? *The Lamp, 48*(2), 23–27.

Selanders, L. & Dietz-Omar, M. (1991). Making nursing models relevant for the practicing nurse. *Nursing Practice, 4*(2), 23–25.

Sirra, E. (1986). Using nursing models for nursing practice. *Nursing Journal of India, 77,* 301–304.

Smith, M.C. (1991). Evaluating nursing theory-based practice. *Nursing Science Quarterly, 4,* 98–99.

Speedy, S. Theory-practice debate: Setting the scene. *Australian Journal of Advanced Nursing, 6*(3), 12–20.

Story, E.L. & DuGas, B.W. (1988). A teaching strategy to facilitate conceptual model implementation in practice. *Journal of Continuing Education in Nursing, 19,* 244–247.

Villeneuve, M.J. & Ozolins, P.H. (1991). Sexual counseling in the neuroscience setting: Theory and practical tips for nurses. *Axon, 12*(3), 63–67.

Wardle, M.G. & Mandle, C.L. (1989). Conceptual models used in clinical practice. *Western Journal of Nursing Research, 11,* 108–114.

Bibliographie zu Kapitel 2

Analyse und Evaluation konzeptueller Modelle

Aggleton, P. & Chalmers, H. (1985). Critical examination. *Nursing Times, 81*(14), 38–39.

Aggleton, P. & Chalmers, H. (1986). Model choice. *Senior Nurse, 5*(5/6), 18–20.

Barnum, B.J.S. (1994). *Nursing theory: Analysis, application, evaluation* (4th ed.). Philadelphia: JB Lippincott.

Biley, F. (1990. How to analyse nursing models. *Nursing (London), 4*(12), 8–10.

Buchanan, B.F. (1987). Conceptual models: An assessment framework. *Journal of Nursing Administration, 17*(10), 22–26.

Chalmers, H.A. (1989). Theories and models of nursing and the nursing process. *Recent Advances in Nursing, 24,* 32–46.

Chinn, P.L. & Kramer, M.K. (1991). *Theory and nursing: A systematic approach* (3rd ed.). St. Louis: Mosby-Yearbook.

Cormack, D.F. & Reynolds, W. (1992). Criteria for evaluating the clinical and practical utility of models used by nurses. *Journal of Advanced Nursing, 17,* 1472–1478.

Duffey, M. & Muhlenkamp, A.F. (1974). A framework for the theory analysis. *Nursing Outlook, 22,* 570–574.

Engstrom, J.L. (1984). Problems in the development, use and testing of nursing theory. *Journal of Nursing Education, 23,* 245–251.

Fitzpatrick, J.J. & Whall, A.L. (1989). *Conceptual models of nursing: Analysis and application* (2nd ed.). Norwalk, CT: Appleton & Lange.

George, J.B. (Ed.) (1990). *Nursing theories: The base for professional nursing practice* (3rd ed.). Norwalk, CT: Appleton & Lange.

Hoon, E. (1986). Game playing: A way to look at nursing models. *Journal of Advanced Nursing, 11,* 421–427.

Jacobson, S.F. (1984). A semantic differential for external comparison of conceptual nursing models. *Advances in Nursing Science, 6*(2), 58–70.

Johnson, D.E. (1974). Development of theory: A requisite for nursing as a primary health profession. *Nursing Research, 23,* 372–377.

Johnson, D.E. (1987). Evaluating conceptual models for use in critical care nursing practice. (Guest editorial.) *Dimensions of Critical Care Nursing, 6,* 195–197.

Jones, S. (1989). Is unity possible? *Nursing Standard, 3*(1), 22–23.

Levine, M.E. (1988). Antecedents from adjunctive disciplines: Creation of nursing theory. *Nursing Science Quarterly, 1,* 16–21.

Marriner-Tomey, A. (1994). *Nursing theorists and their work* (3rd ed.). St. Louis: Mosby-Yearbook.

Meleis, A.I. (1991). *Theoretical nursing: Development and progress* (2nd ed.). Philadelphia: JB Lippincott.

Mooney, M.M. (1960). The ethical component of nursing theory: An analysis of ethical components of four nursing theories. *Image: The Journal of Nursing Scholarship, 12,* 7–9.

Nicoll, L., Myer, P. & Abraham, I. (1985). Critique: External comparison of conceptual nursing models. *Advances in Nursing Science, 7*(4), 1–9.

O'Toole, M. (Ed.) (1992). *Miller-Keane encyclopedia and dictionary of medicine, nursing, and allied health* (5th ed.). Philadelphia: WB Saunders.

Peterson, C.J. (1977). Questions frequently asked of the development of a conceptual framework. *Journal of Nursing Education, 16*(4), 22–32.

Reese, H.W. & Overton, W.F. (1970). Models of development and theories of development. In L.R. Goulet & P.B. Baltes (Eds.), *Life span development psychology: Research and theory* (pp. 116–145). New York: Academic Press.

Riehl-Sisca, J.P. (1989). *Conceptual models for nursing practice* (3rd ed.). Norwalk, CT: Appleton & Lange.

Silva, M.C. (1986). Research testing nursing theory: State of the art. *Advances in Nursing Science, 9*(1), 1–11.

Silva, M.C. (1987). Conceptual models of nursing. In J.J Fitzpatrick & R.L. Taunton (Eds.), *Annual review of nursing research* (Vol. 5, pp. 229–246). New York: Springer.

Sohn, K.S. (1991). One method for comparing different nursing models. *Nursing and Health Care, 12,* 410–413.

Thibodeau, J.A. (1983). *Nursing models: Analysis and evaluation.* Monterey, CA: Wadsworth.

Thomas, C.L. (Ed.) (1993). *Taber's cyclopedia medical dictionary* (17th ed.). Philadelphia: FA Davis.

Torres, G. (1986). *Theoretical foundations of nursing.* Norwalk, CT: Appleton-Century-Crofts.

Uys, L.R. (1987). Foundation studies in nursing. *Journal of Advanced Nursing, 12,* 275–280.

Walker, L.O. & Nicholson, R. (1980). Criteria for evaluating nursing process models. *Nurse Educator, 5*(5), 8–9.

Winstead-Fry, P. (Ed.) (1986). *Case studies in nursing theory.* New York: National League for Nursing.

Winter, E.J.S., Bender, A.W., Hertz, J.E. & Reider, J.A. (1987). Analyzing and evaluating a baccalaureate nursing curriculum framework. *Nurse Educator, 12*(4), 10–13.

Bibliographie zu Kapitel 3

Johnsons Verhaltenssystemmodell

Primärliteratur

Johnson, D.E. (1959). A philosophy of nursing. *Nursing Outlook, 7,* 198–200.

Johnson, D.E. (1961). The significance of nursing care. *American Journal of Nursing, 61*(11), 63–66.

Johnson, D.E. (1980). The behavioral system model for nursing. In J.P. Riehl & C. Roy, *Conceptual models for nursing practice* (2nd ed., pp. 207–216). New York: Appleton-Century-Crofts.

Johnson, D.E. (1990). The behavioral system model for nursing. In M.E. Parker (Ed.), *Nursing theories in practice* (pp. 23–32). New York: National League for Nursing.

Johnson, D.E. (1992). The origins of the behavioral system model. In F.N. Nightingale, *Notes on nursing: What it is, and what it is not* (Commemorative edition, pp. 23–27). Philadelphia: JB Lippincott.

Stellungnahmen

Aggleton, P. & Chalmers, H. (1984). Defining the terms. *Nursing Times, 80*(36), 24–28.

Auger, J.R. (1976). *Behavioral systems and nursing.* Englewood Cliffs, NJ: Prentice-Hall.

Barnum, B.J.S. (1994). *Nursing theory: Analysis, application, evaluation* (4th ed.). Philadelphia: JB Lippincott.

Conner, S.S., Harbour, L.S., Magers, J.A. & Watt, J.K. (1994). Dorothy E. Johnson: Behavioral system model. In A. Marriner-Tomey, *Nursing theorists and their work* (3rd ed., pp. 231–245). St. Louis: Mosby-Yearbook.

Conner, S.S., Magers, J.A. & Watt, J.K. (1989). Dorothy E. Johnson: Behavioral system model. In A. Marriner-Tomey, *Nursing theorists and their work* (2nd ed., pp. 309–324). St. Louis: Mosby-Yearbook.

Conner, S.S. & Watt, J.K. (1986). Dorothy E. Johnson: Behavioral system model. In A. Marriner-Tomey, *Nursing theorists and their work* (pp. 283–296). St. Louis: Mosby-Yearbook.

Crawford, G. (1982). The concept of pattern in nursing: Conceptual development and measurement. *Advances in Nursing Science, 5*(1), 1–6.

Derdiarian, A.K. (1981). Nursing conceptual frameworks: Implications for education, practice, and research. In D.L. Vredevroe, A.K. Derdiarian, L.P. Sarna, M. Eriel & J.C. Shipacoff, *Concepts of oncology nursing* (pp. 369–385). Englewood Cliff, NJ: Prentice-Hall.

Grubbs, J. (1974). An interpretation of the Johnson Behavioral System Model. In J.P. Riehl & C. Roy, *Conceptual models for nursing practice* (pp. 160–197). New York: Appleton-Century-Crofts.

Grubbs, J. (1980). An interpretation of the Johnson Behavioral System Model. In J.P. Riehl & C. Roy, *Conceptual models for nursing practice* (2nd ed., pp. 217–254). New York: Appleton-Century-Crofts.

Holaday, B.J. (1981). The Johnson behavioral system model for nursing and the pursuit of quality health care. In G.E. Lasker (Ed.), *Applied systems and cybernetics.* Vol. 4. *Systems research in health care, biocybernetics and ecology* (pp. 1723–1728). New York: Pergamon.

Johnson, D.E. (1959). The nature of a science of nursing. *Nursing Outlook, 7,* 291–294.

Johnson, D.E. (1967). Powerlessness: A significant determinant in patient behavior? *Journal of Nursing Education, 6*(2), 39–44.

Johnson, D.E. (1974). Development of theory: A requisite for nursing as a primary health profession. *Nursing Research, 23,* 372–377.

Johnson, D.E. (1978). State of the art of theory development in nursing. In *Theory development: What, why, how?* (pp. 1–10). New York: National League for Nursing.

Johnson, D.E. (1987). Evaluating conceptual models for the use in critical care nursing practice. (Guest editorial.) *Dimensions of Critical Care Nursing, 6,* 195–197.

Johnson, D.E. (1989). Some thoughts on nursing (Editorial). *Clinical Nurse Specialist, 3,* 1–4.

Lobo, M.L. (1985). Dorothy E. Johnson. In Nursing Theories Conference Group, *Nursing theories: The base for professional nursing practice* (2nd ed., pp. 195–213). Englewood Cliffs, NJ: Prentice-Hall.

Lobo, M.L. (1990). Dorothy E. Johnson. In J.B. George (Ed.), *Nursing theories: The base for professional nursing practice* (3rd ed., pp. 113–128). Norwalk, CT: Appleton & Lange.

Loveland-Cherry, C. & Wilkerson, S.A. (1983). Dorothy Johnson's behavioral system model. In J.J. Fitzpatrick & A.L. Whall, *Conceptual models of nursing: Analysis and application* (pp. 117–135). Norwalk, CT: Appleton & Lange.

Loveland-Cherry, C. & Wilkerson, S.A. (1989). Dorothy Johnson's behavioral system model. In J.J. Fitzpatrick & A.L. Whall, *Conceptual models of nursing: Analysis and application* (2nd ed., pp. 147–163). Norwalk, CT: Appleton & Lange.

Meleis, A.I. (1991). *Theoretical nursing: Development and progress* (2nd ed.). Philadelphia: JB Lippincott.

Reynolds, W. & Cormack, D.F.S. (1991). An evaluation of the Johnson behavioral system model of nursing. *Journal of Advanced Nursing, 16,* 1122–1130.

Riegel, B. (1989). Social support and psychological adjustment to chronic coronary heart disease: Operationalization of Johnson's behavioral systen model. *Advances in Nursing Science, 11*(2), 74–84.

Silva, M.C. (1987). Conceptual models of nursing. In J.J. Fitzpatrick & R.L. Taunton (Eds.), *Annual review of nursing research* (Vol. 5, pp. 229–246). New York: Springer.

Wu, R. (1973). *Behavior and illness.* Englewood Cliffs, NJ: Prentice-Hall.

Pflegeforschung

Auger, J.R. & Dee, V. (1983). A patient classification system based on the behavioral system model of nursing: Part I. *Journal of Nursing Administration, 13*(4), 38–43.

Bossert, E., Holaday, B., Harkins, A. & Turner-Henson, A. (1990). Strategies of normalization used by parents of chronically ill school age children. *Journal of Child and Adolescent Psychiatric and Mental Health Nursing, 3,* 57–61.

Bruce, G.L., Hinds, P., Hudak, J., Mucha, A., Taylor, M.C. & Thompson, C.R. (1980). Implementation of ANA's quality assurance program for clients with end-stage renal disease. *Advances in Nursing Science, 2*(2), 79–95.

Dee, V. & Auger, J.A. (1983). A patient classification system based on the behavioral system model of nursing: Part 2. *Journal of Nursing Administration, 13*(5), 18–23.

Derdiarian, A.K. (1983). An instrument for theory and research using the behavioral systems model for nursing: The cancer patient (Part I). *Nursing Research, 32,* 196–201.

Derdirian, A.K. (1984). An investigation of the variables and boundaries of cancer nursing: A pioneering approach using Johnson's behavioral systems model for nursing. In *Proceedings of the 3rd International Conference on Cancer Nursing* (pp. 96–102). Melbourne, Australia: The Cancer Institute/Peter MacCallum Hospital and the Royal Melbourne Hospital.

Derdiarian, A.K. (1988). Sensitivity of the Derdiarian behavioral system model instrument to age, site, and stage of cancer: A preliminary validation study. *Scholarly Inquiry for Nursing Practice, 2,* 103–121.

Derdiarian, A.K. (1990). Effects of using systematic assessment instruments on patient and nurse satisfaction with nursing care. *Oncology Nursing Forum, 17,* 95–101.

Derdiarian, A.K. (1990). The relationships among the subsystems of Johnson's behavioral system model. *Image: Journal of Nursing Scholarship, 22,* 219–225.

Derdiarian, A.K. (1991). Effects of using a nursing model-based assessment instrument on quality of nursing care. *Nursing Administration Quarterly, 15*(3), 1–16.

Derdiarian, A.K. & Forsythe, A.B. (1983). An instrument for theory and research using the behavioral systems model for nursing: The cancer patient – Part II. *Nursing Research, 32,* 260–266.

Derdiarian, A.K. & Schobel, D. (1990). Comprehensive assessment of AIDS patients using the behavioral systems model for nursing practice instrument. *Journal of Advanced Nursing, 15,* 436–446.

Dimino, E. (1988). Needed: Nursing research questions which test and expand our conceptual models of nursing. *Virginia Nurse, 56*(3), 43–46.

Hadley, B.J. (1990). Response to «Hardiness, self-perceived health, and activity among independently functioning older adults». *Scholarly Inquiry for Nursing Practice, 4,* 185–188.

Holaday, B. (1974). Achievement behavior in chronically ill children. *Nursing Research, 23,* 25–30.

Holaday, B. (1981). Maternal response to their chronically ill infants' attachment behavior of crying. *Nursing Research, 30,* 343–348.

Holaday, B. (1982). Maternal conceptual set development: Identifying patterns of maternal response to chronically ill infant crying. *Maternal-Child Nursing Journal, 11,* 47–69.

Holaday, B. (1987). Patterns of interaction between mothers and their chronically ill infants. *Maternal-Child Nursing Journal, 16,* 29–45.

Holaday, B. (1989). Response to «Sensitivity of the Derdiarian behavioral system model instrument to age, site, and stage of cancer: A preliminary validation study». *Scholarly Inquiry for Nursing Practice, 2,* 123–125.

Holaday, B. & Turner-Henson, A. (1987). Chronically ill school-age children's use of time. *Pediatric Nursing, 13,* 410–414.

Lachicotte, J.L. & Alexander, J.W. (1990). Management attitudes and nurse impairment. *Nursing Management, 21,* 102–104, 106, 108, 110.

Lovejoy, N.C. (1983). The leucemic child's perceptions of family behaviors. *Oncology Nursing Forum, 10*(4), 20–25.

Lovejoy, N.C. (1985). Needs of vigil and no-vigil visitors in cancer research units. In *Fourth Cancer Nursing Research Conference Proceedings* (pp. 142–164). Honolulu: American Cancer Society.

Lovejoy, N.C. & Moran, T.A. (1988). Selected AIDS beliefs, behaviors and informational needs of homosexual/bisexual men with AIDS or ARC. *International Journal of Nursing Studies,* *25,* 207–216.

Majesky, S.J., Brester, M.H. & Nishio, K.T. (1978). Development of a research tool: Patients indicators of nursing care. *Nursing Research, 27,* 365–371.

Randell, B.P. (1991). NANDA versus the Johnson behavioral systems model: Is there a diagnostic difference? In R.M. Carroll-Johnson (Ed.), *Classification of nursing diagnoses: Proceedings of the ninth conference: North American Nursing Diagnoses Association* (pp. 154–160). Philadelphia: JB Lippincott.

Small, B. (1980). Nursing visually impaired children with Johnson's model as a conceptual framework. In J.P. Riehl & C. Roy, *Conceptual models for nursing practice* (2nd ed., pp. 264–273). New York: Appleton-Century-Crofts.

Stamler, C. & Palmer, J.O. (1971). Dependency and repetitive visits to the nurse's office in elementary school children. *Nursing Research, 20,* 254–255.

Wilkie, D., Lovejoy, N., Dodd, M. & Tesler, M. (1988). Cancer pain control behaviors: Description and correlation with pain intensity. *Oncology Nursing Forum, 15,* 723–731.

Magisterarbeiten

Devlin, S.L. (1992). The relationship between nurse managers' and staff nurses' return to school. *Master's Abstracts International, 30,* 707.

Dissertationen

Carino, C. (1976). Behavioral responses of disoriented patients compared to oriented patients in intensive care units. *Dissertation Abstracts International, 37,* 162B.

Dee, V. (1986). Validation of a patient classification instrument for psychiatric patients based on the Johnson model for nursing. *Dissertation Abstracts International, 47,* 4822B.

Kosten, P.A. (1977). Professional nurses' assessment of practice in psychiatric settings. *Dissertation Abstracts International, 38,* 140B.

Lovejoy, N.C. (1982). An empirical verification of the Johnson behavioral system model for nursing. *Dissertation Abstracts International, 42,* 2781B.

Nishimoto, P.W. (1987). Perceived impact of prostate surgery on sexual stability. *Dissertation Abstracts International, 47,* 4114B.

Riegel, B.J. (1991). Social support and cardiac invalidism following acute myocardial infarction. *Dissertation Abstracts International, 52,* 1959B.

Turner-Henson, A. (1993). Chronically ill children's mothers' perceptions of environmental variables. *Dissertation Abstracts International, 53,* 3405B.

Pflegeausbildung

Harris, R.B. (1986). Introduction of a conceptual nursing model into a fundamental baccalaureate course. *Journal of Nursing Education, 25,* 66–69.

Pflegeadministration

Dee, V. (1990). Implementation of the Johnson model: One hospital's experience. In M.E. Parker (Ed.), *Nursing theories in practice* (pp. 33–44). New York: National League for Nursing.

Glennin, C.G. (1974). Formulation of standards of nursing practice using a nursing model. In J.P. Riehl & C. Roy, *Conceptual models for nursing practice* (pp. 234–246). New York: Appleton-Century-Crofts. Reprinted in J.P. Riehl & C. Roy, *Conceptual models for nursing practice* (2nd ed., pp. 290–301). New York: Appleton-Century-Crofts.

Moreau, D., Poster, E.C. & Niemela, K. (1993). Implementing and evaluating an attending nurse model. *Nursing Management, 24*(6), 56–58, 60, 64.

Niemela, K., Poster, E.C. & Moreau, D. (1992). The attending nurse: A new role for the advanced clinician ... adolescent inpatient unit. *Journal of Child and Adolescent Psychiatric and Mental Health Nursing, 5*(3), 5–12.

Rogers, C.G. (1973). Conceptual models as guides to clinical nursing specialization. *Journal of Nursing Education, 12*(4), 2–6.

Pflegepraxis

Broncatello, K.F. (1980). Auger in action: Application of the model. *Advances in Nursing Science, 2*(2), 13–24.

Damus, K. (1974). An application of the Johnson behavioral system model for nursing practice. In J.P. Riehl & C. Roy, *Conceptual models for nursing practice* (pp. 218–233). New York: Appleton-Century-Crofts. Reprinted in J.P. Riehl & C. Roy (1980). *Conceptual models for nursing practice* (2nd ed., pp. 274–289). New York: Appleton-Century-Crofts.

Fruehwirth, S.E.S. (1989). An application of Johnson's behavioral model: A case study. *Journal of Community Health Nursing, 6*(2), 61–71.

Herbert, J. (1989). A model for Anna. *Nursing, 3*(42), 30–34.

Holaday, B.J. (1974). Implementing the Johnson model for nursing practice. In J.P. Riehl & C. Roy, *Conceptual models for nursing practice* (pp. 197–206). New York: Appleton-Century-Crofts. Reprinted in J.P. Riehl & C. Roy (1980). *Conceptual models for nursing practice* (2nd ed., pp. 255–263). New York: Appleton-Century-Crofts.

Iveson-Iveson, J. (1982). Standards of the behavior. *Nursing Mirror, 155*(20), 38.

Lewis, C. & Randell, B.P. (1991). Alteration in self-care: An instance of ineffective coping in the geriatric patient. In R.M. Carroll-Johnson (Ed.), *Classification of nursing diagnoses: Proceedings of the ninth conference: North American Nursing Diagnoses Association* (pp. 264–265). Philadelphia: JB Lippincott.

McCauley, K., Choromanski, J.D., Wallinger, C. & Liu, K. (1984). Current management of ventricular tachycardia: Symposium from the Hospital of the University of Pennsylvania. Learning to live with a ventricular tachycardia: Utilizing the Johnson model. *Heart and Lung, 13*, 633–638.

Rawls, A.C. (1980). Evaluation of the Johnson Behavioral Mo-del in clinical practice. *Image: Journal of Nursing Scholarship, 12*, 13–16.

Skolny, M.S. & Riehl, J.P. (1974). Hope: Solving patient and family problems by using a theoretical framework. In J.P. Riehl & C. Roy, *Conceptual models for nursing practice* (pp. 206–218). New York: Appleton-Century-Crofts.

Spratlern, L.P. (1976). Introducing ethnic-cultural factors in models of nursing: Some mental health care applications. *Journal of Nursing Education, 15*(2), 23–29.

Wilkie, D. (1990). Cancer pain management: State-of-the-art care. *Nursing Clinics of North America, 25,* 331–343.

Bibliographie zu Kapitel 4

Kings allgemeines Systemmodell

Primärliteratur

Frey, M.A. & Sieloff, C.L. (Eds.) (in press). *King's conceptual framework and theory of goal attainment: Contributions to nursing science.* Newbury Park CA: Sage.

King, I.M. (1964). Nursing theory – problems and prospect. *Nursing Science, 2,* 394–403.

King, I.M. (1968). A conceptual frame of reference for nursing. *Nursing Research, 17,* 27–31.

King, I.M. (1971). *Toward a theory for nursing: General concepts of human behavior.* New York: John Wiley & Sons.

King, I.M. (1976). The health care system: Nursing intervention subsystem. In H. Werley, A. Zuzich, M. Zajkowski & A.D. Zagornik (Eds.), *Health research: The systems approach* (pp. 51–60). New York: Springer.

King, I.M. (1981). *A theory for nursing: Systems, concepts, process.* New York: John Wiley & Sons. Reissued 1990. Albany, NY: Delmar.

King, I.M. (1983): King's theory of nursing. In I.W. Clements & F.B. Roberts, *Family health: A theoretical approach to nursing care* (pp. 177–188). New York: John Wiley & Sons.

King, I.M. (1986). King's theory of goal attainment. In P. Winstead-Fry (Ed.), *Case studies in nursing theory* (pp. 197–213). New York: National League for Nursing.

King, I.M. (1987). King's theory of goal attainment. In R.R. Parse, *Nursing science: Major paradigms, theories, and critiques* (pp. 107–113). Philadelphia: WB Saunders.

King, I.M. (1988). Imogene M. King. In T.M. Schorr & A. Zimmerman, *Making choices. Taking chances: Nurse leaders tell their stories* (pp. 146–153). St. Louis: Mosby-Yearbook.

King, I.M. (1989). King's general systems framework and theory. In J.P. Riehl-Sisca, *Conceptual models for nursing practice* (3rd ed., pp. 149–158). Norwalk, CT: Appleton & Lange.

King, I.M. (1990). Health as the goal for nursing. *Nursing Science Quarterly, 3,* 123–128.

King, I.M (1990). King's conceptual framework and theory of goal attainment. In M.E. Parker (Ed.), *Nursing theories in practice* (pp. 73–84). New York: National League for Nursing.

King, I.M. (1992). King's theory of goal attainment. *Nursing Science Quarterly, 5,* 19–26.

King, I.M. (1992). Window on general systems framework and theory of goal attainment. In M. O'Toole (Ed.), *Miller-Keane encyclopedia and dictionary of medicine, nursing, and allied health* (5th ed., p.604). Philadelphia: WB Saunders.

Takahashi, T. (1992). Perspectives on nursing knowledge. *Nursing Science Quarterly, 5,* 86–91.

Stellungnahmen

Ackerman, M.L., Brink, S.A., Clanton, J.A. et al. (1989). Imogene King: Theory of goal attainment. In A. Marriner-Tomey, *Nursing theorists and their work* (2nd ed., pp. 345–360). St. Louis: Mosby-Yearbook.

Ackerman, M.L., Brink, S.A., Clanton, J.A. et al. (1994). Imogene King: Theory of goal attainment. In A. Marriner-Tomey, *Nursing theorists and their work* (3rd ed., pp. 305–322). St. Louis: Mosby-Yearbook.

Ackerman, M.L., Brink, S.A., Jones, C.G., Moody, S.L., Perlich, G.L. & Prusinski, B.B. (1986). Imogene King: Theory of goal attainment. In A. Marriner-Tomey, *Nursing theorists and their work* (pp. 231–245). St. Louis: Mosby-Yearbook.

Aggleton, P. & Chalmers, H. (1985). Critical examination. *Nursing Times, 81*(14), 38–39.

Austin, J.K. & Champion, V.L. (1983). King's theory for nursing: Explication and evaluation. In P.L. Chinn (Ed.), *Advances in nursing theory development* (pp. 49–61). Rockville, MD: Aspen.

Bramlett, M.H., Gueldner, S.H. & Sowell, R.L. (1990). Consumer-centric advocacy: Its connection to nursing frameworks. *Nursing Science Quarterly, 3,* 156–161.

Buchanan, B.F. (1987). Conceptual models: An assessment framework. *Journal of Nursing Administration, 17*(10), 22–26.

Burney, M.A. (1992). King and Newman: In search for the nursing paradigm. *Journal of Advanced Nursing, 17,* 601–603.

De Feo, D.J. (1990). Change: A central concern of nursing. *Nursing Science Quarterly, 3,* 88–94.

DiNardo, P.B. (1989). Evaluation of the nursing theory of Imogene M. King. In J.P. Riehl-Sisca, *Conceptual models for nursing practice* (3rd ed., pp. 159–166). Norwalk, CT: Appleton & Lange.

Fitzpatrick, J.J., Whall, A., Johnston, R. & Floyd, J. (1982). *Nursing models and their psychiatric mental health applications.* Bowie, MD: Brady.

Frey, M.A. (1993). A theoretical perspective of family and child health derived from King's conceptual framework of nursing: A deductive approach to theory building. In S.L. Feetham, S.B. Meister, J.M. Bell & C.L. Gillis (Eds.), *The nursing of families: Theory/research/education/practice* (pp. 30–37). Newbury Park, CA: Sage.

George, J.B. (1980). Imogene M. King. In Nursing Theories Conference Group, *Nursing theories: The base for professional nursing practice* (pp. 184–198). Englewood Cliffs, NJ: Prentice-Hall.

George, J.B. (1985). Imogene M. King. In Nursing Theories Conference Group, *Nursing theories: The base for professional nursing practice* (2nd ed., pp. 235–257). Englewood Cliffs, NJ: Prentice-Hall.

George, J.B. (1990). Imogene M. King. In J.B. George (Ed.), *Nursing theories: The base for professional nursing practice* (3rd ed., pp. 193–210). Norwalk, CT: Appleton & Lange.

Gonot, P.J. (1983). Imogene M. King: A theory for nursing. In J.J. Fitzpatrick & A.L. Whall, *Conceptual models of nursing: Analysis and application* (pp. 221–243). Bowie, MD: Brady.

Gonot, P.J. (1989). Imogene M. King: A theory for nursing. In J.J. Fitzpatrick & A.L. Whall, *Conceptual models of nursing: Analysis and application* (2nd ed., pp. 271–283). Norwalk, CT: Appleton & Lange.

Hanucharurnkul, S. (1989). Comparative analysis of Orem's and King's theories. *Journal of Advanced Nursing, 14,* 365–372.

Hawks, J.H. (1991). Power: A concept analysis. *Journal of Advanced Nursing, 16,* 754–762.

Huch, M.H. (1991). Perspectives on health. *Nursing Science Quarterly, 4,* 33–40.

King, I.M. (1978). The «why» of theory development. In *Theory development; What, why, how?* (pp. 11–16). New York: National League for Nursing.

King, I.M. (1988). Concepts: Essential elements of theories. *Nursing Science Quarterly, 1,* 22–25.

Magan, S.J. (1987). A critique of King's theory. In R.R. Parse, *Nursing science: Major paradigms, theories, and critiques* (pp. 115–133). Philadelphia: WB Saunders.

Meleis, A.I. (1991). *Theoretical nursing: Development and progress* (2nd ed.). Philadelphia: JB Lippincott.

Rooda, L.A. (1992). The development of a conceptual model for multicultural nursing. *Journal of Holistic Nursing, 10,* 337–347.

Sieloff Evans, C.L. (1991). *Imogene King: A conceptual framework for nursing.* Newbury Park, CA: Sage.

Spratlen, L.P. (1976). Introducing ethnic-cultural factors in models of nursing: Some mental health care applications. *Journal of Nursing Education, 15*(2), 23–29.

Uys, L.R. (1987). Foundation studies in nursing. *Journal of Advanced Nursing, 12,* 275–280.

Pflegeforschung

Brower, H.T. (1981). Social organization and nurses' attitudes toward older persons. *Journal for Gerontological Nursing, 7,* 293–298.

Davis, D.C. & Dearman, C.N. (1991). Coping strategies of infertile women. *Journal of Obstetric, Gynecologic, and Neonatal Nursing, 20,* 221–228.

Frey, M.A. (1989). Social support and health: A theoretical formulation derived from King's conceptual framework. *Nursing Science Quarterly, 2,* 138–148.

Hanucharurnkul, S. & Vinya-nguag, P. (1991). Effects of promoting patients' participation in self-care on postoperative recovery and satisfaction with care. *Nursing Science Quarterly, 4,* 14–20.

Houfek, J.F. (1992). Nurses' perceptions of the dimensions of nursing care episodes. *Nursing Research, 41,* 280–285.

King, I.M. (1975). A process of developing concepts for nursing through research. In P.J. Verhonick (Ed.), *Nursing research* (pp. 25–43). Boston: Little, Brown.

King, I.M. (1988). Measuring health goal attainment in patients. In C.F. Waltz & O.L. Strickland (Eds.), *Measurement of Nursing Outcomes.* Vol. 1. *Measuring client outcomes* (pp. 108–127). New York: Springer.

Kneeshaw, M.F. (1990). Nurses' perceptions of co-worker responses to smoking cessation attempts. *Journal of the New York State Nurses' Association, 21*(9), 9–13.

Levine, C.D., Wilson, S.F. & Guido, G.W. (1988). Personality factors of critical care nurses. *Heart and Lung, 17,* 392–398.

Martin, J.P. (1990). Male cancer awareness: Impact of an employee education program. *Oncology Nursing Forum, 17,* 59–64.

McGirr, M., Rukholm, E., Salmoni, A., O'Sullivan, P. & Koren, I. (1990). Perceived mood and exercise behaviors of cardiac rehabilitation program referrals. *Canadian Journal of Cardiovascular Nursing, 1*(4), 14–19.

Rawlins, P.S., Rawlins, T.D. & Horner, M. (1990). Development of the family needs assessment tool. *Western Journal of Nursing Research, 12,* 201–214.

Rooke, L. & Norberg, A. (1988). Problematic and meaningful situations in nursing interpreted by concepts from King's nursing theory and four additional concepts. *Scandinavian Journal of Caring Sciences, 2,* 80–87.

Rosendahl, P.B. & Ross, V. (1982). Does your behavior affect your patient's response? *Journal of Gerontological Nursing, 8,* 572–575.

Rundell, S. (1991). A study of nurse-patient interaction in a high dependency unit. *Intensive Care Nursing, 7,* 171–178.

Spees, C.M. (1991). Knowledge of medical terminology among clients and families. *Image: Journal of Nursing Scholarship, 23,* 225–229.

Magisterarbeiten

Dispenza, J.M. (1990). Relationship of husband and wife perceptions of the coping responses of the female spouse of males in high level stress. *Master's Abstracts International, 28,* 407.

Monti, A. (1992). Members' perceptions of the transactions within their psychosocial club. *Master's Abstracts International, 30,* 1296.

O'Shall, M.L. (1989). The relationship of congruency of role conception between head nurse and staff nurse and staff nurse job satisfaction. *Master's Abstracts International, 27,* 379.

Dissertationen

Glenn, C.J. (1989). The development of autonomy in nurses. *Dissertation Abstracts International, 50,* 1852B.

Hanna, K.M. (1991). Effect of nurse-client transaction on female adolecents' contraceptive perceptions and adherence. *Dissertation Abstracts International, 51,* 3323B.

Hobdell, E.F. (in press). The relationship between chronic sorrow and accuracy of perception of cognitive development in parents of children with neural tube defect. *Dissertation Abstracts International.*

O'Connor, P. (1990). Service in nursing: Correlates of patient satisfaction. *Dissertation Abstracts International, 50,* 4985B.

Omar, M.A. (1990). Relationship of family processes to family life satisfaction in stepfamilies and biological families during pregnancy. *Dissertation Abstracts International, 51,* 1196B.

Rooke, L. (1990). Nursing and theoretical structures of nursing: A didactic attempt to develop the practice of nursing. *Dissertation Abstracts International, 51,* 239C.

Rubin, M. (in press). Perceived uncertainty, coping strategies, and adaptation in patients with human papilloma virus (HPV) on Papanicolaou smear. *Dissertation Abstracts International.*

Zurakowski, T.L. (1991). Interpersonal factors and nursing home resident health (anomia). *Dissertation Abstracts International, 51,* 4281B.

Pflegeausbildung

Brown, S.T. & Lee, B.T. (1980). Imogene King's conceptual framework: A proposed model for continuing nursing education. *Journal of Advanced Nursing 5,* 467–473.

Daubenmire, M.J. (1989). A baccalaureate nursing curriculum based on King's conceptual framework. In J.P. Riehl-Sisca, *Conceptual models for nursing practice* (3rd cd., pp. 167–178). Norwalk, CT: Appleton & Lange.

Daubenmire, M.J. & King, I.M. (1973). Nursing process models: A systems approach. *Nursing Outlook, 21,* 512–517.

Gulitz, E.A. & King, I.M. (1988). King's general systems mo-del: Application to curriculum development. *Nursing Science Quarterly, 1,* 128–132.

King, I.M. (1978). JANFORUM: U.S.A.: Loyola University of Chicago School of Nursing. *Journal of Advanced Nursing, 3,* 390.

King, I.M. (1986). *Curriculum and instruction in nursing.* Norwalk, CT: Appleton-Century-Crofts.

Pflegeadministration

Byrne-Coker, E., Fradley, T., Harris, J., Tomarchio, D., Chan, V. & Caron, C. (1990). Implementing nursing diagnoses within the context of King's conceptual framework. *Nursing Diagnosis, 1,* 107–114.

Byrne-Coker & Schreiber, R. (1989). Concept of the month: Implementing King's conceptual framework at the bedside. *Journal of Nursing Administration, 19*(2), 28–32.

Byrne-Coker, E. & Schreiber, R. (1990a). Implementing King's conceptual framework at the bedside. In M.E. Parker (Ed.), *Nursing theories in practice* (pp. 85–102). New York: National League for Nursing.

Byrne-Coker, E. & Schreiber, R. (1990b). King at the bedside. *The Canadian Nurse, 86*(1), 24–26.

Elberson, K. (1989). Applying King's mo-del to nursing administration. In B. Henry, M. DiVincenti, C. Arndt & A. Marriner (Eds.), *Dimensions of nursing administration: Theory, research, education, and practice* (pp. 47–53). Boston: Blackwell Scientific Publications.

King, I.M. (1989). Theories and hypotheses for nursing administration. In B. Henry, M. DiVincenti, C. Arndt & A. Marriner (Eds.), *Dimensions of nursing administration: Theory, research, education, and practice* (pp. 35–45). Boston: Blackwell Scientific Publications.

Messmer, P.R. (1992). Implementing theory based nursing practice. *Florida Nurse, 40*(3), 8.

Schreiber, R. (1991). Psychiatric assessment – à la King. *Nursing Management, 22*(5), 90–94.

West, P. (1991). Theory implementation: A challenging journey. *Canadian Journal of Nursing Administration, 4*(1) 29–30.

Pflegepraxis

Bradley, J.C. & Edinberg, M.A. (1986). *Communication in the nursing context* (2nd. ed.). Norwalk, CT: Appleton & Lange.

Davis, D.C. (1987). A conceptual framework for infertility. *Journal of Obstetric, Gynecologic, and Neonatal Nursing, 16,* 30–35.

DeHowitt, M.C. (1992). King's conceptual model and individual psychotherapy. *Perspectives in Psychiatric Care, 28*(4), 11–14.

Gonot, P.J. (1986). Family therapy as derived from King's conceptual model. In A.L. Whall, *Family therapy theory for nursing: Four approaches* (pp. 33–48). Norwalk, CT: Appleton-Century-Crofts.

Hanchett, E.S. (1988). *Nursing frameworks and community as client: Bridging the gap.* Norwalk, CT: Appleton & Lange.

Hanchett, E.S. (1990). Nursing models and community as client. *Nursing Science Quarterly, 3*, 67–72.

Heggie, M. & Gangar, E. (1992). A nursing model for menopause clinics. *Nursing Standard, 6*(21), 32–34.

Hughes, M.M. (1983). Nursing theories and emergency nursing. *Journal of Emergency Nursing, 9*, 95–97.

Husband, A. (1988). Application of King's theory of nursing to the care of the adult with diabetes. *Journal of Advanced Nursing, 13*, 484–488.

Jonas, C.M. (1987). King's goal attainment theory: Use in gerontological nursing practice. *Perspectives, 11*(4), 9–12.

Kenny, T. (1990). Erosion of individuality in care of elderly people in hospital – an alternative approach. *Journal of Advanced Nursing, 15*, 571–576.

King, I.M. (1983). The family coping with a medical illness: Analysis and application of King's theory of goal attainment. In I.W. Clements & F.B. Roberts, *Family health: A theoretical approach to nursing care* (pp. 383–385). New York: John Wiley & Sons.

King, I.M. (1983). The family with an elderly member: Analysis and application of King's theory of goal attainment. In I.W. Clements & F.B. Roberts, *Family health: A theoretical approach to nursing care* (pp. 341–345). New York: John Wiley & Sons.

King, I.M. (1984a). Effectiveness of nursing care: Use of a goal oriented nursing record in end stage renal disease. *American Association of Nephrology Nurses' and Technicians Journal, 11*(2), 11–17, 60.

King, I.M. (1984b). A theory for nursing: King's conceptual model applied in community health nursing. In M.K. Asay & C.C. Ossler (Eds.), *Conceptual models of nursing: Applications in community health nursing. Proceedings of the Eighth Annual Community Health Nursing Conference* (pp. 13–34). Chapel Hill: Department of Public Health Nursing, School of Public Health, University of North Carolina.

King, I.M. (1987). Keynote address: Translating research into practice. *Journal of Neuroscience Nursing, 19*(1), 44–48.

Kohler, P. (1988). Model of shared control. *Journal of Gerontological Nursing, 14*(7), 21–25.

Laben, J.K., Dodd, D. & Sneed, L. (1991). King's theory of goal attainment applied in group therapy for inpatient juvenile sexual offenders, maximun security state offenders, and community parolees, using visual aids. *Issues in Mental Health Nursing, 12*(1), 51–64.

LaFontaine, P. (1989). Alleviating patient's apprehensions and anxieties. *Gastroenterology Nursing, 11*, 256–257.

Messner, R. & Smith, M.N. (1986). Neurofibromatosis: Relinquishing the masks: A quest for quality of life. *Journal of Advanced Nursing, 11*, 459–464.

Miller, C.A. (1990). *Nursing care of older adults.* Glenview, IL: Scott, Foresman/Little, Brown Higher Education.

Norris, D.M. & Hoyer, P.J. (1993). Dynamism in practice: Parenting with King's framework. *Nursing Science Quarterly, 6*, 79–85.

Sirles, A.T. & Selleck, C.S. (1989). Cardiac disease and the family: Impact, assessment, and implications. *Journal of Cardiovascular Nursing, 3*(2), 23–32.

Smith, M.C. (1988). King's theory in practice. *Nursing Science Quarterly, 1* 145–146.

Steele, S. (1981). *Child health and the family: Nursing concepts and management.* New York: Masson Publishing USA.

Swindale, J.E. (1989). The nurse's role in giving pre-operative information to reduce anxiety in patients admitted to hospital for elective minor surgery. *Journal of Advanced Nursing, 14*, 899–905.

Symanski, M.E. (1991). Use of nursing theories in the care of families with high-risk infants: Challenges for the future. *Journal of Perinatal and Neonatal Nursing, 4*(4), 71–77.

Temple, A. & Fawdry, K. (1992). King's theory of goal attainment: Resolving filial caregiver role strain. *Journal of Gerontological Nursing, 18*(3), 11–15.

Bibliographie zu Kapitel 5

Levines Konservationsmodell

Primärliteratur

Levine, M.E. (1966). Adaptation and assessment: A rationale for nursing intervention. *American Journal of Nursing, 66*, 2450–2453.

Levine, M.E. (1966). Trophicognosis: An alternative to nursing diagnosis. In *American Nurses' Association Regional Clinical Conference* (Vol. 2, pp. 55–70). New York: American Nurses' Association.

Levine, M.E. (1967). The four conservation principles of nursing. *Nursing Forum, 6*, 45–59.

Levine, M.E. (1969). *Introduction to clinical nursing*. Philadelphia: FA Davis.

Levine, M.E. (1969). The pursuit of wholeness. *American Journal of Nursing, 69*, 93–98.

Levine, M.E. (1971). Holistic nursing. *Nursing Clinics of North America, 6*, 253–264.

Levine, M.E. (1971). *Renewal for nursing*. Philadelphia: FA Davis.

Levine, M.E. (1973). *Instructor's guide to introduction to clinical nursing* (2nd ed.). Philadelphia: FA Davis. Reprinted 1991, In K.M. Schaefer & J.B. Pond (Eds.), *Levine's conservation model: A framework for nursing practice* (pp. 225–237). Philadelphia: FA Davis.

Levine, M.E. (1973). *Introduction to clinical nursing* (2nd ed.). Philadelphia: FA Davis.

Levine, M.E. (1988). Myra Levine. In T.M. Schorr & Zimmerman, *Making choices. Taking chances: Nurse leaders tell their stories* (pp. 215–228). St. Louis: CV Mosby.

Levine, M.E. (1989). The conservation principles of nursing: Twenty years later. In J.P. Riehl-Sisca, *Conceptual models for nursing practice* (3rd ed., pp. 325–337). Norwalk, CT: Appleton & Lange.

Levine, M.E. (1990). Conservation and integrity. In M.E. Parker (Ed.), *Nursing theories in practice* (pp. 189–201). New York: National League for Nursing.

Levine, M.E. (1991). The conservation principles: A model for health. In K.M. Schaefer & J.B. Pond (Eds.), *Levine's conservation model: A framework for nursing practice* (pp. 1–11). Philadelphia: FA Davis.

Levine, M.E. (1992). Nigthingale redux. In F.N. Nightingale, *Notes on nursing: What it is, and what it is not* (Commemorative edition, pp. 39–43). Philadelphia: JB Lippincott.

Schaefer, K.M. & Pond, J.B. (Eds.) (1991). *Levine's conservation model: A framework for nursing practice*. Philadelphia: FA Davis.

Stellungnahmen

Artigue, G.S., Foli, K.J., Johnson, T. et al. Myra Estrin Levine: Four conservation principles. In A. Marriner-Tomey, *Nursing theorists and their work* (3rd ed., pp. 199–210). St. Louis: Mosby-Yearbook.

Esposito, C.H. & Leonard, M.K. (1980). Myra Estrin Levine. In Nursing Theories Conference Group, *Nursing theories: The base for professional nursing practice* (pp. 150–163). Englewood Cliffs, NJ: Prentice-Hall.

Fawcett, J. (1991). Analysis and evaluation of Levine's conservation model. In K.M. Schaefer & J.B. Pond (Eds.), *Levine's conservation model: A framework for nursing practice* (pp. 13–43). Philadelphia: FA Davis.

Foli, K.J., Johnson, T., Marriner, A., Poat, M.C., Poppa, L. & Zoretich, S.T. (1986). Myra Estrin Levine: Four conservation principles. In A. Marriner, *Nursing theorists and their work* (pp. 335–344). St. Louis: CV Mosby.

Foli, K.J., Johnson, T., Marriner-Tomey, A., Poat, M.C., Poppa, L., Woeste, R. & Zoretich, S.T. (1989). Myra Estrin Levine: Four conservation principles. In A. Marriner-Tomey, *Nursing theorists and their work* (2nd ed., pp. 391–401). St. Louis: CV Mosby.

Glass, J.L. (1989). Levine's theory of nursing: A critique. In J.P. Riehl-Sisca, *Conceptual models for nursing practice* (3rd ed., pp. 339–348). Norwalk, CT: Appleton & Lange.

Leonard, M.K. (1985). Myra Estrin Levine. In Nursing Theories Conference Group, *Nursing theories: The base for professional nursing practice* (2nd ed., pp. 180–194). Englewood Cliffs, NJ: Prentice Hall.

Leonard, M.K. (1990). Myra Estrin Levine. In J.B. George (Ed.), *Nursing theories: The base for professional nursing practice* (3rd ed., pp. 181–192). Norwalk, CT: Appleton & Lange.

Levine, M.E. (1988). Antecedents from adjunctive disciplines: Creation of nursing theory. *Nursing Science Quarterly, 1,* 16–21.

Levine, M.E. (1989). Beyond dilemma. *Seminars in Oncology Nursing, 5,* 124–128.

Levine, M.E. (1989). The ethics of nursing rhetoric. *Image: Journal of Nursing Scholarship, 21,* 4–6.

Levine, M.E. (1989). Ration or rescue: The elderly patient in critical care. *Critical Care Nursing Quarterly, 12*(1), 82–89.

Meleis, A.I. (1991). *Theoretical nursing: Development and progress* (2nd ed.). Philadelphia: JB Lippincott.

Pieper, B.A. (1983). Levine's nursing model. In J.J. Fitzpatrick & A.L. Whall, *Conceptual models of nursing: Analysis and application* (pp. 101–115). Norwalk, CT: Appleton & Lange.

Pieper, B.A. (1989). Levine's nursing model. In J.J. Fitzpatrick & A.L. Whall, *Conceptual models of nursing: Analysis and application* (2nd ed., pp. 137–146). Bowie, MD: Brady.

Rafferty, C. (1987–1988). An apologist's theories for the nursing profession: Adaptation and art. *Nursing Forum, 23,* 124–126.

Schaefer, K.M. (1991). Creating a legacy. In K.M. Schaefer & J.B. Pond (Eds.), *Levine's conservation model: A framework for nursing practice* (pp. 219–224). Philadelphia: FA Davis.

Schaefer, K.M. & Pond, J.B. (1990). Re: Effects of waterbed flotation on indicators of energy expenditure in preterm infants (Letter to the editor). *Nursing Research, 39,* 293.

Forschung

Dibble, S.L., Bostrom-Ezrati & Bizzuto, C. (1991). Clinical predictors of intravenous site symptoms. *Research in Nursing and Health, 14,* 413–420.

Foreman, M. (1987). A causal model for making decisions about confusion in the hospitalized elderly. In K.J. Hannah, M. Reimer, W.C. Mills & S. Letourneau (Eds.), *Clinical judgment and decision making: The future with nursing diagnosis* (pp. 427–429). New York: John Wiley & Sons.

Foreman, M. (1989). Confusion in the hospitalized elderly: Incidence, onset, and associated factors. *Research in Nursing and Health, 12,* 21–29.

Foreman, M. (1991). Conserving cognitive integrity of the hospitalized elderly. In K.M. Schaefer & J.B. Pond (Eds.), *Levine's conservation model: A framework for nursing practice* (pp. 133–149). Philadelphia: FA Davis.

Hader, C.F. & Sorensen, E.R. (1988). The effects of body position on transcutaneous oxygen tension. *Pediatric Nursing, 14,* 469–473.

Hanson, D., Langemo, D.K., Olson, B., Hunter, S., Sauvage T.R., Burd, C. & Cathcart Silberberg, T. (1991). The prevalence and incidence of pressure ulcers in the hospice setting: Analysis of two methodologies. *American Journal of Hospice and Palliative Care, 8*(5), 18–22.

Lane, L.D. & Winslow, E.H. (1987). Oxygen consumption, cardiovascular response, and perceived exertion in healthy adults during rest, occupied bedmaking, and unoccupied bedmaking activity. *Cardiovascular Nursing, 23*(6), 31–36.

MacLean, S.L. (1987). Description of cues used by nurses when diagnosing activity intolerance. In K.J. Hannah, M. Reimer, W.C. Mills & S. Letourneau (Eds.), *Clinical judgment and decision making: The future with nursing diagnosis* (pp. 161–163). New York: John Wiley & Sons.

MacLean, S.L. (1988). Activity intolerance: Cues for diagnosis. In R.M. Carroll-Johnston (Ed.), *Classification of nursing diagnoses: Proceedings of the eighth conference: North American Nursing Diagnosis Association* (pp. 320–327). Philadelphia: JB Lippincott.

Nagley, S.J. (1986). Predicting and preventing confusion in your patients. *Journal of Gerontological Nursing, 12*(3), 27–31.

Newport, M.A. (1984). Conserving thermal energy and social integrity in the newborn. *Western Journal of Nursing Research, 6,* 176–197.

Roberts, J.E., Fleming, N. & Yeates-Giese, D. (1991). Perineal integrity. In K.M. Schaefer & J.B. Pond (Eds.), *Levine's conservation model: A framework for nursing practice* (pp. 61–70). Philadelphia: FA Davis.

Schaefer, K.M. (1990). A description of fatigue associated with congestive heart failure: Use of Levine's conservation model. In M.E. Parker (Ed.), *Nursing theories in practice* (pp. 217–237). New York: National League for Nursing.

Schaefer, K.M. (1991). Levine's conservation principles and research. In K.M. Schaefer & J.B. Pond (Eds.), *Levine's conservation model: A framework for nursing practice* (pp. 45–59). Philadelphia: FA Davis.

Schaefer, K.M. & Shober-Potylycki, M.J. (1993). Fatigue associated with congestive heart failure: Use of Levine's Conservation Model. *Journal of Advanced Nursing, 18,* 260–268.

Winslow, E.H., Lane, L.D. & Gaffney, F.A. (1984). Oxygen consumption and cardiovascular response in patients and normal adults during in-bed and out-of-bed toileting. *Journal of Cardiac Rehabilitation, 4,* 348–354.

Winslow, E.H., Lane, L.D. & Gaffney, F.A. (1985). Oxygen consumption and cardiovascular response in control adults and acute myocardial infarction patients during bathing. *Nursing Research, 34,* 164–169.

Yeates, D.A. & Roberts, J.E. (1984). A comparison of two bearing-down techniques during the second stage of labor. *Journal of Nurse-Midwifery, 29,* 3–11.

Dissertationen

Blasage, M.C. (1987). Toward a general understanding of nursing education: A critical analysis of the work of Myra Estrin Levine. *Dissertation Abstracts International, 47,* 4467B.

Cooper, D.M. (1991). Development and testing of an instrument to assess the visual characteristics of open, soft tissue wounds. *Dissertation Abstracts International, 51,* 3320B.

Cox, B. (1988). Pregnancy, anxiety, and time perception. *Dissertation Abstracts International, 48,* 2260B.

Fleming, N. (1988). Comparison of women with different perineal conditions after childbirth. *Dissertation Abstracts International, 48,* 2924B.

Foreman, M. (1988). The development of confusion in the hospitalized elderly. *Dissertation Abstracts International, 48,* 2261B-2262B.

MacLean, S. (1988). Description of cues nurses use for diagnosis activity intolerance. *Dissertation Abstracts International, 48,* 2264B.

Winslow, E.N. (1983). Oxygen consumption and cardiovascular response in normal subjects and in acute myocardial infarction patients during basin bath, tub bath, and shower. *Dissertation Abstracts International, 43,* 2856B.

Pflegeausbildung

Grindley, J. & Paradowski, M. (1991). Developing an undergraduate program using Levine's model. In K.M. Schaefer & J.B. Pond (Eds.), *Levine's conservation model: A framework for nursing practice* (pp. 199–208). Philadelphia: FA Davis.

Schaefer, K.M. (1991). Developing a graduate program in nursing: Integrating Levine's philosophy. In K.M. Schaefer & J.B. Pond (Eds.), *Levine's conservation model: A framework for nursing practice* (pp. 209–217). Philadelphia: FA Davis.

Pflegeorganisation

Lynn-McHale, D.J. & Smith, A. (1991). Comprehensive assessment of families of the critically ill. *AACN Clinical Issues in Critical Care Nursing, 2,* 195–209.

McCall, B.H. (1991). Neurological intensive monitoring system: Unit assessment tool. In K.M. Schaefer & J.B. Pond (Eds.), *Levine's conservation model: A framework for nursing practice* (pp. 83–90). Philadelphia: FA Davis.

Taylor, J.W. (1974). Measuring the outcomes of nursing care. *Nursing Clinics of North America, 9,* 337–340.

Taylor, J.W. (1987). Organizing data for nursing diagnoses using conservation principles. In A.M. McLane (Ed.), *Classification of nursing diagnoses: Proceedings of the seventh conference: North American Nurses Diagnosis Association* (pp. 103–111). St. Louis: CV Mosby.

Taylor, J.W. (1989). Levine's conservation principles: Using the model for nursing diagnosis in a neurological setting. In J.P. Richl-Sisca, *Conceptual models for nursing practice* (3rd ed., pp. 349–358). Norwalk, CT: Appleton & Lange.

Pflegepraxis

Bayley, E.W. (1991). Care of the burn patient. In K.M. Schaefer & J.B. Pond (Eds.), *Levine's conservation model: A framework for nursing practice* (pp. 91–99). Philadelphia: FA Davis.

Brunner, M. (1985). A conceptual approach to critical care nursing using Levine's model. *Focus on Critical Care, 12*(2), 39–44.

Cooper, D.M. (1990). Optimizing wound healing: A practice within nursing's domain. *Nursing Clinics of North America, 25,* 165–180.

Cox, R.A., Sr. (1991). A tradition of caring: Use of Levine's model in long-term care. In K.M. Schaefer & J.P. Bond (Eds.), *Levine's conservation model: A framework for nursing practice* pp. 179–197). Philadelphia: FA Davis.

Crawford-Gamble, P.E. (1986). An application of Levine's conceptual model. *Perioperative Nursing Quarterly, 2*(1), 64–70.

Dever, M. (1991). Care of children. In K.M. Schaefer & J.B. Pond (Eds.), *Levine's conservation model: A framework for nursing practice* (pp. 71–82). Philadelphia: FA Davis.

Fawcett, J., Archer, C.L., Becker, D., Brown, K.K., Gann, S., Wong, M.J. & Wurster, A.B. (1992). Guidelines for selecting a conceptual model of nursing: Focus on the individual patient. *Dimensions of Critical Care Nursing, 11,* 268–277.

Fawcett, J., Cariello, F.P., Davis, D.A., Farley, J., Zimmaro, D.M. & Watts, R.J. (1987). Conceptual models of nursing: Application to critical care nursing practice. *Dimensions of Critical Care Nursing, 6,* 202–213.

Gingrich, B. (1971). The use of the haptic system as an information-gathering system. In M. Duffey, E.H. Anderson, B.S. Bergersen, M. Lohr & M.H. Rose (Eds.), *Current concepts in clinical nursing* (Vol. 3, pp. 235–246). St. Louis: CV Mosby.

Herbst, S. (1981). Impairments as a result of cancer. In N. Martin, N. Holt & D. Hicks (Eds.), *Comprehensive rehabilitation nursing* (pp. 553–578). New York: McGraw-Hill.

Hirschfeld, M.J. (1976). The cognitively impaired older adult. *American Journal of Nursing, 76,* 1981–1984.

Pasco, A. & Halupa, D. (1991). Chronic pain management. In K.M. Schaefer & J.B. Pond (Eds.), *Levine's conservation mo-del: A framework for nursing practice* (pp. 101–117). Philadelphia: FA Davis.

Pond, J.B. (1990). Application of Levine's conservation model to nursing the homeless community. In M.E. Parker (Ed.), *Nursing theories in practice* (pp. 203–215). New York: National League for Nursing.

Pond, J.B. (1991). Ambulatory care of the homeless. In K.M. Schaefer & J.B. Pond (Eds.), *Levine's conservation mo-del: A framework for nursing practice* (pp. 167–178). Philadelphia: FA Davis.

Pond, J.B. & Taney, S.G. (1991). Emergency care in a large university emergency department. In K.M. Schaefer & J.B. Pond (Eds.), *Levine's conservation mo-del: A framework for nursing practice* (pp. 151–166). Philadelphia: FA Davis.

Savage, T.A. & Culbert, C. (1989). Early intervention: The unique role of nursing. *Journal of Pediatric Nursing, 4,* 339–345.

Schaefer, K.M. (1991). Care of the patient with congestive heart failure. In K.M. Schaefer & J.B. Pond (Eds.), *Levine's conservation mo-del: A framework for nursing practice* (pp. 119–131). Philadelphia: FA Davis.

Webb, H. (1993). Holistic care following a palliative Hartmann's procedure. *British Journal of Nursing, 2,* 128–132.

Bibliographie zu Kapitel 6

Neumans Systemmodell

Primärliteratur

Neumann, B. (1974). The Betty Neuman Health-Care Systems Model: A total person approach to patient problems. In J.P. Riehl & C. Roy, *Conceptual models for nursing practice* (pp. 99–114). New York: Appleton-Century-Crofts.

Neuman, B. (1980). The Betty Neuman Health-Care Systems Model: A total person approach to patient problems. In J.P. Riehl & C. Roy, *Conceptual models for nursing practice* (2nd ed., pp. 119–134). New York: Appleton-Century-Crofts.

Neuman, B. (1982). The Neuman health-care systems model: A total approch to client care. In B. Neuman, *The Neuman systems model: Application to nursing education and practice* (pp. 8–29). Norwalk, CT: Appleton-Century-Crofts.

Neuman, B. (1982). *The Neuman systems model. Application to nursing education and practice.* Norwalk, CT: Appleton-Century-Crofts.

Neuman, B. (1982). The system concept and nursing. In B. Neuman, *The Neuman systems model: Application to nursing education and practice* (pp. 3–7). Norwalk, CT: Appleton-Century-Crofts.

Neuman, B. (1983). Family intervention using the Betty Neuman health care systems model. In I.W. Clements & F.B. Roberts, *Family health: A theoretical approach to nursing care* (pp. 239–254). New York: John Wiley & Sons.

Neuman, B. (1983). The family experiencing emotional crisis: Analysis and application of Neuman's health care systems model. In I.W. Clements & F.B. Roberts, *Family health: A theoretical approach to nursing care* (pp. 353–367). New York: John Wiley & Sons.

Neuman, B. (1985). The Neuman systems model. *Senior Nurse, 3*(3), 20–23.

Neuman, B. (1989). The Neuman nursing process format: Family. In J.P. Riehl-Sisca, *Conceptual models for nursing practice* (3rd ed., pp. 49–62). Norwalk, CT: Appleton & Lange.

Neuman, B. (1989). In conclusion – in transition. In B. Neuman, *The Neuman systems model* (2nd ed., pp. 453–470). Norwalk, CT: Appleton & Lange.

Neuman, B. (1989). *The Neuman systems model* (2nd ed.). Norwalk, CT: Appleton & Lange.

Neuman, B. (1989). The Neuman systems model. In B Neuman, *Neuman systems model* (2nd ed., pp.3–63). Norwalk, CT: Appleton & Lange.

Neuman, B. (1990). The Neuman systems model: A theory for practice. In M.E. Parker (Ed.), *Nursing theories in practice* (pp. 241–261). New York: National League for Nursing.

Neuman, B. (1990). Health as a continuum based on the Neuman Systems Model. *Nursing Science Quarterly, 3,* 129–135.

Neuman, B. & Young, R.J. (1972). A model for teaching total person approach to patients problems. *Nursing Research, 21,* 264–269.

Stellungnahmen

Aggleton, P. & Chalmers, H. (1989). Neuman's systems model. *Nursing Times, 85*(51), 27–29.

Barrett, M. (1991). A thesis is born. *Image: Journal of Nursing Scholarship, 23,* 261–262.

Beckman, S.J., Boxley-Harges, S., Bruick-Sorge, C. et al. (1994). Betty Neuman: Systems model. In A. Marriner-Tomey (Ed.), *Nursing theorists and their work* (3rd ed., pp. 269–304). St. Louis: CV Mosby.

Bigbee, J. (1984). The changing role of rural women: Nursing and health implications. *Health Care of Women International, 5,* 307–322.

Biley, F. (1990). The Neuman model: In search of the nursing paradigm. *Journal of Advanced Nursing, 17,* 601–603.

Campbell, V. (1989). The Betty Neuman health care systems model: An analysis. In J.P. Riehl-Sisca, *Conceptual models for nursing practice* (3rd ed., pp. 63–72). Norwalk, CT: Appleton & Lange.

Christensen, P.J. & Kenney, J.W. (Eds.). *Nursing process: Application of conceptual models.* St. Louis: CV Mosby.

Cross, J.R. (1985). Betty Neuman. In Nursing Theories Conference Group, *Nursing theories: The base for professional nursing practice* (2nd ed., pp. 258–286). Englewood Cliffs, NJ: Prentice-Hall.

Cross, J.R. (1990). Betty Neuman. In J.B. George (Ed.), *Nursing theories: The base for professional nursing practice* (3rd ed., pp. 259–278). Norwalk, CT: Appleton & Lange.

Fawcett, J. (1989). Analysis and evaluation of the Neuman systems model. In B. Neuman, *The Neuman systems model* (2nd ed., pp. 65–92). Norwalk, CT: Appleton & Lange.

Fawcett, J., Capenito, J.J., Efinger, J., Goldblum-Graff, D., Groesbeck, M.J.V., Lowry, L.W., McCreary, C.S. & Wolf, Z.R. (1982). A framework for analysis and evaluation of conceptual models of nursing with an analysis and evaluation of the Neuman systems model. In B. Neuman, *The Neuman systems model: Application to nursing education and practice.* (pp. 30–43). Norwalk, CT: Appleton-Century-Crofts.

Harris, S.M., Hermiz, M.E., Meiniger, M. & Steinkeler, S.E. (1989). Betty Neuman: Systems model. In A. Marriner-Tomey (Ed.), *Nursing theorists and their work* (2nd ed., pp. 361–388). St. Louis: CV Mosby.

Hoffman, M.K. (1982). From model to theory construction: An analysis of the Neuman Health-Care systems model. In B. Neuman, *The Neuman systems model: Application to nursing education and practice.* (pp. 44–54). Norwalk, CT: Appleton-Century-Crofts.

Huch, M.H. (1991). Perspectives on health. *Nursing Science Quarterly, 4,* 33–40.

Lancaster, D.R. & Whall, A.L. (1989). The Neuman systems model. In J.J. Fitzpatrick & A.L. Whall, *Conceptual models of nursing: Analysis and application* (2nd ed., pp. 255–270). Bowie, MD: Brady.

Meleis, A.I. (1991). *Theoretical nursing: Development and progress* (2nd ed.). Philadelphia: JB Lippincott.

Mirenda, R.M. & Wright, C. (1987). Using nursing model to affirm Catholic identity. *Health Progress, 68*(2), 63–67, 94.

Reed, K.S. (1993). *Betty Neuman: The Neuman systems model.* Newbury Park, CA: Sage.

Salvage, J. & Turner C. (1989). Brief abstracts: The Neuman model use in England. In B. Neuman, *The Neuman systems model* (2nd ed., pp. 445–450). Norwalk, CT: Appleton & Lange.

Stevens, B.J. (1982). Forward. In B. Neuman, *The Neuman systems model* (2nd ed., pp. xiii-xiv). Norwalk, CT: Appleton & Lange.

Thibodeau, J.A. (1983). *Nursing models: Analysis and evaluation.* Monterey, CA: Wadsworth.

Venable, J.F. (1974). The Neuman Health-Care Systems Model: An analysis. In J.P. Riehl & C. Roy, *Conceptual models for nursing practice* (pp. 115–122). New York: Appleton-Century-Crofts. Reprinted in J.P. Riehl & C. Roy (1980), *Conceptual models for nursing practice* (2nd ed., pp. 135–141). New York: Appleton-Century-Crofts.

Walker, L.O. & Avant, K.C. (1983). *Strategies for theory construction in nursing.* Norwalk, CT: Appleton-Century-Crofts.

Whall, A.L. (1983). The Betty Neuman Health Care System Model. In J.J. Fitzpatrick & A.L. Whall, *Conceptual models of nursing: Analysis and application* (pp. 203–219). Bowie, MD: Brady.

Pflegeforschung

Ali, N.S. & Khalil, H.Z. (1989). Effect of psychoeducational intervention on anxiety among Egyptian bladder cancer patients. *Cancer Nursing, 12,* 236–242.

Bass, L.S. (1991). What do parents need when their infant is a patient in the NICU? *Neonatal Network, 10*(4), 25–33.

Blank, J.J., Clark, L., Longman, A.J. & Atwood, J.R. (1989). Perceived home care needs of cancer patients and their caregivers. *Cancer Nursing, 12,* 78–84.

Bowdler, J.E. & Barrell, L.M. (1987). Health needs of homeless persons. *Public Health Nursing, 4,* 135–140.

Bueno, M.N., Redeker, N. & Norman, E.M. (1992). Analysis of motor vehicle crash data in an urban trauma center: Implications for nursing, practice and research. *Heart and Lung, 21,* 558–567.

Burke, S.O. & Maloney, R. (1986). The Women's Value Orientation Questionnaire: An instrument revision study. *Nursing Papers, 18*(1), 32–44.

Cantin, B. & Mitchell, M. (1989). Nurses' smoking behavior. *The Canadian Nurse, 85*(1), 20–21.

Capers, C.F. (1991). Nurses' and lay African Americans' views about behavior. *Western Journal of Nursing Research, 13,* 123–135.

Carroll, T.L. (1989). Role deprivation in baccalaureate nursing students pre and post curriculum revision. *Journal of Nursing Education, 28,* 134–139.

Cava, M.A. (1992). An examination of coping strategies used by long-term cancer survivors. *Canadian Oncology Nursing Journal, 2,* 99–102.

Clark, C.C., Cross, J.R., Deane, D.M. & Lowry, L.W. (1991). Spirituality: Integral to quality care. *Holistic Nursing Practice, 5,* 67–76.

Courchene, V.S., Patalski, E. & Martin, J. (1991). A study of the health of pediatric nurses administering Cyclospirine A. *Pediatric Nursing, 17,* 497–500.

Decker, S.D. & Young, E. (1991). Self-perceived needs of primary caregivers of home-hospice clients. *Journal of Community Health Nursing, 8,* 147–154.

Freiberger, D., Bryant, J. & Marino, B. (1992). The effects of different central venous line dressing changes on bacterial growth in a pediatric oncology population. *Journal of Pediatric Oncology Nursing, 9,* 3–7.

Gavigan, M., Kline-O'Sullivan, C. & Klumpp-Lybrand, B. (1990). The effect of regular turning on CABG patients. *Critical Care Nursing Quarterly, 12*(4), 69–76.

Grant, J.S. & Bean, C.A. (1992). Self-identified needs of informal caregivers of head-injured adults. *Family and Community Health, 15*(2), 49–58.

Grant, J.S., Kinney, M.R. & Davis, L.L. (1993). Using conceptual frameworks of models to guide nursing research. *Journal of Neuroscience Nursing, 25,* 52–56.

Gries, M. & Fernsler, J. (1988). Patient perceptions of the mechanical ventilation experience. *Focus on Critical Care, 15,* 52–59.

Heffline, M.S. (1991). A comparative study of pharmacological versus nursing interventions in the treatment of postanesthesia shivering. *Journal of Post Anesthesia Nursing, 6,* 311–320.

Hinds, C. (1992). Personal and contextual factors predicting patients' reported quality of life: Exploring congruency with Betty Neuman's assumptions. *Journal of Advanced Nursing, 15,* 456–462.

Hoch, C.C. (1987). Assessing delivery of nursing care. *Journal of Gerontological Nursing, 13,* 1–17.

Johnson, P. (1983). Black hypertension: A transcultural case study using the Betty Neuman model of nursing care. *Issues in Health Care of Women, 4,* 191–210.

Kahn, E.C. (1992). A comparison of family needs based on the presence or absence of DNR orders. *Dimensions of Critical Care Nursing, 11,* 286–292.

Koku, R.V. (1992). Severity of low back pain: A comparison between participants who did and did not receive counseling. *American Association of Occupational Health Nurses Journal, 40,* 84–89.

Leja, A.M. (1989). Using guided imagery to combat postsurgical depression. *Journal of Gerontological Nursing, 15*(4), 6–11.

Loescher, L.J., Clark., L., Atwood, J.R., Leigh, S. & Lamb, G. (1990). The impact of the cancer experience on long-term survivors. *Oncology Nursing Forum, 17,* 223–229.

Louis, M. (1989). An intervention to reduce anxiety levels for nursing working with long-term care clients using Neuman's model. In J.P. Riehl-Sisca, *Conceptual models for nursing practice* (3rd ed., pp. 95–103). Norwalk, CT: Appleton & Lange.

Louis, M. & Koertvelyessy, A. (1989). The Neuman model in research. In B. Neuman, *The Neuman systems model* (2nd ed., pp. 93–114). Norwalk, CT: Appleton & Lange.

Lowry, L.W. & Jopp, M.C. (1989). An evaluation instrument for assessing an associate degree nursing curriculum based on the Neuman systems model. In J.P. Riehl-Sisca, *Conceptual models for nursing practice* (3rd ed., pp. 73–85). Norwalk, CT: Appleton & Lange.

Nortridge, J.A., Mayeux, V., Anderson, S.J. & Bell, M.L. (1992). The use of cognitive style mapping as a predictor for academic success of the first semester diploma nursing students. *Journal of Nursing Education, 31,* 352–356.

Radwanski, M. (1992). Self-medicating practices for managing chronic pain after spinal cord injury. *Rehabilitation Nursing, 17,* 312–318.

Sirles, A.T., Brown, K. & Hilyer, J.C. (1991). Effects of back school education and exercise in back injured municipal workers. *American Association of Occupational Health Nursing Journal, 39,* 7–12.

Speck, B.J. (1990). The effect of guided imaging upon first semester nursing students performing their first injections. *Journal of Nursing Education, 29,* 346–350.

Vaughn, M., Cheatwood, S., Sirles, A.T. & Brown, K.C. (1989). The effect of progressive muscle relaxation on stress among clerical workers. *American Association of Occupational Health Nurses Journal, 37,* 302–306.

Waddell, K.L. & Demi, A.S. (1993). Effectiveness of an intensive partial hospitalization program for treatment of anxiety disorders. *Archives of Psychiatric Nursing, 7,* 2–10.

Wilson, V.S. (1987). Identification of stressors related to patients' psychological responses to the surgical intensive care unit. *Heart and Lung, 16,* 267–273.

Ziegler, S.M. (1982). Taxonomy for nursing diagnosis derived from the Neuman systems model.

In B. Neuman, *The Neuman systems model: Application to nursing education and practice* (pp. 55–68). Norwalk, CT: Appleton-Century-Crofts.

Ziemer, M.M. (1983). Effects of information on postsurgical coping. *Nursing Research, 32,* 282–287.

Dissertationen

Burritt, J.E. (1988). The effects of perceived social support on the relationship between job stress and job satisfaction and job performance among registered nurses employed in acute care facilities. *Dissertation Abstracts International, 49,* 2123B.

Capers, C.F. (1987). Perceptions of problematic behavior as held by lay black adults and registered nurses. *Dissertation Abstracts International, 47,* 4467B.

Collins, A.S. (1992). Effects of positional changes on selected physiological and psychological measurements in clients with atrial fibrillation. *Dissertation Abstracts International, 53,* 200B.

Flannery, J.C. (1988). Validity and reliability of Levels of Cognitive Functioning Assessment Scale for adults with closed head injuries. *Dissertation Abstracts International, 48,* 3248B.

Fulton, B.J. (1993). Evaluation of the effectiveness of the Neuman systems model as a theoretical framework for baccalaureate nursing programs. *Dissertation Abstracts International, 53,* 5641B.

Goble, D.S. (1991). A curriculum framework for the prevention of child sexual abuse. *Dissertation Abstracts International, 52,* 2004A.

Harbin, P.D.O. (1990). A Q-analysis of the stressors of adult female nursing students enroled in baccalaureate schools of nursing. *Dissertation Abstracts International, 50,* 3919B.

Heaman, D.J. (1992). Perceived stressors and coping strategies of parents with developmentally disabled children. *Dissertation Abstracts International, 52,* 6316B.

Lancaster, D.R.N. (1992). Coping with appraised threat of breast cancer: Primary prevention coping behaviors utilized by women at increased risk. *Dissertation Abstracts International, 53,* 202B.

McDaniel, G.M.S. (1990). The effects of two methods of dangling on heart rate and blood pressure in postoperative abdominal hysterectomy patients. *Dissertation Abstracts International, 50,* 3923B.

Moody, N.B. (1991). Selected demographic variables, organizational characteristics, role orientation, and job satisfaction among nurse faculty. *Dissertation Abstracts International, 52,* 1356B.

Norman, S.E. (1991). The relationship between hardiness and sleep disturbances in HIV-infected men. *Dissertation Abstracts International, 51,* 4780B.

Norris, E.W. (1990). Physiologic response to exercise in clients with mitral valve prolapse syndrome. *Dissertation Abstracts International, 50,* 5549B.

Peoples, L.T. (1991). The relationship between selected client, provider, and agency variables and the utilization of home care services. *Dissertation Abstracts International, 51,* 3782B.

Poole, V.L. (1992). Pregnancy wantedness, attitude forward pregnancy, and use of alcohol, tobacco, and street drugs during pregnancy. *Dissertation Abstracts International, 52,* 5193B.

Pothiban, L. (1993). Risk factor prevalance, risk status, and perceived risk for coronary heart disease among Thai elderly. *Dissertation Abstracts International, 54,* 1337B.

Rowe, M.L. (1990). The relationship of commitment and social support to the life satisfaction of caregivers to patients with Alzheimer's disease. *Dissertation Abstracts International, 51,* 1747B.

Rowles, C.J. (1993). The relationship of selected personal and organizational variables and the tenure of directors of nursing in nursing homes. *Dissertation Abstracts International, 53,* 4593B.

Schlosser, S.P. (1985). The effect of anticipatory guidance on mood state in primiparas experiencing unplanned cesarean delivery (metropolitan area, Southeast). *Dissertation Abstracts International, 46,* 2627B.

Sipple, J.E.A. (1989). A model for curriculum change based on retrospective analysis. *Dissertation Abstracts International, 50,* 1927A.

Tennyson, M.G. (1992). Becoming pregnant: Perceptions of black adolescents. *Dissertation Abstracts International, 52,* 5196B.

Terhaar, M.F. (1989). The influence of physiologic stability, behavioral stability and family stability on the preterm infant's lenght of stay in the neonatal intensive care unit. *Dissertation Abstracts International, 50,* 1328B.

Vincent, J.L.M (1988). A Q analysis of the stressors of fathers with an infant in an intensive care unit. *Dissertation Abstracts International, 49,* 3111B.

Watson, L.A. (1991). Comparison of the effects of usual, support, and informational nursing interventions on the extent to which families of critically ill patients perceived their needs were met. *Dissertation Abstracts International, 52,* 2999B.

Webb, C.A. (1988). A cross-sectional study of hope, physical status, cognitions and meaning and purpose of pre- and post-retirement adults. *Dissertation Abstracts International, 49,* 1922A.

Whatley, J.H. (1989). Effects of health locus of control and social network on risk-taking in adolescents. *Dissertation Abstracts International, 50,* 129B.

Magisterarbeiten

Anderson, R.R. (1992). Indicators of nutritional status as a predictor of pressure ulcer development in the critically ill adults. *Masters Abstracts International, 30,* 92.

Averill, J.B. (1989). The impact of primary prevention as an intervention strategy. *Masters Abstracts International, 27,* 89.

Baskin-Nedzelski, J. (1992). Job stressores among visiting nurses. *Masters Abstracts International, 30,* 79.

Besseghini, C. (1990). Stressful life events and angina in individuals undergoing exercise stress testing. *Masters Abstracts International, 28,* 569.

Blount, K.R. (1989). The relationship between the parents' and five to six-year-old child's perception of the life events as stressors within the Neuman health care system framework. *Masters Abstracts International, 27,* 487.

Elgar, S.J. (1992). The influence of companion animals on perceived social support and perceived stress among family caregivers. *Masters Abstracts International, 30,* 732.

Fields, W.L. (1988). The effects of the 12-hour shift on fatigue and critical thinking performance in critical care nurses. *Masters Abstracts International, 26,* 237.

Finney, G.A.H. (1990). Spiritual needs of patients. *Masters Abstracts International, 28,* 272.

Goldstein, L.A. (1988). Needs of spouses of hospitalized cancer patients. *Masters Abstracts International, 26,* 105.

Harper, B. (1993). Nurses' beliefs about social support and the effect of nursing care on the cardiac clients' attitudes in reducing cardiac risk status. *Masters Abstracts International, 31,* 273.

Haskill, K.M. (1988). Sources of occupational stress of the community health nurse. *Masters Abstracts International, 26,* 106.

Morris, D.C. (1991). Occupational stress among home care first line managers. *Masters Abstracts International, 29,* 443.

Murphy, N.G. (1990). Factors associated with breastfeeding success and failure: A systematic integrative review (infant nutrition). *Masters Abstracts International, 28,* 275.

Petock, A.M. (1991). Decubitus ulcers and physiological stressors. *Masters Abstracts International, 29,* 267.

Sammarco, C.C.A. (1990). The study of stressors of the operating room nurse versus those of the intensive care unit nurse. *Masters Abstracts International, 28,* 276.

Scarpino, L.L. (1988). Family caregivers' perceptions associated with the chemotherapy treatment setting for the oncology client. *Masters Abstracts International, 26,* 424.

Sullivan, M.M. (1991). Comparisons of job satisfaction scores of school nurses with job satisfaction normative scores of hospital nurses. *Masters Abstracts International, 29,* 652.

Wilkey, S.F. (1990). The effects of an eight-hour continuing education course on the death anxiety levels of registered nurses. *Masters Abstracts International, 28,* 480.

Pflegeausbildung

Arndt, C. (1982). Systems theory and educational programs for nursing service administration. In B. Neuman, *The Neuman systems model: Application to nursing education and practice* (pp. 182–187). Norwalk, CT: Appleton-Century-Crofts.

Baker, N.A. (1982). The Neuman systems model as a conceptual framework for continuing education in the work place. In B. Neuman, *The Neuman systems model: Application to nursing education and practice* (pp. 260–264). Norwalk, CT: Appleton-Century-Crofts.

Bourbonnais, F.F. & Ross, M.M. (1985). The Neuman systems model in nursing education: Course development and implementation. *Journal of Advanced Nursing, 10,* 117–123.

Bower, F.L. (1982). Curriculum development and the Neuman model. In B. Neuman, *The Neuman systems model: Application to nursing education and practice* (pp. 94–99). Norwalk, CT: Appleton-Century-Crofts.

Bruton, M.R. & Matzo, M. (1989). Curriculum revision at Saint Anselm College: Focus on the older adult. In B. Neuman, *The Neuman systems model* (2nd ed., pp. 201–210). Norwalk, CT: Appleton & Lange.

Capers, C.F. (1986). Some basic facts about models, nursing conceptualizations, and nursing theories. *Journal of Continuing Education, 16,* 149–154.

Conners, V.L. (1982). Teaching the Neuman systems model: An approach to student and faculty development. In B. Neuman, *The Neuman systems model: Application to nursing education and practice* (pp. 176–181). Norwalk, CT: Appleton-Century-Crofts.

Conners, V.L. (1989). An empirical evaluation of the Neuman systems model: The University of Missouri-Kansas City. In B. Neuman, *The Neuman systems model* (2nd ed., pp. 249–258). Norwalk, CT: Appleton & Lange.

Conners, V., Harmon, V.M. & Langford, R.W. (1982). Course development and implementation using the Neuman systems model as a framework: Texas Woman's University (Houston Campus). In B. Neuman, *The Neuman systems model: Application to nursing education and practice* (pp. 153–158). Norwalk, CT: Appleton-Century-Crofts.

Dale, M.L. & Savala, S.M. (1990). A new approach to the senior practicum. *Nursing-Connections, 3*(1), 45–51.

Dyck, S.M., Innes, J.E., Rae, D.I. & Sawatzky, J.E. (1989). The Neuman systems model in curriculum revision: A baccalaureate program, University of Saskatchewan. In B. Neuman, *The Neuman systems model* (2nd ed., pp. 225–236). Norwalk, CT: Appleton & Lange.

Edwards, P.A. & Kittler, A.W. (1991). Integrating rehabilitation content in nursing curricula. *Rehabilitation Nursing, 16,* 70–73.

Harty, M.B. (1982). Continuing education in nursing and the Neuman model. In B. Neuman, *The Neuman systems model: Application to nursing education and practice* (pp. 100–106). Norwalk, CT: Appleton-Century-Crofts.

Johansen, H. (1989) Neuman model concepts in joint use – community health practice and student teaching – School of Advanced Nursing Education, Aarhus University, Aarhus, Denmark. In B. Neuman, *The Neuman systems model* (2nd ed., pp. 334–362). Norwalk, CT: Appleton & Lange.

Johnson, M.N., Vaughn-Wrobel, B., Ziegler, S., Hough, L., Bush, H.A. & Kurtz, P. (1982). Use of the Neuman Health-Care systems model in the master's curriculum: Texas Woman's University. In B. Neuman, *The Neuman systems model: Application to nursing education and practice* (pp. 130–152). Norwalk, CT: Appleton-Century-Crofts.

Johnson, S.E. (1989). A picture is worth a thousand words: Helping students visualize a conceptual model. *Nurse Educator, 14*(3), 21–24.

Kilchenstein, L. & Yakulis, I. (1984). The birth of a curriculum: Utilization of the Betty Neuman health care systems model in an integrated baccalaureate program. *Journal of Nursing Education, 23,* 126–127.

Knox, J.E., Kilchenstein, L. & Yakulis, I.M. (1982). Utilization of the Neuman model in an integrated baccalaureate program: University of Pittsburgh. In B. Neuman, *The Neuman systems model: Application to nursing education and practice* (pp. 117–123).

Laschinger, S.J., Maloney, R. & Tramer, J.E. (1989). An evaluation of student use of the Neuman systems model: Queen's University, Canada. In B. Neuman, *The Neuman systems model* (2nd ed., pp. 211–224). Norwalk, CT: Appleton & Lange.

Lebold, M. & Davis, L. (1980). A baccalaureate nursing curriculum based on the Neuman health systems model. In J.P. Riehl & C. Roy, *Conceptual models for nursing practice* (2nd ed., pp. 151–158). New York: Appleton-Century-Crofts.

Lebold, M.M. & Davis, L.H. (1982). A baccalaureate nursing curriculum based on the Neuman systems model: Saint Xavier College. In B. Neuman, *The Neuman systems model: Application to nursing education and practice* (pp. 124–129). Norwalk, CT: Appleton-Century-Crofts.

Louis, M., Witt, R. & LaMancusa, M. (1989). The Neuman systems model in multilevel nurse education programs: University of Nevada, Las Vegas. In B. Neuman, *The Neuman systems model* (2nd ed., pp. 237–248). Norwalk, CT: Appleton & Lange.

Lowry, L. (1985). Adapted by degrees. *Senior Nurse, 5*(3), 25–26.

Lowry, L.W. (1988). Operationalizing the Neuman systems model: A course in concepts and process. *Nurse Educator, 13*(3), 19–22.

Lowry, L.W. & Green, G.H. (1989). Four Neuman-based associate degree programs: Brief description and evaluation. In B. Neuman, *The Neuman systems model* (2nd ed., pp. 283–312). Norwalk, CT: Appleton & Lange.

Mirenda, R.M. (1986). The Neuman systems model: Description and application. In P. Winstead-Fry (Ed.), *Case studies in nursing theory* (pp. 127–166). New York: National League for Nursing.

Moxley, P.A. & Allen, L.M.H. (1982). The Neuman systems model approach in a master's degree program: Northwestern State University. In B. Neuman, *The Neuman systems model: Application to nursing education and practice* (pp. 168–175). Norwalk, CT: Appleton-Century-Crofts.

Mrkonich, D.E., Hessian, M. & Miller, M.W. (1989). A cooperative process in curriculum development using the Neuman health-care systems model. In J.P. Riehl-Sisca, *Conceptual models for nursing practice* (3rd ed., pp. 87–94). Norwalk, CT: Appleton & Lange.

Mrkonich, D., Miller, M. & Hessian, M. (1989). Cooperative baccalaureate education: The Minnesota intercollegiate nursing consortium. In B. Neuman, *The Neuman systems model* (2nd ed., pp. 175–182). Norwalk, CT: Appleton & Lange.

Nelson, L.F., Hansen, M. & McCullagh, M. (1989). A new baccalaureate North Dakota-Minnesota nursing education consortium. In B. Neuman, *The Neuman systems model* (2nd ed., pp. 183–192). Norwalk, CT: Appleton & Lange.

Nichols, E.G., Dale, M.L. & Turley, J. (1989). The University of Wyoming evaluation of a Neuman-based curriculum. In B. Neuman, *The Neuman systems model* (2nd ed., pp. 259–282). Norwalk, CT: Appleton & Lange.

Reed-Sorrow, K., Harmon, R.L. & Kitundu, M.E. (1989). Computer-assisted learning and the Neuman systems model. In B. Neuman, *The Neuman systems model* (2nd ed., pp. 155–160). Norwalk, CT: Appleton & Lange.

Ross, M.M., Bourbonnais, F.F. & Carroll, G. (1987). Curricular design and the Betty Neuman systems model: A new approach to learning. *International Nursing Review, 34,* 75–79.

Sipple, J.A. & Freese, B.T. (1989). Transition from technical to professional-level nursing education. In B. Neuman, *The Neuman systems model* (2nd ed., pp. 193–200). Norwalk, CT: Appleton & Lange.

Stittich, E.M., Avent, C.L. & Patterson, K. (1989). Neuman-based baccalaureate and graduate nursing programs, California State University, Fresno. In B. Neuman, *The Neuman systems model* (2nd ed., pp. 163–174). Norwalk, CT: Appleton & Lange.

Story, E.L. & DuGas, B.W. (1988). A teaching strategy to facilitate conceptual model implementation in practice. *Journal of Continuing Education in Nursing, 19,* 244–247.

Story, E.L. & Ross, M.M. (1986). Family centered community health nursing and the Betty Neuman systems model. *Nursing Papers, 18*(2), 77–88.

Tollett, S.M. (1982). Teaching geriatrics and gerontology: Use of the Neuman systems model. In B. Neuman, *The Neuman systems model: Application to nursing education and practice* (pp. 1159–1164). Norwalk, CT: Appleton-Century-Crofts.

Pflegeadministration

Arndt, C. (1982). Systems concepts for management of stress in complex healthcare organizations. In B. Neuman, *The Neuman systems model: Application to nursing education and practice* (pp. 97–114). Norwalk, CT: Appleton-Century-Crofts.

Bowman, G.E. (1982). The Neuman assessment tool adapted for child day-care centers. In B. Neuman, *The Neuman systems model: Application to nursing education and practice* (pp. 324–334). Norwalk, CT: Appleton-Century-Crofts.

Breckenridge, D.M., Cupit, M.C. & Raimondo, J.M. (1982). Systematic nursing assessment tool for the CAPD client. *Nephrology Nurse,* (January/February), *24,* 26–27, 30–31.

Burke, M.E. Sr., Capers, C.F., O'Connell, R.K., Quinn, R.M. & Sinnott, M. (1989). Neuman-based nursing practice in a hospital setting. In B. Neuman, *The Neuman systems model* (2nd ed., pp. 423–444). Norwalk, CT: Appleton & Lange.

Capers, C.F. & Kelly, R. (1987). Neuman nursing process: A model of holistic care. *Holistic Nursing Practice, 1*(3), 19–26.

Capers, C.F., O'Brien, C., Quinn, R., Kelly, R. & Fenerty, A. (1985). The Neuman systems model in practice: Planning phase. *Journal of Nursing Administration, 15*(5), 29–39.

Caramanica, L. & Thibodeau, J. (1987). Nursing philosophy and the selection of a model for practice. *Nursing Management 10*(10), 71.

Davies, P. (1989). In Wales: Use of the Neuman systems model by community psychiatric nurses. In B. Neuman, *The Neuman systems model* (2nd ed., pp. 375–384). Norwalk, CT: Appleton & Lange.

Drew, L.L., Craig, D.M. & Beynon, C.E. (1989). The Neuman systems model for community health administration and practice: Provinces of Manitoba and Ontario, Canada. In B. Neuman, *The Neuman systems model* (2nd ed., pp. 315–342). Norwalk, CT: Appleton & Lange.

Fawcett, J., Botter, M.L., Burritt, J., Crossley, J.D. & Fink, B.B. (1989). Conceptual models of nursing and organization theories. In B. Henry, M. DiVincenti, C. Arndt & A. Marriner (Eds.), *Dimensions of nursing administration: Theory, research, education, and practice* (pp. 143–154). Boston: Blackwell Scientific Publications.

Flannery, J. (1991). FAMLI-RESCUE: A family assessment tool for use by neuroscience nurses in the acute care setting. *Journal of Neuroscience Nursing, 23,* 111–115.

Hinton-Walker, P. & Raborn, M. (1989). Application of the Neuman model in nursing administration and practice. In B. Henry, M. DiVincenti, C. Arndt & A. Marriner (Eds.), *Dimensions of nursing administration: Theory, research, education, and practice* (pp. 711–723). Boston: Blackwell Scientific Publications.

Johns, C. (1991). The Burford Nursing Development Unit holistic model of nursing practice. *Journal of Advanced Nursing, 16,* 1090–1098.

Kelly, J.A., Sanders, N.F. & Pierce, J.D. (1989). A systems approach to the role of the nurse administrator in education and practice. In B. Neuman, *The Neuman systems model* (2nd ed., pp. 115–138). Norwalk, CT: Appleton & Lange.

Mayers, M.A. & Watson, A.B. (1982). Nursing care plans and the Neuman systems model. In B. Neuman, *The Neuman systems model: Application to nursing education and practice* (pp. 69–84). Norwalk, CT: Appleton-Century-Crofts.

Mischke-Berkey, K. & Hanson, S.M.H. (1991). *Pocket guide to family assessment and intervention.* St. Louis: CV Mosby.

Mischke-Berkey, K., Warner, P. & Hanson, S. (1989). Family health assessment and intervention. In P.J. Bomar (Ed.), *Nurses and family health promotion: Concepts, assessment, and interventions* (pp. 115–154). Baltimore: Williams & Wilkins.

Moynihan, M.M. (1990). Implementation of the Neuman systems model in an acute care nursing department. In M.E. Parker (Ed.), *Nursing theories in practice* (pp. 263–273). New York: National League for Nursing.

Neal, M.C. (1982). Nursing care plans and the Neuman Systems Model: II. In B. Neuman, *The Neuman systems model: Application to nursing education and practice* (pp. 85–93). Norwalk, CT: Appleton-Century-Crofts.

Neuman, B. & Wyatt, M. (1980). The Neuman stress/adaptation systems approach to education for nurse administrators. In J.P. Riehl & C. Roy, *Conceptual models for nursing practice* (2nd ed., pp. 142–150). New York: Appleton-Century-Crofts.

Pinkerton, A. (1974). Use of the Neuman model in a home health-care agency. In J.P. Riehl & C. Roy, *Conceptual models for nursing practice* (pp. 122–129). New York: Appleton-Century-Crofts.

Quayhagen, M.P. & Roth, P.A. (1989). From model to measures in assessment of mature families. *Journal of Professional Nursing, 5,* 144–151.

Schlentz, M.D. (1993). The minimum data set and the levels of prevention in the long-term care facility. *Geriatric Nursing, 14,* 79–83.

Simmons, L. & Borgdon, C. (1991). The clinical nurse specialist in HIV care. *The Kansas Nurse, 66*(1), 6–7.

Vokaty, D.A. (1982). The Neuman systems model applied to the clinical nurse specialist role. In B. Neuman, *The Neuman systems model: Application to nursing education and practice* (pp. 165–167). Norwalk, CT: Appleton-Century-Crofts.

Pflegepraxis

Anderson, E., McFarlane, J. & Helton, A. (1986). Community-as-client: A model for practice. *Nursing Outlook, 34,* 220–224.

Baerg, K.L. (1991). Using Neuman's model to analyze a clinical situation. *Rehabilitation Nursing, 16,* 38–39.

Baker, N.A. (1982). Use of the Neuman model in planning for the psychological needs of the respiratory disease patient. In B. Neuman, *The Neuman systems model: Application to nursing education and practice* (pp. 241–251). Norwalk, CT: Appleton-Century-Crofts.

Balch, C. (1974). Breaking the lines of resistance. In J.P. Riehl & C. Roy, *Conceptual models for nursing practice* (pp. 130–134). New York: Appleton-Century-Crofts.

Beckingham, A.C. & Baumann, A. (1990). The aging family in crisis: Assessment and decision-making models. *Journal of Advanced Nursing, 15,* 782–787.

Beddome, G. (1989). Application of the Neuman systems model to the assessment of community-as-client. In B. Neuman, *The Neuman systems model* (2nd ed., pp. 363–374). Norwalk, CT: Appleton & Lange.

Beitler, B., Tkachuck, B. & Aamodt, D. (1980). The Neuman model applied to mental health, community health, and medical-surgical nursing. In J.P. Riehl & C. Roy, *Conceptual models for nursing practice* (2nd ed., pp. 170–178). New York: Appleton-Century-Crofts.

Benedict, M.B. & Sproles, J.B. (1982). Application of the Neuman model to public health nursing practice. In B. Neuman, *The Neuman systems model: Application to nursing education and practice* (pp. 223–240). Norwalk, CT: Appleton-Century-Crofts.

Bergstrom, D. (1992). Hypermetabolism in multisystem organ failure: A Neuman systems perspective. *Critical Care Nursing Quarterly, 15*(3), 63–70.

Beyea, S. & Matzo, M. (1989). Assessing elders using the functional health pattern assessment model. *Nurse Educator, 14*(5), 32–37.

Biley, F.C. (1989). Stress in high dependency units. *Intensive Care Nursing, 5,* 134–141.

Breckenridge, D.M. (1982). Adaptation of the Neuman systems model for the renal client. In B. Neuman, *The Neuman systems model: Application to nursing education and practice* (pp. 267–277). Norwalk, CT: Appleton-Century-Crofts.

Breckenridge, D.M. (1989). Primary prevention as an intervention modality for the renal client. In B. Neuman, *The Neuman systems model* (2nd ed., pp. 397–406). Norwalk, CT: Appleton & Lange.

Brown, M.W. (1988). Neuman's systems model in risk factor reduction. *Cardiovascular Nursing, 24*(6), 43.

Buchanan, B.F. (1987). Human-environment interaction: A modification of the Neuman systems model for aggregates, families, and the community. *Public Health Nursing, 4,* 52–64.

Cardona, V.D. (1982). Client rehabilitation and the Neuman model. In B. Neuman, *The Neuman systems model: Application to nursing education and practice* (pp. 278–290). Norwalk, CT: Appleton-Century-Crofts.

Clark, F. (1982). The Neuman systems model: A clinical application for psychiatric nurse practitioners. In B. Neuman, *The Neuman systems model: Application to nursing education and practice* (pp. 335–353). Norwalk, CT: Appleton-Century-Crofts.

Clark, J. (1982). Development of models and theories on the concept of nursing. *Journal of Advanced Nursing, 7,* 129–134.

Craddock, R.B. & Stanhope, M.K. (1980). The Neuman Health-Care Systems Model: Recommended application. In J.P. Riehl & C. Roy, *Conceptual models for nursing practice* (pp. 159–169). New York: Appleton-Century-Crofts.

Cunningham, S.G. (1982). The Neuman model applied to an acute care setting: Pain. In B. Neuman, *The Neuman systems model: Application to nursing education and practice* (pp. 291–296). Norwalk, CT: Appleton-Century-Crofts.

Cunningham, S.G. (1983). The Neuman systems model applied to a rehabilitation setting. *Rehabilitation Nursing, 8*(4), 20–22.

Davis, L.H. (1982) Aging: A social and preventive perspective. In B. Neuman, *The Neuman systems model: Application to nursing education and practice* (pp. 211–214). Norwalk, CT: Appleton-Century-Crofts.

Delunas, L.R. (1990). Prevention of elder abuse: Betty Neuman health care systems approach. *Clinical Nurse Specialist, 4,* 54–58.

Dunbar, S.B. (1982). Critical care and the Neuman model. In B. Neuman, *The Neuman systems model: Application to nursing education and practice* (pp. 297–307). Norwalk, CT: Appleton-Century-Crofts.

Dunn, S.I. & Trépaniér, M.J. (1989). Application of the Neuman model to perinatal nursing. In B. Neuman, *The Neuman systems model* (2nd ed., pp. 407–422). Norwalk, CT: Appleton & Lange.

Eclin, D.J. (1982). Palliative care and the Neuman model. In B. Neuman, *The Neuman systems model: Application to nursing education and practice* (pp. 257–259). Norwalk, CT: Appleton-Century-Crofts.

Fawcett, J., Archer, C.L., Becker, D., Brown, K.K., Gann, S., Wong, M.J. & Wurster, A.B. (1992). Guidelines for selecting a conceptual model of nursing: Focus on the individual patient. *Dimensions of Critical Care Nursing, 11,* 268–277.

Fawcett, J., Cariello, F.P., Davis, D.A., Farley, J., Zimmaro, D.M. & Watts, R.J. (1987). Conceptual models of nursing: Application to critical care nursing practice. *Dimensions of Critical Care Nursing, 6,* 202–213.

Foote, A.W., Piazza, D. & Schultz, M. (1990). The Neuman Systems Model: Application to a patient with a cervical spinal cord injury. *Journal of Neuroscience Nursing, 22,* 302–306.

Fulbrook, P.R. (1991). The application of the Neuman Systems Model to intensive care. *Intensive Care Nursing, 7,* 28–39.

Galloway, D.A. (1993). Coping with a mentally and physically impaired infant: A self-analysis. *Rehabilitation Nursing, 18,* 34–36.

Gavan, C.A.S., Hastings-Tolsma, M.T. & Troyan, P.J. (1988). Explication of Neuman's model:

A holistic systems approach to nutrition for health promotion in the life process. *Holistic Nursing Practice, 3*(1), 26–38.

Goldblum-Graff, D. & Graff, H. (1982). The Neuman model adapted to family therapy. In B. Neuman, *The Neuman systems model: Application to nursing education and practice* (pp. 217–222). Norwalk, CT: Appleton-Century-Crofts.

Gunter, L.M. (1982). Application of the Neuman systems model to gerontic nursing. In B. Neuman, *The Neuman systems model: Application to nursing education and practice* (pp. 196–210). Norwalk, CT: Appleton-Century-Crofts.

Herrick, C.A. & Goodykoontz, L. (1989). Neuman's systems model for nursing practice as a conceptual framework for a family assessment. *Journal of Child and Adolescent Psychiatric and Mental Health Nursing, 2,* 61–67.

Herrick, C.A., Goodykoontz, L., Herrick, R.H. & Hackett, B. (1991). Planning a continuum of care in child psychiatric nursing: A collaborative effort. *Journal of Child and Adolescent Psychiatric and Mental Health Nursing, 4,* 41–48.

Hiltz, D. (1990). The Neuman systems model: An analysis of a clinical situation. *Rehabilitation Nursing, 15,* 330–332.

Hoeman, S.P. & Winters, D.M. (1990). Theory-based case management: High cervical spinal cord injury. *Home Healthcare Nurse, 8,* 25–33.

Kido, L.M. (1991). Sleep deprivation and intensive care unit psychosis. *Emphasis: Nursing, 4*(1), 23–33.

Knight, J.B. (1990). The Betty Neuman systems model applied to practice: A client with multiple sclerosis. *Journal of Advanced Nursing, 15,* 447–455.

Lindell, M. & Olsson, H. (1991). Can combined oral contraceptives be made more effective by means of a nursing care model? *Journal of Advanced Nursing, 16,* 475–479.

McInerney, K.A. (1982). The Neuman systems model applied to critical care nursing of cardiac surgery clients. In B. Neuman, *The Neuman systems model: Application to nursing education and practice* (pp. 308–315). Norwalk, CT: Appleton-Century-Crofts.

Millard, J. (1992). Health visiting an elderly couple. *British Journal of Nursing, 1,* 769–773.

Mirenda, R.M. (1986). The Neuman model in practice. *Senior Nurse, 5*(3), 26–27.

Mirenda, R.M. (1986). The Neuman systems model: Description and application. In P. Winstead-Fry (Ed.), *Case studies in nursing theory* (pp. 127–166). New York: National League for Nursing.

Moore, S.L. & Munro, M.F. (1990). The Neuman systems model applied to mental health nursing of the older adults. *Journal of Advanced Nursing, 15,* 293–299.

Piazza, D., Foote, A., Wright, P. & Holcombe, J. (1992). Neuman Systems Model used as a guide for the nursing care of an 8-year-old child with leukemia. *Journal of Pediatric Oncology Nursing, 9*(1), 17–24.

Pierce, J.D. & Hutton, E. (1992). Applying the new concepts of the Neuman systems model. *Nursing Forum, 27,* 15–18.

Reed, K. (1982). The Neuman systems model: A basis for family psychosocial assessment. In B. Neuman, *The Neuman systems model: Application to nursing education and practice* (pp. 188–195). Norwalk, CT: Appleton-Century-Crofts.

Reed, K.S. (1989). Family theory related to the Neuman systems model. In B. Neuman, *The Neuman systems model* (2nd ed., pp. 385–396). Norwalk, CT: Appleton & Lange.

Reed, K.S. (1993). Adapting the Neuman systems model for family nursing. *Nursing Science Quarterly, 6,* 93–97.

Redheffer, G. (1985). Application of Betty Neuman's Health Care Systems Model to emergency nursing practice: Case review. *Point of View, 22*(2), 4–6.

Rice, M.J. (1982). The Neuman systems model applied in a hospital medical unit. In B. Neuman, *The Neuman systems model: Application to nursing education and practice* (pp. 316–323). Norwalk, CT: Appleton-Century-Crofts.

Robichaud-Ekstrand, S. & Delisle, L. (1989). Neuman en médecine-chirurgie (The Neuman model in medical-surgical settings). *The Canadian Nurse, 85*(6), 32–35.

Ross, M. & Bourbonnais, F. (1985). The Betty Neuman Systems Model in nursing practice: A case study approach. *Journal of Advanced Nursing, 10,* 199–207.

Ross, M.M. & Helmer, H. (1988). A comparative analysis of Neuman's model using the individual and family as the units of care. *Public Health Nursing, 5,* 30–36.

Shaw, M.C. (1991). A theoretical base for orthopaedic nursing practice: The Neuman systems model. *Canadian Orthopaedic Nurses Association Journal, 13*(2), 19–21.

Smith, M.C. (1989). Neuman's model in practice. *Nursing Science Quarterly, 2,* 116–117.

Sohier, R. (1989). Nursing care for the people of a small planet: Culture and the Neuman systems model. In B. Neuman, *The Neuman systems model* (2nd ed., pp. 139–154). Norwalk, CT: Appleton & Lange.

Spradley, B.W. (1990). *Community health nursing: Concepts and practice.* Glenview, IL: Scott, Foresman/Little, Brown Higher Education.

Sullivan, J. (1986). Using Neuman's model in the acute phase of spinal cord injury. *Focus in Critical Care, 13*(5), 34–41.

Torkington, S. (1988). Nourishing the infant. *Senior Nurse, 8*(2), 24–25.

Utz, S.W. (1980). Applying the Neuman model to nursing practice with hypertensive clients. *Cardio-Vascular Nursing, 16,* 29–34.

Wallingford, P. (1989). The neurologically impaired and dying child: Applying the Neuman systems model. *Issues in Comprehensive Pediatric Nursing, 12,* 139–157.

Weinberger, S.L. (1991). Analysis of a clinical situation using the Neuman System Model. *Rehabilitation Nursing, 16,* 278, 280–281.

Bibliographie zu Kapitel 7

Orems Selbstpflegemodell

Primärliteratur

Nursing Development Conference Group. (1973). *Concept formalization in nursing: Process and product.* Boston: Little, Brown.

Nursing Development Conference Group. (1979). *Concept formalization in nursing: Process and product.* Boston: Little, Brown.

Orem, D.E. (1956). *Hospital Nursing service: An analysis.* Indianapolis: Division of Hospital and Institutional Services in the Indiana State Board of Health.

Orem, D.E. (1959). *Guides for developing curricula for the education of practical nurses.* Washington, DC: US Government Printing Office.

Orem, D.E. (1971). *Nursing: Concepts of practice.* New York: McGraw-Hill.

Orem, D. E. (1980). *Nursing: Concepts of practice* (2nd ed.). New York: McGraw-Hill.

Orem, D. E. (1981). Nursing: A triad of action systems. In G. E. Lasker (Ed.), *Applied systems and cybernetics.* Vol. IV. *Systems research in health care, biocybernetics and ecology* (pp. 1729–1733). New York: Pergamon Press.

Orem, D. E. (1983). The family coping with a medical illness: Analysis and application of Orem's theory. In I. W. Clements & F. B. Roberts, *Family health: A theoretical approach to nursing care* (pp. 385–386). New York: John Wiley & Sons.

Orem, D. E. (1983). The family experiencing emotional crisis. Analysis and application of Orem's self-care deficit theory. In I. W. Clements & F. B. Roberts, *Family health: A theoretical approach to nursing care* (pp. 367–368). New York: John Wiley & Sons.

Orem, D. E. (1983). The self-care deficit theory of nursing: A general theory. In I. W. Clements & F. B. Roberts, *Family health: A theoretical approach to nursing care* (pp. 205–217). New York: John Wiley & Sons.

Orem, D. E. (1984). Orem's conceptual model and community health nursing. In M. K. Asay & C. C. Ossler (Eds.), *Conceptual models of nursing: Applications in community health nursing. Proceedings of the Eighth Annual Community Health Nursing Conference* (pp. 35–50). Chapel Hill: Department of Public Health Nursing, School of Public Health, University of North Carolina.

Orem, D. E. (1985). *Nursing: Concepts of practice* (3rd ed.). New York: McGraw-Hill.

Orem. D. E. (1987). Orem's general theory of nursing. In R. R. Parse, *Nursing science: Major paradigms, theories, and critiques* (pp. 67–89). Philadelphia: WB Saunders.

Orem, D. E. (1989). Theories and hypotheses for nursing administration. In B. Henry, M. DiVincenti, C. Arndt, & A. Marriner-Tomey (Eds.), *Dimensions of nursing administration: Theory, research, education and practice* (pp. 55–62). Boston: Blackwell Scientific Publications.

Orem, D. E. (1990). A nursing practice theory in three parts, 1956–1989. In M. E. Parker (Ed.), *Nursing theories in practice* (pp. 47–60). New York: National League for Nursing.

Orem, D. E. (1991). *Nursing: Concepts of practice* (4th ed.). St. Louis: CV Mosby.

Orem, D. E. & Parker, K. S. (Eds.) (1963). *Nurse education workshop proceedings.* Washington, DC: Catholic University of America.

Orem, D. E. & Taylor, S. G. (1986). Orem's general theory of nursing. In P. Winstead-Fry (Ed.), *Case studies in nursing theory* (pp. 37–71). New York: National League for Nursing.

Stellungnahmen

Aggleton, P. & Chalmers, H. (1985). Orem's self-care model. *Nursing Times, 81*(1), 36–39.

Arrington, D. T. & Walborn, K. S. (1989). The comfort caregiver concept. *Caring, 8*(12), 24–27.

Bartle, J. (1991). Caring in relation to Orem's theory. *Nursing Standard, 5*(37), 33–36.

Biehler, B. A. (1992). Impact of role-sets on implementing self-care theory with children. *Pediatric Nursing, 18,* 30–34.

Biley, F. & Dennerley, M. (1990). Orem's model: A critical analysis. *Nursing (London), 4*(13), 19–22.

Bottorff, J. L. (1991). Nursing: A practice science of caring. *Advances in Nursing Science, 14*(1), 26–39.

Bramlett, M. H., Gueldner, S. H. & Sowell, R. L. (1990). Consumer-centric advocacy: Its connection to nursing frameworks. *Nursing Science Quarterly, 3,* 156–161.

Butterfield, S. (1983). In search of commonalities: An analysis of two theoretical frameworks. *International Journal of Nurse Studies, 20,* 15–22.

Cavanagh, S. (1991). Orem and the nursing process: New directions for the 1990s. *Nurse Practitioner, 4*(4), 26–28.

Chapman, P. (1984). Specifics and generalities: A critical examination of two nursing models. *Nurse Education Today, 4,* 141–144.

Chavasse, J.M. (1987). A comparison of three models of nursing. *Nurse Education Today, 7*(4), 177–186.

Clark, M.D. (1986). Application of Orem's theory of self-care: A case study. *Journal of Community Health Nursing, 3,* 127–135.

Davidhizar, R. (1988). Critique of Orem's self-care model. *Nursing Management, 19*(11), 78–79.

Davis, L.H., Dumas, R., Ferketich, S., Flaherty, M.J., Isenberg, M., Koerner, J.E., Lacey, B., Stern, P.N., Valente, S. & Meleis, A.I. (1992). AAN expert panel report: Culturally competent health care. *Nursing Outlook, 40,* 277–283.

Denyes, M.J. (1988). Orem's model used for health promotion: Directions from research. *Advances in Nursing Science, 11*(1), 13–21.

Eban, J.D., Gashti, N.N., Hayes, S.E. et al. (1994). Dorothea E. Orem: Self-care deficit theory of nursing. In A. Marriner-Tomey (Ed.), *Nursing theorists and their work* (3rd ed., pp. 181–198). St. Louis: CV Mosby.

Eban, J.D., Gashti, N.N., Nation, M.J., Marriner-Tomey, A. & Nordmeyer, S.B. (1989). Dorothea E. Orem: Self-care deficit theory of nursing. In A. Marriner-Tomey (Ed.), *Nursing theorists and their work* (2nd ed., pp. 118–132). St. Louis: CV Mosby.

Eban, J.D., Nation, M.J., Marriner, A. & Nordmeyer, S.B. (1986). Dorothea E. Orem: Self-care deficit theory of nursing. In A. Marriner, *Nursing theorists and their work* (pp. 117–130). St. Louis: CV Mosby.

Feathers, R.L. (1989). Orem's self-care nursing theory. In J.P. Riehl-Sisca, *Conceptual models for nursing practice* (3rd ed., pp. 369–375). Norwalk, CT: Appleton & Lange.

Fitzpatrick, J.J., Whall, A., Johnston, R. & Floyd, J. (1982). *Nursing models and their psychiatric mental health applications.* Bowie, MD: Brady.

Foster, P.C. & Janssens, N.P. (1980). Dorothea E. Orem. In Nursing Theories Conference Group, *Nursing theories: The base for professional nursing practice* (pp. 90–106). Englewood Cliffs, NJ: Prentice-Hall.

Foster, P.C. & Janssens, N.P. (1985). Dorothea E. Orem. In Nursing Theories Conference Group, *Nursing theories: The base for professional nursing practice* (2nd ed., pp. 124–139). Englewood Cliffs, NJ: Prentice Hall.

Foster, P.C. & Janssens, N.P. (1990). Dorothea E. Orem. In J.B. George (Ed.), *Nursing theories: The base for professional nursing practice* (3rd ed., pp. 91–112). Norwalk, CT: Appleton & Lange.

Grypdonck, M. (1990). Theory development in nursing: Have the promises been fulfilled? A case study of Orem's theory. In *Proceedings of the 5th Conference of the Workgroup of European Nurse Researchers* (pp. 209–225). Budapest: The Workgroup.

Hanucharurnkul, S. (1989). Comparative analysis of Orem's and King's theories. *Journal of Advanced Nursing, 14,* 365–372.

Hartweg, D.L. (1990). Health promotion self-care within Orem's general theory of nursing. *Journal of Advanced Nursing, 15,* 35–41.

Hartweg, D.L. (1991). *Dorothea Orem: Self care deficit theory.* Newbury Park, CA: Sage.

Iveson-Iveson, J. (1982). Putting ideas into action. *Nursing Mirror, 155*(16), 49.

Johnston, R.L. (1983). Orem self-care model of nursing. In J.J. Fitzpatrick & A.L. Whall, *Conceptual models of nursing: analysis and applications* (pp. 137–155). Bowie, MD: Brady.

Johnston, R.L. (1989). Orem self-care model of nursing. In J.J. Fitzpatrick & A.L. Whall, *Conceptual models of nursing: analysis and applications* (2nd ed., pp. 165–184). Bowie, MD: Brady.

Keyser, P. (1985). Ethics of nurse-patient relationship in self-care model. In J. Riehl-Sisca, *The science and art of self-care* (pp. 14–19). Norwalk, CT: Appleton-Century-Crofts.

Kitson, A.L. (1987). A comparative analysis of lay-caring and professional (nursing) caring relationship. *International Journal of Nursing Studies, 24,* 155–165.

Leininger, M.M. (1992). Self-care ideology and cultural incongruities: Some critical issues. *Journal of Transcultural Nursing, 4*(1), 2–4.

Meleis, A.I. (1991). *Theoretical nursing: Development and progress* (2nd ed.). Philadelphia: JB Lippincott.

Melnyk, K. (1983). The process of theory analysis: An examination of the nursing theory of Dorothea E. Orem. *Nursing Research, 32,* 170–174.

Melnyk, K. (1983). Re: Nursing theory [Letter to the editor]. *Nursing Research, 32,* 318.

Melnyk, K. (1983). To the editor [Letter to the editor]. *Nursing Research, 32,* 383.

Allison, S. (1983). To the editor [Letter to the editor]. *Nursing Research, 32,* 383.

Burns, M. & Whelton, B. (1983). To the editor [Letter to the editor]. *Nursing Research, 32,* 381.

Geden, E. (1983). To the editor [Letter to the editor]. *Nursing Research, 32,* 381–382.

Orem, D. (1983). To the editor [Letter to the editor]. *Nursing Research, 32,* 382.

Pearson, B. (1983). To the editor [Letter to the editor]. *Nursing Research, 32,* 318.

Taylor, S. (1983). To the editor [Letter to the editor]. *Nursing Research, 32,* 382–383.

Morse, J.M., Solberg, S.M., Neander, W.L., Bottorff, J.L & Johnson, J.L. (1990). Concepts of caring and caring as a concept. *Advances in Nursing Science, 13*(1), 1–14.

Munley, M.J. & Sayers, P.A. (1984). *Self-care deficit theory of nursing: A primer for application of the concepts.* North Brunswick, NJ: Personal and Family Health Associates.

Pace, J.C. (1985). An advocacy model for health care professionals. *Family and Community Health, 7*(4), 77–87.

Perry, P.D. & Sutcliffe, S.A. (1982). Conceptual frameworks for clinical practice. *Journal of Neurosurgical Nursing, 14,* 318–321.

Pesut, D.J. (1992). Self-regulation, self-management and self-care. *South Carolina Nurse, 7*(2), 22–23.

Purcell, C. (1993). Holistic care of a critically ill child. *Intensive Critical Care Nursing, 9,* 108–115.

Riehl-Sisca, J. (1985). Epilogue: Future implications for the science and the art of self-care. In J. Riehl-Sisca, *The science and art of self-care* (pp. 307–309). Norwalk, CT: Appleton-Century-Crofts.

Riehl-Sisca, J.P. (1985). Orem's general theory of nursing: An interpretation. In J. Riehl-Sisca, *The science and art of self-care* (pp. 3–13). Norwalk, CT: Appleton-Century-Crofts.

Riehl-Sisca, J.P. (1989). Orem's general theory of nursing: An interpretation. In J. Riehl-Sisca, *Conceptual models for nursing practice* (3rd ed., pp. 359–368). Norwalk, CT: Appleton & Lange.

Rosenbaum, J. (1986). Comparison of two theorists on care: Orem and Leininger. *Journal of Advanced Nursing, 11,* 409–419.

Rosenbaum, J. N. (1989). Self-caring: Concept development for nursing. *Recent Advances in Nursing, 24,* 18–31.

Rourke, A. M. (1991). Self-care: Chore or challenge? *Journal of Advanced Nursing, 16,* 233–241.

Runtz, S. E. & Urtel, J. G. (1983). Evaluating your practice via a nursing model. *Nurse Practitioner, 8*(3), 30, 32, 37–40.

Simmons, S. J. (1990). The Health-Promoting Self-Care System Model: Directions for nursing research and practice. *Journal of Advanced Nursing, 15,* 1162–1166.

Smith, M. C. (1979). Proposed metaparadigm for nursing research and theory development: An analysis of Orem's self-care theory. *Image, 11,* 75–79.

Smith, M. J. (1987). A critique of Orems theory. In R. R. Parse, *Nursing science: Major paradigms, theories, and critiques* (pp. 91–105). Philadelphia: WB Saunders.

Smith, S. R. (1981). Sounds off! «Oremization», the curse of nursing. *RN, 44*(19), 83.

Spangler, Z. S. & Spangler, W. D. (1983). Self-care: A testable model. In P. L. Chinn (Ed.), *Advances in nursing theory development* (pp. 89–105). Rockville, MD: Aspen.

Steiger, N. & Lipson, J. (1985). *Self-care nursing: Theory and practice.* Bowie, MD: Brady.

Stern, P. N. & Harris, C. C. (1985). Women's health and the self-care paradox: A model to guide self-care readiness. *Health Care for Women International, 6,* 151–174.

Taylor, S. (1978, December/1979, January). The unique object and system of nursing. *Missouri Nurse,* 3–5.

Thibodeau, J. A. (1983). *Nursing models: Analysis and evaluation.* Monterey, CA: Wadsworth.

Underwood, P. R. (1990). Orem's self-care model: Principles and general applications. In D. Cormack & B. Reynolds (Eds.), *Psychiatric and mental health nursing* (pp. 175–187). London: Chapman and Hill.

Urbancic, J. C. (1992). Empowerment support with adult female survivors of childhood incest: Part I - Theories and research. *Archives of Psychiatric Nursing, 6,* 275–281.

Urbancic, J. C. (1992). Empowerment support with adult female survivors of childhood incest: Part II - Application of Orem's method of helping. *Archives of Psychiatric Nursing, 6,* 282–286.

Utz, S. W. (1990). Motivating self-care: A nursing approach. *Holistic Nursing Practice, 4*(2), 13–21.

Uys, L. R. (1987). Foundational studies in nursing. *Journal of Advanced Nursing, 12,* 275–280.

Walker, J. M. & Campbell, S. M. (1989). Pain assessment, nursing models, and the nursing process. *Recent Advances in Nursing, 24,* 47–61.

Walton, J. (1985). An overview: Orem's self-care deficit theory of nursing. *Focus on Critical Care, 12*(1), 54–58.

Whelen, E. (1984). Analysis and application of Dorothea Orem's self-care practice model. *Journal of Nursing Education, 23,* 342–345.

Pflegeforschung

Alexander, J. S., Younger, R. E., Cohen, R. M. & Crawford, L. V. (1988). Effectiveness of a nurse-managed program for children with chronic asthma. *Journal of Pediatric Nursing, 3,* 312–317.

Allen, J. D. (1988). Knowing what to weigh: Women's self-care activities related to weight. *Advances in Nursing Science, 11*(1), 47–60.

Allison, S. E. (1971). The meaning of rest: An exploratory nursing study. In *ANA clinical sessions* (pp. 191–205). New York: Appleton-Century-Crofts.

Arneson, S. W. & Triplett, J. L. (1990). Riding with Bucklebear: An automobile safety program for preschoolers. *Journal of Pediatric Nursing, 5*, 115–122.

Barron, M. L., Ganong, L. H. & Brown, M. (1987). An examination of preconception health teaching by nurse practitioners. *Journal of Advanced Nursing, 12*, 605–610.

Baulch, Y. S., Larson, P. J., Dodd, M. J. & Dietrich, C. (1992). The relationship of visual acuity, tactile sensitivity, and mobility of the upper extremities to proficient breast self-examination in women 65 and older. *Oncology Nursing Forum, 19*, 1367–1372.

Belcher, D. (1992). The effect of a career awareness program on the success rate of the practical nursing student (Abstract). *Kentucky Nurse, 40*(3), 18.

Bennett, J. A., DeMayo, M. & Saint Germain, M. (1993). Caring in the time of AIDS: The importance of empathy. *Nursing Administration Quarterly, 17*(2), 46–60.

Bidigare, S. A. & Oermann, M. H. (1991). Attitudes and knowledge of nurses regarding organ procurement. *Heart and Lung, 20*, 20–24.

Biggs, A. J. (1990). Family care-giver versus nurse assessments of elderly self-care abilities. *Journal of Gerontological Nursing, 16*(8), 11–16.

Blazek, B. & McClellan, M. (1983). The effects of self-care instruction on locus of control in children. *Journal of School Health, 53*, 554–556.

Bliss-Holtz, V. J. (1988). Primiparas' prenatal concern for learning infant care. *Nursing Research, 37*, 20–24.

Bliss-Holtz, V. J. (1991). Developmental tasks of pregnancy and parental education. *International Journal of Childbirth Education, 6*(1), 29–31.

Bottorff, J. L. (1988). Assessing an instrument in a pilot project: The self-care agency questionnaire. *Canadian Journal of Nursing Research, 20*, 7–16.

Brock, A. M. & O'Sullivan, P. (1985). A study to determine what variables predict institutionalization of elderly people. *Journal of Advanced Nursing, 10*, 533–537.

Buckley, H. B. (1990). Nurse practitioner intervention to improve postpartum appointment keeping in an outpatient family planning clinic. *Journal of the American Academy of Nurse Practitioners, 2*(1), 29–32.

Campbell, J. C. (1986) Nursing assessment for risk of homicide of battered women. *Advances in Nursing Science, 8*(4), 36–51.

Campbell, J. C. (1989). A test of two explanatory models of women's response to battering. *Nursing Research, 38*, 18–24.

Carlisle, J. B., Corser, N., Cull, V., DiMicco, W., Luther, L., McCaleb, A., Robuck, J. & Powell, K. (1993). Cardiovascular risk factors in young children. *Journal of Community Health Nursing, 10*, 1–9.

Chang, B., Uman, G., Linn, L., Ware, J. & Cane, R. (1984). The effect of systematically varying components of nursing care on satisfaction in elderly ambulatory women. *Western Journal of Nursing Research, 6*, 367–386.

Chang, B., Uman, G., Linn, L., Ware, J. & Cane, R. (1985). Adherence to health care regimens among elderly women. *Nursing Research, 34*, 27–31.

Cleveland, S. A. (1989). Re: Perceived self-care agency: A LISREL factor analysis of Bickel and Hanson's Questionnaire [Letter to the editor]. *Nursing Research, 38*, 59.

Weaver, M. T. (1989). Response [Letter to the editor]. *Nursing Research, 38*, 59.

Conn, V. (1991). Self-care actions taken by older adults for influenza and colds. *Nursing Research, 40,* 176–181.

Conn, V. S., Taylor, S. G. & Kelley, S. (1991). Medication regimen complexity and adherence among older adults. *Image: Journal of Nursing Scholarship, 23,* 231–235.

Crockett, M. S. (1982). Self-reported coping histories of adult psychiatric and nonpsychiatric subjects and controls (Abstract). *Nursing Research, 31,* 122.

Dashiff, C. J. (1992). Self-care capabilities in black girls in anticipation of menarche. *Health Care for Women International, 13,* 67–76.

Degenhart-Leskosky, S. M. (1989). Health education needs of adolescent and nonadolescent mothers. *Journal of Obstetric, Gynecologic, and Neonatal Nursing, 18,* 238–244.

Denyes, M. J. (1982). Measurement of self-care agency in adolescents (Abstract). *Nursing Research, 31,* 63.

Denyes, M. J., Neuman, B. M. & Villarruel, A. M. (1991). Nursing actions to prevent and alleviate pain in hospitalized children. *Issues in Comprehensive Pediatric Nursing, 14,* 31–48.

Denyes, M. J., O'Connor, N. A., Oakley, D. & Ferguson, S. (1989). Integrating nursing theory, practice and research through collaborative practice. *Journal of Advanced Nursing, 14,* 141–145.

Dickson, G. & Lee-Villasenor, H. (1982). Nursing theory and practice: A self-care approach. *Advances in Nursing Science, 5*(1), 29–40.

Dodd, M. J. (1982). Assessing patient self-care for side effects of cancer chemotherapy - Part 1. *Cancer Nursing, 5,* 447–451.

Dodd, M. J. (1983). Self-care for side effects in cancer chemotherapy: An assessment of nursing interventions - Part 2. *Cancer Nursing, 6,* 63–67.

Dodd, M. J. (1984). Measuring informational intervention for chemotherapy knowledge and self-care behavior. *Research in Nursing and Health, 7,* 43–50.

Dodd, M. J. (1984). Patterns of self-care in cancer patients receiving radiation therapy. *Oncology Nursing Forum, 11,* 23–27.

Dodd, M. J. (1987). Efficacy of proactive information on self-care in radiation therapy patients. *Heart and Lung, 16,* 538–544.

Dodd, M. J. (1988). Efficacy of proactive information on self-care in chemotherapy patients. *Patient Education and Counseling, 11,* 215–225.

Dodd, M. J. (1988). Patterns of self-care in patients with breast cancer. *Western Journal of Nursing Research, 10,* 7–24.

Dodd, M. J. & Dibble, S. L. (1993). Predictors of self-care: A test of Orem's model. *Oncology Nursing Forum, 20,* 895–901.

Dowd, T. T. (1991). Discovering older women's experience of urinary incontinence. *Research in Nursing and Health, 14,* 179–186.

Edgar, L., Shamian, J. & Patterson, D. (1984). Factors affecting the nurse as a teacher and practicer of breast self-examination. *International Journal of Nurses Studies, 21,* 255–265.

Ewing, G. (1989). The nursing preparation of stoma patients for self-care. *Journal of Advanced Nursing, 14,* 411–420.

Fawcett, J., Ellis, V., Underwood, P., Naqvi, A. & Wilson, D. (1990). The effect of Orem's self-care model on nursing care in a nursing home setting. *Journal of Advanced Nursing, 15,* 659–666.

Frey, M. A. & Fox, M. A. (1990). Assessing and teaching self-care to youths with diabetes mellitus. *Pediatric Nursing, 16,* 597–800.

Gammon, J. (1991). Coping with cancer: The role of self-care. *Nursing Practice, 4*(3), 11–15.

Ganong, L. H. & Coleman, M. (1992). The effects of clients' family structure on nursing students' cognitive schemas and verbal behavior. *Research in Nursing and Health, 15,* 139–146.

Gast, H. L., Denyes, M. J., Campbell, J. C., Hartweg, D. L., Schott-Baer, D. & Isenberg, M. (1989). Self-care agency: Conceptualizations and operationalizations. *Advances in Nursing Science, 12*(1), 26–38.

Gaut, D. A. & Kieckhefer, G. M. (1988). Assessment of self-care agency in chronically ill adolescents. *Journal of Adolescent Health Care, 9,* 55–60.

Geden, E. A. (1982). Effects of lifting techniques on energy expenditure: A preliminary investigation. *Nursing Research, 31,* 214–218.

Geden, E. A. (1985). The relationship between self-care theory and empirical research. In J. Riehl-Sisca, *The science and art of self-care* (pp. 265–270). Norwalk, CT: Appleton-Century-Crofts.

Geden, E. (1989). The relationship between self-care theory and empirical research. In J. P. Riehl-Sisca, *Conceptual models for nursing practice* (3rd ed., pp. 377–382). Norwalk, CT: Appleton & Lange.

Geden, E. & Taylor, S. (1991). Construct and empirical validity of the self-as-carer inventory. *Nursing Research, 40,* 47–50.

Germain, C. P. & Nemchik, R. M. (1989). Diabetes self-management and hospitalization. *Image: Journal of Nursing Scholarship, 20,* 74–78.

Glanz, D., Ganong, L. & Coleman M. (1989). Client gender, diagnosis, and family structure. *Western Journal of Nursing Research, 11,* 726–735.

Goodwin, J. O. (1979). Programmed instruction for self-care following pulmonary surgery. *International Journal of Nursing Studies, 16,* 29–40.

Gulick, E. E. (1987). Parsimony and model confirmation of the ADL self-care scale for multiple sclerosis persons. *Nursing Research, 36,* 278–283.

Gulick, E. E. (1988). The self-administered ADL scale for persons with multiple sclerosis. In C. F. Waltz & O. L. Strickland (Eds.), *Measurement of Nursing Outcomes.* Vol. 1. *Measuring client outcomes* (pp. 128–159). New York: Springer.

Gulick, E. E. (1989). Model confirmation of the MS-related symptom checklist. *Nursing Research, 38,* 147–153.

Gulick, E. E. (1989). Work performance by persons with multiple sclerosis: Conditions that impede or enable the performance of work. *International Journal of Nursing Studies, 26,* 301–311.

Gulick, E. E. (1991). Self-assessed health and use of health services. *Western Journal of Nursing Research, 13,* 195–219.

Hagopian, G. (1990). The measurement of self-care strategies of patients in radiation therapy. In O. L. Strickland & C. F. Waltz (Eds.), *Measurement of Nursing Outcomes.* Vol. 4. *Measuring client self-care and coping skills* (pp. 475–570). New York: Springer.

Hagopian, G. A. (1991). The effects of a weekly radiation therapy newsletter on patients. *Oncology Nursing Forum, 18,* 1199–1203.

Hagopian, G. A. & Rubenstein, J. H. (1990). Effects of telephone call interventions on patients' well-being in a radiation therapy department. *Cancer Nursing, 13,* 339–344.

Hamera, E. K., Peterson, K. A., Young, L. M. & Schaumloffel, M. M. (1992). Symptom monitoring in schizophrenia: Potential for enhancing self-care. *Archives of Psychiatric Nursing, 6,* 324–330.

Hamilton, L.W. & Creason, N.S. (1992). Mental status and functional abilities: Change in institutionalized elderly women. *Nursing Diagnosis, 3,* 81–86.

Hanson, B.R. & Bickel, L. (1985). Development and testing of the questionnaire on perception of self-care agency. In J. Riehl-Sisca, *The science and art of self-care* (pp. 271–278). Norwalk, CT: Appleton-Century-Crofts.

Hanucharurnkul, S. (1989). Predictors of self-care in cancer patients receiving radiotherapy. *Cancer Nursing, 12,* 21–27.

Hanucharurnku[l], S. & Vinya-nguag, P. (1991). Effects of promoting patients' participation in self-care on postoperative recovery and satisfaction with care. *Nursing Science Quarterly, 4,* 14–20.

Harper, D. (1984). Application of Orem's theoretical concepts to self-care medication behaviors in the elderly. *Advances in Nursing Science, 6*(3), 29–46.

Harris, J.L. & Williams, L.K. (1991). Universal self-care requisites as identified by homeless elderly men. *Journal of Gerontological Nursing, 17*(6), 39–43.

Harrison, L.L. & Novak, D. (1988). Evaluation of a gerontological nursing continuing education programme: Effect on nurses' knowledge and attitudes and on patients' perceptions and satisfaction. *Journal of Advanced Nursing, 13,* 684–692.

Hartley, L.A. (1988). Congruence between teaching and learning self-care: A pilot study. *Nursing Science Quarterly, 1,* 161–167.

Hartweg, D. (1993). Self-care actions of healthy middle-aged women to promote well-being. *Nursing Research, 42,* 221–227.

Hartweg, D. & Metcalfe, S. (1986). Self-care attitude changes of nursing students enrolled in a self-care curriculum - A longitudinal study. *Research in Nursing and Health, 9,* 347–353.

Hathaway, D.K. & Geden, E.A. (1983). Energy expenditure during leg exercise programs. *Nursing Research, 32,* 147–150.

Hautman, M.A. (1987). Self-care responses to respiratory illnesses among Vietnamese. *Western Journal of Nursing Research, 9,* 223–243.

Hayward, M.B., Kish, J.P., Jr., Frey, G.M., Kirchner, J.M., Carr, L.S. & Wolfe, C.M. (1989). An instrument to identify stressors in renal transplant recipients. *Journal of the American Nephrology Nurses' Association, 16,* 81–84.

Hinojosa, R.J. (1992). Nursing interventions to prevent or relieve postoperative nausea and vomiting. *Journal of Post Anesthesia Nursing, 7,* 3–14.

Hiromoto, B.M. & Dungan, J. (1991). Contract learning for self-care activities: A protocol study among chemotherapy out-patients. *Cancer Nursing, 14,* 148–154.

Humphreys, J. (1991). Children of battered women: Worries about their mothers. *Pedriatric Nursing, 17,* 342–345, 354.

Huss, K., Salerno, M. & Huss, R.W. (1991). Computer-assisted reinforcement of instruction: Effects on adherence in adult atopic asthmatics. *Research in Nursing and Health, 14,* 259–267.

Jirovec, M.M. & Kasno, J. (1990). Self-care agency as a function of patient-environmental factors among nursing home residents. *Research in Nursing and Health, 13,* 303–309.

Jirovec, M.M. & Krasno, J. (1993). Predictors of self-care abilities among the institutionalized elderly. *Western Journal of Nursing Research, 15,* 314–326.

Jopp, M., Carroll, M.C. & Waters, L. (1993). Using self-care theory to guide nursing management to the older adult after hospitalization. *Rehabilitation Nursing, 18,* 91–94.

Karl, C. (1982). The effect of an exercise program on self-care activities for the institutionalized elderly. *Journal of Gerontological Nursing, 8,* 282–285.

Kearney, B. Y. & Fleischer, B. J. (1979). Development of an instrument to measure exercise of self-care agency. *Research in Nursing and Health, 2,* 25–34.

Kerkstra, A., Castelein, E. & Philipsen, H. (1991). Preventive home visits to elderly people by community nurses in the Netherlands. *Journal of Advanced Nursing, 16,* 631–637.

Kirkpatrick, M. K., Brewer, J. A. & Stocks, B. (1990). Efficacy of self-care measures for premenstrual syndrome (PMS). *Journal of Advanced Nursing, 15,* 281–285.

Klemm, L. W. & Creason, N. S. (1991). Self-care practices of women with urinary incontinence - A preliminary study. *Health Care for Women International, 12,* 199–209.

Krouse, H. J. & Roberts, S. J. (1989). Nurse-patient interactive styles: Power, control, and satisfaction. *Western Journal of Nursing Research, 11,* 717–725.

Kruger, S., Shawver, M. & Jones, L. (1980). Reactions of families to the child with cystic fibrosis. *Image, 12,* 67–72.

Kubricht, D. (1984). Therapeutic self-care demands expressed by outpatients receiving external radiation therapy. *Cancer Nursing, 7,* 43–52.

Lakin, J. A. (1988). Self-care, health locus of control, and health value among faculty women. *Public Health Nursing, 5,* 37–44.

Lorensen, M., Holter, I. M., Evers, G. C., Isenberg, M. A. & van Achterberg, T. (1993). Cross-cultural testing of the appraisal of self-care agency: ASA scale in Norway. *International Journal of Nursing Studies, 30,* 15–23.

MacVicar, M. G., Winningham, M. L. & Nickel, J. L. (1989). Effects of aerobic interval training on cancer patients' functional capacity. *Nursing Research, 38,* 348–351.

Malik, U. (1992). Women's knowledge, beliefs and health practices about breast cancer and breast self-examination. *Nursing Journal of India, 83,* 186–190.

Massner, R. L. & Gardner, S. S. (1988). Specific outcomes of nurse-directed colorectal cancer screening. In C. F. Waltz & O. O. Strickland (Eds.). *Measurement of Nursing Outcomes.* Vol. 1. *Measuring client outcomes* (pp. 443–456). New York: Springer.

Maunz, E. R. & Woods, N. F. (1988). Self-care practices among young adult women: Influence of symptoms, employment, and sex-role orientation. *Health Care for Women International, 9,* 29–41.

McBride, S. (1987). Validation of an instrument to measure exercise of self-care agency. *Research in Nursing and Health, 10,* 311–316.

McBride, S. H. (1991). Comparative analysis of three instruments designed to measure self-care agency. *Nursing Research, 40,* 12–26.

McCord, A. S. (1990). Teaching for tonsillectomies: Details mean better compliance. *Today's OR Nurse, 12*(6), 11–14.

McDermott, M. A. N. (1993). Learned helplessness as an interacting variable with self-care agency: Testing a theoretical model. *Nursing Science Quarterly, 6,* 28–38.

McElmurry, B. J. & Huddleston, D. S. (1991). Self-care and menopause: Critical review of research. *Health Care for Women International, 12,* 15–26.

McFarland, S. M., Sasser, L., Boss, B. J., Dickerson, J. L. & Stelling, J. D. (1992). Self-Care Assessment Tool for spinal cord injured persons. *SCI Nursing, 9,* 111–116.

Meeker, B. J., Rodriguez, L. & Johnson, J. M. (1992). A comprehensive analysis or pre-operative patient education. *Today's OP Nurse, 14*(3), 11–18, 33–34.

Miller, J. F. (1982). Categories of self-care needs of ambulatory patients with diabetes. *Journal of Advanced Nursing, 7,* 25–31.

Monsen, R. B. (1992). Autonomy, coping, and self-care agency in healthy adolescents and in adolescents with spina bifida. *Journal of Pediatric Nursing, 7,* 9–13.

Moore, J.B. (1987). Determining the relationship of autonomy to self-care agency or locus of control in school-age children. *Maternal-Child Nursing Journal, 16*, 47–60.

Moore, J.B. (1987). Effects of the assertion training and first aid instruction on children's autonomy and self-care agency. *Research in Nursing and Health, 10*, 101–109.

Moore, J.B. (1993). Predictors of children's self-care performance: Testing the theory of self-care deficit. *Scholarly Inquiry for Nursing Practice, 7*, 199–212.

Denyes, M.J. (1993). Response to «Predictors of children's self-care performance: Testing the theory of self-care deficit». *Scholarly Inquiry for Nursing Practice, 7*, 213–217.

Moore, J.B. & Gaffney, K.F. (1989). Development of an instrument to measure mothers' performance of self-care activities for children. *Advances in Nursing Science, 12*(1), 76–83.

Murphy, E. & Freston, M.S. (1991). An analysis of theory-research linkages in published gerontologic nursing studies, 1963–1989. *Advances in Nursing Science, 13*(4), 1–13.

Oncology Nursing Forum, 8(2), 19–21.

Neil, R.M. (1984). Self care agency and spouses/companions of alcoholics. *Kansas Nurse, 59*(10), 3–4.

Grant, M. (1990). Study critique. *Oncology Nursing Forum, 17*(3, Suppl), 36–38.

Oberst, M.T., Hughes, S.H., Chang, A.S. & McCubbin, M.A. (1991). Self-care burden, stress appraisal, and mood among persons receiving radiotherapy. *Cancer Nursing, 14*, 71–78.

Pallikkathayil, L. & Morgan, S.A. (1988). Emergency department nurses' encounters with suicide attempters: A qualitative investigation. *Scholarly Inquiry for Nursing Practice, 2*, 237–253.

Winstead-Fry, P. (1988). Response to «Emergency department nurses' encounters with suicide attempters: A qualitative investigation». *Scholarly Inquiry for Nursing Practice, 2*, 255–259.

Palmer, P. & Meyers, F.J. (1990). An outpatient approach to the delivery of intensive consolidation chemotherapy to adults with acute lymphoblastic leukemia. *Oncology Nursing Forum, 17*, 553–558.

Patterson, E. & Hale, E. (1985). Making sure: Integrating menstrual care practices into activities of daily living. *Advances in Nursing Science, 7*(3), 18–31.

Porter, L., Youssef, M., Shaaban, I. & Ibrahim, W. (1992). Parenting enhancement among Egyptian mothers in a tertiary care setting. *Pediatric Nursing, 18*, 329–336, 386.

Reed, P.G. (1989). Mental health of older adults. *Western Journal of Nursing Research, 11*, 143–163.

Rew, L. (1987). Children with asthma: The relationship between illness behaviors and health locus of control. *Western Journal of Nursing Research, 9*, 465–483.

Rew, L. (1987). The relationship between self-care behaviors and selected psychosocial variables in children with asthmna. *Journal of Pediatric Nursing, 2*, 333–341.

Rhodes, V.A., Watson, P.M. & Hanson, B.M. (1988). Patients' descriptions of the influence of tiredness and weakness on self-care abilities. *Cancer Nursing, 11*, 186–194.

Richardson, A. (1992). Studies exploring self-care for the person coping with cancer treatment: A review. *International Journal of Nursing Studies, 29*, 191–204.

Riesch, S.K. (1988). Changes in the exercise of self-care agency. *Western Journal of Nursing Research, 10*, 257–273.

Riesch, S.K. & Hauck, M.R. (1988). The exercise of self-care agency: An analysis of construct and discriminant validity. *Research in Nursing and Health, 11*, 245–255.

Robinson, K.D. & Posner, J.D. (1992). Patterns of self-care needs and interventions related to biologic response modifier therapy: Fatigue as a model. *Seminars in Oncology Nursing, 8*(4, Suppl 1), 17–22.

Rothert, M., Rovner, D., Holmes, M. et al. (1990). Women's use of information regarding hormone replacement therapy. *Research in Nursing and Health, 13,* 355–366.

Rothlis, J. (1984). The effect of a self-help group on feelings of hopelessness and helplessness. *Western Journal of Nursing Research, 6,* 157–173.

Sandman, P. O., Norberg, A., Adolfsson, R., Alexsson, K. & Hedley, V. (1986). Morning care of patients with Alzheimer-type dementia: A theoretical model based on direct observation. *Journal of Advanced Nursing, 11,* 369–378.

Saucier, C. (1984). Self concept and self-care management in school age children with diabetes. *Pediatric Nursing, 10,* 135–138.

Schafer, S. L. (1989). An aggressive approach to promoting health responsibility. *Journal of Gerontological Nursing, 15*(4), 22–27.

Schott-Baer, D. (1993). Dependent care, caregiver burden, and self-care agency of spouse caregivers. *Cancer Nursing, 16,* 230–236.

Seideman, R. Y. (1990). Effects of a premenstrual syndrome education program on premenstrual symptomatology. *Health Care for Women International, 11,* 491–501.

Siebert, K. D., Ganong, L. H., Hagemann, V. & Coleman, M. (1986). Nursing students' perceptions of a child: Influence of information on family structure. *Journal of Advanced Nursing, 11,* 333–337.

Smits, J. & Kee, C. C. (1992). Correlates of self-care among the independent elderly: Self-concept affects well-being. *Journal of Gerontological Nursing, 18*(9), 13–18.

Steele, N. F. & Sterling, Y. M. (1992). Application of the case study design: Nursing interventions for discharge readiness. *Clinical Nurse Specialist, 6,* 79–84.

Stockdale-Woolley, R. (1984). The effects of education on self-care agency. *Public Health Nursing, 1,* 97–106.

Storm, D. S. & Baumgartner, R. G. (1987). Achieving self-care in the ventilator-dependent patient: A critical analysis of a case study. *International Journal of Nursing Studies, 24,* 95–106.

Sullivan, T. J. (1980). Self-care model for nursing. In *Directions for nursing in the 80s* (pp. 57–68). Kansas City: American Nurses' Association.

Takahashi, J. J. & Bever, S. C. (1989). Preoperative nursing assessment: A research study. *Association of Operating Room Nurses Journal, 50,* 1022, 1024–1029, 1031–1032, 1034–1035.

Taylor, S. G. (1988). To the editor (Re: Lundh, Soder & Waerness article). *Image: Journal of Nursing Scholarship, 20,* 236.

Toth, J. C. (1980). Effect of structured preparation for transfer on patient anxiety on leaving coronary care unit. *Nursing Research, 29,* 28–34.

Utz, S. W., Hammer, J., Whitmire, V. M. & Grass, S. (1990). Perceptions of body image and health status in persons with mitral valve prolaps. *Image: Journal of Nursing Scholarship, 22,* 18–22.

Utz, S. W. & Ramos, M. C. (1993). Mitral value prolaps and its effects: A programme of inquiry within Orem's self-care deficit theory of nursing. *Journal of Advanced Nursing, 18,* 742–751.

Vallarruel, A. M. & Denyes, M. J. (1991). Pain assessment in children: Theoretical and empirical validity. *Advances in Nursing Science, 14*(2), 32–41.

van Achterberg, T., Lorensen, M., Isenberg, M. A., Evers, G.C.M., Levin, E. & Philipsen, H. (1991). The Norwegian, Danish and Dutch version of the Appraisal of Self-Care Agency Scale: Comparing reliability aspects. *Scandinavian Journal of Caring Sciences, 5,* 101–108.

Wagnild, G., Rodriguez, W. & Pritchett, P. (1987). Orem's self-care theory: A tool for education and practice. *Journal of Nursing Education, 26,* 343.

Wanich, C. K., Sullivan-Marx, E. M., Gottlieb, G. L. & Johnson, J. C. (1992). Functional status outcomes of a nursing intervention in hospitalized elderly. *Image: Journal of Nursing Scholarship, 24,* 201–207.

Weaver, M. T. (1987). Perceived self-care agency: A LISREL factor analysis of Bickel and Hanson's questionnaire. *Nursing Research, 36,* 381–387.

Webster, D., Leslie, L., McElmurry, B. J., Dan, A., Biordi, D., Swider, S., Lipetz, M. & Newcomb, J. (1986). Re: Nursing practice in women's health - concept paper [Letter to the editor]. *Nursing Research, 35,* 143.

Weinrich, S. P. (1990). Predictors of older adults' participation in fecal occult blood screening. *Oncology Nursing Forum, 17,* 715–720.

Weintraub, F. N. & Hagopian, G. A. (1990). The effect of nursing consultation on anxiety, side effects, and self-care of patients receiving radiation therapy. *Oncology Nursing Forum, 17*(3, Suppl), 31–36.

Whetstone, W. R. (1986). Social dramatics: Social skills development for the chronically ill. *Journal of Advanced Nursing, 11,* 67–74.

Whetstone, W. R. (1987). Perceptions of self-care in East Germany: A cross-cultural empirical investigation. *Journal of Advanced Nursing, 12,* 167–176.

Whetstone, W. R. & Hansson, A. M. O. (1989). Perceptions of self-care in Sweden: A cross-cultural replication. *Journal of Advanced Nursing, 14,* 962–969.

Williams, P. D., Valderrama, D. M., Gloria, M. D., Pascoguin, L. G., Saavedra, L. D., De La Rama, D. T., Feny, T. C., Abaguin, C. M. & Zaldivar, S. B. (1988). Effects of preparation for mastectomy/hyterectomy on women's post-operative self-care behaviors. *International Journal of Nursing Studies, 25,* 191–206.

Woods, N. F. (1985). Self-care practices among young adult married women. *Research in Nursing and Health, 8,* 227–233.

Woods, N. (1989). Conceptualizations of self-care: Toward health-oriented models. *Advances in Nursing Science, 12*(1), 1–13.

Woods, N. F., Taylor, D., Mitchell, E. S. & Lentz, M. J. (1992). Perimenstrual symptoms and health-seeking behavior. *Western Journal of Nursing Research, 14,* 418–443.

Youssef, F. A. (1987). Discharge planning for psychiatric patients: The effects of a family-patient teaching programme. *Journal of Advanced Nursing, 12,* 611–616.

Dissertationen

Bach, C. A. (1989). The relationship among perceived control of activities of daily living, depression and life satisfaction in quadriplegic adults. *Dissertations Abstracts International, 49,* 2563B.

Baker, L. K. (1992). Predictors of self-care in adolescents with cystic fibrosis: A test and explication of Orem's theories of self-care and self-care deficit. *Dissertations Abstracts International, 53,* 1290B.

Banks, J. (1981). The effects of relaxation training and biofeedback on the weight of black, obese clients. *Dissertations Abstracts International, 42,* 965B.

Barkauskas, V. H. (1981). Effects of public health nursing interventions with primiparous mothers and their infants. *Dissertations Abstracts International, 41,* 338 B.

Beatty, E. R. (1992). Locus-of-control, self-actualization and self-care agency among registered nurses. *Dissertations Abstracts International, 52,* 3523B.

Beauchesne, M. F. (1989). An investigation of the relationship between social support and the self care agency of mothers of developmental discharged children. *Dissertations Abstracts International, 50,* 121B.

Bliss-Holtz, V. J. (1986). Desire to learn infant care during the antepartal period: An exploratory study. *Dissertations Abstracts International, 47,* 991B.

Brawn, J. W. (1987). Self care agency and adult health promotion. *Dissertations Abstracts International, 48,* 1639B.

Brugge, P. A. (1982). The relationship between family as a social support system, health status, and exercise of self-care agency in the adult with a chronic illness. *Dissertations Abstracts International, 42,* 4361B.

Budd, S. P. (1992). Women's health study: Self-efficiacy and the rehabilitation experiences. *Dissertations Abstracts International, 53,* 1291B.

Burkett, M. T. E. (1991). Relationship among reminiscence, self-esteem, and physical functioning in older African-American women. *Dissertations Abstracts International, 51,* 3318B.

Burns, M. A. (1986). The use of self-care agency to meet the need for solitude and social interaction by chronically ill individuals. *Dissertations Abstracts International, 47,* 992B-993B.

Clancy, M. T. (1984). Complementarity defined and measured as a specific component of the nursing care process in comparisons made between nurse-patient and physician-patient interactions. *Dissertations Abstracts International, 44,* 3717B.

Cleveland, S. A. (1988). Assessment of self-care agency in patients with chronic obstructive pulmonary disease. *Dissertations Abstracts International, 49,* 2124B.

Cofield, N. A. (1991). Effect of a health promotion program on self-care agency of children. *Dissertations Abstracts International, 51,* 3777B.

Cunningham, G. D. (1990). Health promoting self-care behaviors in the community older adult. *Dissertations Abstracts International, 50,* 4968B.

Davidson, J. D. U. (1989). Health embodiment: The relationship between self-care agency and health-promoting behaviors. *Dissertations Abstracts International, 49,* 3102B.

Denyes, M. J. (1980). Development of an instrument to measure self-care agency in adolescents. *Dissertations Abstracts International, 41,* 1716B.

Dodd, M. J. (1981). Enhancing self-care behaviors through informational interventions in patients with cancer who are receiving chemotherapy. *Dissertations Abstracts International, 42,* 565 B.

Eith, C. A. (1983). The nursing assessment of readiness for instruction of breast self-examination instrument (NAEIB): Instrument development. *Dissertations Abstracts International, 44,* 1780B.

Emerson, E. A. (1992). Playing for health: The process of play and self-expression in children who have experienced a sexual trauma. *Dissertations Abstracts International, 53,* 2784B.

Evans, L. K. (1980). The relationship of needs awareness, locus of control, health state, and social support system to social interaction as a form of self-care behavior among elderly residents of public housing. *Dissertations Abstracts International, 40,* 3662B-3663B.

Fernsler, J. L. (1984). A comparison of patient and nurse perceptions of patients' self-care deficits associated with cancer chemotherapy. *Dissertations Abstracts International, 45,* 827B.

Folden, S. L. (1991). The effect of supportive-educative nursing interventions on post-stroke older adults' self-care perceptions. *Dissertations Abstracts International, 52,* 159B.

Ford, D. (1988). Complications and referrals of patients with protein-calorie malnutrition. *Dissertations Abstracts International, 49,* 1089B.

Fordham, P. N. (1990). A Q analysis of nursing behaviors which facilitate the grief work of parents with a premature infant in a neonatal intensive care unit. *Dissertations Abstracts International, 51,* 661B.

Freeman, E. M. (1993). Self-care agency in gay men with HIV infection. *Dissertations Abstracts International, 53,* 3400B.

Fuller, F. J. (1993). Health of elderly male dependent-care agents for a spouse with Alzheimer's disease. *Dissertations Abstracts International, 53,* 4589B.

Garde, P. P. (1987). Orem's «self-care model» of nursing practice: Implications for program development in continuing education in nursing. *Dissertations Abstracts International, 48,* 284A.

Gast, H. L. (1984). The relationship between stages of ego development and developmental stages of health self care operations. *Dissertations Abstracts International, 44,* 3039B.

Good, M. P. L. (1992). Comparison of the effects of relaxation and music on postoperative pain. *Dissertations Abstracts International, 53,* 1783 B.

Greenfield, P. H. (1990). A comparison of the self-care ability of employed women who have and have not maintained weight loss. *Dissertations Abstracts International, 50,* 3398B.

Haas, D. L. (1991). The relationship between coping dispositions and power components of dependent-care agency in parents of children with special health care needs. *Dissertations Abstracts International, 52,* 1351B.

Hanucharurnkul, S. (1989). Social support, self-care, and quality of life in cancer patients receiving radiotherapy in Thailand. *Dissertations Abstracts International, 50,* 494B.

Harris, J. L. (1990). Self-care actions of chronic schizophrenics associated with meeting solitude and social interaction self-care requisites. *Dissertations Abstracts International, 50,* 3920B.

Hartweg, D. L. (1992). Health promotion self-care actions of healthy, middle-aged women. *Dissertations Abstracts International, 52,* 6316B.

Harvey, B. L. (1987). Self-care practices on industrial workers to prevent low back pain. *Dissertations Abstracts International, 48,* 89B.

Hehn, D. M. (1986). Hospice care: Critical role behaviors related to self-care and role supplementation. *Dissertations Abstracts International, 46,* 2623B.

Humphreys, J. C. (1990). Dependent-care directed toward the prevention of hazards to life, health, and well-being in mothers and children who experience family violence. *Dissertations Abstracts International, 51,* 1744B.

Hurst, J. D. (1991). The relationship among self-care agency, risk-taking, and health risks in adolescents. *Dissertations Abstracts International, 52,* 1352B.

James, K. S. (1991). Factors related to self-care agency and self-care practices of obese adolescents. *Dissertations Abstracts International, 52,* 1955B.

Kain, C. D. (1986). Dorothea E. Orem's Self-Care Model of Nursing: Implications for program development in associate degree nursing education. *Dissertations Abstracts International, 47,* 994 B.

Kennedy, L. M. (1991). The effectiveness of a self-care medication education protocol on the home medication behaviors of recently hospitalized elderly. *Dissertations Abstracts International, 51,* 3779B.

Lantz, J. M. (1982). Self-actualization: An indicator of self-care practices among adults 65 years and over. *Dissertations Abstracts International, 42,* 4017B.

Laurin, J. (1979). Development of a nursing process-outcome model based on Orem's nursing care evaluation. *Dissertations Abstracts International, 40,* 1122B.

Marten, M.L.C. (1983). The relationship of level of depression to perceived decision making capabilities of institutionalized elderly women. *Dissertations Abstracts International, 43,* 2855B-2856B.

Marz, M.S. (1989). Effect of differentiated practice, conditioning factors and nursing agency on performance and strain of nurses in hospital setting. *Dissertations Abstracts International, 50,* 1856B.

McCaleb, K.A. (1992). Self-concept and self-care practices of healthy adolescents. *Dissertations Abstracts International, 52,* 3529B.

McDermott, M.A.N. (1990). The relationship between learned helplessness and self-care agency in adults as a function of gender and age. *Dissertations Abstracts International, 50,* 3403B.

Michaels, C.L. (1986). Development of a self-care assessment tool for hospitalized chronic obstructive pulmonary disease patients: A methodological study. *Dissertations Abstracts International, 46,* 3783B.

Monsen, R.B. (1989). Autonomy, coping, and self-care agency in healthy adolescents and in adolescents with spina bifida. *Dissertations Abstracts International, 50,* 2340B.

Musci, E.C. (1984). Relationship between family coping strategies and self-care during cancer chemotherapy treatments. *Dissertations Abstracts International, 44,* 3712B.

Neves, E.P. (1980). The relationship of hospitalized individuals' cognitive structure regarding health to their health self-care behaviors. *Dissertations Abstracts International, 41,* 522B.

Nicholas, P.K. (1991). Hardiness, self-care practices, and perceived health status in the elderly. *Dissertations Abstracts International, 52,* 1957B.

Olson, G.P. (1986). Perceived opportunity for and preference in decision-making of hospitalized men and women. *Dissertations Abstracts International, 47,* 572B-573B.

Parker, M.E. (1983). The use of Orem's self-care concept of nursing in curricula of selected baccalaureate programs of nursing education. *Dissertations Abstracts International, 43,* 2224A.

Passfro, V.A. (1989). Parental perceptions of neonatal intensive care unit discharge teaching. *Dissertations Abstracts International, 49,* 2569B.

Pinkerton, M. (1983). Self-care and burn-out in the professional nurse. *Dissertations Abstracts International, 44,* 1783B.

Pulliam, L.W. (1986). Relationsip between social support and the nutritional status of patients receiving radiation therapy for cancer. *Dissertations Abstracts International, 46,* 262B.

Raven, M.C. (1990). Forging a new helping profession: The practice of Kinlein - 1971–1986. *Dissertations Abstracts International, 50,* 1847B.

Rieder, K.A. (1982). The relationship among attitudinal, perceptual, and behavioral factors as indicators of hospitalized patients' participation in care. *Dissertations Abstracts International, 43,* 1044B.

Riley, C.P. (1989). Effects of a pulmonary rehabilitation program on dyspnea, self care, and pulmonary function of patients with chronic obstructive pulmonary disease. *Dissertations Abstracts International, 49,* 5231B.

Rowles, C.J. (1993). The relationship of selected personal and organizational variables and the tenure of directors of nursing in nursing homes. *Dissertations Abstracts International, 53,* 4593B.

Rosmus, C.L. (1991). A description of the maternal decision-making process regarding circumcision. *Dissertations Abstracts International, 51,* 3787B.

St. Onge, J.L. (1990). The relationship of self-care agency to health-seeking behaviors in caucasian and black U.S. veterans. *Dissertations Abstracts International, 50,* 3926B.

Scheetz, S.L. (1986). The relationship of social network characteristics to the performance of self-care by the chronically mentally ill adult in the community. *Dissertations Abstracts International, 47,* 2377B.

Schlatter, B.L. (1991). Control and satisfaction with the birth experience. *Dissertations Abstracts International, 52,* 164B.

Schorfheide, A.M. (1986). The relationship of reported self-care practice, parental motivation for self-care, and health locus of control with insulin dependent diabetic children and their families. *Dissertations Abstracts International, 46,* 3008B-3009B.

Schott-Baer, D. (1991). Family culture, family resources, dependent care, caregiver burden and self-care agency of spouses of cancer patients. *Dissertations Abstracts International, 51,* 3327B.

Scott, D.L. (1990). The relationship of knowledge and health locus-of-control of early adolescent males to the use of smokeless tobacco. *Dissertations Abstracts International, 50,* 4987B.

Simmons, S.J. (1990). Self-care agency and health-promoting behavior of a military population. *Dissertations Abstracts International, 51,* 2290B.

Sirles, A.T. (1986). The effect of a self-care health education program on parents' self-care knowledge, health locus of control and children's medical utilization rate. *Dissertations Abstracts International, 46,* 2628B.

Smith, C.T. (1990). The lived experience of staying healthy in rural black families. *Dissertations Abstracts International, 50,* 3925B.

Spezia, M.A. (1991). Family responses and self-care activities in school-age children with diabetes. *Dissertations Abstracts International, 52,* 2997B.

Stashinko, E. (1987). The relationship between self-perceptions of competence and self-care behaviors in third-grade children. *Dissertations Abstracts International, 48,* 1644B.

Stullenbarger, N.E. (1985). A Q-analysis of the self-care abilities of young, schoolaged children. *Dissertations Abstracts International, 45,* 2872B-2873B.

Underwood, P.R. (1979). Nursing care as a determinant in the development of self-care behavior by hospitalized adult schizophrenics. *Dissertations Abstracts International, 40,* 679B.

Vannoy, B.E. (1990). Relationships among basic conditioning factors, motivational dispositions, and the power element of self-care agency in people beginning a weight loss program. *Dissertations Abstracts International, 51,* 1197B.

Well-Biggs, A.J. (1986). Hermeneutic interpretation of the work of Dorothea E. Orem: A nursing metaphor. *Dissertations Abstracts International, 47,* 576B.

Willard, G.A. (1990). Development of an instrument to measure the functional status of hospitalized patients. *Dissertations Abstracts International, 51,* 2823B.

Magisterarbeiten

Alvey, C.J. (1989). The relationship between perceived social support and promotive self-care behaviors in older adults. *Master's Abstracts International, 27,* 41.

Baldwin, B.S. (1992). Female caregivers of elderly relatives with dementia: Implications for a day center intervention. *Master's Abstracts International, 30,* 92.

Barbel, L.L. (1989). Perceived learning needs of cardiac patients. *Master's Abstracts International, 27,* 90.

Belcher, D. H. (1991). The effect of a career awareness program on the success rate of the practical nurse student. *Master's Abstracts International, 29,* 638.

Cipolla, R. M. (1993). Retrospective record review of lost work days and a cumulative trauma disorders abatement program in a clothing manufacture: Implications for nursing. *Master's Abstractsül International, 31,* 268.

Coker, C. (1989). An impact evaluation of a therapeutic touch continuing education activity. *Master's Abstracts International, 27,* 251.

Daniels, A. E. & McMahan, T. A. (1993). Self-care burden in women with human immunodeficiency virus. *Master's Abstracts International, 31,* 269.

Davidson, J. D. U. (1988). Historical perspective of self-care agency among elderly Mennonites at the turn of the twentieth century. *Master's Abstracts International, 26,* 418.

Desmond, A. M. (1989). The relationship between loneliness and social interaction in women prisoners. *Master's Abstracts International, 27,* 93.

Drake Wilke, C. B. (1989). Health behavior and patterns of solvent use of recreational woodcrafters. *Master's Abstracts International, 17,* 270.

Edwards, C. J. (1988). Self-care agency and job satisfaction in patients recovering from a myocardial infarction. *Master's Abstracts International, 26,* 236.

Feigenbaum J. (1993). Palliative care volunteers' descriptions of the stressors experienced in their relationship with clients coping with terminal illness at home. *Master's Abstracts International, 31,* 301.

Fillingame, M. (1991). Preoperative self-care agency and postoperative self-care outcomes in ambulatory surgical patients. *Master's Abstracts International, 29,* 91.

French, E. D. (1988). Relationship between perceptions of social support and maternal perceptions of infants. *Master's Abstracts International, 26,* 157.

Galbreath, C. (1990). The relationships of community health nurses' health beliefs, their practice of the self-care requisite of breast self-examination, and the influence on client teaching. *Master's Abstracts International, 28,* 408.

Gaslin, T. C. (1993). Client perception of antepartal education information. *Master's Abstracts International, 31,* 272.

Giermek, C. (1990). The relationship of the locus-of-control and self-care practices in the the patient with basal cell skin cancer. *Master's Abstracts International, 28,* 575.

Grachek, M. K. (1988). The relationship between loneliness and self-care practices of elderly residents of a senior housing complex. *Master's Abstracts International, 26,* 105.

Gustek, E. D. (1992). Barriers to self-care health practices in the single female patient. *Master's Abstracts International, 30,* 708.

Guswiler, K. A. (1991). Cancer patients' responses to chemotherapy teaching on side effect management. *Master's Abstracts International, 29,* 642.

Halleron, P. (1989). Health promotion/disease prevention in health services: Towards the development of a self-care model. *Master's Abstracts International, 27,* 500.

Harmer, M. A. (1993). Perceptions of public health nurses and principals of adolescents' self-care deficits. *Master's Abstracts International, 31,* 299.

Harper, B. (1993). Nurses' beliefs about social support and the effect of nursing care on cardiac clients attitudes in reducing cardiac risk factors. *Master's Abstracts International, 31,* 273.

Harter, J. W. (1989). Self-care action demands identified by female myocardial infarction patients. *Master's Abstracts International, 27,* 254.

Haynes, L. A. (1988). The relationship between perceived exercise of self-care agency of diabetics and reported compliance to the diabetic regimen. *Master's Abstracts International, 26,* 106.

Ho, G.-F. (1990). Self-help practice in persons with rheumatoid arthritis. *Master's Abstracts International, 28,* 410.

Hollstein, M. S. (1989). The relationship between self-care practice and social support in frail elderly community residents. *Master's Abstracts International, 27,* 96.

Jackson. L. E. (1989). Self-care agency and limitations with respect to contraceptive behavior of Mexican-American women. *Master's Abstracts International, 27,* 97.

Jacobi, D. A. (1990). Effectiveness of cerebral palsy discharge planning instruction using scripted role playing for undergraduate nursing students. *Master's Abstracts International, 28,* 576.

Jaster, S. E. (1992). Self-care burden with radiotherapy for head and neck cancer. *Master's Abstracts International, 30,* 95.

Jayroe, L. S. (1990). The effect of competency-based interviews upon the outcomes of graduate nurses' orientation. *Master's Abstracts International, 28,* 273.

Jefferies, M. A. (1991) Testicular self-examination: The effectiveness of an educational program for professional men. *Master's Abstracts International, 29,* 93.

Keesler, C. A. (1992). The study of the characteristics of health beliefs, value placed on health, and locus of control of adults participant in a cancer screening program. *Master's Abstracts International, 30,* 1292.

Kiplinger, M. S. (1989). A study of self-care agency of adolescents with asthma and their self-care practices. *Master's Abstracts International, 27,* 377.

Kohlmeier, C. M. (1989). Impact of the chronically ill child on maternal locus-of-control. *Master's Abstracts International, 27,* 491.

Lawton, L. L. (1992). Patient's perception of being prepared for self-care following discharge from an acute care setting. *Master's Abstracts International, 30,* 711.

Lyons, E. M. (1993). Relationship between literacy and compliance in middle-aged adults with essential hypertension. *Master's Abstracts International, 31,* 2778.

Marciniak, C. J. (1989). A comparison of self-care agency in prepared and unprepared women who have had cesarean deliveries. *Master's Abstracts International, 27,* 257.

Martinez, R. H. (1991). A study of caregivers of elderly veterans. *Master's Abstracts International, 29,* 96.

Masiulaniec, B. A. S. (1990). Self-care practices of a selected homeless population. *Master's Abstracts International, 28,* 63.

McNamara, N. T. (1993). Older healthy Hispanic women's beliefs about breast cancer. *Master's Abstracts International, 31,* 278.

Molde, J. (1990). Self-care agency: Relationship to nurses' attitudes toward urinary incontinence. *Master's Abstracts International, 28,* 414.

Myers, T. C. (1988). An examination of the relationship between self-esteem, the perceived social support systems, and the self-care nutritional practices of adult working women. *Master's Abstracts International, 26,* 422.

Panczykowski, C. A. (1991). The chronically ill adolescent's perception of the effects of primary nursing on self-care abilities. *Master's Abstracts International, 29,* 649.

Price, H. J. (1988). Variables influencing burden in spousal and adult child primary caregivers of persons with Alzheimer's disease in the home setting. *Master's Abstracts International, 26,* 244.

Ragan, C. A. (1988). Self-care practices of the homeless. *Master's Abstracts International, 26,* 110.

Reynolds, S. K. (1990). Exercise of self-care agency and patient satisfaction with nursing care. *Master's Abstracts International, 28,* 114.

Riley, S. (1990). A study of the relationship between an AIDS health education curriculum and self-care agency of middle school students. *Master's Abstracts International, 28,* 582.

Schumann, C. A. (1988). The relationship between absenteeism and job satisfaction in staff nurses. *Master's Abstracts International, 26,* 111.

Seymour, S. F. (1991). Preoperative self-care agency and postoperative self-care outcomes in ambulatory surgical patients. *Master's Abstracts International, 29,* 91.

Smith, C. I. (1991). Comparison of diet and exercise versus diet alone in relapse of obesity. *Master's Abstracts International, 29,* 268.

Sturt, M. K. (1992). Self-care practices of women who experience nausea and vomiting during pregnance. *Master's Abstracts International, 30,* 1301.

Thrasher, C. (1992). The effect of an educational program on handwashing behaviors of registered nurses in a home health care agency. *Master's Abstracts International, 30,* 100.

Valone, J. D. (1992). Aerobic exercice self-care agency and the prevention of the health deviation of a second cardiovascular event. *Master's Abstracts International, 30,* 302.

Verostko-Harty, M. A. (1990). Self-care, locus-of-control and the prevention of decubitus ulcers. *Master's Abstracts International, 28,* 116.

Wambach, K. A. (1990). The effect of lactation consultant contact on early breast-feeding problems. *Master's Abstracts International, 28,* 116.

Ward, S. T. (1991). Physical restraint use on the confused elderly patient in an acute care setting: A retrospective study. *Master's Abstracts International, 29,* 653.

Webb, R. J. (1989). A comparison between hemodialysis and CAPD as a function of locus-of-control. *Master's Abstracts International, 28,* 117.

Wetmore, D. E. (1989). Expressed concerns of individuals with HIV positive antibody reaction. *Master's Abstracts International, 27,* 106.

Witman, M. A. M. (1992). Effects of video-taped basic cancer information on self-reported state anxiety of newly-diagnosed cancer patients. *Master's Abstracts International, 30,* 719.

Witherspoon, B. B. (1989). Post-hospitalization management of acute postoperative pain with a self-directed relaxation technique. *Master's Abstracts International, 27,* 383.

Pflegeausbildung

Berbiglia, V. A. (1991). A case study. Perspectives on a self-care deficit nursing theory-based curriculum. *Journal of Advanced Nursing, 16,* 1158–1163.

Farnham, S. & Fowler, M. (1985). Demedicalization, bilingualization, and reconceptualization: Teaching Orem's self-care model to the RN-BSN student. In J. Riehl-Sisca, *The science and art of self-care* (pp. 35–40). Norwalk, CT: Appleton-Century-Crofts.

Fenner, K. (1979). Developing a conceptual framework. *Nursing Outlook, 27,* 122–126.

Goodwin, J. O. (1980). A cross-cultural approach to integrating nursing theory and practice. *Nursing Educator, 5*(6), 15–20.

Herrington, J. & Houston, S. (1984). Using Orem's theory: A plan for all seasons. *Nursing and Health Care, 5*(1), 45–47.

Kruger, S. F. (1988). The application of the self-care concept of nursing in the Wichita State University baccalaureate program. *Kansas Nurse, 63*(12), 6–7.

Langland, R. M. & Farrah, S. J. (1990). Using a self-care framework for continuing education in gerontological nursing. *Journal of Continuing Education in Nursing, 21,* 267–270.

Laschinger, H. S. (1990). Helping students apply a nursing conceptual framework in the clinical setting. *Nurse Educator, 15*(3), 20–24.

Mulkeen, H. (1989). Diabetes: Teaching the teaching of self-care. *Nursing Times, 85*(3), 63–65.

Piemme, J. A. & Trainor, M. A. (1977). A first-year nursing course in a baccalaureate program. *Nursing Outlook, 25,* 184–187.

Richeson, M. & Huch, M. (1988). Self-care and comfort: A framework for nursing practice. *New Zealand Nursing Journal, 81*(6), 26–27.

Riehl-Sisca, J. (1985). Determining criteria for graduate and undergraduate self-care curriculums. In J. Riehl-Sisca, *The science and art of self-care* (pp. 20–24). Norwalk, CT: Appleton-Century-Crofts.

Taylor, S. G. (1985). Curriculum development for preservice programs using Orem's theory of nursing. In J. Riehl-Sisca, *The science and art of self-care* (pp. 25–32). Norwalk, CT: Appleton-Century-Crofts.

Taylor, S. G. (1985). Teaching self-care deficit theory to generic students. In J. Riehl-Sisca, *The science and art of self-care* (pp. 41–46). Norwalk, CT: Appleton-Century-Crofts.

Woolley, A. S., McLaughlin, J. & Durham, J. D. (1990). Linking diploma and bachelor's degree nursing education: An Illinois experiment. *Journal of Professional Nursing, 6,* 206–212.

Pflegeadministration

Allison, S. E. (1973). A framework for nursing action in a nurse-conducted diabetic management clinic. *Journal of Nursing Administration, 3*(4), 53–60.

Allison, S. E. (1985). Structuring nursing practice based on Orem's theory of nursing: A nurse administrator's perspective. In J. Riehl-Sisca, *The science and art of self-care* (pp. 225–235). Norwalk, CT: Appleton-Century-Crofts.

Allison, S. E., McLaughlin, K. & Walker, D. (1991). Nursing theory: A tool to put nursing back into nursing administration. *Nursing Administration Quarterly, 15*(3), 72–78.

Angeles, D. M. (1991). An Orem-based NICU orientation checklist. *Neonatal Network, 9*(7), 43–48.

Aukamp, V. (1988). Defining characteristics of knowledge deficit in the third trimester. In R. M. Carroll-Johnston (Ed.), *Classification of nursing diagnoses: Proceedings of the Eighth Conference: North American Nursing Diagnosis Association* (pp. 299–306). Philadelphia: JB Lippincott.

Avery, P. (1992). Self-care in the hospital setting: The Prince Henry Hospital experience. *The Lamp, 49*(2), 26–28.

Backscheider, J. E. (1974). Self-care requirements, self-care capabilities and nursing systems in the diabetic nurse management clinic. *American Journal of Public Health, 64,* 1138–1146.

Baldwin, J. & Davis, L. L. (1989). Assessing parents as health educators. *Pediatric Nursing, 15,* 453–457.

Barnes, L. P. (1991). Teaching self-care to children. *Journal of Maternal Child Nursing, 16,* 101.

Bliss-Holtz, J., McLaughlin, K. & Taylor, S. G. (1990). Validating nursing theory for use within a computerized nursing information system. *Advances in Nursing Science, 13*(2), 46–52.

Bliss-Holtz, J., Taylor, S. G. & McLaughlin, K. (1992). Nursing theory as a base for a computerized nursing information system. *Nursing Science Quarterly, 5,* 124–128.

Bliss-Holtz, J., Taylor, S.G., McLaughlin, K., Sayers, P. & Nickle, L. (1992). Development of a computerized information system based on self-care deficit nursing theory. In J.M. Arnold & G.A. Pearson, *Computer applications in nursing education and practice* (pp. 87–93). New York: National League for Nursing.

Brennan, M. & Duffy, M. (1992). Utilizing theory in practice to empower nursing. *Nursing Administration Quarterly, 16*(3), 32–33.

Campbell, C. (1984). Orem's story. *Nursing Mirror, 159*(13), 28–30.

Chang, B.L. (1980). Evaluation of health care professionals in facilitating self-care: Review of the literature and a conceptual model. *Advances in Nursing Science, 3*(1), 43–58.

Clark, J. & Bishop, J. (1988). Model-making. *Nursing Times, 84*(27), 37–40.

Clinton, J.F., Denyes, M.J., Goodwin, J.O. & Coto, E.M. (1977). Developing criterion measures of nursing care: Case study of a process. *Journal of Nursing Administration, 7*(7), 41–45.

Coleman, L.J. (1980). Orem's self-care concept of nursing. In J.P. Riehl & C. Roy, *Conceptual models for nursing practice* (2nd ed., pp. 315–328). New York: Appleton-Century-Crofts.

Crews, J. (1972). Nursed-managed cardiac clinics. *Cardiaovascular Nursing, 8*, 15–18.

Del Togno-Armanasco, V., Olivas, G.S. & Harter, S. (1989). Developing an integrated nursing care management model. *Nursing Management, 20*(10), 26–29.

Dennis, L.I. (1989). Soviet hospital nursing: A model for self-care. *Journal of Nursing Education, 28*, 76–77.

Derstine, J.B. (1992). Theory-based advanced rehabilitation nursing: Is it a reality? *Holistic Nursing Practice, 6*(2), 1–6.

Dibner, L.A. & Murphy, J.S. (1991). Nurse entrepreneurs. *Journal of Psychosocial Nursing and Mental Health Services, 29*(5), 30–34.

Dier, K.A. (1987). A model for collaboration in nursing practice: Thailand and Canada. In K.J. Hannah, M. Reimer, W.C. Mills & S. Letourneau (Eds.), *Clinical judgment and decision making: The future with nursing diagnosis* (pp. 323–327). New York: John Wiley & Sons.

Doherty, S. (1992). Care plans - a personal view. *British Journal of Theatre Nursing, 2*(5), 4–5.

Duncan, S. & Murphy, F. (1988). Embracing a conceptual model. *The Canadian Nurse, 84*(4), 24–26.

Dyer, S. (1990). Team work for personal patient care. *Nursing the Elderly, 3*(7), 28–30.

Estes, S.D. & Hart, M. (1993). A model for the development of the CNS role in adolescent health promotion self-care. *Clinical Nurse Specialist, 7*, 111–115.

Feldsine, F. (1982). Options for transition into practice: Nursing process orientation program. *Journal of New York State Nurses' Association, 13*, 11–16.

Fernandez, R., Brennan, M.L., Alvarez, A.R. & Duffy, M.A. (1990). Theory-based practice: A model for nurse retention. *Nursing Administration Quarterly, 14*(4), 47–53.

Fernandez, R., Wheeler, J.I. (1990). Organizing a nursing system through theory-based practice. In G.G. Mayer, M.J. Madden & E. Lawrenz (Eds.), *Patient care delivery models* (pp. 63–83). Rockville, MD: Aspen.

Fondiller, S. (1991). The new look in nursing documentation. *American Journal of Nursing, 91*, 65–67, 70–71, 73–74, 75.

Fridgen, R. & Nelson, S. (1992). Teaching tool for renal transplant recipients using Orem's self-care model. *CANNT Journal, 2*(3), 18–26.

Fukuda, N. (1990). Outcome standards for the client with chronic congestive heart failure. *Journal of Cardiovascular Nursing, 4*(3), 59–70.

Gallant, B. W. & McLane, A. M. (1979). Outcome criteria: A process for validation at the unit level. *Journal of Nursing Administration, 9*(1), 14–21.

Graff, B. M., Thomas, J. S., Hollingsworth, A. D., Cohen, S. M. & Rubin, M. M. (1992). Development of a postoperative self-assessment form. *Clinical Nurse Specialist, 6,* 47–50.

Hageman, P. & Ventura, M. (1981). Utilizing patient outcome criteria to measure the effects of a medication teaching regimen. *Western Journal of Nursing Research, 3,* 25–33.

Harman, L., Wabin, D., MacInnis, L., Baird, D., Mattiuzzi, D. & Savage, P. (1989). Developing clinical decision-making skills in staff nurses: An educational program. *Journal of Continuing Education in Nursing, 20,* 102–106.

Hathaway, D. & Strong, M. (1988). Theory, practice, and research in transplant nursing. *Journal of the American Nephrology Nurses' Association, 15,* 9–12.

Holzemer, W. L. (1992). Linking primary health care and self-care through case management. *International Nursing Review, 39,* 83–89.

Hooten, S. L. (1992). Education of staff nurses to practice within a conceptual framework. *Nursing Administration Quarterly, 16*(3), 34–35.

Horn, B. (1978). Development of criterion measures of nursing care (Abstract). In *Communicating nursing research.* Vol 11. *New approaches to communicating nursing research* (pp. 87–89). Boulder, CO: Western Interstate Commission for Higher Education.

Horn, B. J. & Swain, M. A. (1976). An approach to development of criterion measures for quality patient care. In *Issues in evaluation research* (pp. 74–82). Kansas City: American Nurses' Association.

Horn, B. J. & Swain, M. A. (1977). *Development of criterion measures of nursing care* (Vols. 1–2, NTIS Nos. PB-267 004 and PB-267 005). Ann Arbor, MI: University of Michigan.

Hunter, L. (1992). Applying Orem to skin. *Nursing (London), 5*(4), 16–18.

Husted, E. & Strzelecki, S. (1985). Orem: A foundation for nursing practice in a community hospital. In J. Riehl-Sisca, *The science and art of self-care* (pp. 199–207). Norwalk, CT: Appleton-Century-Crofts.

Isenberg, M. A. (1991). Insights from Orem's nursing theory on differentiating nursing practice: In I. E. Goertzen (Ed.), *Differentiating nursing practice: Into the twenty-first century* (pp. 45–49). Kansas City, MO: American Academy of Nursing.

Jenny, J. (1991). Self-care deficit theory and nursing diagnosis: A test of conceptual fit. *Journal of Nursing Education, 30,* 227–232.

Johannsen, J. M. (1992). Self-care assessment: Key to teaching and discharge planning. *Dimensions of Critical Care Nursing, 11,* 48–56.

Kappeli, S. (1987). The influence of nursing models on clinical decision making I. In K. J. Hannah, M. Reimer, W. C. Mills & S. Letourneau (Eds.), *Clinical judgment and decision making: The future with nursing diagnosis* (pp. 33–41). New York: John Wiley & Sons.

Kitson, A. L. (1986). Indicators of quality in nursing care - an alternative approach. *Journal of Advanced Nursing, 11,* 133–144.

Laurie-Shaw, B. & Ives, S. M. (1988). Implementing Orem's self-care deficit theory: Part I - Selecting a framework and planning for implementation. *Canadian Journal of Nursing Administration, 1*(1), 9–12.

Laurie-Shaw, B. & Ives, S. M. (1988). Part II. Implementing Orem's self-care deficit theory - Adopting a conceptual framework of nursing. *Canadian Journal of Nursing Administration, 1*(2), 16–19.

Leatt, P., Bay, K. S. & Stinson, S. M. (1981). An instrument for assessing and classifying patients by type of care. *Nursing Research, 30,* 145–150.

Lott, T. F., Blazey, M. E. & West, M. G. (1992). Patient participation in health care: An underused resource. *Nursing Clinics of North America, 27,* 61–76.

Loveland-Cherry, C., Whall, A., Griswold, E., Bronneville, R. & Page, G. (1985). A nursing protocol based on Orem's self-care model: Application with aftercare clients. In J. Riehl-Sisca, *The science and art of self-care* (pp. 285–297). Norwalk, CT: Appleton-Century-Crofts.

Mason, T. & Chandley, M. (1990). Nursing models in a special hospital: A critical analysis of efficacity. *Journal of Advanced Nursing, 15,* 667–673.

MacLeod, J. A. & Sella, S. (1992). One year later: Using role therapy to evaluate a new delivery system. *Nursing Forum, 27*(2), 20–28.

McCoy, S. (1989): Teaching self-care in a market-oriented world. *Nursing Management, 20*(5), 22, 26.

McKeighen, R. J., Mehmert, P. A. & Dickel, C. A. (1991). Self-care deficit, bathing/hygiene: Defining characteristics and related factors utilized by staff nurses in an acute care setting. In R. M. Carroll-Johnston (Ed.), *Classification of nursing diagnoses: Proceedings of the Ninth Conference: North American Nursing Diagnosis Nurses Association* (pp. 247–248). Philadelphia: JB Lippincott.

McLaughlin, K., Taylor, S., Bliss-Holtz, J., Sayers, P. & Nickle, L. (1990). Shaping the future: The marriage of nursing theory and informatics. *Computers in Nursing, 8,* 174–179.

McVay, J. (1985). A beginning of service and caring. In J. Riehl-Sisca, *The science and art of self-care* (pp. 245–252). Norwalk, CT: Appleton-Century-Crofts.

McWilliams, B., Murphy, F. & Sobiski, A. (1988). Why self-care theory works for us. *The Canadian Nurse, 84*(9), 38–40.

Mehta, S. M. (1993). Applying Orem's self-care framework. *Geriatric Nursing, 14,* 182–185.

Michaels, C. (1985). Clinical specialist consultation to assess self-care agency among hospitalized COPD patients. In J. Riehl-Sisca, *The science and art of self-care* (pp. 279–284). Norwalk, CT: Appleton-Century-Crofts.

Miller, J. F. (1980). The dynamic focus of nursing: A challenge to nursing administration. *Journal of Nursing Administration, 10*(1), 13–18.

Nunn, D. & Marriner-Tomey, A. (1989). Applying Orem's model in nursing administration. In B. Henry, C. Arndt, M. DiVincenti & A. Marriner-Tomey (Eds.), *Dimensions of nursing administration: Theory, research, education, practice* (pp. 63–67). Boston: Blackwell Scientific Publications.

O'Connor, C. T. (1990). Patient education with a purpose. *Journal of Nursing Staff Development, 6,* 145–147.

Padilla, G. V. & Grant, M. M. (1982). Quality assurance programme for nursing. *Journal of Advanced Nursing, 7,* 135–145.

Paternostro, I. (1992). Developing theory-based software for nurses, by nurses. *Nursing Administration Quarterly, 16*(3), 33–34.

Porter, D. & Shamian, J. (1983). Self-care in theory and practice. *The Canadian Nurse, 79*(8), 21–23.

Reid, B., Allen, A. F., Gauthier, T. & Campbell, H. (1989). Solving the Orem mystery: An educational strategy. *Journal of Continuing Education in Nursing, 20,* 108–110.

Roach, K. G. & Woods, H. B. (1993). Implementing cooperative care on an acute care medical unit. *Clinical Nurse Specialist, 7,* 26–29.

Romine, S. (1986). Applying Orem's theory of self-care to staff development. *Journal of Nursing Staff Development, 2*(2), 77–79.

Rossow-Sebring, J., Carrieri, V. & Seward, H. (1992). Effect of Orem's model on nurse attitudes and charting behavior. *Journal of Nursing Staff Development, 8,* 207–212.

Scherer, P. (1988). Hospitals that attract (and keep) nurses. *American Journal of Nursing, 88,* 34–40.

Sella, S. & MacLeod, J.A. (1991). One year later: Evaluating a changing delivery system. *Nursing Forum, 26*(2), 5–11.

Smith, J.M. & Sorrell, V. (1989). Developing wellness programs: A nurse-managed stay well center for senior citizens. *Clinical Nurse Specialist, 3,* 198–202.

Snyder, M., Brugge-Wiger, P., Ahern, S., Connelly, S., De Pew, C., Kappas-Larson, P., Semmerling, E. & Wyble, S. (1991). Complex health problems: Clinically assessing self-management abilities. *Journal of Gerontological Nursing, 17*(4), 23–27.

Taira, F. (1991). Individualized medication sheets. *Nursing Economics, 9,* 56–58.

Taylor, S.G. (1987). A model for nursing diagnosis and clinical decision making using Orem's self-care deficit theory of nursing. In K.J. Hannah, M. Reimer, W.C. Mills & S. Letourneau (Eds.), *Clinical judgment and decision making: The future with nursing diagnosis* (pp. 84–86). New York: John Wiley & Sons.

Taylor, S.G. (1991). The structure of nursing diagnoses from Orem's theory. *Nursing Science Quarterly, 4,* 24–32.

Van Eron, M. (1985). Clinical application of self-care deficit theory. In J. Riehl-Sisca, *The science and art of self-care* (pp. 208–224). Norwalk, CT: Appleton-Century-Crofts.

Watson, S. (1989). The graduate experience: A professional development program for college health nurses based on a conceptual model of nursing. *Mid-Atlantic College Health Association News,* Winter, 10.

Weis, A. (1988). Cooperative care: An application of Orem's self-care theory. *Patient Education and Counseling, 11,* 141–146.

Pflegepraxis

Alford, D.M. (1985). Self-care practices in ambulatory nursing clinics for older adults. In J. Riehl-Sisca, *The science and art of self-care* (pp. 253–261). Norwalk, CT: Appleton-Century-Crofts.

Anderson, S.B. (1992). Guillain-Barré syndrome: Giving the patient control. *Journal of Neuroscience Nursing, 24,* 158–162.

Anna, D.J., Christensen, D.G., Hohon, S.A., Ord, L. & Wells, S.R. (1978). Implementing Orem's conceptual framework. *Journal of Nursing Administration, 8*(11), 8–11.

Atkins, F.D. (1992). An uncertain future: Children of mentally ill patients. *Journal of Psychosocial Nursing and Mental Health Services, 30*(8), 13–16.

Beckman, C.A. (1987). Maternal-child health in Brazil. *Journal of Obstetric, Gynecologic, and Neonatal Nursing, 16,* 238–241.

Beed, P. (1991). Sight restored. *Nursing Times, 87*(30), 46–48.

Behi, R. (1986). Look after yourself. *Nursing Times, 82*(37), 35–37.

Bilitski, J.S. (1981). Nursing science and the laws of health: The test of substance as a step in the process of theory development. *Advances in Nursing Science, 4*(1), 15–29.

Blaylock, B. (1991). Enhancing self-care of the elderly client: Practical teaching tips for ostomy care. *Journal of Enterostomal Therapy Nursing, 18,* 118–121.

Bracher, E. (1989). A model approach. *Nursing Times, 85*(43), 42–43.

Bromley, B. (1980). Applying Orem's self-care theory in enterostomal therapy. *American Journal of Nursing, 80,* 245–249.

Buckwalter, K.C. & Kerfoot, K.M. (1982). Teaching patients self care: A critical aspect of psychiatric discharge planning. *Journal of Psychiatric Nursing and Mental Health Services, 20*(5), 15–20.

Bunting, S.M. (1989). Stress on caregivers of the elderly. *Advances in Nursing Science, 11*(2), 63–73.

Burnside, I. (1988). *Nursing and the aged: A self-care approach* (3rd ed.). New York: McGraw-Hill.

Calley, J.M., Dirksen, M., Engalla, M. & Hennrich, M.L. (1980). The Orem self-care nursing model. In J.P. Riehl & C. Roy, *Conceptual models for nursing practice* (2nd ed., pp. 302–314). New York: Appleton-Century-Crofts.

Campuzano, M. (1982). Self-care following coronary artery bypass surgery. *Focus on Critical Care, 9*(2), 55–56.

Caradus, A. (1991). Nursing theory and operating suite nursing practice. *ACORN Journal, 4*(2), 29–30, 32.

Catanese, M.L. (1987). Vaginal birth after cesarean: Recommendations, risks, realities, and the client's right to know. *Holistic Nursing Practice, 2*(1), 35–43.

Chamorro, L.C. (1985). Self-care in the Puerto Rican community. In J. Riehl-Sisca, *The science and art of self-care* (pp. 189–195). Norwalk, CT: Appleton-Century-Crofts.

Chin, S. (1985). Can self-care theory be applied to families? In J. Riehl-Sisca, *The science and art of self-care* (pp. 56–62). Norwalk, CT: Appleton-Century-Crofts.

Clang, E.D. (1985) Nursing system design for a young married diabetic. In J. Riehl-Sisca, *The science and art of self-care* (pp. 113–125). Norwalk, CT: Appleton-Century-Crofts.

Clark, A.P. (1985). Self-care by the person with diabetes mellitus. In J. Riehl-Sisca, *The science and art of self-care* (pp. 126–131). Norwalk, CT: Appleton-Century-Crofts.

Cohen, R. (1985). Sexual and self-care practices of adults. In J. Riehl-Sisca, *The science and art of self-care* (pp. 298–306). Norwalk, CT: Appleton-Century-Crofts.

Comptom, P. (1989). Drug abuse: A self-care deficit. *Journal of Psychosocial Nursing and Mental Health Services, 27*(3), 22–26.

Connelly, C.E. (1987). Self-care and the chronically ill patient. *Nursing Clinics of North America, 22,* 621–629.

Craig, C. (1989). Mr. Simpson's hip replacement: *Nursing (London), 3*(44), 12–19.

Cretain, G.K. (1989). Motivational factors in breast self-examination: Implications for nurses. *Cancer Nursing, 12,* 250–256.

delaCruz, L.A.D. (1988). In search of psychiatric nursing theory: An exploration of Orem's self-care model's applicability. *Canadian Journal of Psychiatric Nursing, 29*(3), 10–16.

Dashiff, C.J. (1988). Theory development in psychiatric-mental health nursing: An analysis of Orem's theory. *Archives of Psychiatric Nursing, 2,* 366–372.

Davidhizar, R. & Cosgray, R. (1990). The use of Orem's model in psychiatric rehabilitation assessment. *Rehabilitation Nursing, 15*(1), 39–41.

Dear, M.R. & Keen, M.F. (1982). Promotion of self-care in the employee with rheumatoid arthritis. *Occupational Health Nursing, 30*(1), 32–34.

Dropkin, M.J. (1981). Development of a self-care teaching program for postoperative head and neck patients. *Cancer Nursing, 4,* 103–106.

Duffey, J., Miller, M.P. & Parlocha, P. (1993). Psychiatric home care: A framework for assessment and intervention. *Home Healthcare Nurse, 11*(2), 22–28.

Dumas, L. (1992). [Nursing care based on Orem's theory.] *The Canadian Nurse, 88*(6), 36–39.

Dunn, B. (1990). Alcohol dependency: Health promotion and Orem's model. *Nursing Standard, 4*(40), 34.

Dunphy, J. & Jackson, E. (1985). Planning nursing care for the postpartum mother and her newborn. In J. Riehl-Sisca, *The science and art of self-care* (pp. 63–90). Norwalk, CT: Appleton-Century-Crofts.

Eichelberger, K.M., Kaufman, D.N., Rundahl, M.E. & Schwartz, N.E. (1980). Self-care nursing plan: Helping children to help themselves. *Pediatric Nursing, 6*(3), 9–13.

Eliopoulos, C. (1984). A self care model for gerontological nursing. *Geriatric Nursing, 4,* 366–369.

Facteau, L.M. (1980). Self-care concepts and the care of the hospitalized child. *Nursing Clinics of North America, 15,* 145–155.

Fawcett, J., Archer, C.L., Becker, D., Brown, K.K., Gann, S., Wong, M.J. & Wurster, A.B. (1992). Guidelines for selecting a conceptual model of nursing: Focus on the individual patient. *Dimensions of Critical Care Nursing, 11,* 268–277.

Fawcett, J., Cariello, F.P., Davis, D.A., Farley, J., Zimmaro, D.M. & Watts, R.J. (1987). Conceptual models of nursing: Application to critical care nursing practice. *Dimensions of Critical Care Nursing, 6,* 202–213.

Fields, L.M. (1987). A clinical application of the Orem nursing model in labor and delivery. *Emphasis: Nursing, 2,* 102–108.

Finnegan, T. (1986). Self-care and the elderly. *New Zealand Nursing Journal, 79*(4), 10–13.

Fitzgerald, S. (1980). Utilizing Orem's self-care nursing model in designing an educational program for the diabetic. *Topics in Clinical Nursing, 2*(2), 57–65.

Flanagan, M. (1991). Self-care for a leg ulcer. *Nursing Times, 87*(23), 67–68, 70, 72.

Foote, A., Holcombe, J., Piazza, D. & Wright, P. (1993). Orem's theory used as a guide for the nursing care of an eight-year-old child with leukemia. *Journal of Pediatric Oncology Nursing, 10*(1), 26–32.

Frey, M.A. & Denyes, M.J. (1989). Health and illness self-care in adolescents with IDDM: A test of Orem's theory. *Advances in Nursing Science, 12*(1), 67–75.

Fridgen, R. & Nelson, S. (1992). Teaching tool for renal transplant recipients using Orem's self-care model. *CANNT, 2*(3), 18–26.

Gantz, S.B. (1980). A fourth-grade adventure in self-directed learning. *Topics in Clinical Nursing, 2*(2), 29–38.

Garrett, A.P. (1985). A nursing system design for a patient with myocardial infarction. In J. Riehl-Sisca, *The science and art of self-care* (pp. 142–160). Norwalk, CT: Appleton-Century-Crofts.

Garvan, P., Lee, M., Lloyd, K. & Sullivan, T.J. (1980). Self-care applied to the aged. *New Jersey Nurse, 10*(1), 3–5.

Geyer, E. (1990). Self-care issues for the elderly. *Dimensions in Oncology Nursing, 4*(2), 33–35.

Gibson, K.T. (1980). The typa A personality: Implications for nursing practice. *Cardio-Vascular Nursing, 16*(5), 25–28.

Goldstein, N., Zink, M., Stevenson, L., Anderson, M., Wollery, L. & DePompolo, T. (1983). Self-care: A framework for the future. In P.L. Chinn (Ed.), *Advances in nursing theory development* (pp. 107–121). Rockville, MD: Aspen.

Gray, V.R. & Sergi, S.J. (1989). Family self-care. In P.J. Bomar (Ed.), *Nurses and family health promotion: Concepts, assessment, and interventions* (pp. 67–77). Baltimore: Williams & Wilkins.

Haas, D. L. (1990). Application of Orem's self-care deficit theory to the pediatric chronically ill population. *Issues in Comprehensive Pediatric Nursing, 13,* 253–264.

Hammonds, T. A. (1985). Self-care practices of Navajo Indians. In J. Riehl-Sisca, *The science and art of self-care* (pp. 171–180). Norwalk, CT: Appleton-Century-Crofts.

Hanchett, E. S. (1988). *Nursing frameworks and community as client: Bridging the gap.* Norwalk, CT: Appleton & Lange.

Hanchett, E. S. (1990). Nursing models and community as client. *Nursing Science Quarterly, 3,* 67–72.

Harrigan, J. F., Faro, B. Z., VanPutte, A. & Stoler, P. (1987). The application of locus of control to diabetes education in school-aged children. *Journal of Pediatric Nursing, 2,* 236–243.

Harris, J. K. (1980). Self-care is possible after cesarean delivery. *Nursing Clinics of North America, 15,* 191–204.

Hedahl, K. (1983). Assisting the adolescent with physical disabilities through a college health program. *Nursing Clinics of North America, 18,* 257–274.

Hewes, C. J. & Hannigan, E. P. (1985). Self-care model and the geriatric patient. In J. Riehl-Sisca, *The science and art of self-care* (pp. 161–167). Norwalk, CT: Appleton-Century-Crofts.

Hughes, M. M. (1983). Nursing theories and emergency nursing. *Journal of Emergency Nursing, 9,* 95–97.

Hurst, J. D. & Stullenbarger, B. (1986). Implementation of a self-care approach in a pediatric interdisciplinary phenylketonuria (PKU) clinic. *Journal of Pediatric Nursing, 1,* 159–163.

Jacobs, C. J. (1990). Orem's self-care model: Is it relevant to patients in intensive care? *Intensive Care Nursing, 6,* 100–103.

James, L. A. (1992). Nursing theory made practical. *Journal of Nursing Education, 31,* 42–44.

Jospeh, L. S. (1980). Self-care and the nursing process. *Nursing Clinics of North America, 15,* 131–143.

Kam, B. W. & Werner, P. W. (1990). Self-care theory: Application to perioperative nursing. *Association of Operating Room Nurses Journal, 51,* 1365–1370.

Keohane, N. S. & Lacey, L. A. (1991). Preparing the women with gestational diabetes for self-care: Use of a structured teaching plan by nursing staff. *Journal of Obstetric, Gynecologic, and Neonatal Nursing, 20,* 189–193.

Kerr, J. A. C. (1985). A case of adolescent turmoil: Use of the self-care model. In J. Riehl-Sisca, *The science and art of self-care* (pp. 105–112). Norwalk, CT: Appleton-Century-Crofts.

Komulainen, P. (1991). Occupational health nursing based on self-care theory. *American Association of Occupational Health Nursing Journal, 39,* 333–335.

Kyle, B. A. S. & Pitzer, S. A. (1990). A self-care approach to today's challenges. *Nursing Management, 21*(3), 37–39.

Lacey, D. (1993). Using Orem's model in psychiatric nursing. *Nursing Standard, 7*(29), 28–30.

Langley, T. (1989). Please, deliver more incontinence pads. *Nursing Times, 85*(15), 73–75.

Maconald, G. (1991). Plans for a better future. *Nursing Times, 87*(31), 42–43.

Mack, C. H. (1992). Assessment of the autologous bone marrow transplant patient according to Orem's self-care model. *Cancer Nursing, 15,* 429–436.

MacLellan, M. (1989). Community care of a patient with multiple sclerosis. *Nursing (London), 3*(33), 28–32.

MacSweeny, J. (1992). A helpful assessment. *Nursing Times, 88*(29), 32–33.

Marten, L. (1978). Self-care nursing model for patients experiencing radical change in body image. *Journal of Obstetric, Gynecologic, and Neonatal Nursing, 7*(6), 9–13.

Matteson, M. A. & McConnell, E. S. (1988). *Gerontological nursing: Concepts and practice.* Philadelphia: WB Saunders.

McConnell, E. S. (1988). A conceptual framework for gerontological nursing practice. In M. A. Matteson & E. S. McConnell (Eds.), *Gerontological nursing: Con*cepts *and practice* (pp. 6–55). Philadelphia: WB Saunders.

McCracken, M. J. (1985). A self-care approach to pediatric chronic illness. In J. Riehl-Sisca, *The science and art of self-care* (pp. 91–104). Norwalk, CT: Appleton-Century-Crofts.

McIntyre, (1980). The Perry model as a framework for self-care. *Nurse Practitioner, 5*(6), 34–38.

Meriney, D. K. (1990). Application of Orem's conceptual framework to patients with hypercalcemia related to breast cancer. *Cancer Nursing, 13,* 316–323.

Michael, M. M. & Sewall, K. S. (1980). Use of the adolescent peer group to increase the self-care agency of adolescent alcohol abusers. *Nursing Clinics of North America, 15,* 157–176.

Miller, J. (1989). DIY health care. *Nursing Standard, 3*(43), 35–37.

Mitchell, P. & Irvin, N. (1977). Neurological examination: Nursing assessment for nursing purposes. *Journal of Neurosurgical Nursing, 9*(1), 23–28.

Moore, R. (1989). Diogenes syndrome. *Nursing Times, 85*(30), 46–48.

Morales-Mann, E. T. & Jiang, S. L. (1993). Applicability of Orem's conceptual framework: A cross-cultural point of view. *Journal of Advanced Nursing, 18,* 737–741.

Morse, W. & Werner, J. S. (1988). Individualization of patient care using Orem's theory. *Cancer Nursing, 11,* 195–202.

Moscovitz, A. (1984). Orem's theory as applied to psychiatric nursing. *Perspectives in Psychiatric Care, 22*(1), 36–38.

Mullin, V. I. (1980). Implementing the self-care concept in the acute care setting. *Nursing Clinics of North America, 15,* 177–190.

Murphy, P. P. (1981). A hospice model and self-care theory. *Oncology Nursing Forum, 8*(2), 19–21.

Nickle-Gallagher, L. (1985). Structuring nursing practice based on Orem's general theory: A practitioner's perspective. In J. Riehl-Sisca, *The science and art of self-care* (pp. 236–244). Norwalk, CT: Appleton-Century-Crofts.

Norris, M. K. G. (1991). Applying Orem's theory to the long-term care of adolescent transplant recipients. *American Nephrology Nurses' Association Journal, 18,* 45–47, 53.

Nowakowski, L. (1980). Health promotion/self-care programs for the community. *Topics in Clinical Nursing, 2*(2), 21–27.

Oakley, D., Denyes, M. J. & O'Connor, N. (1989). Expanded nursing care for contraceptive use. *Applied Nursing Research, 2,* 121–127.

O'Donovan, S. (1990). Nursing models: More of Orem. *Nursing the Elderly, 2*(3), 22–23.

O'Donovan, S. (1990). Nursing models: More of Orem - Part 2. *Nursing the Elderly, 2*(4), 20–22.

O'Donovan, S. (1992). Simon's nursing assessment. *Nursing Times, 88*(2), 30–33.

Palmer, S. J. (1993). Care of sick children by parents: A meaningful role. *Journal of Advanced Nursing, 18,* 185–191.

Padula, C. A. (1992). Self-care and the elderly: Review and implications. *Public Health Nursing, 9,* 22–28.

Park, P. B. (1989). Health care for the homeless: A self-care approach. *Clinical Nurse Specialist, 3,* 171–175.

Perras, S. & Zappacosta, A. (1982). The application of Orem's theory in promoting self-care in a peritoneal dialysis facility. *American Association of Nephrology Nurses and Technicians Journal, 9*(3), 37–39.

Petrlik, J. C. (1976). Diabetic peripheral neuropathy. *American Journal of Nursing, 76,* 1794–1797.

Pletcher, M. S. (1985). Nutrition self-care: An adaptation and component of the therapeutic regimen. In J. Riehl-Sisca, *The science and art of self-care* (pp. 132–141). Norwalk, CT: Appleton-Century-Crofts.

Priddy, J. (1989). Surgical care of the elderly. Home help. *Nursing Times, 85*(29), 30–32.

Raven, M. (1988–1989). Application of Orem's self-care model to nursing practice in developmental disability. *Australian Journal of Advanced Nursing, 6*(2), 16–23.

Raven, M. (1989). A conceptual model for care in developmental disability services. *Australian Journal of Advanced Nursing, 6*(4), 10–17.

Redfern, S. (1990). Care after a stroke. *Nursing (London), 4*(4), 7–11.

Rew, L. (1990). Childhood sexual abuse: Toward a self-care framework for nursing intervention and research. *Archives of Psychiatric Nursing, 4,* 147–153.

Richardson, A. (1991). Theories of self-care: Their relevance to chemotherapy-induced nausea and vomiting. *Journal of Advanced Nursing, 16,* 671–676.

Robichaud-Ekstrand, S. (1990). [Orem in medical-surgical nursing.] *The Canadian Nurse, 86*(5) 42–47.

Roper, J. M., Shapira, J. & Chang, B. (1991). Agitation in the demented patient. A framework for management. *Journal of Gerontological Nursing, 17*(3), 17–21.

Ruddick-Bracken, H. & Mackie, N. (1989). Helping the workers help themselves. *Nursing Times, 85*(24), 75–76.

Smith, M. C. (1977). Self-care: A conceptual framework for rehabilitation nursing. *Rehabilitation Nursing, 2*(2), 8–10.

Smith, M. C. (1989). An application of Orem's theory in nursing practice. *Nursing Science Quarterly, 2,* 159–161.

Steele, S., Russell, F., Hansen, B. & Mills, B. (1989). Home management of URI in children with Down syndrome. *Pediatric Nursing, 15,* 484–488.

Sullivan, T. & Monroe, D. (1986). A self-care practice theory of nursing the elderly. *Educational Gerontology, 12,* 13–26.

Sullivan, T. & Monroe, D. (1987). Self-care model for long term care. *California Nurse, 83*(6), 6–7.

Swindale, J. E. (1989). The nurse's role in giving pre-operative information to reduce anxiety in patients admitted to hospital for elective minor surgery. *Journal of Advanced Nursing, 14,* 899–905.

Tadych, R. (1985). Nursing in multiperson units: The family. In J. Riehl-Sisca, *The science and art of self-care* (pp. 49–55). Norwalk, CT: Appleton-Century-Crofts.

Taylor, S. G. (1988). Nursing theory and nursing process: Orem's theory in practice. *Nursing Science Quarterly, 1,* 111–119.

Taylor, S. G. (1989). An interpretation of family within Orem's general theory of nursing. *Nursing Science Quarterly, 1,* 131–137.

Taylor, S. G. (1990). Practical applications of Orem's self-care deficit nursing theory. In M. E.

Parker (Ed.), *Nursing theories in practice* (pp. 61–70). New York: National League for Nursing.

Taylor, S. G. & McLaughlin, K. (1991). Orem's general theory of nursing and community nursing. *Nursing Science Quarterly, 4,* 153–160.

Thomas, J. S., Graff, B. M., Hollingsworth, A. O., Cohen, S. M. & Rubin, M. M. (1992). Home visiting for a posthysterectomy population. *Home Healthcare Nurse, 10*(3), 47–52.

Titus, S. & Porter, P. (1989). Orem's theory applied to pediatric residential treatment. *Pediatric Nursing, 15,* 465–468, 556.

Tolentino, M. B. (1990). The use of Orem's self-care model in the neonatal intensive care unit. *Journal of Obstetric, Gynecologic, and Neonatal Nursing, 19,* 496–500.

Turner, K. (1989). Orem's model and patient teaching. *Nursing Standard, 50*(3), 32–33.

Underwood, P. R. (1980). Facilitating self-care. In P. Pothier (Ed.), *Psychiatric nursing: A basic text* (pp. 115–132). Boston, Little, Brown.

Vasquez, M. A. (1992). From theory to practice: Orem's self-care nursing model and ambulatory care. *Journal of Post Anesthesia Nursing, 7,* 251–255.

Walborn, K. A. (1980). A nursing model for the hospice: Primary and self-care nursing. *Nursing Clinics of North America, 15,* 205–217.

Walsh, M. (1989). Asthma: The Orem self-care nursing model approach. *Nursing (London), 3*(38), 19–21.

Walsh, M. & Judd, M. (1989). Long term immobility and self care: The orem nursing approach. *Nursing Standard, 3*(41), 34–36.

Welsh, M. D. & Clochesy, J. M. (Eds.) (1990). *Case studies in cardiovascular critical care nursing.* Rockville, MD: Aspen.

Whenery-Tedder, M. (1991). Teaching acceptance. *Nursing Times, 87*(12), 36–39.

Wollery, L. (1983). Self-care for the obstetrical patient. *Journal of Obstetric, Gynecologic, and Neonatal Nursing, 12,* 33–37.

Wright, J. (1988). Trolley full of trouble. *Nursing Times, 84*(9), 24–26.

Zach, P. (1982). Self-care agency in diabetic ocular sequelae. *Journal of Ophthalmic Nursing Techniques, 1*(2), 21–31.

Bibliographie zu Kapitel 8

Rogers Wissenschaft vom unitären Menschen

Primärliteratur

Barrett, E. A. M. & Malinski, V. M. (Eds.) (1994). *Martha E. Rogers: Eighty years of excellence.* New York: Society of Rogerian Scholars.

Barrett, E. A. M. & Malinski, V. M. (Eds.) (1994). *Martha E. Rogers: Her life and her work.* Philadelphia: FA Davis.

Malinski, V. M. (1986). Further ideas from Martha Rogers. In V. M. Malinski (Ed.), *Explorations on Martha Rogers' Science of Unitary Human Beings* (pp. 9–14). Norwalk, CT: Appleton-Century-Crofts.

Randell, B. P. (1992). Nursing theory: The 21st century. *Nursing Science Quarterly, 5,* 175–184.

Rogers, M. E. (1961). *Educational revolution in nursing.* New York: Macmillan.

Rogers, M. E. (1963). Some comments on the theoretical basis of nursing practice. *Nursing Science, 1*(1), 11–13, 60–61.

Rogers, M. E. (1964). *Reveille in nursing.* Philadelphia: FA Davis.

Rogers, M. E. (1970). *An introduction to the theoretical basis of nursing.* Philadelphia: FA Davis.

Rogers, M. E. (1980). Nursing: A science of unitary man. In J. P. Riehl & C. Roy, *Conceptual models for nursing practice* (2nd ed., pp. 329–337). New York: Appleton-Century-Crofts.

Rogers, M. E. (1980). *Science of unitary man. Tape I: Unitary man and his world: A paradigm for nursing.* New York: Media for Nursing. (Cassette recording.)

Rogers, M. E. (1980). *Science of unitary man. Tape II: Developing an organized abstract system: Synthesis of facts and ideas for a new product.* New York: Media for Nursing. (Cassette recording.)

Rogers, M. E. (1980). *Science of unitary man. Tape III: Principles and theories: Directions for desription, explanation and prediction.* New York: Media for Nursing. (Cassette recording.)

Rogers, M. E. (1980). *Science of unitary man. Tape IV: Theories of accelerating evolution, paranormal phenomena and other events.* New York: Media for Nursing. (Cassette recording.)

Rogers, M. E. (1980). *Science of unitary man. Tape V: Health and illness: New perspectives.* New York: Media for Nursing. (Cassette recording.)

Rogers, M. E. (1980). *Science of unitary man. Tape VI: Interventive modalities: Translating theories into practice.* New York: Media for Nursing. (Cassette recording.)

Rogers, M. E. (1981). Science of unitary man. A paradigm for nursing. In G. E. Lasker (Ed.), *Applied systems and cybernetics: Vol 4. Systems research in health care, biocybernetics and ecology* (pp. 1719–1722). New York: Pergamon Press.

Rogers, M. E. (1983). The family coping with a surgical crisis: Analysis and application of Rogers' theory of nursing. In I. W. Clements & F. B. Roberts, *Family health: A theoretical approach to nursing care* (pp. 390–391). New York: John Wiley & Sons.

Rogers, M. E. (1983). Science of unitary human beings: A paradigm for nursing. In I. W. Clements & F. B. Roberts, *Family health: A theoretical approach to nursing care* (pp. 219–227). New York: John Wiley & Sons.

Rogers, M. E. (1985). A paradigm for nursing. In R. Wood & J. Kekahbah (Eds.), *Examining the cultural implications of Martha E. Rogers' Science of Unitary Human Beings* (pp. 13–23). Lecompton, KS: Wood-Kekahbah Associates.

Rogers, M. E. (1986). Science of unitary human beings. In V. M. Malinski (Ed.), *Explorations on Martha Rogers' Science of Unitary Human Beings* (pp. 3–8). Norwalk, CT: Appleton-Century-Crofts.

Rogers, M. E. (1987). Nursing research in the future. In J. Roode (Ed.), *Changing patterns in nursing education* (pp. 121–123). New York: National League for Nursing.

Rogers, M. E. (1987). *Rogers' Science of Unitary Human Beings.* In R. R. Parse, *Nursing science: Major paradigms, theories, and critique* (pp. 139–146). Philadelphia: WB Saunders.

Rogers, M. E. (1988). Nursing science and art: A prospective. *Nursing Science Quarterly, 1,* 99–102.

Rogers, M. E. (1989). Nursing: A science of unitary human beings. In J. P. Riehl-Sisca, *Conceptual models for nursing practice* (3rd ed., pp. 181–188). Norwalk, CT: Appleton & Lange.

Rogers, M. E. (1990). Nursing: Science of unitary, irreducible, human beings: Update 1990. In

E. A. M. Barrett (Ed.), *Visions of Rogers' science based nursing* (pp. 5–11). New York: National League for Nursing.

Rogers, M. E. (1990). Space-age paradigm for new frontiers in nursing. In M. E. Parker (Ed.), *Nursing theories in practice* (pp. 105–113). New York: National League for Nursing.

Rogers, M. E. (1992). Nightingale's notes on nursing: Prelude to the 21st century. In F. N. Nightingale, *Notes on nursing: What it is, and what it is not* (commemorative edition, pp. 58–62). Philadelphia: JB Lippincott.

Rogers, M. E. (1992). Nursing science and the space age. *Nursing Science Quarterly, 5,* 27–34.

Rogers, M. E. (1992). Window on science of unitary human beings. In M. O'Toole (Ed.), *Miller-Keane encyclopedia and dictionary of medicine, nursing, and allied health* (5th ed., p. 1339). Philadelphia: WB Saunders.

Rogers, M. E., Doyle, M. B., Racolin, A. & Walsh, P. C. (1990). A conversation with Martha Rogers on nursing in space. In E. A. M. Barrett (Ed.), *Visions of Rogers' science based nursing* (pp. 375–386). New York: National League for Nursing.

Safier, G. (1977). *Contemporary American leaders: An oral history.* New York: McGraw-Hill.

Takahashi, T. (1992). Perspectives on nursing knowledge. *Nursing Science Quarterly, 5,* 86–91.

Stellungnahmen

Aggleton, P. & Chalmers, H. (1984). Rogers' unitary field model. *Nursing Times, 80*(50), 35–39.

Allanach, E. J. (1988). Perceived supportive behaviors and nursing occupational stress: An evolution of consciousness. *Advances in Nursing Science, 10*(2), 73–82.

Andersen, M. D. & Smereck, G. A. D. (1989). Personalized nursing LIGHT model. *Nursing Science Quarterly, 2,* 120–130.

Andersen, M. D. & Smereck, G. A.d. (1992). The consciousness rainbow: An explication of Rogerian field pattern manifestations. *Nursing Science Quarterly, 5,* 72–79.

Barber, H. R. K. (1987). Editorial: Trends in nursing: A model for emulation. *The Female Patient, 12*(3), 12, 14.

Barrett, E. A. M. (1989). A nursing theory of power for nursing practice: Derivation from Rogers' paradigm. In J. P. Riehl-Sisca, *Conceptual models for nursing practice* (3rd ed., pp. 207–217). Norwalk, CT: Appleton & Lange.

Barrett, E. A. M. (Ed.) (1990). *Visions of Rogers' science-based nursing.* New York: National League for Nursing.

Barrett, E. A. M. (1990). Visions of Rogerian science in the future of humankind. In E. A. M. Barrett (Ed.), *Visions of Rogers' science based nursing* (pp. 357–362). New York: National League for Nursing.

Barrett, E. A. M. (1991). Space nursing. *Cutis, 48,* 299–303.

Biley, F. (1990). Rogers' model: An analysis. *Nursing (London), 4*(15), 31–33.

Biley, F. (1992). The perception of time as a factor in Rogers' science of unitary human beings: A literature review. *Journal of Advanced Nursing, 17,* 1141–1145.

Black, G. & Haight, B. K. (1992). Integrality as a holistic framework for the life-review process. *Holistic Nursing Practice, 7*(1), 7–15.

Blair, C. (1979). Hyperactivity in children: Viewed within the framework of synergistic man. *Nursing Forum, 18,* 293–303.

Boyd, C. (1985). Toward an understanding of mother-daughter identification using concept analysis. *Advances in Nursing Science, 7*(3), 78–86.

Bradley, D. B. (1987). Energy fields: Implications for nurses. *Journal of Holistic Nursing, 5*(1), 32–35.

Bramlett, M. H., Gueldner, S. H. & Boettcher, J. H. (1993). Reflections on the science of unitary human beings in terms of Kuhn's requirement for explanatory power. *Visions: The Journal of Rogerian Nursing Science, 1,* 22–35.

Bramlett, M. H., Gueldner, S. H. & Sowell, R. L. (1990). Consumer-centric advocacy: Its connection to nursing frameworks. *Nursing Science Quarterly, 3,* 156–161.

Buenting, J. A. (1993). Human energy field and birth: Implications for research and practice. *Advances in Nursing Science, 15*(4), 53–59.

Butcher, H. K. & Forchuk, C. (1992). The overview effect: The impact of space exploration on the evolution of nursing science. *Nursing Science Quarterly, 5,* 118–123.

Butterfield, S. E. (1983). In search of commonalities: An analysis of two theoretical frameworks. *International Journal of Nursing Studies, 20,* 15–22.

Caggins, R. P. (1991). The Caggins synergy nursing model. *The ABNF Journal, 2*(1), 15–18.

Carboni, J. T. (1991). A Rogerian theoretical tapestry. *Nursing Science Quarterly, 4,* 130–136.

Cerilli, K. & Burd, S. (1989). An analysis of Martha Rogers' nursing as a science of unitary human beings. In J. P. Riehl-Sisca, *Conceptual models for nursing practice* (3rd ed., pp. 189–195). Norwalk, CT: Appleton & Lange.

Cody, W. K. (1991). Multidimensionality: Its meaning and significance. *Nursing Science Quarterly, 4,* 140–141.

Compton, M. A. (1989). A Rogerian view of drug abuse: Implications for nursing. *Nursing Science Quarterly, 2,* 98–105.

Crawford, G. (1982). The concept of pattern in nursing: Conceptual development and measurement. *Advances in Nursing Science, 5*(1), 1–6.

Daily, I. S., Maupin, J. S., Murray, C. A. et al. (1994). Unitary human beings. In A. Marriner-Tomey, *Nursing theorists and their work* (3rd ed., pp. 211–230). St. Louis: CV Mosby.

Daily, I. S., Maupin, J. S. & Satterly, M. C. (1986). Martha E. Rogers. Unitary human beings. In A. Marriner-Tomey, *Nursing theorists and their work* (pp. 345–360). St. Louis: CV Mosby.

Daily, I. S., Maupin, J. S., Satterly, M. C., Schnell, D. L. & Wallace, T. L. (1989). Martha E. Rogers: Unitary human beings. In A. Marriner-Tomey, *Nursing theorists and their work* (2nd ed., pp. 402–419). St. Louis: CV Mosby.

Davidson, A. W. & Ray, M. A. (1991). Studying the human-environment phenomenon using the science of complexity. *Advances in Nursing Science, 14*(2), 73–87.

DeFeo, D. J. (1990). Change: A central concern of nursing. *Nursing Science Quarterly, 3,* 88–94.

Falco, S. M. & Lobo, M. L. (1980). Martha E. Rogers. In Nursing Theories Conference Group, *Nursing theories: The base for professional nursing practice* (pp. 164–183). Englewood Cliffs, NJ: Prentice-Hall.

Falco, S. M. & Lobo, M. L. (1985). Martha E. Rogers. In Nursing Theories Conference Group, *Nursing theories: The base for professional nursing practice* (2nd ed., pp. 214–234). Englewood Cliffs, NJ: Prentice-Hall.

Falco, S. M. & Lobo, M. L. (1990). Martha E. Rogers. In J. B. George (Ed.), *Nursing theories: The base for professional nursing practice* (3rd ed., pp. 211–230). Norwalk, CT: Appleton & Lange.

Fawcett, J. (1975). The family as a living open system: An emerging conceptual framework for nursing. *International Nursing Review, 22,* 113–116.

Fisher, L. R. & Reichenbach, M. A. (1987/1988). From Tinkerbell to Rogers. (How a fairy tale facilitated an understanding of Rogers' theory of unitary being.) *Nursing Forum, 23,* 5–9.

Fitzpatrick, J.J. (1983). Life perspective rhythm model. In J.J. Fitzpatrick & A.L. Whall, *Conceptual models of nursing: Analysis and application* (pp. 295–302). Bowie, MD: Brady.

Fitzpatrick, J.J. (1988). Theory based on Rogers' conceptual model. *Journal of Gerontological Nursing, 4*(9), 14–19.

Fitzpatrick, J.J. (1989). A life perspective rhythm model. In J.J. Fitzpatrick & A.L. Whall, *Conceptual models of nursing: Analysis and application* (2nd ed., pp. 401–407). Norwalk, CT: Appleton & Lange.

Fitzpatrick, J.J., Whall, A.L., Johnston, R.L. & Floyd, J.A. (1982). *Nursing models and their psychiatric mental health applications.* Bowie, MD: Brady.

Freda, M.C. (1989). A role model of leadership in and advocacy for nursing. *Nursing Forum, 24*(3–4), 9–13.

Garon, M. (1992). Contributions of Martha Rogers to the development of nursing knowledge. *Nursing Outlook, 40,* 67–72.

Gioiella, E. (1989). Professionalizing nursing: A Rogers legacy. *Nursing Science Quarterly, 2,* 61–62.

Greiner, D.S. (1991). Rhythmicities. *Nursing Science Quarterly, 4,* 21–23.

Hanchett, E.S. (1992). Concepts from eastern philosophy and Rogers' Science of Unitary Human Beings. *Nursing Science Quarterly, 5,* 164–170.

Hardin, S. (1990). A caring community. In M. Leininger & J. Watson (Eds.), *The caring imperative in education* (pp. 217–225). New York: National League for Nursing.

Hektor, L.M. (1989). Martha E. Rogers: A life history. *Nursing Science Quarterly, 2,* 63–73.

Huch, M.H. (1991). Perspectives on health. *Nursing Science Quarterly, 4,* 33–40.

Iveson-Iveson, J. (1982). The four dimensional nurse. *Nursing Mirror, 155*(22), 52.

Joseph, L. (1991). The energetics of conscious caring for the compassionate healer. In D.A. Gaut & M.M. Leininger, *Caring: The compassionate healer* (pp. 51–60). New York: National League for Nursing.

Katch, M.P. (1983). A negentropic view of the aged. *Journal of Gerontological Nursing, 9,* 656–660.

Leddy, S.K. (1993). Controversies column: Commentary and critique. *Visions: The Journal of Rogerian Nursing Science, 1,* 56–57.

Levine, N.H. (1976). A conceptual model for obstetric nursing. *Journal of Obstetric, Gynecologic, and Neonatal Nursing, 5*(2), 9–15.

Lutjens, L.R.J. (1991). *Martha Rogers: The Science of Unitary Human Beings.* Newbury Park, CA: Sage.

Malinski, V.M. (1986). Afterword. In V.M. Malinski (Ed.), *Explorations on Martha Rogers' Science of Unitary Human Beings* (pp. 189–191). Norwalk, CT: Appleton-Century-Crofts.

Malinski, V.M. (1986). Contemporary science and nursing: Parallels with Rogers. In V.M. Malinski (Ed.), *Explorations on Martha Rogers' Science of Unitary Human Beings* (pp. 15–23). Norwalk, CT: Appleton-Century-Crofts.

Malinski, V.M. (Ed.) (1986). *Explorations on Martha Rogers' Science of Unitary Human Beings.* Norwalk, CT: Appleton-Century-Crofts.

Malinski, V.M. (1990). The meaning of a progressive world view in nursing: Rogers's Science of Unitary Human Beings. In N.L. Chaska (Ed.), *The nursing profession: Turning points* (pp. 237–244). St. Louis: CV Mosby.

Malinski, V.M. (1990). The Rogerian science of unitary human beings as a knowledge base for nursing in space. In E.A.M. Barrett (Ed.), *Visions of Rogers' science based nursing* (pp. 363–374). New York: National League for Nursing.

Malinski, V. M. (1993). Therapeutic touch: The view from Rogerian nursing science. *Visions: The Journal of Rogerian Nursing Science, 1,* 45–54.

Martin, M.-L., Forchuk, C., Santopinto, M. & Butcher, H. K. (1992). Alternative approaches to nursing practice: Application of Peplau, Rogers, and Parse. *Nursing Science Quarterly, 5,* 80–85.

Meleis, A. I. (1991) *Theoretical nursing: Development and progress* (2nd ed.). Philadelphia: JB Lippincott.

Miller, L. A. (1979). An explanation of therapeutic touch using the science of unitary man. *Nursing Forum, 18,* 278–287.

Newman, M. A. (1972). Nursing's theoretical evolution. *Nursing Outlook, 20,* 449–453.

Newman, M. A. (1979). *Theory development in nursing.* Philadelphia: FA Davis.

Newman, M. A. (1986). *Health as expanding consciousness.* St. Louis: CV Mosby.

Newman, M. A. (1990). Newman's theory of health as praxis. *Nursing Science Quarterly, 3,* 37–41.

Parse, R. R. (1981). *Man-Living-Health: A theory of nursing.* New York: John Wiley & Sons. Reprinted 1989. Albany, NY: Delmar.

Parse, R. R. (1989). Martha E. Rogers: A birthday celebration (Editorial). *Nursing Science Quarterly, 2,* 55.

Parse, R. R. (1992). Human becoming: Parse's theory of nursing. *Nursing Science Quarterly, 5,* 35–42.

Phillips, J. R. (1990). Changing human potentials and future visions of nursing: A human field image perspective. In E. A. M. Barrett (Ed.), *Visions of Rogers' science based nursing* (pp. 13–25). New York: National League for Nursing.

Quillin, S. I. M. & Runk, J. A. (1983). Martha Rogers' model. In J. J. Fitzpatrick & A. L. Whall, *Conceptual models of nursing: Analysis and application* (pp. 245–261). Bowie, MD: Brady.

Quillin, S. I. M. & Runk, J. A. (1989). Martha Rogers' unitary person model. In J. J. Fitzpatrick & A. L. Whall, *Conceptual models of nursing: Analysis and application* (2nd ed., pp. 285–300). Bowie, MD. Brady.

Rapacz, K. M. (1993). Imagination column: From pragmatic to imaginative to visionary. *Visions: The Journal of Rogerian Nursing Science, 1,* 58–59.

Rawnsley, M. (1985) H-E-A-L-T-H: A Rogerian perspective. *Journal of Holistic Nursing, 3*(1), 26.

Reed, P. G. (1991). Toward a nursing theory of self-transcendence: Deductive reformulation using developmental theories. *Advances in Nursing Science, 13*(4), 64–77.

Reeder, F. (1984). Philosophical issues in the Rogerian science of unitary human beings. *Advances in Nursing Science, 6*(2), 14–23.

Reeder, F. (1993). The science of unitary human beings and interpretive human science. *Nursing Science Quarterly, 6,* 13–24.

Rigley, A. (1980). Martha Rogers – Challenging ideas for nursing. *The Lamp, 37*(2), 20–22.

Rogers, M. E. (1985 b). The need for legislation for licensure to practice professional nursing: *Journal of Professional Nursing, 1,* 384.

Roy, C. (1974). Rogers' theoretical basis of nursing. In J. P. Riehl & C. Roy, *Conceptual models for nursing practice* (pp. 96–99). New York: Appleton-Century-Crofts.

Sarter, B. (1987). Evolutionary idealism: A philosophical foundation for holistic nursing theory. *Advances in Nursing Science, 9*(2), 1–9.

Sarter, B. (1988). Philosophical sources of nursing theory. *Nursing Science Quarterly, 1,* 52–59.

Sarter, B. (2988). *The stream of becoming: A study of Martha Rogers's theory.* New York: National League for Nursing.

Sarter, B. (1989). Some critical philosophical issues in the science of unitary human beings. *Nursing Science Quarterly, 2,* 74–78.

Schorr, J. A. (19??). Manifestations of consciousness and the developmental phenomenon of death. *Advances in Nursing Science, 6*(1), 26–35.

Schroeder, C. & Smith, M. C. (1991). Nursing conceptual frameworks arising from field theory: A critique of the body as manifestation of underlying field. Commentary: Disembodiment or «Where's the body in field theory?» [Schroeder]. Response: Affirming the unitary perspective [Smith]. *Nursing Science Quarterly, 4,* 146–152.

Smith, M. C. (1988). Testing propositions derived from Rogers' conceptual system. *Nursing Science Quarterly, 1,* 60–67.

Smith, M. C. (1990). Pattern in nursing practice. *Nursing Science Quarterly, 3,* 57–59.

Smith, M. J. (1989). Four dimensionality: Where to go with it. *Nursing Science Quarterly, 2,* 56.

Uys, L. R. (1987). Foundational studies in nursing. *Journal of Advanced Nursing, 12,* 275–280.

Whall, A. L. (1987). A critique of Rogers's framework. In R. R. Parse, *Nursing science: Major paradigms, theories, and critique* (pp. 147–158). Philadelphia: WB Saunders.

Wheeler, K. (1988). A nursing science approach to understanding empathy. *Archives of Psychiatric Nursing, 2,* 95–102.

Wilson, L. M. & Fitzpatrick, J. J. (1984). Dialectic thinking as a means of understanding systems-in-development: Relevance to Rogers' principles. *Advances in Nursing Science, 6*(2), 24–41.

Moccia, P. (1985). A further investigation of «Dialectical thinking as a means of understanding systems-in-development: Relevance to Rogers' principles». *Advances in Nursing Science, 7*(4), 33–38.

Pflegeforschung

Alligood, M. R. (1986). The relationship of creativity, actualization, and empathy in unitary human development. In V. M. Malinski (Ed.), *Explorations on Martha Rogers' Science of Unitary Human Beings* (pp. 145–160). Norwalk, CT: Appleton-Century-Crofts.

Alligood, M. R. (1991). Testing Rogers' theory of accelerating change. The relationships among creativity, actualization, and empathy in persons 18 to 92 years of age. *Western Journal of Nursing Research, 13,* 84–96.

Artinian, N. T. (1992). Spouse adaptation to mate's CABG surgery: 1-year follow-up. *American Journal of Critical Care, 1,* 36–42.

Banonis, B. C. (1989). The lived experience of recovering from addiction: A phenomenological study. *Nursing Science Quarterly, 2,* 37–43.

Barrett, E. A. M. (1986). Investigation of the principle of helicy: The relationship of human field motion and power. In V. M. Malinski (Ed.), *Explorations on Martha Rogers' Science of Unitary Human Beings* (pp. 173–188). Norwalk, CT: Appleton-Century-Crofts.

Barrett, E. A. M. (1990). Rogerian patterns of scientific inquiry. In E. A. M. Barrett (Ed.), *Visions of Rogers' science-based nursing* (pp. 169–188). New York: National League for Nursing.

Benedict, S. C. & Burge, J. M. (1990). The relationship between human field motion and preferred visible wavelenghts. *Nursing Science Quarterly, 3,* 73–80.

Boyd, C. (1990). Testing a model of mother-daughter identification. *Western Journal of Nursing Research, 12,* 448–468.

Brouse, S.H. (1985). Effect of gender role identity on patterns of feminine and self-concept scores from late pregnancy to early postpartum. *Advances in Nursing Science, 7*(3), 32–40.

Butcher, H.K. & Parker, N.I. (1988). Guided imagery with Rogers' Science of Unitary Human Beings. An experimental study. *Nursing Science Quarterly, 1,* 103–110.

Butcher, H.K. & Parker, N.I. (1990). Guided imagery within Rogers' Science of Unitary Human Beings: An experimental study. In E.A.M. Barrett (Ed.), *Visions of Rogers' science-based nursing* (pp. 269–286). New York: National League for Nursing.

Rapacz, K.E. (1990). The patterning of time experience and human field motion during the experience of pleasant guided imagery: A discussion. In E.A.M. Barrett (Ed.), *Visions of Rogers' science based nursing* (pp. 287–294). New York: National League for Nursing.

Butcher, H.K. & Parker, N.I. (1990). Response to «Discussion of a study of pleasant guided imagery». In E.A.M. Barrett (Ed.), *Visions of Rogers' science based nursing* (pp. 295–297). New York: National League for Nursing.

Carboni, J.T. (1992). Instrument development and the measurement of unitary constructs. *Nursing Science Quarterly, 5,* 134–152.

Clarke, P.N. (1986). Theoretical and measurement issues in the study of field phenomena. *Advances in Nursing Science, 9*(1), 29–39.

Cowling, W.R. III. (1986). The relationship of mystical experience, differentiation, and creativity in college students. In V.M. Malinski (Ed.), *Explorations on Martha Rogers' Science of Unitary Human Beings* (pp. 131–143). Norwalk, CT: Appleton-Century-Crofts.

Cowling, W.R. III. (1986). The science of unitary human beings: Theoretical issues, methodological challenges, and research realities. In V.M. Malinski (Ed.), *Explorations on Martha Rogers' Science of Unitary Human Beings* (pp. 65–77). Norwalk, CT: Appleton-Century-Crofts.

Crawford, G. (1985). A theoretical model of support network conflict experienced by new mothers. *Nursing Research, 34,* 100–102.

Drake, M.L, Verhulst, D. & Fawcett, J. (1988). Physical and psychological symptoms experienced by Canadian women and their husbands during pregnancy and the postpartum. *Journal of Advanced Nursing, 13,* 436–440.

Drake, M.L., Verhulst, D., Fawcett, J. & Barger, D.F. (1988). Spouses' body image changes during and after pregnancy: A replication in Canada. *Image: Journal of Nursing Scholarship, 20,* 88–92.

Fawcett, J. (1977). The relationship between identification and patterns of change in spouses' body images during and after pregnancy. *International Journal of Nursing Studies, 14,* 199–213.

Fawcett, J. (1978). Body image and the pregnant couple. *American Journal of Maternal Child Nursing, 3,* 227–233.

Fawcett, J. (1989). Spouses' experiences during pregnancy and the postpartum (brief report). *Applied Nursing research, 2,* 49–50.

Fawcett, J. (1989). Spouses' experiences during pregnancy and the postpartum: A program of research and theory development. *Image: Journal of Nursing Scholarship, 21,* 149–152.

Eberhard, S.H. (1990). Letter to the editor. *Image: Journal of Nursing Scholarship, 22,* 197.

Fawcett, J. (1990). Response to Letter to the editor. *Image: Journal of Nursing Scholarship, 22,* 197.

Fawcett, J., Bliss-Holtz, V.J., Haas, M.B., Leventhal, M. & Rubin, M. (1986). Spouses body image changes during and after pregnancy: A replication and extension. *Nursing Research, 35,* 220–223.

Fawcett, J. & York, R. (1986). Spouses' physical and psychological symptoms during pregnancy and the postpartum. *Nursing Research, 35,* 144–148.

Fawcett, J. & York, R. (1987). Spouses' strength of identification and reports of symptoms during pregnancy and the postpartum. *Florida Nursing Review, 2*(2), 1–10.

Ference, H.M. (1986). Foundations of a nursing science and its evolution: A perspective. In V.M. Malinski (Ed.), *Explorations on Martha Rogers' Science of Unitary Human Beings* (pp. 25–32). Norwalk, CT: Appleton-Century-Crofts.

Ference, H.M. (1986). The relationship of time experience, creativity traits, differentiation and human field motion. In V.M. Malinski (Ed.), *Explorations on Martha Rogers' Science of Unitary Human Beings* (pp. 95–106). Norwalk, CT: Appleton-Century-Crofts.

Fitzpatrick, J.J. (1980). Patients' perceptions of time: Current research. *International Nursing Review, 27,* 148–153, 160.

Floyd, J.A. (1983). Research using Rogers's conceptual system: Development of a testable theorem. *Advances in Nursing Science, 5*(2), 37–48.

Floyd, J.A. (1984). Interaction between personal sleep-wake rhythms and psychiatric hospital rest-activity schedule. *Nursing Research, 33,* 255–259.

Gaydos, L.S. & Farnham, R. (1988). Human-animal relationship within the context of Rogers' principle of integrality. *Advances in Nursing Science, 10*(4), 72–80.

Gill, B.P. & Atwood, J.R. (1981). Reciprocy and helicy used to relate mEFG and wound healing. *Nursing Research, 30,* 68–72.

Kim, H.S. (1983). Use of Rogers' conceptual system in research: Comments. *Nursing Research, 32,* 89–91.

Atwood, J.R. & Gill-Rogers, B. (1984). Metatheory methodology and practicality: Issues in research uses of Rogers' science of unitary man. *Nursing Research, 33,* 88–91.

Girardin, B.W. (1992). Lightwave frequency and sleep wake frequency in well, full-term neonates. *Holistic Nursing Practice, 6*(4), 57–66.

Goldberg, W.G. & Fitzpatrick, J.J. (1980). Movement therapy with the aged. *Nursing Research, 29,* 339–346.

Gueldner, S.H. (1986). The relationship between imposed motion and human field motion in elderly individuals living in nursing homes. In V.M. Malinski (Ed.), *Explorations on Martha Rogers' Science of Unitary Human Beings* (pp. 161–172). Norwalk, CT: Appleton-Century-Crofts.

Gulick, E.E. & Bugg, A. (1992). Holistic health patterning in multiple sclerosis. *Research in Nursing and Health, 15,* 175–185.

Heidt, P.R. (1990). Openness: A qualitative analysis of nurses' and patients' experiences of therapeutic touch. *Image: Journal of Nursing Scholarship, 22,* 180–186.

Johnston, L.W. (1993). The development of the human field image metaphor scale. *Visions: The Journal of Rogerian Nursing Science, 1,* 55–56.

Keller, E. & Bzdek, V.M. (1986). Effects of therapeutic touch on tension headache pain. *Nursing Research, 35,* 101–106.

Krieger, D. (1974). The relationship of touch, in intent to help or heal to subjects' in vivo hemoglobin values: A study in personalized interaction. In American Nurses' Association, *Ninth Nursing Research Conference* (pp. 39–58). Kansas City, MO: American Nurses' Association.

Laffrey, S.C. (1985). Health behavior choice as related to self-actualization and health conception. *Western Journal of Nursing Research, 7,* 279–295.

Malinski, V.M. (1986). The relationship between hyperactivity in children and perception of short wavelength light. In V.M. Malinski (Ed.), *Explorations on Martha Rogers' Science of Unitary Human Beings* (pp. 107–118). Norwalk, CT: Appleton-Century-Crofts.

Malinski, V.M. (1991). The experience of laughing at oneself in older couples. *Nursing Science Quarterly, 4,* 69–75.

Mason, D.J. (1988). Circadian rhythms of body temperature and activation and the well-being of older women. *Nursing Research, 37,* 276–281.

McDonald, S.F. (1986). The relationship between visible lightwaves and the experience of pain. In V.M. Malinski (Ed.), *Explorations on Martha Rogers' Science of Unitary Human Beings* (pp. 119–130). Norwalk, CT: Appleton-Century-Crofts.

McEvoy, M.D. (1990). The relationships among the experience of dying, the experience of paranormal events, and creativity in adults. In E.A.M. Barrett (Ed.), *Visions of Rogers' science based nursing* (pp. 209–228). New York: National League for Nursing.

Winstead-Fry, P. (1990). Reflections on death as a process: A response to a study of the experience of dying. In E.A.M. Barrett (Ed.), *Visions of Rogers' science based nursing* (pp. 229–236). New York: National League for Nursing.

McEvoy, M.D. (1990). Response to «Reflections on death as a process». In E.A.M. Barrett (Ed.), *Visions of Rogers' science based nursing* (pp. 237–238). New York: National League for Nursing.

Meehan, D.B. (1992). Effects of budgetary knowledge on staff nurses attitudes toward administration and cost containment (Abstract). *Kentucky Nurse, 40*(2), 12.

Meehan, T.C. (1990). Theory development. In E.A.M. Barrett (Ed.), *Visions of Rogers' science based nursing* (pp. 197–208). New York: National League for Nursing.

Meehan, T.C. (1993). Therapeutic touch and postoperative pain: A Rogerian research study. *Nursing Science Quarterly, 6,* 69–78.

Paletta, J.R. (1990). The relationship of temporal experience to human time. In E.A.M. Barrett (Ed.), *Visions of Rogers' science based nursing* (pp. 239–254). New York: National League for Nursing.

Rawnsley, M.M. (1990). What time is it? A response to a study of temporal experience. In E.A.M. Barrett (Ed.), *Visions of Rogers' science based nursing* (pp. 255–264). New York: National League for Nursing.

Paletta, J.R. (1990). Response to «What time is it?» In E.A.M. Barrett (Ed.), *Visions of Rogers' science based nursing* (pp. 265–268). New York: National League for Nursing.

Phillips, J.R. (1989). Science of unitary human beings: Changing research perspectives. *Nursing Science Quarterly, 2,* 57–60.

Phillips, J.R. (1991). Human field research. *Nursing Science Quarterly, 4,* 142–143.

Porter, L.S. (1972). The impact of physical-physiological activity on infants' growth and development. *Nursing Research, 21,* 210–219.

Porter, L.S. (1972). Physical-physiological activity and infants' growth and development. In American Nurses' Association, *Seventh Nursing Research Conference* (pp. 1–43). New York: American Nurses' Association.

Quinn, J.F. (1984). Therapeutic touch as energy exchange: Testing the theory. *Advances in Nursing Science, 6*(2), 42–49.

Quinn, J.F. (1989). Therapeutic touch as energy exchange: Replication and extension. *Nursing Science Quarterly, 2,* 79–87.

Quinn, J.F. (1992). Holding sacred space: The nurse as healing environment. *Holistic Nursing Practice, 6*(4), 26–36.

Quinn, J.F. & Strelkauskas, A.J. (1993). Psychoimmunologic effects of Therapeutic Touch on practitioners and recently bereaved recipients: A pilot study. *Advances in Nursing Science, 15*(4), 13–26.

Rawnsley, M. M. (1986). The relationship between the perception of the speed of time and the process of dying. In V. M. Malinski (Ed.), *Explorations on Martha Rogers' Science of Unitary Human Beings* (pp. 79–93). Norwalk, CT: Appleton-Century-Crofts.

Rawnsley, M. M. (1990). Structuring the gap from conceptual system to research design within a Rogerian world view. In E. A. M. Barrett (Ed.), *Visions of Rogers' science based nursing* (pp. 189–197). New York: National League for Nursing.

Reed, P. G. (1989). Mental health of older adults. *Western Journal of Nursing Research, 11*, 143–163.

Reeder, F. (1986). Basic theoretical research in the conceptual system of unitary human beings. In V. M. Malinski (Ed.), *Explorations on Martha Rogers' Science of Unitary Human Beings* (pp. 45–64). Norwalk, CT: Appleton-Century-Crofts.

Reeder, F. (1991). The importance of knowing what to care about: A phenomenological inquiry using laughing at oneself as a clue. In P. L. Chinn (Ed.), *Anthology on caring* (pp. 259–279). New York: National League for Nursing.

Rogers, M. E. (1987). Nursing research in the future. In J. Roode (Ed.), *Changing patterns in nursing education* (pp. 121–123). New York: National League for Nursing.

Samarel, N. (1992). The experience of receiving therapeutic touch. *Journal of Advanced Nursing, 17*, 651–657.

Sanchez, R. (1989). Empathy, diversity, and telepathy in mother-daughter dyads: An empirical investigation utilizing Rogers' conceptual framework. *Scholarly Inquiry for Nursing Practice, 3*, 29–44.

Rawnsley, M. M. (1989). Response to «Empathy, diversity, and telepathy in mother-daughter dyads: An empirical investigation utilizing Rogers' conceptual framework». *Scholarly Inquiry for Nursing practice, 3*, 45–51.

Schodt, C. M. (1989). Parental-fetal attachment and couvade: A study of patterns of human-environment integrality. *Nursing Science Quarterly, 2*, 88–97.

Smith, M. J. (1975). Changes in judgment of duration with different patterns of auditory information for individuals confined to bed. *Nursing Research, 28*, 139–144.

Smith, M. J. (1979). Duration experience for bed-confined subjects: A replication and refinement. *Nursing Research, 28*, 139–144.

Smith, M. J. (1984). Temporal experience and bed rest: Replication and refinement. *Nursing Research, 33*, 298–302.

Smith, M. J. (1986). Human-environment process: A test of Rogers' principle of integrality. *Advances in Nursing Science, 9*(1), 21–28.

Wright, S. M. (1991). Validity of the human energy field assessment form. *Western Journal of Nursing Research, 13*, 635–647.

Yarcheski, A. & Mahon, N. E. (1991). An empirical test of Rogers' original and revised theory of correlates in adolescents. *Research in Nursing and Health, 14*, 447–455.

Dissertationen

Allen, V. L. R. (1989). The relationship among time experience, human field motion, and clairvoyance: An investigation in the Rogerian conceptual system. *Dissertation Abstracts International, 50*, 121B.

Barnard, R. M. (1973). Field independence-dependence and selected motor abilities. *Dissertation Abstracts International, 34,* 2737B.

Barrett, E. A. M. (1984). An empirical investigation of Martha E. Rogers' principle of helicy: The relationship of human field motion and power. *Dissertation Abstracts International, 45,* 615A.

Bilitski, J. S. (1986). Assessment of adult day care program and clients health characteristics in U. S. Region III. *Dissertation Abstracts International, 46,* 3460A.

Bramlett, M. H. (1991). Power, creativity and reminiscence in the elderly. *Dissertation Abstracts International, 51,* 3317B.

Branum, Q. K. (1986). Power as a knowing participation in change: A model for nursing intervention. *Dissertation Abstracts International, 46,* 3780B.

Bray, J. D. (1990). The relationship of creativity, time experience and mystical experience. *Dissertation Abstracts International, 50,* 3394B.

Brouse, S. H. (1984). Patterns of feminine and self concept scores of pregnant women from the third trimester to six weeks postpartum. *Dissertation Abstracts International,* 45, 827B.

Brown, P. W. (1993). Sibling relationship qualities following the crisis of divorce. *Dissertation Abstracts International,* 53, 5639B.

Caroselli-Dervan, C. (1991). The relationship of power and feminism in female nurse executives in acute care hospitals. *Dissertation Abstracts International, 52,* 2990B.

Chandler, G. E. (1987). The relationship of nursing work environment to empowerment and powerlessness. *Dissertation Abstracts International, 47,* 4822B.

Chodil, J. J. (1979). An investigation of the relation between perceived body space, actual body space, body image boundary, and self-esteem. *Dissertation Abstracts International, 39,* 3760B.

Conner, G. K. (1986). The manifestations of human field motion, creativity, and time experience patterns of female and male parents. *Dissertation Abstracts International, 47,* 1926B.

Cora, V. L. (1986). Family life process in intergenerational families with funtionally dependent elders. *Dissertation Abstracts International, 47,* 568B.

Cowling, W. R. III. (1984). The relationship of mystical experience, differentiation, and creativity in college students: An empirical investigation of the principle of helicy in Rogers' Science of Unitary Man. *Dissertation Abstracts International, 45,* 458A.

Daffron, J. M. (1989). Patterns of human field motion and human health. *Dissertation Abstracts International, 49,* 4229B.

DeSevo, M. R. (1991). Temporal experience and the preference for musical sequence complexity: A study based on Martha Rogers' conceptual system. *Dissertation Abstracts International, 52,* 2992B.

Dzurec, L. C. (1987). The nature of power experienced by individuals manifesting patterning labeled schizophrenic: An investigation of the principle of helicy. *Dissertation Abstracts International, 47,* 4467B.

Edwards, J. V. (1991). The relationship of contrasting selections of music and human field motion. *Dissertation Abstracts International, 52,* 2992B.

Evans, B. A. (1991). The relationship among a pattern of influence in the organizational environment, power of the nurse, and the nurse's empathic attributes: A manifestation of integrality. *Dissertation Abstracts International, 51,* 5244B.

Fawcett, J. (1977). The relationship between spouses' strength of identification and their patterns of change in perceived body space and articulation of body concept during and after pregnancy. *Dissertation Abstracts International, 37,* 4396B.

Feigenbaum, J.C. (1988). Historical trends in the role expectations of faculty in collegiate programs of professional nursing, 1901–1970. *Dissertation Abstracts International, 49,* 2125B.

Ference, H.M. (1980). The relationship of time experience, creativity traits, differentiation and human field motion: An empirical investigation of Rogers' correlates of synergistic human development. *Dissertation Abstracts International, 40,* 5206B.

Fitzpatrick, J.J. (1976). An investigation of the relationship between temporal orientation, temporal extension, and time perception. *Dissertation Abstracts International, 36,* 3310B.

Flatt, M.M. (1992). Life history of men with Alzheimer's disease and their spousal caregivers: Relevance for grounded theory of family care. *Dissertation Abstracts International, 53,* 315A.

Floyd, J.A. (1983). Hospitalization, sleep-wake patterns, and circadian type of psychiatric patients. *Dissertation Abstracts International, 43,* 3535B-3536B.

Fry, J.E. (1985). Reciprocity in mother-child interaction, correlates of attachment, and family environment in three-year-old children with congenital heart disease. *Dissertation Abstracts International, 46,* 113 B.

Girardin, B.W. (1991). The relationship of lightwave frequency to sleep-wakefulness frequency in well, full-term hispanic neonates. *Dissertation Abstracts International, 52,* 748B.

Gueldner, S.H. (1983). A study of the relationship between imposed motion and human field motion in elderly individuals living in nursing homes. *Dissertation Abstracts International, 44,* 1411B.

Guthrie, B.J. (1988). The relationships of tolerance of ambiguity, preference for processing information in the mixed mode to differentiation in female college students: An empirical investigation of the homeodynamic principle of helicy. *Dissertation Abstracts International, 49,* 74B.

Hastings-Tolsma, M.T. (1993). The relationship of diversity of human field pattern to risk-taking and time experience: An investigation of Rogers' principles of homeodynamics. *Dissertation Abstracts International, 53,* 4029B.

Hektor, L.M. (1992). Nursing science, and gender: Florence Nightingale and Martha E. Rogers. *Dissertation Abstracts International, 53,* 4590B.

Johnston, R.L. (1981). Temporality as a measure of unidirectionality with the Rogerian conceptual framework of nursing science. *Dissertation Abstracts International, 41,* 3740B.

Krause, D.A.B. (1992). The impact of an individually tailored nursing intervention on human field patterning in clients who experience dyspnea. *Dissertation Abstracts International, 53,* 1293B.

Kutlenios, R.M. (1986). A comparison of holistic, mental and physical health nursing interventions with the elderly. *Dissertation Abstracts International, 47,* 995B.

Lothian, J.A. (1990): Continuing to breast-feed. *Dissertation Abstracts International, 51,* 665B.

Ludomirski-Kalmanson, B. (1985). The relationship between the enviromental wave frequency pattern manifest in red light and blue light and human field motion in adult individuals with visual sensory perception and those with total blindness. *Dissertation Abstracts International, 45,* 2094B.

MacDonald, G.C. (1992). Adolescent mother-infant dyads: Enhancing interactive reciprocy. *Dissertation Abstracts International, 52,* 5192B.

Macrae, J.A. (1983). A comparison between meditating subjects and non-meditating subjects on time experience and human field motion. *Dissertation Abstracts International, 43,* 3537B.

Malinski, V.M. (1981). The relationship between hyperactivity in children and perception of short wavelength light: An investigation into the conceptual system proposed by Dr. Martha E. Rogers. *Dissertation Abstracts International, 41,* 4459B.

Mathwig, G.M. (1968). Living open systems, reciprocal adaptations and the life process. *Dissertation Abstracts International, 29,* 666B.

McCanse, R.L. (1988). Healthy death readiness: Development of a measurement instrument. *Dissertation Abstracts International, 48,* 2606B.

McDonald, S.F. (1981). A study of the relationship between visible lightwaves and the experience of pain. *Dissertation Abstracts International, 42,* 569B.

McEvoy, M.D. (1988). The relationship among the experience of dying, the experience of paranormal events, and creativity in adults. *Dissertation Abstracts International, 48,* 2264B.

Miller, F.A. (1985). The relationship of sleep, wakefulness, and beyond waking experiences: A descriptive study of M. Rogers' concept of sleep-wake rhythm. *Dissertation Abstracts International, 46,* 116B.

Miller, S.R. (1974). An investigation of the relationship between mothers' general fearfulness, their daughters' locus of control, and general fearfulness in the daughter. *Dissertation Abstracts International, 35,* 2281B.

Moccia, P. (1980). A study of the theory-practice dialectic: Towards a critique of the science of man. *Dissertation Abstracts International, 41,* 2560B.

Moore, G. (1982). Perceptual complexity, memory and human duration experience. *Dissertation Abstracts International, 42,* 4363B.

Morris, D.L. (1992). An exploration of elder's perceptions of power and well-being. *Dissertation Abstracts International, 52,* 4125B.

Newman, M.A. (1971). An investigation of the relationship between gait tempo and time perception. *Dissertation Abstracts International, 32,* 2821B.

Oliver, N.R. (1988). Processing unacceptable behaviors of coworkers: A naturalistic study of nurses at work. *Dissertation Abstracts International, 49,* 75B.

Paletta, J.L. (1988). The relationship of temporal experience to human time. *Dissertation Abstracts International, 49,* 1621B-1622B.

Pohl, J.M. (1993). Mother-daughter relationships and adult daughters' commitment to caregiving for their aging disabled mothers. *Dissertation Abstracts International, 53,* 6225B.

Porter, L. (1968). Physical-physiological activity and infants' growth and development. *Dissertation Abstracts International, 28,* 4829B.

Quillin, S.I.M. (1984). Growth and development of infant and mother and mother-infant synchrony. *Dissertation Abstracts International, 44,* 3718B.

Quinn, A.A. (1989). Integrating a changing me: A grounded theory of the process of menopause for perimenopausal women. *Dissertation Abstracts International, 50,* 126B.

Quinn, J.F. (1982). An investigation of the effects of therapeutic touch done without physical contact on state anxiety of hospitalized cardiovascular patients. *Dissertation Abstracts International, 43,* 1797B.

Raile, M.M. (1983). The relationship of creativity, actualization and empathy in unitary human development: A descriptive study of M. Rogers' principle of helicy. *Dissertation Abstracts International, 44,* 449B.

Rankin, M.K. (1985). Effect of sound wave repatterning on symptoms of menopausal women. *Dissertation Abstracts International, 46,* 796B-797B.

Rapacz, K.E. (1992). Human patterning and chronic pain. *Dissertation Abstracts International, 52,* 4670B.

Rasch, R.F.R. (1988). The development of a taxonomy for the nursing process: A deductive approach based on analysis of the discipline of nursing and application of set theory. *Dissertation Abstracts International, 49,* 2132B.

Rawnsley, M.M (1977). Perceptions of the speed of time in aging and in dying: An empirical investigation of the holistic theory of nursing proposed by Martha Rogers. *Dissertation Abstracts International, 38,* 1652B.

Reeder, F. (1985). Nursing research, holism and philosophies of science: Points of congruence between E. Husserl and M.E. Rogers. *Dissertation Abstracts International, 44,* 2498B-2499B.

Rizzo, J.A. (1991). An investigation of the relationship of life satisfaction, purpose in life, and power in individuals sixty-five years and older. *Dissertation Abstracts International, 51,* 4280B.

Sanchez, R.O. (1987). The relationship of empathy, diversity, and telepathy in mother-daughter dyads. *Dissertation Abstracts International, 47,* 3297B.

Sarter, B. (1985). The stream of becoming: A metaphysical analysis of Rogers' Model of Unitary Man. *Dissertation Abstracts International, 45,* 2106B.

Schodt, C.M. (1990). Pattern of parents-fetus attachment and the couvade syndrome: An application of human-environment integrality as postulated in the Science of Unitary Human Beings. *Dissertation Abstracts International, 50,* 4455B.

Sellers, S.C. (1991). A philosophical analysis of conceptual models of nursing. *Dissertation Abstracts International, 52,* 1937B.

Smith, C.T. (1991). The lived experience of staying healthy in rural black families. *Dissertation Abstracts International, 50,* 3925B.

Smith, M.C. (1987). An investigation of the effects of different sound frequencies on vividness and creativity of imagery. *Dissertation Abstracts International, 47,* 3708B.

Straneva, J.A.E. (1993). Therapeutic touch and in vitro erythropoiesis. *Dissertation Abstracts International, 54,* 1338B.

Swanson, A. (1976). An investigation of the relationship between a child's general fearfulness and the child's mother's anxiety, self differentiation, and accuracy of perception of her child's general fearfulness. *Dissertation Abstracts International, 36,* 3313B.

Thomas, D.J. (1993). The lived experience of people with liver transplant. *Dissertation Abstracts International, 54,* 747B.

Trangenstein, P.A. (1989). Relationships of power and job diversity to job satisfaction and job involvment: An empirical investigation of Rogers' principle of integrality. *Dissertation Abstracts International, 49,* 3110B-3111B.

Wright, S.M. (1989). Development and construct validity of the energy field assessment form. *Dissertation Abstracts International, 49,* 3113B.

Yaros, P.S. (1986). The relationship of maternal rhythmic behavior and infant interactional attention. *Dissertation Abstracts International, 47,* 136B.

Magisterarbeiten

Black, P.A. (1990). Powerlessness: A common experience shared by clients with an acute myocardial infarction. *Master's Abstracts International, 28,* 270.

Bryan, M.A. (1990). The effects of guided imagery on anxiety levels of clients undergoing magnetic resonance imaging. *Master's Abstracts International, 28,* 570.

Butcher, H.K. (1987). Repatterning of time experience and human field motion during the experience of pleasant guided imagery: An experiemental investigation within Rogers' Science of Unitary Human Beings. *Master's Abstracts International, 25,* 282.

Draus, C. A. (1988). The relationship of locus of control to decision-making behaviors in the first-line nurse manager. *Master's Abstracts International, 26,* 103.

Emmett, P. R. (1990). Nurse's knowledge, attitudes, and willingness to interact with clients with acquired immune deficiency syndrome. *Master's Abstracts International, 28,* 407.

Meskimen, K. L. (1993). The relationship of patterned enviromental sound on restfulness of adult ICU patients. *Master's Abstracts International, 31,* 767.

Ziolkowski, I. H. (1990). Happiness and its relationship to rhythmic patterns of physiological processes in the elderly female residing in adult care facilities. *Master's Abstracts International, 28,* 585.

Pflegeausbildung

Barrett, E. A. M. (1990). The continuing revolution of Rogers' science-based nursing education. In E. A. M. Barrett (Ed.), *Visions of Rogers' science-based nursing* (pp. 303–318). New York: National League for Nursing.

Hanley, M. A. (1990). Concept-integration: A board game as a learning tool. In E. A. M. Barrett (Ed.), *Visions of Rogers' science based nursing* (pp. 335–344). New York: National League for Nursing.

Mathwig, G. M., Young, A. A. & Pepper, J. M. (1990). Using Rogerian science in undergraduate and graduate nursing education. In E. A. M. Barrett (Ed.), *Visions of Rogers' science based nursing* (pp. 319–334). New York: National League for Nursing.

Rogers, M. E. (1961). *Educational revolution in nursing.* New York: Macmillan.

Rogers, M. E. (1963). Building a strong educational foundation. *American Journal of Nursing, 63*(6), 94–95.

Rogers, M. E. (1964). *Reveille in nursing.* Philadelphia: FA Davis.

Rogers, M. E. (1985). The nature and characteristics of professional education for nursing. *Journal of Professional Nursing, 1,* 381–383.

Rogers, M. E. (1985). Nursing education: Preparation for the future. In *Patterns in education: The unfolding of nursing* (pp. 11–14). New York: National League for Nursing.

Swanson, A. R. (1990). Issues in dissertation proposal development. In E. A. M. Barrett (Ed.), *Visions of Rogers' science based nursing* (pp. 345–351). New York: National League for Nursing.

Wood R. & Kekahbah, J. (Eds.) (1985). *Examining the cultural implications of Martha E. Rogers's Science of Unitary Human Beings.* Lecompton, KS: Wood-Kekahbah Associates.

Pflegeadministration

Alligood, M. R. (1989). Applying Rogers' model to nursing administration: Emphasis on environment, health. In B. Henry, C. Arndt, M. DiVincenti & A. Marriner-Tomey (Eds.), *Dimensions of nursing administration: Theory, research, education, and practice* (pp. 105–111). Boston: Blackwell Scientific Publications.

Caroselli-Dervan, C. (1990). Visionary opportunities for knowledge development in nursing administration. In E. A. M. Barrett (Ed.), *Visions of Rogers' science-based nursing* (pp. 151–158). New York: National League for Nursing.

Rizzo, J. A. (1990). Nursing service as an energy field: A response to «Visionary opportunities for knowledge development in nursing administration». In E. A. M. Barrett (Ed.), *Visions of Rogers' science based nursing* (pp. 159–164). New York: National League for Nursing.

Decker, K. (1989). Theory in action. The geriatric assessment team. *Journal of Gerontological Nursing, 15*(19), 25–28.

Ference, H. M. (1989). Nursing science theories and administration. In B. Henry, C. Arndt, M. DiVincenti & A. Marriner-Tomey (Eds.), *Dimensions of nursing administration: Theory, research, education, practice* (pp. 121–131). Boston: Blackwell Scientific Publications.

Garon, M. (1991). Assessment and management of pain in the home care setting: Application of Rogers' Science of Unitary Human Beings. *Holistic Nursing Practice, 6*(1), 47–57.

Gueldner, S. H. (1989). Applying Rogers' model to nursing administration: Emphasis on client and nursing. In B. Henry, C. Arndt, M. DiVincenti & A. Marriner-Tomey (Eds.), *Dimensions of nursing administration: Theory, research, education, and practice* (pp. 113–119). Boston: Blackwell Scientific Publications.

Hanchett, E. S. (1979). *Community health assessment: A conceptual tool kit.* New York: John Wiley & Sons.

Mason, T. & Chandley, M. (1990). Nursing models in a special hospital: A critical analysis of efficacity. *Journal of Advanced Nursing, 15,* 667–673.

Mason, T. & Patterson, R. (1990). A critical review of the use of Rogers' model within a special hospital: A single case study. *Journal of Advanced Nursing, 15,* 130–141.

Smith, K., Kupferschmid, B. J., Dawson, C. & Briones, T. L. (1991). A family-centered critical care unit. *AACN Clinical Issues, 2,* 258–268.

Tettero, I., Jackson, S. & Wilson, S. (1993). Theory to practice: Developing a Rogerian-based assessment tool. *Journal of Advanced Nursing, 18,* 776–782.

Pflegepraxis

Alligood, M. R. (1990). Nursing care of the elderly: Futuristic projections. In E. A. M. Barrett (Ed.), *Visions of Rogers' science based nursing* (pp. 129–142). New York: National League for Nursing.

Barrett, E. A. M. (1988). Using Rogers' science of unitary human beings in nursing practice. *Nursing Science Quarterly, 1,* 50–51.

Barrett, E. A. M. (1990). Health patterning with clients in a private practice environment. In E. A. M. Barrett (Ed.), *Visions of Rogers' science-based nursing* (pp. 105–116). New York: National League for Nursing.

Barrett, E. A. M. (1990). Rogers' science-based nursing practice. In E. A. M. Barrett (Ed.), *Visions of Rogers' science-based nursing* (pp. 31–44). New York: National League for Nursing.

Barrett, E. A. M. (1992). Innovative imagery: A health-patterning modality for nursing practice. *Journal of Holistic Nursing, 10,* 154–166.

Barrett, E. A. M. (1993). Virtual reality: A health patterning modality for nursing in space. *Visions: The Journal of the Rogerian Nursing Science, 1,* 10–21.

Black, G. & Haight, B. K. (1992). Integrality as a holistic framework for the life-review process. *Holistic Nursing Practice, 7*(1), 7–15.

Boguslawski, M. (1979). The use of therapeutic touch in nursing. *Journal of Continuing Education in Nursing, 10*(4), 9–15.

Boguslawski, M. (1990). Unitary human field practice modalities. In E. A. M. Barrett (Ed.),

Visions of Rogers' science based nursing (pp. 83–92). New York: National League for Nursing.

Buczny, B., Speirs, J. & Howard, J. R. (1989). Nursing care of a terminally ill client. Applying Martha Rogers' conceptual framework. *Home Healthcare Nurse, 7*(4), 13–18.

Christensen, P., Sowell, R. & Gueldner, S. H. (1993). Nursing in space: Theoretical foundations and potential practice applications within Rogerian science. *Visions: The Journal of Rogerian Nursing Science, 1,* 36–44.

Cowling, W. R. III. (1990). Chronological age as an anomalie of evaluation. In E. A. M. Barrett (Ed.), *Visions of Rogers' science based nursing* (pp. 143–150). New York: National League for Nursing.

Cowling, W. R. III. (1990). A template for unitary pattern-based nursing practice. In E. A. M. Barrett (Ed.), *Visions of Rogers' science based nursing* (pp. 45–65). New York: National League for Nursing.

Ference, H. M. (1989). Comforting the dying: Nursing practice according to the Rogerian model. In J. P. Riehl-Sisca, *Conceptual models for nursing practice* (3rd ed., pp. 197–205). Norwalk, CT: Appleton & Lange.

Forker, J. E. & Billings, C. V. (1989). Nursing therapeutics in a group encounter. *Archives of Psychiatric Nursing, 3,* 108–112.

Hanchett, E. S. (1988). *Nursing frameworks and community as client: Bridging the gap.* Norwalk, CT: Appleton & Lange.

Hanchett, E. S. (1990). Nursing models and community as client. *Nursing Science Quarterly, 3,* 67–72.

Heggie, J. R., Schoenmehl, P. A., Chang, M. K. & Crieco, C. (1989). Selection and implementation of Dr. Martha Rogers' nursing conceptual model in an acute care setting. *Clinical Nurse Specialist, 3,* 143–147.

Hill, L. & Oliver, N. (1993). Technique integration: Therapeutic touch and theory-based mental health nursing. *Journal of Psychosocial Nursing and Mental Health Services, 31*(2), 19–22.

Johnston, R. L. (1986). Approaching family intervention through Rogers' conceptual model. In A. L. Whall, *Family therapy theory for nursing* (pp. 11–32). Norwalk, CT: Appleton-Century-Crofts.

Jones, D. A., Dunbar, C. F. & Jirovec, M.M (1982). *Medical-surgical nursing: A conceptual approach.* New York: McGraw-Hill.

Joseph, L. (1990). Practical application of Rogers' theoretical framework for nursing. In M. E. Parker (Ed.), *Nursing theories in practice* (pp. 115–125). New York: National League for Nursing.

Jurgens, A., Meehan, T. C. & Wilson, H. L. (1987). Therapeutic touch as a nursing intervention. *Holistic Nursing Practice, 2*(1), 1–13.

Kodiath, M. F. (1991). A new view of the chronic pain client. *Holistic Nursing Practice, 6*(1), 41–46.

Madrid, M. (1990). The participating process of human field patterning in an acute-care environment. In E. A. M. Barrett (Ed.), *Visions of Rogers' science based nursing* (pp. 93–104). New York: National League for Nursing.

Madrid, M. & Barrett, E. A. M. (1994). *Rogers' scientific art of nursing practice.* New York: National League for Nursing.

Madrid, M. & Winstead-Fry, P. (1986). Rogers's conceptual model. In P. Winstead-Fry (Ed.), *Case studies in nursing theory* (pp. 73–102). New York: National League for Nursing.

Magan, S. J., Gibbon, E. J. & Mrozek, R. (1990). Nursing theory applications: A practice model. *Issues in Mental Health Nursing, 11*, 297–312.

Malinski, V. M. (1986). Nursing practice within the science of unitary human beings. In V. M. Malinski (Ed.), *Explorations on Martha Rogers' Science of Unitary Human Beings* (pp. 25–32). Norwalk, CT: Appleton-Century-Crofts.

Meehan, T. C. (1990). The science of unitary human beings and theory-based practice: Therapeutic touch. In E. A. M. Barrett (Ed.), *Visions of Rogers' science based nursing* (pp. 67–82). New York: National League for Nursing.

Newshan, G. (1989). Therapeutic touch for symptom control in persons with AIDS. *Holistic Nursing Practice, 3*(4), 45–51.

Payne, R. R. (1989). The use of therapeutic touch with rehabilitation clients. *Rehabilitation Nursing, 14* (2), 69–72.

Quinn, J. F. (1979). One nurse's evolution as a healer. *American Journal of Nursing, 79*, 662–664.

Reed, P. G. (1986). The developmental conceptual framework: Nursing reformulations and applications for family therapy. In A. L. Whall, *Family therapy theory for nursing: Four approaches* (pp. 69–91). Norwalk, CT: Appleton-Century-Crofts.

Thomas, S. D. (1990). Intentionality in the human-environment encounter in an ambulatory care environment. In E. A. M. Barrett (Ed.), *Visions of Rogers' science based nursing* (pp. 117–128). New York: National League for Nursing.

Thompson, J. E. (1990). Finding the borderline's border: Can Martha Rogers help? *Perspectives in Psychiatric Care, 26*(4), 7–10.

Tuyn, L. K. (1992). Solution-oriented therapy and Rogerian nursing science: An integrated approach. *Archives of Psychiatric Nursing, 6*, 83–89.

Webb, J. (1992). A new lease on life. *Nursing Times, 88*(11), 30–32.

Whall, A. L. (1981). Nursing theory and the assessment of families. *Journal of Psychiatric Nursing and Mental Health Services, 19*(1), 30–36.

Whelton, B. J. (1979). An operationalization of Martha Rogers' theory throughout the nursing process. *International Journal of Nursing Studies, 16*, 7–20.

Bibliographie zu Kapitel 9

Roys Adaptationsmodell

Primärliteratur

Andrews, H. A. & Roy, C. (1986). *Essentials of the Roy adaptation model.* Norwalk, CT: Appleton-Century-Crofts.

Artinian, N. T. & Roy, C. (1990). Strengthening the Roy adaptation model through conceptual clarification. Commentary [Artinian] and response [Roy]. *Nursing Science Quarterly, 3*, 60–66.

Roy, C. (1970). Adaptation: A conceptual framework for nursing: *Nursing Outlook, 18*(3), 42–45.

Roy, C. (1971). Adaptation: A basis for nursing practice. *Nursing Outlook, 19*, 254–257.

Roy, C. (1973). Adaptation: Implications for curriculum change. *Nursing Outlook, 21,* 163–168.

Roy, C. (1974). The Roy Adaptation Model. In J.P. Riehl & C. Roy, *Conceptual models for nursing practice* (pp. 135–144). New York: Appleton-Century-Crofts.

Roy, C. (1976). *Introduction to nursing: An adaptation model.* Englewood Cliffs, NJ: Prentice-Hall.

Roy, C. (1979). Health-illness (Powerlessness) questionnaire and hospitalized patient decision making. In M.J. Ward & C.A. Lindeman (Eds.), *Instruments for measuring nursing practice and other health care variables* (Vol. 1., pp. 147–153). Hyattsville, MD: US Department of Health, Education, and Welfare.

Roy, C. (1979). Relating nursing theory to education: A new era. *Nurse Educator, 4*(2), 16–21.

Roy, C. (1980). The Roy adaptation model. In J.P. Riehl & C. Roy, *Conceptual models for nursing practice* (2nd ed., pp. 179–188). New York: Appleton-Century-Crofts.

Roy, C. (1981). A systems model of nursing care and its effect on quality of human life. In G.E. Lasker (Ed.), *Applied systems and cybernetics. Vol. 4. System research in health care, biocybernetics and ecology* (pp. 1705–1714). New York: Pergamon Press.

Roy, C. (1982). Roy adaptation model. In I.W. Clements & F.B. Roberts, *Family health: A theoretical approach to nursing care* (pp. 255–278). New York: John Wiley & Sons.

Roy, C. (1983). The expectant family: Analysis and application of the Roy Adaptation Model. In I.W. Clements & F.B. Roberts, *Family health: A theoretical approach to nursing care* (pp. 298–303). New York: John Wiley & Sons.

Roy, C. (1983). The family in primary care: Analysis and application of the Roy adaptation model. In I.W. Clements & F.B. Roberts, *Family health: A theoretical approach to nursing care* (pp. 375–378). New York: John Wiley & Sons.

Roy, C. (1984). *Introduction to nursing: An adaptation model* (2nd ed.). Englewood Cliffs, NJ: Prentice-Hall.

Roy, C. (1984). The Roy Adaptation Model: Applications in community health. In M.S. Asay & C.C. Ossler (Eds.), *Conceptual models of nursing: Applications in community health nursing: Proceedings of the Eights Annual Community Health Nursing Conference* (pp. 51–73). Chapel Hill: Department of Public Health Nursing, School of Public Health, University of North Carolina.

Roy, C. (1987). Roy's adaptation model. In R.R. Parse, *Nursing science: Major paradigms, theories, and critique* (pp. 35–45). Philadelphia: WB Saunders.

Roy, C. (1987). The influence of nursing models on clinical decision making II. In K.J. Hannah, M. Reimer, W.C. Mills & S. Letourneau (Eds.), *Clinical judgment and decision making: The future with nursing diagnosis* (pp. 42–47). New York: John Wiley & Sons.

Roy, C. (1988). Altered cognition: An information processing approach. In P.H. Mitchell, L.C. Hodges, M. Muwaswes & C.A. Walleck (Eds.), *AANN's neuroscience nursing: Phenomenon and practice: Human responses to neurological health problems* (pp. 185–211). Norwalk, CT: Appleton & Lange.

Roy, C. (1988). An explication of the philosophical assumptions of the Roy adaptation model. *Nursing Science Quarterly, 1,* 26–34.

Roy, C. (1988). Sister Callista. In T.M. Schorr & A. Zimmerman, *Making choices. Taking chances: Nurse leaders tell their stories* (pp. 291–298). St. Louis: CV Mosby.

Roy, C. (1989). The Roy adaptation model. In J.P. Riehl-Sisca, *Conceptual models for nursing practice* (3rd ed., pp. 105–114). Norwalk, CT: Appleton & Lange.

Roy, C. (1991). Structure of knowledge: Pradigm, model, and research specifications for differentiated practice. In I. E. Goertzen (Ed.), *Differentiating nursing practice: Into the twenty-first century* (pp. 31–39). Kansas City, MO: American Academy of Nursing.

Roy, C. (1992). Vigor, variables, and vision: Commentary on Florence Nightingale. In F. N. Nightingale, *Notes on nursing: What it is, and what it is not* (commemorative edition, pp. 63–71). Philadelphia: JB Lippincott.

Roy, C. & Andrews, H.A.C. (1991). *The Roy adaptation model: The definitive statement.* Norwalk, CT: Appleton & Lange.

Roy, C. & Anway, J. (1989). Theories and hypotheses for nursing administration. In B. Henry, M. DiVincenti, C. Arndt & A. Marriner (Eds.), *Dimensions of nursing administration: Theory, research, education, and practice* (pp. 75–88). Boston: Blackwell Scientific Publications.

Roy, C. & Corliss, C. P. (1993). The Roy adaptation model: Theoretical update and knowledge for practice. In M. E. Parker (Ed.), *Patterns of nursing theories in practice* (pp. 215–229). New York: National League for Nursing.

Roy, C. & Martinez, C. (1983). A conceptual framework for CNS practice. In A. Hamric & J. Spross (Eds.), *The clinical nurse specialist in theory and practice* (pp. 3–20). New York: Grune & Stratton.

Roy, C. & Obloy, M. (1978). The practitioner movement-toward a science of nursing. *American Journal of Nursing, 78,* 1698–1702.

Roy, C. & Roberts, S. L. (1981). *Theory construction in nursing: An adaptation model.* Englewood Cliffs, NJ: Prentice-Hall.

Stellungnahmen

Aggleton, P. & Chalmers, H. (1984). The Roy adaptation model. *Nursing Times, 80*(40), 45–48.

Blue, C. L., Brubaker, K. M., Fine, J. M., Kirsch, M. J., Papazian, K. R. & Riester, C. M. (1989). Sister Callista Roy: Adaptation model. In A. Marriner-Tomey, *Nursing theorists and their work* (2nd ed., pp. 325–344). St. Louis: CV Mosby.

Blue, C. L., Brubaker, K. M., Fine, J. M., Kirsch, M. J., Papazian, K. R., Riester, C. M. & Sobiech, M. A. (1994). Sister Callista Roy: Adaptation model. In A. Marriner-Tomey, *Nursing theorists and their work* (3rd ed., pp. 246–268). St. Louis: CV Mosby.

Blue, C. L., Brubaker, K. M., Papazian, K. R. & Riester, C. M. (1986). Sister Callista Roy: Adaptation model. In A. Marriner-Tomey, *Nursing theorists and their work* (pp. 297–312). St. Louis: CV Mosby.

Chavasse, J. M. (1987). A comparison of three models of nursing. *Nurse Education Today, 7*(4), 177–186.

Christensen, P. J. & Kenney, J. W. (Eds.) (1990). *Nursing process: Application of conceptual models* (3rd ed.). St. Louis: CV Mosby.

DeFeo, D. J. (1990). Change: A central concern of nursing. *Nursing Science Quarterly, 3,* 88–94.

Fitzpatrick, J. J., Whall, A., Johnston, R. & Floyd, J. (1982). *Nursing models and their psychiatric mental health applications.* Bowie, MD: Brady.

Frank, D. I. & Lang, A. R. (1990). Disturbances in sexual role performance of chronic alcoholics: An analysis using Roy's adaptation model. *Issues in Mental Health Nursing, 11,* 243–254.

Galbreath, J. G. (1980). Sister Callista Roy. In Nursing Theories Conference Group, *Nursing theories: The base for professional nursing practice* (pp. 199–212). Englewood Cliffs, NJ: Prentice-Hall.

Galbreath, J. G. (1985). Sister Callista Roy. In Nursing Theories Conference Group, *Nursing theories: The base for professional nursing practice* (2nd ed., pp. 300–318). Englewood Cliffs, NJ: Prentice-Hall.

Galbreath, J. G. (1990). Sister Callista Roy. In J. B. George (Ed.), *Nursing theories: The base for professional nursing practice* (3rd ed., pp. 231–258). Norwalk, CT: Appleton & Lange.

Germain, C. P. (1984). Power and powerlessness in the adult hospitalized cancer patient. In *Proceedings of the 3rd International Conference of Cancer Nursing* (pp. 158–162). Melbourne, Australia: The Cancer Institute/Peter MacCallum Hospital and the Royal Melbourne Hospital.

Giger, J. N., Davidhizar, R. & Millers, S. W. (1990). Nightingale and Roy: A comparison of nursing models. *Today's OR Nurse, 12*(4), 25–30.

Goodwin, J. O. (1980). A cross-cultural approach to integrating nursing theory and practice. *Nursing Educator, 5*(6), 15–20.

Grey, M. & Thurber, F. W. (1991). Adaptation to chronic illness in childhood: Diabetes mellitus. *Journal of Pediatric Nursing, 6,* 302–309.

Huch, M. H. (1987). A critique of the Roy adaptation model. In R. R. Parse, *Nursing science: Major paradigms, theories, and critiques* (pp. 47–66). Philadelphia: WB Saunders.

Jones, E. G., Badger, T. A. & Moore, I. (1992). Children's knowledge of internal anatomy: Conceptual orientation and review of research. *Journal of Pediatric Nursing, 7,* 262–268.

Karns, P. S. (1991). Building a foundation for spiritual care. *Journal of Christian Nursing, 8*(3), 10–13.

Kehoe, C. F. & Fawcett, J. (1981). An overview of the Roy adaptation model. In C. F. Kehoe (Ed.), *The cesarean experience. Theoretical and clinical perspectives for nurses* (pp. 79–83). New York: Appleton-Century-Crofts.

Limandri, B. Research and practice with abused women: Use of the Roy adaptation model as an exploratory framework. *Advances in Nursing Science, 8*(4), 52–61.

Lutjens, L. R. J. (1991). *Callista Roy: An adaptation model.* Newbury Park, CA: Sage.

Mastal, M. F. & Hammond, H. (1980). Analysis and expansion of the Roy adaptation model: A contribution to holistic nursing. *Advances in Nursing Science, 2*(4), 71–81.

McKinnon, N. C. (1991). Humanistic nursing: It can't stand up to scrutiny. *Nursing and Health Care, 12,* 414–416.

Meleis, A. I. (1991). *Theoretical nursing: Development and progress* (2nd ed.). Philadelphia: JB Lippincott.

Messner, R. & Smith, M. N. (1986). Neurofibromatosis: Relinquishing the masks: A quest for quality of life. *Journal of Advanced Nursing, 11,* 459–464.

Mitchell, G. J. & Pilkington, B. (1990). Theoretical approaches in nursing practice: A comparison of Roy and Parse. *Nursing Science Quarterly, 3,* 81–87.

Peddicord, K. (1991). Strategies for promoting stress reduction and relaxation. *Nursing Clinics of North America, 26,* 867–874.

Pioli, C. D. & Sandor, J. K. (1989). The Roy adaptation model: An analysis. In J. P. Riehl-Sisca, *Conceptual models for nursing practice* (3rd ed., pp. 115–124). Norwalk, CT: Appleton & Lange.

Rafferty, C. (1987–1988). An apologist's theories for the nursing profession: Adaptation and art. *Nursing Forum, 23,* 124–126.

Taft, L. B. (1989). Conceptual analysis of agitation in the confused elderly. *Archives of Psychiatric Nursing, 3,* 102–107.

Tiedeman, M. E. (1983). The Roy adaptation model. In J. J. Fitzpatrick & A. L. Whall, *Conceptual models of nursing: Analysis and application* (pp. 157–180). Bowie, MD: Brady.

Tiedeman, M. E. (1989). The Roy adaptation model. In J. J. Fitzpatrick & A. L. Whall, *Conceptual models of nursing: Analysis and application* (2nd ed., pp. 185–204). Bowie, MD: Brady.

Walker, J. M. & Campbell, S. M. (1989). Pain assessment, nursing models, and the nursing process. *Recent Advances in Nursing, 24,* 47–61.

Whall, A. L. (1986). Strategic family therapy: Nursing reformulations and applications. In A. L. Whall, *Family therapy theory for nursing: Four approaches* (pp. 51–67). Norwalk, CT: Appleton-Century-Crofts.

Varvaro, F. F. (1991). Women with coronary heart disease: An application of Roy's adaptation model. *Cardiovascular Nursing, 27*(6), 31–35.

Pflegeforschung

Artinian, N. T. (1991). Stress experience of spouses of patients having coronary artery bypass during hospitalization and 6 weeks after discharge. *Heart and Lung, 20,* 52–59.

Artinian, N. T. (1992). Spouse adaptation to mate's CABG surgery: 1-year follow-up. *American Journal of Critical Care, 1,* 36–42.

Baker, A. C. (1993). The spouse's positive effect on the stroke patient's recovery. *Rehabilitation Nursing, 18,* 30–33, 67–68.

Bokinskie, J. C. (1992). Family conferences: A method to diminish transfer anxiety. *Journal of Neuroscience Nursing, 24,* 129–133.

Bradley, K. M. & Williams, D. M. (1990). A comparison of the preoperative concerns of open heart surgery patients and their significant others. *Journal of Cardiovascular Nursing, 5,* 43–53.

Breslin, E. H., Roy, C. & Robinson, C. R. (1992). Physiological nursing research in dyspnea: A paradigm shift and a metaparadigm exemplar. *Scholarly Inquiry for Nursing Practice, 6,* 81–104.

Carrieri, V. K. (1992). Response to «Physiological nursing research in dyspnea: A paradigm shift and a metaparadigm exemplar». *Scholarly Inquiry for Nursing Practice, 6,* 105–109.

Broeder, J. L. (1985). School-age children's perceptions of isolation after hospital discharge. *Maternal-Child Nursing Journal, 14,* 153–174.

Calvert, M. M. (1989). Human-pet interaction and loneliness: A test of concepts from Roy's adaptation model. *Nursing Science Quarterly, 2,* 194–202.

Calvillo, E. R. & Flaskerud, J. H. (1993). The adequacy and scope of Roy's adaptation model to guide cross-cultural pain research. *Nursing Science Quarterly, 6,* 118–129.

Campbell, J. M. (1992). Treating depression in well older adults: Use of diaries in cognitive therapy. *Issues in Mental Health Nursing, 13,* 19–29.

Cheng, M. & Williams, P. D. (1989). Oxygenation during chest physiotherapy of very-low-birth-weight infants: Relations among fraction of inspired oxygen levels, number of hand ventilations, and transcutaneous oxygen pressure. *Journal of Pediatric Nursing, 4,* 411–418.

Christian, A. (1993). The relationship between women's symptoms of endometriosis and self-esteem. *Journal of Obstetric, Gynecologic, and Neonatal Nursing, 22,* 370–376.

Cottrell, B. & Shannahan, M. (1986). Effect of the birth chair on duration of second stage labor and maternal outcome. *Nursing Research, 35,* 364–367.

Cottrell, B. & Shannahan, M. (1987). A comparison of fetal outcome in birth chair and delivery table births. *Research in Nursing and Health, 10,* 239–243.

Craig, D.I. (1990). The adaptation to pregnancy of spinal cord injured women. *Rehabilitation Nursing, 15*(1), 6–9.

Farkas, L. (1981). Adaptation problems with nursing home application for elderly persons: An application of the Roy Adaptation Nursing Model. *Journal of Advanced Nursing, 8,* 363–368.

Fawcett, J. (1981). Needs of cesarean birth parents. *Journal of Obstetric, Gynecologic, and Neonatal Nursing, 10,* 371–376.

Fawcett, J. (1990). Preparation for cesarean childbirth: Derivation of a nursing intervention from the Roy adaptation model. *Journal of Advanced Nursing, 15,* 1418–1425.

Fawcett, J. & Burritt, J. (1985). An exploratory study of antenatal preparation for cesarean birth. *Journal of Obstetric, Gynecologic, and Neonatal Nursing, 14,* 224–230.

Fawcett, J. & Henklein, J. (1987). Antenatal education for cesarean birth: Extension of a field test. *Journal of Obstetric, Gynecologic, and Neonatal Nursing, 16,* 61–65.

Fawcett, J., Pollio, N., Tully, A., Baron, M., Henklein, J.C. & Jones, R.C. (1993). Effects of information on adaptation to cesarean birth. *Nursing Research, 42,* 49–53.

Fawcett, J. & Tulman, L. (1990). Building a programme of research from the Roy adaptation model of Nursing. *Journal of Advanced Nursing, 15,* 720–725.

Fawcett, J., Tulman, L. & Myers, S. (1988). Development of the Inventory of Functional Status after childbirth. *Journal of Nurse-Midwifery, 33,* 252–260.

Fawcett, J. & Weiss, M.E. (1993). Cross-cultural adaptation to cesarean birth. *Western Journal of Nursing Research, 15,* 282–297.

Francis, G., Turner, J.T. & Johnson, S.B. (1985). Domestic animal visitation as therapy with adult home residents. *International Journal of Nursing Studies, 22,* 201–206.

Frederickson, K. (1992). Research methodology and nursing science. *Nursing Science Quarterly, 5,* 150–151.

Frederickson, K., Jackson, B.S., Strauman, T. & Strauman, J. (1991). Testing hypotheses derived from the Roy adaptation model. *Nursing Science Quarterly, 4,* 168–174.

Gaberson, K.B. (1991). The effect of humorous distraction on preoperative anxiety. A pilot study. *Association of Operating Room Nurse Journal, 54,* 1258–1261, 1263–1264.

Gagliardi, B.A. (1991). The impact of Duchenne muscular dystrophy on families. *Orthopaedic Nursing, 10*(5), 41–49.

Germain, C.P. (1984). Sheltering abused women: A nursing perspective. *Journal of Psychosocial Nursing, 22*(9), 24–31.

Guzzetta, C. (1979). Relationship between stress and learning. *Advances in Nursing Science, 1*(4), 35–49.

Hammond, H., Roberts, M. & Silva, M. (1983, Spring). The effect of Roy's first level and second level assessment on nurses' determination of accurate nursing diagnoses. *Virginia Nurse,* 14–17.

Harrison, L.L., Leeper, J.D. & Yoon, M. (1990). Effects of early parents touch on preterm infants' heart rates and arterial oxygen saturation levels. *Journal of Advanced Nursing, 15,* 877–885.

Hazlett, D.E. (1989). A study of pediatric home ventilator management: Medical, psychosocial, and financial aspects. *Journal of Pediatric Nursing, 4,* 284–294.

Hoch, C.C. (1987). Assessing delivery of nursing care. *Journal of Gerontological Nursing, 13,* 10–17.

Hunter, L.P. (1991). Measurement of axillary temperatures in neonates. *Western Journal of Nursing Research, 13,* 324–335.

Ide, B. A. (1978). SPAL: A tool for measuring self-perceived adaptation level appropiate for an elderly population. In E. E. Bauwens (Ed.), *Clinical nursing research: Its strategies and findings* (Monograph series 1978: Two, pp. 56–63). Indianapolis: Sigma Theta Tau.

Jackson, B. S., Strauman, J., Frederickson, K. & Strauman, T. J. (1991). Long-term biopsychosocial effects of interleukin-2-therapy. *Oncology Nursing Forum, 18,* 683–690.

Khanobdee, C., Sukratanachaiyakul, V. & Gay, J. T. (1993). Couvade syndrome in expectant Thai fathers. *International Journal of Nursing Studies, 30,* 125–131.

Kiikkala, I. & Peitsi, T. (1991). The care of children with minimal brain dysfunction: A Roy adaptation analysis. *Journal of Pediatric Nursing, 6,* 290–292.

Komelasky, A. L. (1990). The effect of home nursing visits on parental anxiety and CPR knowledge retention of parents of apnea-monitored infants. *Journal of Pediatric Nursing, 5,* 387–392.

Leonard, C. (1975). Patient attitudes toward nursing interventions. *Nursing Research, 24,* 335–339.

Leuze, M. & McKenzie, J. (1987). Preoperative assessment using the Roy adaptation model. *Association of Operating Room Nurses Journal, 46,* 1122–1134.

Lewis, F. M., Firsich, S. C. & Parsell, S. (1978). Development of reliable measures of patient health outcomes related to quality nursing care for chemotherapy patients. In J. C. Kreuger, A. H. Nelson & M. O. Wolanin, *Nursing research: Development, collaboration, and utilization* (pp. 225–228). Germantown, MD: Aspen.

Lewis, F. M., Firsich, S. C. & Parsell, S. (1979). Clinical tool development for adult chemotherapy patients: Process and content. *Cancer Nursing, 2,* 99–108.

Lutjens, L. R. J. (1991). Medical condition, nursing condition, nursing intensity, nursing severity, and length of stay in hospitalized adults. *Nursing Administration Quarterly, 15*(2), 64–65.

Lutjens, L. R. J. (1992). Derivation and testing of tenets of a theory of social organizations as adaptive systems. *Nursing Science Quarterly, 5,* 62–71.

Lynam, L. E. & Miller, M. A. (1992). Mothers' and nurses' perceptions of the needs of women experiencing preterm labor. *Journal of Obstetric, Gynecologic, and Neonatal Nursing, 21,* 126–136.

McGill, J. S. (1992). Functional status as it relates to hope in elders with and without cancer (Abstract). *Kentucky Nurse, 40*(4), 6.

Meek, S. S. (1993). Effects of slow stroke back massage on relaxation in hospice clients. *Image: Journal of Nursing Scholarship, 25,* 17–21.

Munn, V. A. & Tichy, A. M. (1987). Nurses' perceptions of stressors in pediatric intensive care. *Journal of Pediatric Nursing, 2,* 405–411.

Nolan, M. (1977). Effects of nursing intervention in the operating room as recalled on the third postoperative day. In M. V. Batey (Ed.), *Communicating nursing research in the bicentennial year* (Vol. 9, pp. 41–50). Boulder, CO: Western Interstate Commission for Higher Education.

Norris, S., Campbell, L. & Brenkert, S. (1982). Nursing procedures and alternations in transcutaneous oxygen tension in premature infants. *Nursing Research, 31,* 330–336.

   Holloway, E. & King, I. (1983). Re: «What's going on here?» [Letter to the editor]. *Nursing Research, 32,* 319.

   Berkemeyer, S. N. & Campbell, L. A. (1983). To the editor. [Letter to the editor]. *Nursing Research, 32,* 319–29.

   Roy, C. (1983). To the editor. [Letter to the editor]. *Nursing Research, 32,* 320.

Nyqvist, K. H. & Sjoden, P. O. (1993). Advice concerning breastfeeding from mothers of infants admitted to a neonatal intensive care unit: The Roy adaptation model as a conceptual structure. *Journal of Advanced Nursing, 18,* 54–63.

Phillips, J. A. & Brown, K. C. (1992). Industrial workers on a roating shift pattern: Adaptation and injury status. *American Association of Occupational Health Nurses Journal, 40,* 468–476.

Pollock, S. E. (1984). Adaptation to stress. *Texas Nursing, 58*(10), 12–13.

Pollock, S. E. (1984). The stress response. *Critical Care Quarterly, 6*(4), 1–14.

Pollock, S. E. (1986). Human responses to chronical illness: Physiologic and psychosocial adaptation. *Nursing Research, 35,* 90–95.

Pollock, S. E. (1989). Adaptive responses to diabetes mellitus. *Western Journal of Nursing Research, 11,* 265–280.

Pollock, S. E. (1989). The hardiness characteristic: A motivating factor in adaptation. *Advances in Nursing Science, 11*(2), 53–62.

Pollock, S. E. (1993). Adaptation to chronic illness: A program of research for testing nursing theory. *Nursing Science Quarterly, 6,* 86–92.

Preston, D. B. & Dellasega, C. (1990). Elderly women and stress. Does marriage make a difference? *Journal of Gerontological Nursing, 16,* 26–32.

Printz-Feddersen, V. (1990). Effect of group process on caregiver burden (Abstract). *Journal of Neuroscience Nursing, 22,* 50–51.

Samarel, N. & Fawcett, J. (1992). Enhancing adaptation to breast cancer: The addition of coaching to support groups. *Oncology Nursing Forum, 19,* 591–596.

Samarel, N., Fawcett, J. & Tulman, L. (1993). The effects of coaching in breast cancer support groups: A pilot study. *Oncology Nursing Forum, 20,* 795–798.

Selman, S. W. (1989). Impact of total hip replacement on quality of life. *Orthopaedic Nursing, 8*(5), 43–49.

Shannahan, M. & Cottrell, B. (1985). Effect of the birth chair on duration of second stage labor, fetal outcome, and maternal blood loss. *Nursing Research, 34,* 89–92.

Silva, M. C. (1987). Needs of spouses of surgical patients: A conceptualization within the Roy adaptation model. *Scholarly Inquiry for Nursing Practice, 1,* 29–44.

Roy, C. (1987). Response to «Needs of spouses of surgical patients: A conceptualization within the Roy adaptation model» *Scholarly Inquiry for Nursing Practice, 1,* 45–50.

Smith, C., Garvis, M. & Martinson, I. (1983). Content analysis of interviews using nursing model: A look at parents adepting to the impact of childhood cancer. *Cancer Nursing, 6,* 269–275.

Smith, C. E., Mayer, L. S., Parkhurst, C., Perkins, S. B. & Pingleton, S. K. (1991). Adaptation in families with a member requiring mechanical ventilation at home. *Heart and Lung, 20,* 349–356.

Strohmyer, L. L., Noroian, E. L., Patterson, L. M. & Carlin, B. P. (1993). Adaptation six months after multiple trauma: A pilot study. *Journal of Neuroscience Nursing, 25,* 30–37.

Takahashi, J. J. & Bever, S. C. (1989). Preoperative nursing assessment: A research study. *Association of Operating Room Nurses Journal, 50,* 1022, 1024–1029, 1031–1032, 1034–1035.

Tulman, L. & Fawcett, J. (1988). Return of functional ability after childbirth. *Nursing Research, 37,* 77–81.

Tulman, L. & Fawcett, J. (1990). A framework for studying functional status after diagnosis of breast cancer. *Cancer Nursing, 13,* 95–99.

Tulman, L. & Fawcett, J. (1990). Functional status during pregnancy and the postpartum: A framework for research. *Image: Journal of Nursing Scholarship, 22,* 191–194.

Tulman, L. & Fawcett, J. (1990). Maternal employment following childbirth. *Research in Nursing and Health, 13,* 181–188.

Tulman, L., Fawcett, J., Groblewski, L. & Silverman, L. (1990). Changes in functional status after childbirth. *Nursing Research, 39,* 70–75.

Tulman, L., Fawcett, J. & McEvoy, M. D. (1991). Development of the inventory of functional status-cancer. *Cancer Nursing, 14,* 254–260.

Tulman, L., Fawcett, J. & Weiss, M. (1993). The inventory of functional status-fathers: Development and psychometric testing. *Journal of Nurse-Midwifery, 38,* 117–123.

Tulman, L., Higgins, K., Fawcett, J., Nunno, C., Vansickel, C., Haas, M. B. & Speca, M. M. (1991). The inventory of functional status-antepartum period: Development and testing. *Journal of Nurse-Midwifery, 36,* 117–123.

Vicenzi, A. E. & Thiel, R. (1992). AIDS education on the college campus: Roy's adaptation model directs inquiry. *Public Health Nursing, 9,* 270–276.

Dissertationen

Artinian, N. T. (1989). The stress process within the Roy adaptation framework: Sources, mediators and manifestations of stress in spouses of coronary artery bypass patients during hospitalization and six weeks post discharge. *Dissertation Abstracts International, 49,* 5225B.

Bean, C. A. (1988). Needs and stimuli influencing needs of adult cancer patients. *Dissertation Abstracts International, 48,* 2259B.

Beckerman, A. (1984). The impact of Roy's model of adaptation on nursing students' generation of patient data: A comparison study. *Dissertation Abstracts International, 45,* 513B.

Calvilo, E. R. (1992). Pain response in Mexican-American and white nonhispanic women. *Dissertation Abstracts International, 52,* 3524B.

Campbell-Heider, N. (1988). Patient adaptation to the hospital technological environment. *Dissertation Abstracts International, 49,* 1618B.

Cohen, B. J. (1980). The perception of patient adaptation to hemodialysis: A study of registered nurses and hemodialysis patients. *Dissertation Abstracts International, 41,* 129B-130B.

Collins, J. M. (1992). Functional health, social support, and morale of older women living alone in Appalachia. *Dissertation Abstracts International, 53,* 1781B.

Dahlen, R. A. (1980). Analysis of selected factors related to the elderly person's ability to adapt to visual protheses following senile cataract surgery. *Dissertation Abstracts International, 41,* 894B.

Dobratz, M. C. (1991). Patterns of psychological adaptation in death and dying: A causal model and explanatory study. *Dissertation Abstracts International, 51,* 3320B.

Dow, K. H. M. (1993). An analysis of the experience of surviving and having children after breast cancer. *Dissertation Abstracts International, 53,* 5641B.

Edwards, M. R. (1992). Self-esteem, sense of mastery, and adequacy of prenatal care. *Dissertation Abstracts International, 53,* 768B.

Gilbert, C. M. (1991). A structured group nursing intervention for girls who have been sexually abused utilizing Roy's theory of the personal as an adaptive system. *Dissertation Abstracts International, 52,* 1350B.

Holcombe, J. K. (1986). Social support, perception of illness, and self-esteem of women with gynecologic cancer. *Dissertation Abstracts International, 47,* 1928B.

Holmes, J. L. (1983). An analysis of nurse supervisors' expressed levels of job stress as a key variable in discerning staff nurses' perceptions of the supervisory process. *Dissertation Abstracts International, 43,* 2873B.

Kiker, P. M. (1983). Role adequacy of pediatric outpatients undergoing surgery. *Dissertation Abstracts International, 44,* 1782B.

Lamb, M. A. (1991). Sexual adaptation of women treated for endometrial cancer. *Dissertation Abstracts International, 52,* 2994B.

Lavender, M. G. (1989). The relationship between maternal self esteem, work status, and sociodemographic characteristics and self esteem of the kindergarten child. *Dissertation Abstracts International, 49,* 5229B.

Lutjens, L. R. J. (1991). Relationship between medical condition, nursing condition, nursing intensity, medical severity and length-of-stay in hospitalized medical-surgical adults using the theory of social organizations as adaptive systems. *Dissertation Abstracts International, 52,* 1354B.

McGill, J. S. (1992). Functional status as it relates to hope in elders with and without cancer. *Dissertation Abstracts International, 53,* 771B.

McRae, M. G. (1991). Adaptation to pregnancy and motherhood: Personality characteristics of primiparas age 30 years and older. *Dissertation Abstracts International, 51,* 3326B.

Modrcin-McCarthy, M.A.J. (1993). The physiological and behavioral effects of a gentle human touch nursing intervention on preterm infants. *Dissertation Abstracts International, 54,* 1336B.

Newman, A. M. (1991). The effect of the arthritis self-help course on arthritis self-efficacy, perceived social support, purpose and meaning in life, and arthritis impact in people with arthritis. *Dissertation Abstracts International, 52,* 2995B.

O'Leary, P. A. (1991). Family caregivers' log reports of sleep and activity behaviors of persons with Alzheimer's disease. *Dissertation Abstracts International, 51,* 4780B.

Paier, G. S. (in press). Development and testing of an instrument to assess functional status in the elderly. *Dissertation Abstracts International.*

Perkins, I. (1988). An analysis of relationship among interdependence in family caregivers and the elderly, caregiver burden, and adaptation of the homebound frail elderly. *Dissertation Abstracts International, 48,* 3250B-3251B.

Phillips, J. A. (1991). Adaptation and injury status of industrial workers on a roating shift pattern. *Dissertation Abstracts International, 52,* 2995B.

Pittman, K. P. (1993). A Q-analysis of the enabling characteristics of chronically ill schoolage children for the promotion of personal wellness. *Dissertation Abstracts International, 5330,* 4593B.

Pollock, S. (1982). Level of adaptation: An analysis of stress factors that effect health status. *Dissertation Abstracts International, 41,* 4364B.

Pritzker, J. K. (1989). The development and formative evaluation of a psychoeducationally based program for post-mastectomy women. *Dissertation Abstracts International, 49,* 2547A.

Pruden, E. P. S. (1992). Roy adaptation model testing: Dyadic adaptation, social support, and loneliness in COPD dyads. *Dissertation Abstracts International, 52,* 6320B.

Rich, V. L. (1992). The use of personal, organizational, and coping resources in the prevention of staff nurse burnout: A test of a model. *Dissertation Abstracts International, 52,* 3532B.

Robinson, J. H. (1992). A description study of widows' grief responses, coping processes and social support within Roy's adaptation model. *Dissertation Abstracts International, 52,* 6320B.

Scherubel, J.C. M. (1986). Descriptions of adaptation patterns following an acute cardiac event. *Dissertation Abstracts International, 46,* 2627B.

Schmidt, C. S. (1983). A comparison of the effectiveness of two nursing models in decreasing depression and increasing life satisfaction of retired individuals. *Dissertation Abstracts International, 43,* 2856B.

Shaffer, F. H. (1989). A comparison of maternal identity in younger and older primiparae during the third trimester of pregnancy. *Dissertation Abstracts International, 49,* 4236B.

Shuler, P. J. (1990). Physical and psychosocial adaptation, social isolation, loneliness, and self-concept of individuals with cancer. *Dissertation Abstracts International, 51,* 2289B.

Smith, B. J. A. (1990). Caregiver burden and adaptation in middle-aged daughters of dependent, elderly parents: A test of Roy's model. *Dissertation Abstracts International, 51,* 2290B.

Stein, P. R. (1992). Life events, self-esteem, and powerlessness among adolescents. *Dissertation Abstracts International, 52,* 5195B.

Stewart-Fahs, P. S. (1992). Effect of heparin injectate volume on pain and bruising using the Roy model. *Dissertation Abstracts International, 52,* 5195B.

Trentini, M. (1986). Nurses' decisions in dialysis patient care: An application of the Roy adaptation model. *Dissertation Abstracts International, 47,* 575B.

Weiss, M. E. (1991). The relationship between marital interdependence and adaptation to parenthood in primiparous couples. *Dissertation Abstracts International, 51,* 3783B.

Wilkerson, N. N. (1982). Effects of two preinstructional strategies on cognitive learning of the Roy adaptation model of nursing. *Dissertation Abstracts International, 43,* 1415A.

Wilson, F. S. (1984). The Roy adaptation model of nursing: Implications for baccalaureate nursing education. *Dissertation Abstracts International, 45,* 91A.

Zonka, B. J. (1980). The effects of a formal in-hospital patient education program on anxiety in postmyocardial infarction patients. *Dissertation Abstracts International, 41,* 1418A.

Magisterarbeiten

Andrews, H. A. C. (1987). Curricular implementation of the Roy adaptation model. *Dissertation Abstracts International, 48,* 1064A.

Berardy, S. (1991). Secondary post-traumatic stress disorder in Native Americans. *Master's Abstracts International, 30,* 432.

Bergin, M. A. (1986). Psychosocial responses of marital couples experiencing primary infertility. *Dissertation Abstracts International, 46,* 2197A.

Brown, G. J. (1990). The prevalence of elderly abuse: A descriptive survey of case management records. *Master's Abstracts International, 28,* 570.

Cheng, L.-C. (1991). Social support related to the sleep pattern in Southern Taiwanes hospitalized adults. *Master's Abstracts International, 29,* 90.

Cornell, D. L. (1990). Patterns of anxiety with home parenteral antibiotic therapy. *Master's Abstracts International, 28,* 572.

Deruvao, S. L. S. (1993). Nursing diagnoses using Roy's adaptation model for persons with cancer receiving external bean radiation therapy. *Master's Abstracts International, 31,* 270.

Eves, L. M. (1993). Support for parents of developmentally disabled children: Effect on adaptation. *Master's Abstracts International, 31,* 271.

Ferraro, B. A. (1993). Unit size and nurses' quality of work life: An application of the Roy adaptation model. *Master's Abstracts International, 31,* 271.

Hampton, H. V. (1991). The impact of nursing case management on patients with a diagnosis of cerebrovascular accident: A retrospective study. *Master's Abstracts International, 29,* 643.

Hart, M. A. (1989). Rural parents' perception and management of fever in their school-age child. *Master's Abstracts International, 27*, 376.

Hughes, I. G. (1992). How registered nurses perceive their leadership preparedness and leadership skills. *Master's Abstracts International, 30*, 709.

Komara, C. A. (1992). Effects of music on fetal response. *Master's Abstracts International, 30*, 300.

Legault, F. M. (1991). Adaptation within the role function and self-concept modes among women during the postpartum period. *Master's Abstracts International, 29*, 439.

Miquel, L. J. (1990). The image of nursing: Prevalent perceptions among health care providers and consumers. *Master's Abstracts International, 28*, 579.

Moore, R. E. (1992). The effects of stress on critical care nurses. *Master's Abstracts International, 30*, 1296.

Neiterman, E. W. (1988). Assessment of parents's presence during anesthesia induction of children. *Master's Abstracts International, 26*, 109.

Novarro, J. T. (1992). A descriptive study of the motives, personal, and educational needs of adult women returning to school as practical nursing students. *Master's Abstracts International, 30*, 1297.

Nutten, S. C. (1989). Public program analysis: The relationship between staffing and quality of care in Michigan long term care facilities. *Master's Abstracts International, 27*, 379.

Nwoga, I. A. A. (1991). Adaptation to maternal roles, tasks, and behaviors by pregnant teenage girls. *Master's Abstracts International, 29*, 97.

O'Brien, C. S. (1992). A pilot study of perceived social adaptation of the elderly to the nursing home environment utilizing a mentorship program. *Master's Abstracts International, 30*, 1297.

Parlin, C. A. (1990). Physiological manifestations of human/animal interaction in the adults population over 55. *Master's Abstracts International, 28*, 113.

Perese, K. (1991). An application of Roy's adaptation model and home health care documentation. *Master's Abstracts International, 29*, 443.

Rebeschi, L. C. (1991). The Roy adaptation model: Curriculum to practice. *Master's Abstracts International, 29*, 267.

Rustic, D. L. (1993). A study of somatic symptomatology: Occurrence and severity as reported by international graduate students at Michigan State University. *Master's Abstracts International, 31*, 282.

Shrubsole, J. L. (1992). Mutual aid: Promoting adaptation in women with premenstrual sndrome. *Master's Abstracts International, 30*, 1301.

Smith, C. J. (1989). Cardiovascular responses in healthy males during basin bath, tub bath, and shower. *Master's Abstracts International, 27*, 103.

Pflegeausbildung

Andrews, H. A. (1989). Implementation of the Roy adaptation model: An application of education change research. In J. P. Riehl-Sisca, *Conceptual models for nursing practice* (3rd ed., pp. 133–148). Norwalk, CT: Appleton & Lange.

Baldwin, J. & Schaffer, S. (1990). The continuing case study. *Nurse Educator, 15*(5), 6–9.

Brower, H. T. F. & Baker, B. J. (1976). Using the adaptation model in a practitioner curriculum. *Nursing Outlook, 24*, 686–689.

Camooso, C., Greene, M. & Reilly, P. (1981). Students' adaptation according to Roy. *Nursing Outlook, 29,* 108–109.

Heinrich, K. (1989). Growing pains: Faculty stages in adopting a nursing model. *Nurse Educator, 14*(1), 3–4, 29.

Knowlton, C., Goodwin, M., Moore, J., Alt-White, A., Guarino, S. & Pyne, H. (1983). Systems adaptation model for nursing for families, groups, and communities. *Journal of Nursing Education, 22,* 128–131.

Kurian, A. (1992). Effective teaching and its application in nursing. *Nursing Journal of India, 83,* 251–254.

Laschinger, H. S. (1990). Helping students apply a nursing conceptual framework in the clinical setting. *Nurse Educator, 15*(3), 20–24.

Mengel, A., Sherman, S., Nahigian, E. & Coleman, I. (1989). Adaptation of the Roy model in an educational setting. In J. P. Riehl-Sisca, *Conceptual models for nursing practice* (3rd ed., pp. 125–131). Norwalk, CT: Appleton & Lange.

Morales-Mann, E. T. & Logan, M. (1990). Implementing the Roy model: Challenges for nurse educators. *Journal of Advanced Nursing, 15,* 142–147.

Porth, C. M. (1977). Physiological coping: A model for teaching pathophysiology. *Nursing Outlook, 25,* 781–784.

Roy, C. (1976). Comment. *Nursing Outlook, 24,* 690–691.

Story, E. L. & Ross, M. M. (1986). Family centered community health nursing and the Betty Neuman systems model. *Nursing Papers, 18*(2), 77–88.

Wagner, P. (1976). Testing the adaptation model in practice. *Nursing Outlook, 24,* 682–685.

Pflegeadministration

DiIorio, C. (1989). Applying Roy's model to nursing administration. In B. Henry, M. DiVincenti, C. Arndt & A. Marriner (Eds.), *Dimensions of nursing administration: Theory, research, education, and practice* (pp. 89–104). Boston: Blackwell Scientific Publications.

Dorsey, K. & Purcell, S. (1987). Translating a nursing theory into a nursing system. *Geriatric Nursing, 8,* 137–167.

Fawcett, J. (1992). Documentation using a conceptual model of nursing: *Nephrology Nursing Today, 2*(5), 1–8.

Fawcett, J., Botter, M. L., Burritt, J., Crossley, J. D. & Fink, B. B. (1989). Conceptual models of nursing and organization theories. In B. Henry, M. DiVincenti, C. Arndt & A. Marriner (Eds.), *Dimensions of nursing administration: Theory, research, education, and practice* (pp. 143–154). Boston: Blackwell Scientific Publications.

Frederickson, K. (1991. Nursing theories – A basis for differentiated practice: Applications of the Roy adaptation model in nursing practice. In I. E. Goertzen (Ed.), *Differentiating nursing practice: Into the twenty-first century* (pp. 41–44). Kansas City, MO: American Academy of Nursing.

Frederickson, K. (1993). Translating the Roy adaptation model into practice and research. In M. E. Parker (Ed.), *Patterns of nursing theories in practice* (pp. 230–238). New York: National League for Nursing.

Gray, J. (1991). The Roy adaptation model in nursing practice. In C. Roy & H. A. Andrews, *The Roy adaptation model: The definitive statement* (pp. 429–443). Norwalk, CT: Appleton & Lange.

Hinman, L. M. (1983). Focus on the school-aged child in family intervention. *Journal of School Health, 53,* 499–502.

Jakocko, M. T. & Sowden, L. A. (1986). The Roy adaptation model in nursing practice. In H. A. Andrews & C. Roy, *Essentials of the Roy adaptation model* (pp. 165–177). Norwalk, CT: Appleton & Lange.

Logan, M. (1990). The Roy adaptation model: Are nursing diagnoses amenable to independent nurse functions? *Journal of Advanced Nursing, 15,* 468–470.

Laros, L. (1977). Deriving outcome criteria from a conceptual model. *Nursing Outlook, 25,* 333–336.

Mason, T. & Chandley, M. (1990). Nursing models in a special hospital: A critical analysis of efficacity. *Journal of Advanced Nursing, 15,* 667–673.

Mastal, M. F., Hammond, H. & Roberts, M. P. (1982). Theory into hospital practice: A pilot implementation. *Journal of Nursing Administration, 12*(6), 9–15.

Peters, V. J. (1993). Documentation using the Roy adaptation model. *American Nephrology Nurses' Association Journal, 20,* 522.

Riegel, B. (1985). A method of giving intershift report based on a conceptual model. *Focus on Critical Care, 12*(4), 12–18.

Robitaille-Tremblay, M. (1984). A data collection tool for the psychiatric nurse. *The Canadian Nurse, 80*(7), 26–28.

Rogers, M., Paul. L. J., Clarke, J., MacKay, C., Potter, M. & Ward, W. (1991). The use of the Roy adaptation model in nursing administration. *Canadian Journal of Nursing Administration, 4*(2), 21–26.

Starn, J. & Niederhauser, V. (1990). An MCN model for nursing diagnosis to focus intervention. *American Journal of Maternal Child Nursing, 15,* 180–183.

Torosian, L. C., DeStefano, M. & Dietrick-Gallagher, M. (1985). Day gynecologic chemotherapy unit: An innovative approach to changing health care systems. *Cancer Nursing, 8,* 221–227.

Zarle, N. C. (1987). *Continuing care: The process and practice of discharge planning.* Rockville, MD: Aspen.

Pflegepraxis

Aaronson, L. & Seaman, L. P. (1989). Managing hypernatremia in fluid deficient elderly. *Journal of Gerontological Nursing, 15*(7), 29–34.

Barnfather, J. S., Swain, M. A. P. & Erickson, H. C. (1989). Evaluation of two assessment techniques for adaptation to stress. *Nursing Science Quarterly, 2,* 172–182.

Bawden, M., Ralph, J. & Herrick, C. A. (1991). Enhancing the coping skills of mothers with developmentally delayed children. *Journal of Child and Adolescent Psychiatric Mental Health Nursing, 4,* 25–28.

Caradus, A. (1991). Nursing theory and operating suite nursing practice. *ACORN Journal, 4*(2), 29–30, 32.

Cardiff, J. (1989). Heartfelt care. *Nursing Times, 85*(3), 42–45.

Crossfield, T. (1990). Patients with scleroderma. *Nursing (London), 4*(10), 19–20.

DiMaria, R. A. (1989). Posttrauma responses: Potential for nursing. *Journal of Advanced Medical-Surgical Nursing 2*(1), 41–48.

Downey, C. (1974). Adaptation nursing applied to an obstetric patient. In J.P. Riehl & C. Roy, *Conceptual models for nursing practice* (pp. 151–159). New York: Appleton-Century-Crofts.

Doyle, R. & Rajacich, D. (1991). The Roy adaptation model: Health teaching about osteoporosis. *American Association of Occupational Health Nursing Journal, 39,* 508–512.

Dudek, G. (1989). Nursing update: Hypophosphatemic rickets. *Pediatric Nursing, 15*(1), 45–50.

Ellis, J.A. (1991). Coping with adolescent cancer: It's a matter of adaptation. *Journal of Pediatric Oncology Nursing, 8,* 10–17.

Fawcett, J. (1981). Assessing and understanding the cesarean father. In C.F. Kehoe (Ed.), *The cesarean experience. Theoretical and clinical perspectives for nurses* (pp. 143–156). New York: Appleton-Century-Crofts.

Fawcett, J., Archer, C.L., Becker, D., Brown, K.K., Gann, S., Wong, M.J. & Wurster, A.B. (1992). Guidelines for selecting a conceptual model of nursing: Focus on the individual patient. *Dimensions of Critical Care Nursing, 11,* 268–277.

Fox, J.A. (1990). Bilateral breast lumps: A care plan in theatre using a stress adaptation model. *NATNews: British Journal of Theatre Nursing, 27*(11), 11–14.

Galligan, A.C. (1979). Using Roy's concept of adaptation to care for young children. *American Journal of Maternal Child Nursing, 4,* 24–28.

Gerrish, C. (1989). From theory to practice. *Nursing Times, 85*(35), 42–45.

Giger, J.A., Bower, C.A. & Miller, S.W. (1987). Roy Adaptation Model: ICU application. *Dimensions of Critical Care Nursing, 6,* 215–224.

Gilbert, E. & Harmon, J. (1986). *High-risk pregnancy and delivery: Nursing perspectives.* St. Louis: CV Mosby.

Gordon, J. (1974). Nursing assessment and care plan for a cardiac patient. In J.P. Riehl & C. Roy, *Conceptual models for nursing practice* (pp. 144–151). New York: Appleton-Century-Crofts.

Hamer, B.A. (1991). Music therapy: Harmony for change. *Journal of Psychosocial Nursing and Mental Health Services, 29*(12), 5–7.

Hamner, J.B. (1989). Applying the Roy adaptation model to the CCU. *Critical Care Nurse, 9*(3), 51–61.

Hanchett, E.S. (1988). *Nursing frameworks and community as client: Bridging the gap.* Norwalk, CT: Appleton & Lange.

Hanchett, E.S. (1990). Nursing models and community as client. *Nursing Science Quarterly, 3,* 67–72.

Harvey, S. (1993). The genesis of a phenomenological approach to advanced nursing practice. *Journal of Advanced Nursing, 18,* 526–530.

Hughes, A. (1991). Life with a stoma. *Nursing Times, 87*(25), 67–68.

Hughes, M.M. (1983). Nursing theories and emergency nursing. *Journal of Emergency Nursing, 9,* 95–97.

Innes, M.H. (1992). Management of an inadequatly ventilated patient. *British Journal of Nursing, 1,* 780–784.

Jackson, D.A. (1990). Roy in the postanesthesia care unit. *Journal of Post Anesthesia Nursing, 5,* 143–148.

Janelli, L. (1980). Utilizing Roy's adaptation model from a gerontological perspective. *Journal of Gerontological Nursing, 6,* 140–150.

Jay, P. (1990). Relatives caring for the terminally ill. *Nursing Standard, 5*(5), 30–32.

Kehoe, C.F. (1981). Identifying the nursing needs of the postpartum cesarean mother. In C.F.

Kehoe (Ed.), *The cesarean experience. Theoretical and clinical perspectives for nurses* (pp. 85–141). New York: Appleton-Century-Crofts.

Kurek-Ovshinsky, C. (1991). Group psychotherapy in an acute inpatient setting: Techniques that nourish self-esteem. *Issues in Mental Health Nursing, 12,* 81–88.

Logan, M. (1986). Palliative care nursing: Applicability of the Roy model. *Journal of Palliative Care, 1*(2), 18–24.

Logan, M. (1988). Care of the terminally ill includes the family. *The Canadian Nurse, 84*(5), 30–33.

McIver, M. (1987). Putting theory into practice. *The Canadian Nurse, 83*(10), 36–38.

Miles, M. S. & Carter, M. C. (1983). Assessing parental stress in intensive care units. *American Journal of Maternal Child Nursing, 8,* 354–359.

Miller, F. (1991). Using Roy's model in a special hospital. *Nursing Standard, 5*(27), 29–32.

deMontigney, F. (1992). L'Intervention familiale selon Roy: La famille Joly: Cueillette et analyse des données. [Family intervention according to Roy.] *The Canadian Nurse, 88*(8), 41–45.

deMontigney, F. (1992). L'Intervention familiale selon Roy: Planification, exécution et évaluation. [Family intervention according to Roy]. *The Canadian Nurse, 88*(9), 43–46.

Nash, D. J. (1987). Kawasaki disease: Application of the Roy adaptation model to determine interventions. *Journal of Pediatric Nursing, 2,* 308–315.

O'Reilly, M. (1989). Familiarity breeds acceptance. *Nursing Times, 85*(12), 29–30.

Piazza, D. & Foote, A. (1990). Roy's adaptation model: A guide for rehabilitation nursing practice. *Rehabilitation Nursing, 15,* 254–259.

Rambo, B. (1984). *Adaptation nursing: Assessment and intervention.* Philadelphia: WB Saunders.

Randell, B., Poush Tedrow, M. & Van Landingham, J. (1982). *Adaptation nursing: The Roy conceptual model applied.* St. Louis: CV Mosby.

Rogers, E. J. (1991). Postanesthesia care of the cocaine abuser. *Journal of Post Anesthesia Nursing, 6,* 102–107.

Sato, M. K. (1986). The Roy adaptation model. In P. Winstead-Fry (Ed.), *Case studies in nursing theory* (pp. 103–125). New York: National League for Nursing.

Schmidt, C. S. (1981). Withdrawal behavior of schizophrenics: Application of Roy's model. *Journal of Psychosocial Nursing and Mental Health Services, 19*(11), 26–33.

Schmitz, M. (1980). The Roy adaptation model: Application in a community setting. In J. P. Riehl & C. Roy, *Conceptual models for nursing practice* (2nd ed., pp. 193–206). New York: Appleton-Century-Crofts.

Sirignano, R. G. (1987). Peripartum cardiomyopathy: An application of the Roy adaptation model. *Journal of Cardiovascular Nursing, 2,* 24–32.

Smith, M. C. (1988). Roy's adaptation model in practice. *Nursing Science Quarterly, 1,* 97–98.

Starr, S. L. (1980). Adaption applied to the dying client. In J. P. Riehl & C. Roy, *Conceptual models for nursing practice* (2nd ed., pp. 189–192). New York: Appleton-Century-Crofts.

Stringer, M., Librizzi, R. & Weiner, S. (1991). Establishing a prenatal genetic diagnosis: The nurse's role. *American Journal of Maternal Child Nursing, 16,* 152–156.

Summers, T. M. (1991). Psychosocial support of the burned patient. *Critical Care Nursing Clinics of North America, 3,* 237–244.

Thornburry, J. M. & King, L. D. (1992). The Roy adaptation model and care of persons with Alzheimer's disease. *Nursing Science Quarterly, 5,* 129–133.

Welsh, M.D. & Clochesy, J.M. (Eds.) (1990). *Case studies in cardiavascular critical care nursing.* Rockville, MD: Aspen.

West, S. (1992). Number one priorities. *Nursing Times, 88*(17), 28–31.

Wright, P.S., Holcombe, J., Foote, A. & Piazza, D. (1993). The Roy adaptation model used as a guide for the nursing care of an 8-year-old child with leukemia. *Journal of Pediatric Oncology Nursing, 10,* 68–74.

Bibliographie zu Kapitel 10

Umsetzung konzeptueller Modelle in der Pflegepraxis

Stellungnahmen: Bedeutung konzeptueller Pflegemodelle

Adam, E.T. (1975). A conceptual model for nursing. *The Canadian Nurse, 7*(9), 40–41.

Antrobus, S. (1993). Nursing's nature and boundaries. *Senior Nurse, 13*(2), 46–50.

Armentrout, G. (1993). A comparison of the medical model and the wellness model: The importance of knowing the difference. *Holistic Nursing Practice, 7*(4), 57–62.

Baldwin, S. (1983). Nursing models in special hospital settings. *Journal of Advanced Nursing, 8,* 473–476.

Bélanger, P. (1991). Nursing models – A major step towards professional autonomy. *AARN Newsletter, 48*(8), 13.

Bridges, J. (1991). Working with doctors: Distinct from medicine. *Nursing Times, 87*(27), 42–43.

Cash, K. (1990). Nursing models and the idea of nursing. *International Journal of Nursing Studies, 27,* 249–256.

Cessario, L. (1987). Utilization of board gaming for conceptual models of nursing. *Journal of Nursing Education, 26,* 167–169.

Chalmers, H., Kershaw, B., Melia, K. & Kendrich, M. (1990). Nursing models: Enhancing or inhibiting practice? *Nursing Standard, 5*(11), 34–40.

Cruickshank, C.N. (1992). Creating your own conceptual framework. *The Canadian Nurse, 88*(2), 31–32.

Derstine, J.B. & Mandzak-McCarron, K. (1990). Theory-based practice in the workplace: The next step. *Rehabilitation Nursing, 15,* 138–139.

DeSocio, J. & Sebastian, L. (1988). Toward a theoretical model for clinical nursing practice at Menningers. *The Kansas Nurse, 63*(12), 4–5.

Draper, J. (1992). The impact of nursing models. *Senior Nurse, 12*(3), 38–39.

Fawcett, J. (1992). Conceptual models and nursing practice: The reciprocal relationship. *Journal of Advanced Nursing, 17,* 224–228.

Draper, P. (1993). A critique of Fawcett's «Conceptual models and nursing practice: The reciprocal relationship». *Journal of Advanced Nursing, 18,* 558–564.

Fernandez, R., Brennan, M.L., Alvarez, A. & Duffy, M.R. (1990). Theory-based practice: A model for nurse retention. *Nursing Administration Quarterly, 12*(4), 47–53.

Field, L. & Winslow, E.H. (1985). Moving to a nursing model. *American Journal of Nursing, 85,* 1100–1101.

Field, P.A. (1989). Brenda, Beth, and Susan: Three approaches to health promotion. *The Canadian Nurse, 85*(5), 20–24.

Fitzpatrick, J.J. & Whall, A.L. (1984). Should nursing models be used in psychiatric nursing practice? *Journal of Psychosocial Nursing and Mental Health Services, 22*(6), 44–45.

Folbrook, P. (1992). Assessing needs and planning actions. *Senior Nurse, 12*(1), 42–43.

Freda, M.C. (1991). Home care for preterm birth prevention: Is nursing monitoring the interventions? *American Journal of Maternal Child Nursing, 16*, 9–14.

Frissell, S. (1988). So many models, so much confusion. *Nursing Administration Quarterly, 12*(2), 13–17.

Grossman, M. & Hooton, M. (1993). The significance of the relationship between a discipline and its practice. *Journal of Advanced Nursing, 18*, 866–872.

Hayne, Y. (1992). The current status and future significance of nursing as a discipline. *Journal of Advanced Nursing, 17*, 104–107.

Hils-Williams, J. (1985). Conceptual models – A framework for nursing practice. *Emphasis: Nursing, 1*(2), 77–83.

Hodgson, R. (1992). A nursing muse. *British Journal of Nursing, 1*, 330–333.

Ingram, R. (1991). Why does nursing need theory? *Journal of Advanced Nursing, 16*, 350–353.

Kenny, T. (1992). Nursing models fail in practice. *British Journal of Nursing, 2*, 133–136.

Kinney, M. (1984). Nursing models. *Focus on Nursing Care, 11*(6), 5–6.

Kristjanson, L.J., Tamblyn, R. & Kuypers, J.A. (1987). A model to guide development and application of multiple nursing theories. *Journal of Advanced Nursing, 12*, 523–529.

Lewis, T. (1988). Leaping the chasm between nursing theory and practice. *Journal of Professional Nursing, 13*, 345–351.

Lindsey, B. (1990). The gap between theory and practice. *Nursing Standard, 5*(4), 34–35.

Lister, P. (1991). Approaching models of nursing from a postmodernist perspective. *Journal of Advanced Nursing, 16*, 206–212.

Malin, N. & Teasdale, K. (1991). Caring versus empowerment: Considerations for nursing practice. *Journal of Advanced Nursing, 16*, 657–662.

Mascord, P. (1988/1989). Five days: Five nursing theories. *Australian Journal of Advanced Nursing, 6*(2), 13–15.

McCaugherty, D. (1992). Theoretical shift. *Nursing Times, 88*(41), 66.

Moore, S. (1990). Thoughts on the discipline of nursing as we approach the year 2000. *Journal of Advanced Nursing, 15*, 822–825.

Muller-Smith, P.A. (1992). When paradigms shift. *Journal of Post Anesthesia Nursing, 7*, 278–280.

Nagle, L.M. & Mitchell, G.J. (1991). Theoretic diversity: Evolving paradigmatic issues in research and practice. *Advances in Nursing Science, 14*(1), 17–25.

Neff, M. (1991). President's message: The future of our profession from the eyes of today. *American Nephrology Nurses' Association Journal, 18*, 534.

Orr, J. (1991). Knowledge is power. *Health Visitor, 64*, 218.

Perry, J. (1985). Has the discipline of nursing developed to the stage where nurses do «think nursing»? *Journal of Advanced Nursing, 10*, 31–37.

Powell, J.H. (1989). The reflective practitioner in nursing. *Journal of Advanced Nursing, 14*, 824–832.

Rapley, P. & Robertson, J. (1990). Justifying nursing practice: The scientific rationale. *Nurse Education Today, 10*, 233–236.

Speedy, S. (1989). Theory-practice debate: Setting the scene. *Australian Journal of Advanced Nursing, 6*(3), 12–20.

Umsetzung konzeptueller Modelle in die Pflegepraxis: grundlegende Elemente

Brazen, L. (1992). Project 2000: The difference between conceptual models, practice models. *Association of Operating Room Nurses Journal, 56,* 840–842, 844.

Fawcett, J., Botter, M.L., Burritt, J., Crossley, J.D. & Fink, B.B. (1989). Conceptual models of nursing and organization theories. In B. Henry, M. DiVincenti, C. Arndt & A. Marriner (Eds.), *Dimensions of nursing administration: Theory, research, education, and practice* (pp. 143–154). Boston: Blackwell Scientific Publications.

Girard, N. (1993). Nursing care delivery models. *Association of Operating Room Nurses Journal. 57,* 481–488.

Manthey, M. (1990). Definitions and basic elements of a patient care delivery system with an emphasis on primary nursing. In G.G. Mayer, M.J. Madden & E. Lawrenz (Eds.), *Patient care delivery model* (pp. 201–211). Rockville, MD: Aspen.

Manthey, M. (1991). Delivery systems and practice models: A dynamic balance. *Nursing Management, 22*(1), 28–30.

Mark, B.A. (1992). Characteristics of nursing practice models. *Journal of Nursing Administration, 22*(11), 57–63.

Martin, L. & Glasper, A. (1986). Core plans: Nursing models and the nursing process in action. *Nurse Practitioner, 1,* 268–273.

Quayhagen, M.P. & Roth, P.A. (1989). From models to measures in assessment of mature families. *Journal of Professional Nursing, 5,* 144–151.

Rafferty, D. (1992). Team and primary nursing. *Senior Nurse, 12*(1), 31–34, 39.

Redfern, S.J. & Norman, I.J. (1990). Measuring the quality of nursing care: A consideration of different approaches. *Journal of Advanced Nursing, 15,* 1260–1271.

Stenglein, E., Doepke, C. & Hall, J. (1993). Transforming beliefs into action: A professional practice model. *Aspen's Advisor for Nurse Executives, 8*(6), 1, 4–5, 8.

Waters, K. (1986). Editorial. *Nurse Practitioner, 1,* 201.

Williams, B.S. (1991). The utility of nursing theory in nursing case management practice. *Nursing Administration Quarterly, 15*(3), 60–65.

Zander, K. (1990). Managed care and nursing case managing. In G.G. Mayer, M.J. Madden & E. Lawrenz (Eds.), *Patient care delivery model* (pp. 37–61). Rockville, MD: Aspen.

Zelauskas, B. & Howes, D.G. (1992). The effects of implementing a professional practice model. *Journal of Nursing Adminsitration, 22*(7/8), 18–23.

Umsetzung konzeptueller Modelle in die Pflegepraxis: Umsetzungsprozeß

Aggleton, P. & Chalmers, H. (1986). Model choice. *Senior Nurse, 5*(5/6), 18–20.

Ali, L. (1990). Clinical nursing assessment: Models in accident and emergency. *Nursing Standard, 5*(3), 33–35.

Capers, C.F. (1986). Some basic facts about models, nursing conceptualizations, and nursing theories. *Journal of Continuing Education, 16,* 149–154.

Clifford, C. (1989). An experience of transition from a medical model to a nursing model in nursing education. *Nurse Education Today, 9,* 413–418.

Duff, V. (1989). Perspective transformation: The challenge for the RN in the baccalaureate program. *Journal of Nursing Education, 28*(1), 38–39.

Haddon, R. (1991). The implications of shifting paradigms. *Aspen's Advisor for Nurse Executives, 6*(22), 1, 3–6.

Hawkett, S. (1991). A gap which must be bridged: Nurses' attitudes to theory and practice. *Professional Nurse, 6,* 166, 168–170.

Hoch, C.C. (1987). Assessing delivery of nursing care. *Journal of Gerontological Nursing, 13,* 10–17.

Holzemer, W.L. (1992). Linking primary health care and self-care through case management. *International Nursing Review, 39,* 83–89.

Hughes, E. & Anderson, C.L. (1993). How to implement a different structure of nursing care delivery. *Perspectives, 17*(2), 9–16.

Johns, C. (1989). Developing a philosophy. *Nursing Practice, 3*(1), 2–4.

Johns, C. (1990). Developing a philosophy – Part 2. *Nursing Practice, 3*(2), 2–6.

Johnston, N. & Baumann, A. (1992). A process oriented approach: Selecting a nursing model for psychiatric nursing. *Journal of Psychosocial Nursing and Mental Health Services, 39*(4), 7–12.

Lashinger, H.S. (1991). Nurses' attitudes about nursing models in practice. *Journal of Nursing Administration, 21*(10), 12, 15, 18.

MacVicar, B. & Swan, J. (1992). Mental health: Theory into practice. *Nursing Times, 88*(12), 38–40.

McKenna, H.P. (1989). The selection by ward managers of an appropriate nursing model for long-stay psychiatric patient care. *Journal of Advanced Nursing, 14,* 762–775.

McKenna, H.P. (1990). The perception of psychiatric-hospital ward sisters/charge nurses towards nursing models. *Journal of Advanced Nursing, 15,* 1319–1325.

McKenna, H.P. (1990). Which model? *Nursing Times, 86*(25), 50–52.

Mezirow, J. (1975). *Education for perspective transformation: Women's re-entry programs in community colleges.* New York: Center for Adult Education, Teachers College, Columbia University.

Mezirow, J. (1978). Perspective transformation. *Adult Education, 28,* 100–110.

Nevin-Haas, M. (1992). Checking the fit. *The Canadian Nurse, 88*(2), 33–34.

Ouellet, L., Rogers, R. & Gibson, C. (1989). Guidelines for selecting a nursing model for practice. *Canadian Journal of Nursing Administration, 2*(3), 5, 8–9, 15.

Pearson, A. (1989). Therapeutic nursing – Transforming models and theories into action. *Nurse Education Today, 24,* 123–151.

Rogers, M.E. (1989). Creating a climate for the implementation of a nursing conceptual framework. *Journal of Continuing Education in Nursing, 20,* 112–116.

Sbaih, L.C. (1992). Finding a model that fits. *Professional Nurse, 7,* 566–569.

Schlentz, M.D. (1993). The minimum data set and the levels of prevention in the long-term care facility. *Geriatric Nursing, 14,* 79–83.

Shea, H., Rogers, M., Ross, E., Tucker, D., Fitch, M. & Smith, I. (1989). Implementation of nursing conceptual models: Observations of a multi-site research team. *Canadian Journal of Nursing Administration, 2*(1), 15–20.

Smith, M.C. (1991). Evaluating nursing theory-based practice. *Nursing Science Quarterly, 4,* 98–99.

Smith, M.J. (1988). Wallowing while waiting. *Nursing Science Quarterly, 1,* 3.

Walsh, M. (1989). Nursing models: Model example. *Nursing Standard, 3*(22), 22–24.

Umsetzung von Johnsons Verhaltenssystemmodell

Auger, J. A. & Dee, V. (1983). A patient classification system based on the behavioral system model of nursing: Part 1. *Journal of Nursing Administration, 13*(4), 38–43.

Dee, V. (1990). Implementation of the Johnson model: One hospital's experience. In M. E. Parker (Ed.), *Nursing theories in practice* (pp. 33–44). New York: National League for Nursing.

Dee, V. & Auger, J. A. (1983). A patient classification system based on the behavioral system model of nursing: Part 2. *Journal of Nursing Administration, 13*(5), 18–23.

Derdiarian, A. K. (1983). An instrument for theory and research using the behavioral systems model for nursing: The cancer patient – Part I. *Nursing Research, 32*, 196–201.

Derdiarian, A. K. (1988). Sensitivity of the Derdiarian behavioral system model instrument to age, site, and stage of cancer: A preliminary validation study. *Scholarly Inquiry for Nursing Practice, 2*, 103–121.

Holaday, B. (1989). Response to «Sensitivity of the Derdiarian behavioral system model instrument to age, site, and stage of cancer: A preliminary validation study». *Scholarly Inquiry for Nursing Practice, 2*, 123–125.

Derdiarian, A. K. (1990). Effects of using systematic assessment instruments on patient and nurse satisfaction with nursing care. *Oncology Nursing Forum, 17*, 95–101.

Derdiarian, A. K. (1991). Effects of using a nursing model-based assessment instrument on quality of nursing care. *Nursing Administration Quarterly, 15*(3), 1–16.

Derdiarian, A. K. & Forsythe, A. B. (1983). An instrument for theory and research using the behavioral systems model for nursing: The cancer patient – Part II. *Nursing Research, 32*, 260–266.

Derdiarian, A. K. & Schobel, D. (1990). Comprehensive assessment of AIDS patients using the behavioral systems model for nursing practice instrument. *Journal of Advanced Nursing, 15*, 436–446.

Glennin, C. G. (1974). Formulation of standards of nursing practice using a nursing model. In J. P. Riehl & C. Roy, *Conceptual models for nursing practice* (pp. 234–246). New York: Appleton-Century-Crofts. Reprinted in J. P. Riehl & C. Roy (1980). *Conceptual models for nursing practice* (2nd ed., pp. 290–301). New York: Appleton-Century-Crofts.

Majesky, S. J., Brester, M. H. & Nishio, K. T. (1978). Development of a research tool: Patient indicators of nursing care. *Nursing Research, 27*, 365–371.

Umsetzung von Kings allgemeinem Systemmodell

Byrne-Coker, E., Fradley, T., Harris, J., Tomarchio, D., Chan, V. & Caron, C. (1990). Implementing nursing diagnoses within the context of King's conceptual framework. *Nursing Diagnosis, 1*, 107–114.

Byrne-Coker, E. & Schreiber, R. (1990). Implementing King's conceptual framework at the bedside. In M. E. Parker (Ed.), *Nursing theories in practice* (pp. 85–102). New York: National League for Nursing.

Byrne-Coker, E. & Schreiber, R. (1990). King at the bedside. *The Canadian Nurse, 86*(1), 24–26.

Elberson, K. (1989). Applying King's model to nursing administration. In B. Henry, M. DiVincenti, C. Arndt & A. Marriner (Eds.), *Dimensions of nursing administration: Theory, research, education, and practice* (pp. 47–53). Boston: Blackwell Scientific Publications.

Messmer, P. R. (1992). Implementing theory based nursing practice. *Florida Nurse, 40*(3), 8.

Schreiber, R. (1991). Psychiatric assesment – «à la King». *Nursing Management, 22*(5), 90–94.

West, P. (1991). Theory implementation: A challenging journey. *Canadian Journal of Nursing Administration, 4*(1), 29–30.

Umsetzung von Levines Konservationsmodell

Cox, R. A., Sr. (1991). A tradition of caring: Use of Levine's model in long-term care. In K. M. Schaefer & J. P. Bond (Eds.), *Levine's conservation model: A framework for nursing practice* (pp. 179–197). Philadelphia: FA Davis.

Lynn-McHale, D. J. & Smith, A. (1991). Comprehensive assessment of families of the critically ill. *AACN Clinical Issues in Critical Care Nursing, 2*, 195–209.

McCall, B. H. (1991). Neurological intensive monitoring system: Unit assessment tool. In K. M. Schaefer & J. P. Bond (Eds.), *Levine's conservation model: A framework for nursing practice* (pp. 83–90). Philadelphia: FA Davis.

Taylor, J. W. (1974). Measuring the outcomes of nursing care. *Nursing Clinics of North America, 9*, 337–340.

Taylor, J. W. (1987). Organizing data for nursing diagnoses using conservation principles. In A. M. McLane (Ed.), *Classification of nursing diagnoses: Proceedings of the seventh conference: North American Nurses Diagnosis Association* (pp. 103–111). St. Louis: CV Mosby.

Taylor, J. W. (1989). Levine's conservation principles: Using the model for nursing diagnosis in a neurological setting. In J. P. Riehl-Sisca, *Conceptual models for nursing practice* (3rd ed., pp. 349–358). Norwalk, CT: Appleton & Lange.

Umsetzung von Neumans Systemmodell

Bowman, G. E. (1982). The Neuman assessment tool adapted for child day-care centers. In B. Neuman, *The Neuman systems model: Application to nursing education and practice* (pp. 324–334). Norwalk, CT: Appleton-Century-Crofts.

Breckenridge, D. M., Cupit, M. C. & Raimondo, J. M. (1982). Systematic nursing assessment tool for the CAPD client. *Nephrology Nurse, 24, (January/February)*, 26–27, 30–31.

Burke, M. E., Sr., Capers, C. F., O'Connell, R. K., Quinn, R. M. & Sinnott, M. (1989). Neuman-based nursing practice in a hospital setting. In B. Neuman, *The Neuman systems model* (2nd ed., pp. 423–444). Norwalk, CT: Appleton & Lange.

Capers, C. F. (1986). Some basic facts about models, nursing conceptualizations, and nursing theories. *Journal of Continuing Education, 16*, 149–154.

Capers, C. F. & Kelly, R. (1987). Neuman nursing process: A model of holistic care. *Holistic Nursing Practice, 1*(3), 19–26.

Capers, C. F., O'Brien, C., Quinn, R., Kelly, R. & Fenerty, A. (1985). The Neuman systems model in practice: Planning phase. *Journal of Nursing Administration, 15*(5), 29–39.

Caramanica, L. & Thibodeau, J. (1987). Nursing philosophy and the selection of a model for practice. *Nursing Management 10*(10), 71.

Flannery, J. (1991). FAMLI-RESCUE: A family assessment tool for use by neuroscience nurses in the acute care setting. *Journal of Neuroscience Nursing, 23,* 111–115.

Hinton-Walker, P. & Raborn, M. (1989). Application of the Neuman model in nursing administration and practice. In B. Henry, M. DiVincenti, C. Arndt & A. Marriner (Eds.), *Dimensions of nursing administration: Theory, research, education, and practice* (pp. 711–723). Boston: Blackwell Scientific Publications.

Mayers, M. A. & Watson, A. B. (1982). Nursing care plans and the Neuman systems model. In B. Neuman, *The Neuman systems model: Application to nursing education and practice* (pp. 69–84). Norwalk, CT: Appleton-Century-Crofts.

Mischke-Berkey, K. & Hanson, S.M. H. (1991). *Pocket guide to family assessment and intervention.* St. Louis: CV Mosby.

Mischke-Berkey, K., Warner, P. & Hanson, S. (1989). Family health assessment and intervention. In P. J. Bomar (Ed.), *Nurses and family health promotion: Concepts, assessment, and interventions* (pp. 115–154). Baltimore: Williams & Wilkins.

Moynihan, M. M. (1990). Implementation of the Neuman systems model in an acute care nursing department. In M. E. Parker (Ed.), *Nursing theories in practice* (pp. 263–273). New York: National League for Nursing.

Neal, M. C. (1982). Nursing care plans and the Neuman Systems Model: II. In B. Neuman, *The Neuman systems model: Application to nursing education and practice* (pp. 85–93). Norwalk, CT: Appleton-Century-Crofts.

Quayhagen, M. P. & Roth, P. A. (1989). From model to measures in assessment of mature families. *Journal of Professional Nursing, 5,* 144–151.

Schlentz, M. D. (1993). The minimum data set and the levels of prevention in the long-term care facility. *Geriatric Nursing, 14,* 79–83.

Umsetzung von Orems Selbstpflegemodell

Allison, S. E. (1985). Structuring nursing practice based on Orem's theory of nursing: A nurse administrator's perspective. In J. Riehl-Sisca, *The science and art of self-care* (pp. 225–235). Norwalk, CT: Appleton-Century-Crofts.

Angeles, D. M. (1991). An Orem-based NICU orientation checklist. *Neonatal Network, 9*(7), 43–48.

Avery, P. (1992). Self-care in the hospital setting: The Prince Henry Hospital experience. *The Lamp, 49*(2), 26–28.

Bliss-Holtz, J., McLaughlin, K. & Taylor, S. G. (1990). Validating nursing theory for use within a computerized nursing information system. *Advances in Nursing Science, 13*(2), 46–52.

Bliss-Holtz, J., Taylor, S. G. & McLaughlin, K. (1992). Nursing theory as a base for a computerized nursing information system. *Nursing Science Quarterly, 5,* 124–128.

Bliss-Holtz, J., Taylor, S. G., McLaughlin, K., Sayers, P. & Nickle, L. (1992). Development of a computerized information system based on self-care deficit nursing theory. In J. M. Arnold & G. A. Pearson, *Computer applications in nursing education and practice* (pp. 87–93). New York: National League for Nursing.

Clinton, J. F., Denyes, M. J., Goodwin, J. O. & Coto, E. M. (1977). Developing criterion measures of nursing care: Case study of a process. *Journal of Nursing Administration, 7*(7), 41–45.

Del Togno-Armanasco, V., Olivas, G. S. & Harter, S. (1989). Developing an integrated nursing case management model. *Nursing Management, 20*(10), 26–29.

Feldsine, F. (1982). Options for transition into practice: Nursing process orientation program. *Journal of New York State Nurses' Association, 13,* 11–16.

Fernandez, R. & Wheeler, J. I. (1990). Organizing a nursing system through theory-based practice. In G. G. Mayer, M. J. Madden & E. Lawrenz (Eds.), *Patient care delivery models* (pp. 63–83). Rockville, MD: Aspen.

Fridgen, R. & Nelson, S. (1992). Teaching tool for renal transplant recipients using Orem's self-care model. *CANNT Journal, 2*(3), 18–26.

Fukuda, N. (1990). Outcome standards for the client with chronic congestive heart failure. *Journal of Cardiovascular Nursing, 4*(3), 59–70.

Gallant, B. W. & McLane, A. M. (1979). Outcome criteria: A process for validation at the unit level. *Journal of Nursing Administration, 9*(1), 14–21.

Hageman, P. & Ventura, M. (1981). Utilizing patient outcome criteria to measure the effects of a medication teaching regimen. *Western Journal of Nursing Research, 3,* 25–33.

Harman, L., Wabin, D., MacInnis, L., Baird, D., Mattiuzzi, D. & Savage, P. (1989). Developing clinical decision-making skills in staff nurses: An educational program. *Journal of Continuing Education in Nursing, 20,* 102–106.

Hooten, S. L. (1992). Education of staff nurses to practice within a conceptual framework. *Nursing Administration Quarterly, 16*(3), 34–35.

Horn, B. J. & Swain, M. A. (1976). *An approach to development of criterion measures for quality patient care.* In *Issues in evaluation research* (pp. 74–82). Kansas City: American Nurses Association.

Horn, B. J. & Swain, M. A. (1977). *Development of criterion measures of nursing care* (Vols. 1–2, NTIS Nos. PB-267 004 and PB-267 005). Ann Arbor, MI: University of Michigan.

Kitson, A. L. (1986). Indicators of quality in nursing care – an alternative approach. *Journal of Advanced Nursing, 11,* 133–144.

Laurie-Shaw, B. & Ives, S. M. (1988). Implementing Orem's self-care deficit theory: Part I – Selecting a framework and planning for implementation. *Canadian Journal of Nursing Administration, 1*(1), 9–12.

Laurie-Shaw, B. & Ives, S. M. (1988). Implementing Orem's self-care deficit theory: Part II – Adopting a conceptual framework of nursing. *Canadian Journal of Nursing Administration, 1*(2), 16–19.

Leatt, P., Bay, K. S. & Stinson, S. M. (1981). An instrument for assessing and classifying patients by type of care. *Nursing Research, 30,* 145–150.

Loveland-Cherry, C., Whall, A., Griswold, E., Bronneville, R. & Pagé, G. (1985). A nursing protocol based on Orem's self-care model: Application with aftercare clients. In J. Riehl-Sisca, *The science and art of self-care* (pp. 285–297). Norwalk, CT: Appleton-Century-Crofts.

McLaughlin, K., Taylor, S., Bliss-Holtz, J., Sayers, P. & Nickle, L. (1990). Shaping the future: The marriage of nursing theory and informatics. *Computers in Nursing, 8,* 174–179.

Nunn, D. & Marriner-Tomey, A. (1989). Applying Orem's model in nursing administration. In B. Henry, C. Arndt, M. DiVincenti & A. Marriner-Tomey (Eds.), *Dimensions of nursing administration: Theory, research, education, practice* (pp. 63–67). Boston: Blackwell Scientific Publications.

Padilla, G. V. & Grant, M. M. (1982). Quality assurance programme for nursing. *Journal of Advanced Nursing, 7,* 135–145.

Paternostro, I. (1992). Developing theory-based software for nurses, by nurses. *Nursing Administration Quarterly, 16*(3), 33–34.

Roach, K. G. & Woods, H. B. (1993). Implementing cooperative care on an acute care medical unit. *Clinical Nurse Specialist, 7,* 26–29.

Romine, S. (1986). Applying Orem's theory of self-care to staff development. *Journal of Nursing Staff Development, 2*(2), 77–79.

Rossow-Sebring, J., Carrieri, V. & Seward, H. (1992). Effect of Orem's model on nurse attitudes and charting behavior. *Journal of Nursing Staff Development, 8,* 207–212.

Scherer, P. (1988). Hospitals that attract (and keep) nurses. *American Journal of Nursing, 88,* 34–40.

Taylor, S. G. (1987). A model for nursing diagnosis and clinical decision making using Orem's self-care deficit theory of nursing. In K. J. Hannah, M. Reimer, W. C. Mills & S. Letourneau (Eds.), *Clinical judgment and decision making: The future with nursing diagnosis* (pp. 84–86). New York: John Wiley & Sons.

Taylor, S. G. (1991). The structure of nursing diagnoses from Orem's theory. *Nursing Science Quarterly, 4,* 24–32.

Umsetzung von Rogers' Wissenschaft vom unitären Menschen

Alligood, M. R. (1989). Applying Rogers' model to nursing administration: Emphasis on environment, health. In B. Henry, C. Arndt, M. DiVincenti & A. Marriner-Tomey (Eds.), *Dimensions of nursing administration: Theory, research, education, and practice* (pp. 105–111). Boston: Blackwell Scientific Publications.

Caroselli-Dervan, C. (1990). Visionary opportunities for knowledge development in nursing administration. In E. A. M. Barrett (Ed.), *Visions of Rogers' science-based nursing* (pp. 151–158). New York: National League for Nursing.

Rizzo, J. A. (1990). Nursing service as an energy field: A response to «Visionary opportunities for knowledge development in nursing administration». In E. A. M. Barrett (Ed.), *Visions of Rogers' science based nursing* (pp. 159–164). New York: National League for Nursing.

Decker, K. (1989). Theory in action. The geriatric assessment team. *Journal of Gerontological Nursing, 15*(19), 25–28.

Ference, H. M. (1989). Nursing science theories and administration. In B. Henry, C. Arndt, M. DiVincenti & A. Marriner-Tomey (Eds.), *Dimensions of nursing administration: Theory, research, education, practice* (pp. 121–131). Boston: Blackwell Scientific Publications.

Garon, M. (1991). Assessment and management of pain in the home care setting: Application of Rogers' Science of unitary human beings. *Holistic Nursing Practice, 6*(1), 47–57.

Gueldner, S. H. (1989). Applying Rogers' model to nursing administration: Emphasis on client and nursing. In B. Henry, C. Arndt, M. DiVincenti & A. Marriner-Tomey (Eds.), *Dimensions of nursing administration: Theory, research, education, and practice* (pp. 113–119). Boston: Blackwell Scientific Publications.

Hanchett, E. S. (1979). *Community health assessment: A conceptual tool kit.* New York: John Wiley & Sons.

Umsetzung von Roys Adaptationsmodell

DiIorio, C. (1989). Applying Roy's model to nursing administration. In B. Henry, M. DiVincenti, C. Arndt & A. Marriner (Eds.), *Dimensions of nursing administration: Theory, research, education, and practice* (pp. 89–104). Boston: Blackwell Scientific Publications.

Dorsey, K. & Purcell, S. (1987). Translating a nursing theory into a nursing system. *Geriatric Nursing, 8,* 136–137.

Fawcett, J. (1992). Documentation using a conceptual model of nursing. *Nephrology Nursing Today, 2*(5), 1–8.

Frederickson, K. (1993). Translating the Roy adaptation model into practice and research. In M. E. Parker (Ed.), *Patterns of nursing theories in practice* (pp. 230–238). New York: National League for Nursing.

Gray, J. (1991). The Roy adaptation model in nursing practice. In C. Roy & H. A. Andrews, *The Roy adaptation model: The definitive statement* (pp. 429–443). Norwalk, CT: Appleton & Lange.

Jakocko, M. T. & Sowden, L. A. (1986). The Roy adaptation model in nursing practice. In H. A. Andrews & C. Roy, *Essentials of the Roy adaptation model* (pp. 165–177). Norwalk, CT: Appleton & Lange.

Laros, L. (1977). Deriving outcome criteria from a conceptual model. *Nursing Outlook, 25,* 333–336.

Mastal, M. F., Hammond, H. & Roberts, M. P. (1982). Theory into hospital practice: A pilot implementation. *Journal of Nursing Administration, 12*(6), 9–15.

Peters, V. J. (1993). Documentation using the Roy adaptation model. *American Nephrology Nurses' Association Journal, 20,* 522.

Riegel, B. (1985). A method of giving intershift report based on a conceptual model. *Focus on Critical Care, 12*(4), 12–18.

Robitaille-Tremblay, M. (1984). A data collection tool for the psychiatric nurse. *The Canadian Nurse, 80*(7), 26–28.

Rogers, M., Paul, L. J., Clarke, J., MacKay, C., Potter, M. & Ward, W. (1991). The use of the Roy adaptation model in nursing administration. *Canadian Journal of Nursing Administration, 4*(2), 21–26.

Register

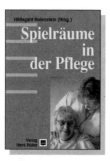

Hildegard Holenstein (Hrsg.)

Spielräume in der Pflege

1997. 208 Seiten, 8 Abb., 15 Tab., Kt DM 44.80 / Fr. 39.80 / öS 327.–
(ISBN 3-456-82906-X)

Pflegeexpertinnen und -experten untersuchen, wie Pflegende ihre
Handlungs- und Entscheidungsspielräume im beruflichen Alltag der
Gesundheits- und Krankenpflege erkennen und gestalten.

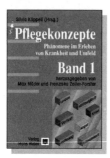

Silvia Käppeli (Hrsg.)

Pflegekonzepte

Phänomene im Erleben von Krankheit und Umfeld

Band 1.
Herausgegeben von Max Mäder und Franziska Zeller-Forster.
Leiden, Krise, Hilflosigkeit, Angst, Hoffnung / Hoffnungslosigkeit,
Verlust / Trauer, Einsamkeit.
1998. 158 Seiten, 2 Tab., Kt DM 39.– / Fr. 35.– / öS 285.–
(ISBN 3-456-82963-9)

Der erste Band der Reihe behandelt überwiegend psychische Reak-
tionen auf Krankheit.
Weitere Bände zu stärker körperbezogenen Problemen und zum
Erleben von Krankenhaus und Umfeld sind in Vorbereitung.

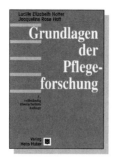

Lucille E. Notter / Jacqueline R. Hott

Grundlagen der Pflegeforschung

Aus dem Amerikanischen von Irmela Erckenbrecht.
3., vollständig überarbeitete Auflage 1997. 172 Seiten, 3 Abb., 6 Tab.,
Kt DM 49.80 / Fr. 44.80 / öS 364.– (ISBN 3-456-82879-9)

Die Autorinnen machen ihren Leserinnen und Lesern Mut, selbst aktiv
für die Pflegeforschung einzutreten, sich an Forschungsvorhaben
zu beteiligen oder Forschungsergebnisse in die tägliche Pflegepraxis
umzusetzen.

 Verlag Hans Huber
Bern Göttingen Toronto Seattle

http://Verlag.HansHuber.com